中国珍稀药用植物图典

上册

主编　肖培根　陈士林

湖南科学技术出版社

《中国珍稀药用植物图典》
编委会名单

主　编　肖培根　陈士林

编　委　（按姓氏笔画排列）

叶　红　田华敏　朱　进　朱　宏　任智标

全继红　刘士勋　刘卫华　刘立文　齐　菲

孙瑗琨　芦　军　李建军　严　洁　吴　晋

宋　伟　陈艳蕊　罗建锋　周　芳　周重建

赵志远　赵梅红　莫　愚　徐　娜　董　萍

蒋红涛　蒋思琪　谢军成　裴　华　翟文慧

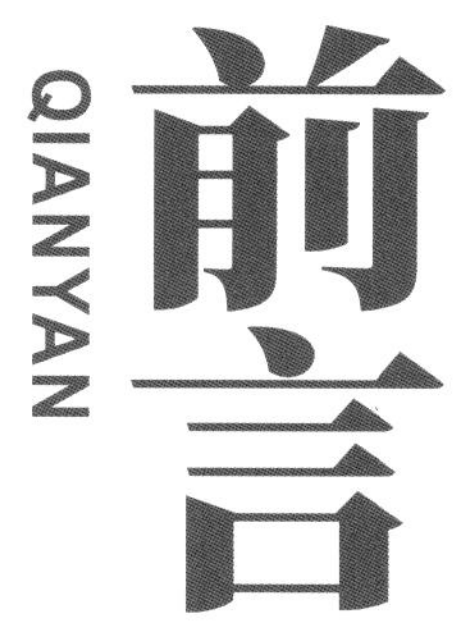

中医药是我国传统文化的瑰宝，也是我国医药卫生体系独特的资源和优势。近年来，随着经济社会的快速发展和人民对中医药健康生活需要的不断增长，国内外中药材的需求量急剧攀升，同时对野生药用植物生境的破坏、盲目开采和环境污染等，使很多珍稀药用植物已处于灭亡状态。珍稀药用植物作为生物多样性的重要组成部分，是我国药用植物资源中的瑰宝，是不可再生资源，也是森林资源中的活文物和历史见证，具有重要的科学、文化、经济价值。当前，珍稀药用植物资源的开发利用已经受到各国的普遍关注，如何既能充分开发有价值的珍稀药用植物资源，又能做到资源的永续利用，应是引起人们高度重视的紧迫问题。

在这样的背景下，全面、系统地对中药资源特别是珍稀药用植物资源的研究现状进行整理、归纳和出版，既为切实保护、合理利用、深度开发我国珍稀中药资源提供了基础数据和科学依据，也是大力宣传党中央、国务院坚定不移地发展中医药事业、切实推进中医药继承与创新的一项重要举措。为了更好地研究和保护现有的珍稀中药资源以及传播和普及珍稀药用植物知识，肖培根院士和陈士林首席研究员历经数十年的野外珍稀药物资源调查实践，结合中药资源调查的先进技术方法与现代研究，组织全国中药学、植物学等方面的专家，共同完成了“十三五”国家重点图书出版规划项目《中国珍稀药用植物图典》一书。

本书收录了全国范围内的125种珍稀药用植物及其70余种常见混伪品，详细介绍了每种珍稀药用植物的基原、形态特征、生境分布、采收加工、药材性状、化学成分、药理作用、性味归经、功效主治、临床应用、用法用量、使用注意等，并配以近 2000 幅高清彩色照片，包含药物的生境图、主要特征部位局部放大图、入药部位局部放大图、药材和饮片图及混伪品图片等，大量高清照片均属首次呈现。纵观全书，具有全面系统、实用科学，亲历实践、实地考究，承前启后、结合现代的特点。

本书以《中国珍稀濒危植物名录》《中国物种红色名录》《国家重点保护野生植物名录》《国家重点保护野生药材物种名录》《中华人民共和国药典》等为依据，探讨全国范围内珍稀野生药用植物资源的分布和开发利用，以期为科学制定和实施珍稀药用植物的保护策略，以及合理有效地利用资源与可持续发展提供参考。为方便读者阅读和查找，本书按药物品种的拼音顺序排列。

本书是第一本介绍中国珍稀药用植物及混伪品的大型彩色图文版专著，有效填补了这一研究领域的空白。总体而言，本书有以下特色：

第一，作者权威专业。本书的两位主编均为我国著名药物学家：中国工程院院士肖培根教授被称为"中药泰斗"，毕生从事中药资源的保护和研究工作，在中药多个领域均成绩斐然，在海内外均有极高的美誉度；陈士林教授是国际欧亚科学院院士，现任中国中医科学院首席研究员、中国中医科学院中药研究所所长（曾任中国医学科学院药用植物研究所所长）。

第二，内容全面系统。本书是两位主编数十年珍稀药用植物资源研究成果的首次呈现，全面收录了我国境内分布的珍稀药用植物品种，是迄今为止这一研究领域最全面、最系统的一部图文专著。

第三，图片精美丰富。书中所配近 2000 幅图片，均为两位主编长期野外考察时拍摄的高清实物彩照，既有植物的生境图又有植物主要识别特征的局部放大图，既有中药药材图又有中药饮片图，药物识别特征直观而清晰，对读者快速识别和应用这些药物非常有帮助。

本书的出版可为珍稀药用植物的保护、开发和利用提供权威的资源信息，既可作为研究珍稀药用植物的必备参考书，也是致力于药学、医学、生物学、农业和植物学等研究的有志之士不可或缺的学习工具书。本书对珍稀药用植物资源的开发利用、种植栽培和产业发展均具有十分重要的实践指导意义，必将为促进我国中医药事业健康发展做出积极的贡献。

《中国珍稀药用植物图典》编委会

于北京

目录

MULU

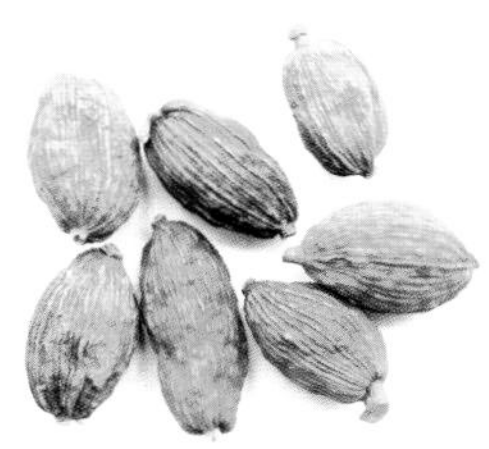

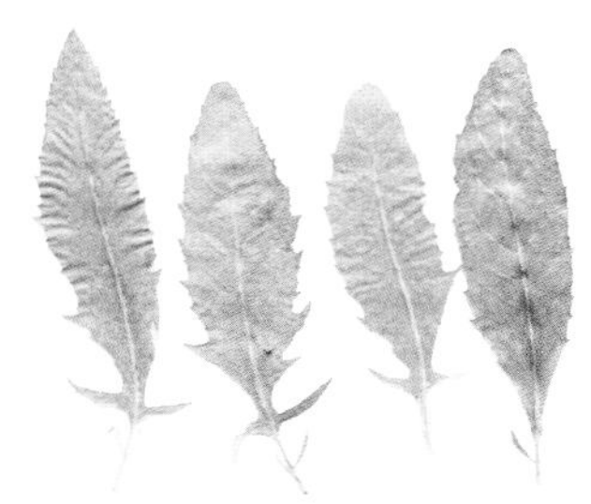

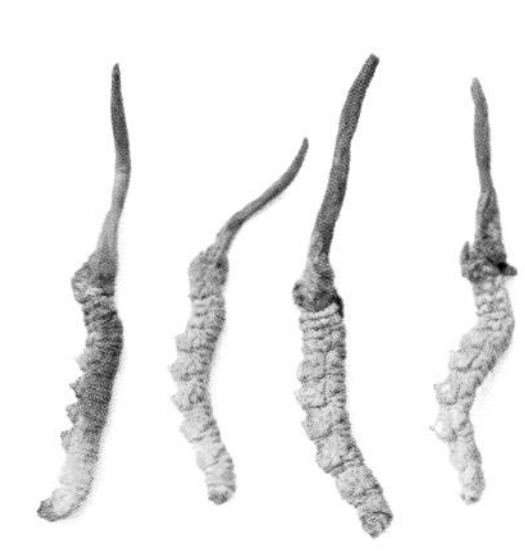

上 册

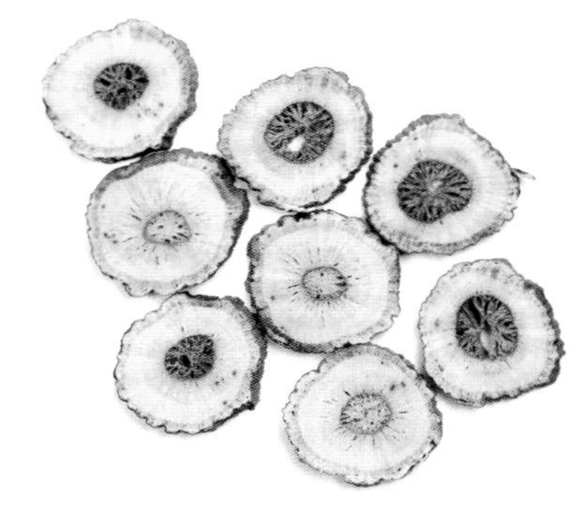
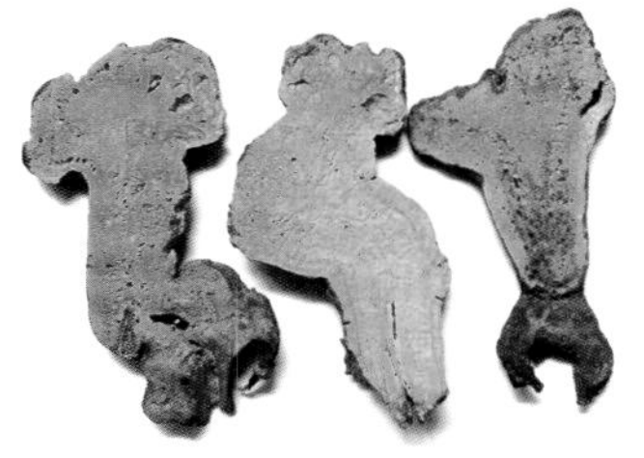
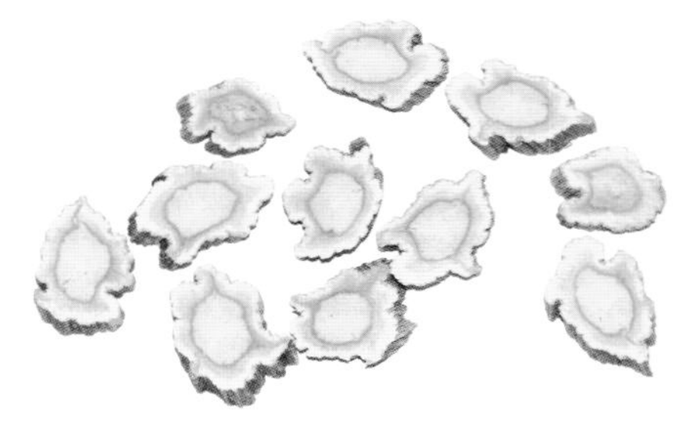

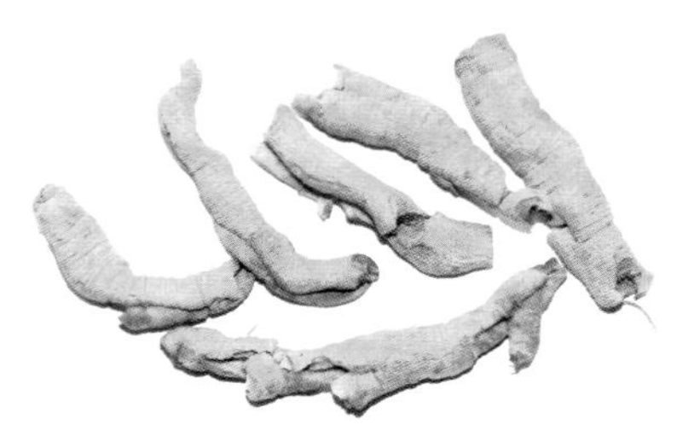
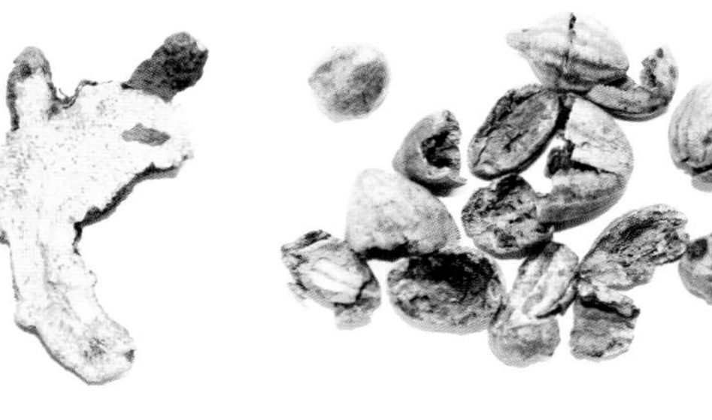

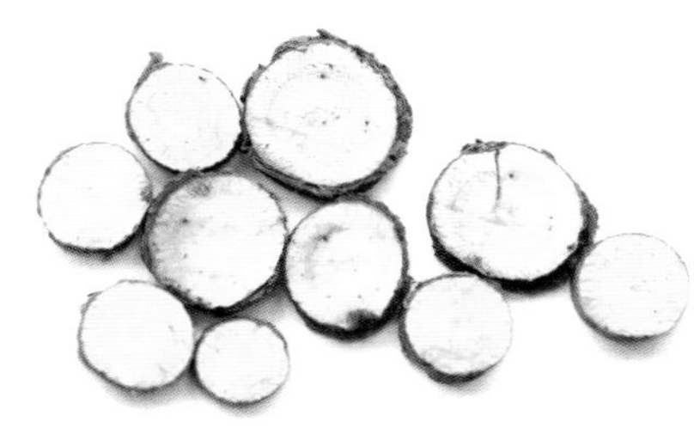

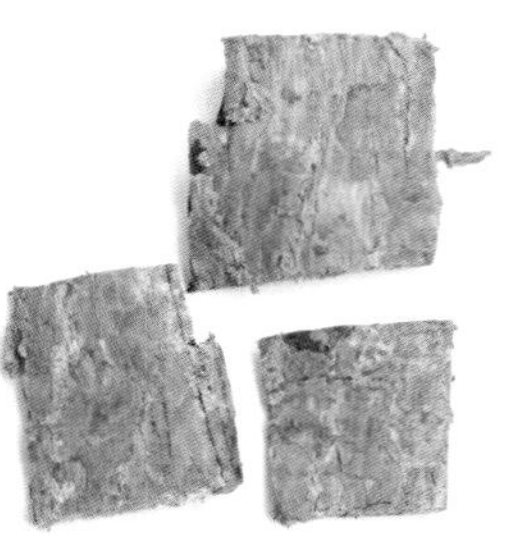

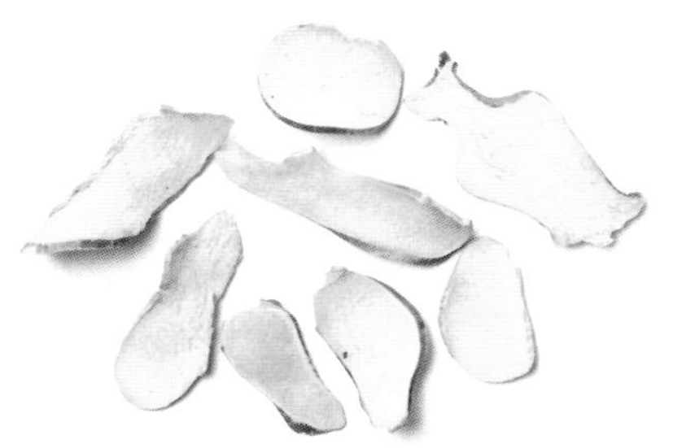

中　册

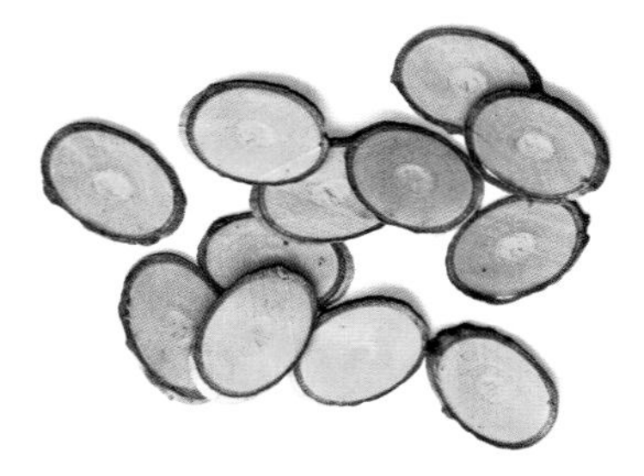
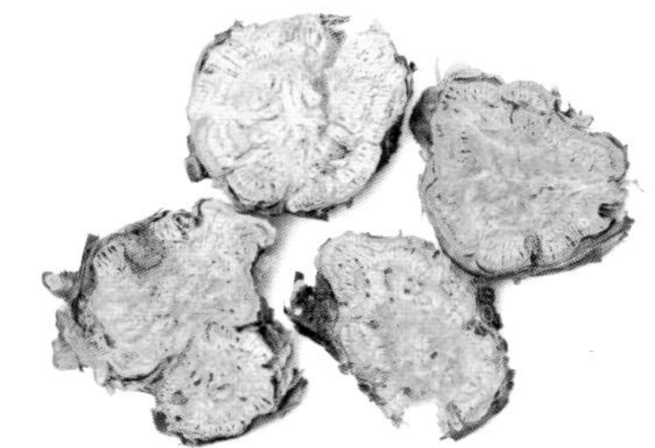
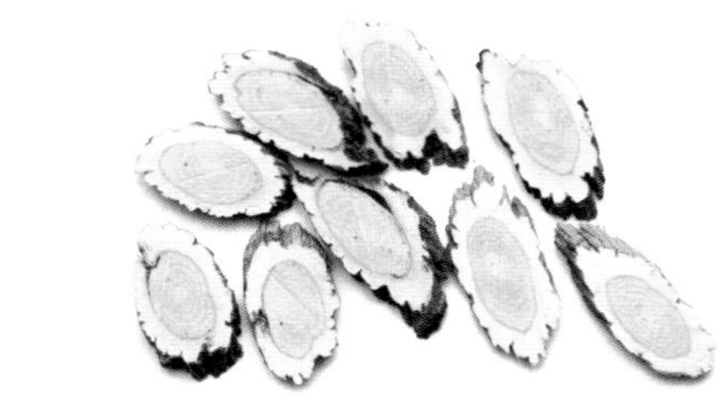

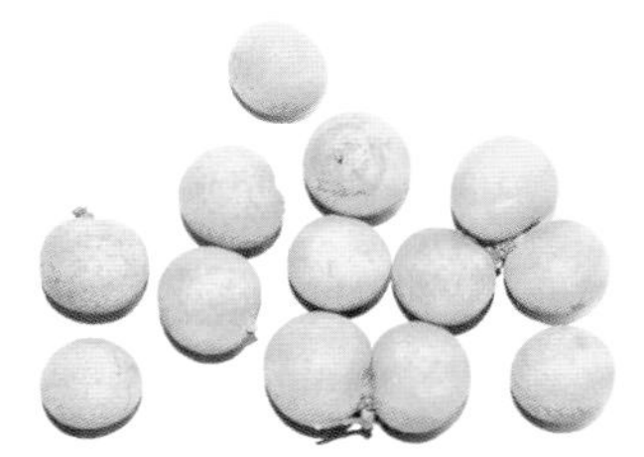

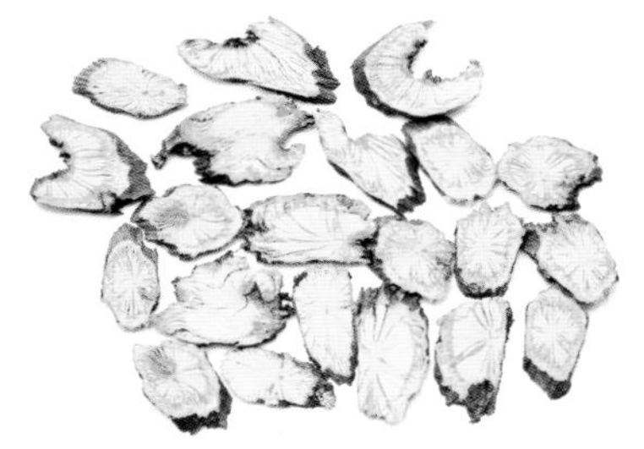

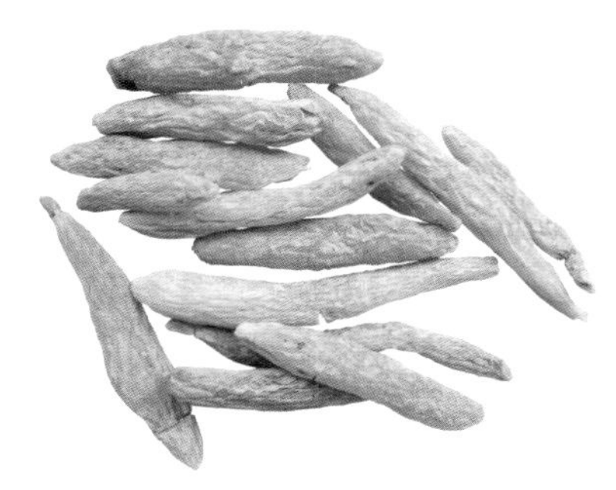

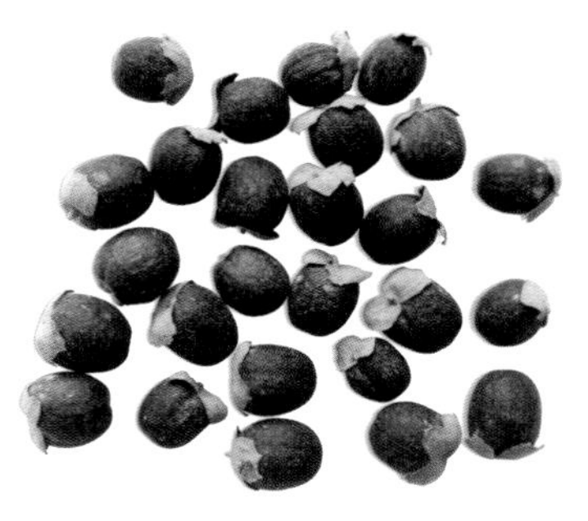

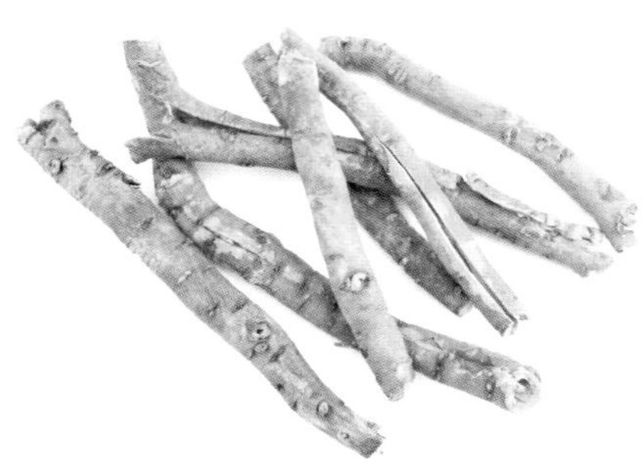

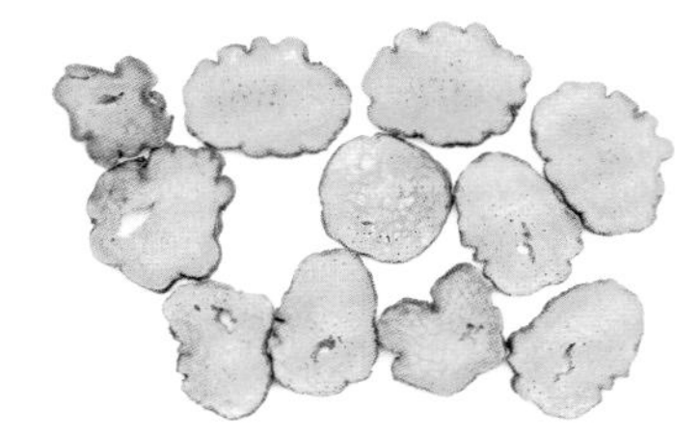
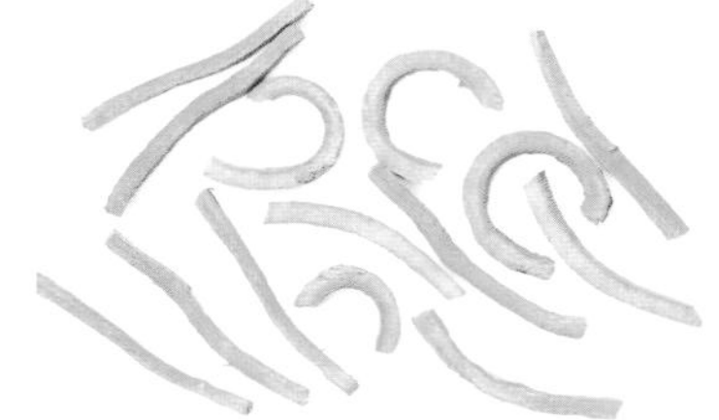
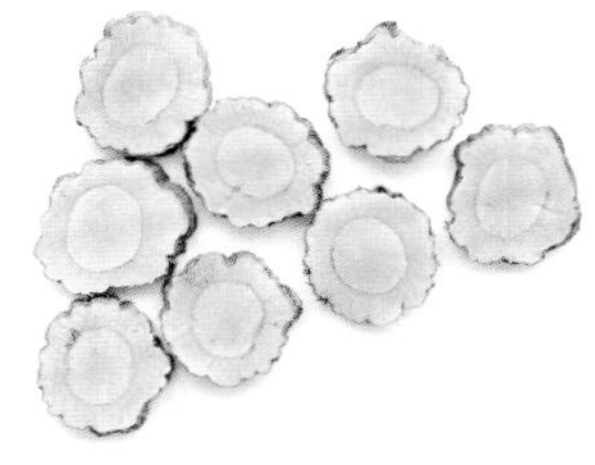

下 册

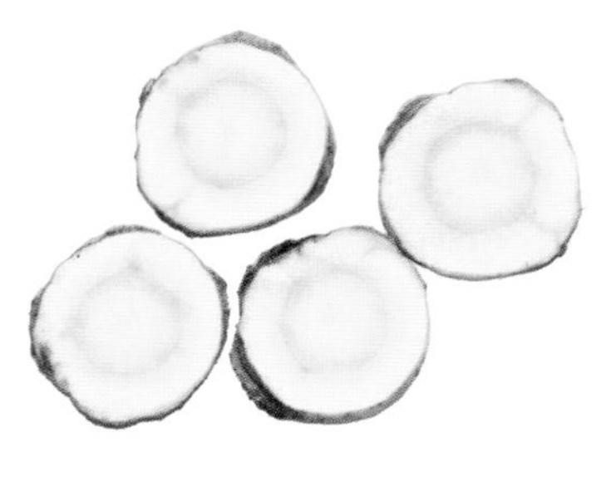
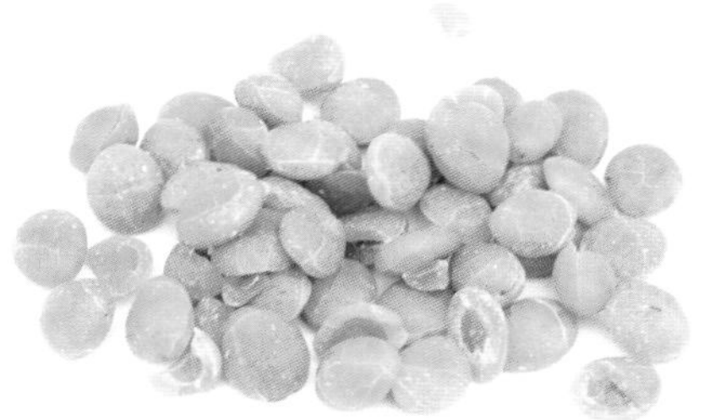
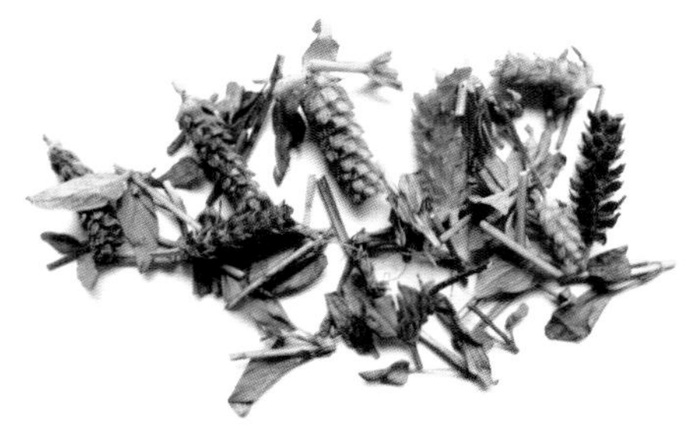

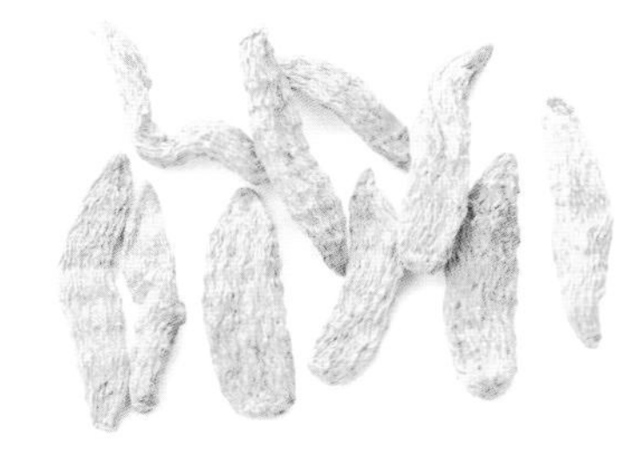
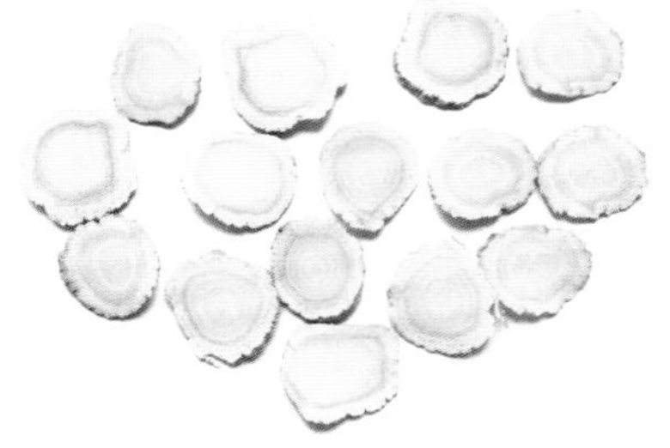
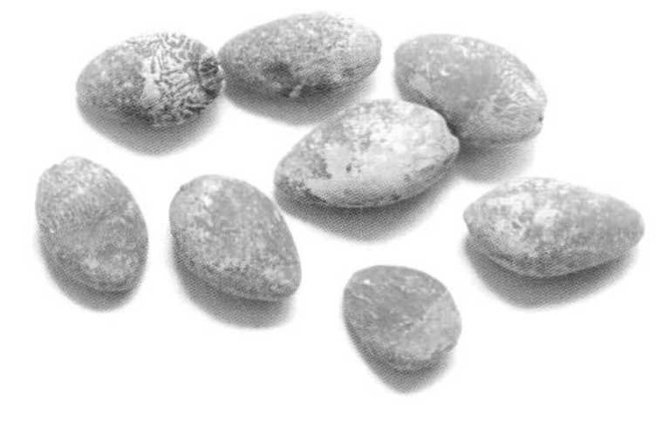

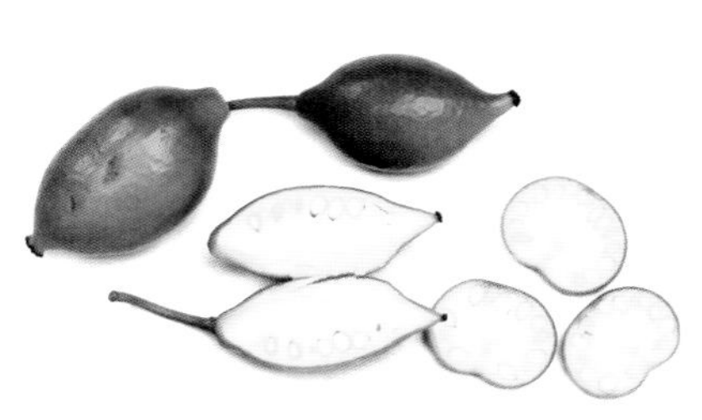
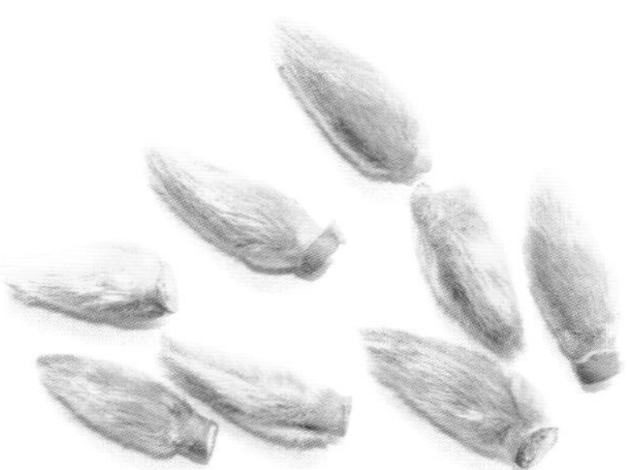
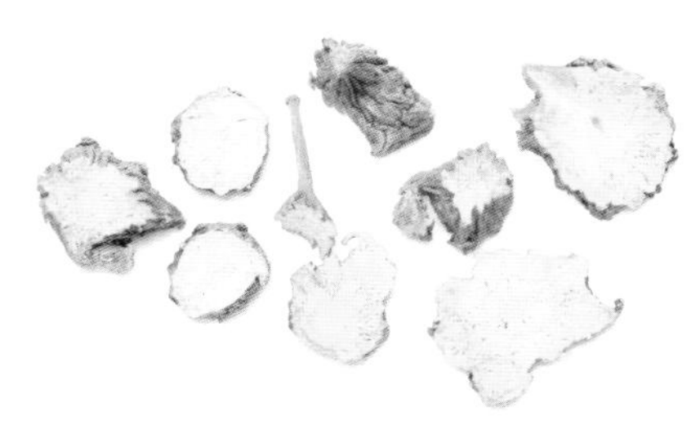

新疆阿魏

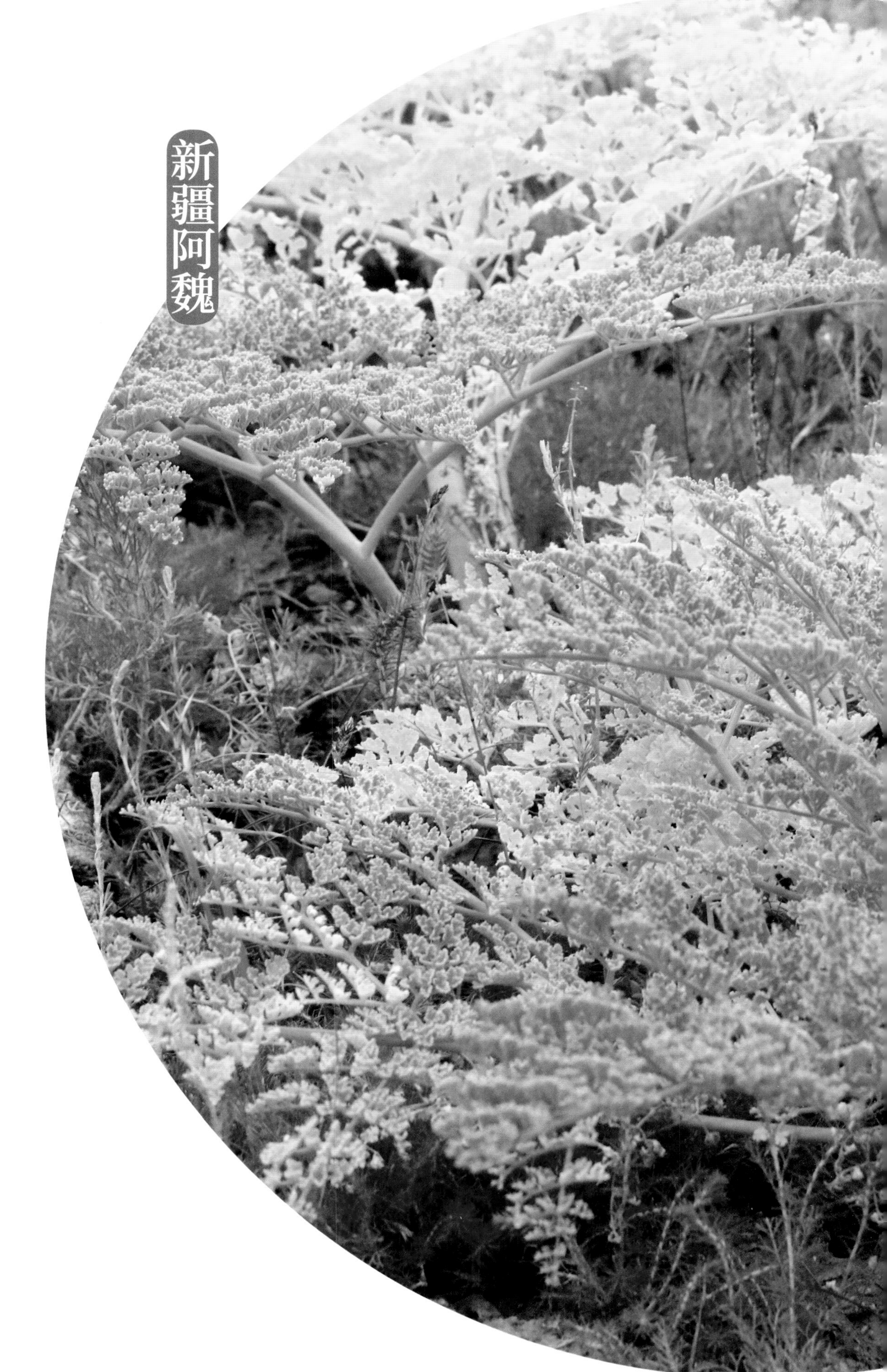

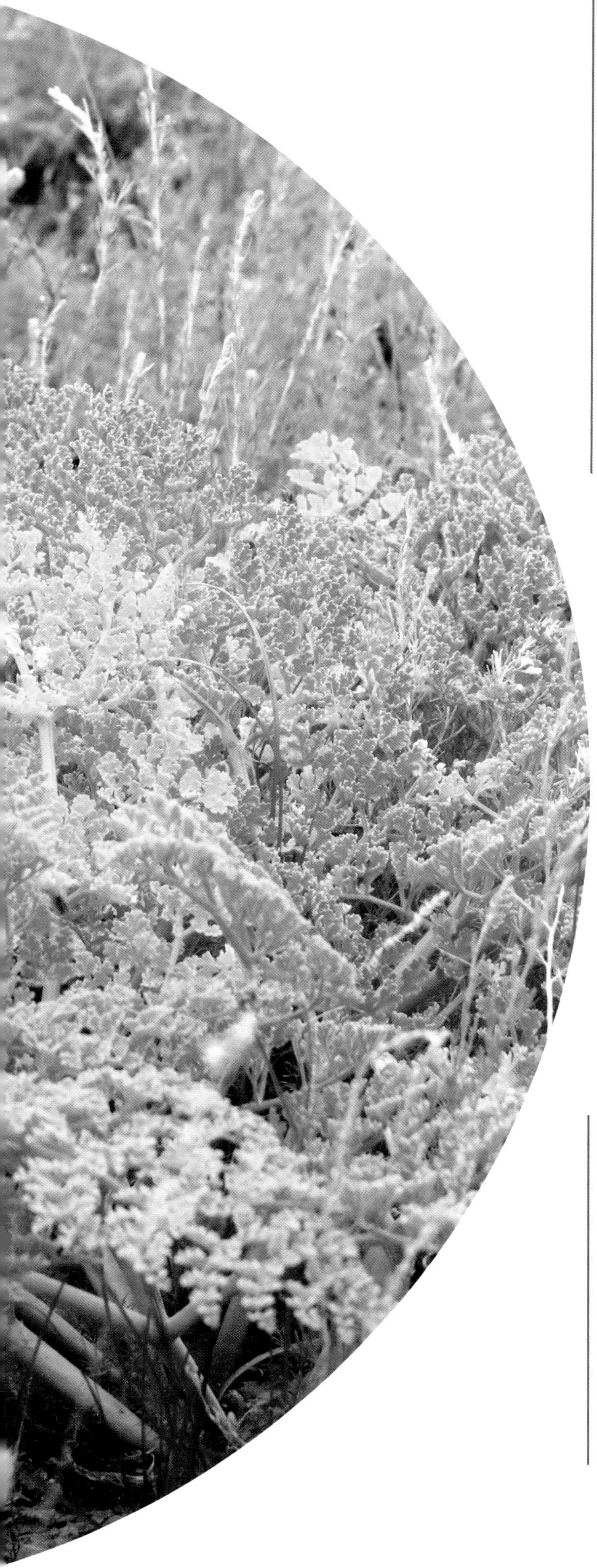

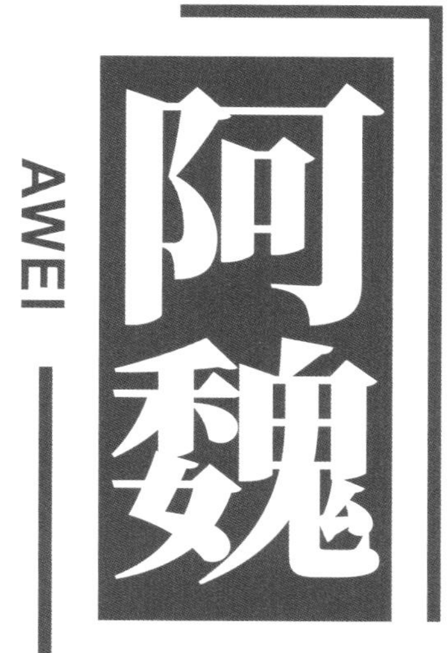

阿魏

AWEI

基原

本品为伞形科植物新疆阿魏 *Ferula sinkiangensis* K. M. Shen 或阜康阿魏 *Ferula fukanensis* K. M. Shen 的树脂。

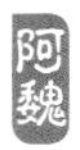

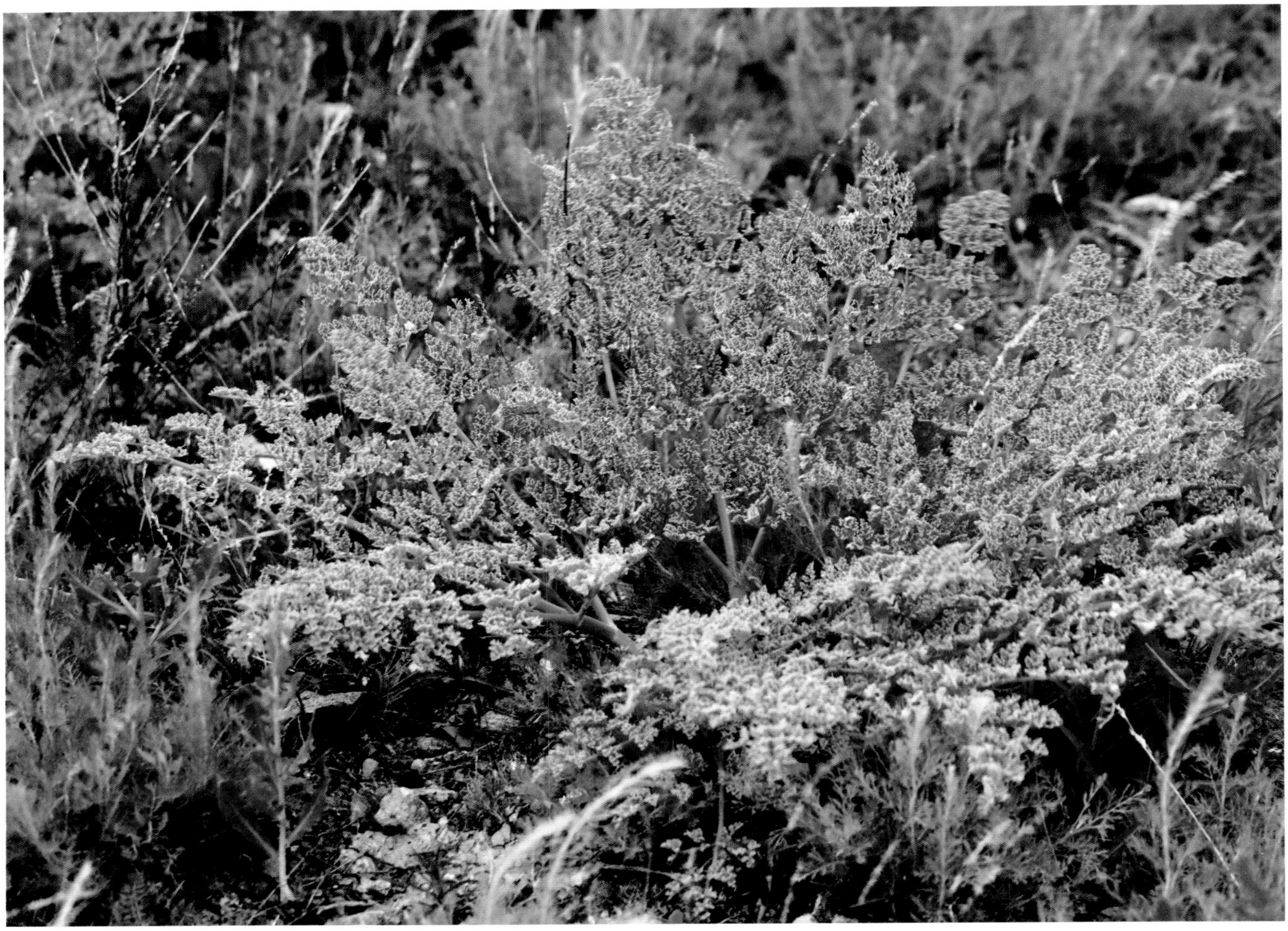

新疆阿魏

形态特征

新疆阿魏： 多年生草本，初生时只有根生叶，至第 5 年始抽花茎；花茎粗壮，高达 2 m，具纵纹。叶近于肉质，早落，近基部叶为 3 ~ 4 回羽状复叶，长达 50 cm，叶柄基部略膨大；最终裂片长方披针形或椭圆披针形，灰绿色，下面常有毛。花单性或两性，复伞形花序，中央花序有伞梗 20 ~ 30 枝，每枝又有小伞梗多枝；两性花与单性花各成单独花序，或两性花序中央着生 1 个雌

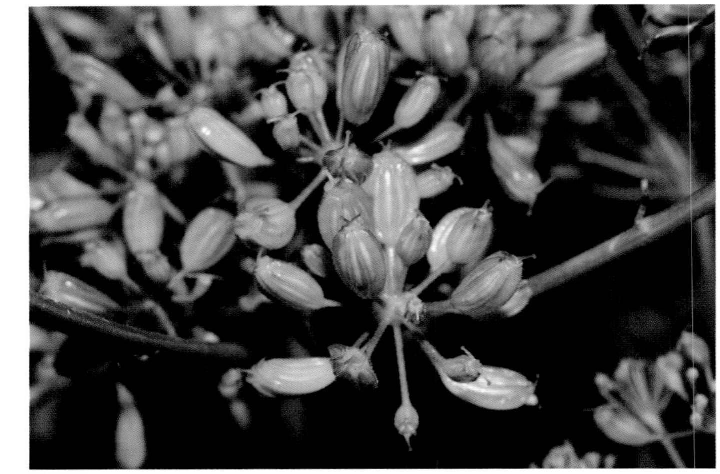

新疆阿魏

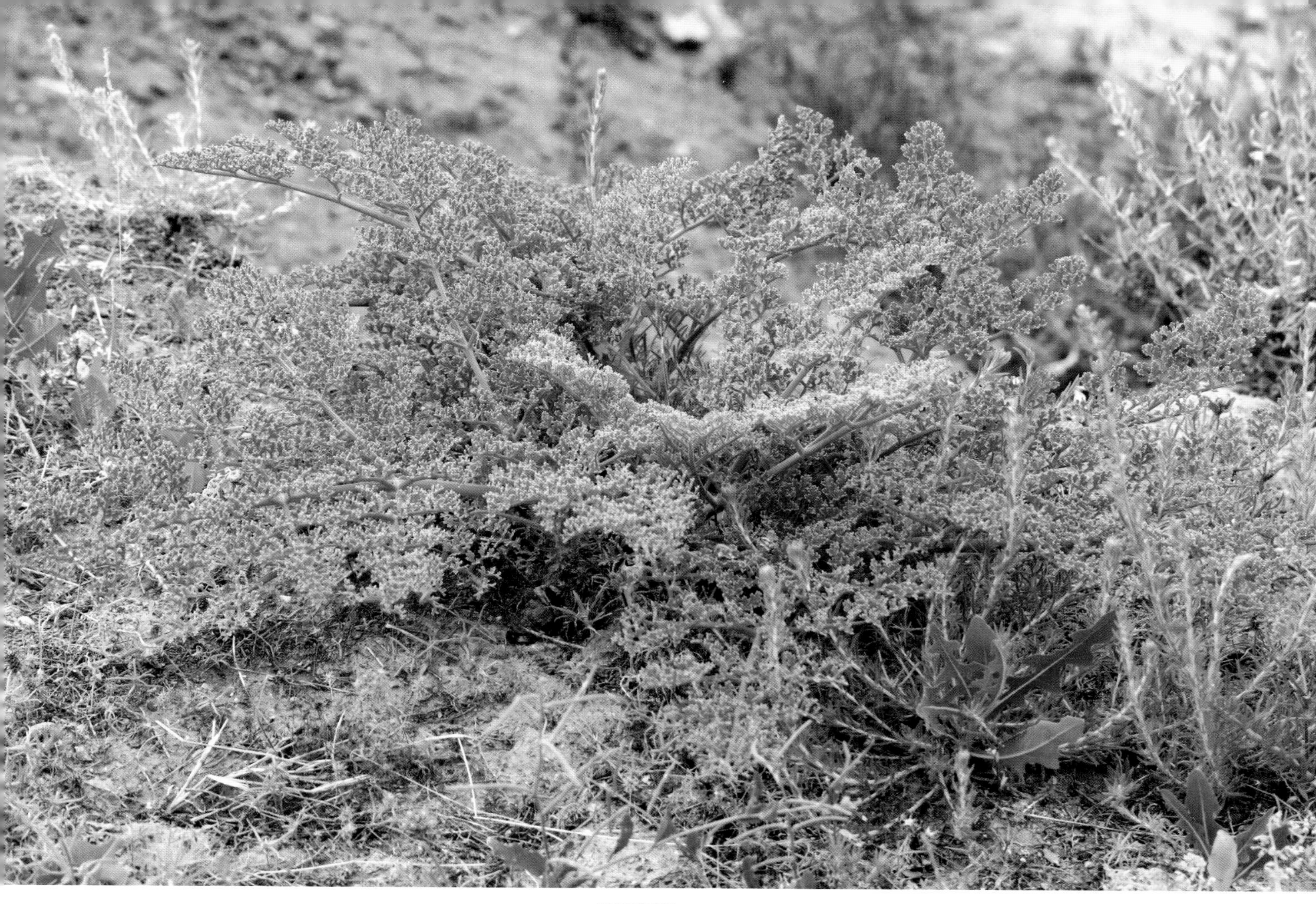

新疆阿魏

花序，两性花黄色。双悬果扁，卵形、长卵形或近方形，背面有毛，棕色。花期5月，果期5～6月。

阜康阿魏： 茎近无毛，叶为3出2回羽状全裂，复伞形花序直径6～10 cm，伞辐为5～18，果实长12～16 mm，长于果梗。花期4～5月，果期5～6月。

生境分布

生长于多沙地带。分布于我国新疆。

采收加工

春末夏初盛花期至初果期，分次由茎上部往下斜割，收集渗出的乳状树脂，阴干。

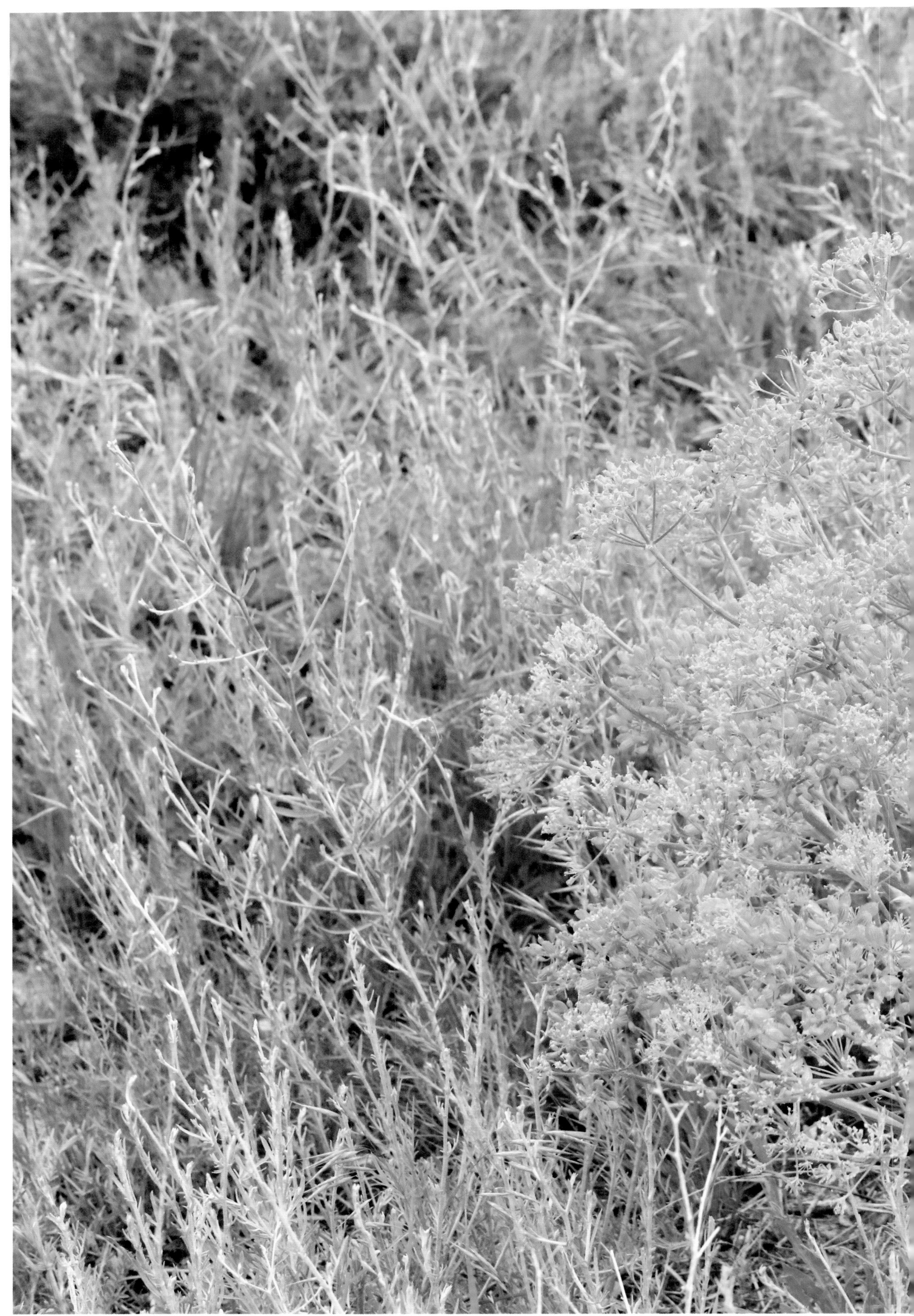

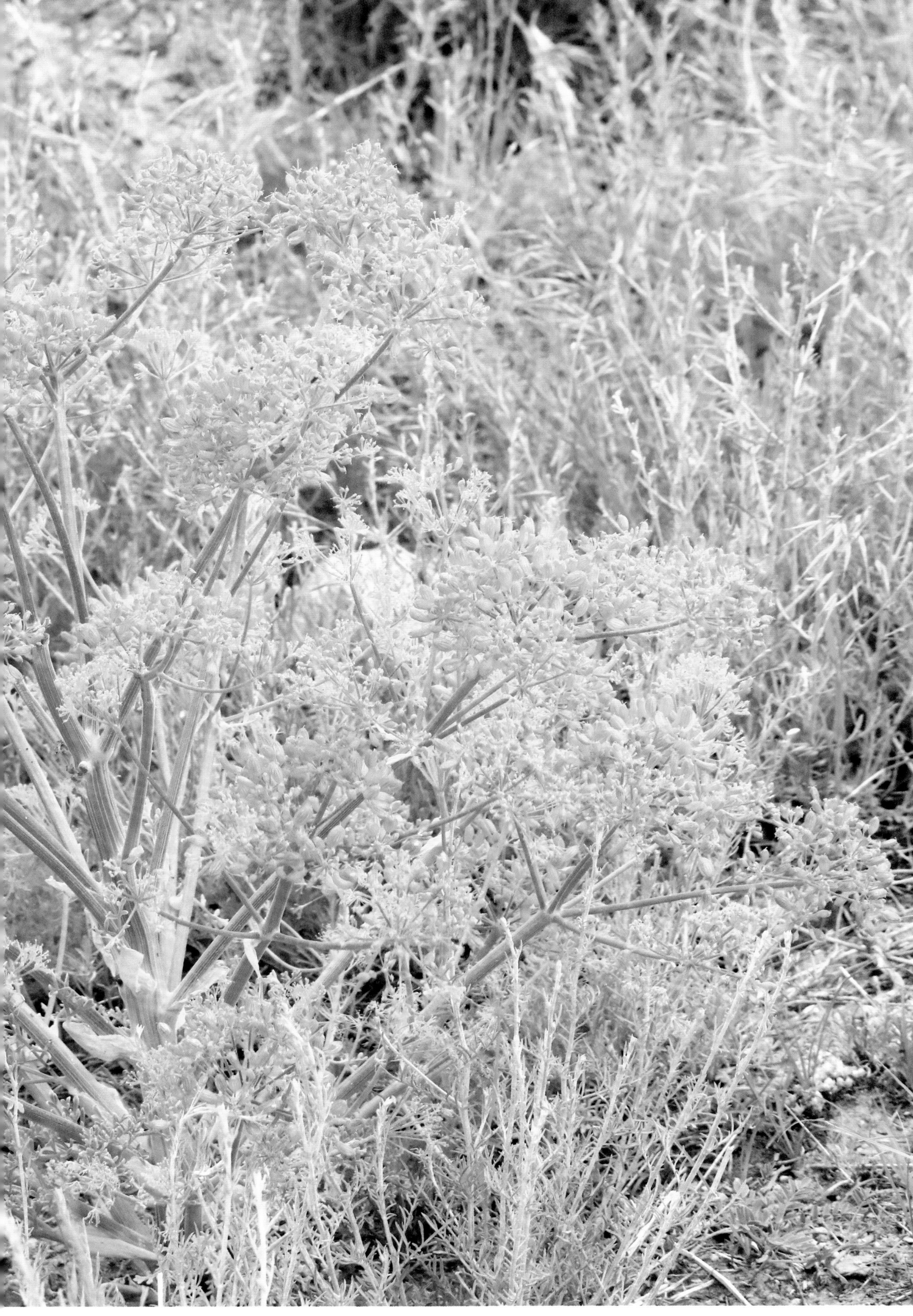

阿魏

AWEI

药材性状

本品呈不规则的块状和脂膏状。颜色深浅不一，表面蜡黄色至棕黄色。块状者体轻，质地似蜡，断面稍有孔隙；新鲜切面颜色较浅，放置后色渐深。脂膏状者黏稠，灰白色。具强烈而持久的蒜样特异臭气，味辛辣，嚼之有灼烧感。以块状、蒜臭气强烈、断面乳白色或稍带微红色、无杂质者为佳。

化学成分

阿魏含挥发油、树脂及树胶等。佳品可得挥发油 10％～17％，树脂 40％～64％，树胶约 25％。块状品所含的无机杂质有的可达 60％以上。挥发油中含蒎烯，并伴有多种二硫化物，其中仲丁基丙烯基二硫化物约占 40％，故具特殊的蒜臭。树脂中含阿魏酸及其酯类，还有法尼斯淝醇 A、B、C 等。据分析，新疆阿魏的醇溶性物含量约 51.4％、树脂约 24.4％、树胶约 29.9％、挥发油约 18％，含硫量约 16.37％。新疆阿魏用水蒸气蒸馏，得油胶树脂 20.1％，其中二硫烷类是挥发油的主

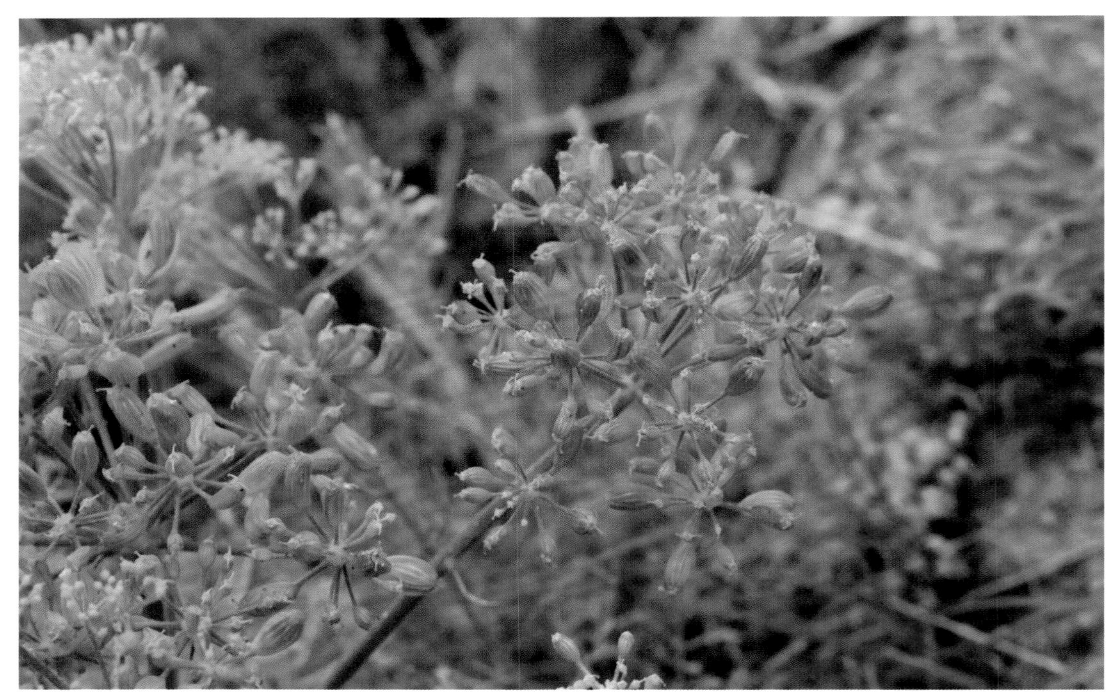

新疆阿魏

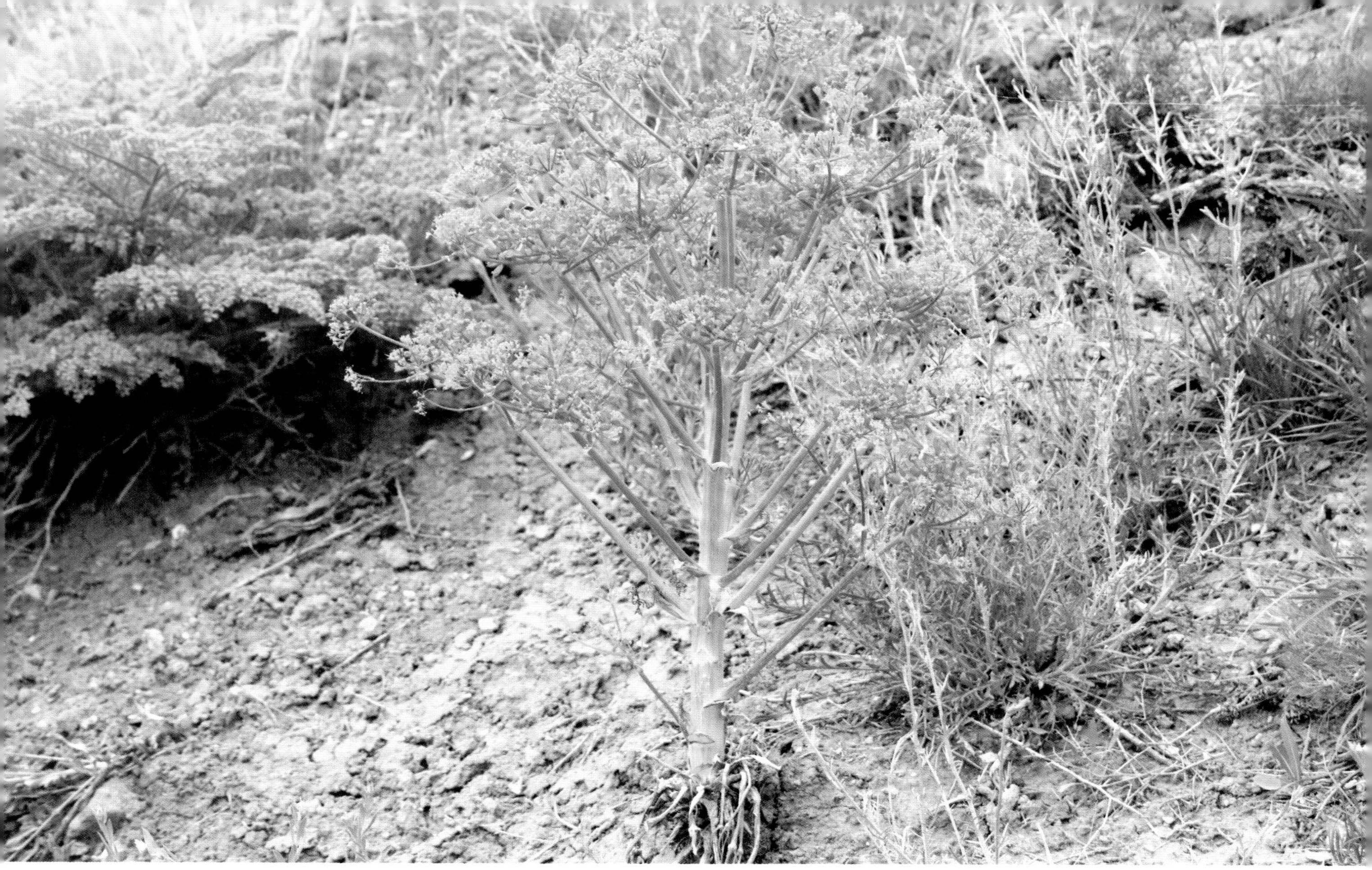

新疆阿魏

成分，内含顺式另丁基-1-丙烯基二硫烷、另丁基甲基二硫烷、另丁基乙基二硫烷、另丁基乙烯基二硫烷、正丁基乙基二硫烷、三甲基二硫烷、反式另丁基-1-丁烯硫烷。

药理作用

1. 抗过敏 阿魏挥发油乳剂（1%浓度）50 mg/kg 给小鼠一次腹腔注射，对小鼠被动性皮肤过敏反应(PCA）有一定的抑制作用；阿魏酸挥发油水乳剂 50 mg/kg 给兔腹腔注射能明显抑制兔的 Arthus 反应，阿魏酸水剂 6.12 mg/mL 及乳剂 12.20 mg/mL 体外实验均可明显抑制 1%卵蛋白 1 mL 诱发的致敏兔回肠的最大收缩反应，阿魏挥发油水乳剂，对抗原诱发的哮喘有平喘的作用。阿魏水乳剂对组胺和 SRS-A 引起的哮喘具有平喘作用。

2. 抗感染和对免疫功能的影响 阿魏挥发油水乳剂 10 mL/kg 对动物角叉菜胶和完全福氏佐剂所致足跖肿胀有明显的抑制作用，亦能明显抑制组胺或 5-HT 引起的血管通透性增加。它还能明显抑制 DTH 反应及降低由 PHA 诱导的淋巴细胞转化反应，使 3H-TdR 的掺入量显著减少。

3. 对心脏的作用 新疆阿魏的水煎剂或水醇提取液，对离体蛙心能提高其心跳振幅，增加心率。

4. 对胃肠道的作用 新疆阿魏对小鼠应激性胃溃疡、乙酰水杨酸致药物性溃疡有明显防治作用，且能抑制离体兔肠肌的自发蠕动。不同剂量的阿魏对离体小鼠、家兔小肠的自发性收缩有抑制作用，且随着剂量的增加，抑制作用也会增强；阿魏对乙酰胆碱和新斯的明引起的小肠收缩有明显的拮抗作用。

5. 延长血凝的作用 其水煎剂在犬急性试验及大鼠慢性试验中，能延长血凝时间，并能显著降低血浆对肝素的耐受力，其抗凝作用可能与其增加血中肝素或肝素样物质有关，阿魏酸钠 0.3 g/kg 静脉滴注（简称静滴）对大鼠实验性血栓形成有明显的抑制作用。

性味归经

苦、辛，温。归脾、胃经。

功效主治

消积，化癥，散痞，杀虫。用于肉食积滞，瘀血癥瘕，腹中痞块，虫积腹痛。

临床应用

1. 原发性肾病综合征 阿魏酸钠 0.3 g 静滴，每日 1 次，10 ~ 14 日为 1 个疗程，共 2 ~ 3 个疗程。结果：患者 65 例，完全缓解率为 66.15％，基本缓解率为 21.54％，总有效率为 92.31％。

2. 急性脑梗死 常规口服尼莫地平、阿司匹林，常规静滴低分子右旋糖酐、胞二磷胆碱的基础上加阿魏酸钠 0.2 g 静滴，每日 1 次，连用 15 日。结果：患者 30 例，痊愈 21 例，显著缓解 7 例，缓解 2 例。

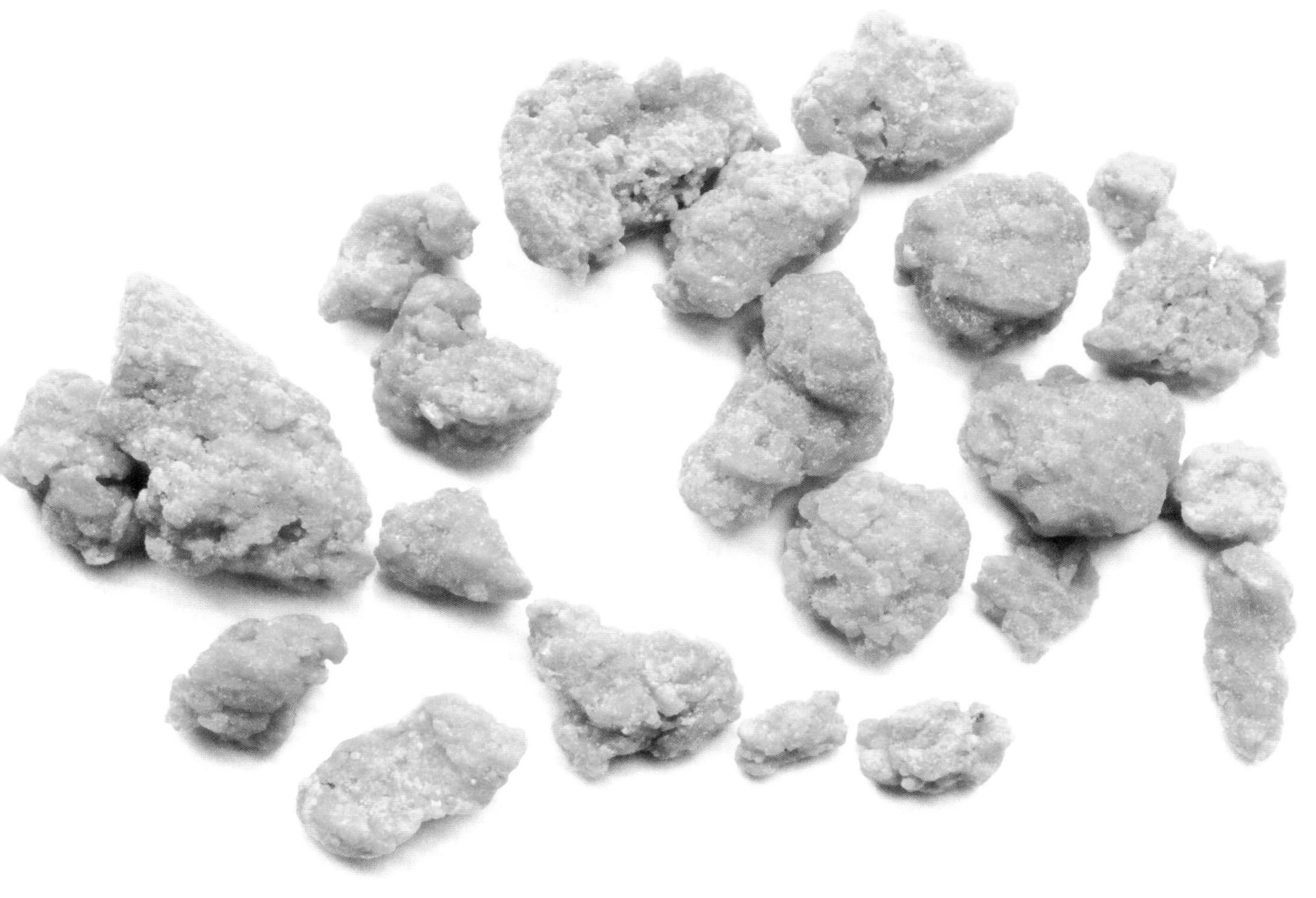

阿魏饮片

3. 肺源性心脏病心力衰竭 慢性肺源性心脏病并发心力衰竭时，病情危重，病死率高，用阿魏酸钠注射液治疗疗效显著。治疗方法：持续低流量吸氧、抗感染；解痉平喘，适量强心药、利尿药 + 血管扩张药；纠正酸碱平衡及水、电解质紊乱等。用阿魏酸钠注射液 300 mL 加入 5% 葡萄糖注射液 200 mL 中静滴，每日 1 次，7 ~ 10 日为 1 个疗程。

用法用量

1 ~ 1.5 g，多入丸、散。外用：制成膏药。

使用注意

孕妇忌用，脾胃虚弱者忌用。

艾纳香

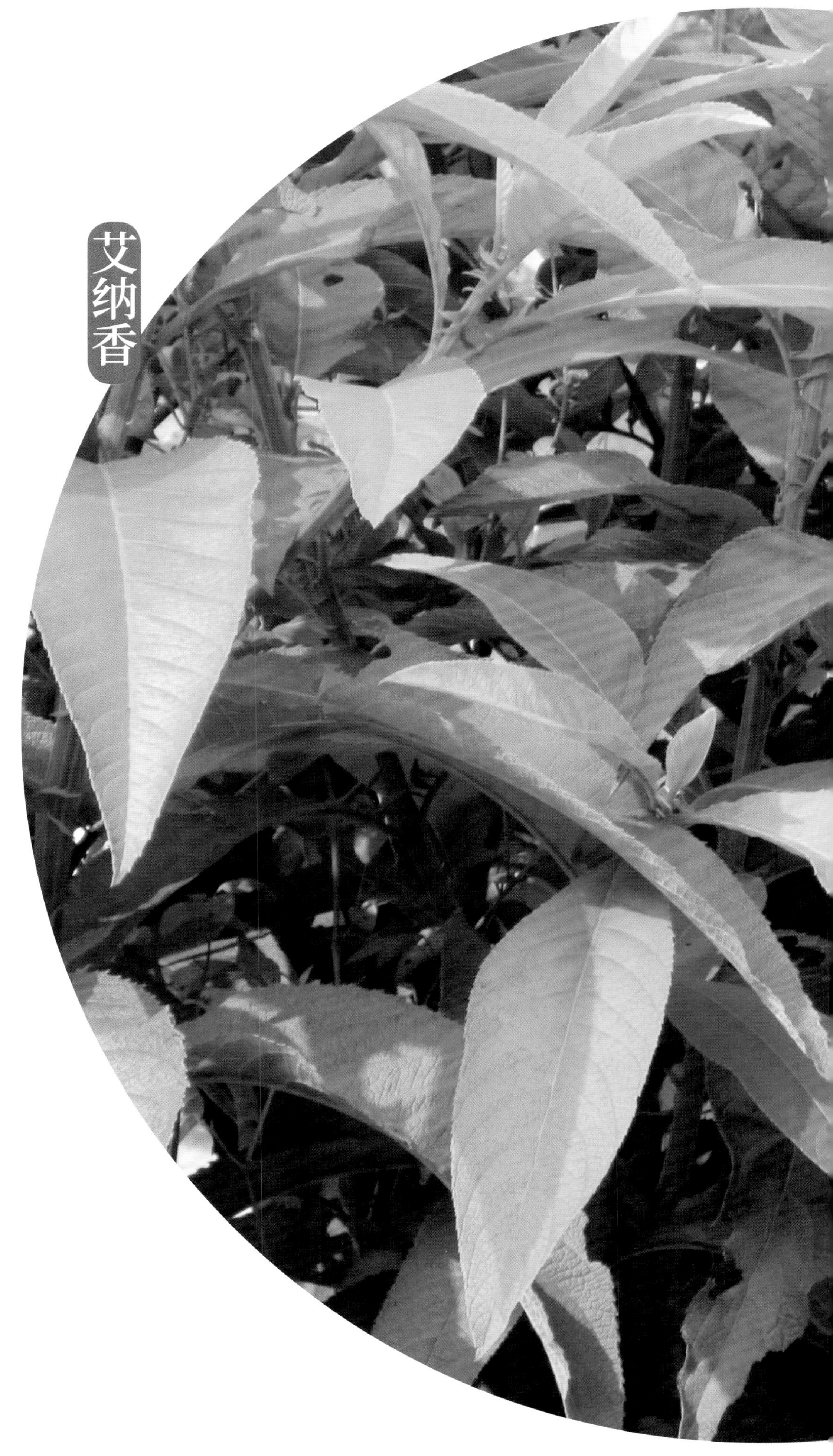

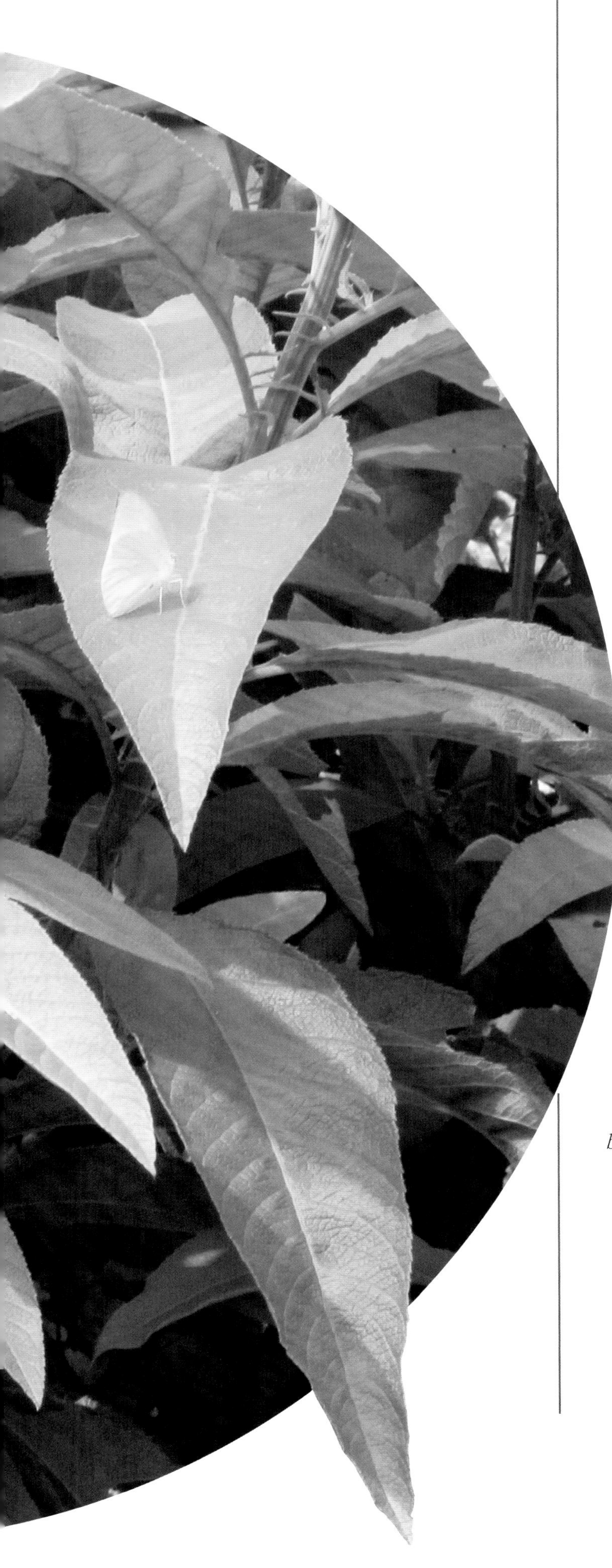

艾纳香

AINAXIANG

基　原

本品为菊科植物艾纳香 *Blumea balsamifera* (L.) DC. 的全草。

形态特征

多年生草本或亚灌木，高 1 ~ 3 m。茎粗壮，茎皮灰褐色，有纵条棱，木质部松软，白色，有髓部，节间长 2 ~ 6 cm，被黄褐色密柔毛。下部叶宽椭圆形或长圆状披针形，长 22 ~ 25 cm，宽 8 ~ 10 cm，先端短尖或锐，基部渐狭，具柄，柄两侧有 3 ~ 5 对狭线形的附属物，边缘有细锯齿，上面被柔毛，下面被淡褐色或黄白色密绢状绵毛；中脉在下面凸起，侧脉 10 ~ 15 对；上部叶长圆状披针形或卵状披针形，长 7 ~ 12 cm，宽 1.5 ~ 3.5 cm，先端渐尖，基部略尖，无柄或有短柄，柄的两侧常有 1 ~ 3 对狭线形的附属物，全缘或具细锯及羽状齿裂。头状花序多数，排成开展具叶的大圆锥药序；花序梗被黄色密柔毛；总苞钟形；总苞片约 6 层，外层长圆形，背面被密柔毛，中层线形，内层长于外层 4 倍；花托蜂窝状。花黄色；雌花多数，花冠檐部 2 ~ 4 齿裂；两性花花冠檐部 5 齿裂，被短柔毛。瘦果圆柱形，具棱 5 条，被密柔毛；冠毛红褐色，糙毛状。花期几乎全年。

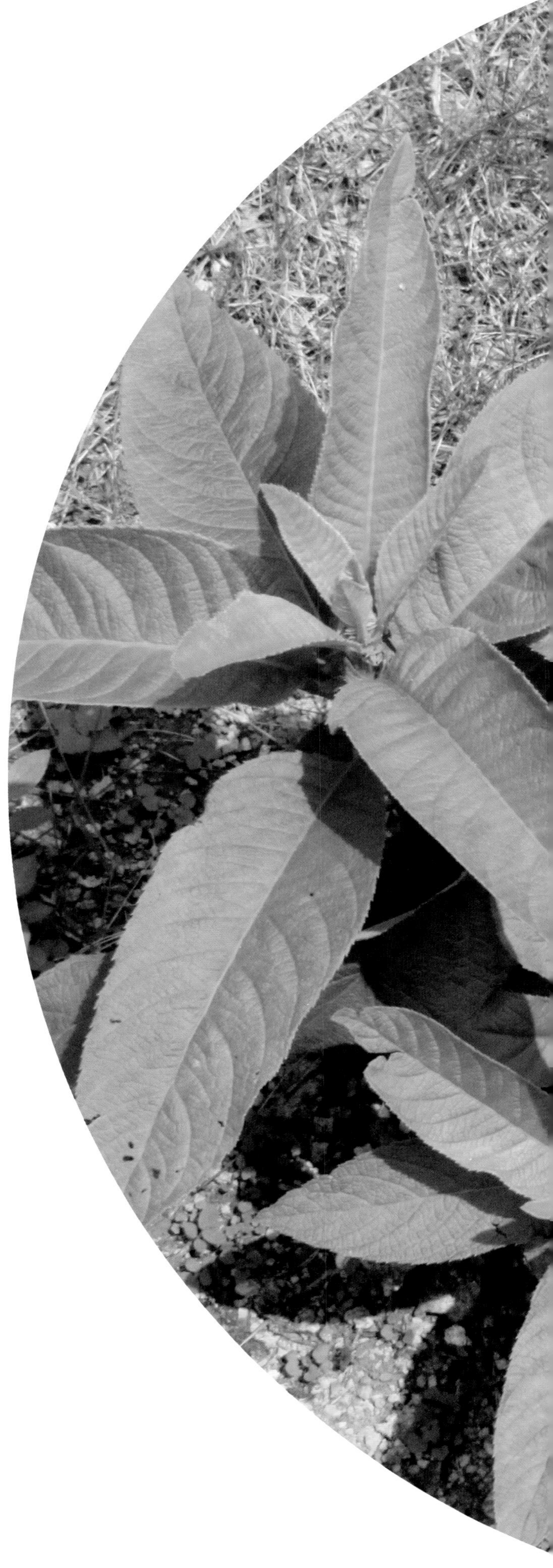

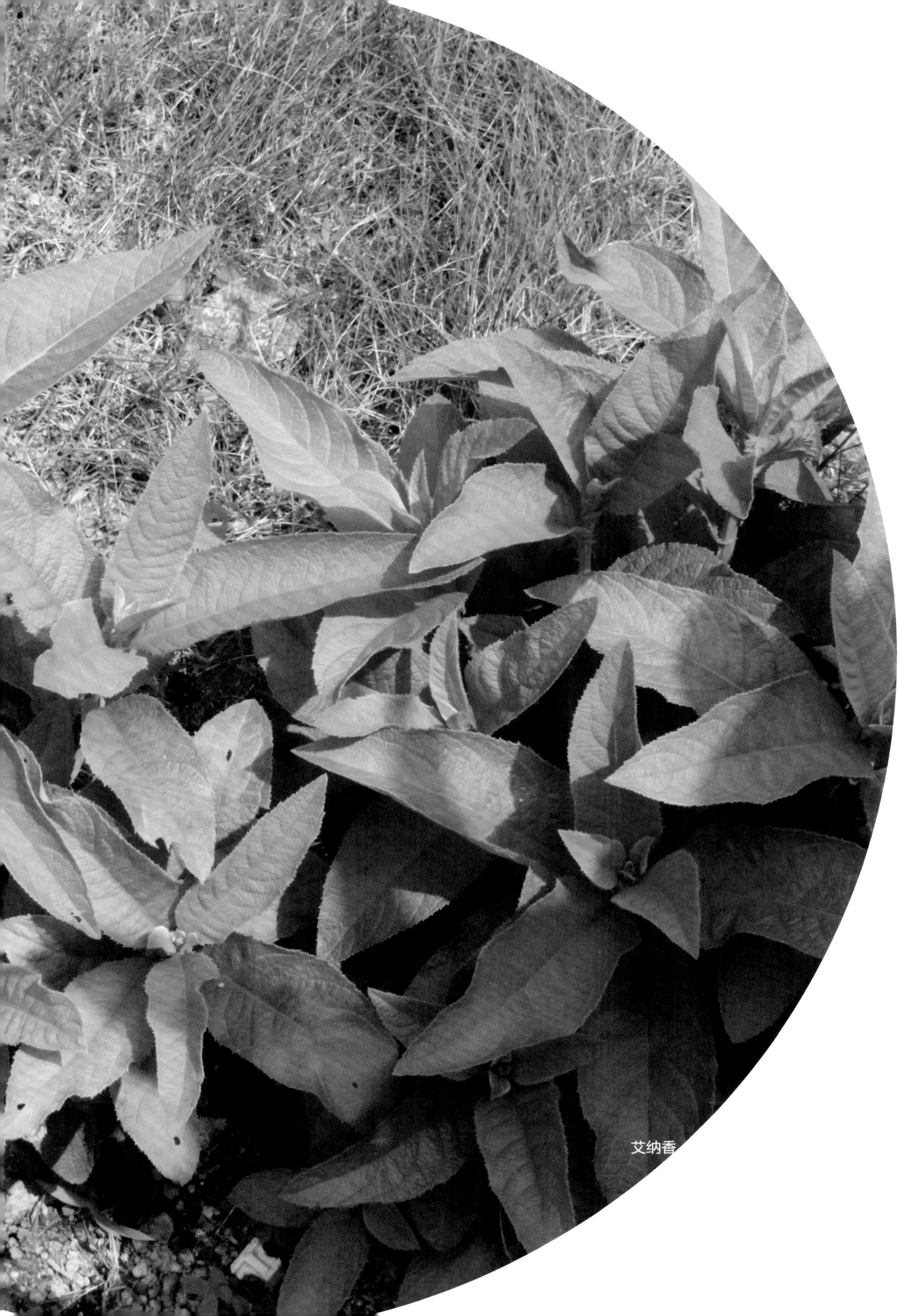

艾纳香

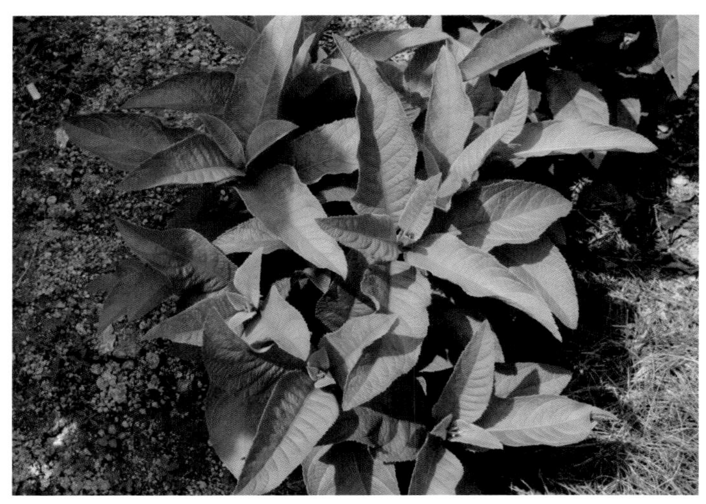
艾纳香

生境分布

生长于海拔 600 ~ 1000 m 的林下、林缘、河谷地或草地上。分布于华南及福建、中国台湾、贵州、云南等地。

采收加工

12 月采收，先把落叶集中，再把带叶的地上茎采割，鲜用或晒干；或运到加工厂用蒸馏法蒸得艾粉。

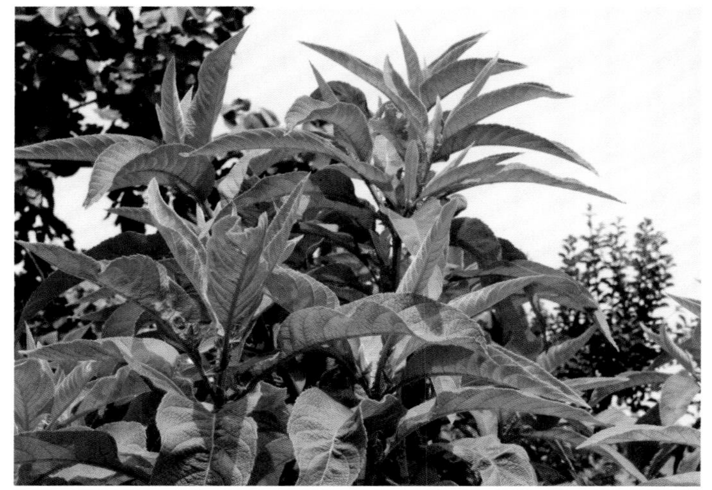
艾纳香

药材性状

本品茎呈圆柱形，大小不等。表面灰褐色或棕褐色，有纵条棱，节明显，有分枝，密生黄褐色柔毛。木质部松软，黄白色，中央有白色的髓，干燥的叶略皱缩或破碎，边缘具细锯齿，上表面灰绿色或黄绿色，略粗糙，被短毛，下表面密被白色长茸毛，嫩叶两面均密被银白色茸毛，叶脉短毛下表面密被白色长茸毛，嫩叶两面均密被银白色茸毛，叶脉带黄色，下表面突出较明显。叶柄短，叶半圆形，两侧有 2 ~ 4 对狭线形的小裂片，密被短毛。叶质脆，易碎。气清凉，香，味辛。

化学成分

叶含黄酮类成分：（2R,3R）- 二氢槲皮素 4'- 甲基醚 [（2R,3R）-dihydroquercetin -4'-methyl ether]，（2R,3R）- 二氢槲皮素 4',7- 二甲基醚 [（2R,3R）-dihydroquercetin 4',7-dimethylether]，艾纳香内酯（blumealactone）A、艾纳香内酯（blumealactone）B、艾纳香内酯（blumealactone）C，艾纳香素（blumeatin）即 5,3',5'- 三羟基 -7- 甲氢基

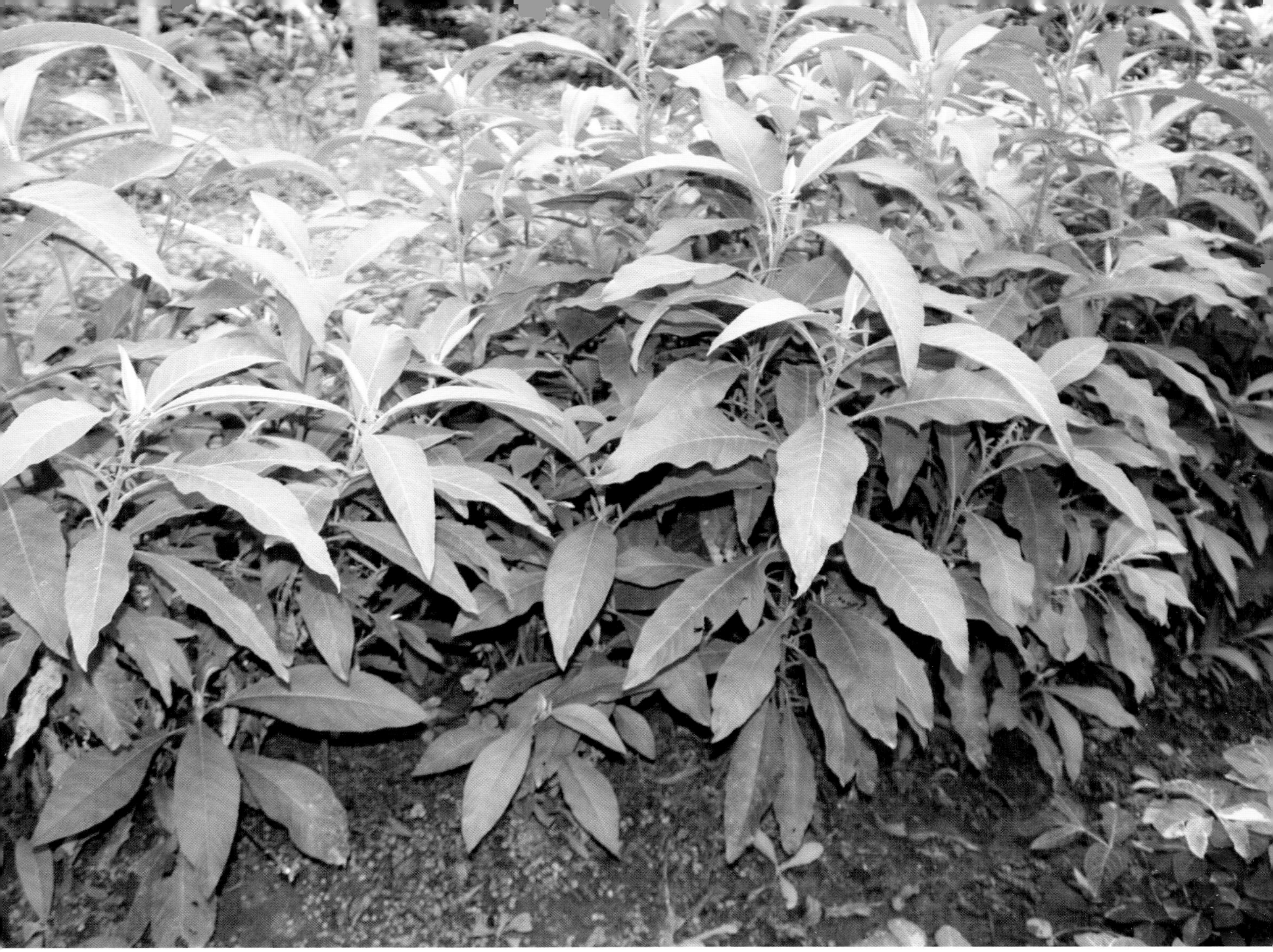

艾纳香

二氢黄酮(5,3',5'-trihydroxy-7-methoxy dihydroflavone),(2R,3R)-7,5'-二甲氧基-3,5,2'-三羟基黄烷酮[(2R,3R)-7,5'-dimethoxy-3,5,2'-trihydroxyflavanone],(2R,3R)-5'-甲氧基-3,5,7,2'-四羟基黄烷酮[(2R,3R)-5'-methoxy-3,5,7,2'-tetrahydroxyflavanone],(2S)-5,7,2',5'-四羟基黄烷酮[(2S)-5,7,2',5'-tetrahydroxyflavanone]等。挥发油化学成分主要有:1-龙脑,α-古芸烯(α-gurjunene),β-石竹烯(β-caryophylene),樟脑,γ-桉叶醇(γ-eudesmol),1-辛烯-3-醇(1-octen-3-ol),反-罗勒烯(tras-ocimene),1,3,4,5,6,7-六氢-2,5,5-三甲基2,4a-亚乙基萘(1,3,4,5,6,7-6H-hexahydro-2,5,5-trimerehy-2,4a-ethanonaphthalene),古芸烯(gurjunene),芳樟醇(linalool),愈创木醇(guaiol),柳杉二醇(cryptomeridiol)等,还含龙脑(borneol)。

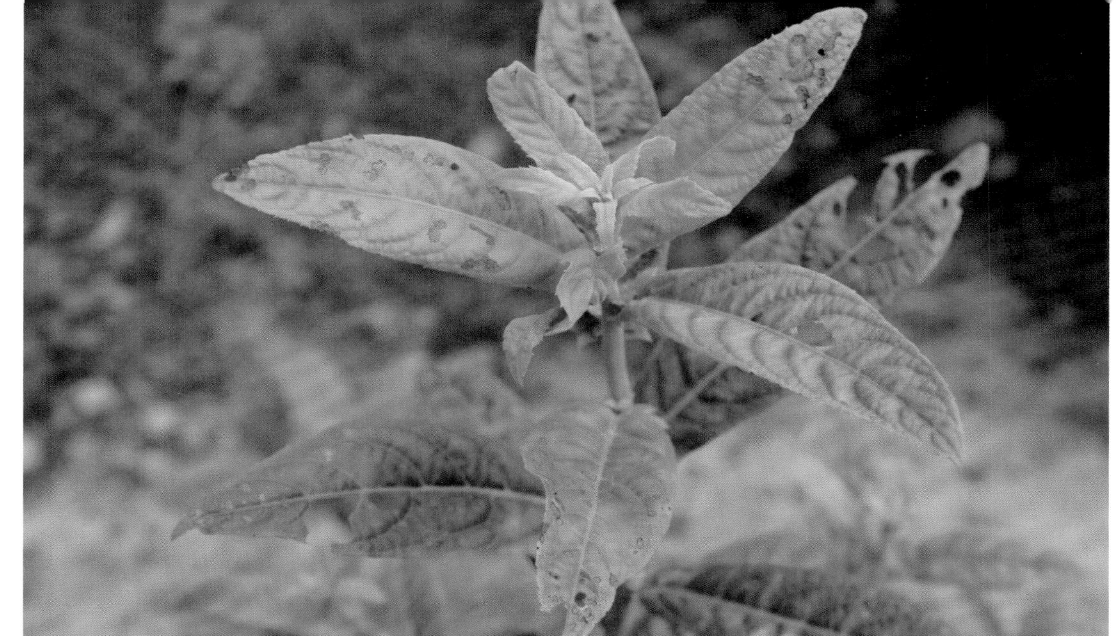

艾纳香

药理作用

其提取物注射于动物可引起血压下降，血管扩张，抑制交感神经系统，可用于兴奋、失眠或高血压患者。也有报告其浸剂能利尿，但较茶叶浸剂为弱。

性味归经

味辛，微苦，性温。归心、脾、肺经。

功效主治

祛风除湿，温中止泻，活血解毒。用于风寒感冒，头风头痛，风湿痹痛，寒湿泻痢，寸白虫病，毒蛇咬伤，跌打伤痛，癣疮。

临床应用

1. **头风痛**　鲜艾纳香叶30g，鸡蛋2枚。加酒、盐各适量，同煎服，每日1剂。
2. **蛇伤口不愈**　艾纳香、六耳翎各适量。捣敷。
3. **跌打损伤、皮肤瘙痒**　鲜艾纳香叶适量。捣烂外敷；或煎水洗患处。

4. 肿胀，风湿性关节炎 艾纳香、蓖麻叶、石菖蒲各适量。煎水洗。

用法用量

内服：煎汤，10 ~ 15 g，鲜品加倍。外用：适量，煎水洗；或捣敷。

使用注意

阴虚血热者慎用。

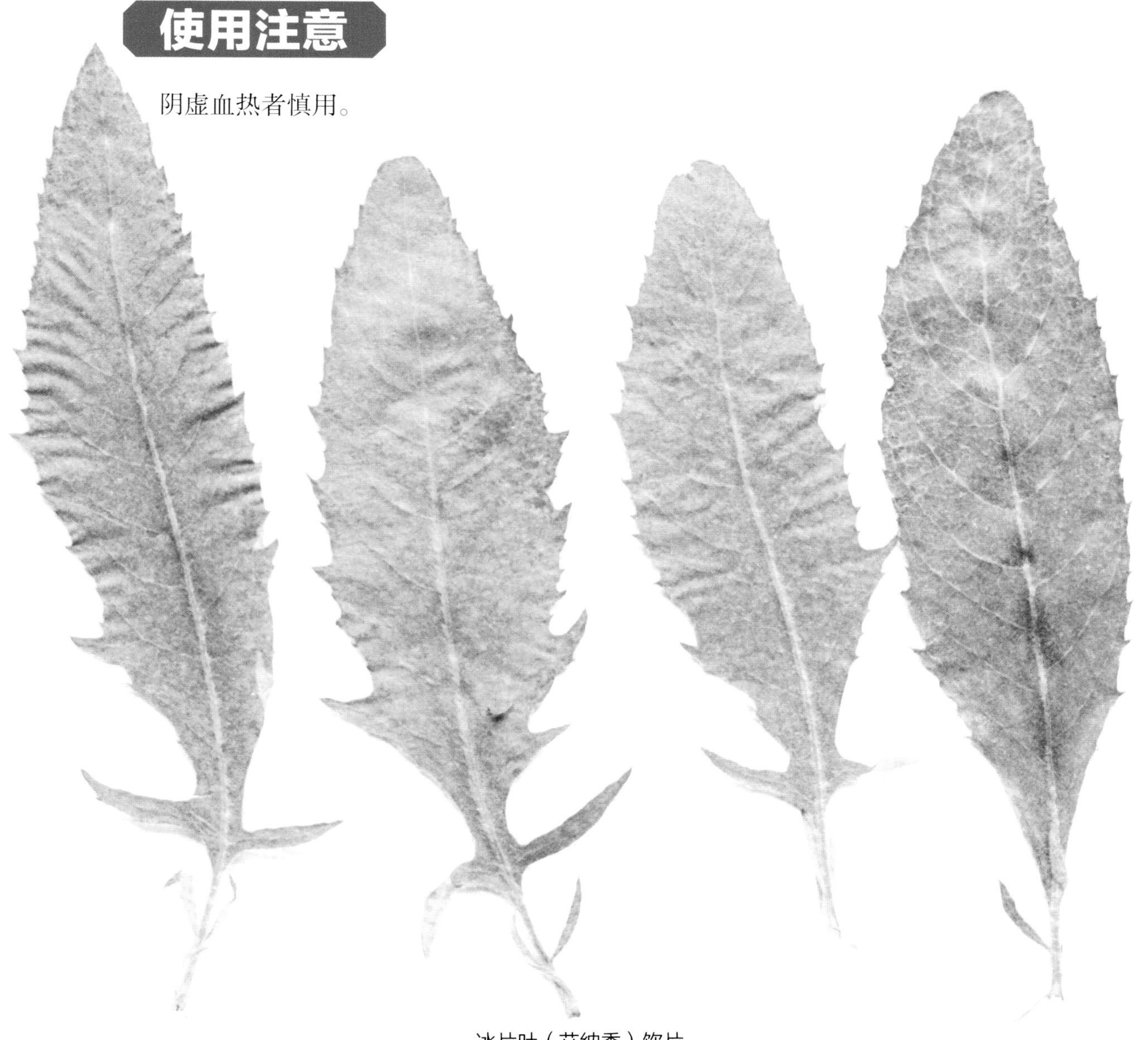

冰片叶（艾纳香）饮片

八角莲

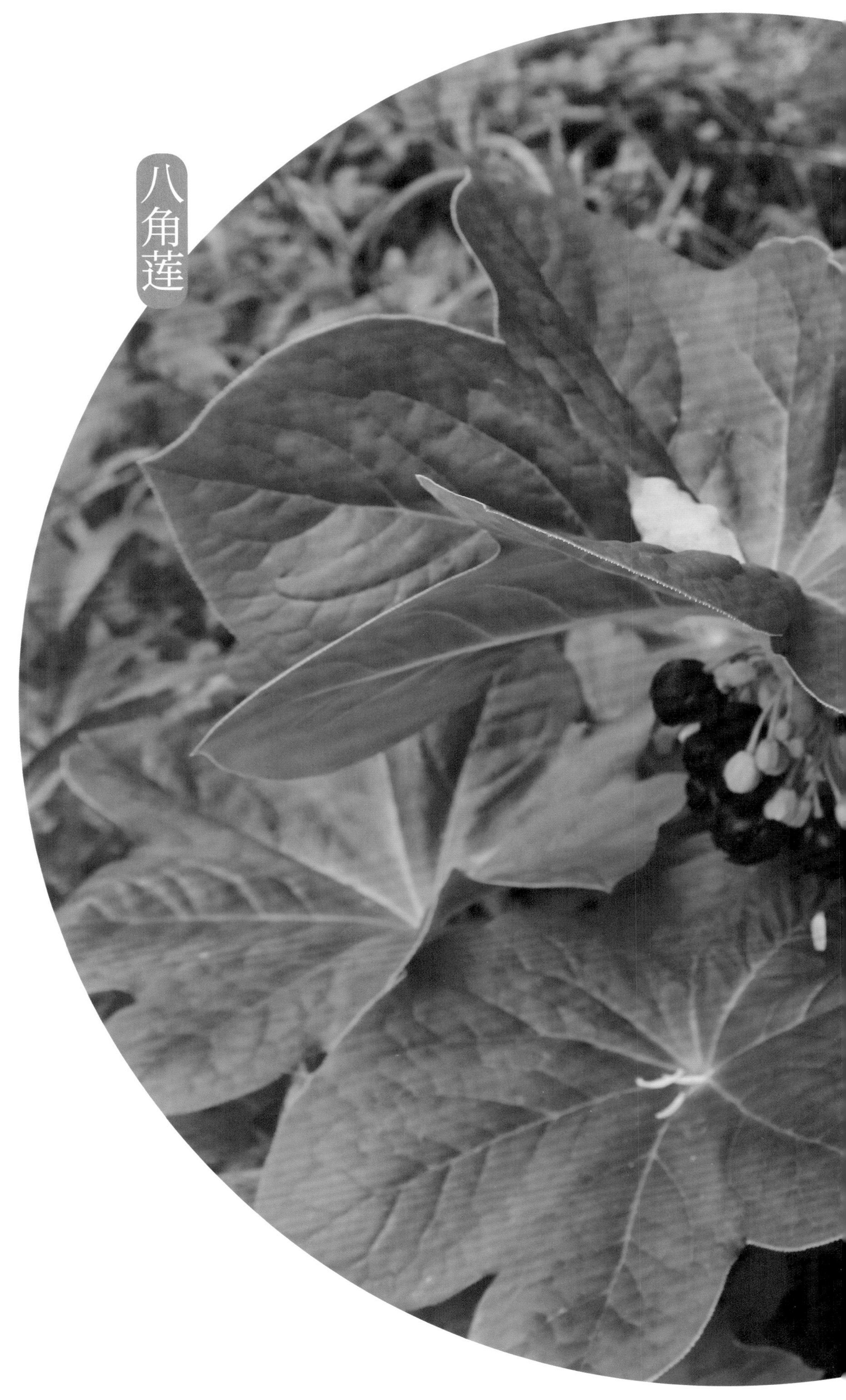

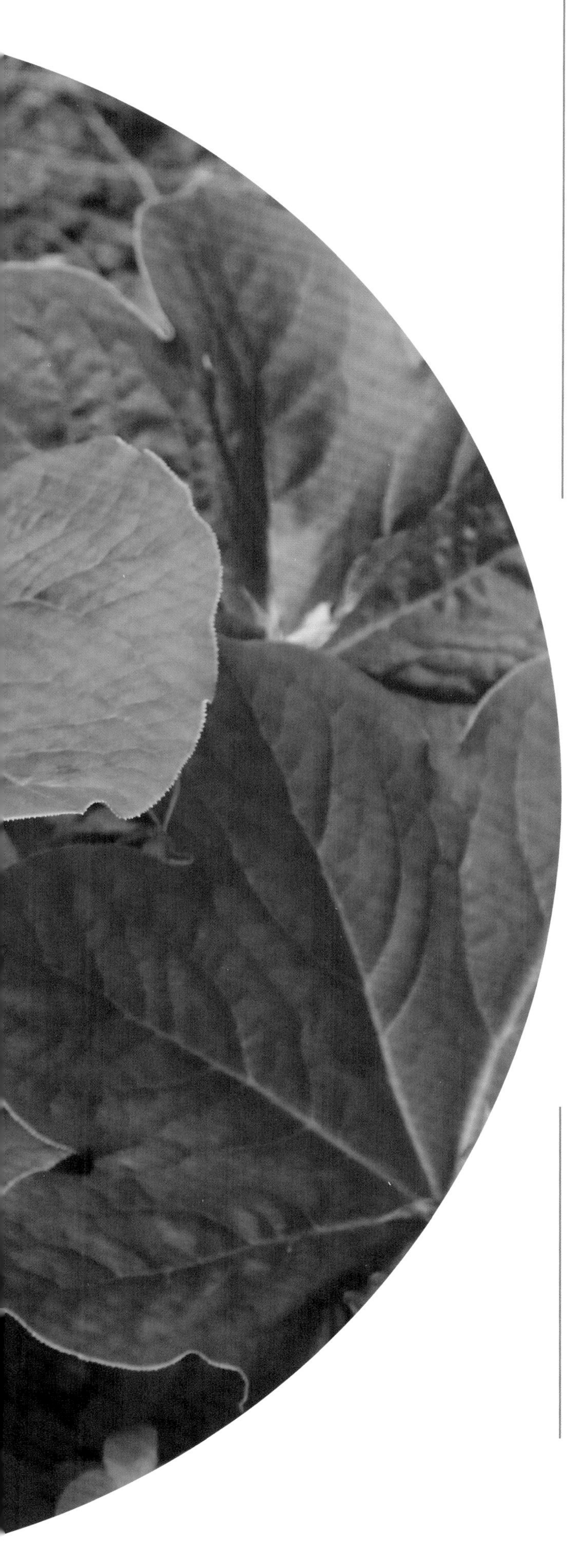

八角莲

BAJIAOLIAN

基　原

本品为小檗科植物八角莲 *Dysosma pleiantha* (Hance)Woods. 的根及根茎。

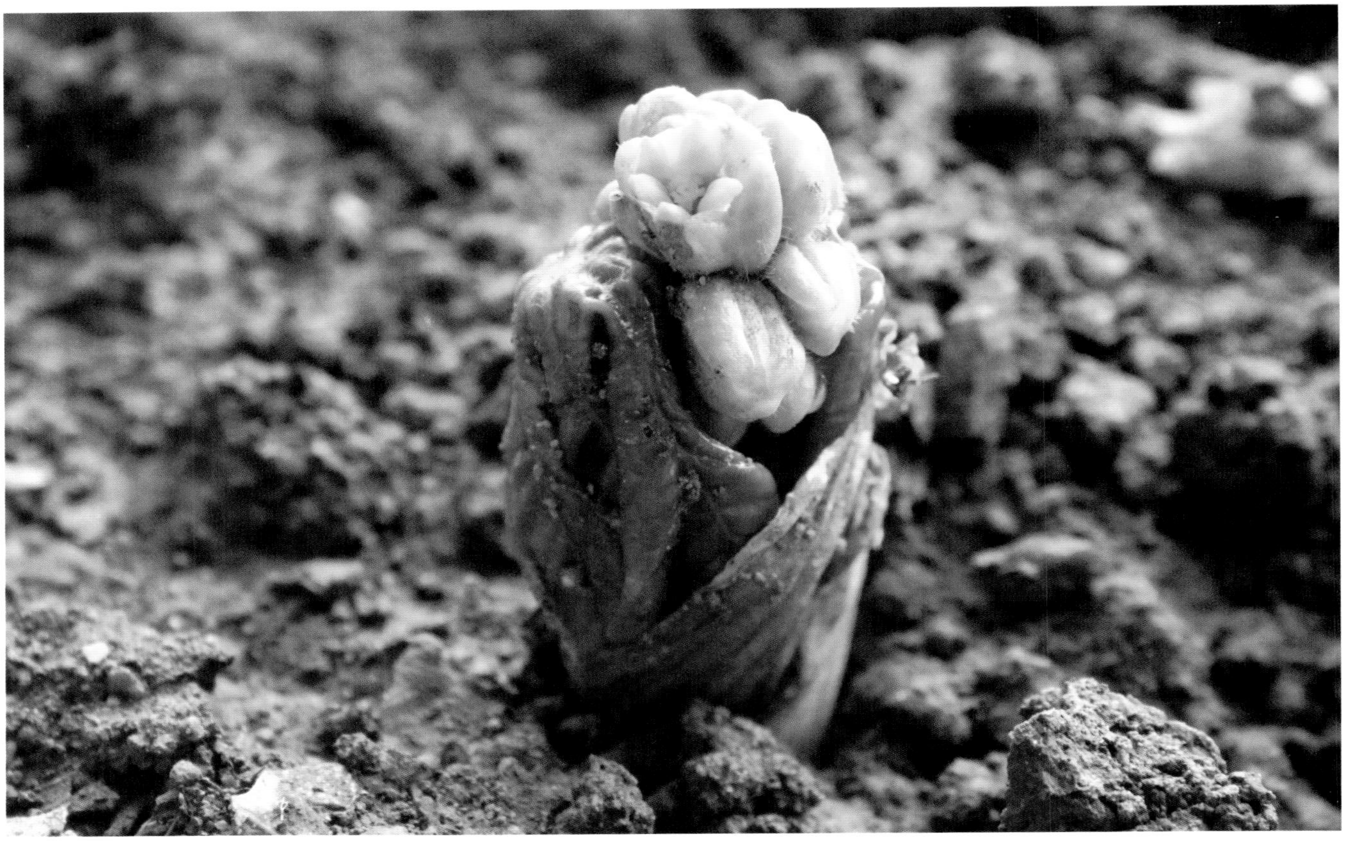

八角莲

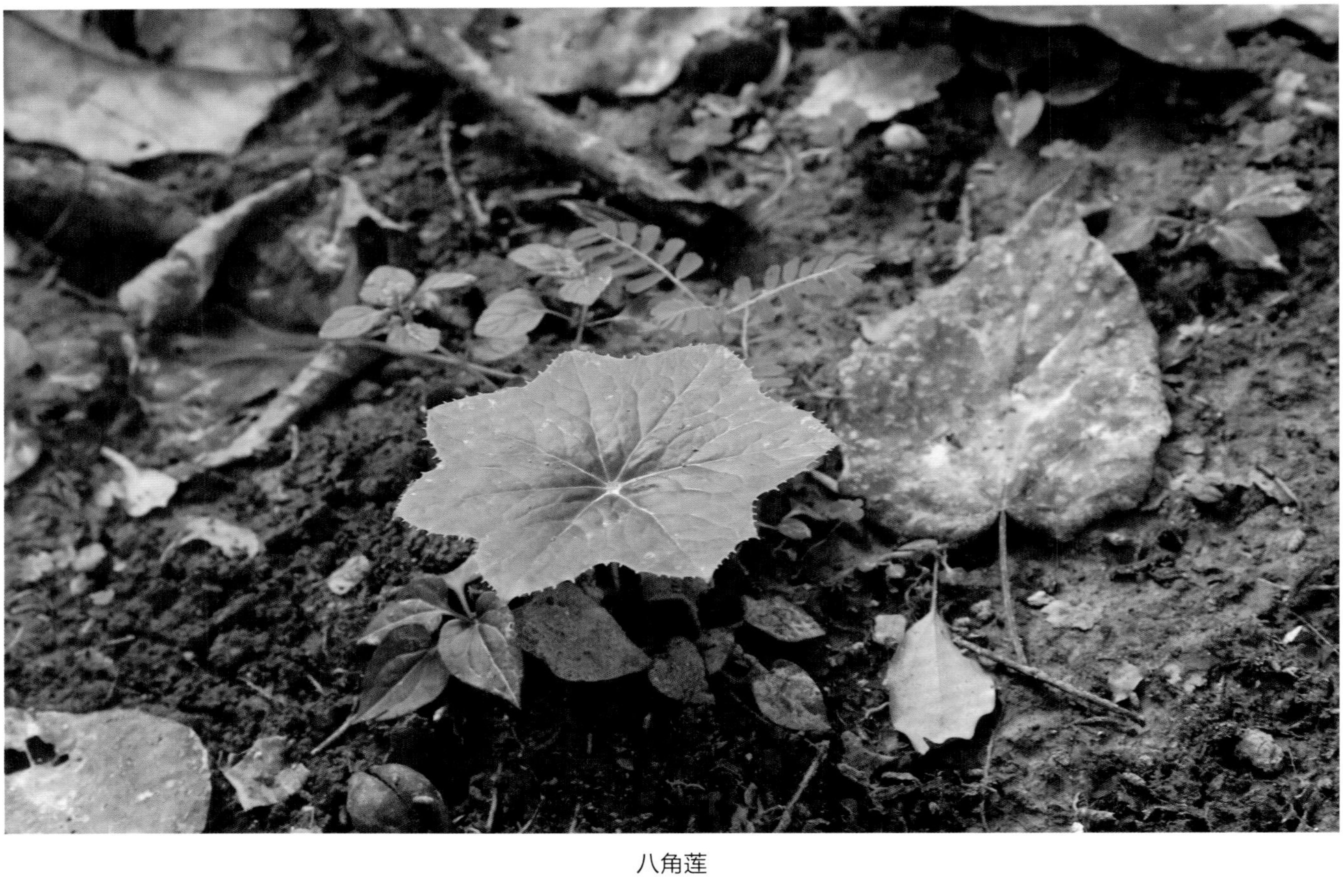

八角莲

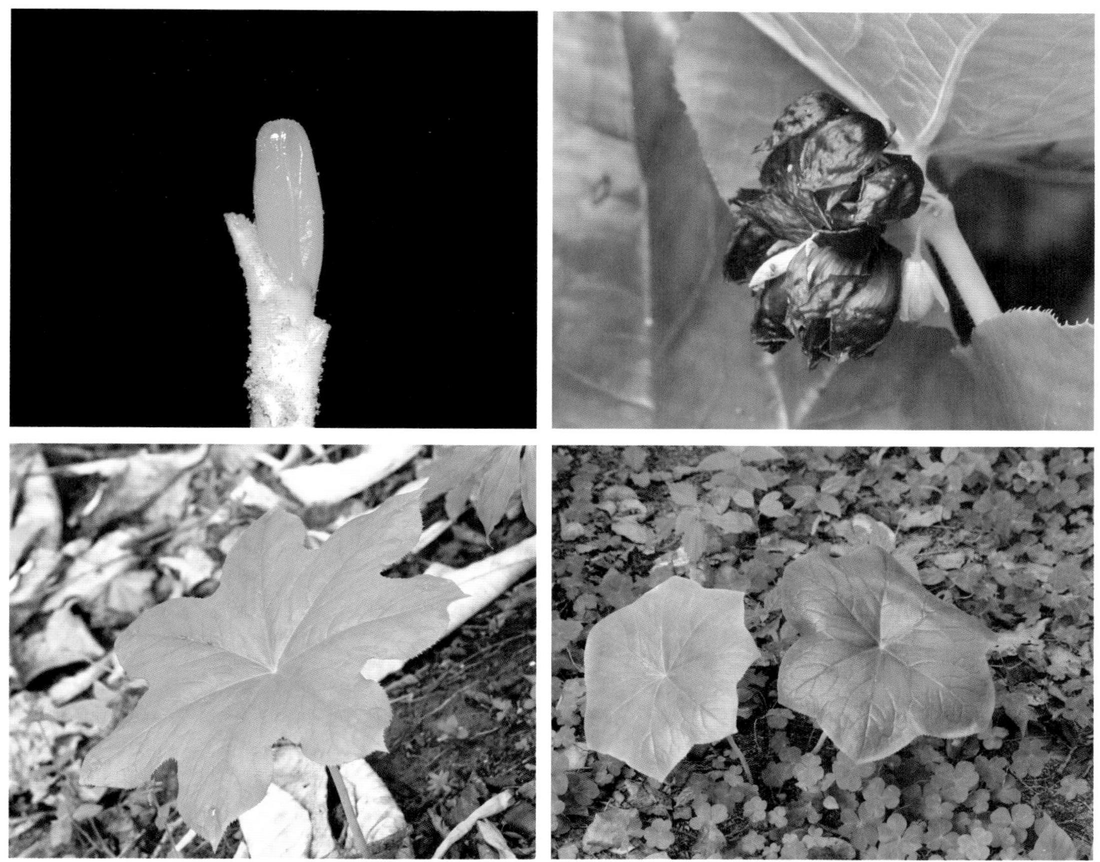

八角莲

采收加工

秋、冬两季采挖，洗净泥沙，晒干或鲜用。

形态特征

多年生草本，茎直立，高 20 ~ 30 cm。不分枝，无毛，淡绿色。根茎粗壮，横生，具明显的碗状节。茎生叶 1 片，有时 2 片，盾状着生；叶柄长 10 ~ 15 cm；叶片圆形，直径约 30 cm，掌状深裂几达叶中部，边缘 4 ~ 9 浅裂或深裂，裂片楔状长圆形或卵状椭圆形，长 2.5 ~ 9 cm，宽 5 ~ 7 cm，先端锐尖，边缘具针刺状锯齿，上面无毛，下面密被或疏生柔毛。花 5 ~ 8 朵排成伞形花序，着生于近叶柄基处的上方近叶片处；花梗细，长约 5 cm，花下垂，花冠深红色；萼片 6，外面被疏毛；花瓣 6，勺状倒卵形，长约 2.5 cm；雄蕊 6，药隔突出；子房上位，1 室，柱头大，盾状。浆果椭圆形或卵形。种子多数。花期 4 ~ 6 月，果期 8 ~ 10 月。

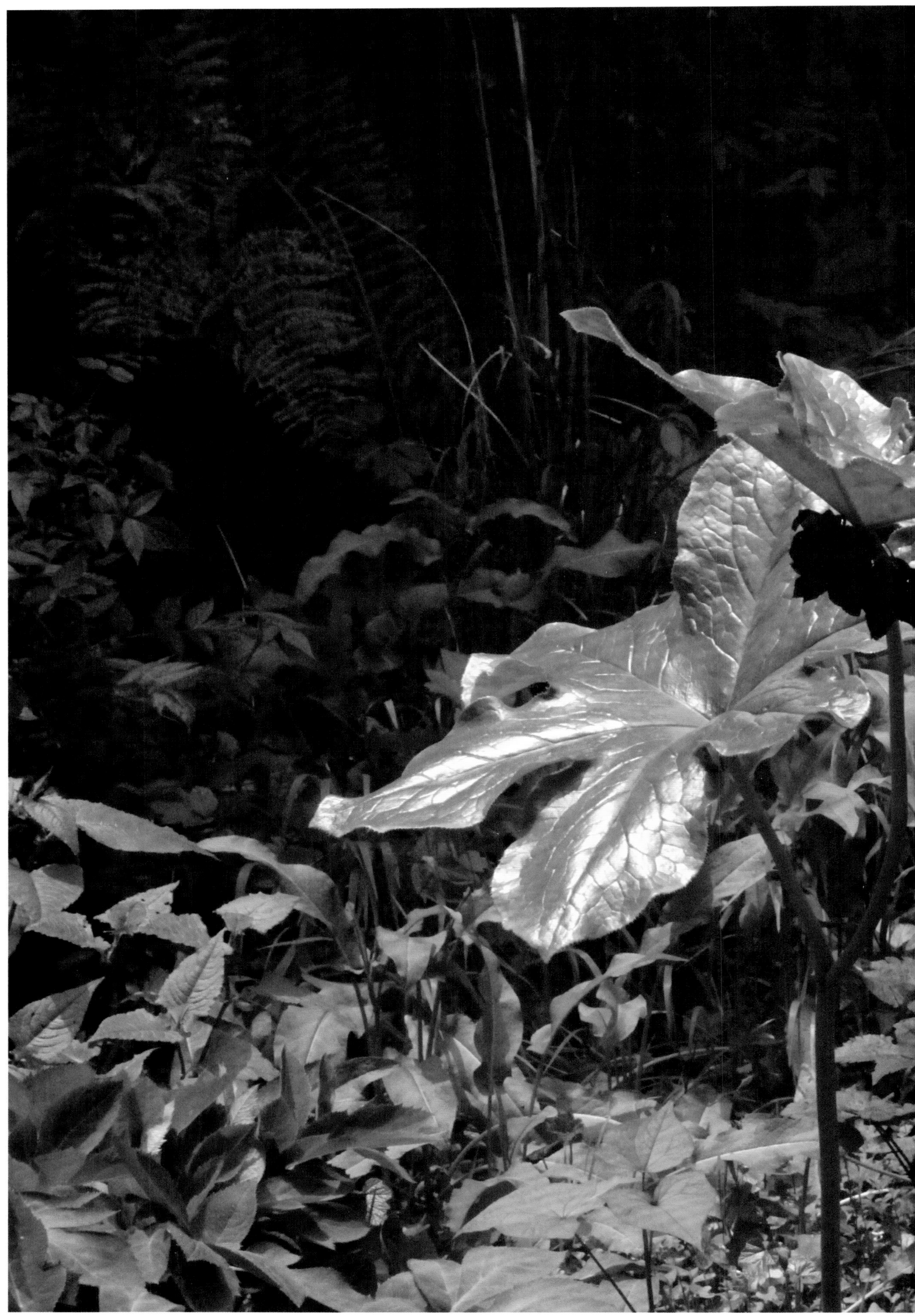

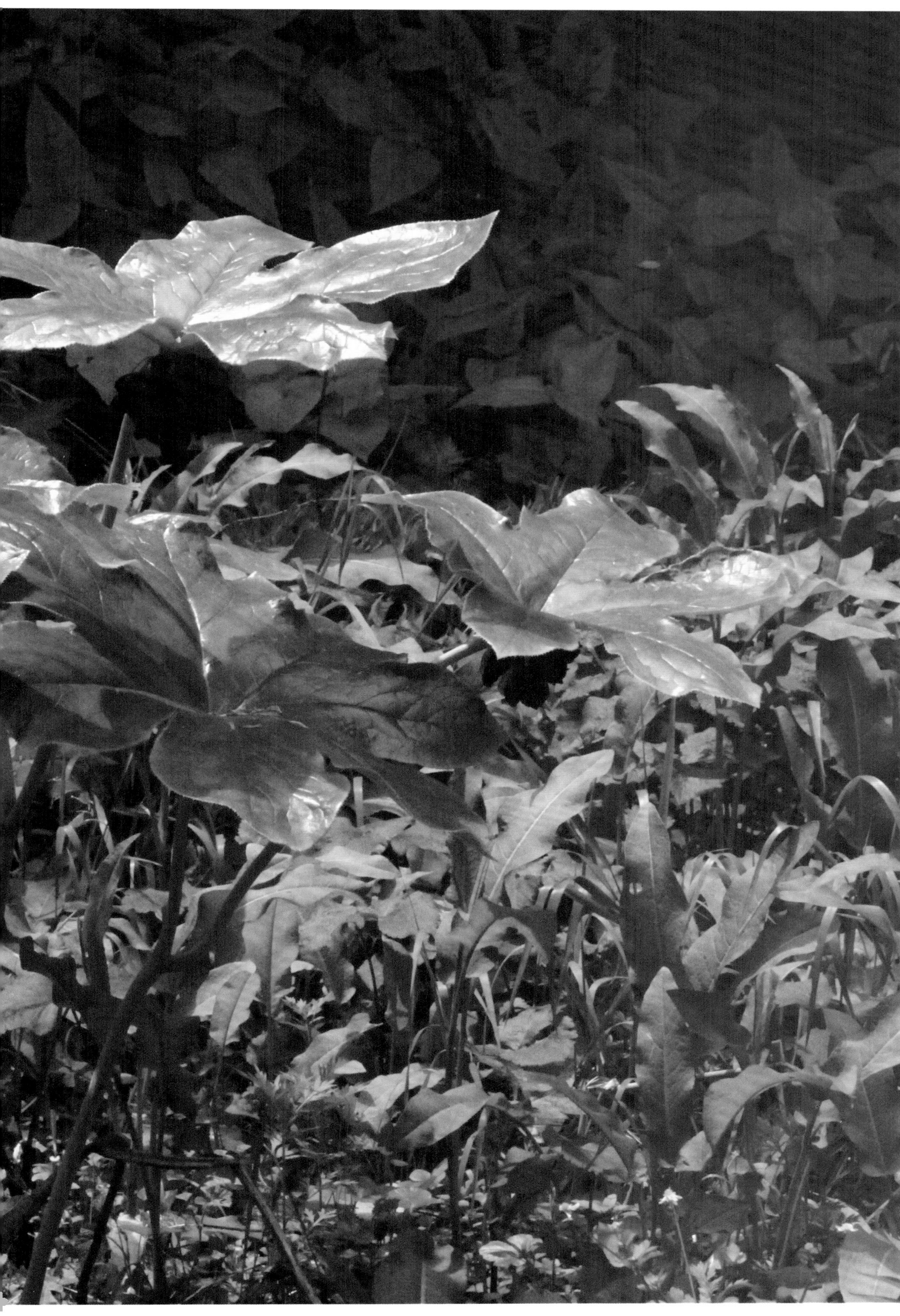

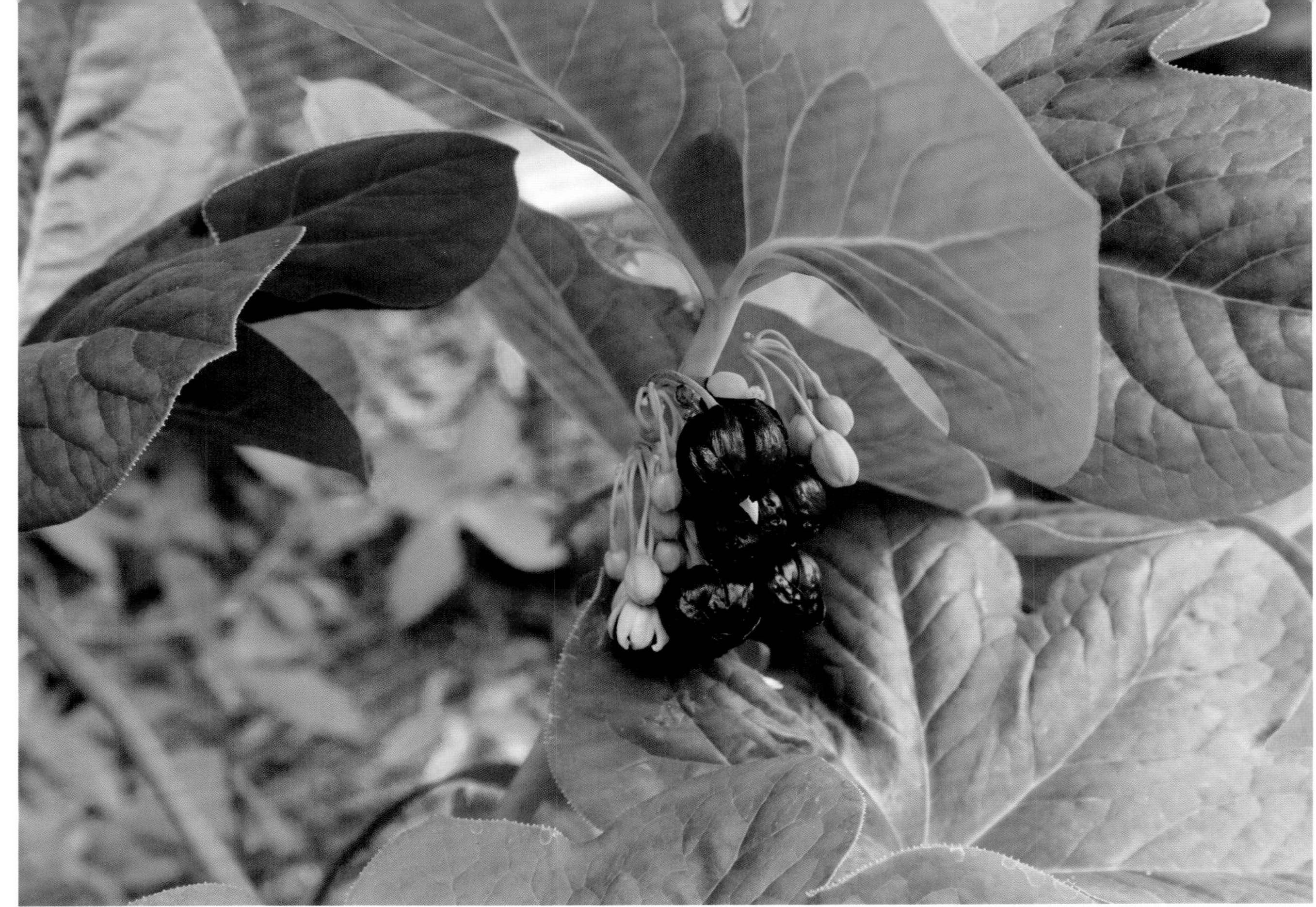

八角莲

生境分布

生长于海拔 300 ～ 2200 m 的山坡林下阴湿处。分布于四川、广西、贵州等地。

药材性状

根茎呈结节状，长为 6 ～ 10 cm，径为 0.7 ～ 1.5 cm，鲜时浅黄色，干后呈棕黑色；表面平坦或微凹，上有几个小的凹点，下面具环纹。须根多数，长达 20 cm，径约 1 mm，有毛，鲜时浅黄色，干后棕黄色。质硬而脆，易折断。根茎断面黄绿色，角质；根的断面黄色，中央有圆点伏中柱。气微，味苦。

化学成分

根和根茎含抗癌成分鬼臼毒素（podophylloto-xin）和脱氧鬼臼毒素

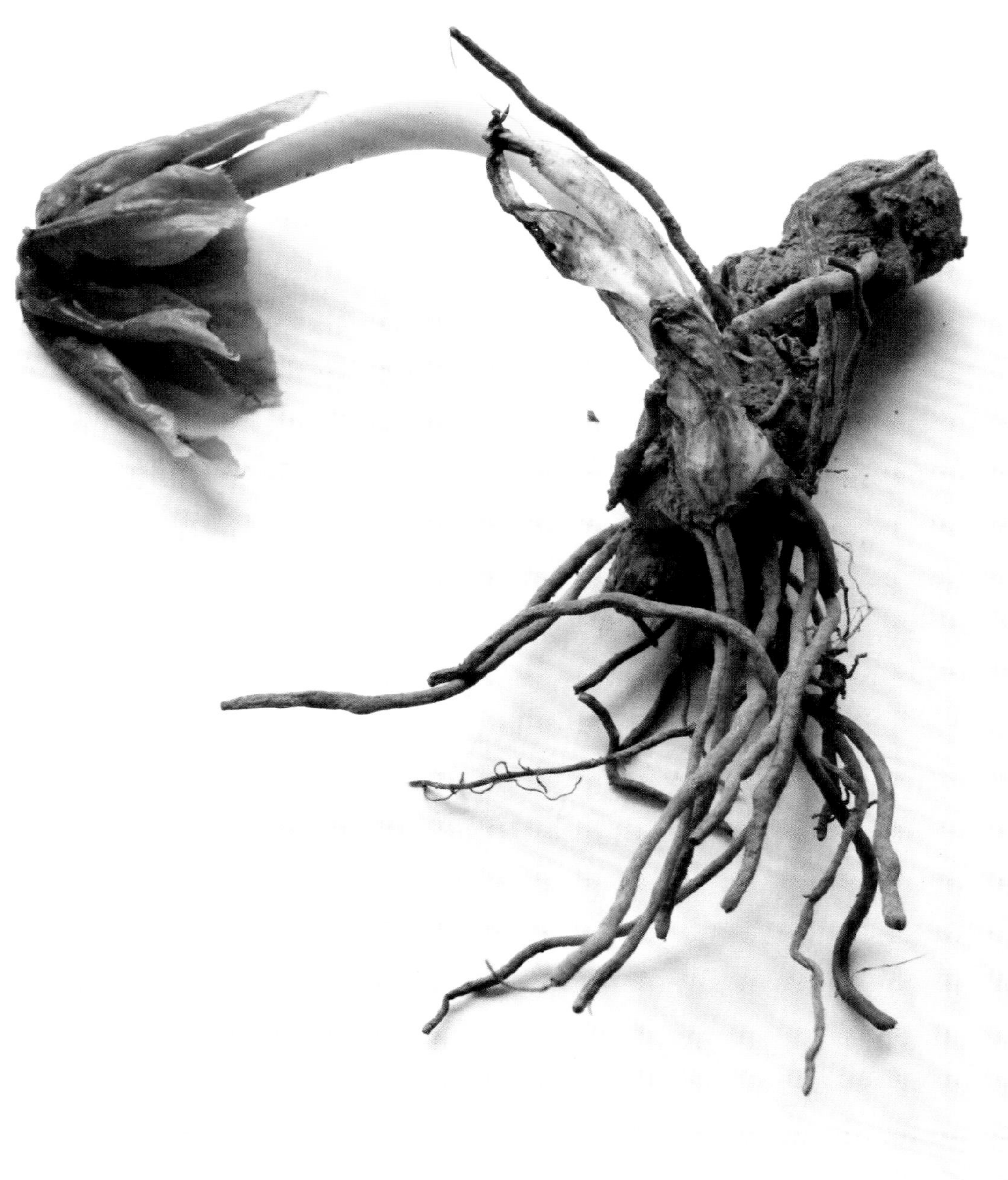

八角莲药材

(deoxypodophyllotoxin)。此外，尚分离出黄耆苷(astragalin)、金丝桃苷(hyperin)、槲皮素(quercetin)、山柰酚(kaempferol)和谷甾醇。八角莲根茎及根含树脂约4.2%，还含有鬼臼毒素(鬼臼毒素，足叶草素，podophyl-lotoxin)、脱氧鬼臼毒素(deoxypodophyllotoxin)、4'-去甲鬼臼毒素(4'-demethylpodophyllotoxin)、鬼臼毒酮(podophyl-lotoxone)、4'-去甲异鬼臼苦酮(4'-demethyl-isopicrop-odophyllone)、鬼臼苦酮(picropodophyllone)、去氢鬼臼毒素(dehydropodophyllotoxin)以及鬼臼毒素-4-O-葡萄糖苷。另含山柰酚等。

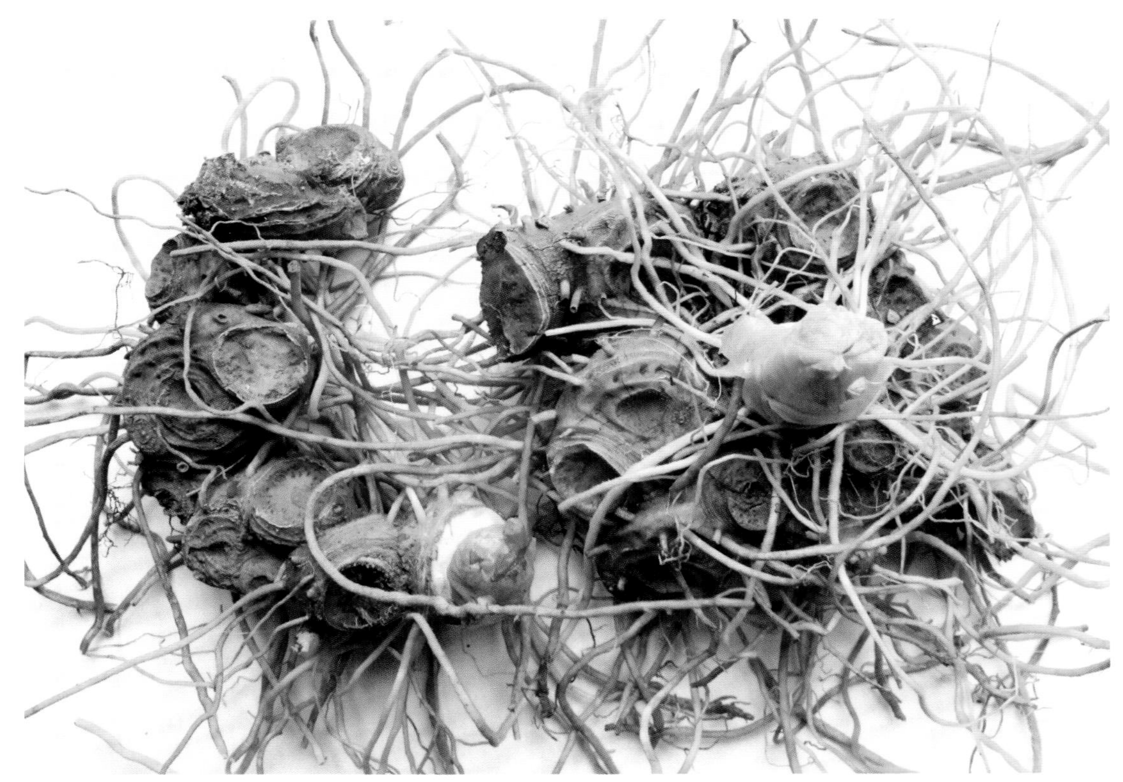

八角莲药材

药理作用

1. 心肌作用 根中提出的结晶性物质，作用类似足叶草素，对离体蛙心有兴奋作用，能使其停于收缩状态。

2. 血管作用 对兔耳血管有扩张作用；对蛙后肢血管、家兔小肠及肾血管则有轻度的收缩作用。

3. 平滑肌作用 抑制离体兔肠、兴奋兔及豚鼠的离体子宫。

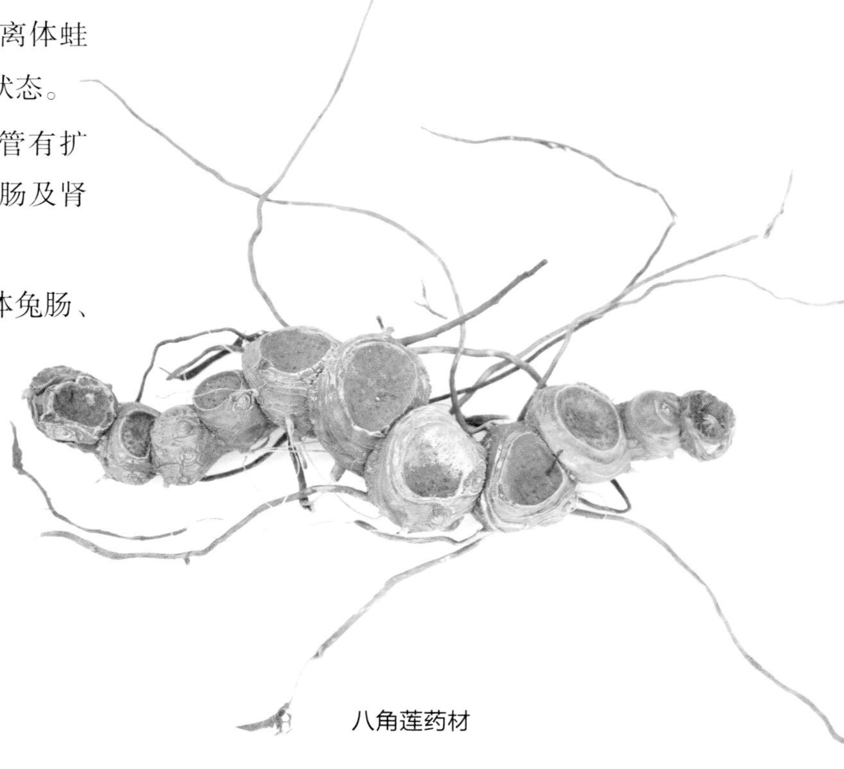

八角莲药材

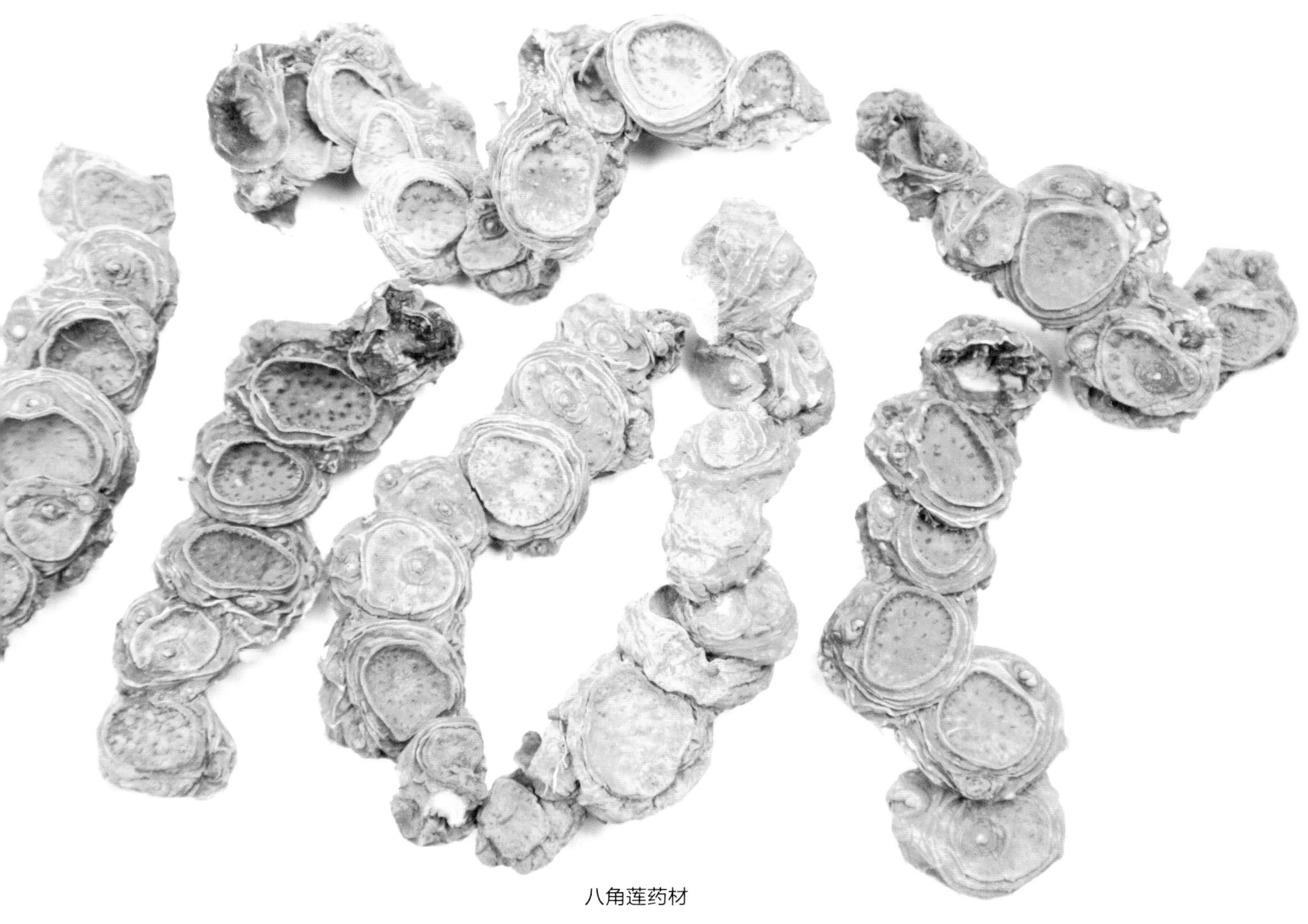

八角莲药材

性味归经

味苦，辛，性凉，有毒。归肺、肝经。

功效主治

化痰散结，祛瘀止痛，清热解毒。用于咳嗽，咽喉肿痛，瘰疬，瘿瘤，痈肿，疔疮，毒蛇咬伤，跌打损伤，痹证。

用法用量

内服：煎汤，3 ~ 12 g；磨汁，或入丸、散。外用：适量，磨汁或浸醋、酒涂搽；捣烂敷或研末调敷。

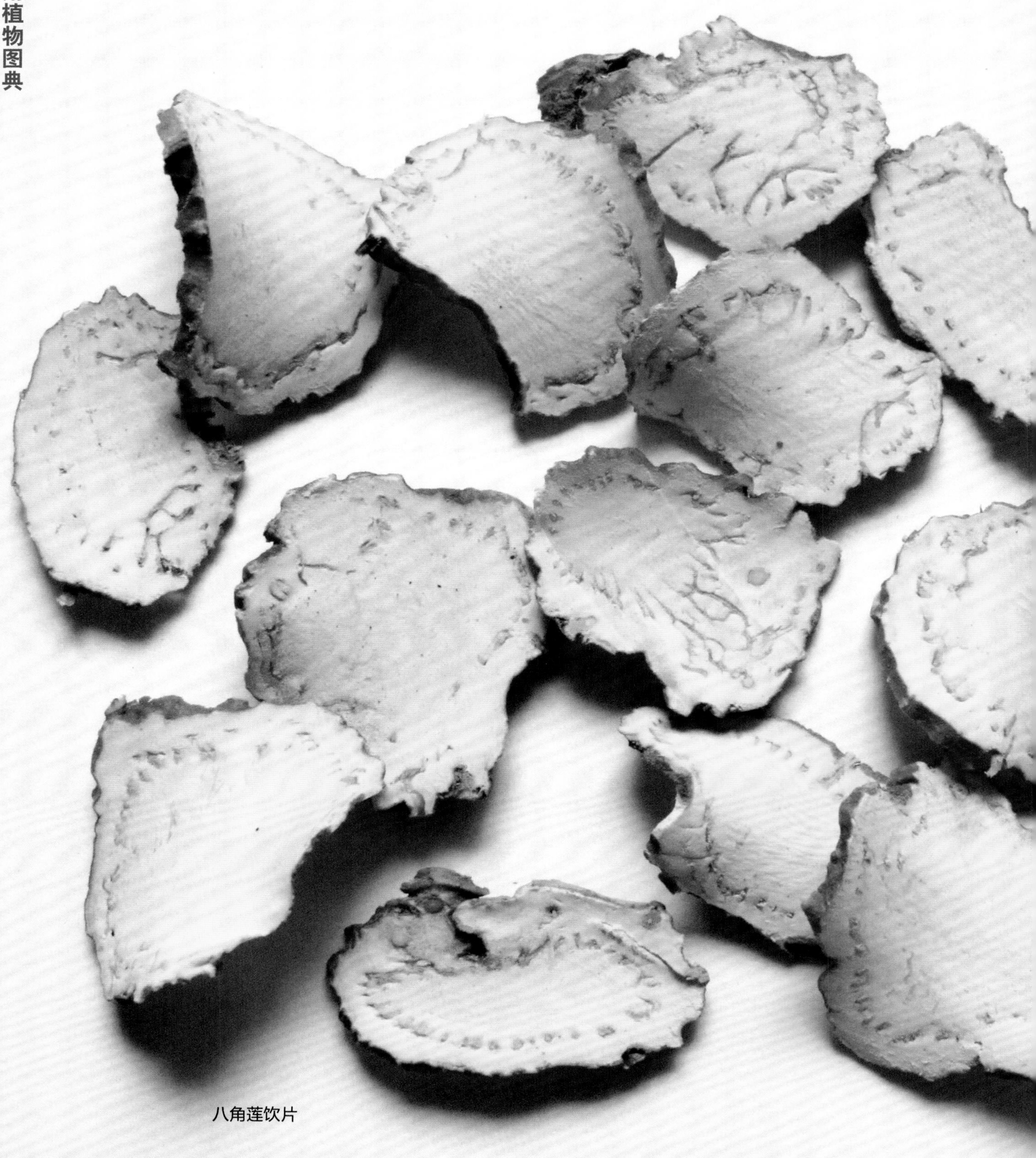

八角莲饮片

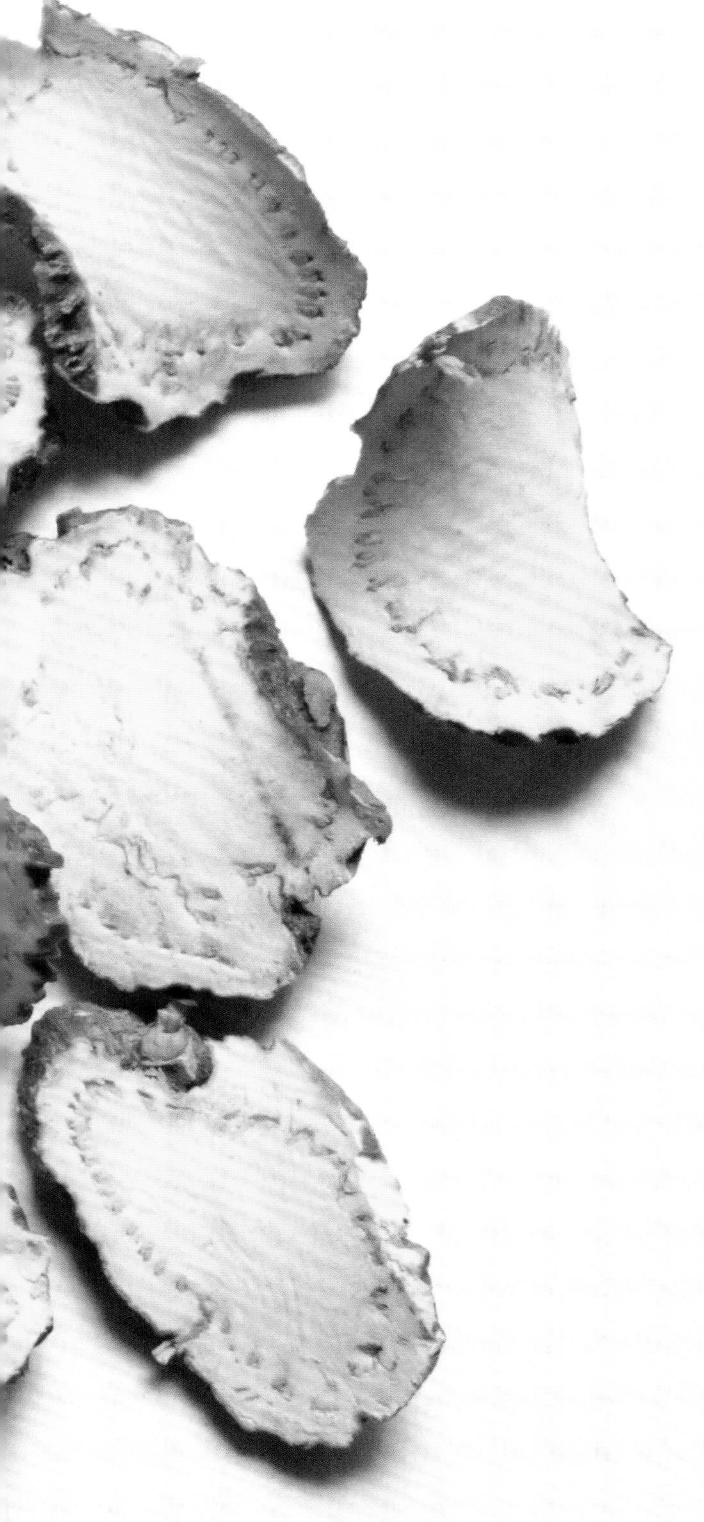

临床应用

1. 肿毒初起 八角莲、红糖或酒糟适量。一同捣烂敷贴，每日 2 次。

2. 疔疮 八角莲 10 g。蒸酒服；并用须根捣烂敷患处。

3. 带状疱疹 八角莲根适量。研细末，醋调涂患处。

4. 单双蛾喉痛 八角莲 5 g。磨汁吞咽。

5. 跌打损伤 八角莲根 5 ~ 15 g。研细末，酒送服，每日 2 次。

6. 痰咳 八角莲 20 g，猪肺 100 ~ 200 g。糖适量，煲服。

7. 瘀毒内阻型乳腺癌 八角莲、土鳖虫、白蔹、金雀花各 9 g，天葵子、芸薹子、木馒头各 30 g，漏芦 15 g。水煎取药汁。每日 1 剂，分 2 次服用。

8. 乳腺癌 八角莲、黄杜鹃各 15 g，紫背天葵 30 g。切碎，用白酒 300 mL 浸 7 日，每次服 10 mL，每日 3 次。未溃者，并作外擦，能使肿块消失。

9. 疔疮痈肿 八角莲 6 g。酒蒸服；另用适量捣烂，加冰片少许，外敷。

10. 跌损瘀痛 八角莲 3 g。研末，酒、水煎服。每日 2 次；或泡酒服。

使用注意

孕妇禁服，体质虚弱者慎服。

巴戟天

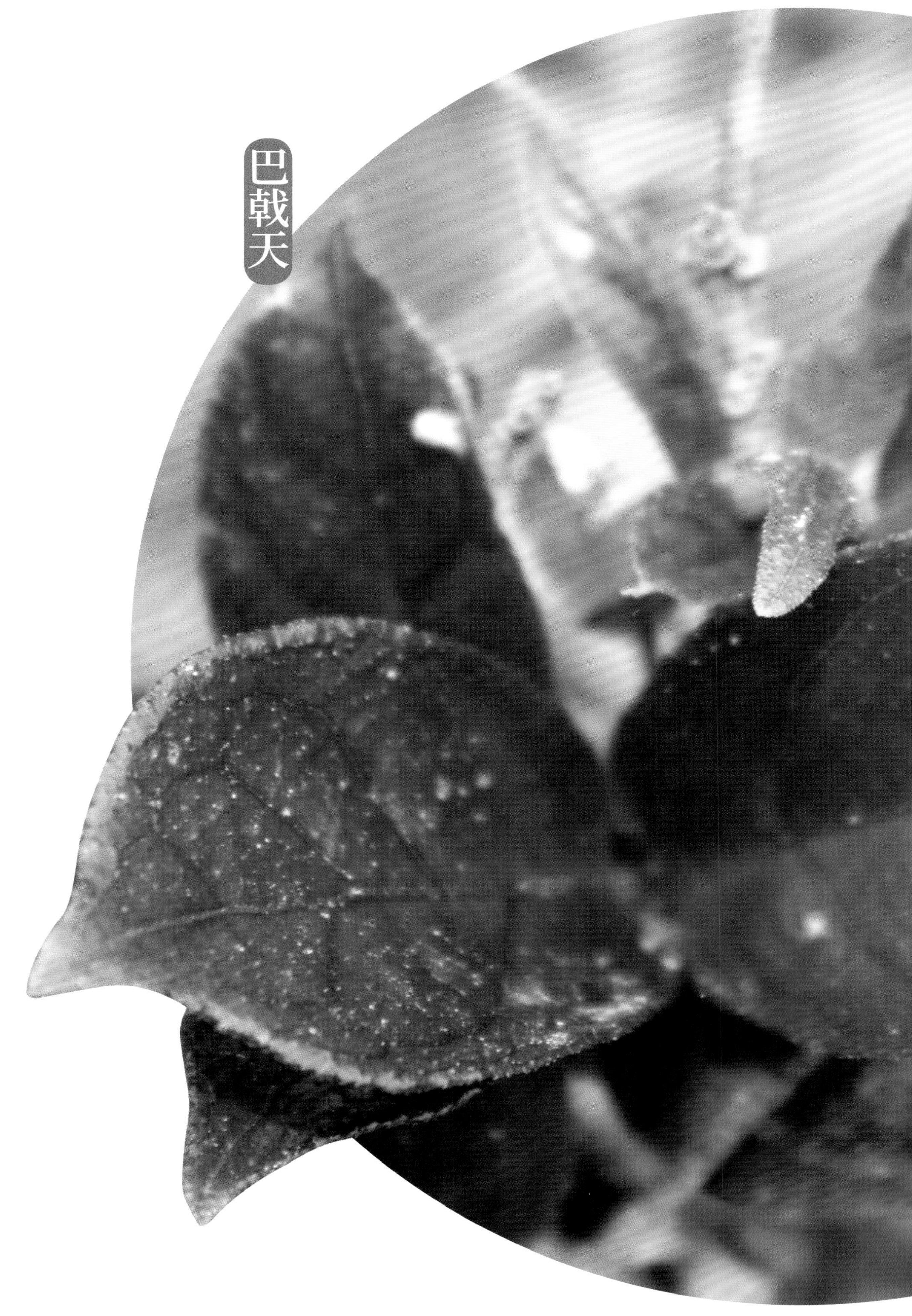

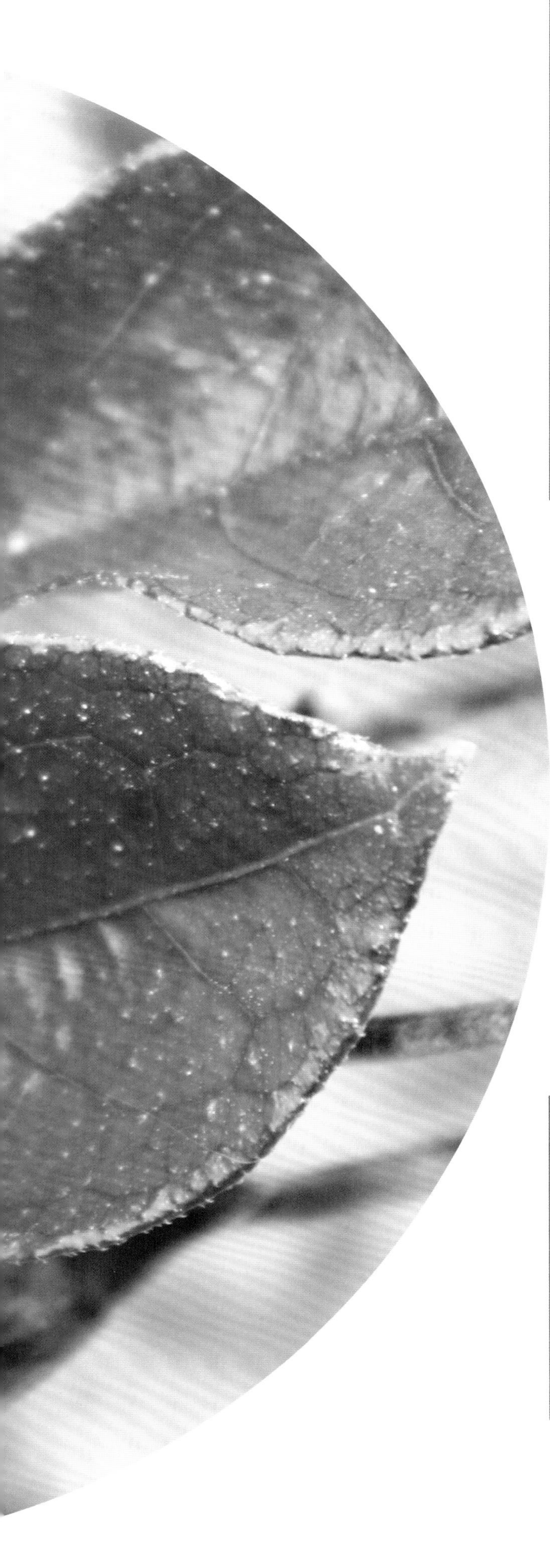

巴戟天

BAJITIAN

基原

本品为茜草科植物巴戟天 *Morinda officinalis* How 的干燥根。

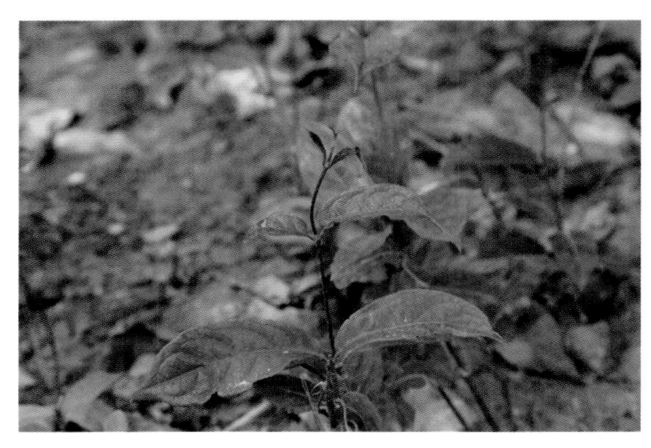

巴戟天

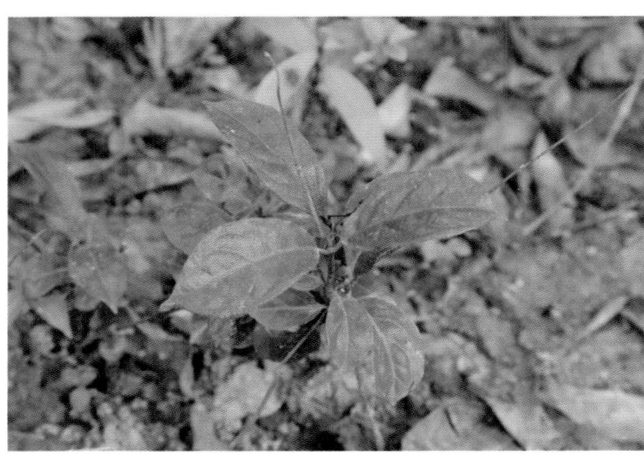

巴戟天

形态特征

藤状灌木；根肉质肥厚，圆柱形，呈结节状，茎有纵棱，小枝幼时有褐色粗毛。叶对生，叶片长椭圆形，全缘，叶缘常有稀疏的短睫毛，下面中脉被短粗毛；托叶鞘状。头状花序有花 2 ~ 10 朵，排列于枝端，花序梗被污黄色短粗毛，花萼先端有不规则的齿裂或近平截，花冠白色，肉质。核果近球形，种子 4 粒。花期 5 ~ 7 月，果期 10 ~ 11 月。

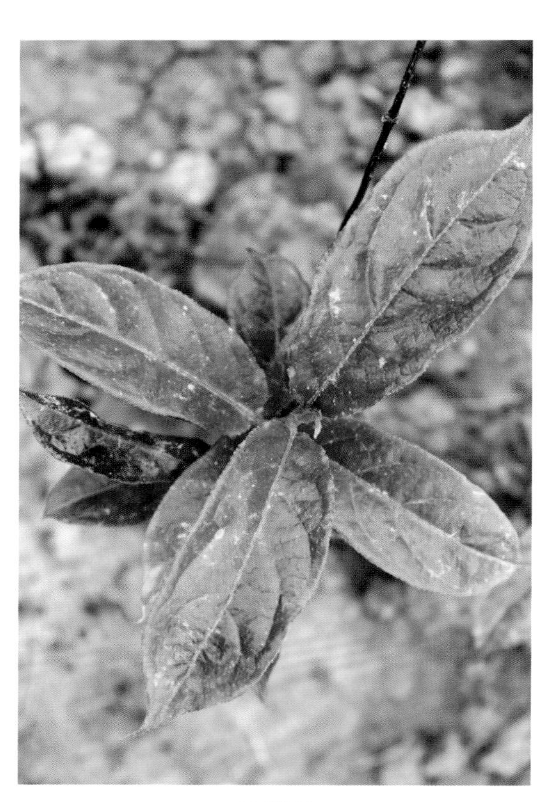

巴戟天

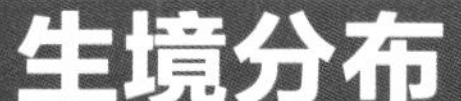

生境分布

生长于山谷、溪边或林下。分布于广东高要、德庆，广西苍梧等地。

采收加工

全年均可采挖，洗净，除去须根，晒至六七成干，轻轻捶扁，晒干。

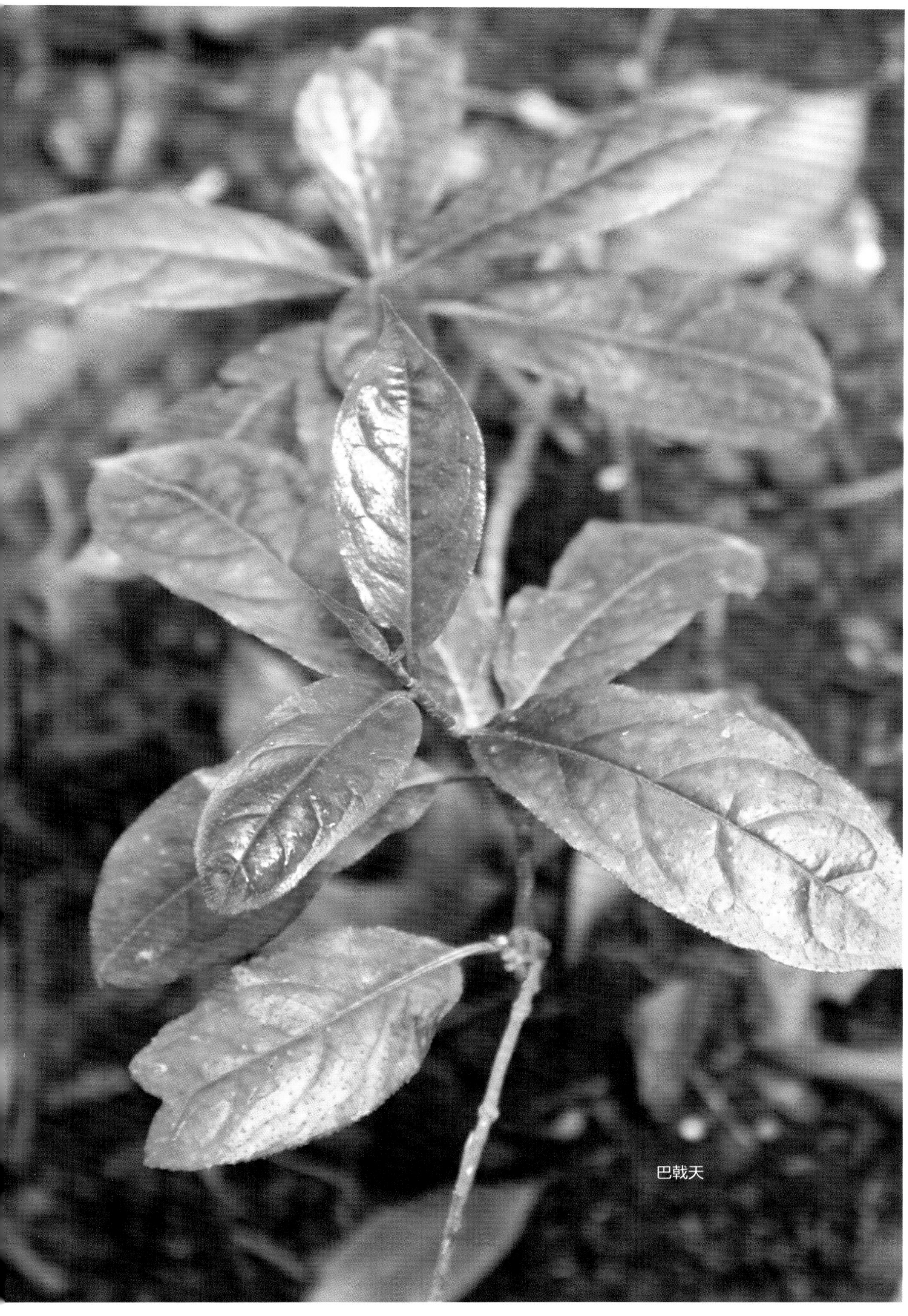
巴戟天

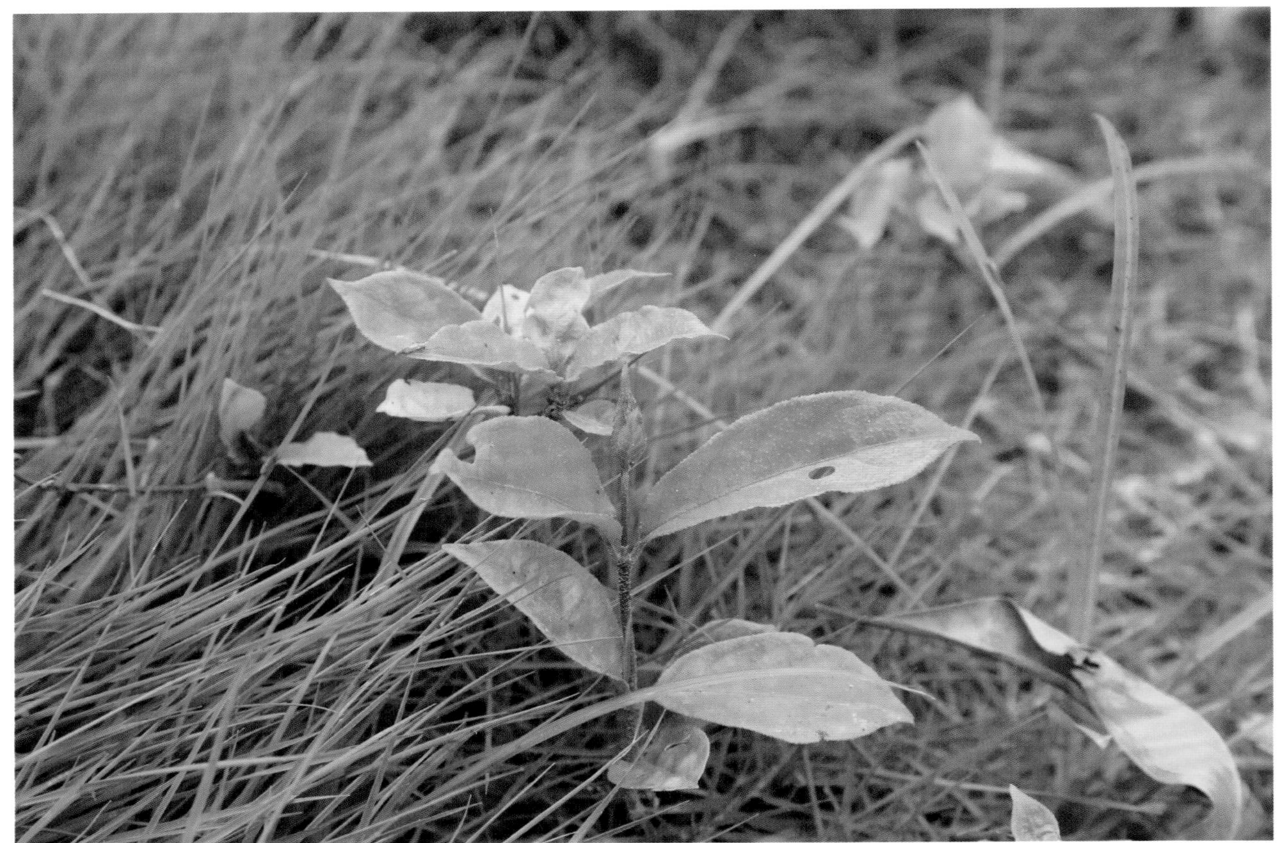
巴戟天

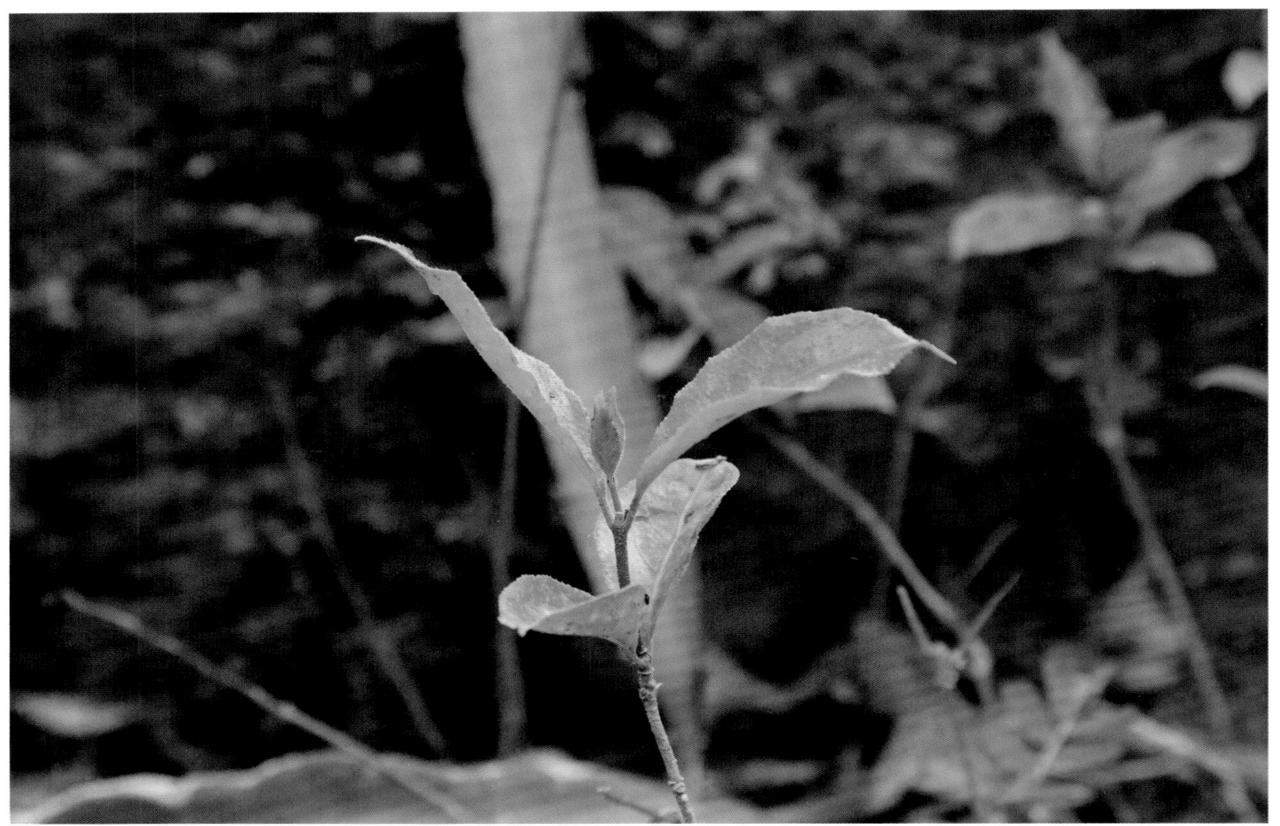
巴戟天

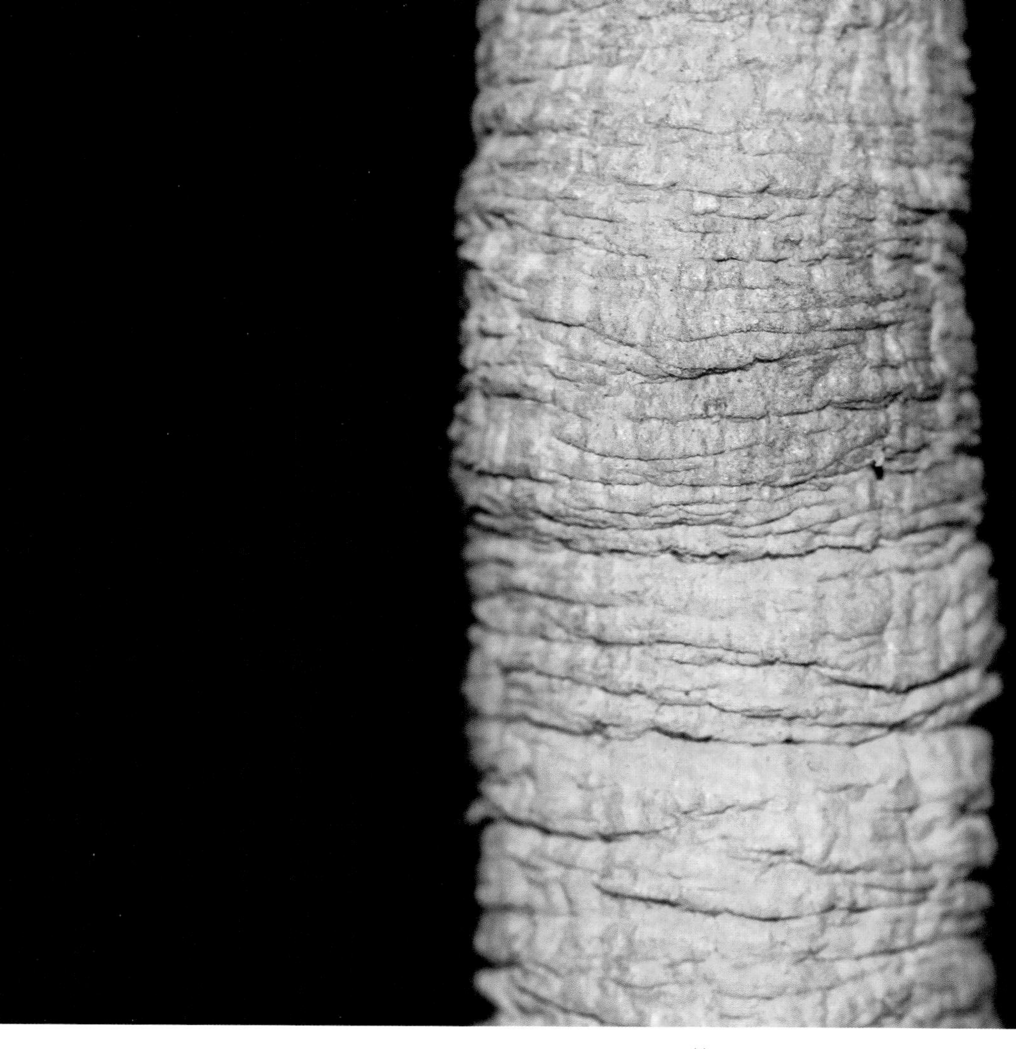

巴戟天

药材性状

本品呈扁圆柱形短段或不规则块。表面灰黄色或暗灰色，具纵纹和横裂纹。切面皮部厚，紫色或淡紫色，中空。周边栓皮灰黄色，质韧，肉厚。气微，味甘而微涩。

化学成分

巴戟天的化学成分主要为糖类，尤其是还原糖及其苷，黄酮，甾体，三萜，氨基酸，有机酸，强心苷及微量蒽醌类成分，维生素 C，树脂和环烯醚萜苷等，具体鉴定结构的有：环烯醚萜苷，四乙酰车叶草苷（aspemlosidetetraacetate），水晶兰苷（monotropein）、蒽醌甲基异茜草素（methyl isoalizafin）、甲基异茜草素 1- 甲醚（methyl isoalizarin 1-methylether）、茜黄（mbiadin）、茜黄 -1- 甲醚（mbiadin-1-memyl-ether）、2- 甲基蒽醌（2-methyian-thraquinone）、2- 羟基 -3-（羟甲基）- 蒽醌［2-hydroxy-3-

(hydroxymethyl)-anthraquinone]、1-羟基蒽醌(1-hydroxyanthraquinone)、蒽醌(anthraquinone)、1,6-二羟基-2-甲氧基蒽醌(1,6-dihydroxy-2-methoxy-anthraquinone)、1-羟基-2-甲氧基蒽醌(1-hydroxy-2-methoxyan-thraquinone)。无机元素有铅、铁、锰、锌、钾、钙、镁、镍、钛、锶、铜、钡、钠、铍、钼、锂、钨、钴、锡、磷、铝、钒等。甾体及有机酸等μ-谷甾醇,24-乙基胆甾醇(24-ethylcholesteroi),棕榈酸,壬二烷(non-adecane),葡萄糖,甘露糖。

药理作用

1. 增加体重及抗疲劳作用 给雄性小鼠服巴戟天水煎剂,连续11日。结果表明巴戟天能显著增加小鼠的体重,延长持续游泳时间。

2. 对免疫功能的影响 用未成年小鼠,按ACTH生物活性检定法实验,用药4日,结果表明:巴戟天温浸剂64 g/(kg·d)、80 g/(kg·d)口服及巴戟天50%乙醇提取物60 g/(kg·d)口服,可使小鼠胸腺萎缩,巴戟天温浸剂10 g/(kg·d)中,胸腺萎缩也很明显。

3. 促皮质酮分泌作用 用35 g的雄性ICR小鼠,按Diamondstone方法测定血中皮质酮量、口服巴戟天水提物(1 g/kg),结果糖皮质激素酶标记酶(AlP)活性显著上升,腹腔注射亦呈现较多的酪氨酸氨基转移酶(TAT)活性,表明巴戟天提取物具有增加血中皮质酮的作用,其活性可能是由于下垂体-肾上腺皮质系统受到刺激所致。

4. 抗自由基作用 巴戟天醇提液可以明显提高衰老大鼠脑、心、肾、睾丸组织中SOD的活性。

5. 对雄性生殖功能的影响 巴戟天醇提物能明显增加大鼠附睾精子总数、活精子率,降低畸形精子率,并显著对抗普萘洛尔导致的活精子率降低及畸形精子率的升高。

6. 降压作用 同属植物*Morinda Lucida*的提取物对麻醉猫有显著降压作用,对不麻醉大鼠也有降压作用,但维持时间短,并有一些安定与利尿作用。

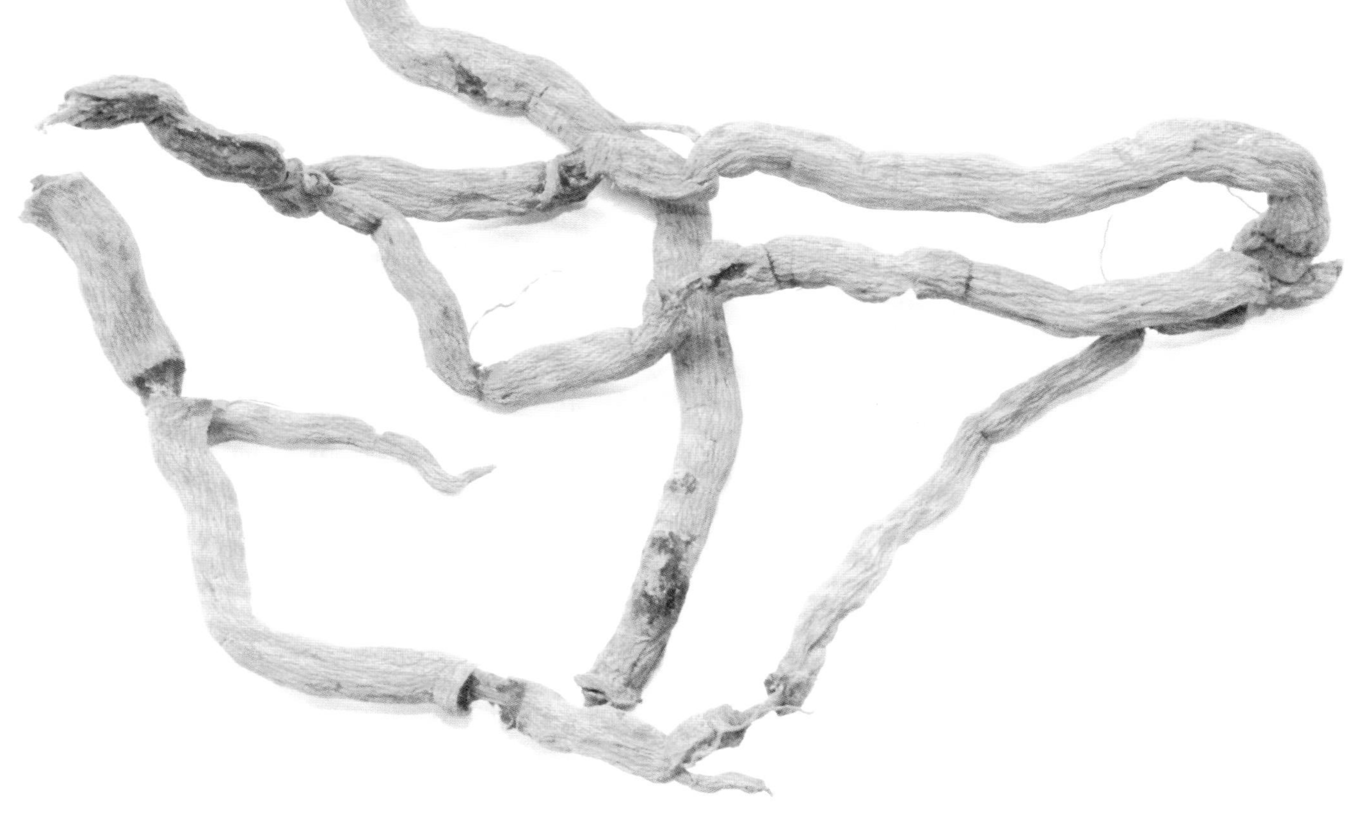

巴戟天药材

性味归经

甘、辛，微温。归肾、肝经。

功效主治

补肾阳，强筋骨，祛风湿。用于阳痿遗精，宫冷不孕，月经不调，少腹冷痛，风湿痹痛，筋骨痿软。

临床应用

1. 围绝经期综合征 天蓉汤药物组成：巴戟天、肉苁蓉、鳖甲各 10 g，女贞子、何首乌、丹参、葛根各 15 g，紫河车、琥珀各 3 g，青蒿 6 g。加减法：出汗多者加浮小麦 30 g，五味子 12 g；心悸失眠者加酸枣仁、首乌藤各 20 g；心烦易怒者加合欢皮 15 g，栀子 6 g。每日 1 剂，水煎分 2 次服，每月服用 15 剂为 1 个疗程，连用 3 ~ 4 个疗程。结果：痊愈 22 例，显效 19 例，好转 9 例，无效 3 例。治疗后半年随访，复发 12 例。

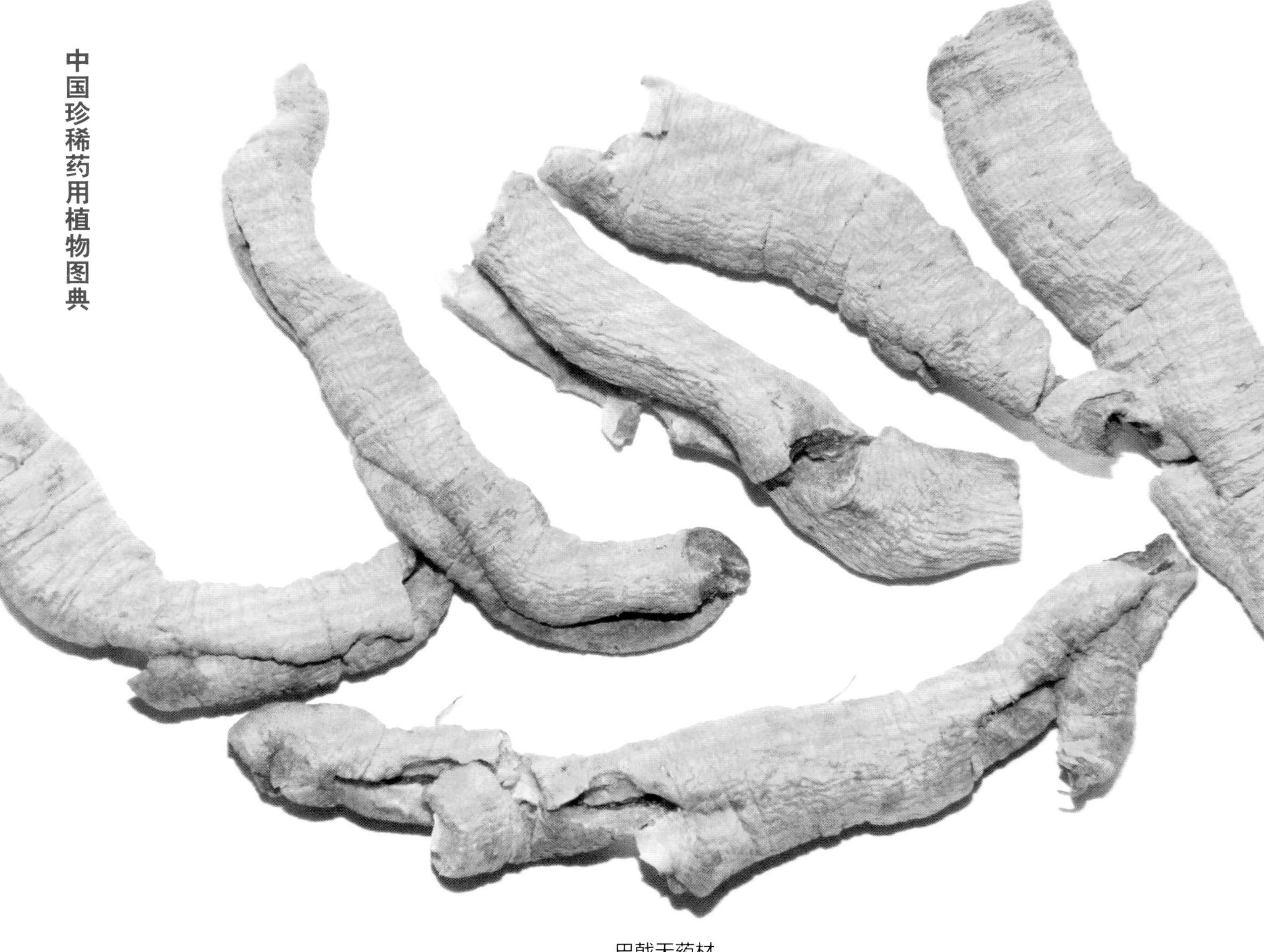

巴戟天药材

2. 女性外阴白色病 ①内服基本方：巴戟天、仙茅、淫羊藿、白芷、蝉蜕、桂枝各 10 g，菟丝子、当归、苦参、桑白皮各 15 g，丹参、鸡血藤各 20 g，赤芍 12 g，甘草 6 g，随症加减。破溃出血者可加茜草、半枝莲、土茯苓各 15 g，炒蒲黄 10 g。每日 1 剂，水煎早、晚分服。如平时月经量多者经期停服。②外洗方：巴戟天、蛇床子、苦参、马齿苋、野菊花各 30 g，百部、地肤子、菟丝子、白鲜皮、荆芥、防风、生艾叶各 15 g，血竭、硼砂各 6 g，蝉蜕 10 g。将中药置大沙锅内，加水超过药面，浸泡 30 分钟，煮沸 30 分钟，先熏蒸、后坐浴 20 ~ 30 分钟。每日 1 剂，分 2 次蒸洗。经期停用。结果：显效 48 例，有效 10 例，无效 2 例。

3. 继发性经闭 催经饮组成：巴戟天 21 g，黄芪、党参各 24 g，熟地黄、当归、白芍、鹿角胶（烊化）、龟甲胶（烊化）、枸杞子、丹参各 12 g，菟丝子、川白芍、牛膝各 10 g。尿频加覆盆子、五味子各 10 g；腰痛甚加杜仲、续断各 12 g；

腹痛加白术、砂仁各 10 g。每日 1 剂，水煎滤汁 300 mL，早、晚 2 次分服，3 个月为 1 个疗程。结果：56 例中痊愈 37 例，好转 15 例，无效 4 例。月经来潮服药时间最短 22 日，最长 50 日，平均服药 40 日。

4. 阳痿 采用痿康汤口服治疗为基础方并根据临床分型不同而随症略有加减，治疗期间均不使用其他中药或西药。痿康汤的组成：巴戟天、菟丝子、枸杞子各 15 g，山茱萸、熟地黄、淫羊藿、牡丹皮、山药、白术各 10 g，蛤蚧 3 g（研末分 2 次吞服）。水煎，口服，每日 1 剂，头煎与 2 煎各取汁 250 mL，混合后分早、晚 2 次温服。蛤蚧不入煎剂，研末装入空心胶囊内或直接用药液分 2 次送服，30 日为 1 个疗程。结果：治愈 52 例，有效 10 例，无效 4 例。

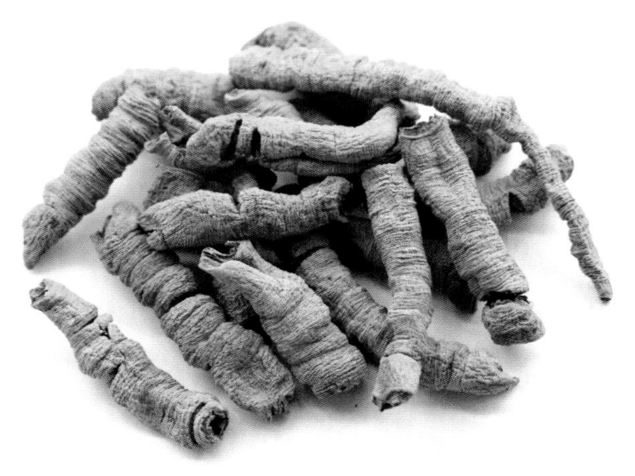

巴戟天饮片

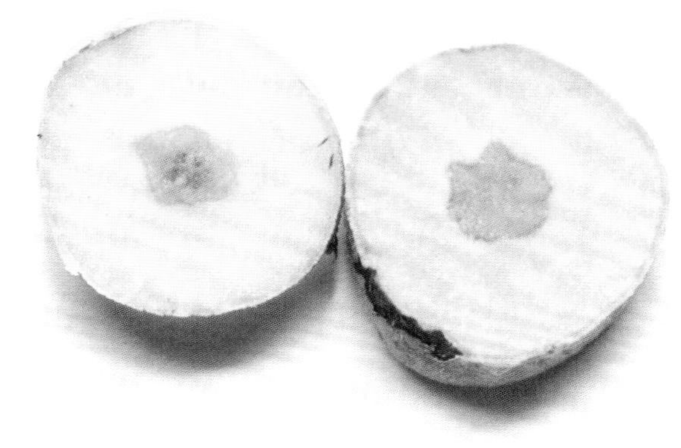

巴戟天药材

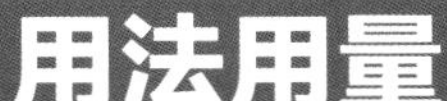

用法用量

内服：煎汤，3 ~ 10g；或入丸、散；亦可浸酒或熬膏。

使用注意

阴虚火旺者不宜单用。

混伪品鉴别

小钻

本品为木兰科植物小钻 *Kadsura longipedunculata* Finet et Gagnep. 的根。药材呈弯曲圆柱形，长短不等。表皮淡褐色至黑紫褐色，有纵纹及横纹，有的皮部横向断裂露出木部。质坚脆，肉较厚，较易剥落。断面皮部较厚，紫褐色或紫红色，易与木部分离，木部坚硬，白色或红白色。味微辛、苦。

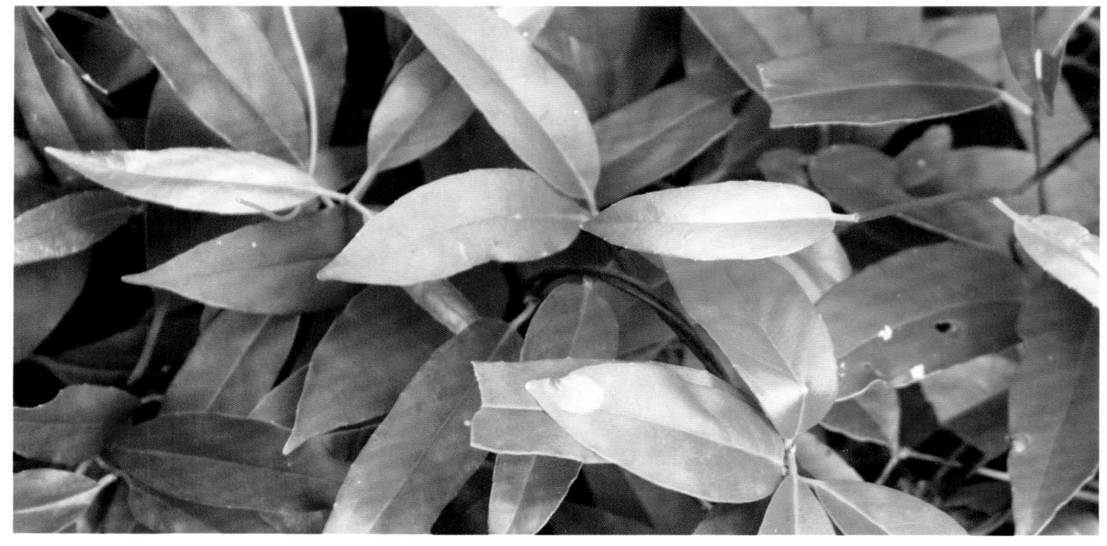

小钻

玉葡萄根

本品为葡萄科植物三裂叶蛇葡萄 *Ampelopsis delavvayana* (Franch.) Planch 的根。药材略呈弯曲的圆柱形，一端稍粗。表面暗红褐色或暗褐色，有纵皱纹。有的皮部横向断裂露出木部。质硬脆，易折断。断面皮部较厚，红褐色，木部色淡，纤维性，皮部和木部易分离。味涩。粉末中无石细胞。

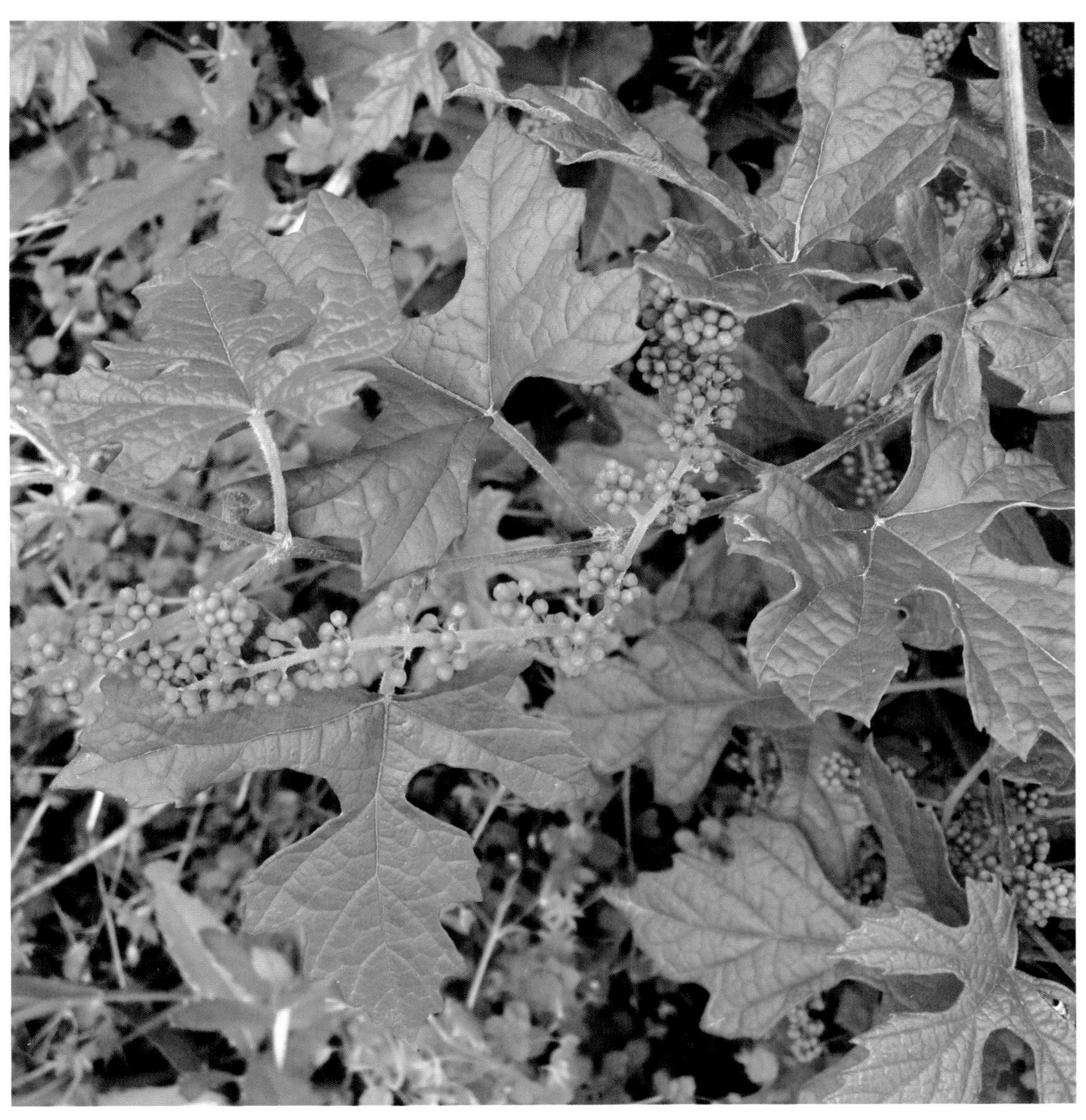

三裂叶蛇葡萄

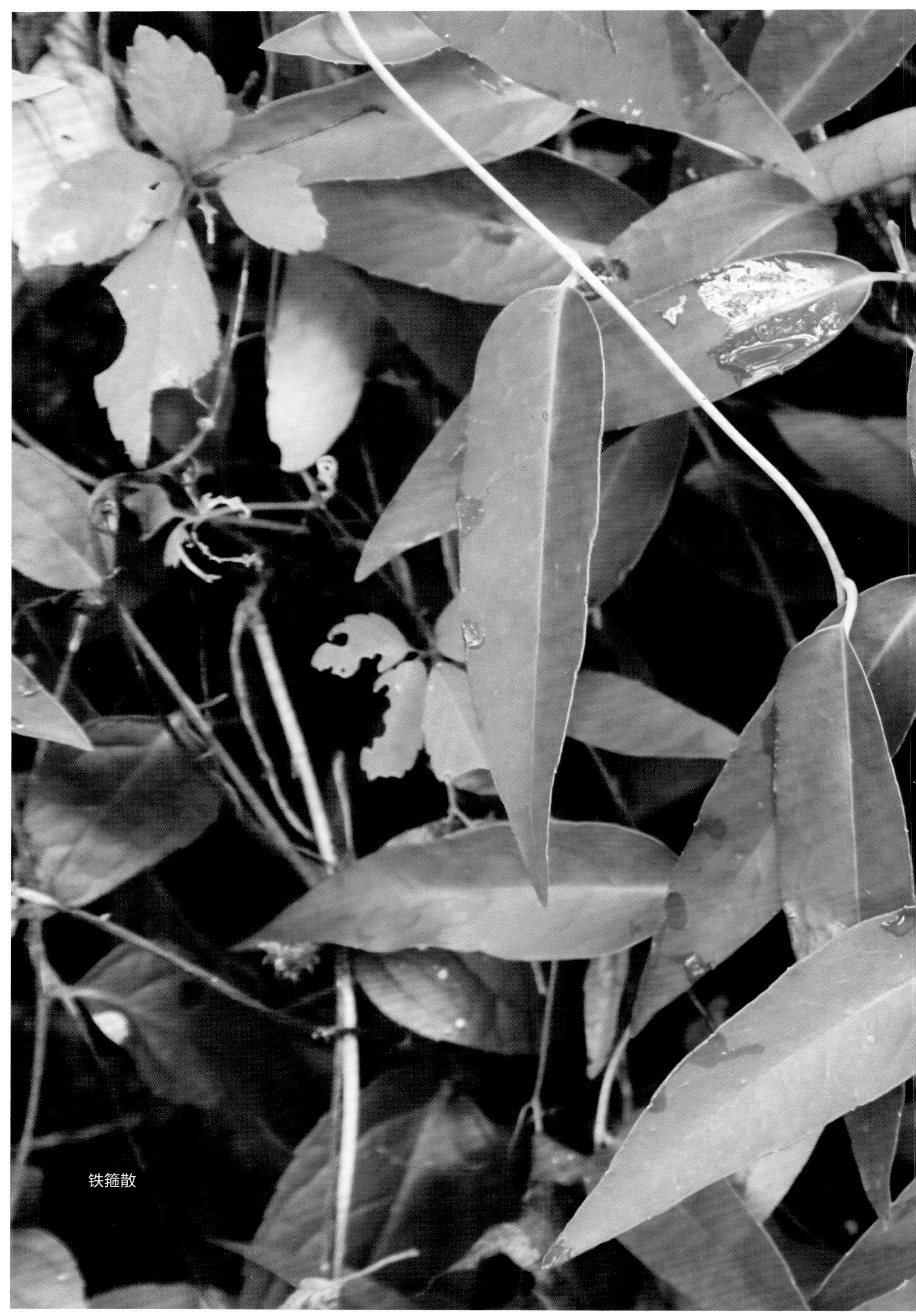

铁箍散

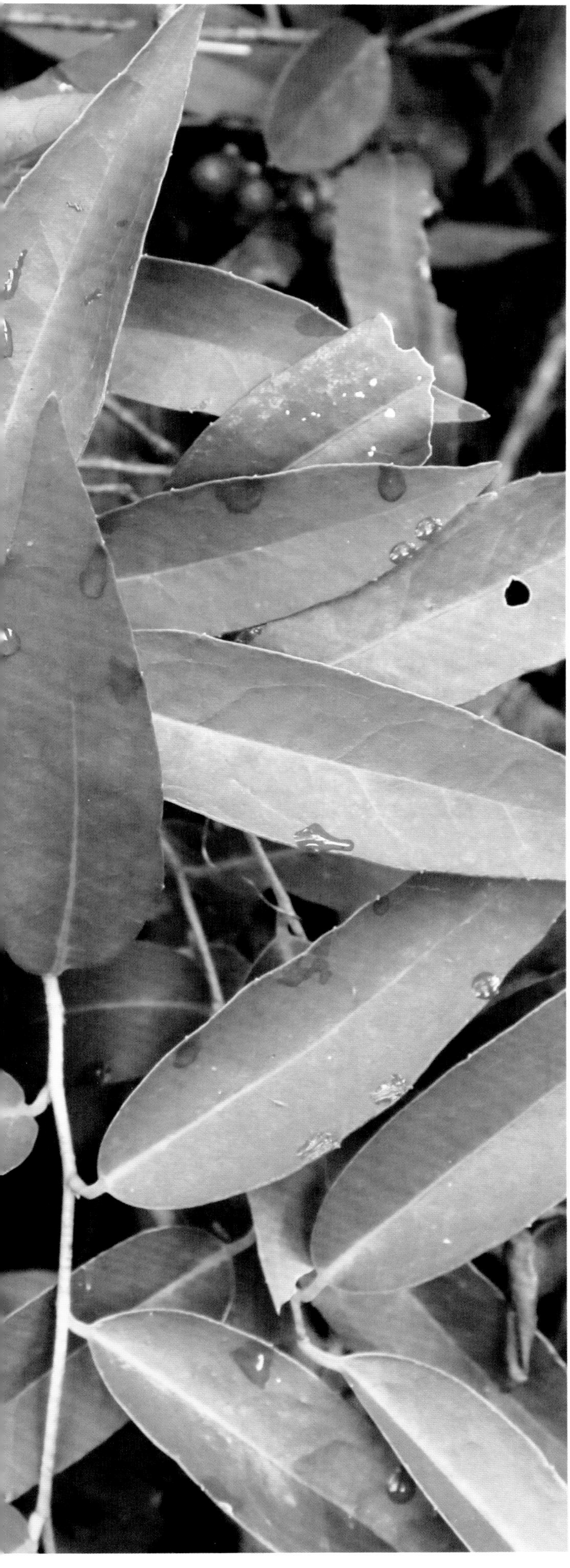

香巴戟

本品为木兰科植物铁箍散*Schisandra propinqua*（Wall.）Baill. var. *sinensis* Oliv. 的根或藤茎。藤茎圆柱形，细长弯曲，直径0.3 ~ 0.5 cm，表面棕红色或棕褐色，具纵皱纹，分枝断痕和疣状突起，有的从节痕处横裂，露出木质心，形成长短不等的节，状如连珠。质坚闭，折断面皮部粉性，棕褐色，木部粉白色。气香微苦辛，嚼之发黏。

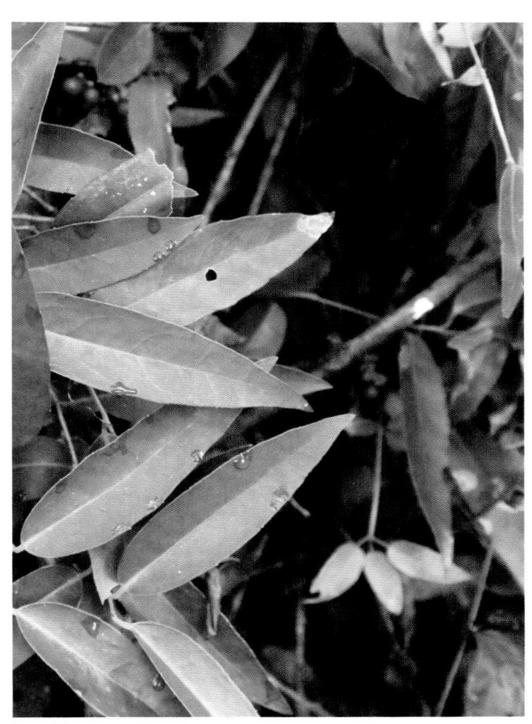

铁箍散

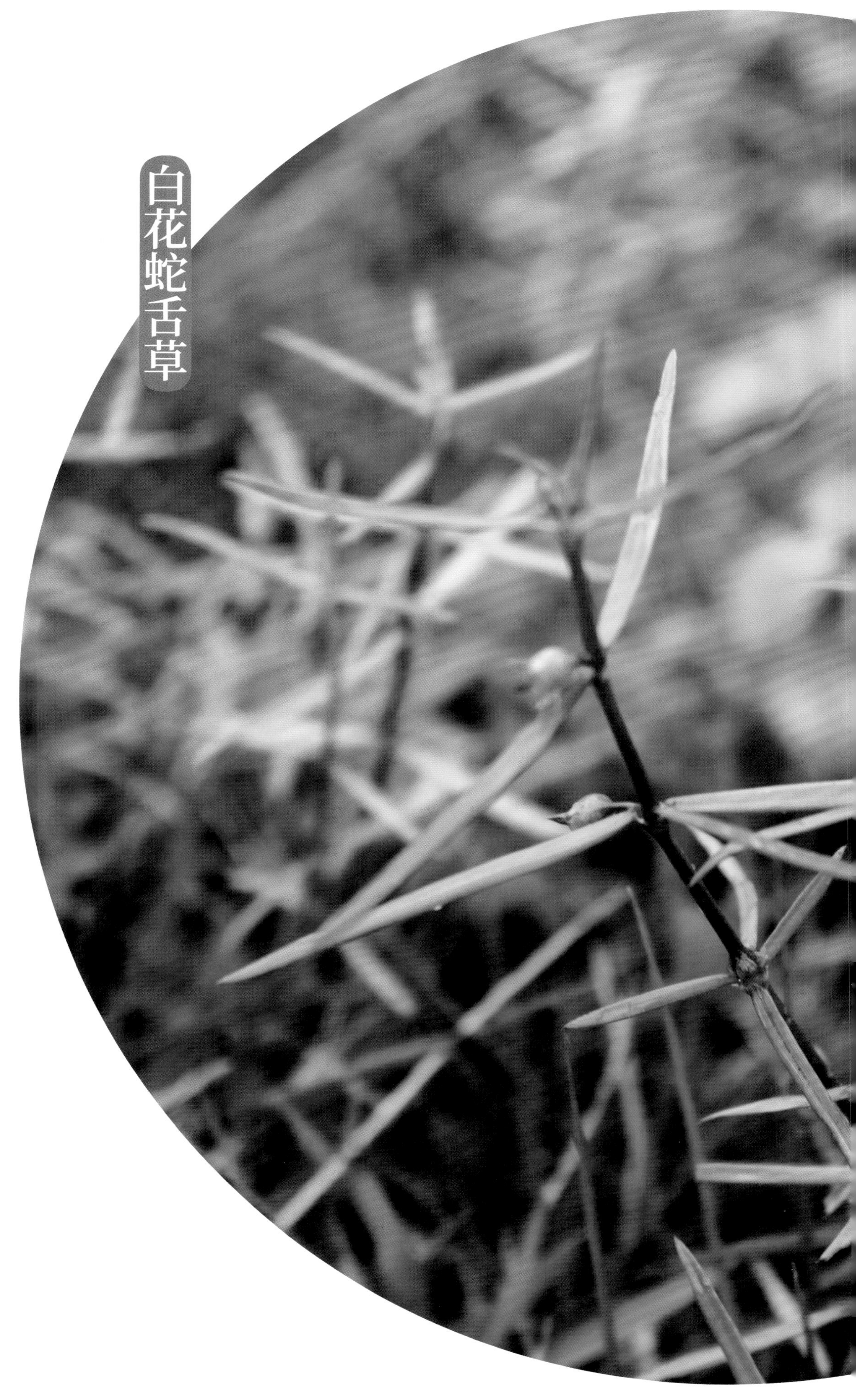

白花蛇舌草

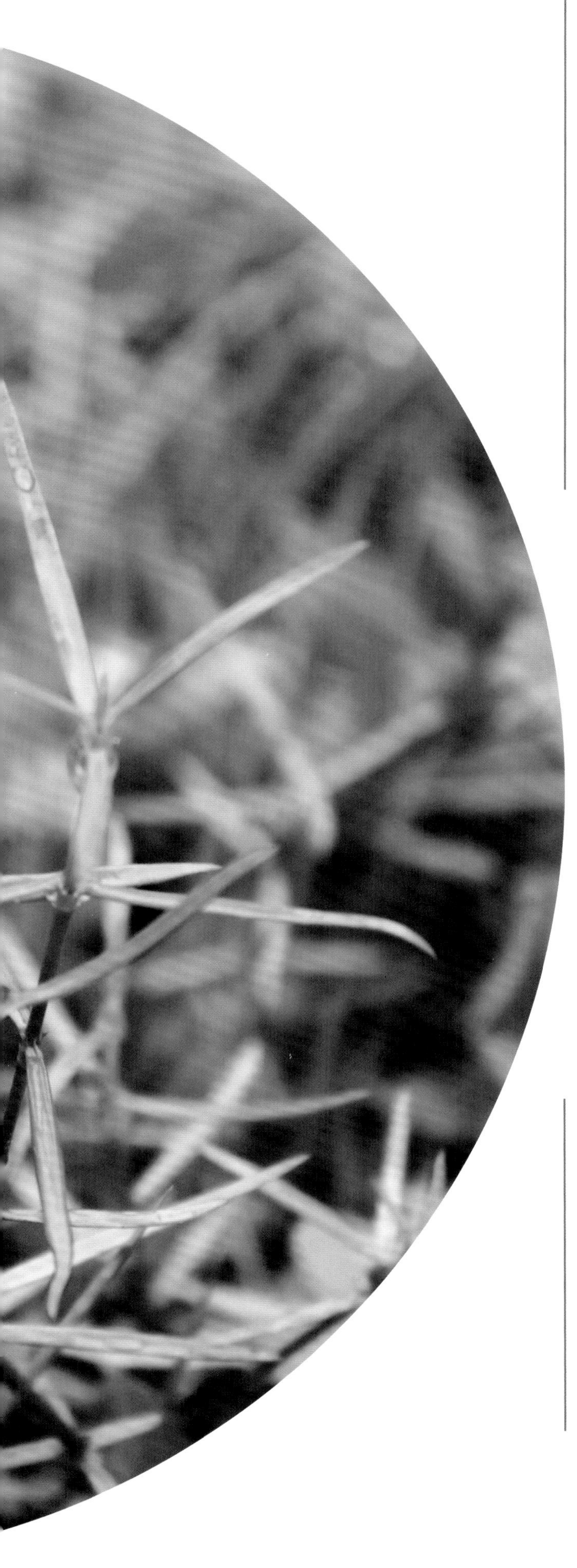

白花蛇舌草

BAIHUASHESHECAO

基　原

本品为茜草科植物白花蛇舌草 *Hedyotis diffusa* (Willd.) 的干燥全草。

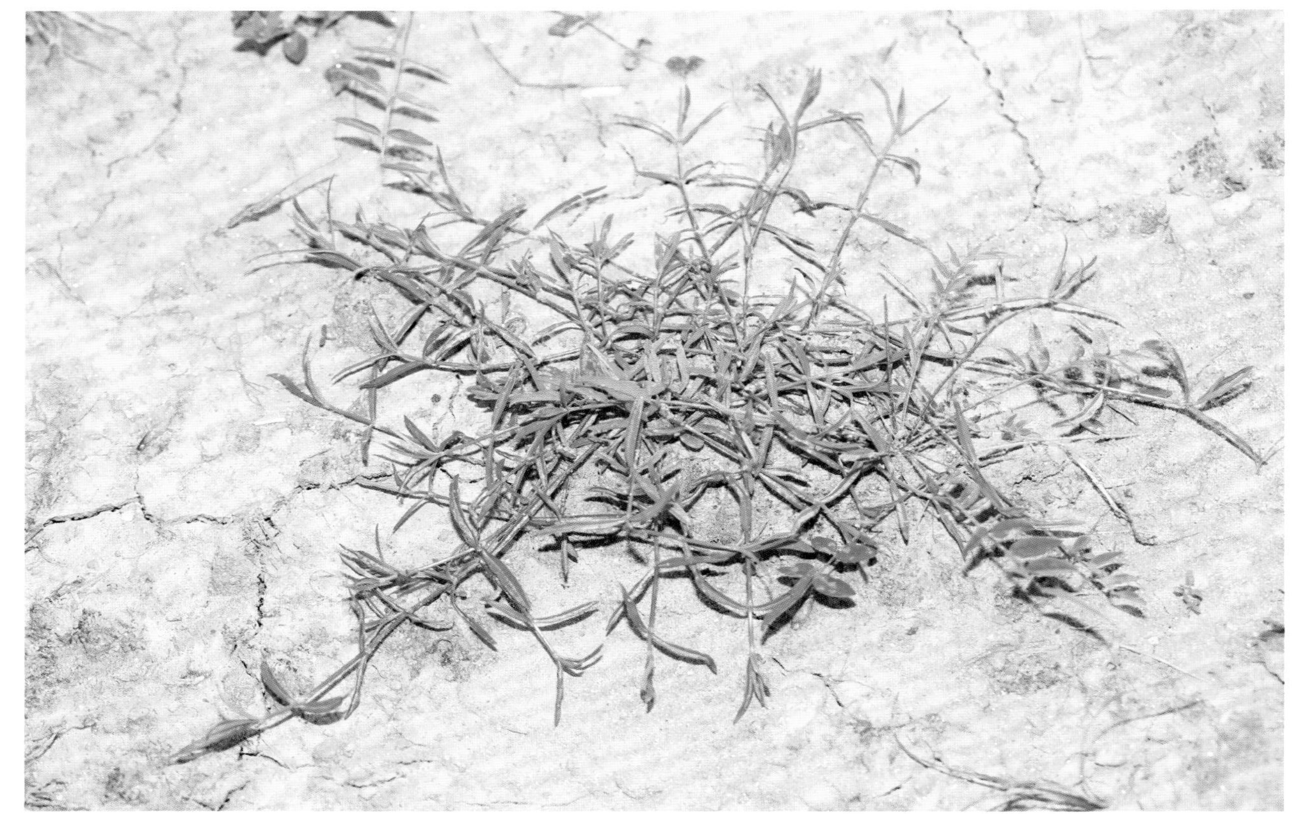

白花蛇舌草

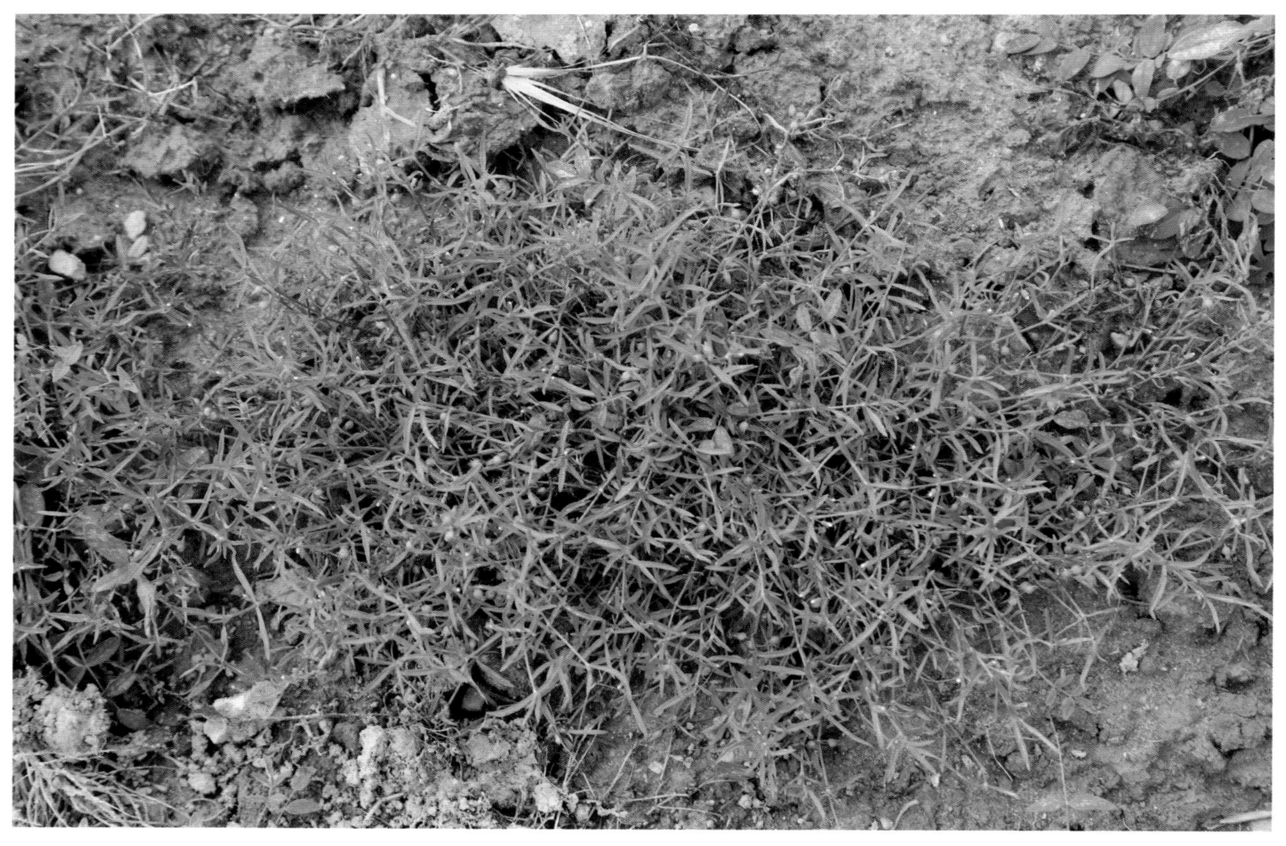

白花蛇舌草

形态特征

一年生披散小草本，茎扁圆柱形，从基部分枝。单叶对生，膜质，线形，长1～3cm，宽1～3mm，顶端急尖，侧脉不显，无柄；托叶合生，长1～2mm，上部芒尖。花4数，单生或成对生于叶腋，花梗长0.1～1.5cm；萼管与子房合生，球形，略扁，宿存；花冠白色，筒状，长3.5～4mm，裂片卵状矩圆形；雄蕊生于花冠筒喉部，花药2室，雌蕊1。蒴果扁球形，径2～3mm，灰褐色。花期7～9月，果期8～10月。

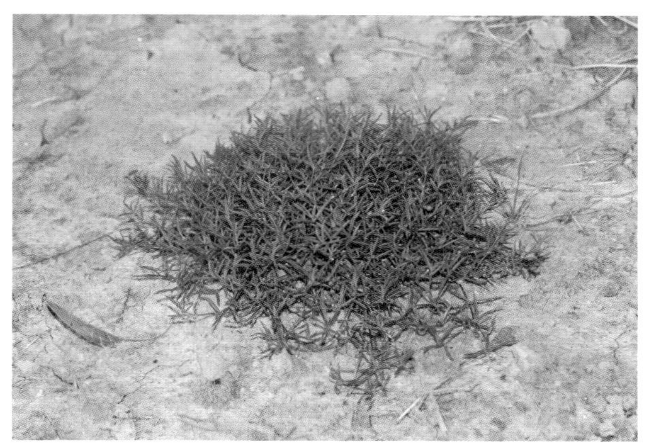

白花蛇舌草

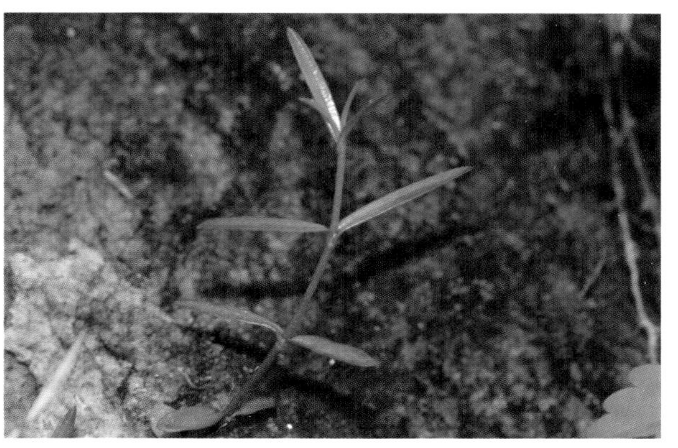

白花蛇舌草

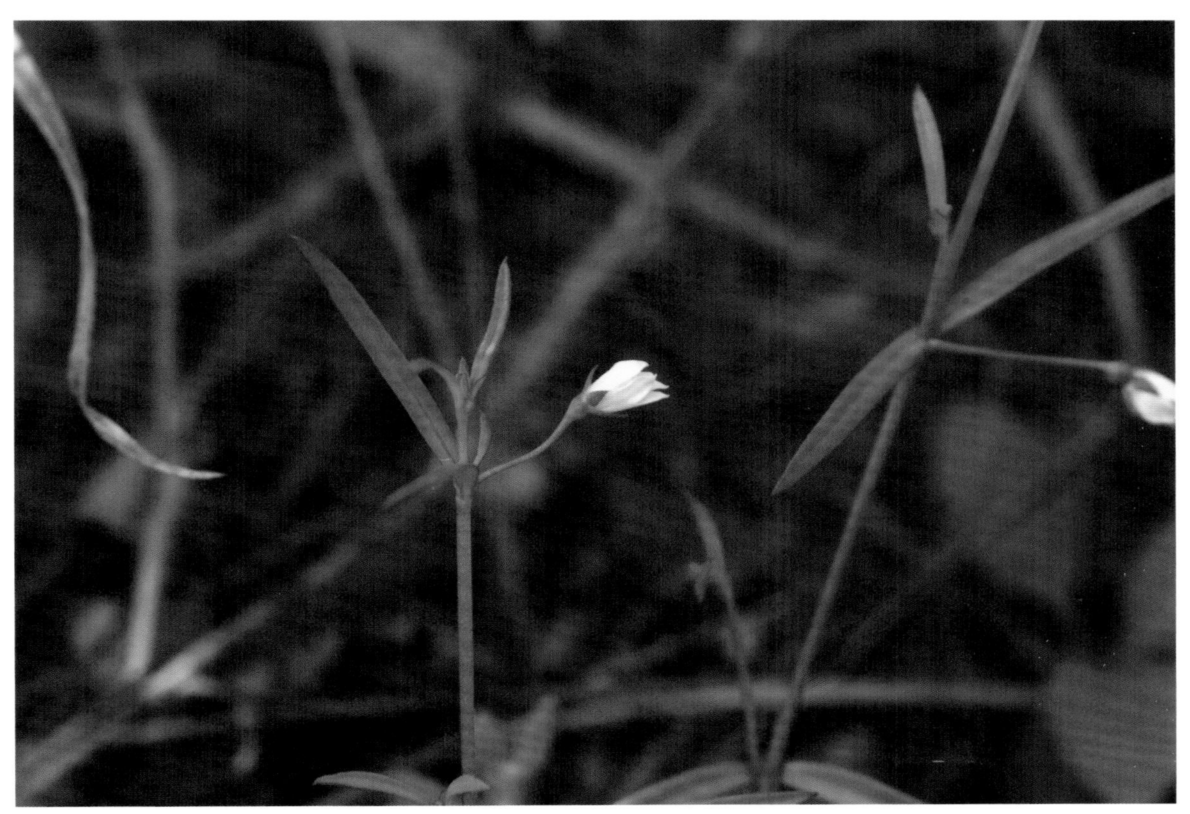

白花蛇舌草

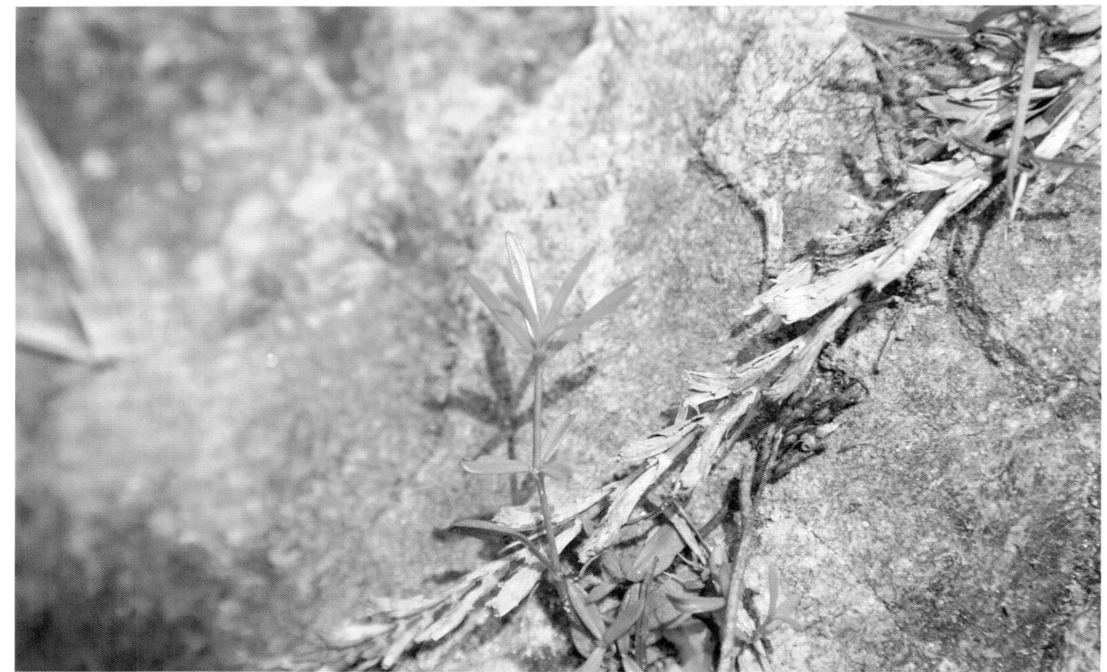

白花蛇舌草

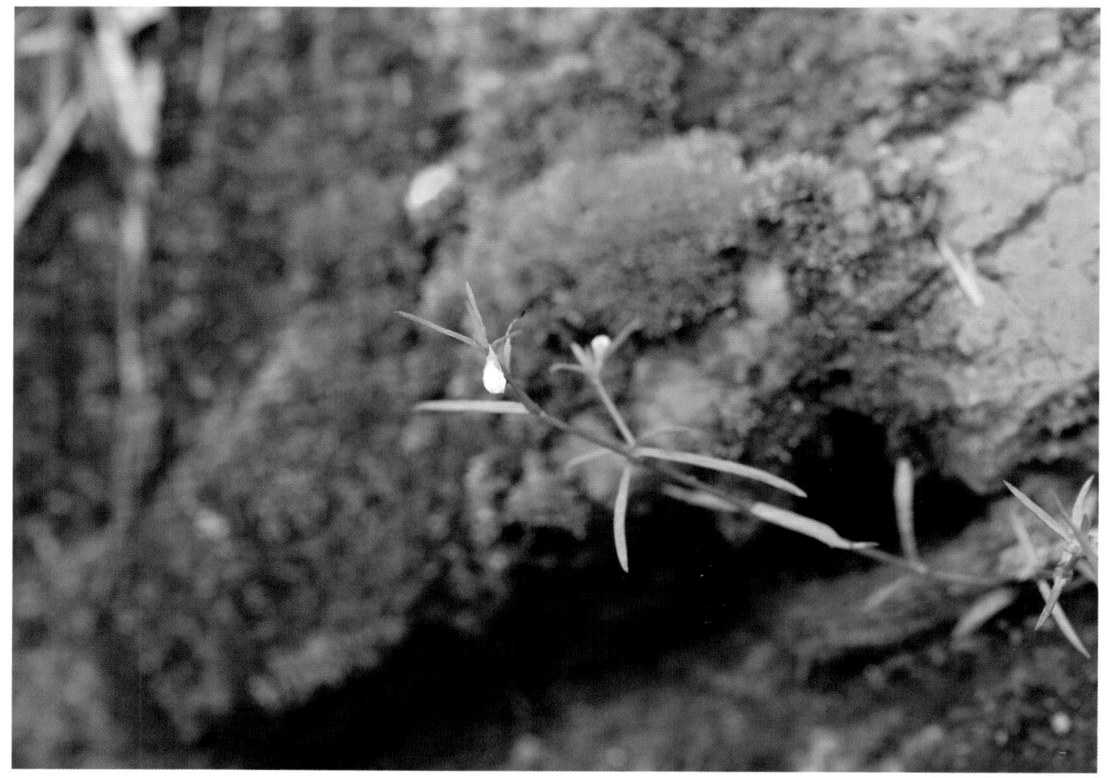

白花蛇舌草

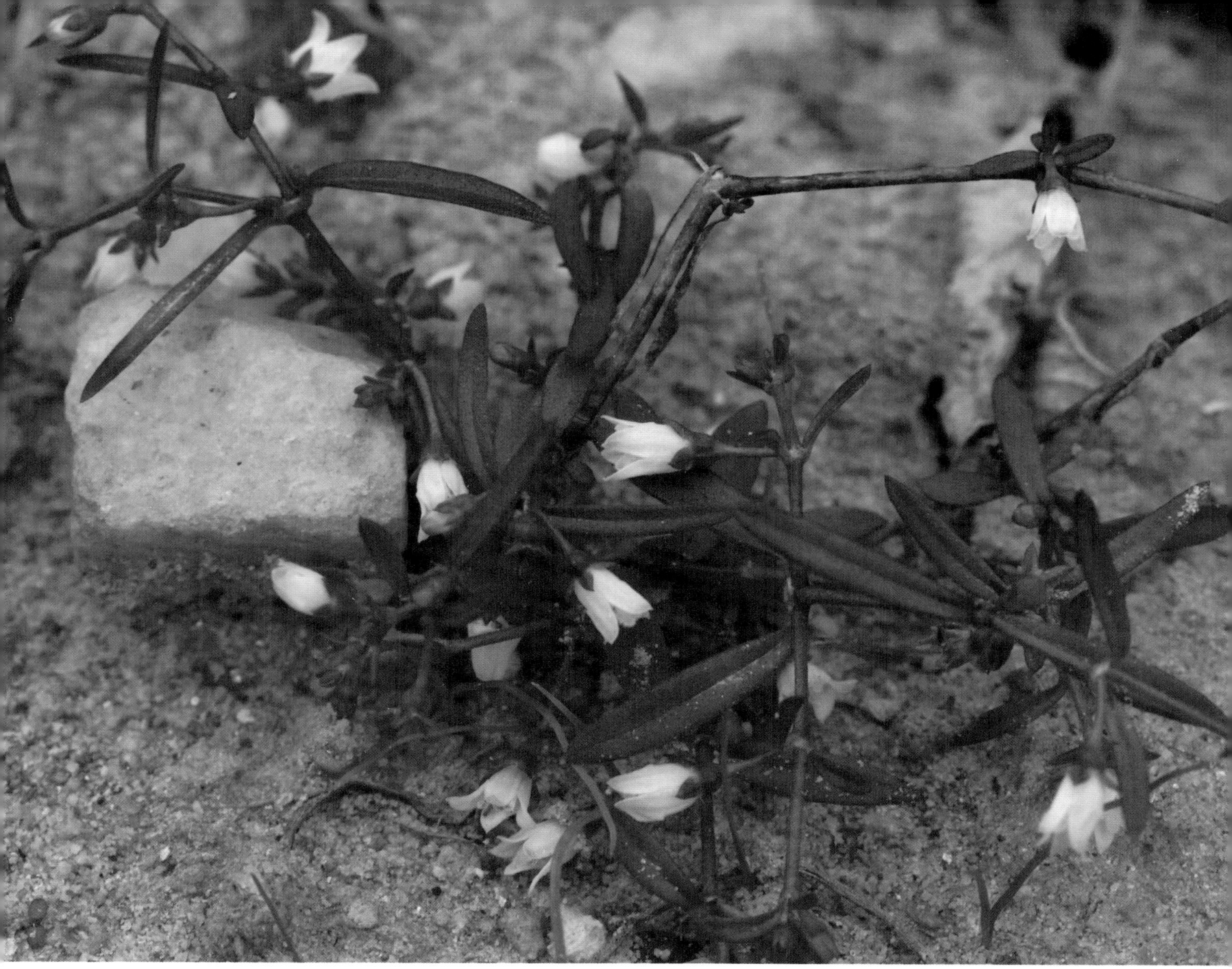

白花蛇舌草

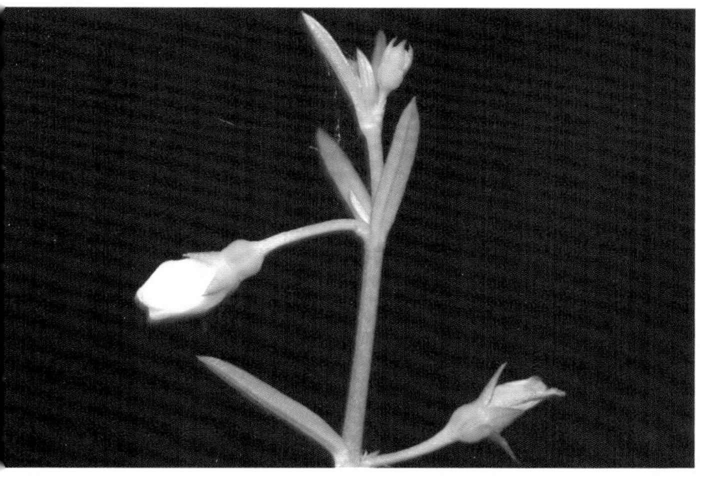

白花蛇舌草

生境分布

生长于潮湿的沟边、草地、田边和路旁。分布于福建、广东、广西等地。

采收加工

夏、秋两季挖取全草，除去杂质，洗净，晒干或鲜用。

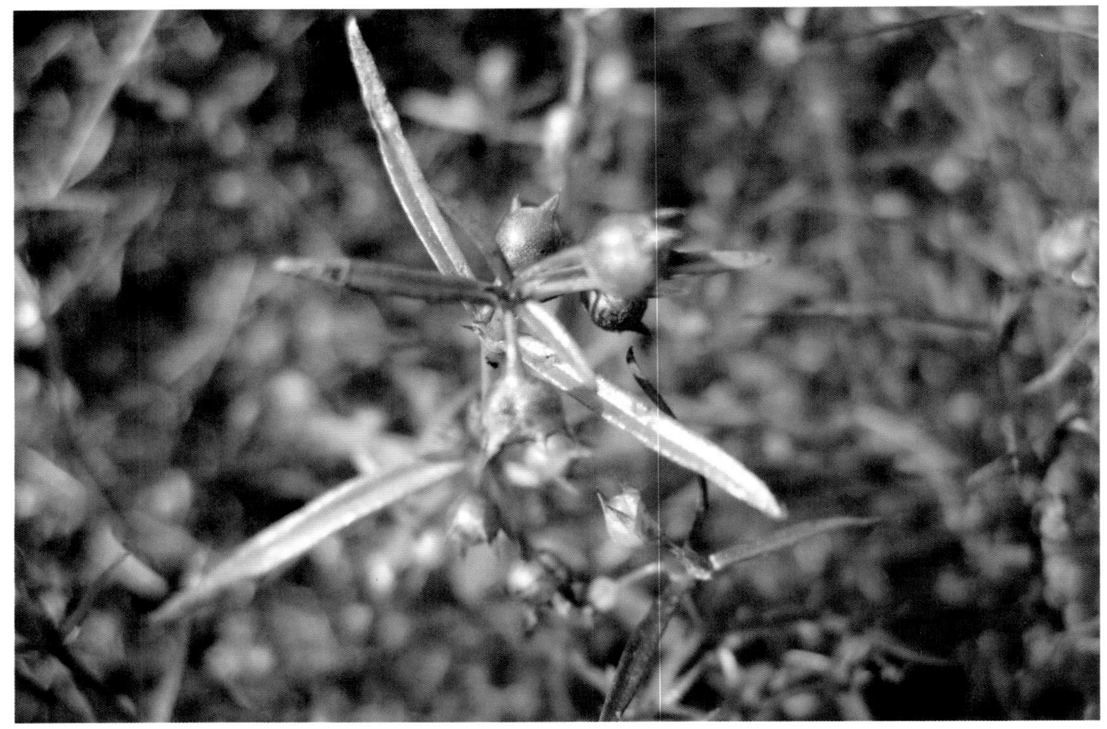

白花蛇舌草果枝

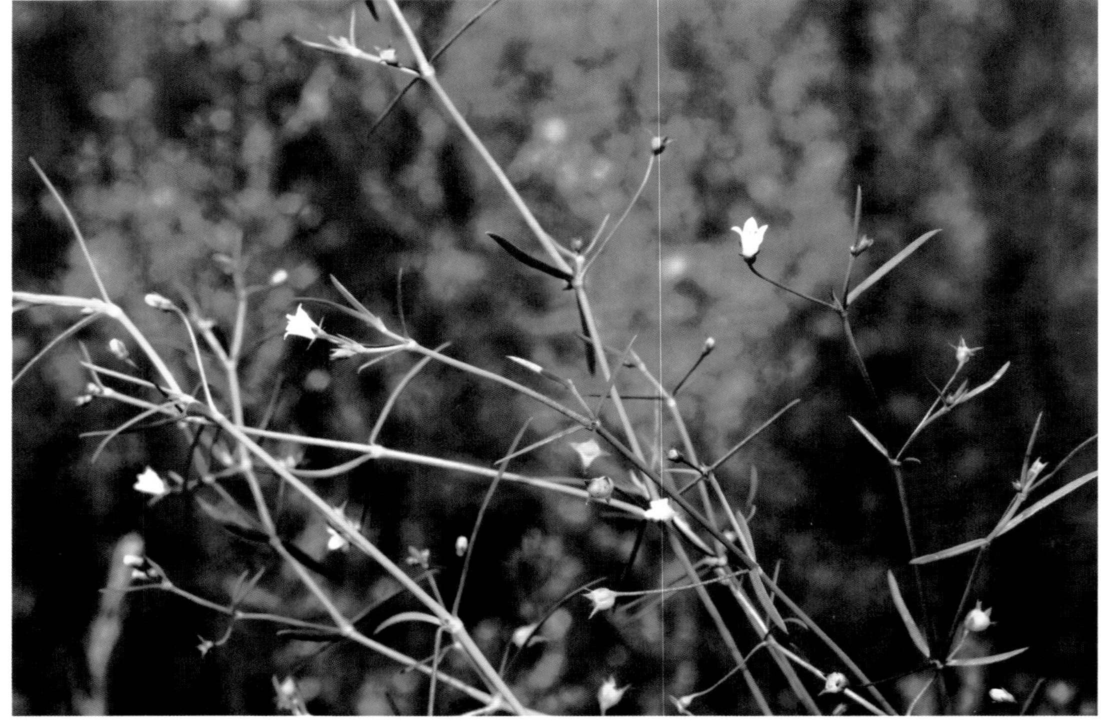

白花蛇舌草花序

药材性状

本品全体扭缠成团状，灰绿色至灰棕色。主根细长，粗约 2 mm，须根纤细，淡灰棕色。茎细，卷曲，质脆，易折断，中心髓部白色。叶多皱缩，破碎，易脱落；托叶长 1 ～ 2 mm。花、果单生或成对生于叶腋，花常具短而略粗的花梗。蒴果扁球形，直径 2 ～ 2.5 mm，室背开裂，宿萼顶端 4 裂，边缘具短刺毛。气微，味淡。

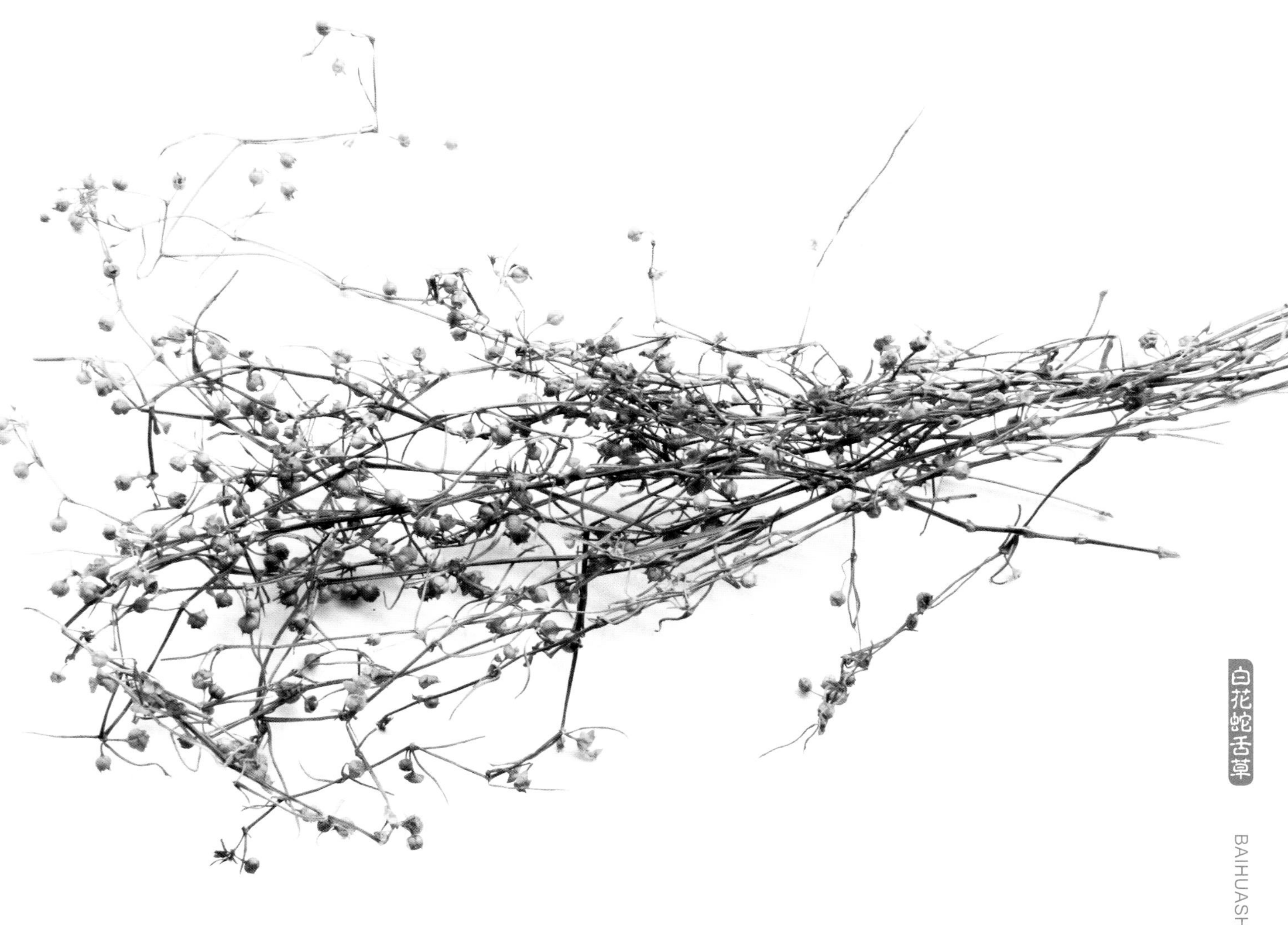

白花蛇舌草药材

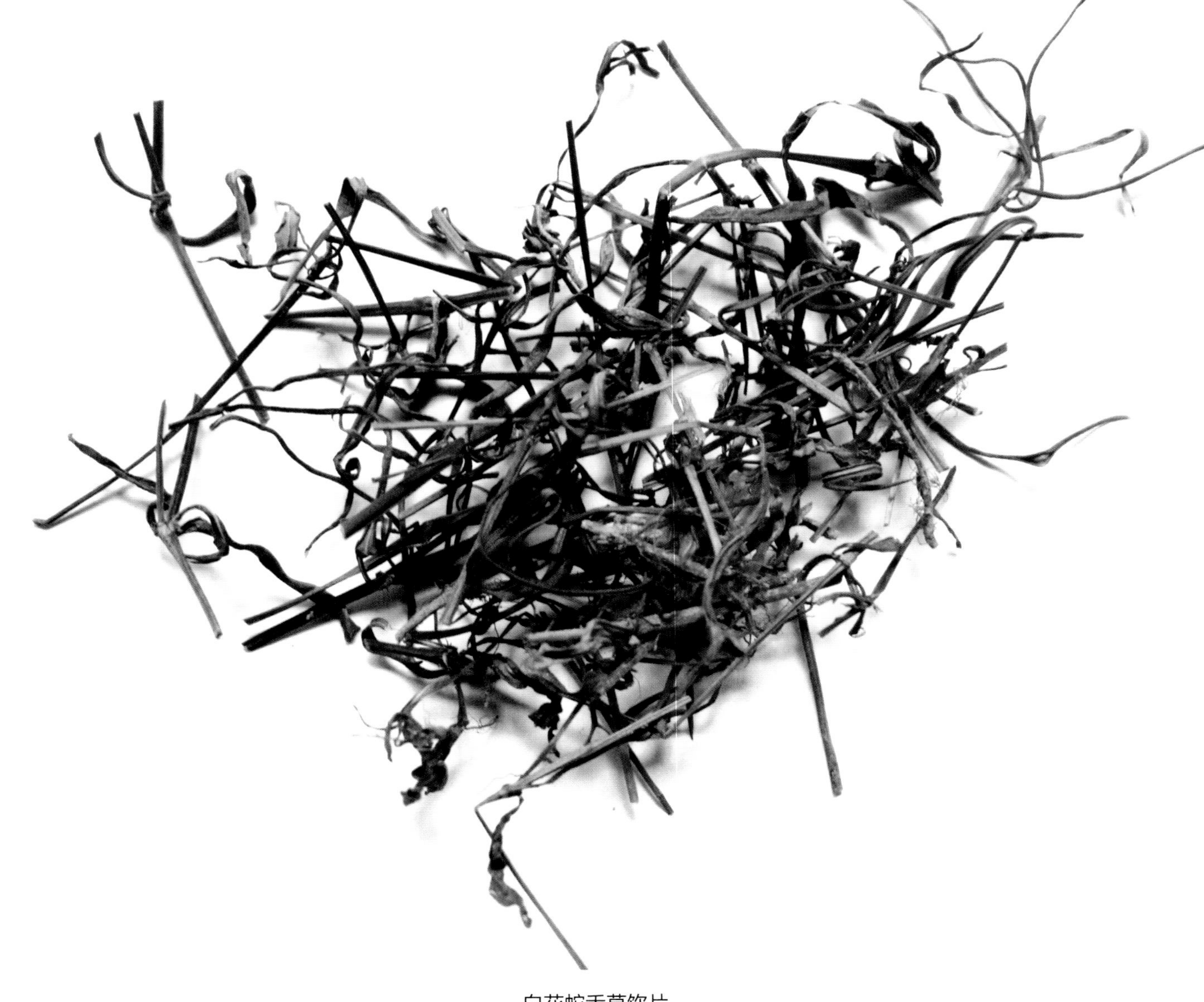

白花蛇舌草饮片

化学成分

全草含车叶草苷（asperuloside），车叶草苷酸（asperulosidic acid），去乙酸基车叶草苷酸（deacety lasperulosidicacid），都桷子苷酸（geniposidic acid），鸡屎藤次苷 (scandoside)，鸡屎藤次甙甲酯（scandodide methyl ester），6–O– 对 – 羟基桂皮酰鸡屎藤次甙甲酯（6-O-p-hydroxycinnamoyl scandoside methyl ester），6–O– 对 – 甲氧基桂皮酰鸡屎藤次甙甲酯（6-O-p-methO-xycinnamlyl scandoside methyl ester），6–O– 阿魏酰鸡屎藤次甙甲酯（ 6-O-feruloyl scandoside methyl ester），2– 甲基 –3– 羟基蒽醌（ 2-methyL-3-hvdroxyanthraquinone），2– 甲基 –3– 甲氧基蒽醌（ 2-methyl-3-methoxyanthraquinone），2– 甲基 –3– 羟基 –4– 甲氧基蒽醌（2-methyl-

3-hvdroxy-4-methoxyanthraquinone）等，以及熊果酸（ursolic acid），β－谷甾醇（β-sitosterol），三十一烷（hentriacon-tane），豆甾醇（stigmasterol），齐墩果酸（oleanolic acid），β－谷甾醇－β－葡萄糖甙（β-sitosterol-β-D-glucoside），对p-香豆酸（p-coumaric acid）等。

药理作用

1. 抗肿瘤作用 在体外(相当生药6 g/mL)对急性淋巴细胞型、粒细胞型、单核细胞型以及慢性粒细胞型的肿瘤细胞有较强抑制作用(美蓝试管法)；用瓦氏呼吸器测定，对前两者的抑制作用亦较强。曾用浸膏于小鼠S180和艾氏腹水癌，以及大鼠吉田肉瘤的实验性治疗，皆无明显抗癌作用；0.5 ~ 1 g/mL生药在体外对吉田肉瘤和艾氏腹水癌有抑制(美蓝试管法)。

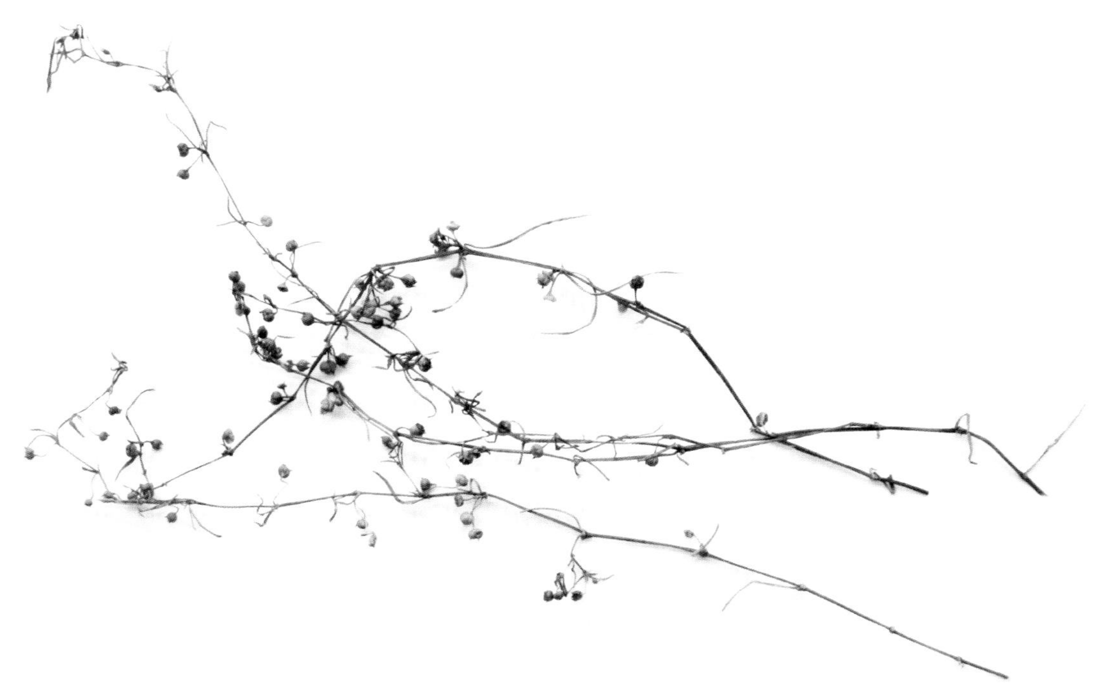

白花蛇舌草（伪品）药材

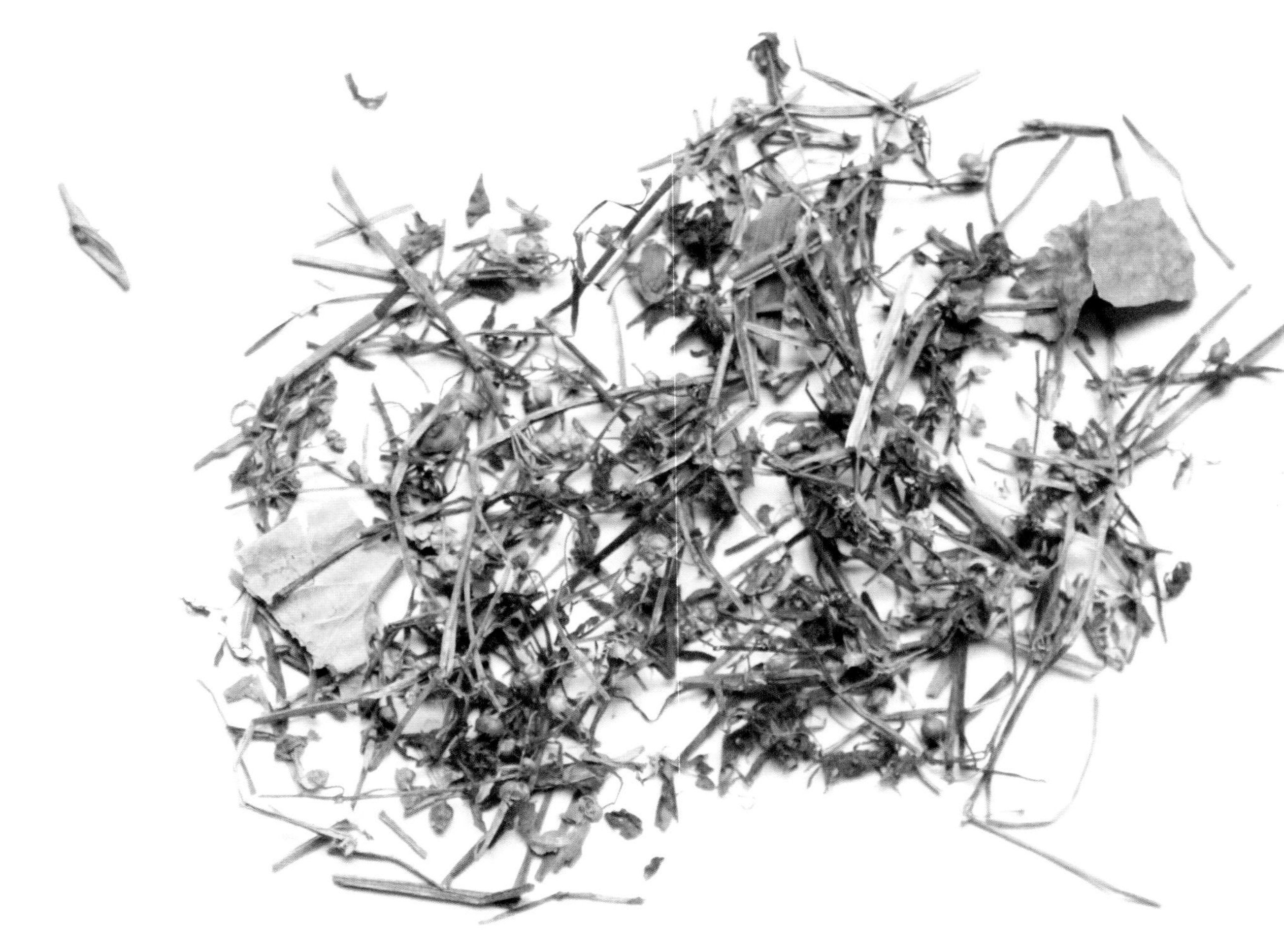

白花蛇舌草（伪品）饮片

2. 抗菌消炎作用 体外抗菌作用并不显著，只对金黄色葡萄球菌和志贺菌有微弱作用。观察煎液对正常和人工阑尾炎兔的网状内皮系统吞噬功能和白细胞在体内外吞噬后力的影响，认为其抗炎作用，是刺激网状内皮系统增生和增强吞噬细胞活力等因素所致。抗菌：煎剂用试管稀释法，1:4 对金黄色葡萄球菌、福氏志贺菌，1:2 对伤寒沙门菌、铜绿假单胞菌等具抑制作用；抗炎免疫：煎剂 4 g/kg 1 日内灌服 4 次，对正常兔及人工狭窄阑尾所致的实验性阑尾炎兔均有刺激网状内皮系统增生，增加吞噬细胞的吞噬能力，并使嗜银物质倾向致密化，增强机体的防御能力而达到抗炎的作用。煎剂 300 mg/ 只灌胃对初次免疫小鼠脾脏抗原结合细胞有抑制增生作用。水提物 2 mg/ 只腹腔注射，对小鼠可增强异型小鼠脾细胞诱导的迟发型超敏反应；100 mg/kg 腹腔注射，可增加小鼠脾抗体分泌细胞数 (PFC)；30 ~ 240 μg/mL 可增强小鼠脾细胞对丝裂原 ConA 及 LPS 对小鼠脾细胞的增殖反应；30 μg/mL 可增强细胞毒性 T 淋巴细胞对 MX-87 靶细胞的杀伤率。

性味归经

苦甘，寒，无毒。归心、肝、脾、大肠经。

功效主治

清热解毒，利湿。用于肺热喘咳，咽喉肿痛，肠痈，疖肿疮疡，毒蛇咬伤，热淋涩痛，水肿，痢疾，肠炎，湿热黄疸，癌肿。

临床应用

1. 痈肿疮毒 鲜白花蛇舌草适量。捣烂外敷。

2. 毒蛇咬伤 鲜白花蛇舌草适量。捣烂绞汁内服，或水煎服。

3. 直肠癌 白花蛇舌草、白茅根各 200 g，白糖 30 g。加水煎煮，水沸后以小火煮 25 分钟，滤渣取汁，加入白糖调匀即成。每日 3 次，每次服 150 mL 药汁。

4. 前列腺癌 白花蛇舌草、半枝莲、金钱草、蜀羊泉、白茅根各 30 g，太子参 20 g，生地榆、血余炭各 10 g，生甘草 5 g。水煎取药汁。每日 1 剂，分 2 次服用。

用法用量

内服：煎汤，15 ~ 30 g，大剂量可用至 60 g；或捣汁。外用：捣敷。

使用注意

孕妇慎用。

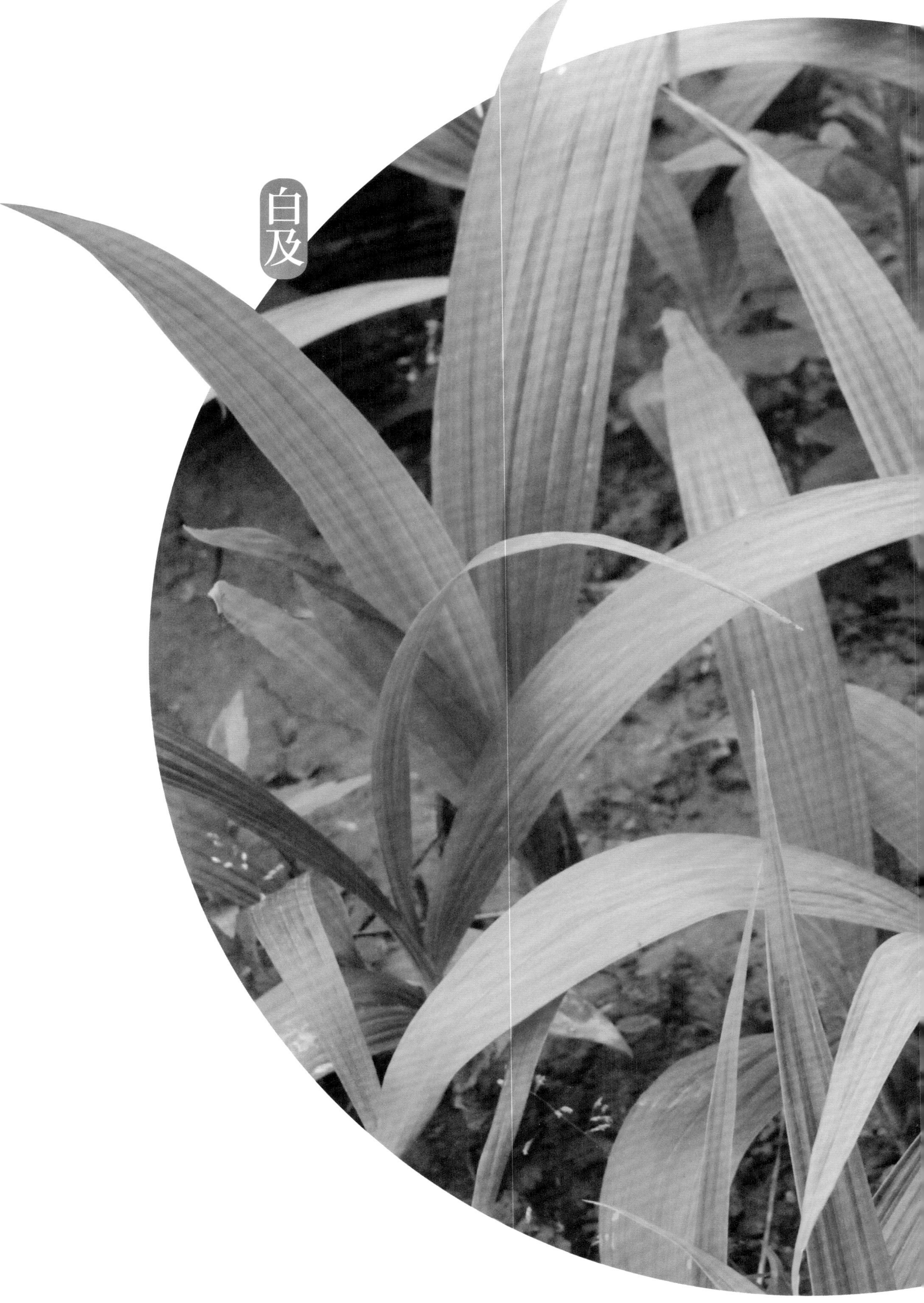

白及

白及

BAIJI

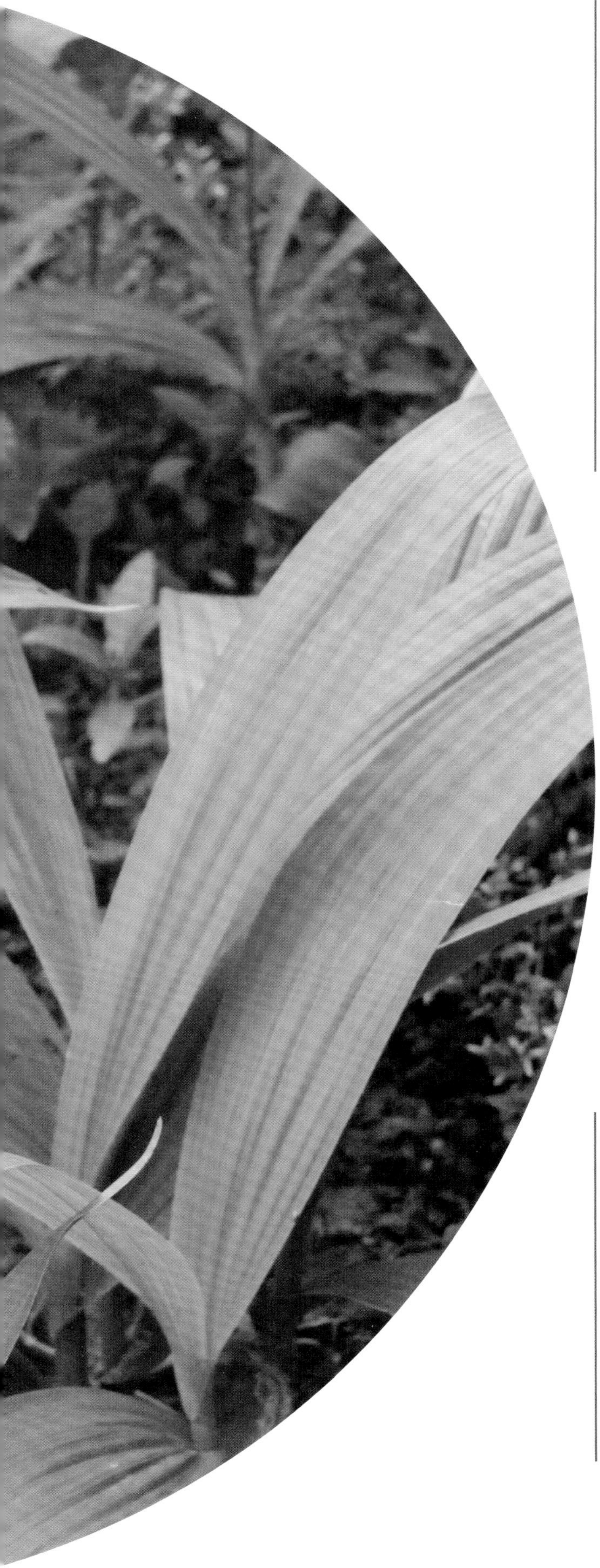

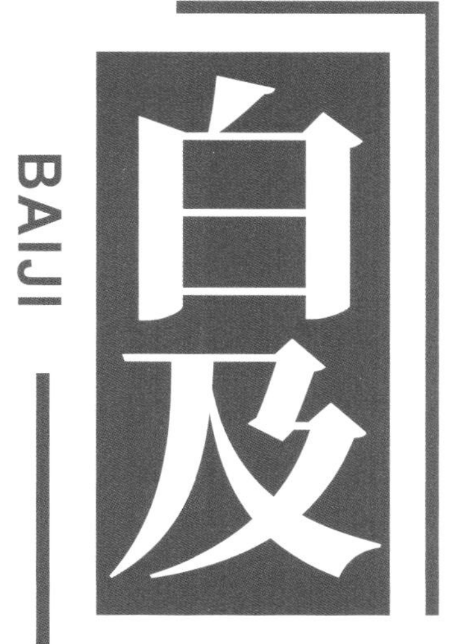

基　原

本品为兰科植物白及 *Bletilla striata* (Thunb.) Reichb. f. 的干燥块茎。

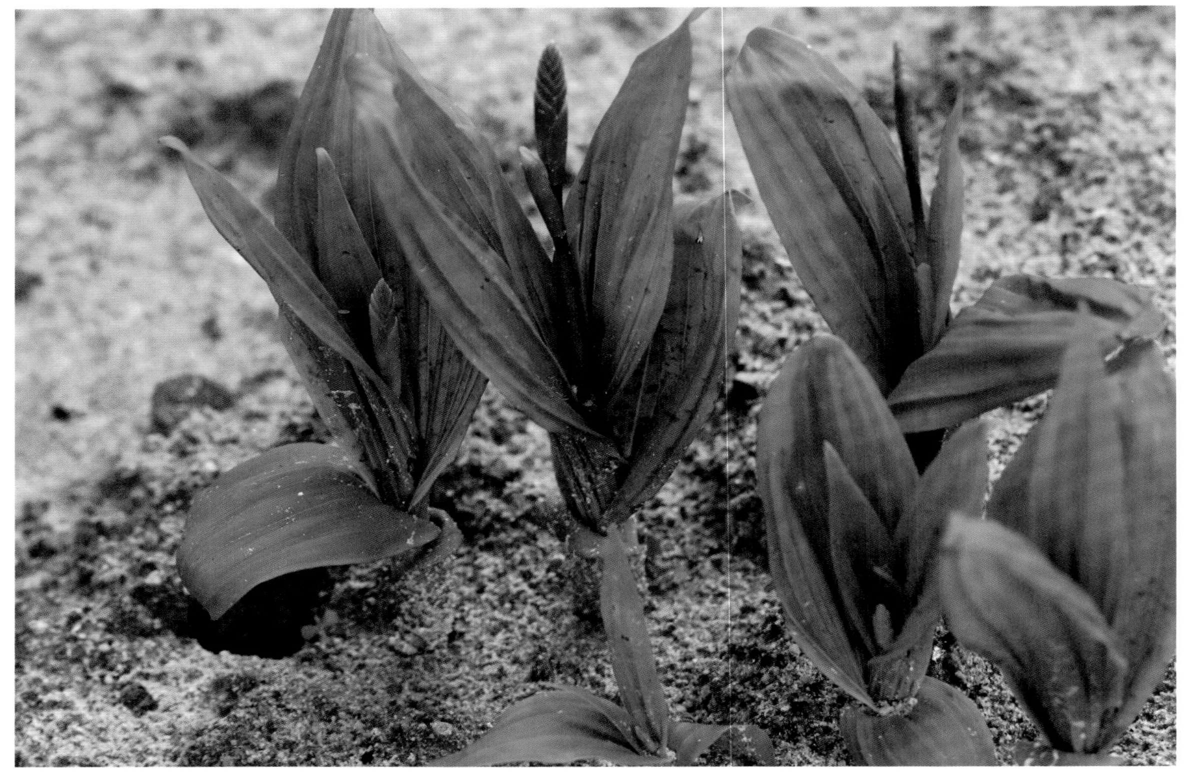

白及

形态特征

多年生草本，高 15 ~ 70 cm；根茎肥厚，常数个连生。叶 3 ~ 5 片，宽披针形，长 8 ~ 30 cm，宽 1.5 ~ 4 cm。基部下延成长鞘状。总状花序，花紫色或淡红色。蒴果圆柱形。花期 4 ~ 5 月，果期 10 月。

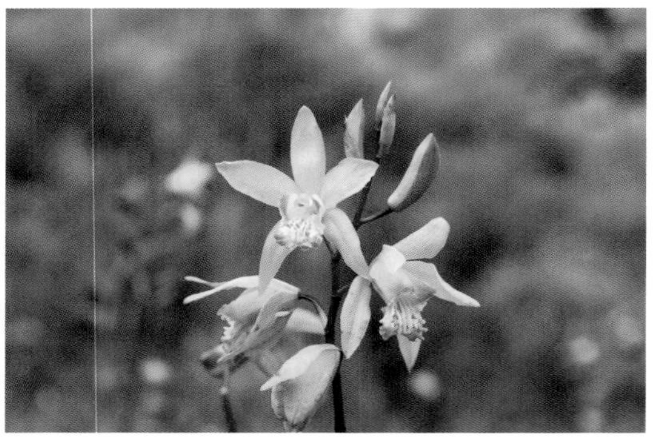

白及

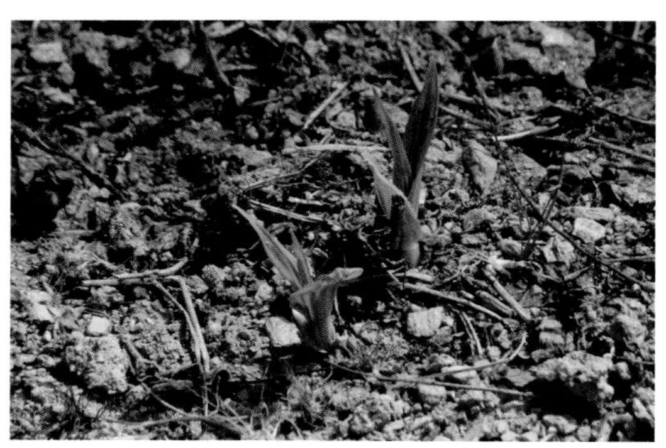

白及

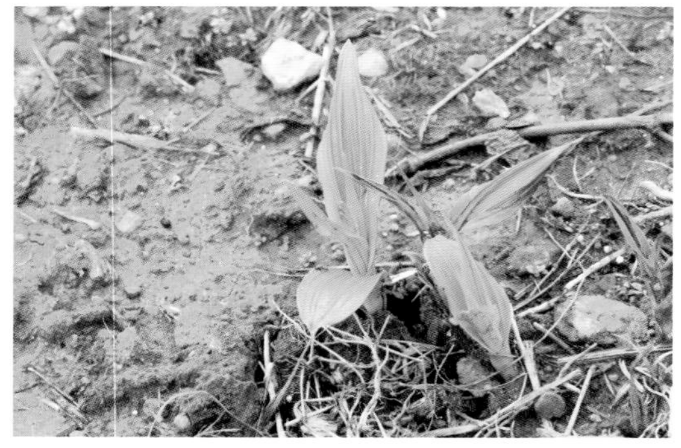

黄花白及（白及）

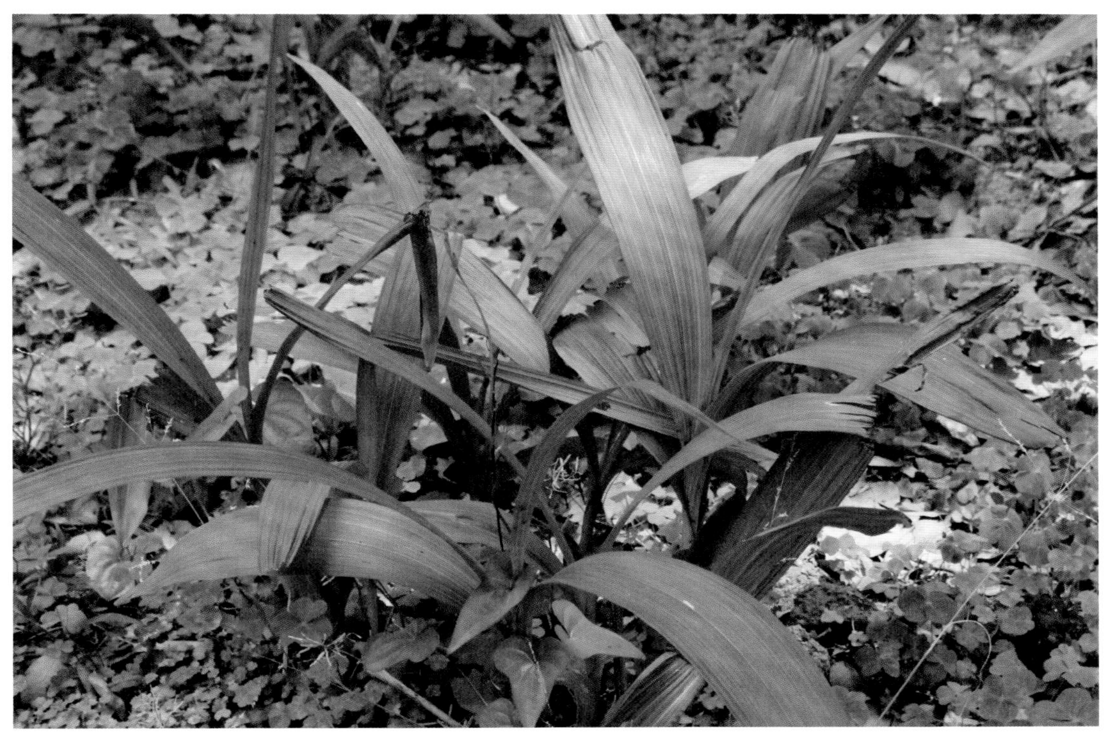

白及

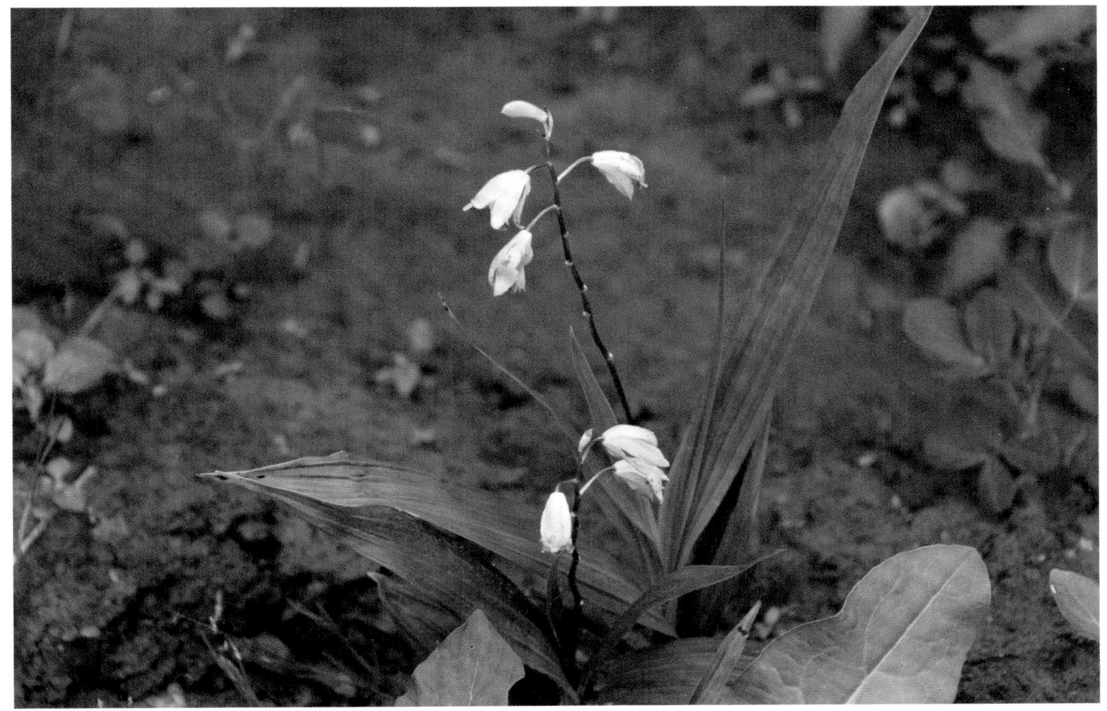

白及

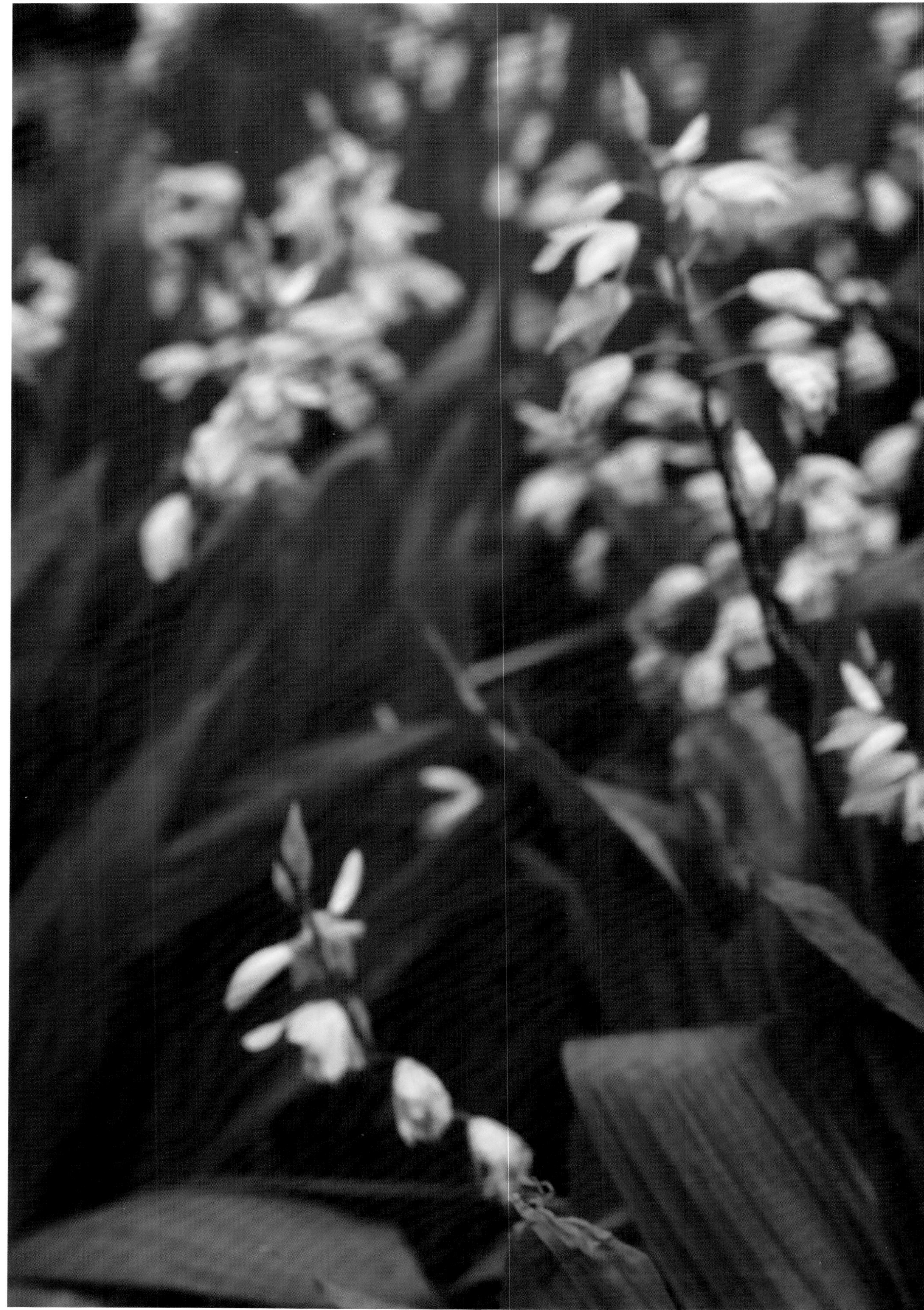

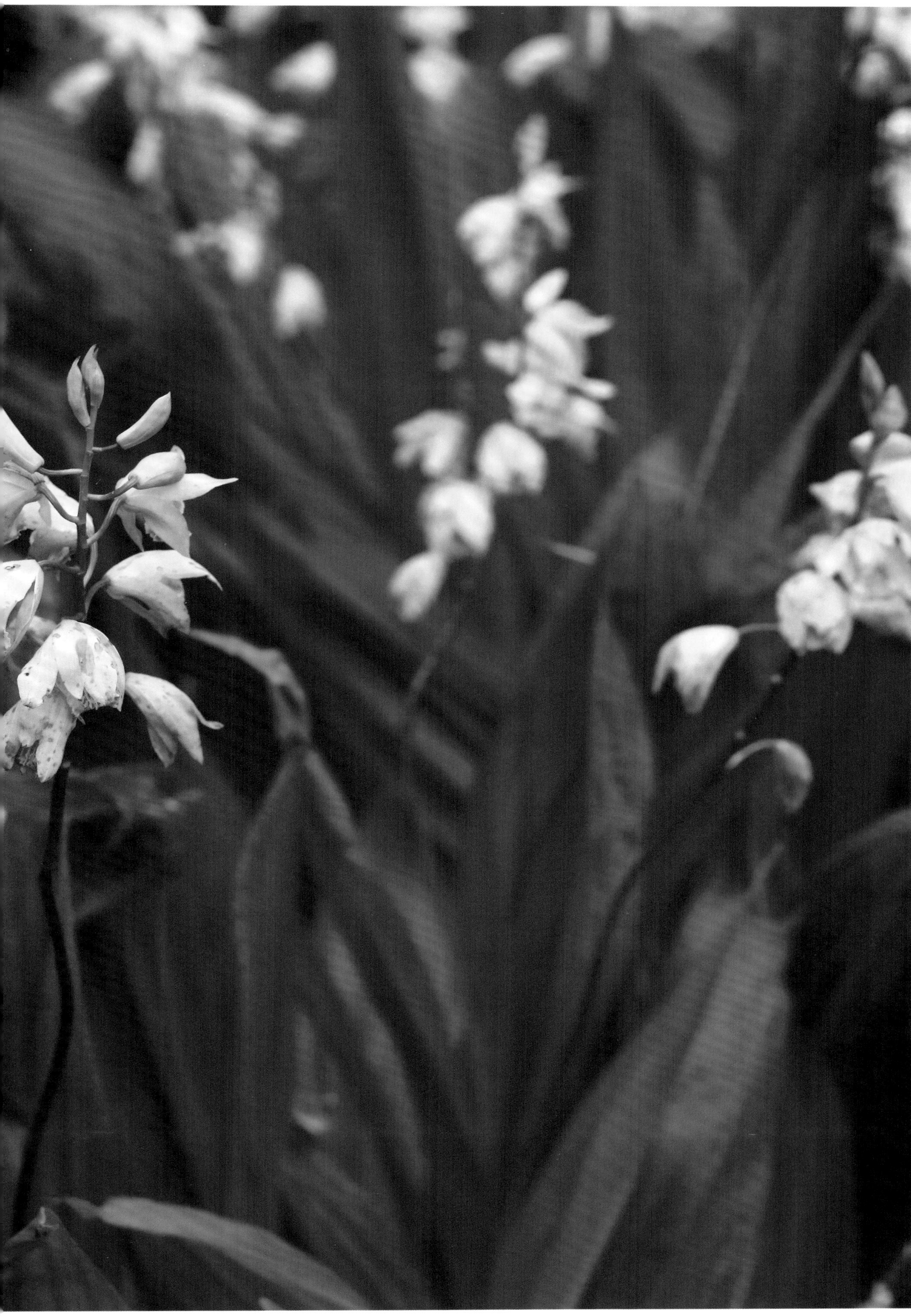

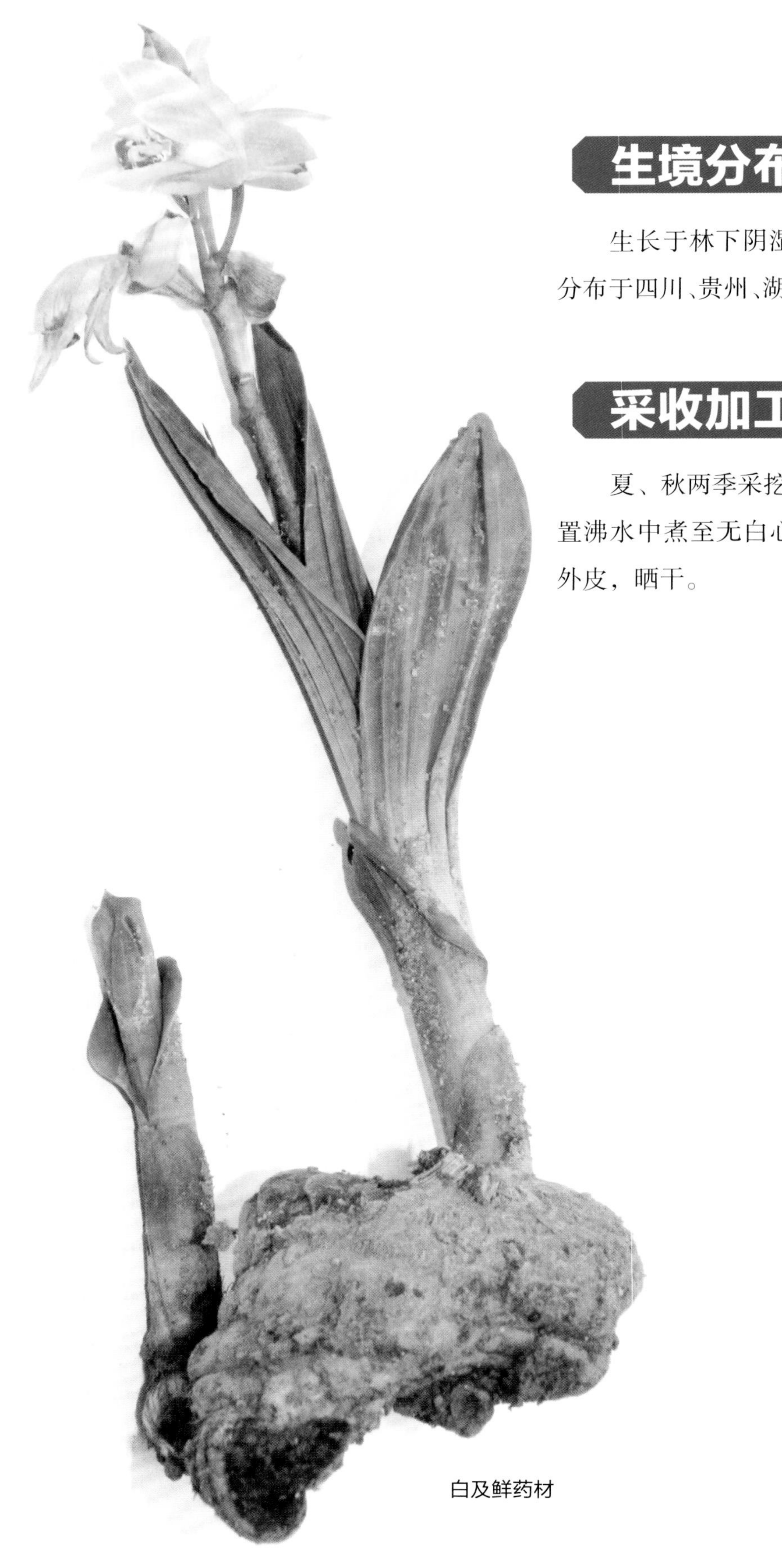

生境分布

生长于林下阴湿处或山坡草丛中。分布于四川、贵州、湖南、湖北、浙江等地。

采收加工

夏、秋两季采挖，除去须根，洗净，置沸水中煮至无白心，晒至半干，除去外皮，晒干。

白及鲜药材

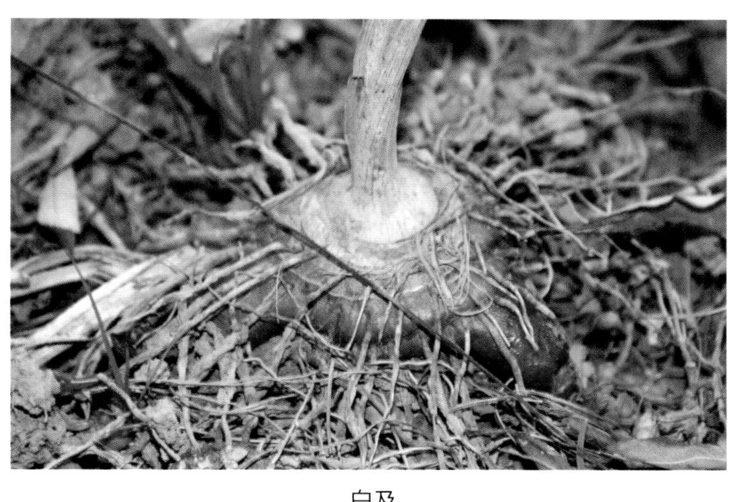

白及

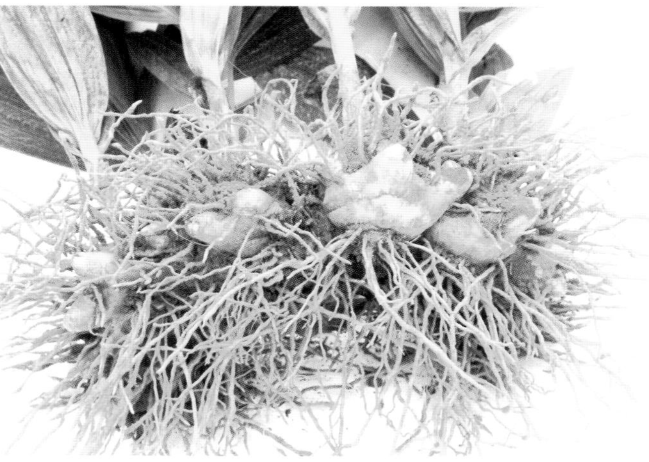

白及药材

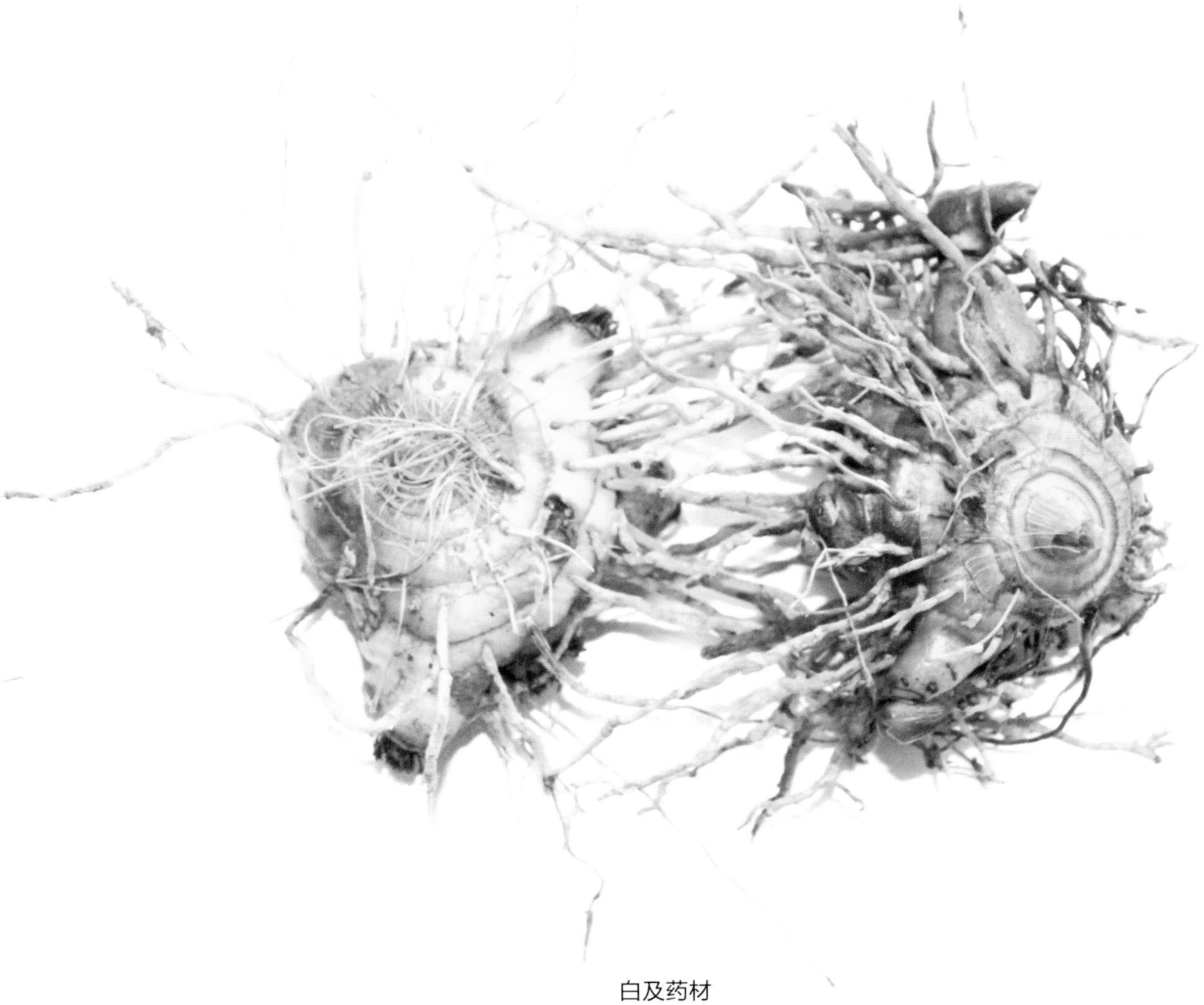

白及药材

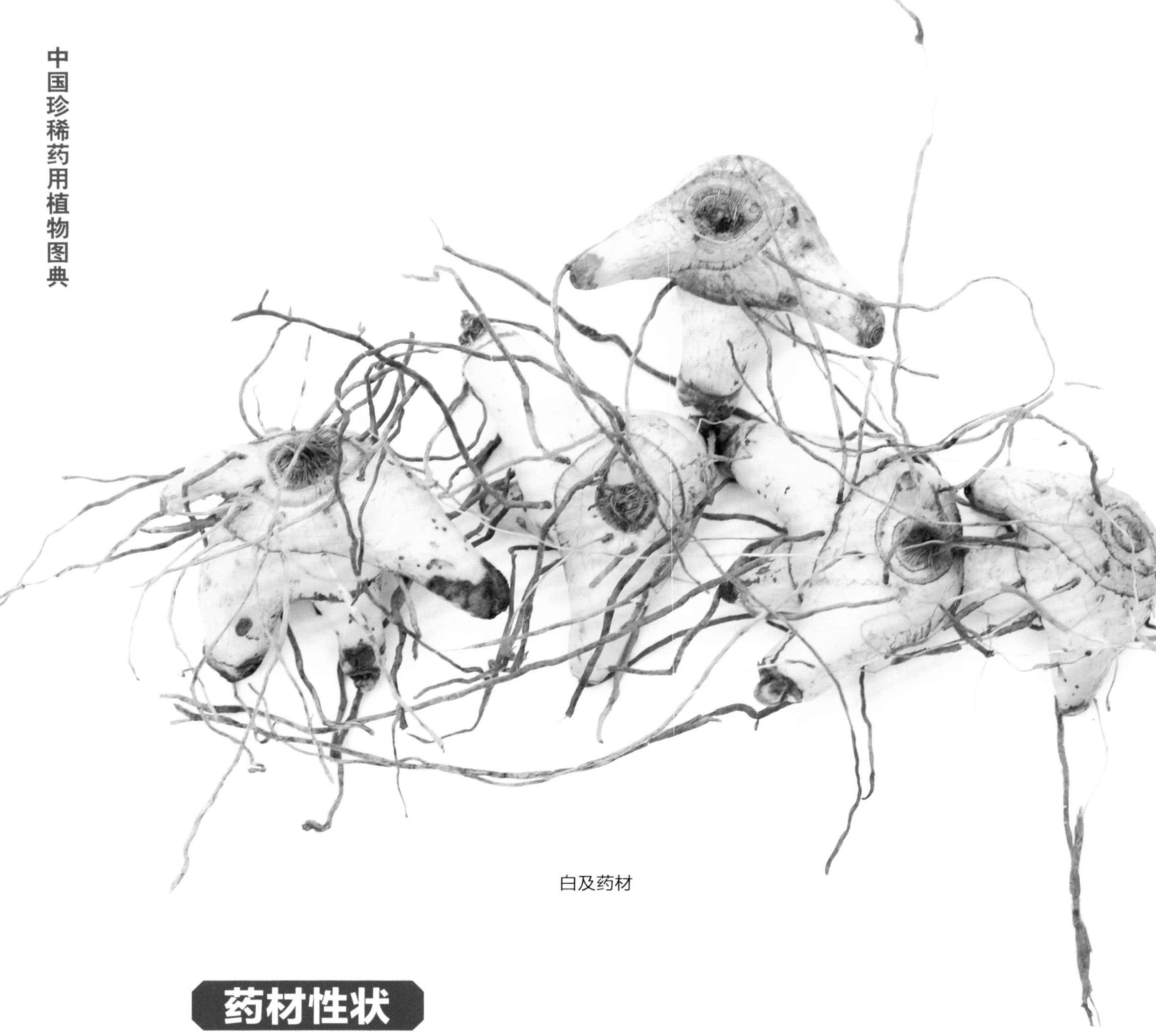

白及药材

药材性状

本品呈不规则扁圆形，多有 2 ~ 3 个爪状分枝。外表皮灰白色或黄白色，有数圈同心环节和棕色点状须根痕，上面有突起的茎痕，下面有连接另一块茎的痕迹。切面类白色，角质样，半透明，维管束小点状，散生。质脆。气微，味苦，嚼之有黏性。

化学成分

白及中主要含有菲类衍生物及少量挥发油，黏液质，白及甘露聚糖（bletilla mannan），水分（14.6 %），淀粉（30.5 %），葡萄糖（1.5 %），联苄类化合物3,3',5-三甲氧基双苄（3,3',5-trimethoxybibenzyl）、3,5-二甲氧基双苄（3,5-dimethoxybibenzyl）。单菲及其取代衍生物2,4,7-三甲氧基菲（2,4,7-trimethoxy phenanthrene）、2,4,7-三甲氧基-9,10-二氢（2,4,7-trimethoxy-9, 10-dihydrophenanthrene）、2,3,4,7-四甲氧基菲（2,3,4,7-tetramethoxyphenanthrene）、1-（4-羟基苄基）-4-甲氧基-9，10-二氢菲[1-（4-hydroxyben-zyl）-4-methoxy-9, 10-dihydrophenanthrene]、4-甲氧基-9,10-二氢菲-2,7-二酚（4-methoxy-9,10-dihydrophenenthrene-2,7-diol）、3-（4-羟基苄基）-4-甲氧基-9,10-二氢菲-2,7-二酚[3-（4-hydroxybenzyl）-4-methoxy-9,10-dihydrophenanthrene-2,7-diol]、1,6-双（4-羟基苄基）-4-甲氧基-9,10-二氢菲-2,7-二酚[1,6-bi（4-hydroxybenzyl）-4-mcthoxy-9,10-dihydrophenanthrene-2,7-diol]、1-（p-羟苄基）-4-甲氧基菲-2,7-二酚[1-（p-hydroxv-benzyl）-4-methoxyphenanthrcne-2,7-diol]、1,8-双（4-羟基苄基）-4-甲氧基菲-2,7-二酚[1,8-bi（4-hydroxybenzyl）-4-methoxyphenanthrene-2,7-diol]以及双氢菲与苄醇缩合物：白及苄醚甲、乙、丙（bletilol A，B，C）。联菲衍生物白及联菲甲、乙、丙（blestriarene A，B，C）和白塔塔素Ⅲ（batatasin Ⅲ），3'-O-甲基白塔塔素Ⅲ（batatasin Ⅲ）（3'-O-methylbatatasin Ⅲ），白及酚甲、乙、丙（blestrianol A，B，C）。双菲氧醚白及素甲、乙、丙（blestrine A，B，C）和白及素丁（blestrine D）。其他尚含有蒽醌类化合物大黄素甲醚（physclon）。

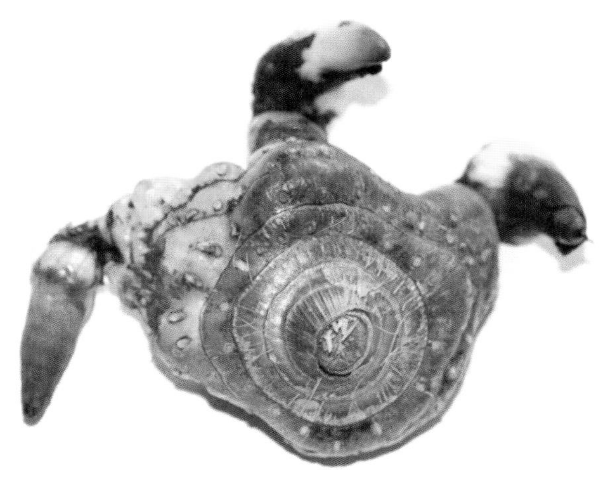

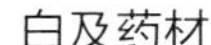

白及药材

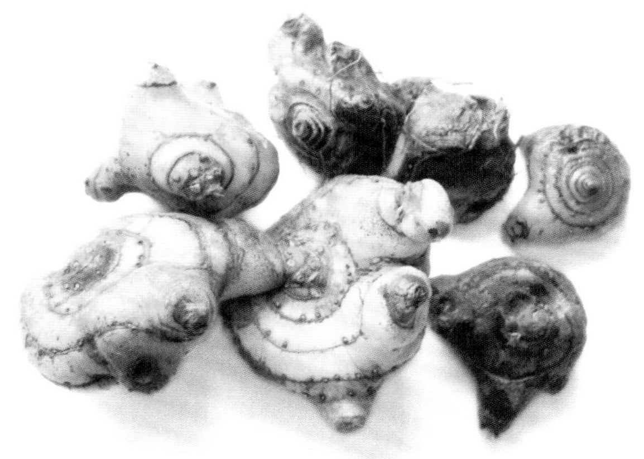

白及药材

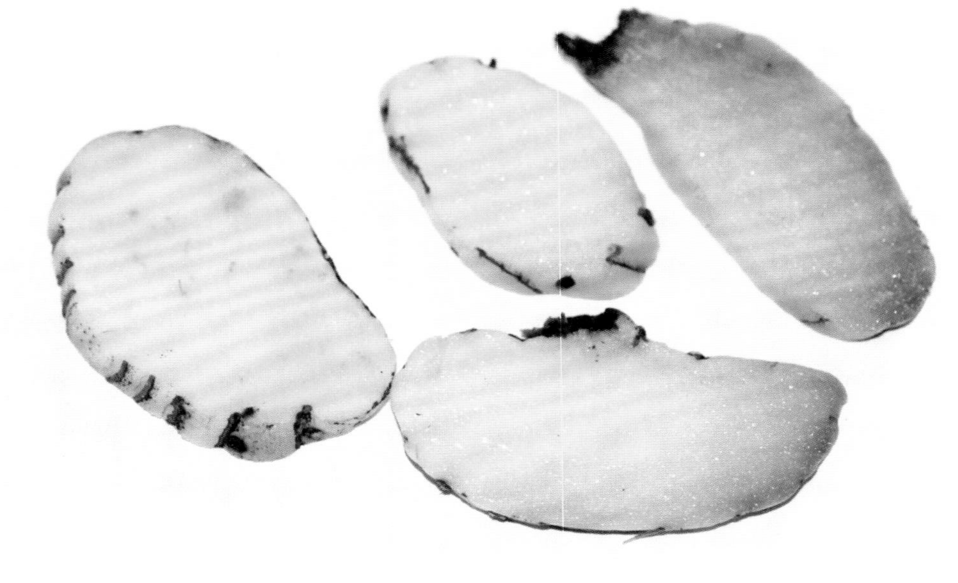

白及药材

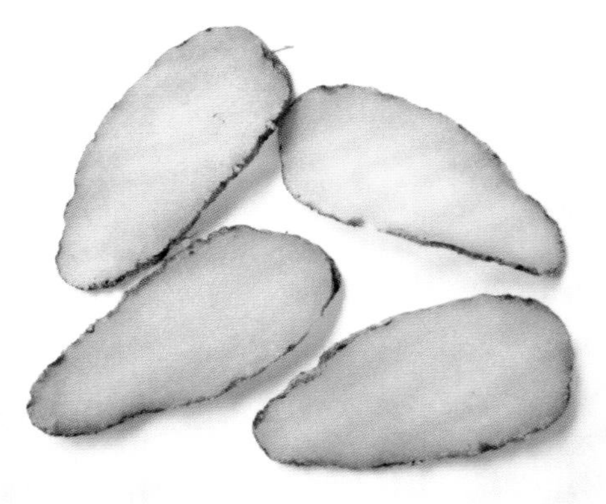

白及纵切片

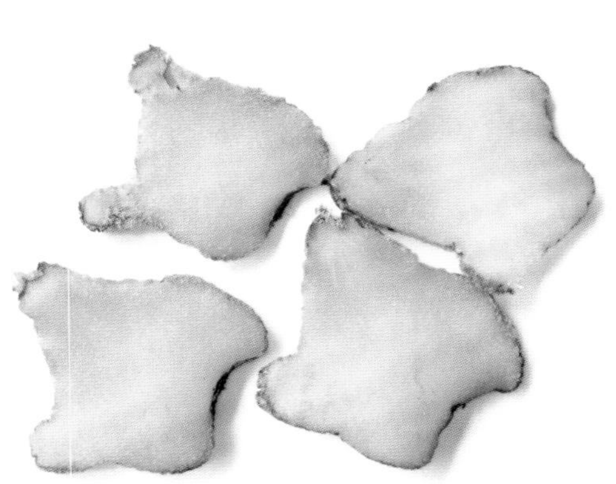

白及横切片

药理作用

1. 止血作用 用试管法及毛细血管法均证明，给家兔 2% 白及胶液 1.5 mL/kg，可显著缩短凝血时间及凝血酶原形成时间，并加速红细胞沉降率。而将白及胶液注入蛙下腔静脉后，可见末梢血管内红细胞凝集，形成人工血栓，从而有修补血管壁损伤的作用，而又不致阻塞较大血管内血液的流通。把犬肝叶或脾大部分切除，兔大腿肌肉做横行切断，先将较大的动脉结扎，再以白及浸出物覆盖创面，可自行黏着，出血立即停止。其止血作用与其所含胶状成分有关，止血可能是物理性的作用。

2. 抗溃疡作用 白及的甲醇提取物具有抗溃疡活性，可对抗幽门结扎型、束缚水浸应激型溃疡。给大鼠灌服白及煎剂（1%，1.5 mL）对盐酸所致胃黏膜损伤有明显保护作用，使盐酸所致胃黏膜溃疡明显减轻，溃疡抑制率为94.3%。预先给予消炎痛则白及的抗溃疡作用消失。进一步观察药物对胃酸分泌的影响发现，1%白及煎剂1.5 mL给大鼠灌胃可使总酸排出量显著增高，胃液分泌量和总酸度也呈增加趋势。说明白及的胃黏膜保护作用通过刺激胃黏膜合成和释放内源性前列腺素（PG）而产生，PG合成抑制药（如吲哚美辛）可翻转这一作用。

3. 预防肠粘连 给家兔灌服白及溶胶40 mL/只，观察药物对术后肠粘连的预防作用。结果表明，给白及溶胶后，动物术后发生粘连的只数、平均粘处数和平均粘面积均显著低于对照组和右旋糖酐组。

4. 抗感染作用 白及甲醇提取物对金黄色葡萄球菌有明显抑制作用，从中进一步分离得到的活性成分对白假丝酵母菌ATICi10257和顺发癣菌QM248均有抑制作用。另外白及可微弱抑制结核分枝杆菌和奥杜盎小芽孢癣菌。研究白及提取物的抗感染活性与其结构的关系发现，含有甲氧基的化合物抗感染作用减弱，而对羟基苄化合物的抗感染活性增强。

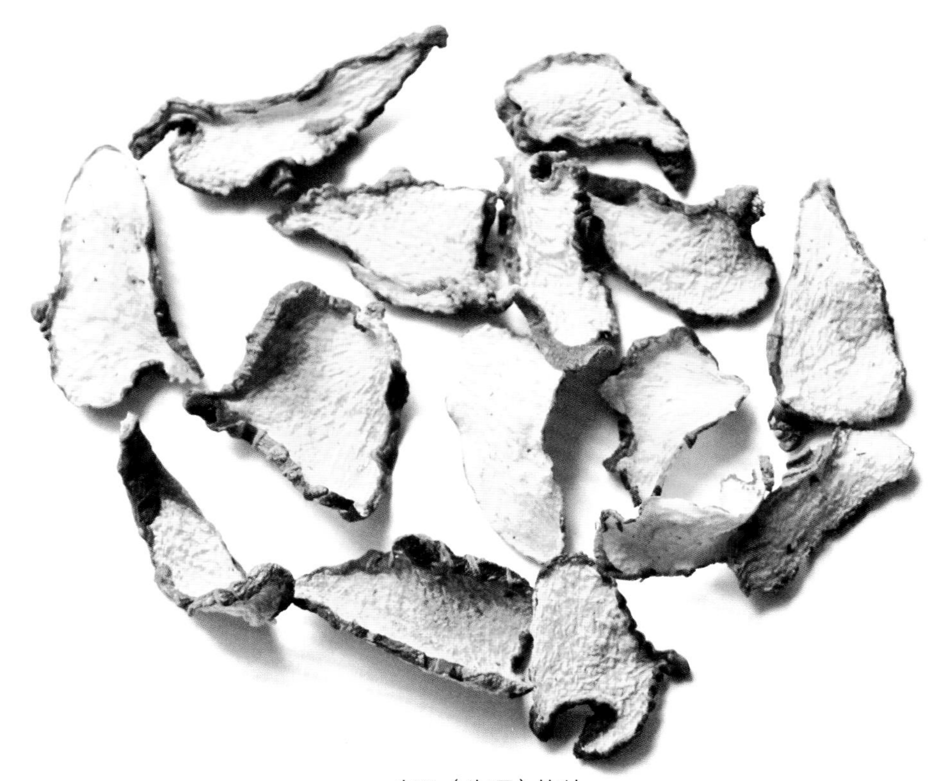

白及（生晒）饮片

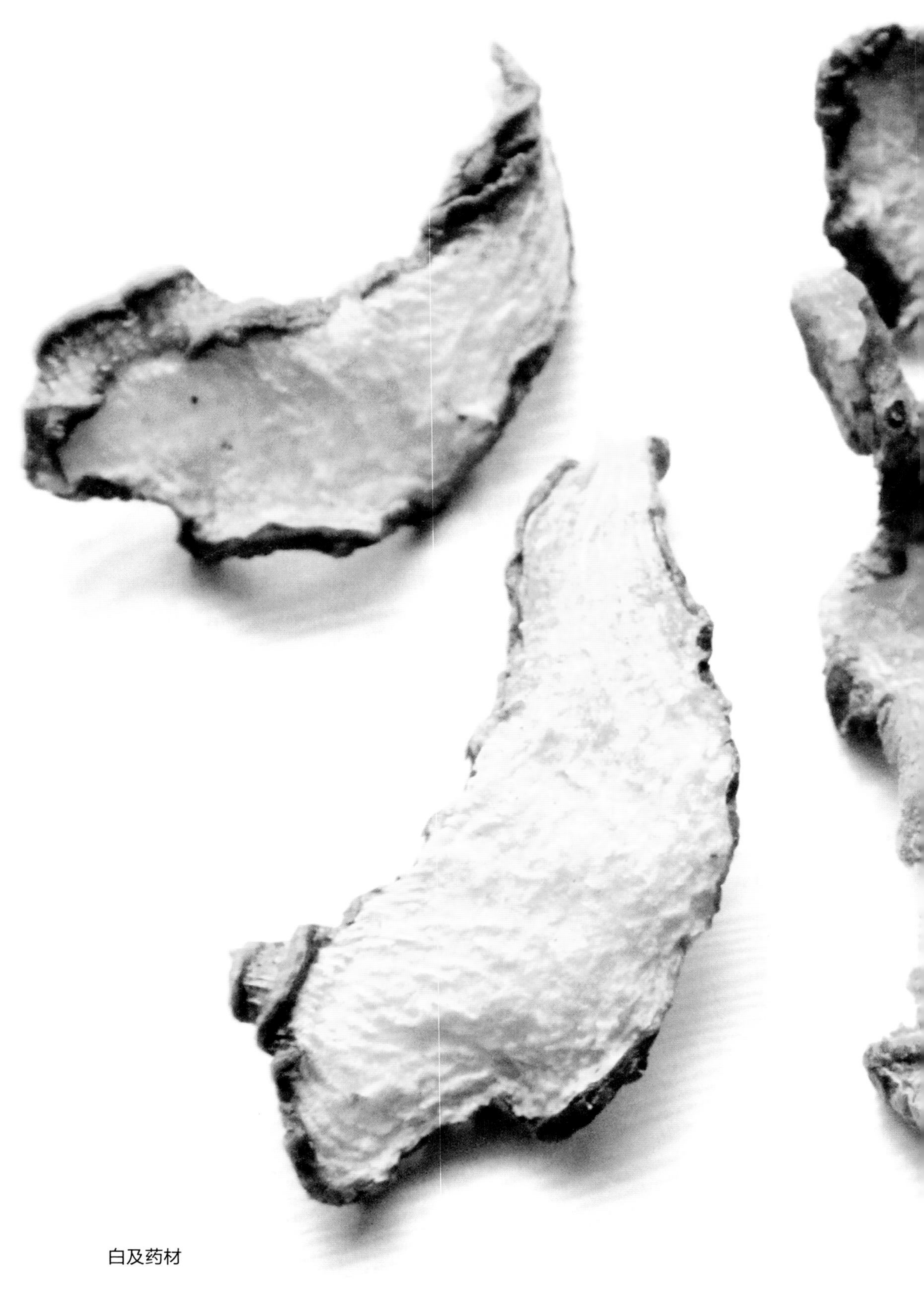

白及药材

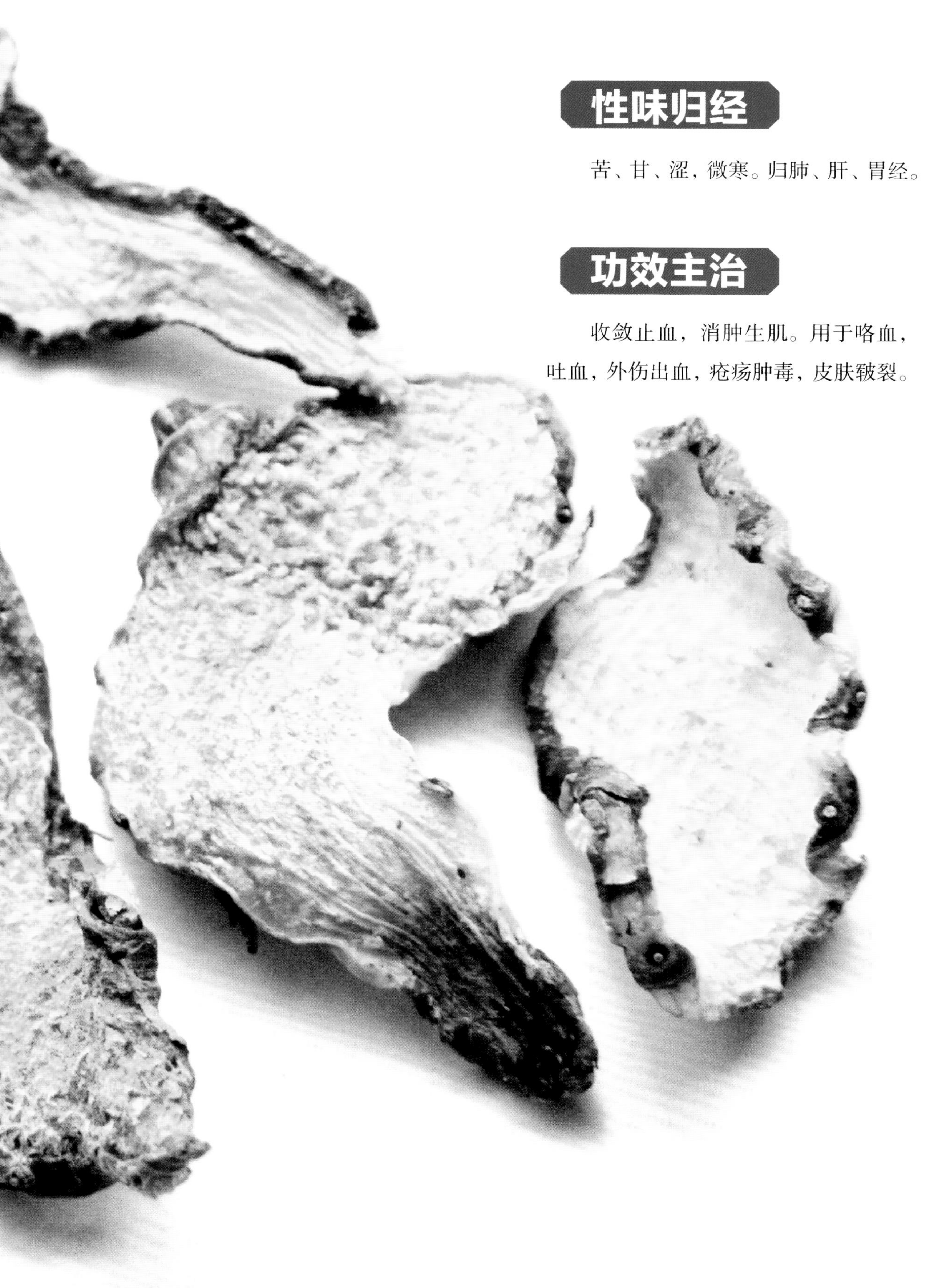

性味归经

苦、甘、涩，微寒。归肺、肝、胃经。

功效主治

收敛止血，消肿生肌。用于咯血，吐血，外伤出血，疮疡肿毒，皮肤皲裂。

临床应用

1. 体表肿瘤 患者右眼外眦上方鳞状皮肤癌，用白及粉敷，每日 1 次，1 周后在肿瘤表面形成灰白色凝结样外壳，疮面较前干燥，瘀血腐肉明显减少。2 周后复诊见灰白色外壳较前增厚，恶臭味几无，瘤体周围皮肤水肿消退，瘤体缩小，1 个月后，瘤体干燥，无发展征象。

2. 烧伤 取新鲜白及去皮，按 1∶10 加入蒸馏水，浸 12 日后加热至沸，过滤，灌封，高压灭菌即制成白及胶浆。用白及胶浆涂抹于清理干净的创面上，每日 1 次。作用机制：白及胶浆对细菌有抑制作用，且可在局部形成一层保护膜，能控制及防治感染，并可缩短血凝时间，减少出血，从而有利于创面的愈合。

3. 止血 用白及制成的止血粉，对切口小血管出血和渗血有较好的止血效果。拔牙后，创伤处撒入细粉棉球压迫，止血效果更佳。

4. 肛裂 取白及胶浆 1∶1 加入石膏粉调匀，高压消毒为白及膏。局部清洗干净，涂擦白及膏，然后将涂有白及膏的棉球敷患处，一般 6 ~ 10 日创面全部愈合。

5. 急性胰腺炎 白及 100 g，大黄 25 g。共研粗末，加水熬至 300 mL，药液呈糊状，每隔 4 ~ 6 日 1 次，每次 100 mL，缓缓服下，除适当补液外，不使用任何西药，治疗 145 例急性胰腺炎患者。结果：治愈 136 例，无效 9 例。

6. 上消化道出血 白及、三七粉各 1.5 g。每日 2 ~ 3 次，治疗 10 例。结果：大便隐血试验转阴时间平均为 3.2 日，其中 4 例服药 1 日即止血。

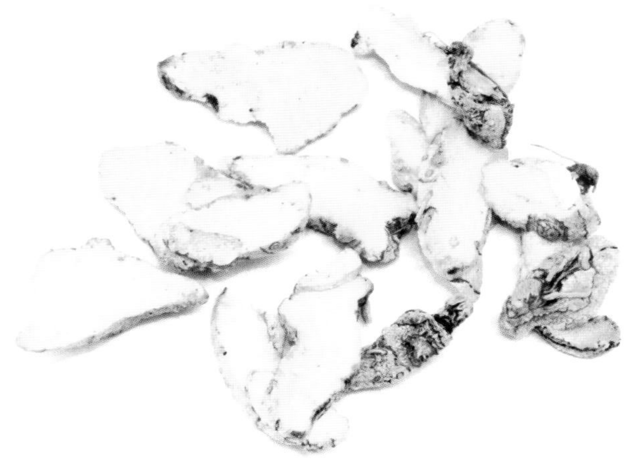

白及（掺重，劣质）饮片

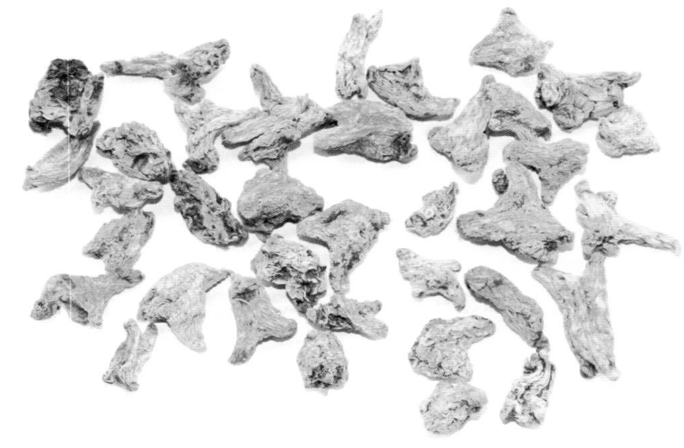

白及（劣质）药材

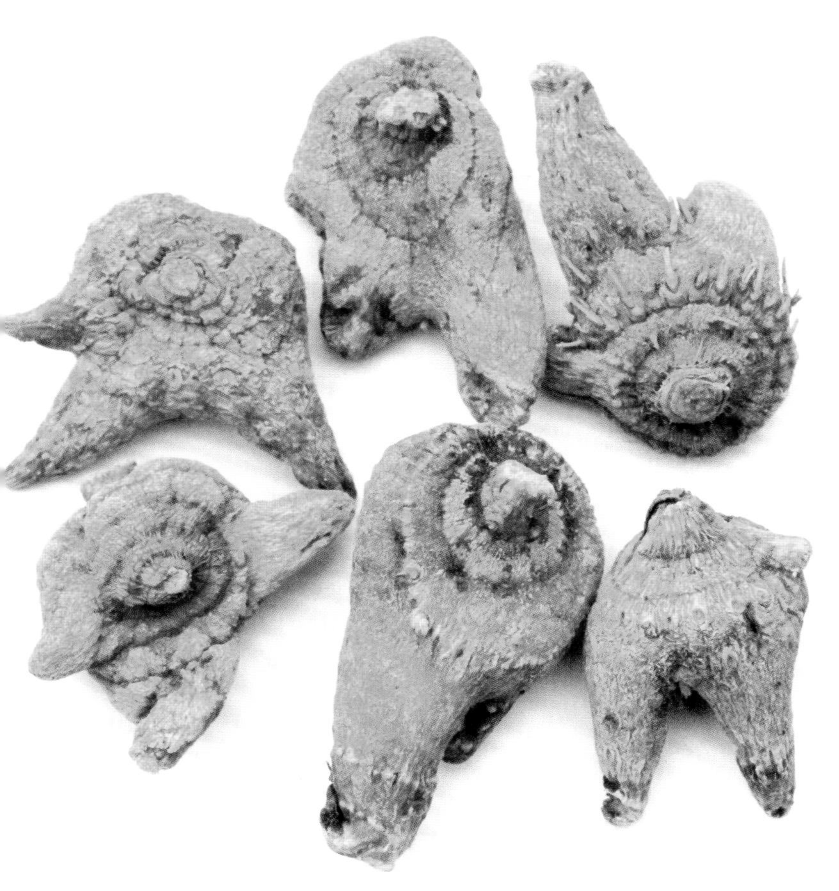
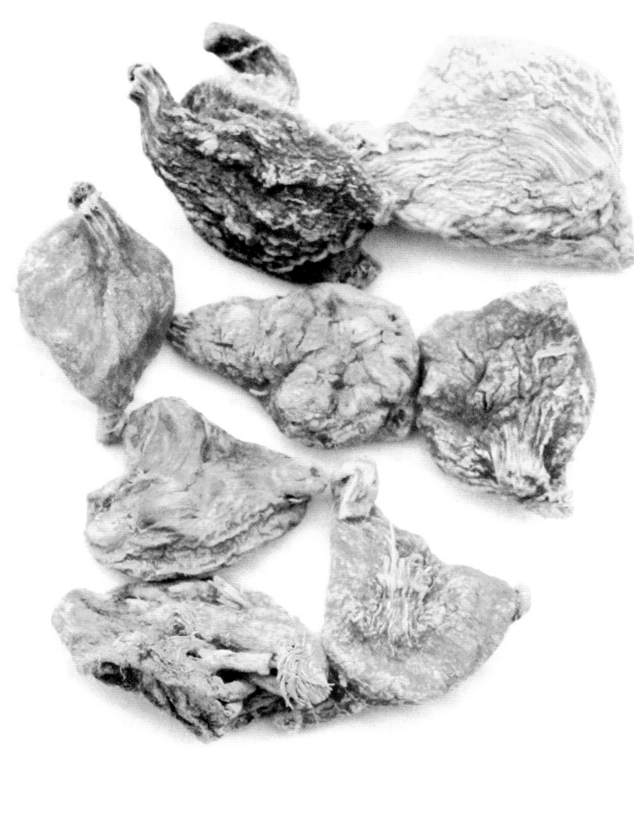

白及（伪品）药材

用法用量

6 ~ 15 g；研末吞服。外用：适量。

使用注意

不宜与川乌、制川乌、草乌、制草乌、附子同用。

白及（伪品）饮片

混伪品鉴别

黄花白及

本品为兰科植物黄花白及 *Bletiliao chracea* Schltr. 的干燥块茎。分布于甘肃、陕西、四川、湖南、湖北、云南、贵州、广西等地，在产区亦习惯作白及入药用。本品与正品白及的原植物近似而较为粗壮，干燥后块茎则较为瘦小而短，外皮呈明显的纵皱，黄色或棕黄色。

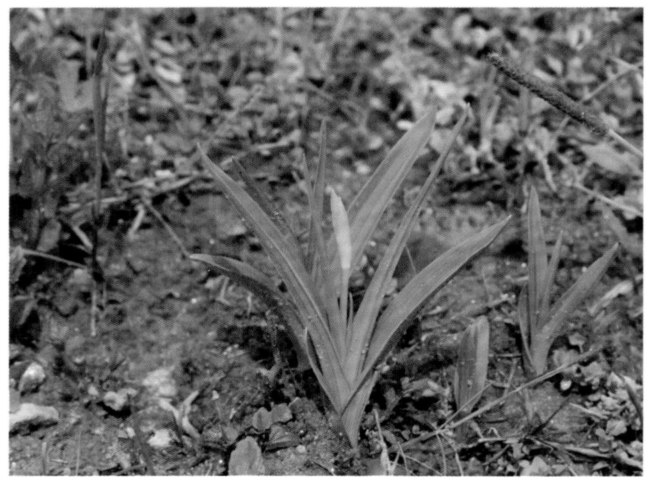

黄花白及

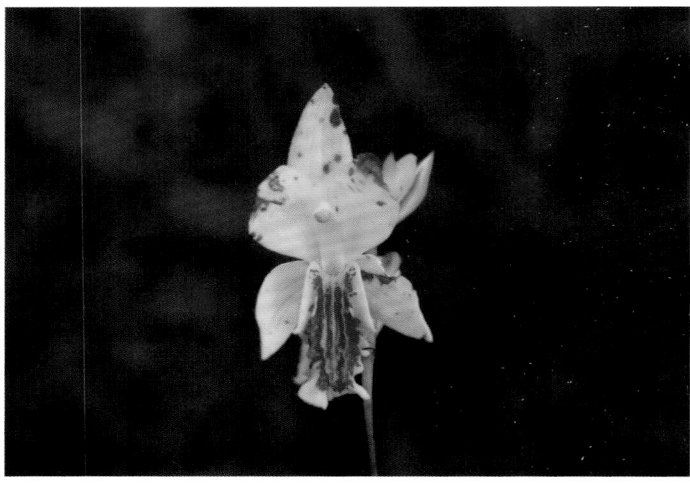

黄花白及

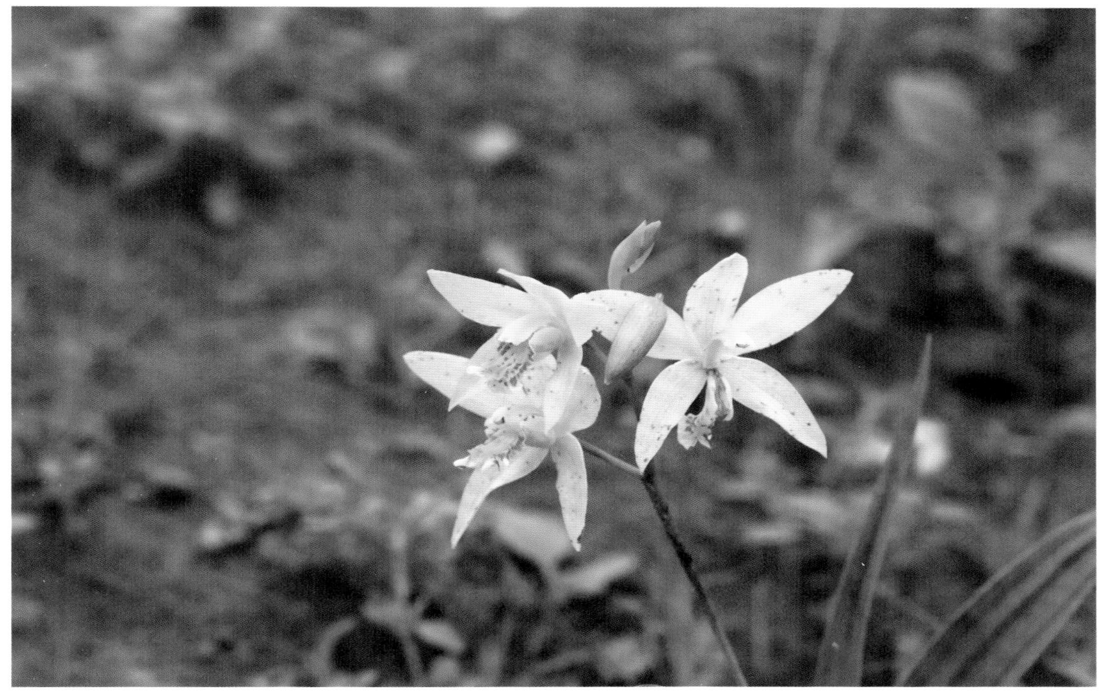

黄花白及

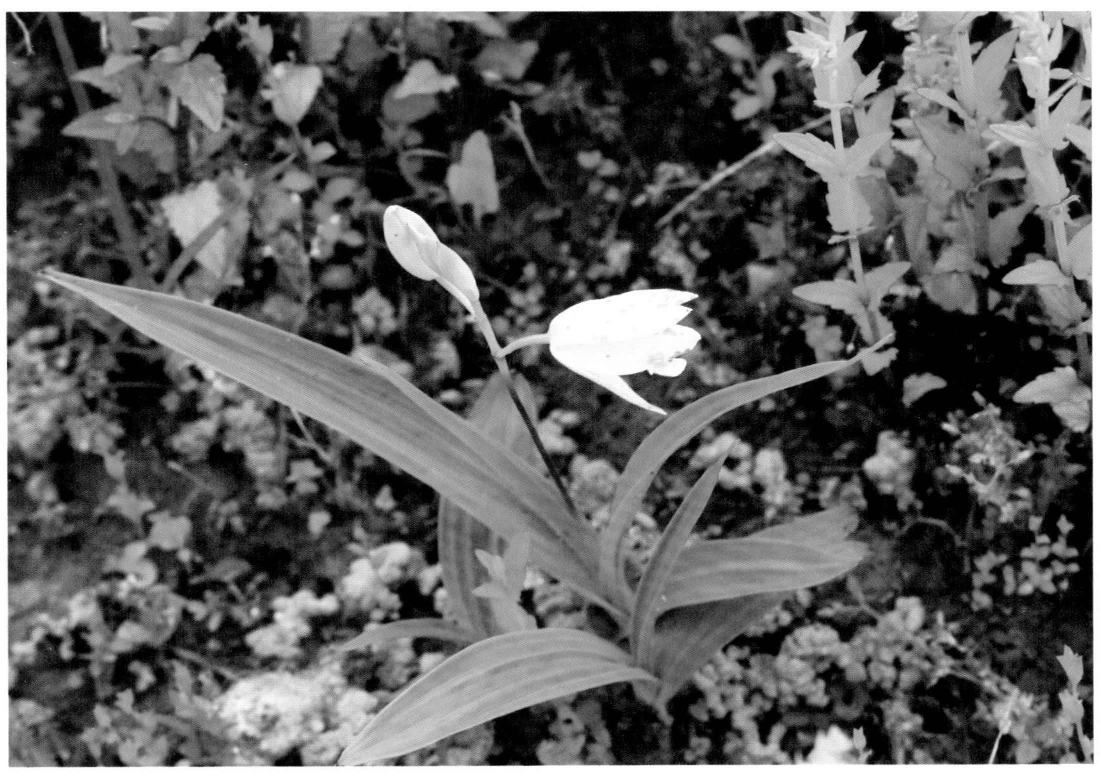

黄花白及

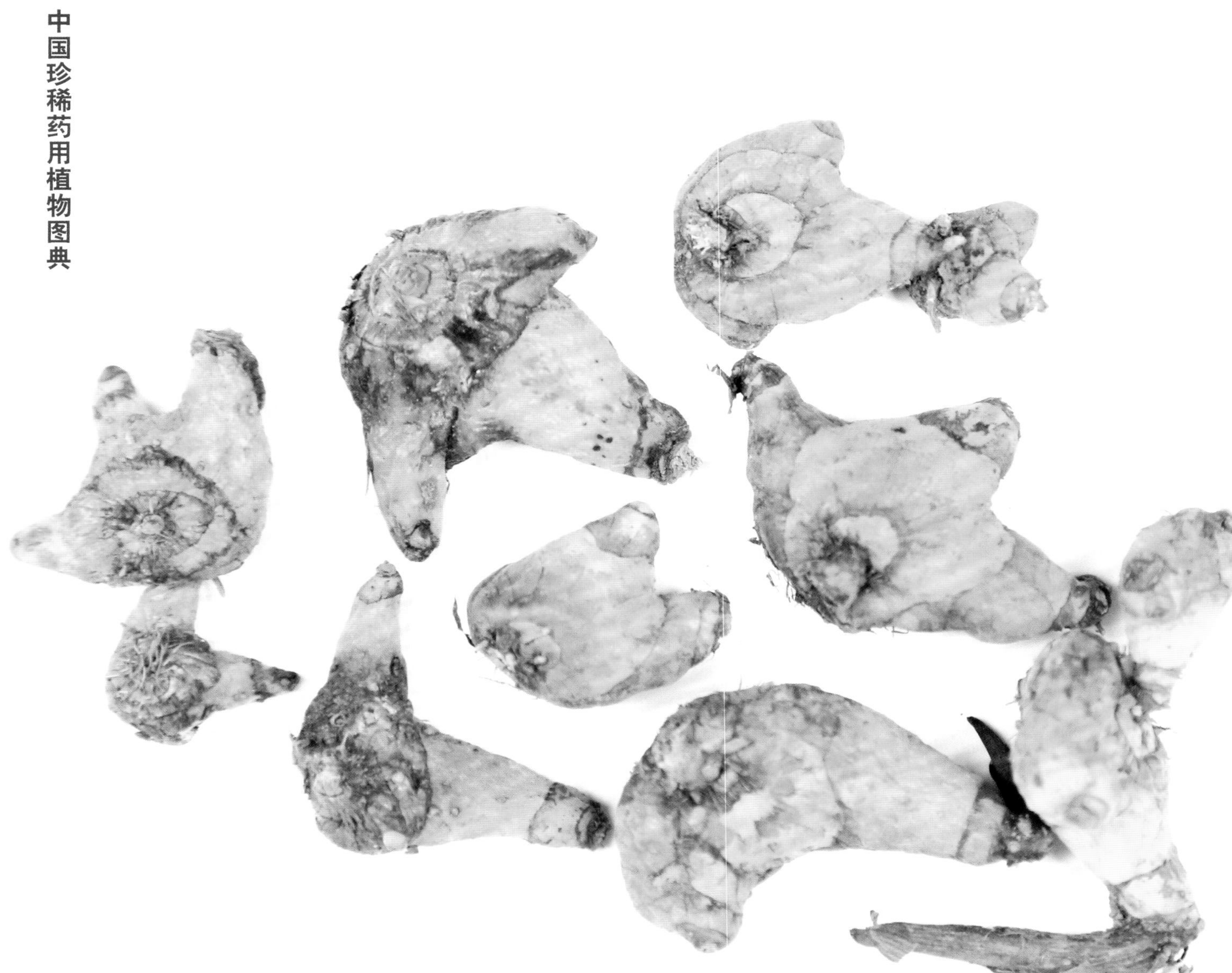

黄花白及药材

小白及

本品为兰科植物小白及 *Bletilia yunnanensis* Schltr. 的干燥块茎，也叫云南白及。分布于陕西、四川、云南、贵州、广西、台湾等地。在产区亦常混作白及入药用。本品与黄花白及近似，药材明显瘦小而干枯，表面多纵皱，无厚润感。

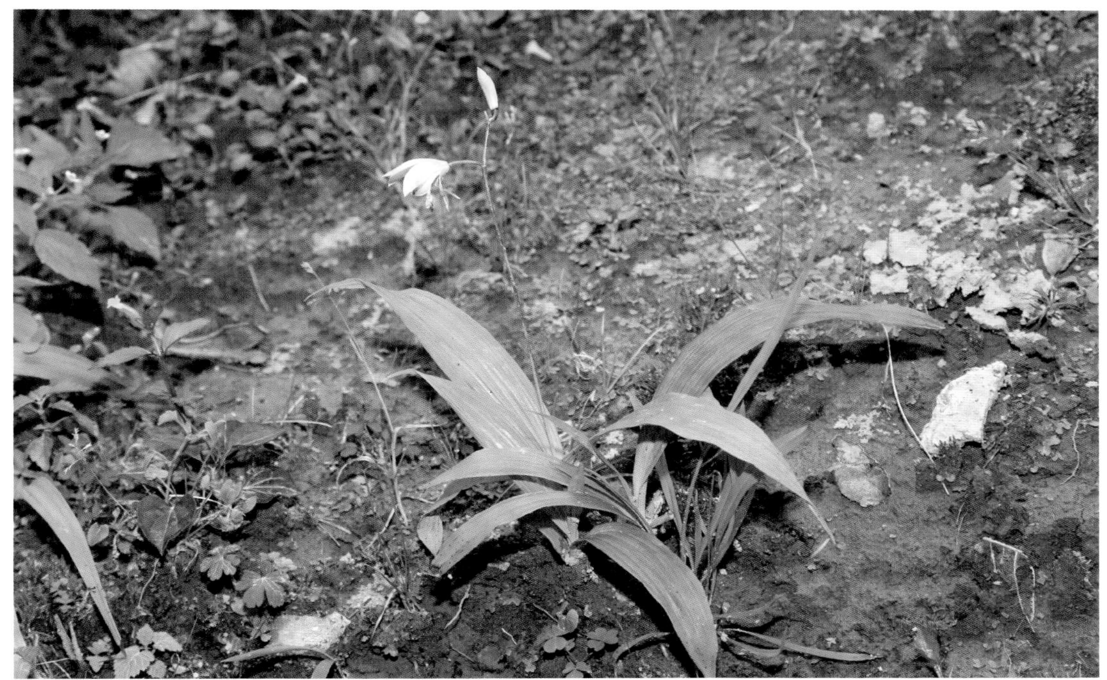

小白及

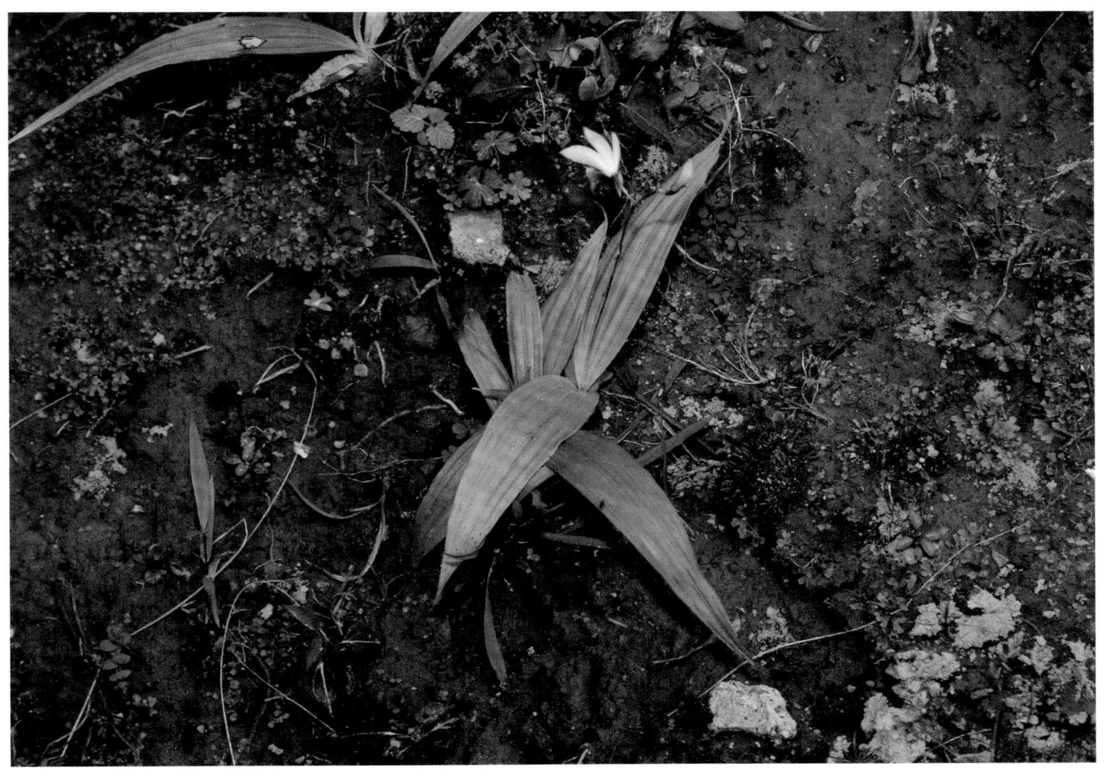

小白及

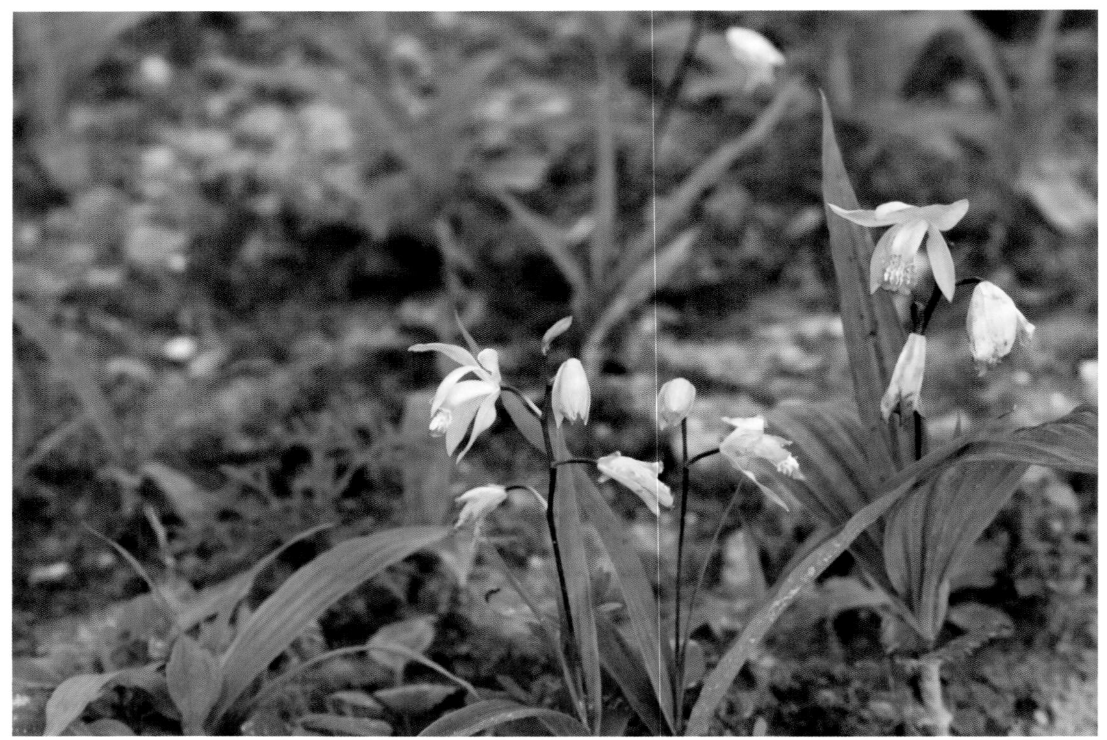

小白及

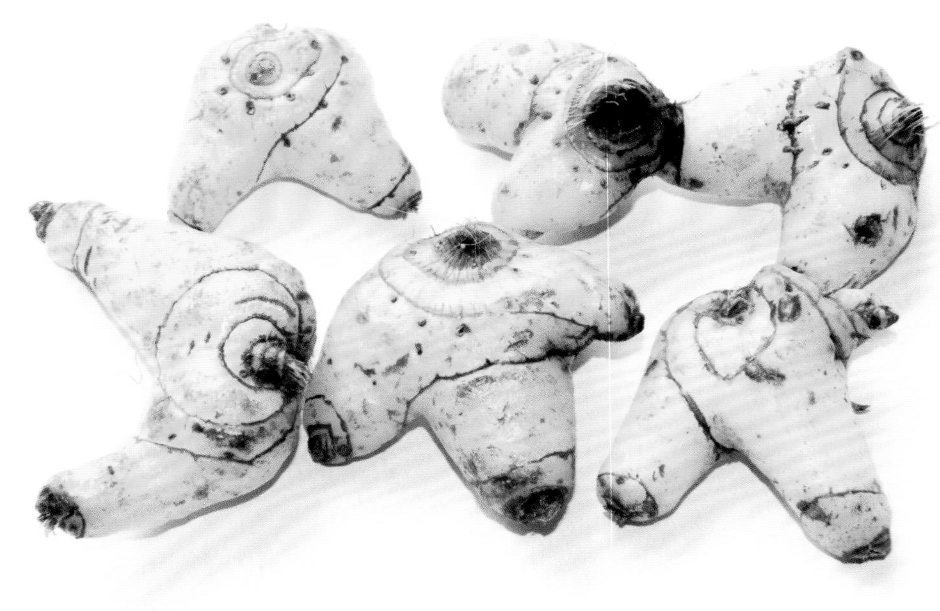

小白及药材

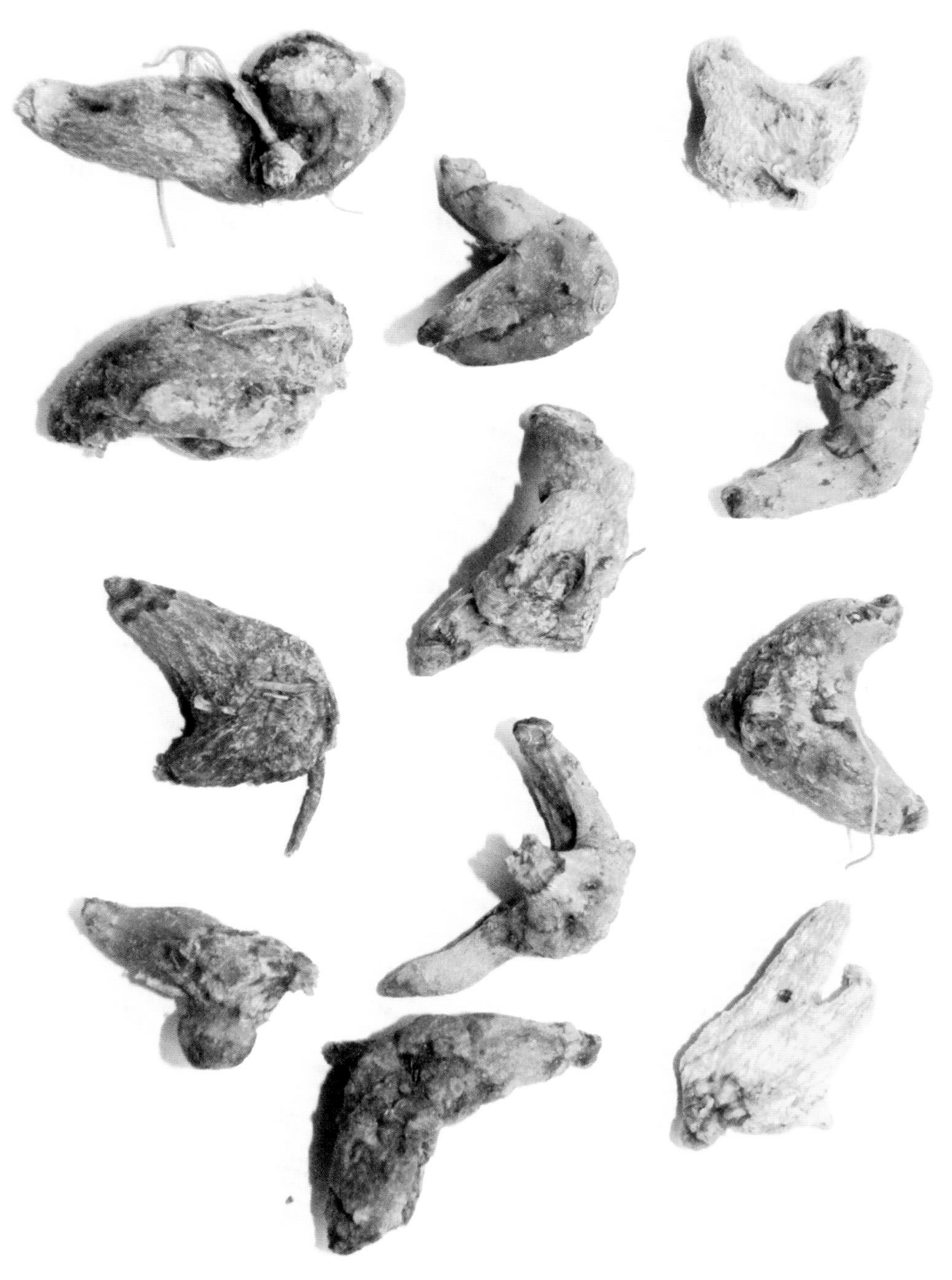

小白及药材

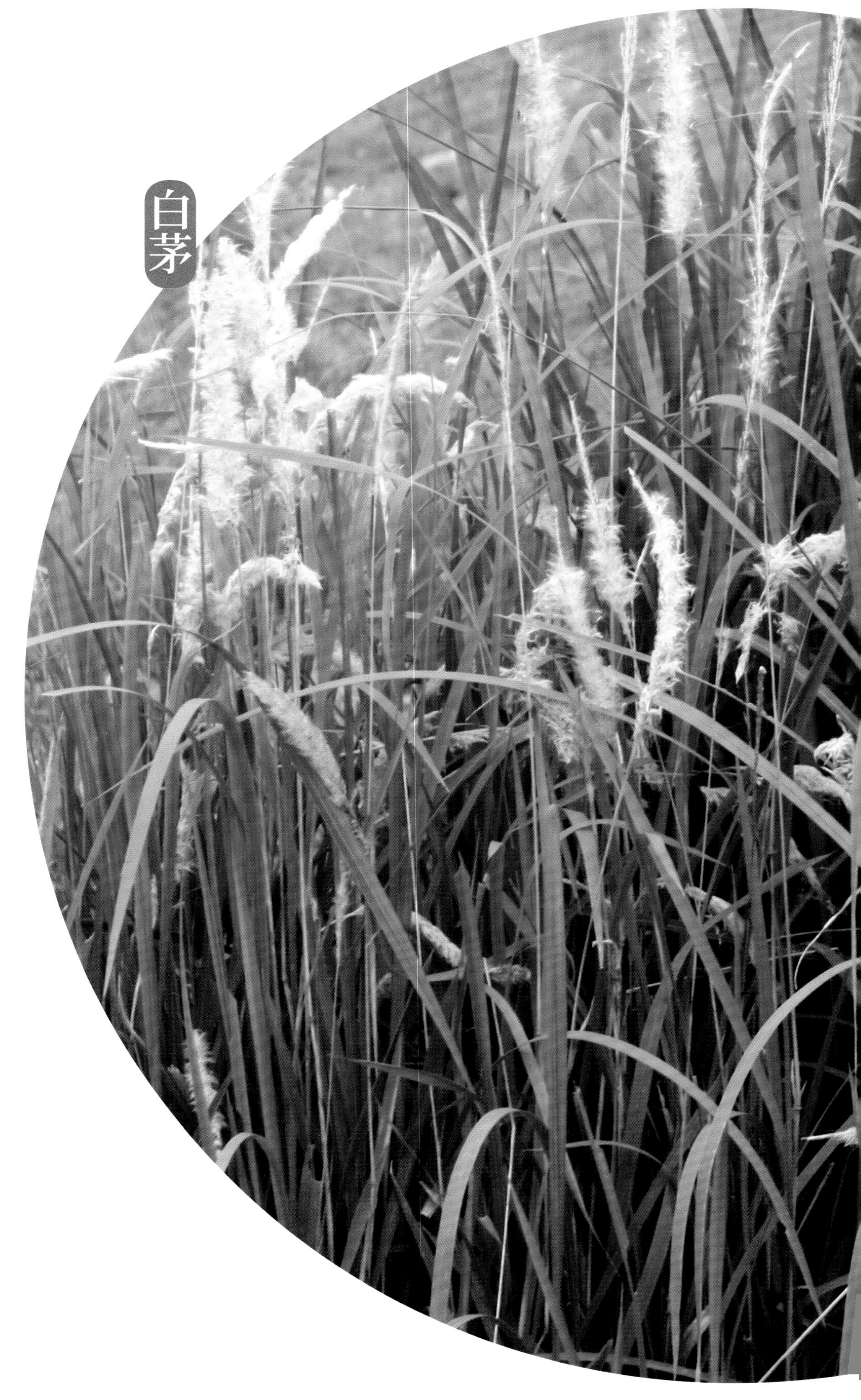

白茅

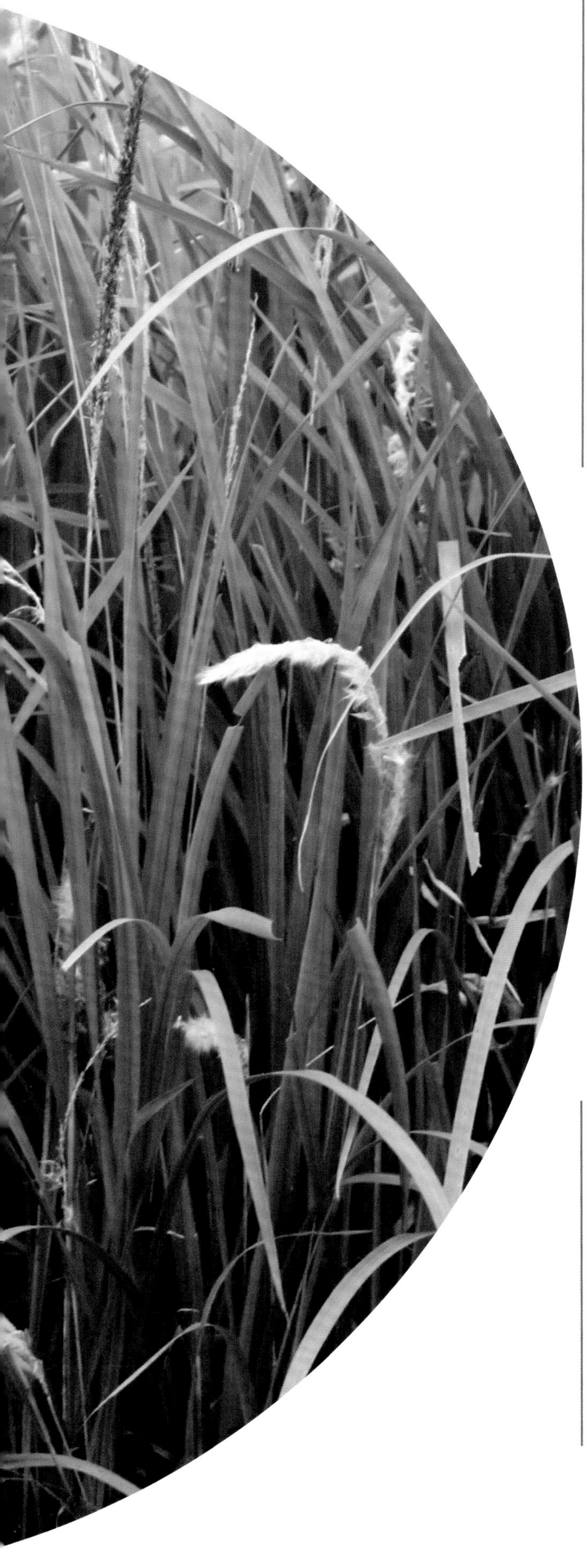

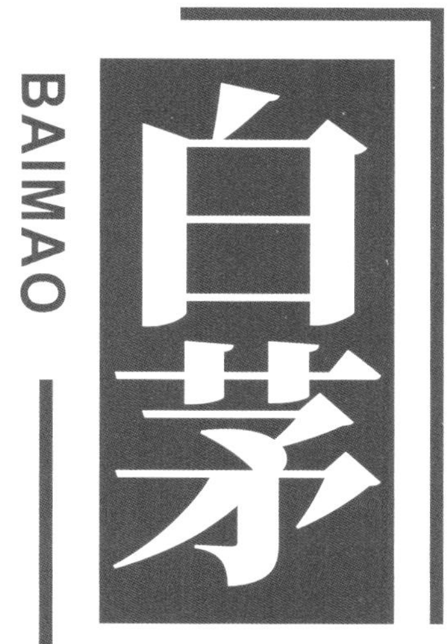

白茅

BAIMAO

基原

本品为禾本科植物白茅 *Imperata cylindrica* Beauv. var. *major* (Nees) C. E. Hubb. 的干燥根茎。

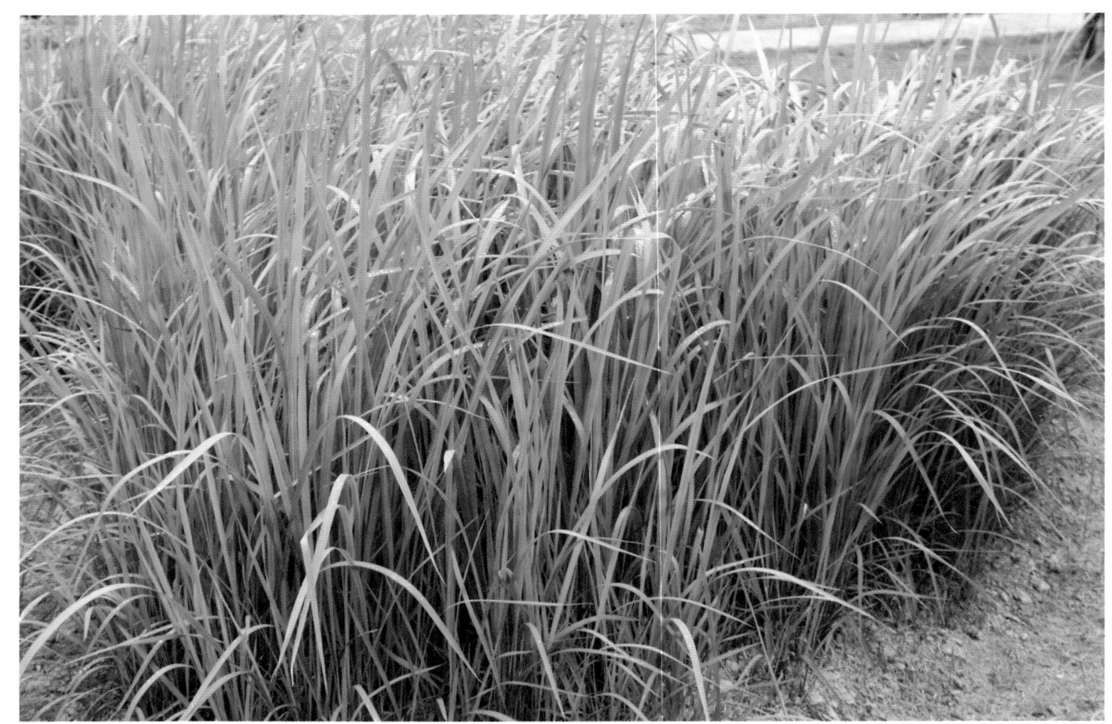

白茅

形态特征

多年生草本，根茎密生鳞片。秆丛生，直立，高 30 ~ 90 cm，具 2 ~ 3 节，节上有长 4 ~ 10 mm 的柔毛。叶多丛集基部，叶鞘无毛，或上部及边缘和鞘口具纤毛，老时基部或破碎呈纤维状，叶舌干膜质，钝头，长约 1 mm；叶片线形或线状披针形，先端渐尖，基部渐狭，根生叶较长，几与植株相等，茎生叶较短。圆锥花序柱状，长 5 ~ 20 cm，宽 1.5 ~ 3 cm，分枝短缩密集；小穗披针形或长圆形，长 3 ~ 4 mm，基部密生长 10 ~ 15 mm 的丝状柔毛，具长短不等的小穗柄，两颖相等或第一颖稍短，除背面下部略呈草质外，余均膜质，边缘具纤毛，背面疏生丝状柔毛，第一颖较狭，具 3 ~ 4 脉，第二颖较宽，具 4 ~ 6 脉；第一外稃卵状长圆形，长约 1.5 mm，先端钝，内稃缺如；第二外稃披针形，长 1.2 mm，先端尖，两侧略呈细齿状；内稃长约 1.2 mm，宽约 1.5 mm，先端截平。雄蕊 2，花药黄色，长约 3 mm，柱头 2 枚，深紫色。颖果。花期夏、秋两季。

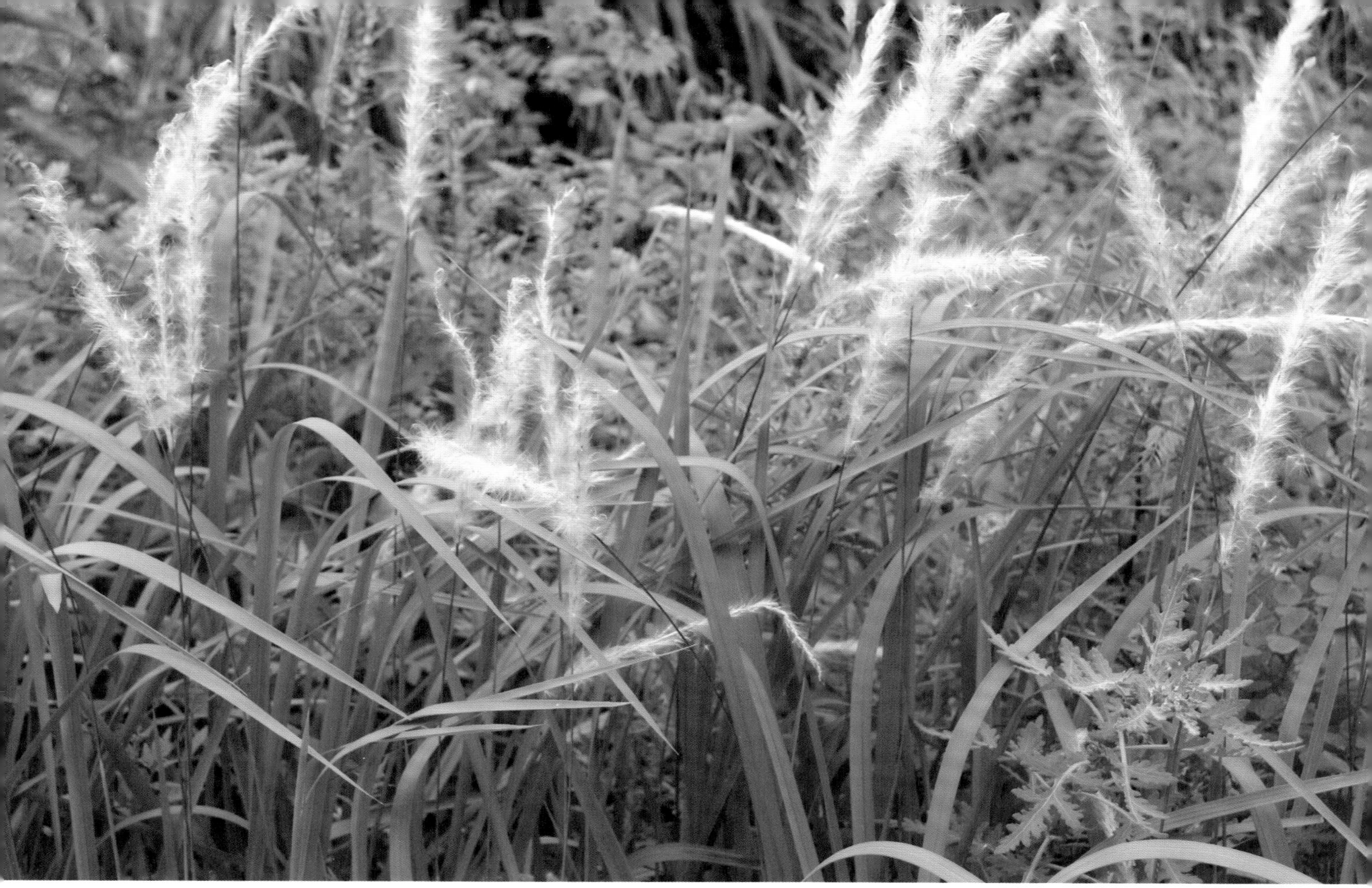

白茅

生境分布

生长于低山带沙质草甸、平原河岸草地、荒漠与海滨。全国大部分地区均产。

采收加工

春、秋两季采挖，洗净，晒干，除去须根及膜质叶鞘，捆成小把。

药材性状

本品呈圆柱形短段。外表皮黄白色或淡黄色，微有光泽，具纵皱纹，节明显，稍隆起，节间长短不等。体轻，质略脆，切面皮部白色，多有裂隙，放射状排列，中柱淡黄色或中空，易与皮部脱落。气微，味微甜。

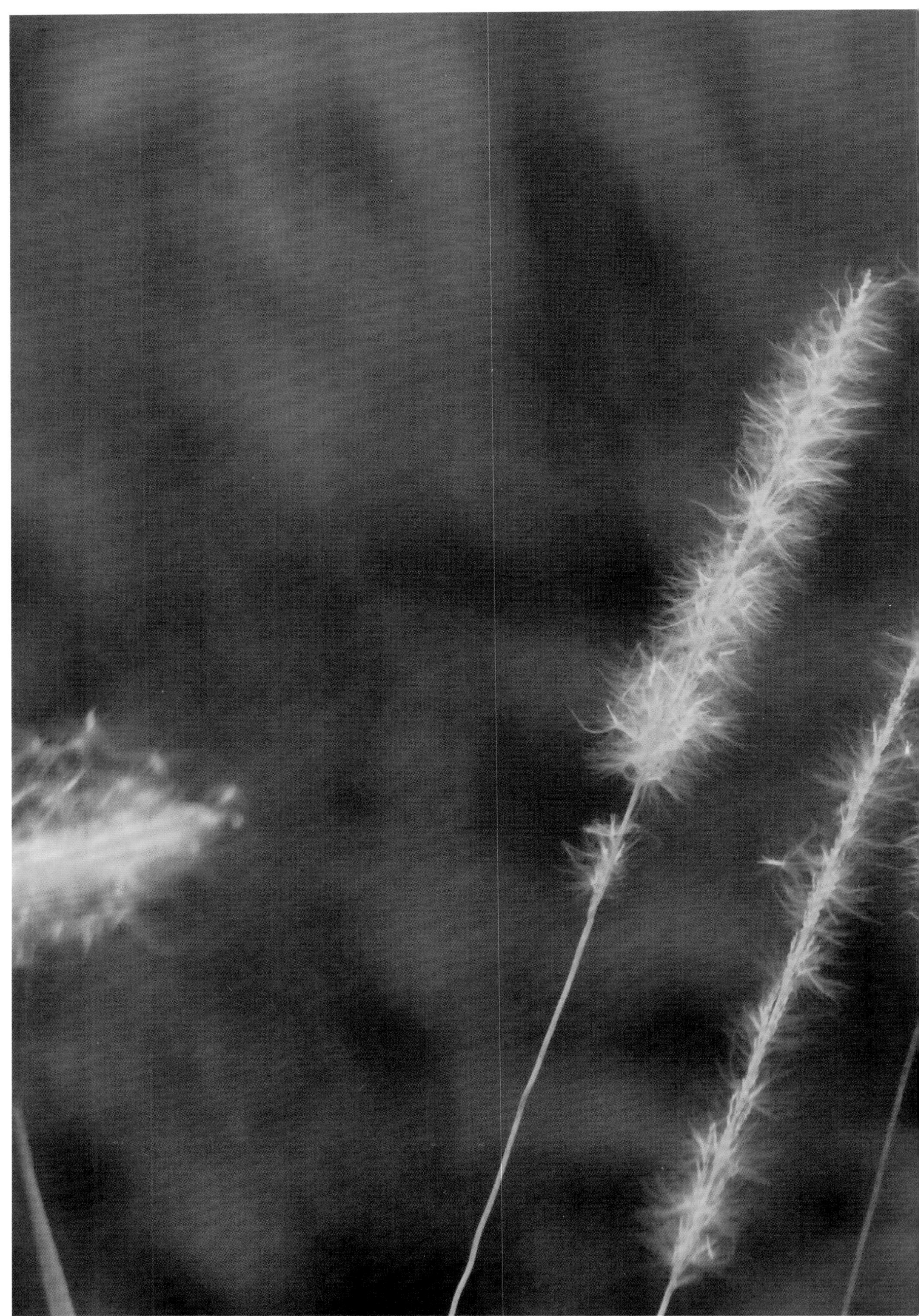

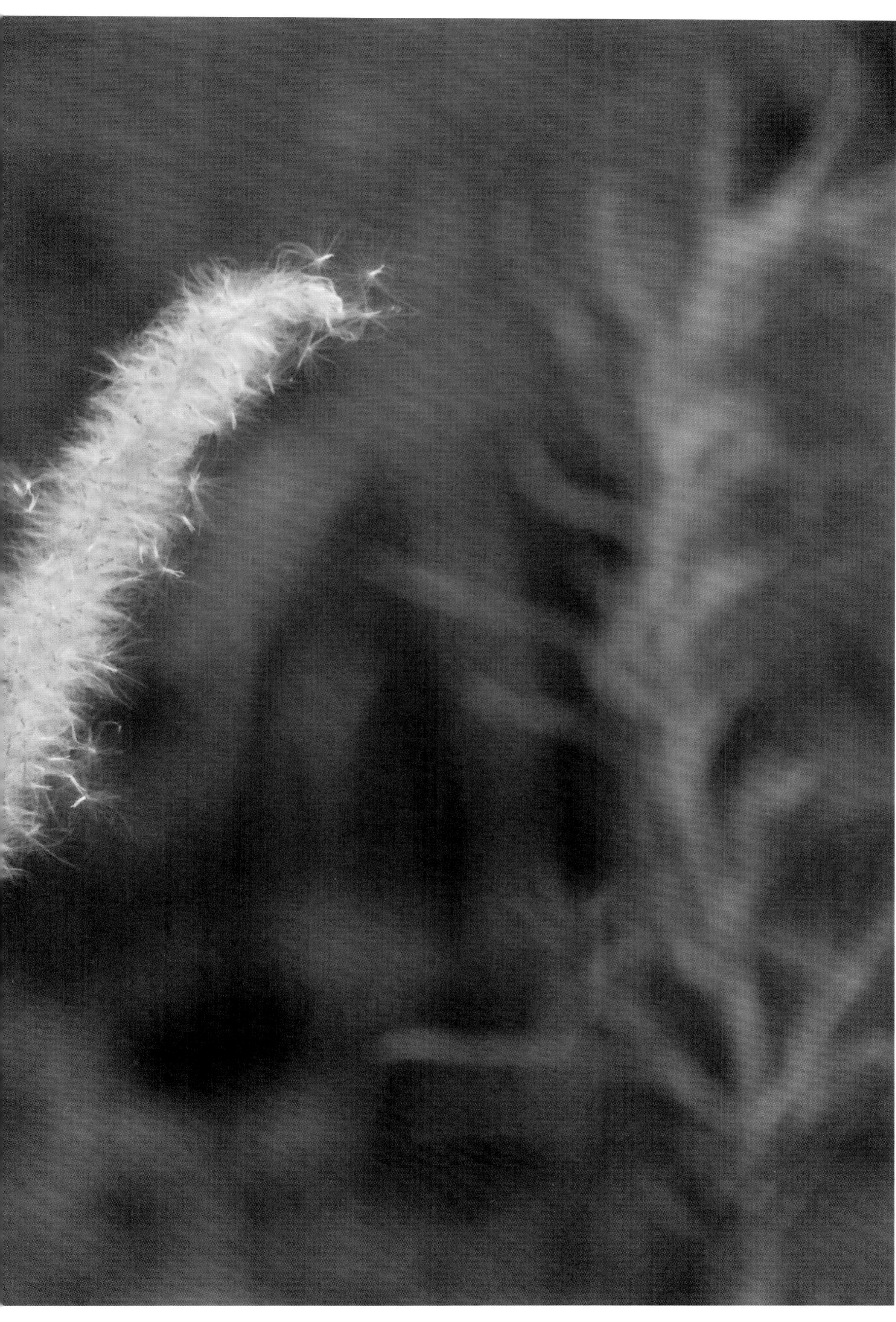

白茅

BAIMAO

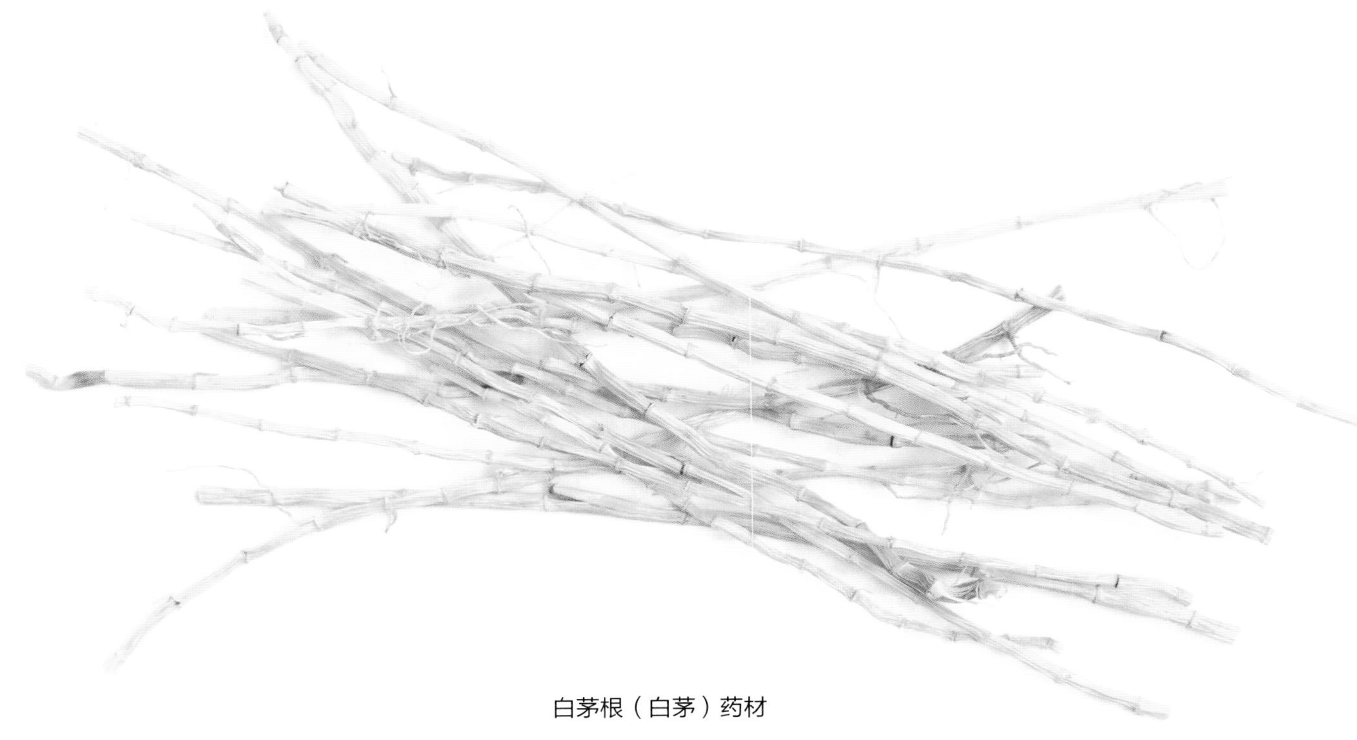

白茅根（白茅）药材

化学成分

根茎含芦竹素（arundoin），印白茅素（cylindrin），薏苡素（coixol），羊齿烯醇（fernenol），西米杜鹃醇（simiarenol），异山柑子萜醇（isoarborinol），白头翁素（anemonin）。还含甾醇类：豆甾醇（stigmasterol），β－谷甾醇（β-sitosterol），菜油甾醇（camposterol），糖类，多量蔗糖（sucros），葡萄糖（glucose）及少量果糖（fructose），木糖（sylose）。简单酸类：枸橼酸（cittic acid），草酸（oxalic acid）及苹果酸（malic acid）。

药理作用

1. 利尿作用 白茅根煎剂和水浸剂灌服，对正常家兔有利尿作用，给药5～10日，利尿作用最为明显，20日左右即不明显。有研究认为白茅根的利尿作用与其所含的丰富钾盐有关。

2. 止血作用　白茅根粉能明显缩短兔血浆的复钙时间。但白茅根含钙较多，可能干扰实验结果。白茅根粉撒于犬或兔的股动脉出血处，压迫 1 ~ 2 分钟，有止血作用。临床用白茅根治疗鼻衄。

3. 抗菌作用　白茅根煎剂在试管内对福氏志贺菌、宋氏志贺菌有明显的抑制作用，但对痢疾志贺菌、鲍氏志贺菌却无作用。

4. 对心肌 86Rb 摄取量的影响　白茅根水醇综合提取物腹腔注射可使小鼠心肌对 86Rb 的摄取量增加。

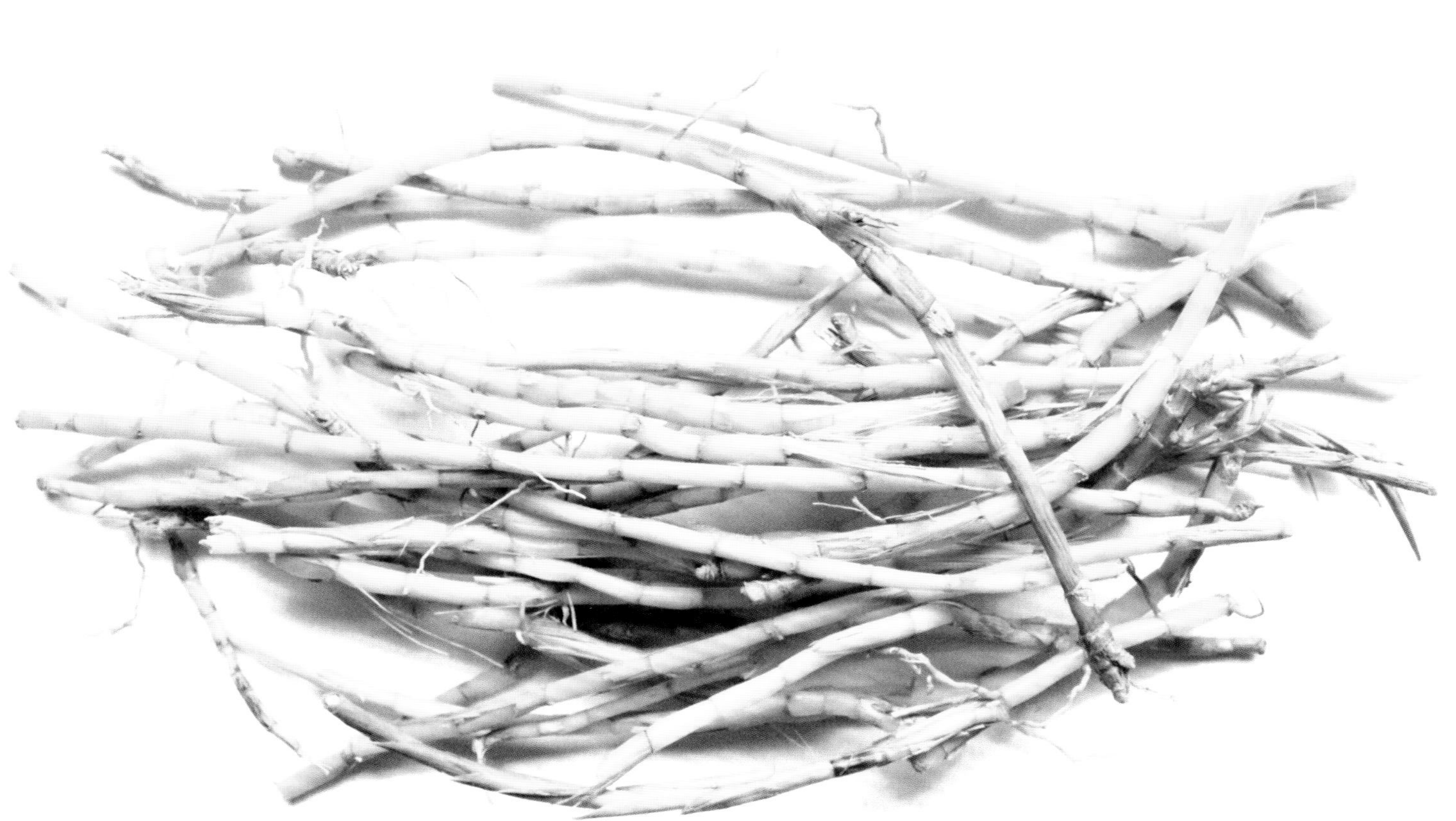

白茅根药材

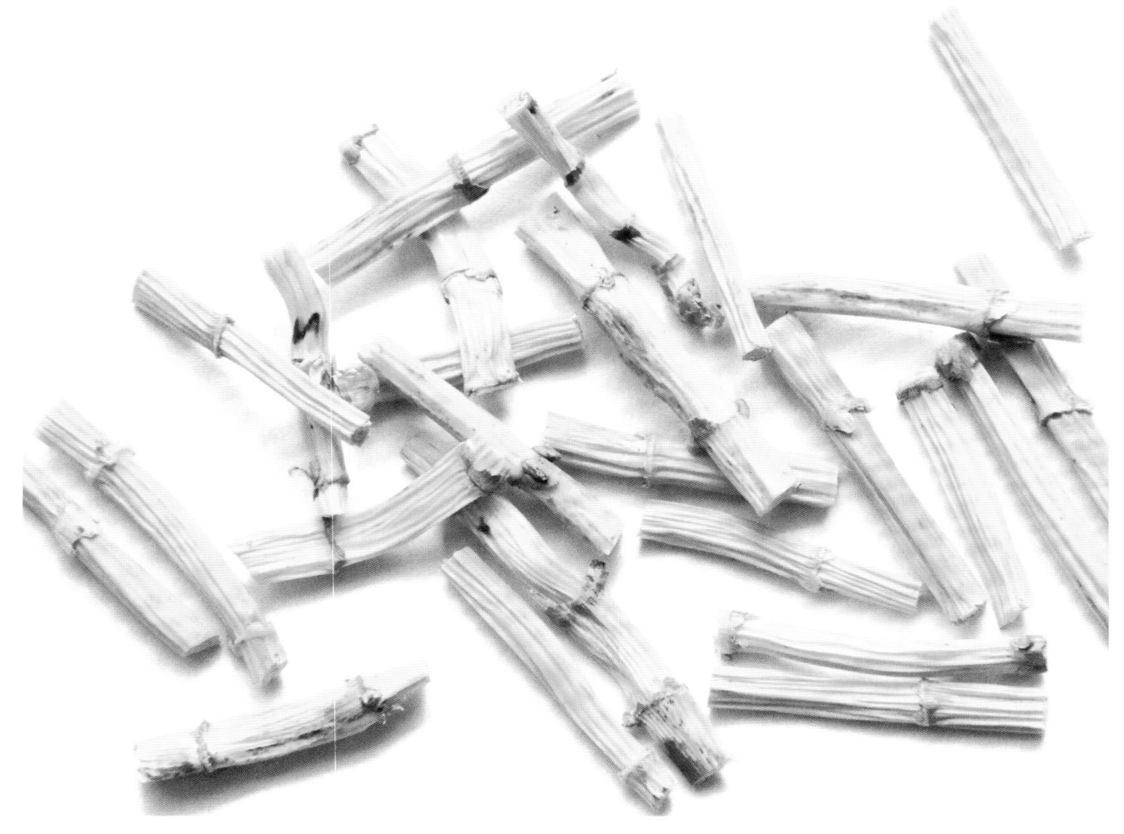

白茅根药材

5. 其他作用 白茅根所含的薏苡素对骨骼肌的收缩及代谢有抑制作用。此外，还有镇静、解热镇痛等作用。

性味归经

甘，寒。归肺、胃、心、膀胱经。

功效主治

凉血止血，清热生津，利尿通淋。用于血热出血，热病烦渴，胃热呕逆，肺热喘咳，小便淋沥涩痛，水肿，黄疸。

临床应用

1. 急性肾炎 干白茅根 250 ~ 500 g。水煎服，早、晚分 2 次。

2. 小儿急性肾炎 白茅根 30 g，石韦 12 ~ 20 g，生地黄 12 ~ 24 g，通草、淡竹叶、甘草各 6 g，车前子、泽泻各 10 ~ 20 g，黄芩 9 g。每日 1 剂，煎煮 2 次共取汁 200 mL，早、晚各服 100 mL，连用 3 ~ 10 日。

3. 无症状慢性肾炎蛋白尿 白茅根、益母草各 30 g，黄芪 30 ~ 60 g，当归 15 ~ 20 g，茯苓 100 ~ 120 g，益智 10 g。水煎服，每日 1 剂，1 ~ 2 月为 1 个疗程。

4. 慢性肾炎 白茅根、黄芪各 50 g，茯苓 40 g，山茱萸 30 g，阿胶 20 g，三七 10 g。水煎服，每日 1 剂。

5. 支气管扩张 鲜白茅根 2000 g，麦冬 10 g，牡丹皮、桔梗各 30 g。水煎 2 次，将头汁、二汁和蜂蜜 2000 g 倒入大瓷盆内，加盖，旺火隔水蒸 2 小时。每日 3 次，每次 1 匙，温开水冲服，3 个月为 1 个疗程。

6. 乳糜尿 鲜茅根 250 g。加水至 2000 mL，煎成 1200 mL，加糖适量，代茶饮，5 ~ 10 日为 1 个疗程。

7. 鼻衄、咯血、尿血、月经过多、上消化道出血 白茅根 20 g 左右，或加藕节、荷叶、仙鹤草等煎服。

用法用量

内服：煎汤，10 ~ 30 g，鲜品 30 ~ 60 g；或捣汁。外用：适量，鲜品捣汁涂。

使用注意

脾胃虚寒，溲多不渴者忌服。

牛皮消

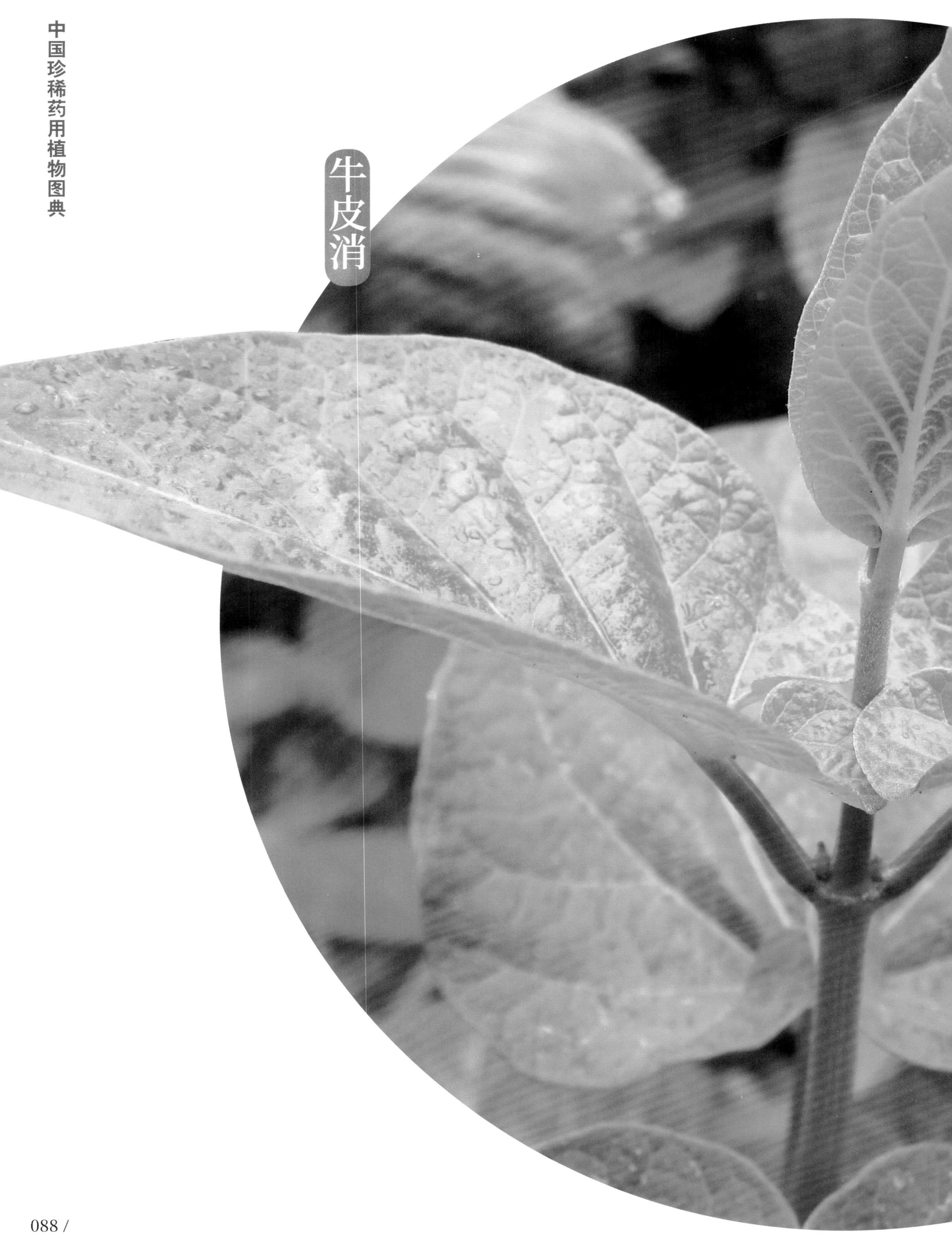

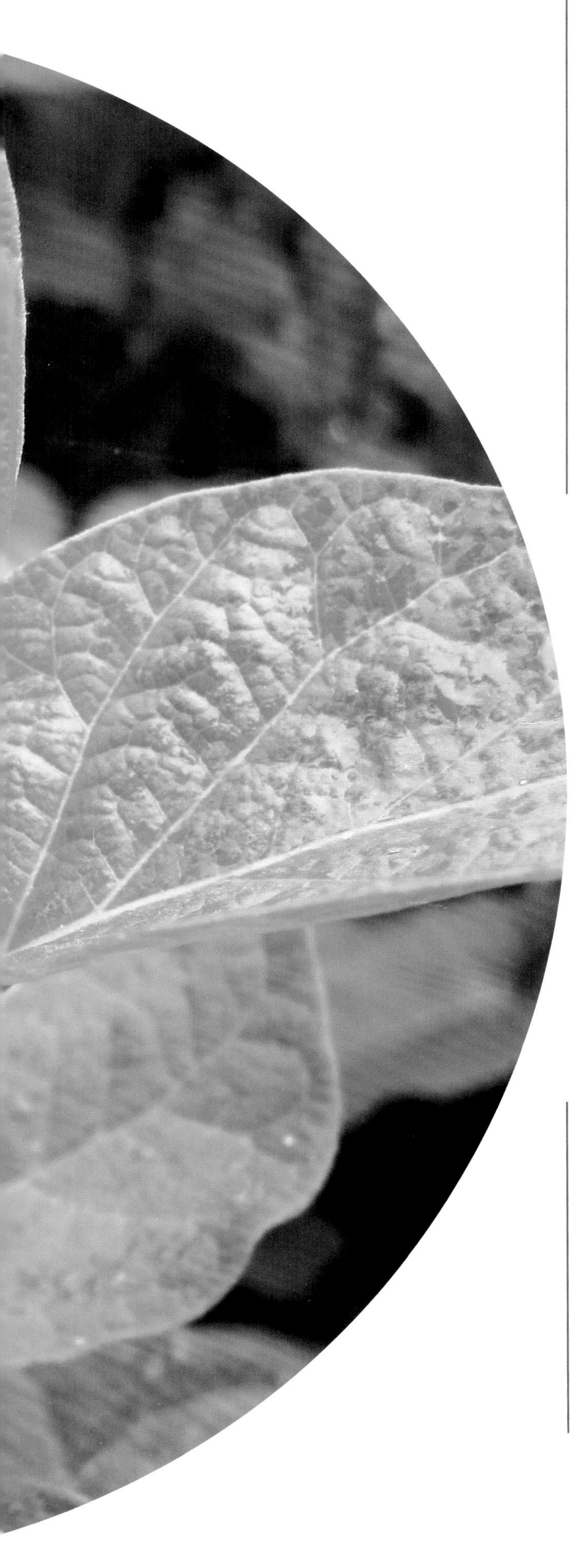

白首乌

BAISHOUWU

基　原

本品为萝藦科植物牛皮消 *Cynanchum auriculatum* Royle ex Wight 的块根。

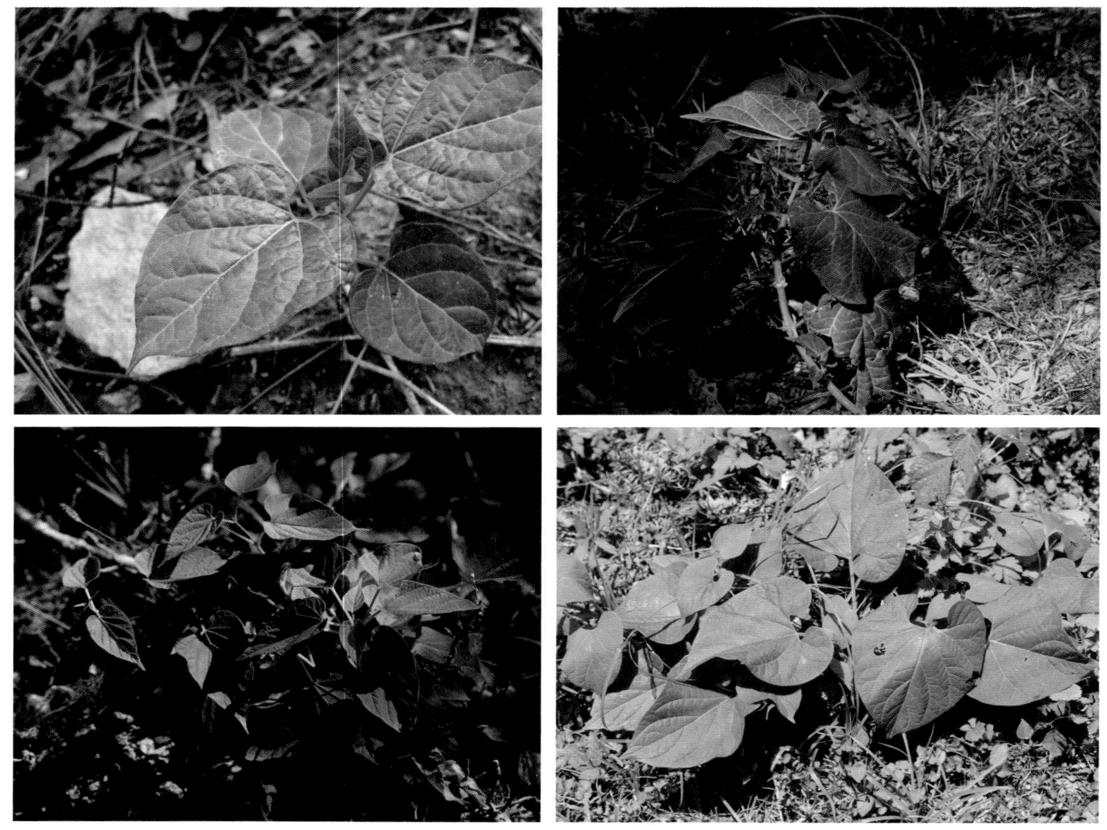

牛皮消

形态特征

蔓性半灌木，具乳汁，根肥厚，类圆柱形，表面黑褐色，断面白色。茎被微柔毛。叶对生，叶柄长 3 ~ 9 cm，叶片心形至卵状心形，长 4 ~ 12 cm，宽 3 ~ 10 cm，先端短渐尖，基部深心形，两侧呈耳状内弯，全缘，上面深绿色，下面灰绿色，被微毛。聚伞花序伞房状，腋生，总花梗圆柱形，长 10 ~ 15 cm，着花约 30 朵；花萼近 5 全裂，裂片卵状长圆形，反折。花冠辐状，5 深裂，裂片反折，白色，内具疏柔毛；副花冠浅杯状，裂片椭圆形，长于合蕊柱，在每裂片内面的中部有一个三角形的舌状鳞片；雄蕊 5，着生于花冠基部，花丝连成筒状，花药 2 室，附着于柱头周围，每室有黄色花粉块 1 个，长圆形，下垂；雌蕊由 2 枚离生心皮组成，柱头圆锥状，先端 2 裂。蓇葖果双生，基部较狭，中部圆柱形，上部渐尖，长约 8 cm，直径约 1 cm。种子卵状椭圆形至倒楔形，边缘具狭翅，先端有一束白亮的长茸毛。花期 6 ~ 9 月，果期 7 ~ 11 月。

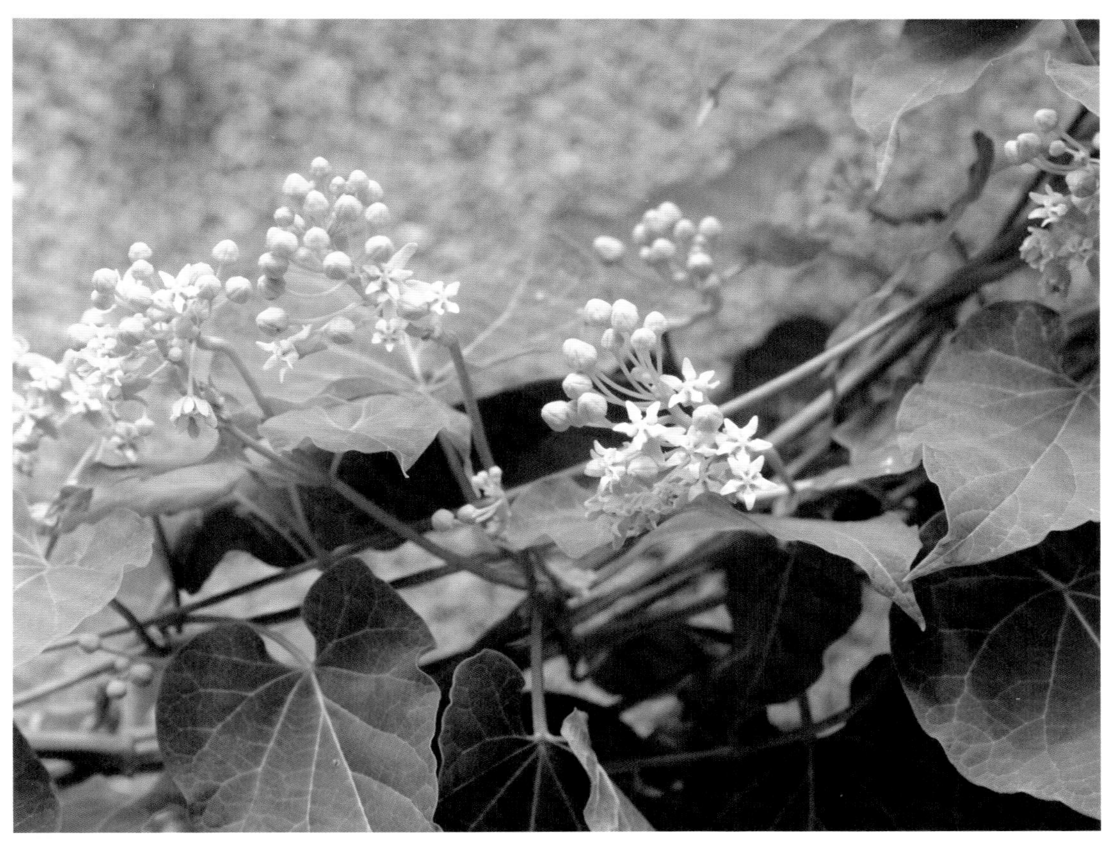

牛皮消

生境分布

生长于海拔 3500 m 以下的山坡岩石缝中、灌丛中或路旁、墙边、河流及水沟边潮湿地。分布于华东、中南及河北、陕西、甘肃、台湾、四川、贵州、云南等地。山东、江苏有栽培。

采收加工

早春幼苗未萌发前或 11 月采收，以早春采收为最好。采收时，不要损伤块根。挖出后洗净泥土，除去残茎和须根，晒干，或切片晒干。

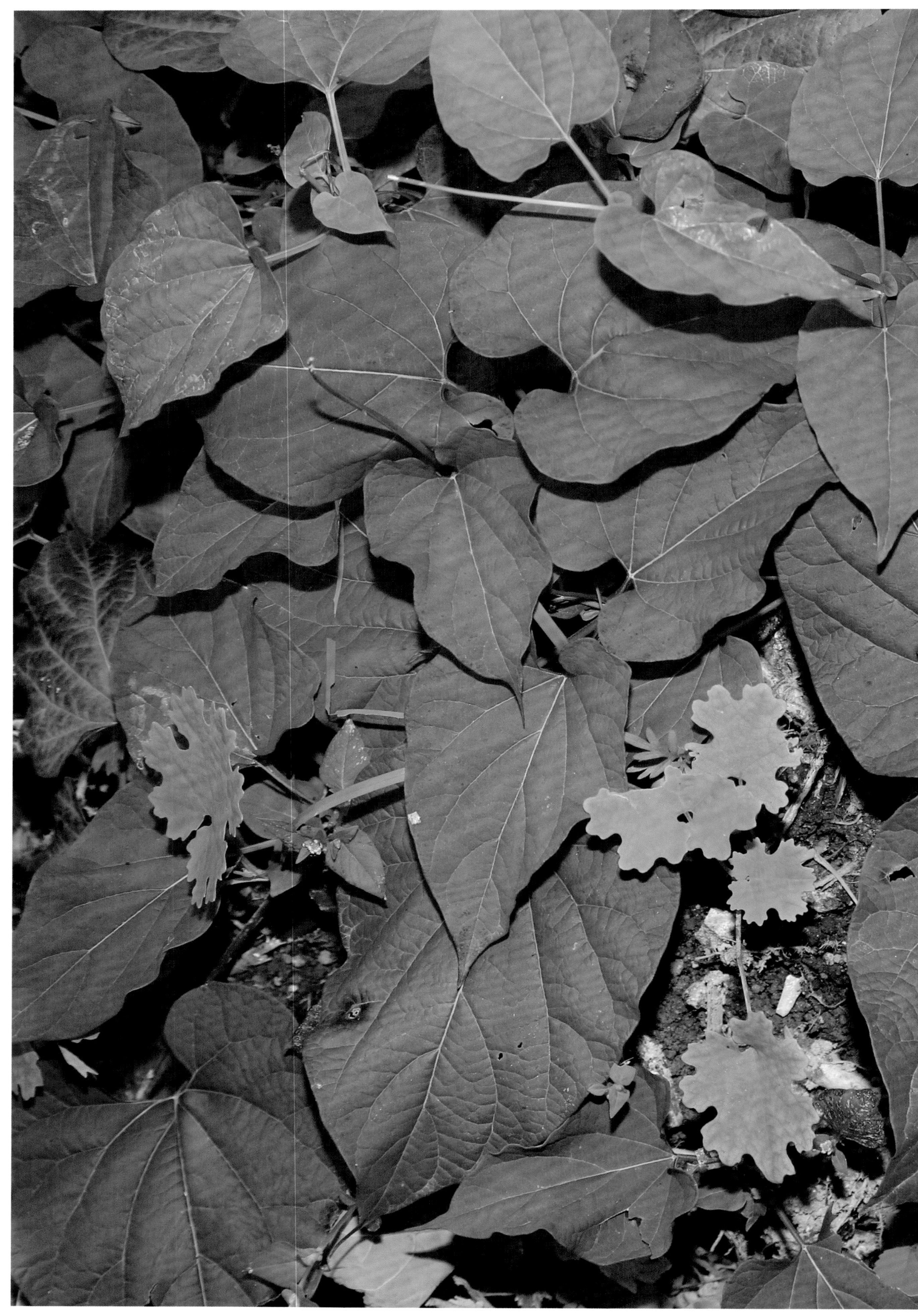

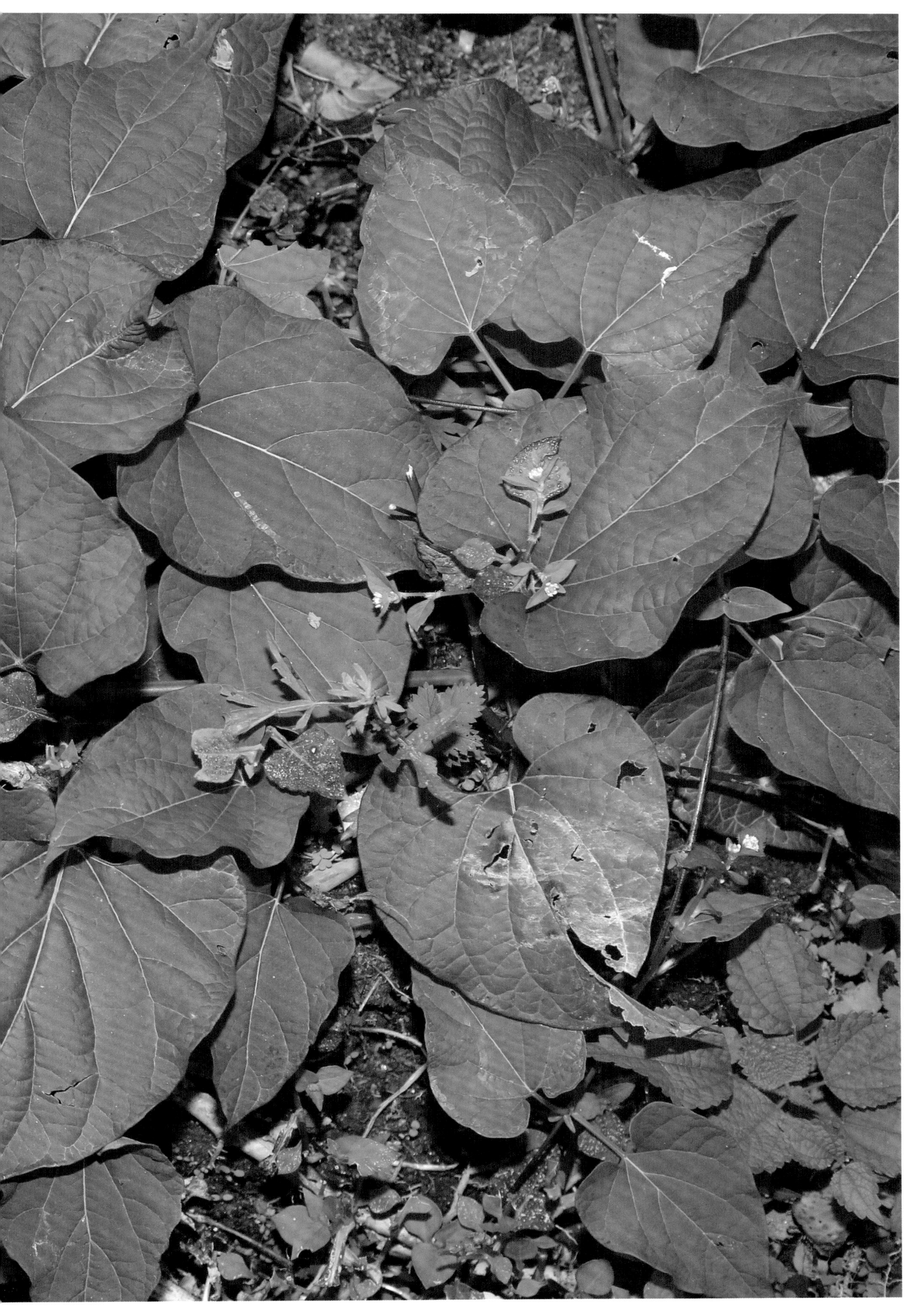

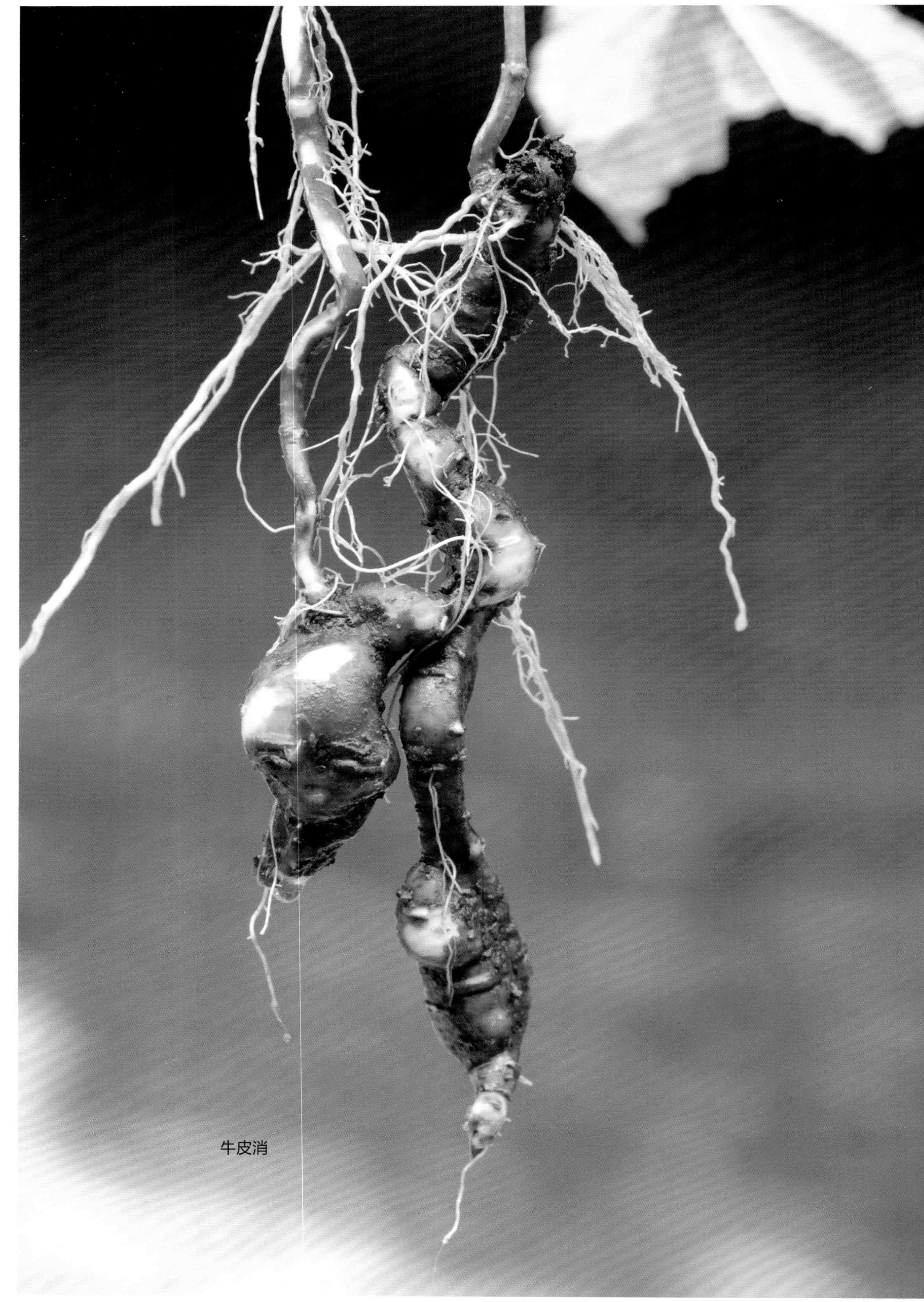

牛皮消

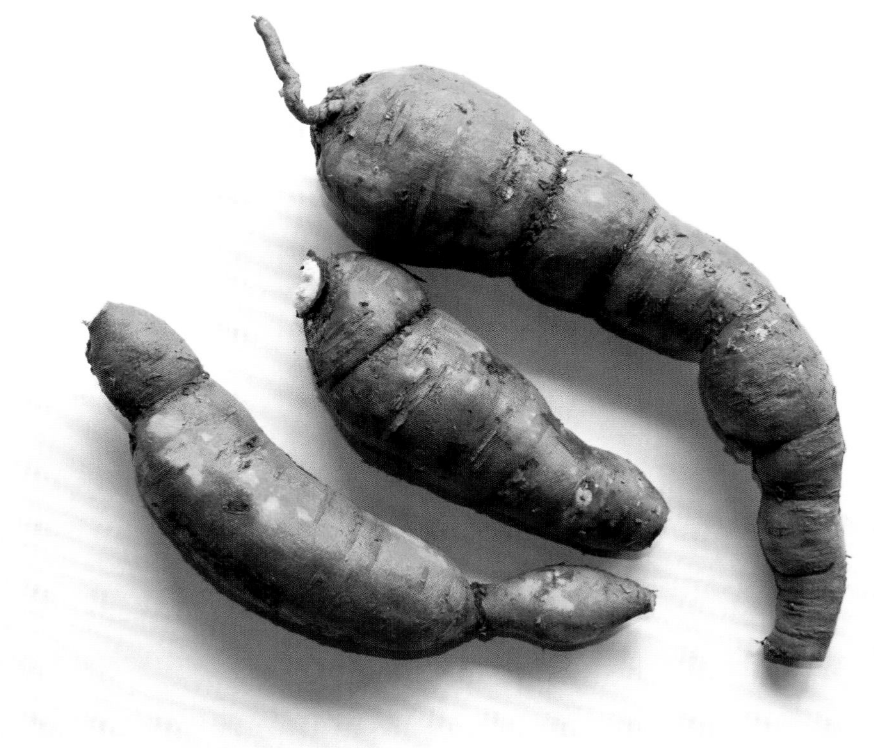

白首乌药材

药材性状

根长圆柱形、长纺锤形或结节状圆柱形，稍弯曲，长 7 ~ 15 cm，直径 1 ~ 4 cm。表面浅棕色，有明显的纵皱纹及横长皮孔，栓皮脱落处土黄色或浅黄棕色，具网状纹理。质坚硬，断面类白色，粉性，具鲜黄色放射状纹理。气微，味微甘后苦。

化学成分

块根中含较高的磷脂（phyosphO-lipid）成分和 C21 甾体酯戟 (C21 steroid ester glycoside)。从总苷中已分离出隔山消苷 C3N、隔山消苷 C1N、隔山消苷 C1G、隔山消苷 K1N 和牛皮消苷（cynauricuoside A）、牛皮消苷 B（cynauricuoside B）、牛皮消苷 C（cynauricuoside C）以及萝藦胺（gagamine），牛皮消素（caudatin），萝藦苷元（metaplexigenin），12-O- 桂皮酰基去酰萝藦苷元（kidiolanin）4 个苷元。还含白首乌二苯酮（baishouwubenzophenone）。另含人体所需的全部氨基酸，其中谷氨酸（glutamic acid），天冬氨酸（aspartic acid）和精氨酸（arginine）的含量最高；并含丰富的维生素，尤以 B 族的含量为高；还含较高的磷、钾、铜、锆、硒等无机元素。

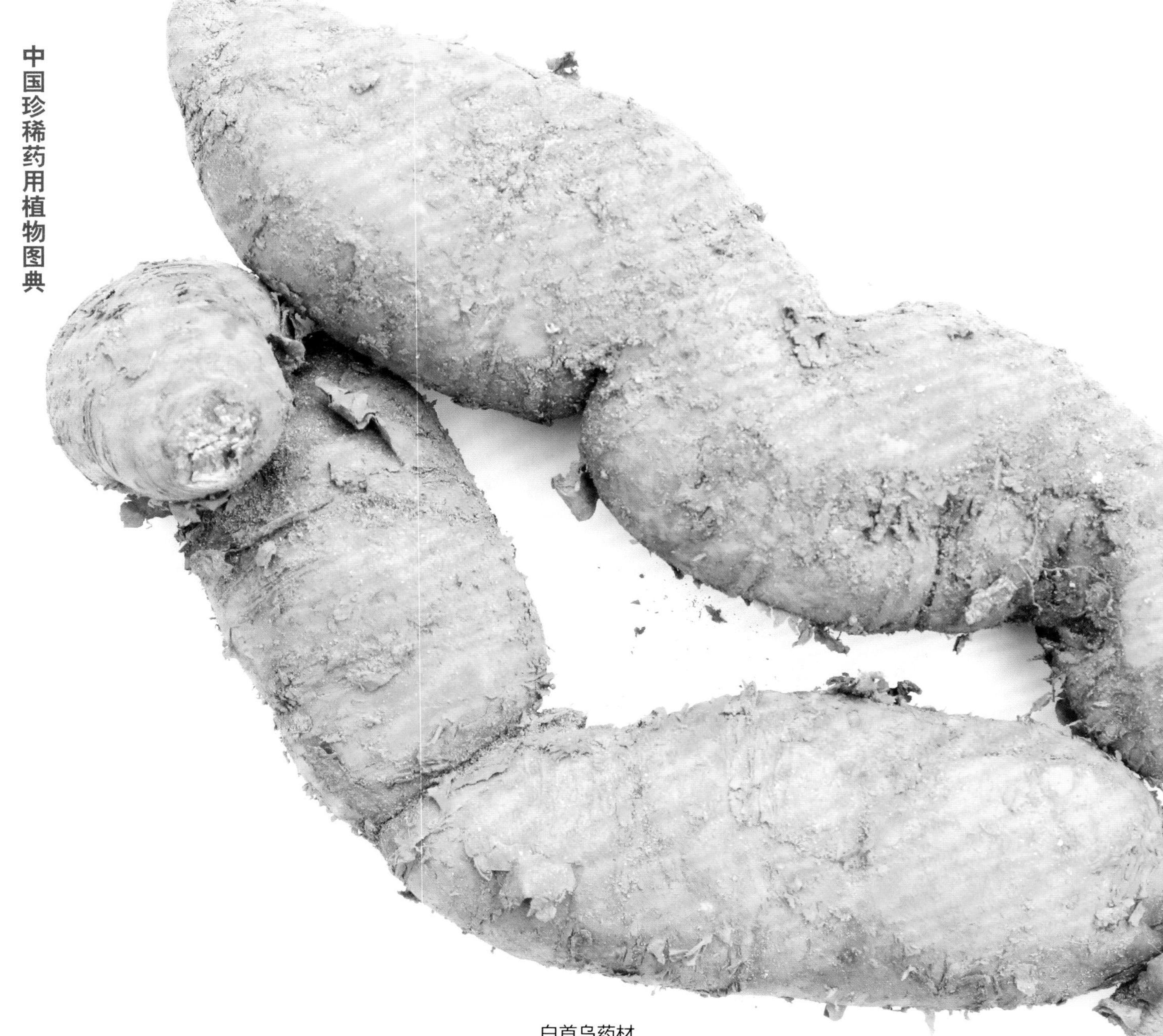

白首乌药材

药理作用

1. 对免疫功能的影响 白首乌总磷脂 200 mg/kg 灌胃，能提高正常小鼠末梢血 α-醋酸萘酶 (ANAE) 阳性淋巴细胞比值及绝对数，对由环磷酰胺引起的 α-醋酸萘酶阳性淋巴细胞比值和绝对数下降也有预防或治疗作用。白首乌 C21 甾体酯苷 50、200 mg/kg 灌胃，连续 10 日，对环磷酰胺引起的小鼠脾抗体分泌细胞减少，牛血清白蛋白引起的迟发型超敏反应的降低，胸腺、脾脏的减重均有对抗作用。

2. 抗臭氧损伤 白首乌粉 60 mg/只灌胃，连续 12 日，对臭氧造成小鼠肺终末细支气管上皮脱落伴增生，肝损伤，胸腺、脾脏萎缩等类似衰老的变化，均有减轻的作用。白首乌粉 60 mg/ 只灌胃，连续 20 日，对臭氧造成的 60 日龄小鼠体重减轻、体温下降、体力减弱、御寒能力降低，肝、脑、肺过氧化脂质增多，脑单胺氧化酶 -B(MAO-B) 活性增强等指标，均有明显改善，证明白首乌有抗自由基损伤及抗衰老作用。

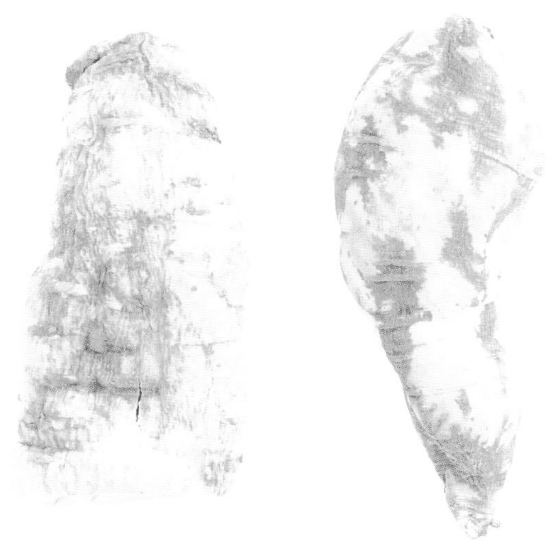

白首乌药材

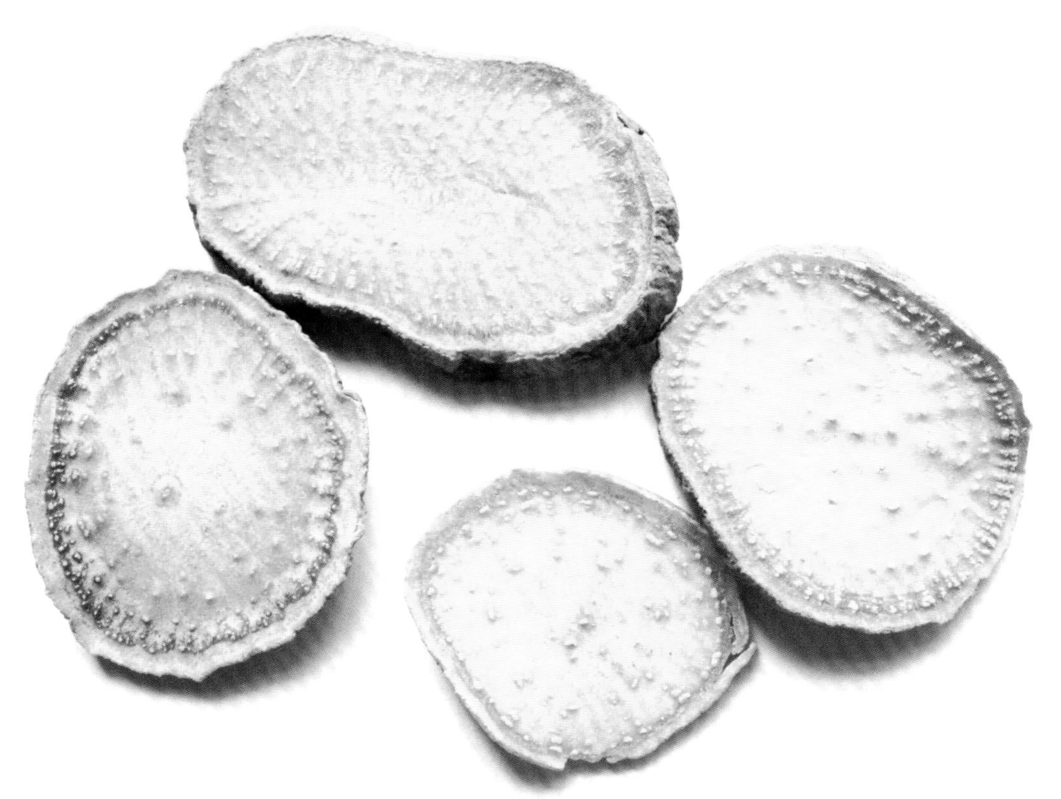

白首乌饮片

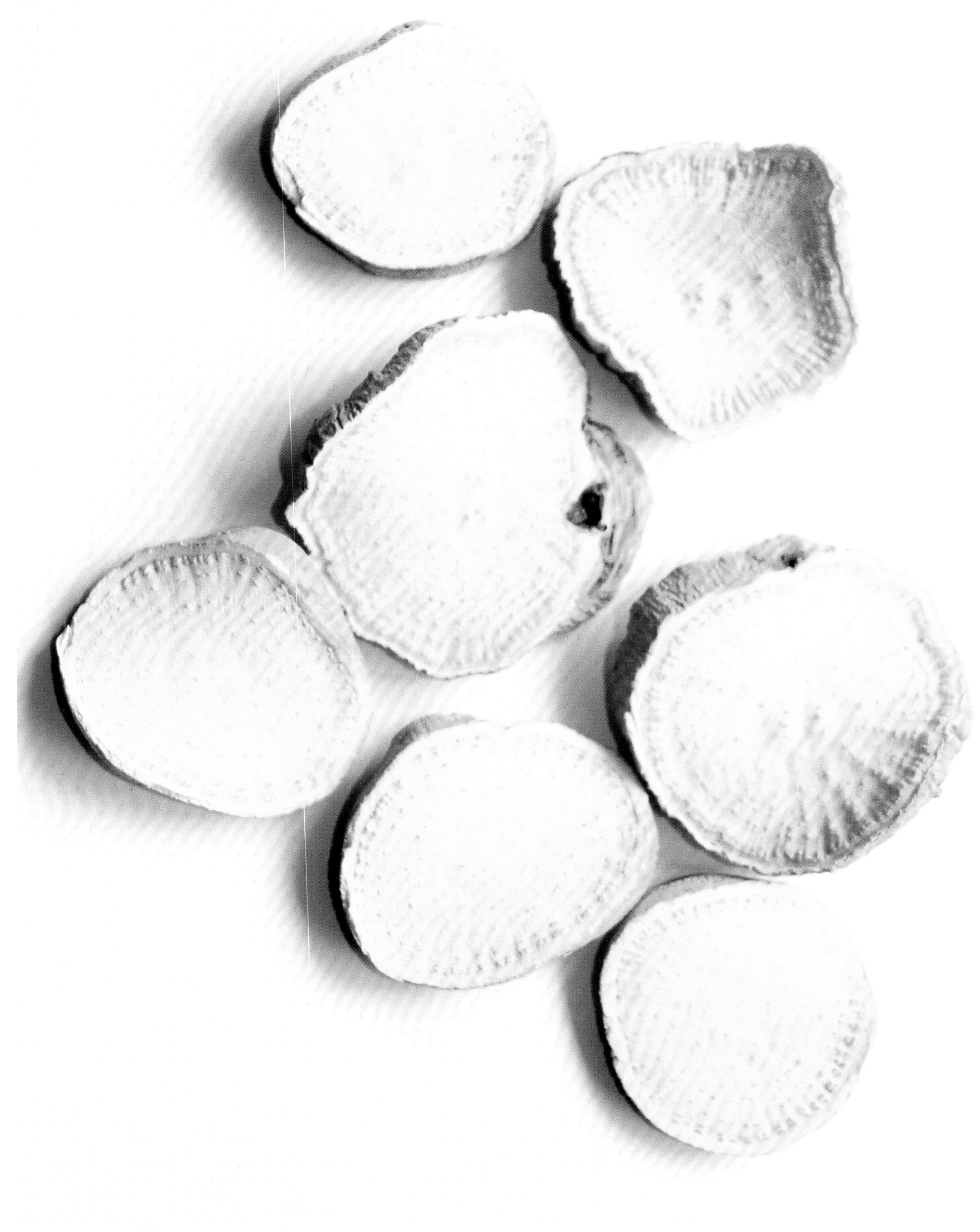

白首乌（生）饮片

性味归经

味苦，微苦，性平。归肝、肾、脾、胃经。

功效主治

补肝肾，强筋骨，益精血，健脾消食，解毒疗疮。用于腰膝酸软，阳痿遗精，头晕耳鸣，心悸失眠，食欲不振，小儿疳积，产后乳汁稀少，疮痈肿痛，毒蛇咬伤。

临床应用

1. 胃痛、痢疾腹痛 白首乌、蒲公英各 9 g。水煎服，每日 1 剂。

2. 脚气水肿 白首乌、车前子各 6 g。水煎去渣服用，每日 2 次。

3. 神经衰弱、阳痿、遗精 白首乌 15 g，太子参、酸枣仁各 9 g，枸杞子 12 g。水煎服，每日 1 剂。

4. 小儿脾胃虚弱、消化不良、食积、腹泻 白首乌、鸡屎藤、糯米草各等份。每次 9 g，加米粉 18 g，蒸熟吃。

5. 乳汁不足 白首乌根 30 g（去皮），母鸡 1 只（去内脏）。将药放入鸡腹内，炖熟，去药渣，不放盐，吃肉喝汤。

用法用量

内服：煎汤，6 ～ 15 g，鲜品加倍；研末，每次 1 ～ 3 g；或浸酒。外用：适量，鲜品捣敷。

白术

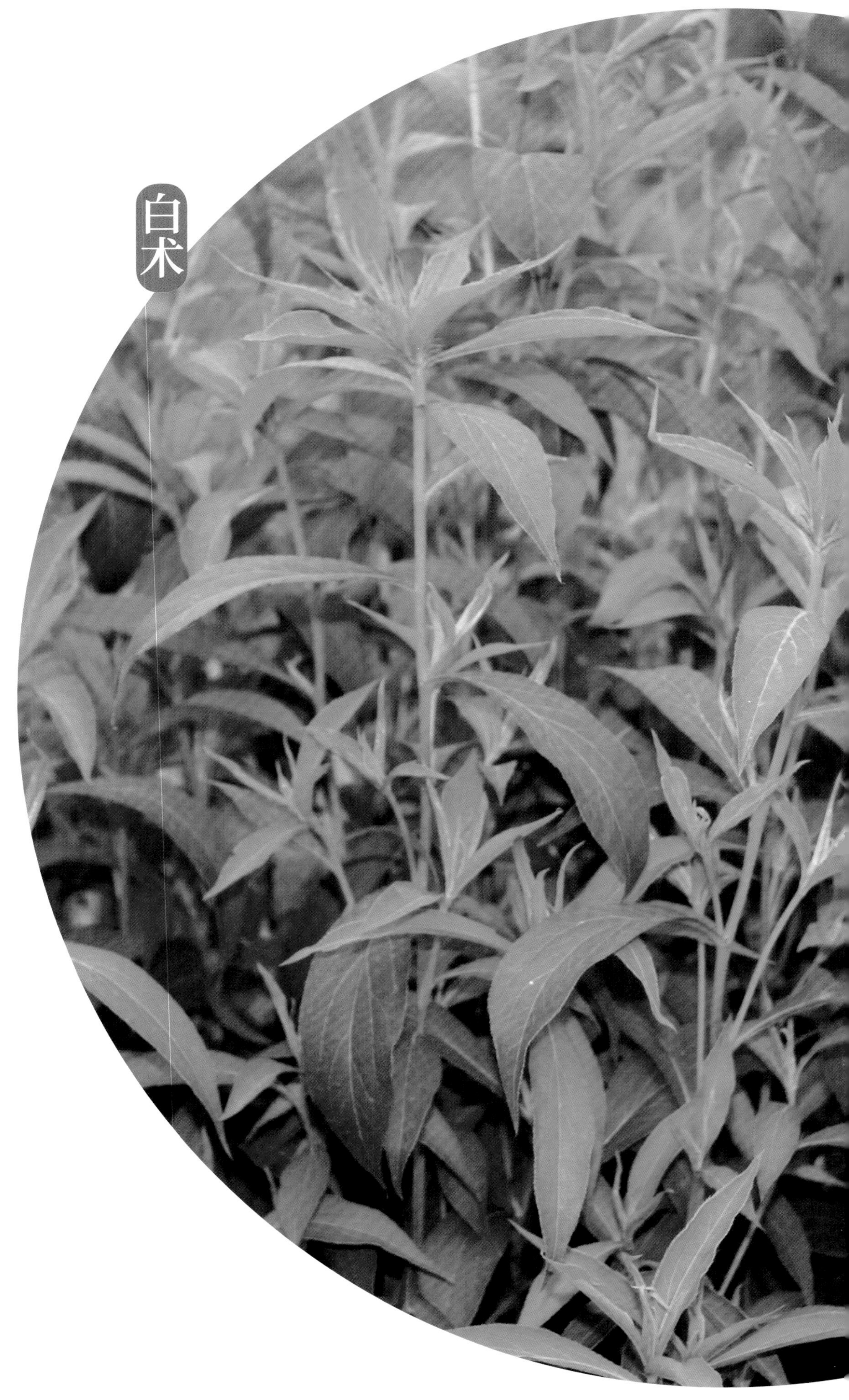

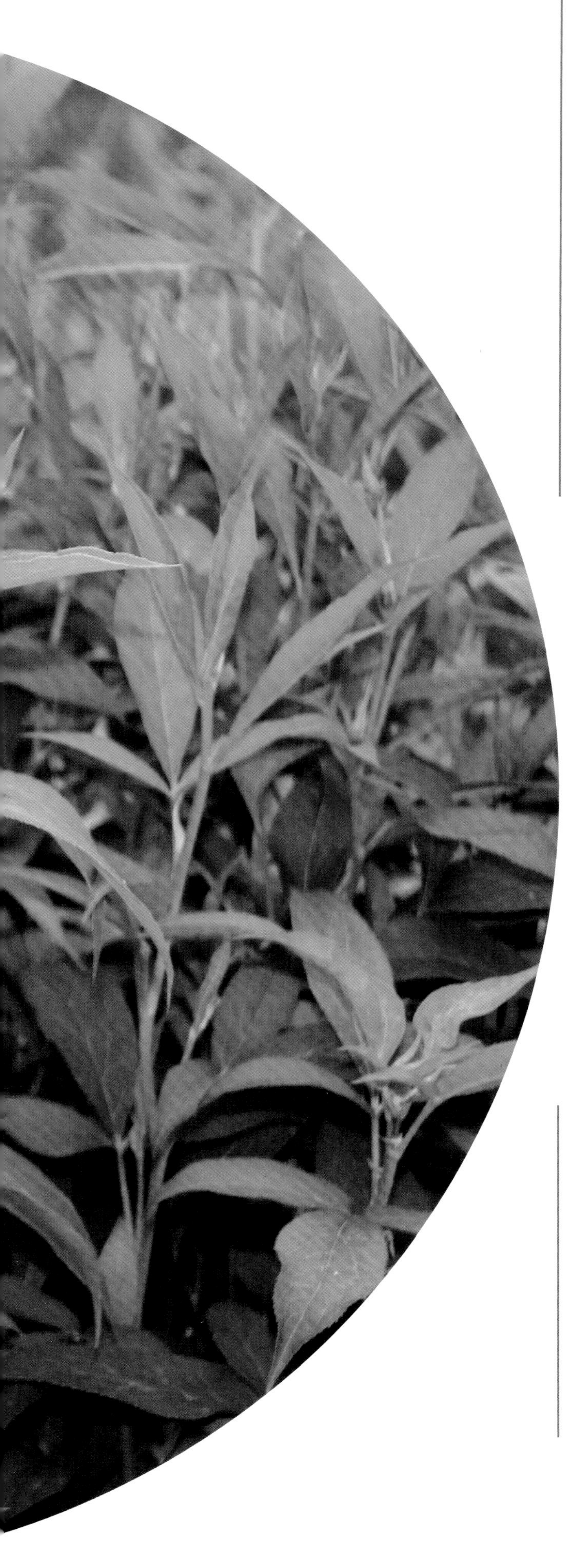

白术

BAIZHU

基　原

本品为菊科植物白术 *Atractylodes macrocephala* Koidz. 的干燥根茎。

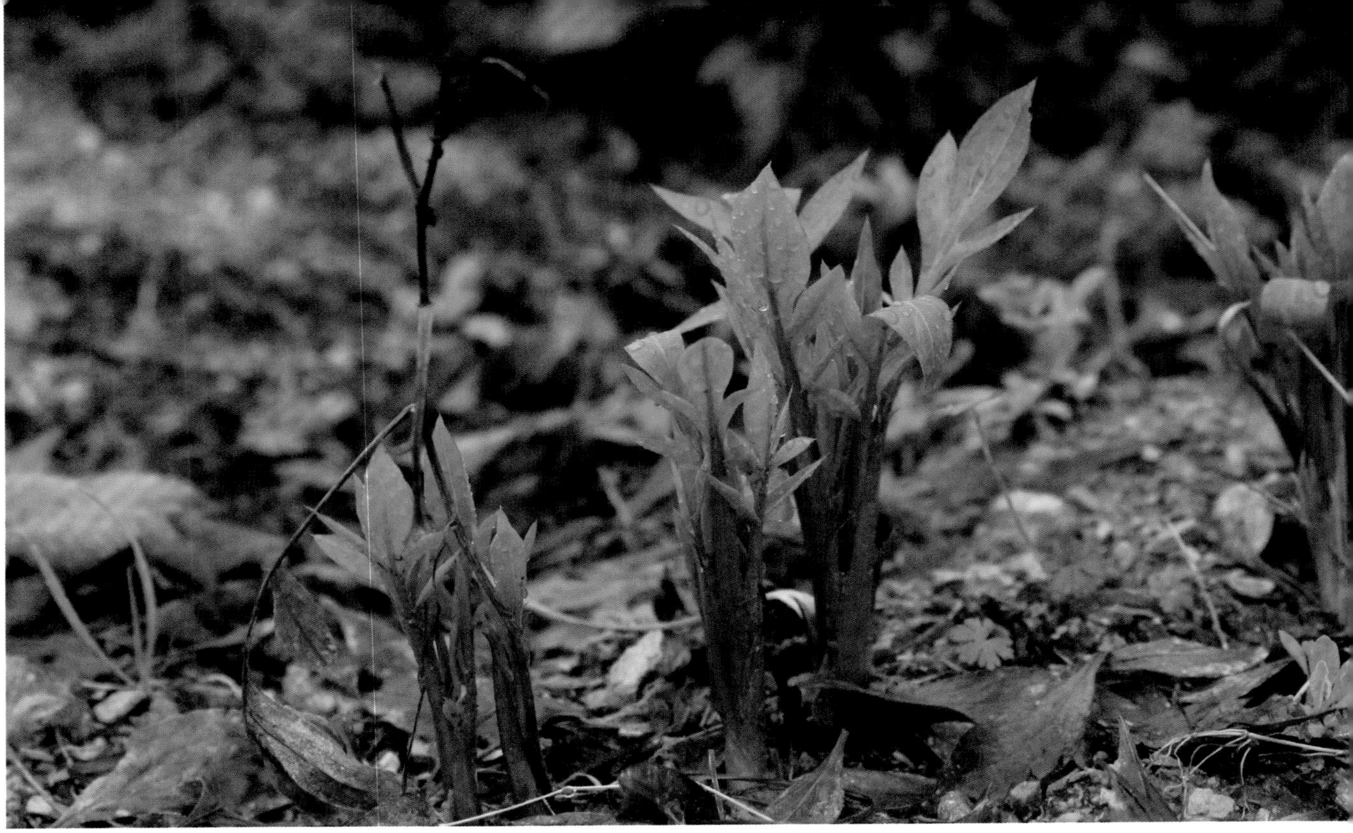

白术

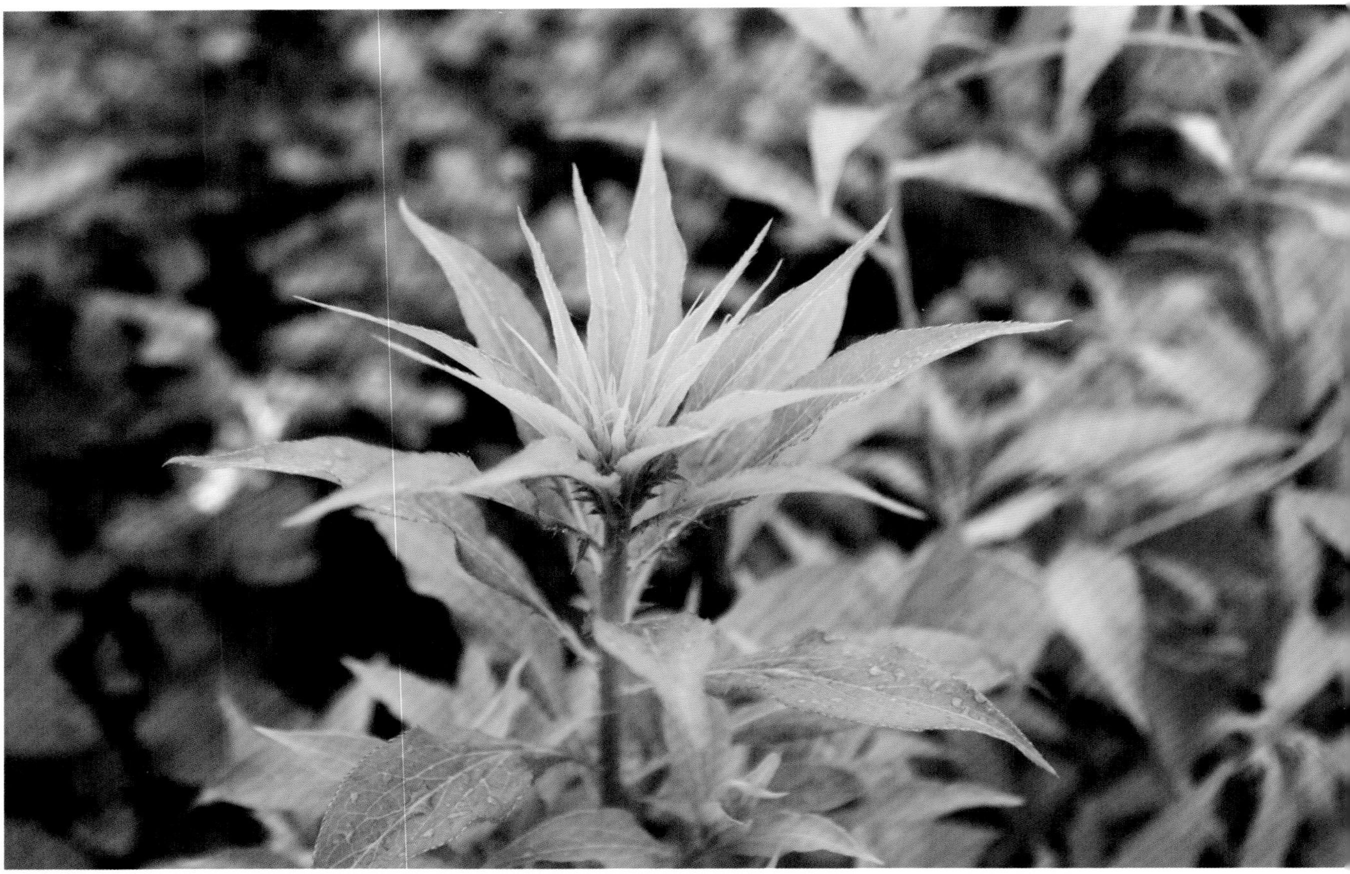

白术

形态特征

多年生草本，高 30 ~ 60 cm；根状茎肥厚，略呈拳状；茎直立，上部分枝。叶互生，叶片 3，深裂或上部茎的叶片不分裂，裂片椭圆形，边缘有刺。头状花序顶生，总苞钟状，花冠紫红色，瘦果椭圆形，稍扁。花、果期 8 ~ 10 月。

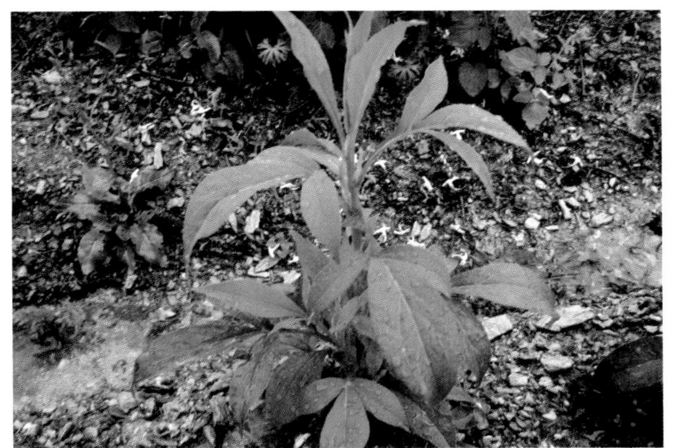

白术

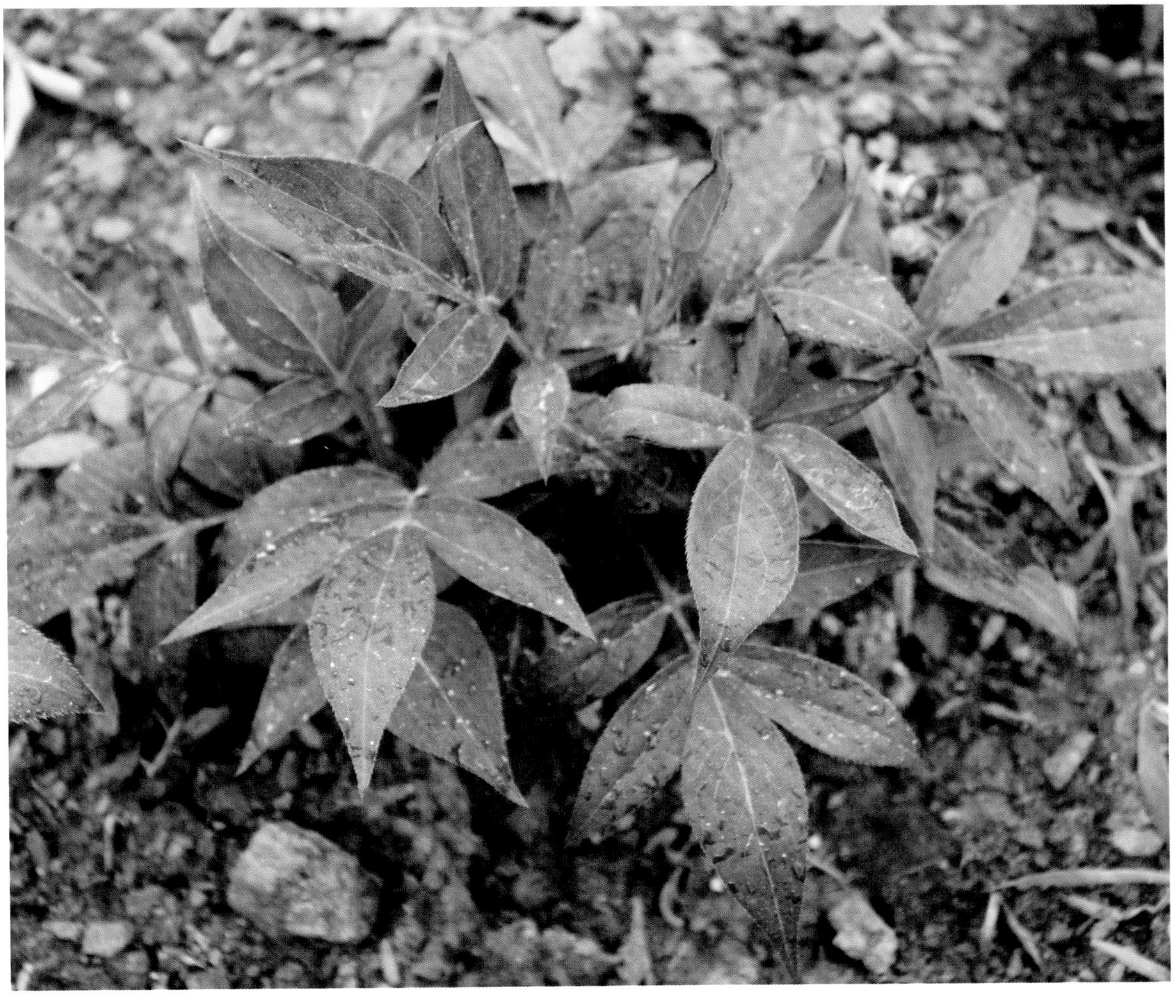

白术

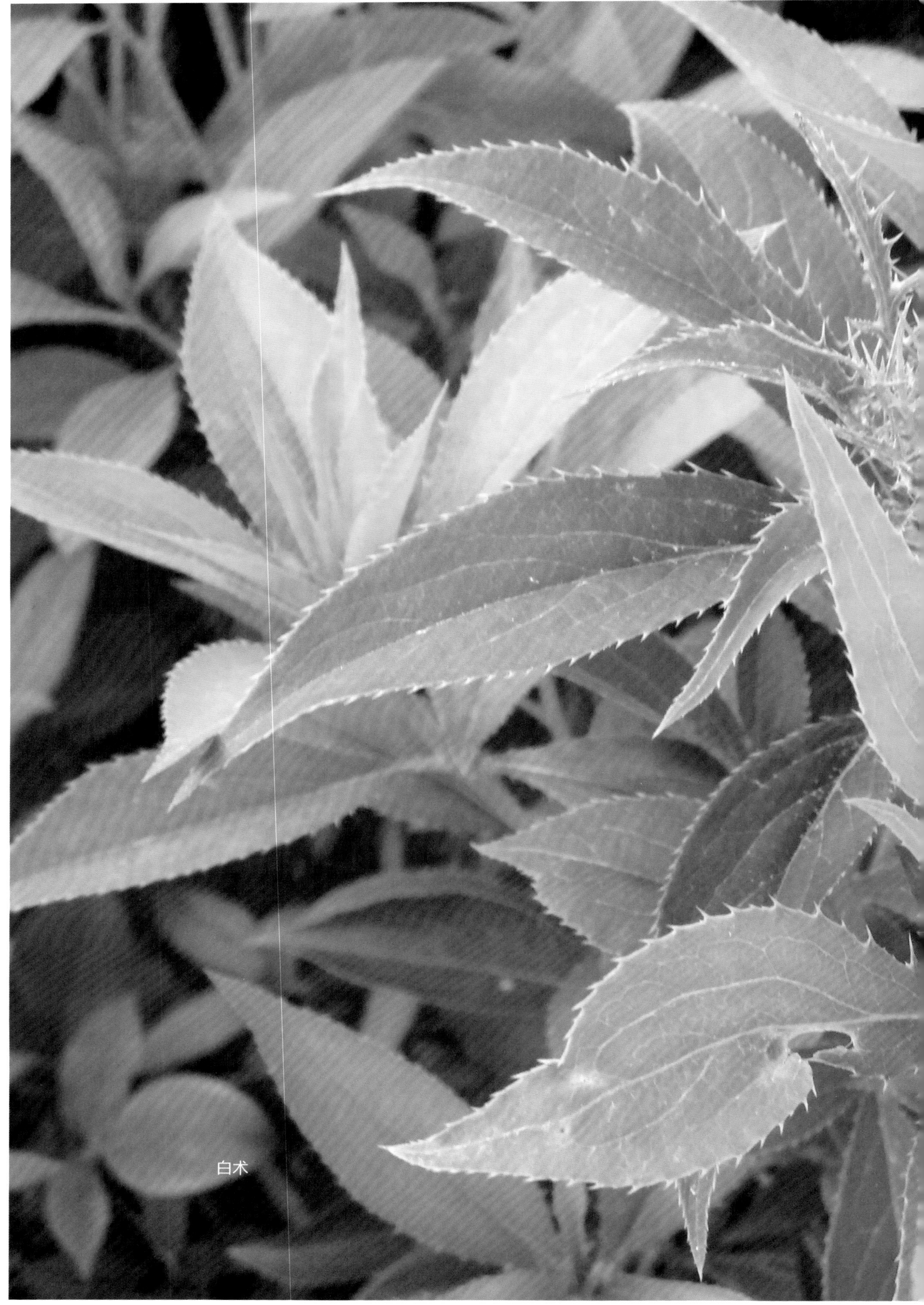

白术

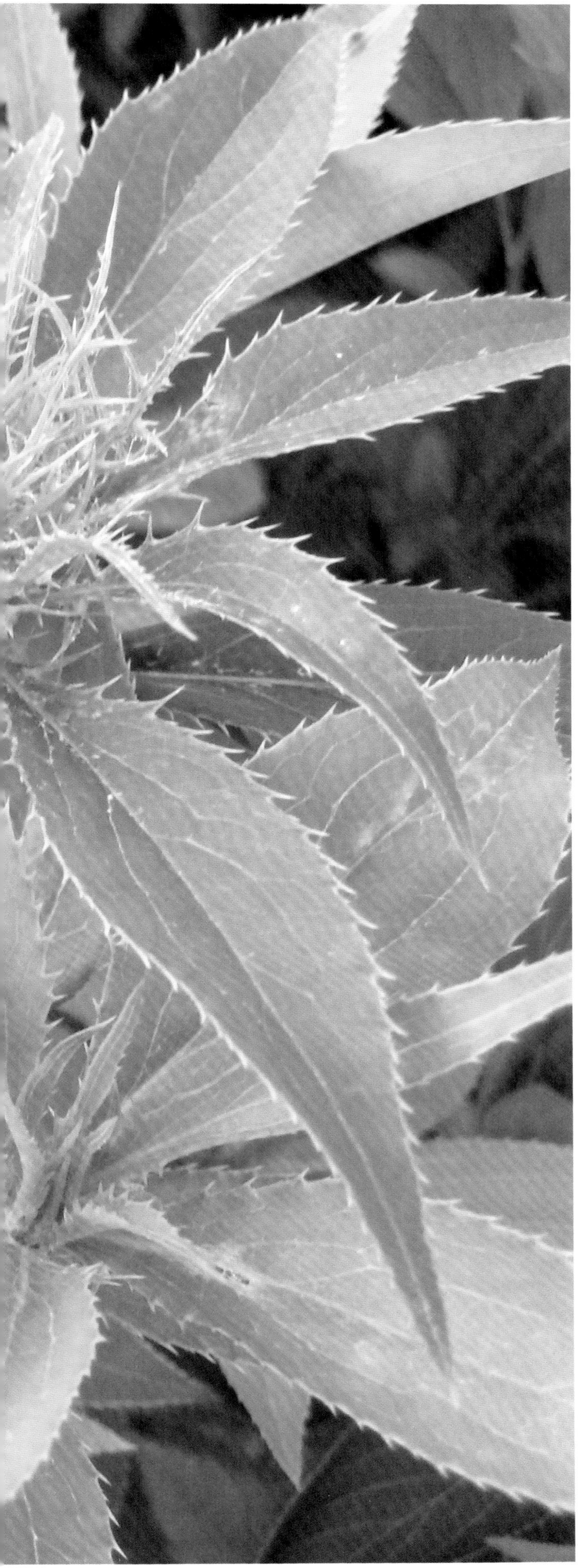

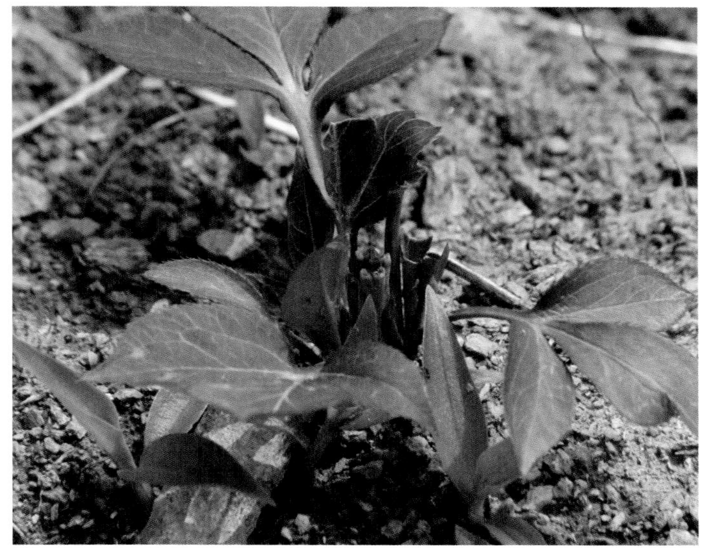
白术

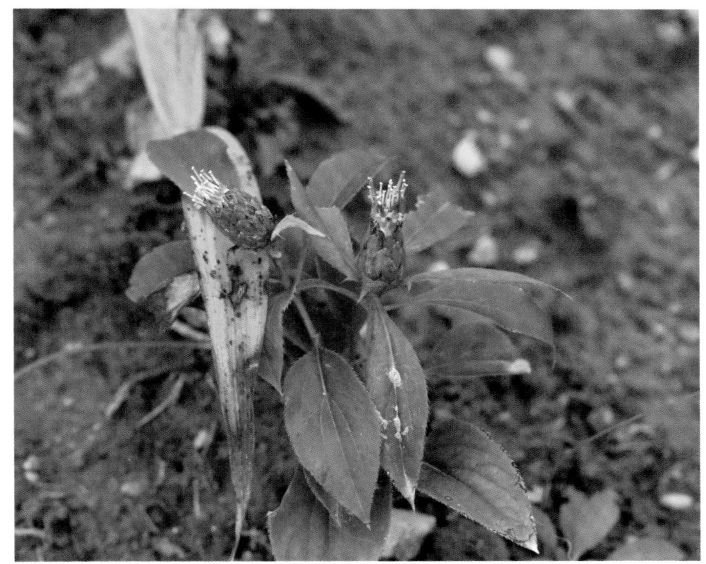
白术

生境分布

原生于山区丘陵地带，野生种在原产地几已绝迹。现广为栽培，主要分布于浙江、湖北、湖南等地。以浙江于潜产者最佳，称为“于术”。

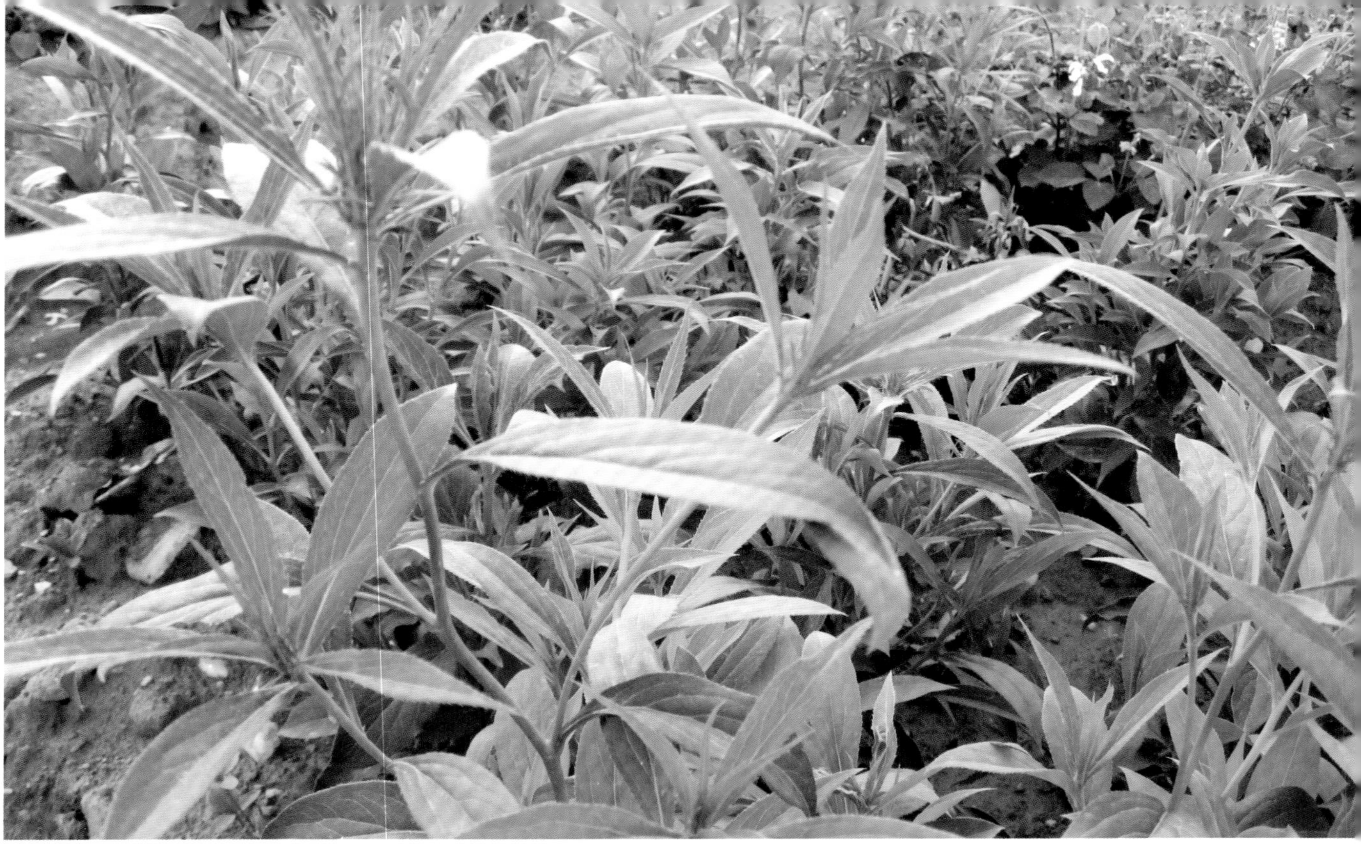

白术

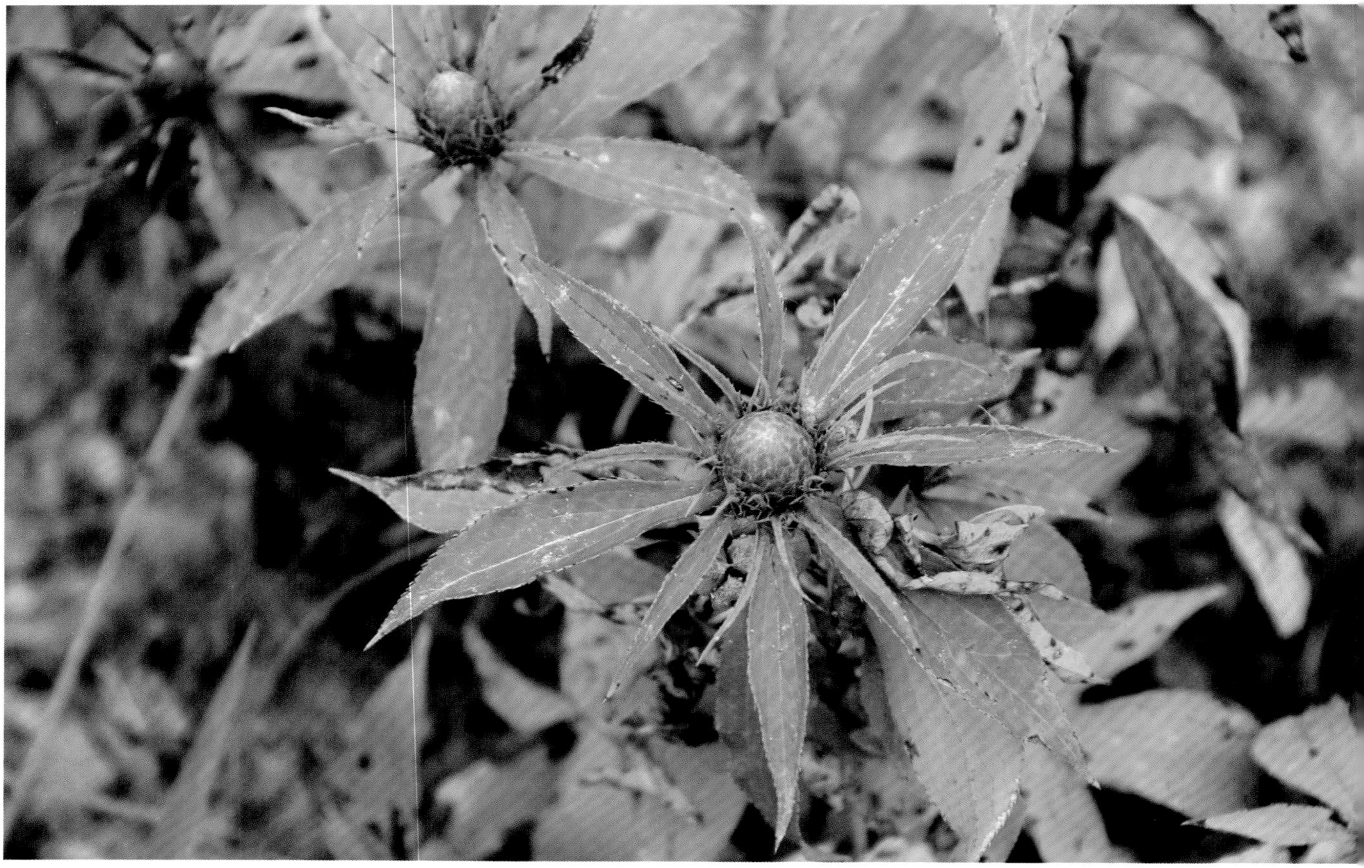

白术

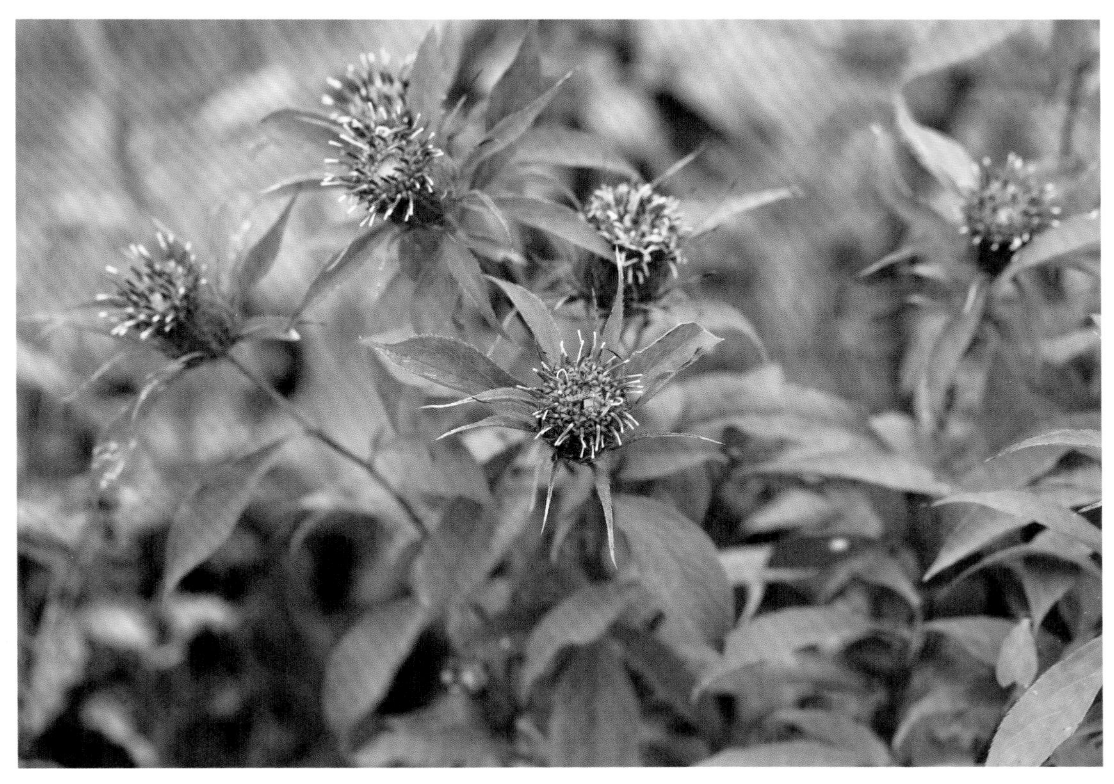
白术

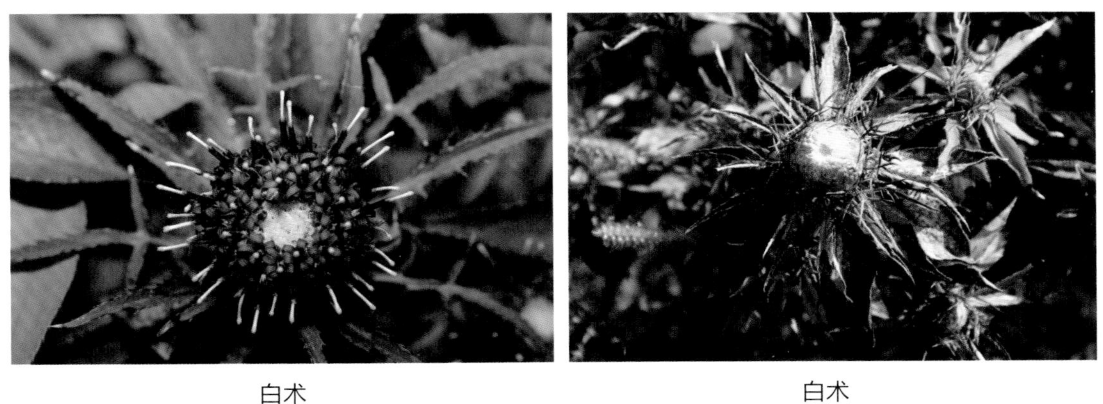
白术　　白术

采收加工

冬季下部叶枯黄，上部叶变脆时采挖 2 ~ 3 年生的根茎。除去泥沙，烘干或晒干，再除去须根。

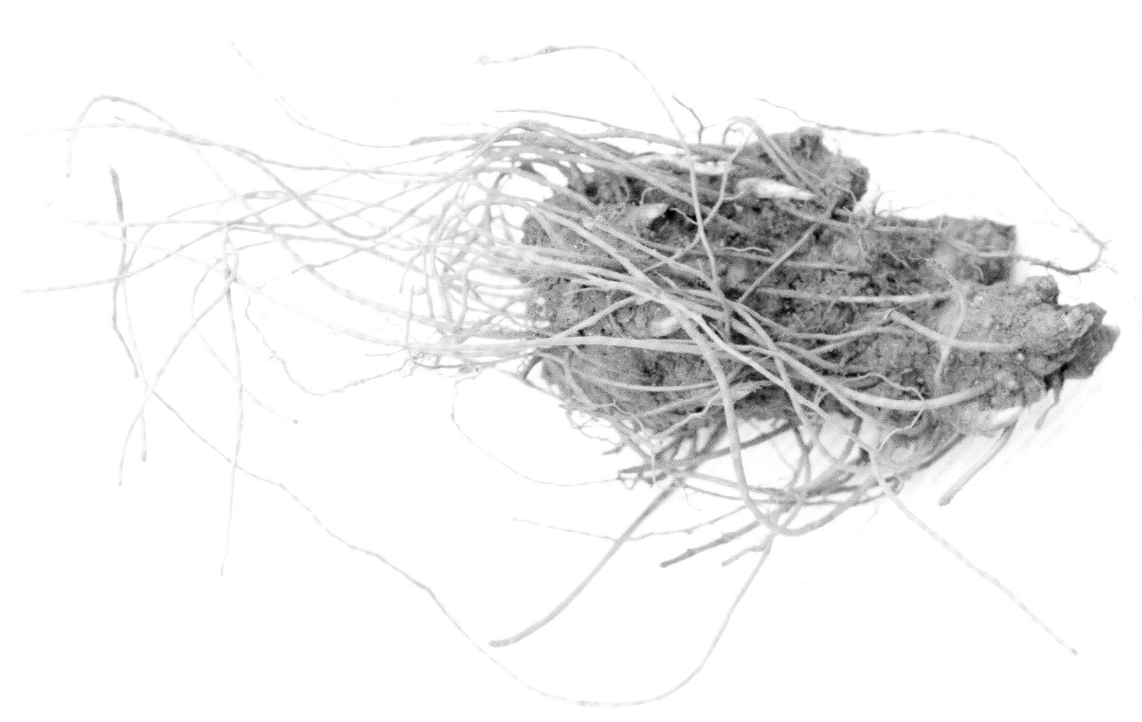

白术药材

药材性状

本品为不规则的肥厚团块，长 3 ~ 13 cm，直径 1.5 ~ 7 cm。表面灰黄色或灰棕色，有瘤状突起及断续的纵皱和沟纹，并有须根痕，顶端有残留茎基和芽痕。质坚硬不易折断，断面不平坦，黄白色至淡棕色，有棕黄色点状油室散在，烘干者断面角质样，色较深或有裂隙。气清香，味甘、微辛，嚼之略带黏性。

化学成分

白术主要含挥发油。挥发油中主要成分为苍术酮（atractylon），含量占 27.4 % ~ 61 %；其次为白术内酯 A（butenolide A）和白术内酯 B（butenolide B）；还含有苍术醚（atractylon）、杜松脑（iunipeream-phor）、苍术内酯Ⅰ~Ⅳ（atractylohde Ⅰ~Ⅳ）、羟基苍术内酯（hydroxyactyldide）、倍半萜烯酮（sesquiter-penelon）、β－桉醇（β-eudesmol）、茅苍术醇（hinesol）、多糖、甾醇、棕榈酸、果糖、菊糖、多种氨基酸等。

药理作用

1. 调整胃肠运动功能 白术水煎液对家兔离体肠管活动的影响与肠管所处功能状态有关。在正常情况下有兴奋作用，当肠管受乙酰胆碱作用而处于兴奋状态时，白术呈抑制作用；当肠管受肾上腺素作用而处于抑制状态时，白术又呈兴奋作用，皆能使肠管活动恢复至接近正常。

2. 抗溃疡作用 白术的丙酮提取物灌胃给药，对盐酸－乙醇所致大鼠胃黏膜损伤有明显的抑制作用。经十二指肠给药对幽门结扎大鼠胃液分泌有抑制作用，降低胃液酸度，减少胃酸及胃蛋白酶的排出量。

3. 保肝作用 小鼠灌胃白术水煎液可防治四氯化碳所致的肝损伤，减轻肝糖原减少以及肝细胞变性坏死，促进肝细胞增长，使升高的谷丙转氨酶（ALT）下降。

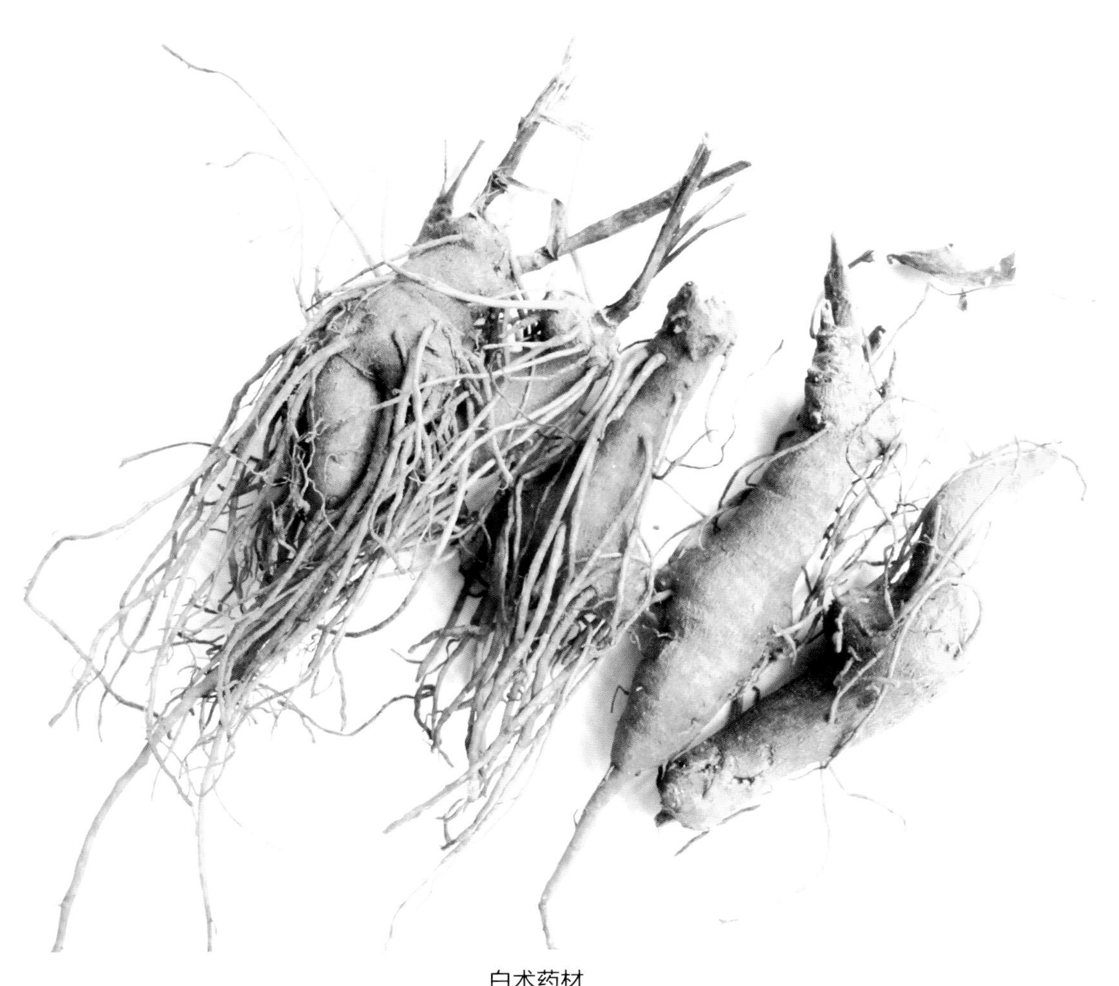

白术药材

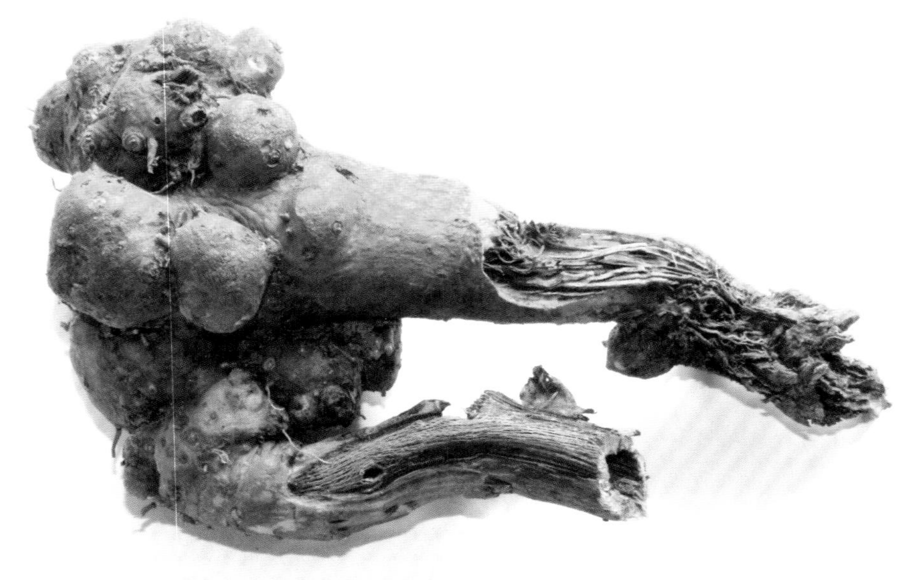

白术药材

4. 增强机体免疫功能 白术能显著增强白细胞吞噬金黄色葡萄球菌的能力。白术多糖在一定的浓度范围内能单独激活或协同 ConA、PHA 促进正常小鼠淋巴细胞转化，并明显提高 IL-2 分泌的水平。氢化可的松造成小鼠的免疫抑制，白术多糖对淋巴细胞的增殖功能有恢复的作用，并提高免疫抑制小鼠脾脏细胞体外培养的存活率，延长淋巴细胞寿命，纠正 T 细胞亚群分布紊乱状态，可使低下的 IL-2 水平显著提高。

5. 抗应激作用 白术具有抗疲劳和增强肾上腺皮质功能的作用。小鼠每日灌胃白术水煎液共 1 个月，能增加体重，增强体力，延长游泳时间，白术水煎液灌胃给药也能增强荷瘤（宫颈癌 U14）小鼠的体力，延长游泳时间。

6. 增强造血功能 白术有促进小鼠红细胞造血作用。小鼠皮下注射白术水煎液 3 日，有显著促进红系造血祖细胞生成作用。

7. 利尿作用 大鼠、家兔、犬灌胃或静滴白术水煎液或流浸膏，具有明显而持久的利尿作用，能促进电解质尤其是钠的排出。不麻醉犬静滴白术水煎液，尿量增加 9 倍，作用持续 5 小时；灌胃给药使尿量增加 2 ～ 3 倍，作用持续 6 ～ 7 小时。白术不影响垂体后叶素的抗利尿作用。白术的利尿作用机制可能与抑制电解质重吸收，增加 Na^+、K^+、Cl^- 的排泄有关。

8. 抑制子宫收缩 白术安胎的功效与其抑制子宫收缩作用有关。白术的醇提取物与石油醚提取物对未孕小鼠离体子宫的自发性收缩，以及对催产素、益母草引起的子宫兴奋性收缩均呈显著抑制作用，并随药物浓度增加而抑制作用增强，存在量

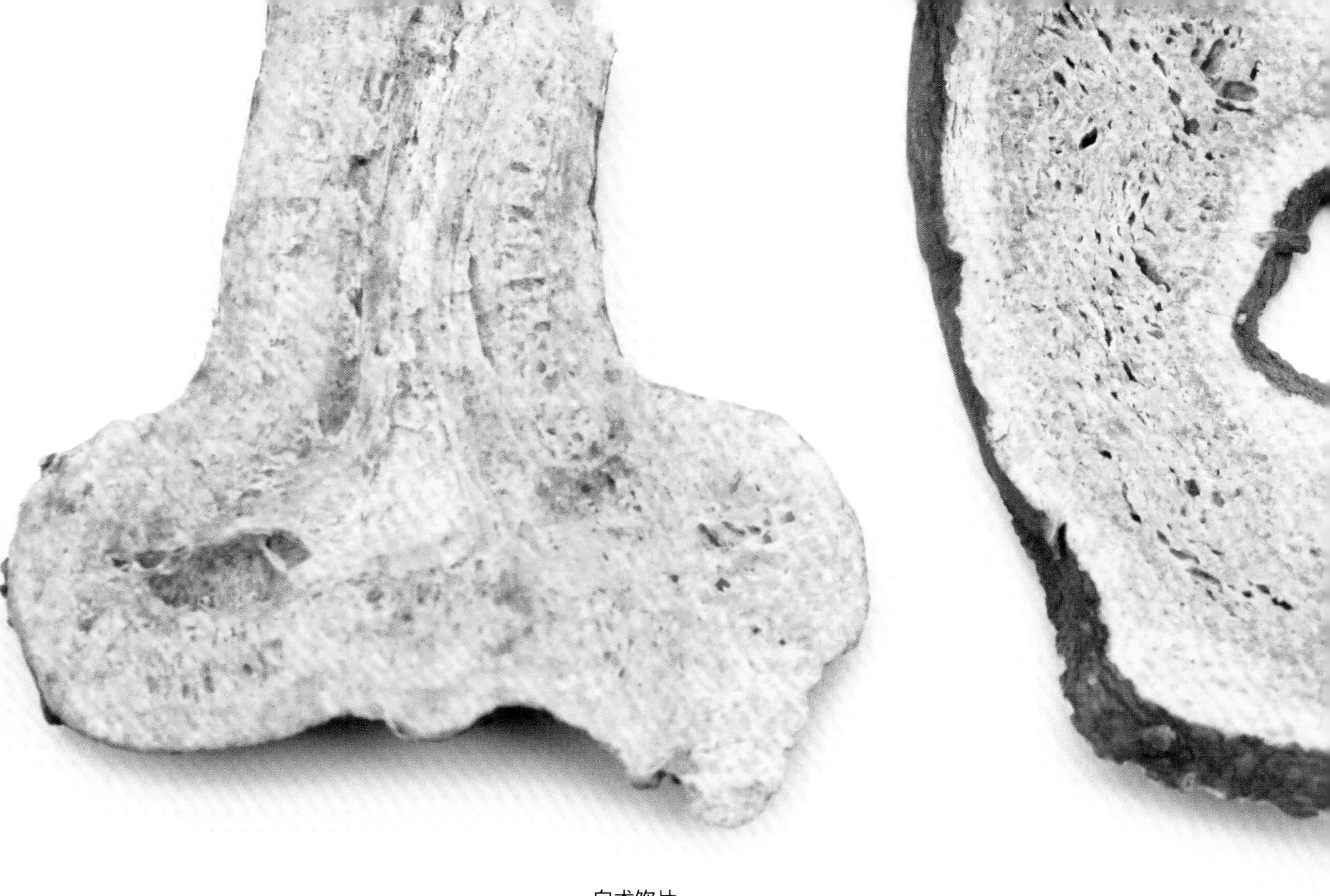

白术饮片

效关系。白术醇提取物还能完全拮抗催产素对豚鼠在体怀孕子宫的紧张性收缩。白术醇提液对离体子宫抑制作用较强，而水提取液抑制作用较弱。

9. 抗氧化、延缓衰老作用 白术有抗氧化作用。能有效抑制脂质过氧化作用，降低组织脂质过氧化物的含量，避免有害物质对组织细胞结构和功能的破坏，可对抗小鼠及人红细胞自氧化溶血。白术能提高 12 月龄以上小鼠红细胞 SOD 活性，增强清除氧自由基的作用，减少氧自由基对机体的损害，并抑制小鼠脑单胺氧化酶 B 的活性。老龄小鼠灌胃白术水煎液 4 周，可显著提高全血 GSH-Px 的活力，明显降低红细胞中 MDA 含量。白术有延缓老年小鼠肾脏衰老的作用，可使老龄小鼠的肾脏结构有明显改善。

10. 降血糖作用 家兔灌服白术水煎液有加速体内葡萄糖的氧化利用而有降血糖作用。

11. 抗凝血作用 大鼠灌胃白术水煎液后其凝血酶原时间显著延长。健康人服用白术水煎液或乙醇浸出液后，其凝血酶原时间及凝血时间均显著延长。

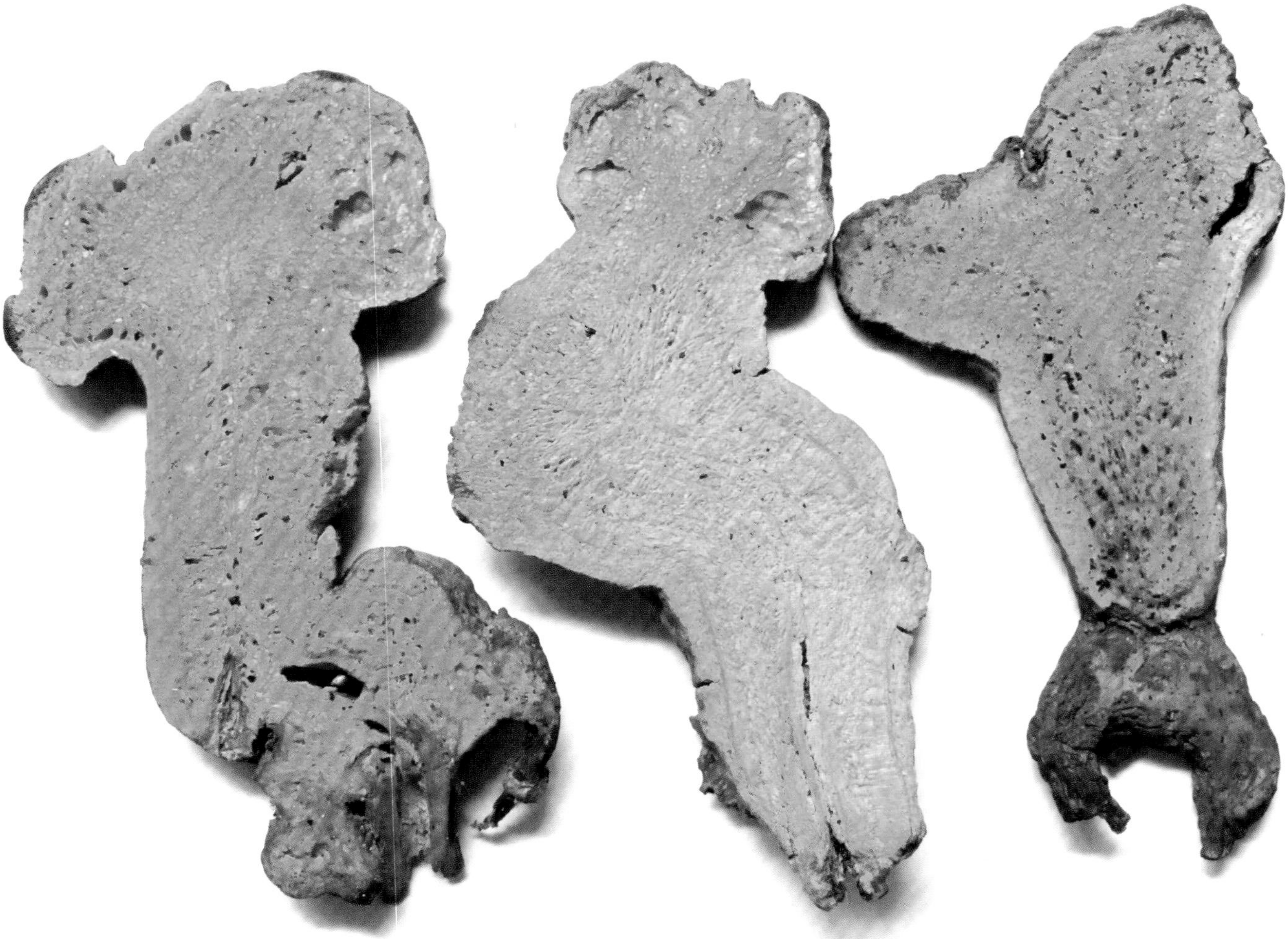

炒白术饮片

12. 抗肿瘤作用 白术对瘤细胞有细胞毒作用，能降低瘤细胞的增殖率，减低瘤组织的侵袭性，提高机体抗肿瘤反应的能力。白术挥发油对小鼠艾氏腹水癌、淋巴肉瘤腹水型、食管癌、肉瘤 S180 等有抑制作用。白术内酯 B 腹腔注射对小鼠肉瘤 S180 也有显著抑制作用。

综上所述，与白术健脾益气功效相关的药理作用为调整胃肠运动功能、抗溃疡、保肝、增强机体免疫功能、抗应激、增强造血功能等作用；其燥湿利水功效与利尿作用有关；而安胎功效与抑制子宫收缩作用有关。白术还有抗氧化、延缓衰老、降血糖、抗凝血、抗肿瘤等。

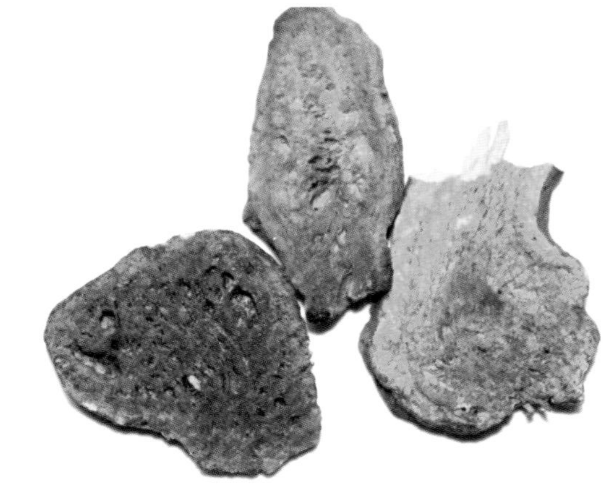

白术（麦麸炒制）饮片

性味归经

苦、甘，温。归脾、胃经。

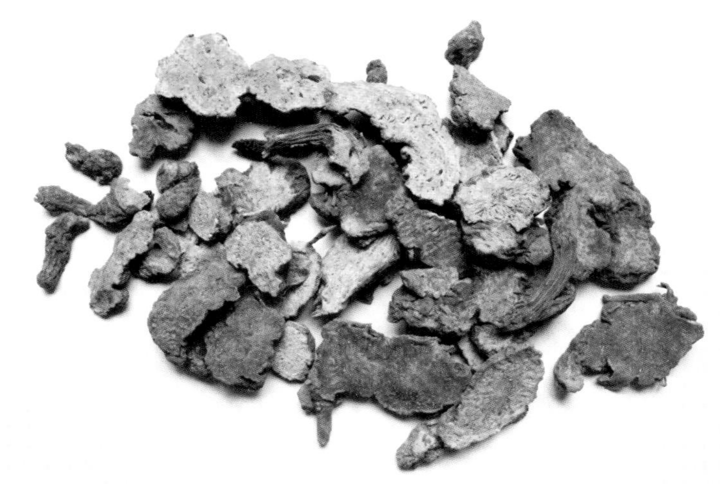

白术（劣质品）饮片

功效主治

健脾益气，燥湿利水，止汗，安胎。用于脾虚食少，腹胀泄泻，痰饮眩悸，水肿，自汗，胎动不安。

临床应用

1. 便秘 28 例患者（含急性便秘、慢性便秘者）用单味生白术 60 g 为 1 剂，急性便秘只投 1 剂，慢性便秘每日或隔日投 1 剂，连用 3 剂，每剂煎煮 2 次，取汁 1 次服，有效 20 例，有效率达 71.4%，其中急性便秘有效率 80%，慢性便秘有效率为 66.6%。

2. 腹泻 有排除慢性肠炎、慢性细菌性痢疾等的腹泻患者 32 例，采用白术芍药散合四神汤为基本方治疗，每晚 1 剂，10 日为 1 个疗程，总有效率为 93.75%。

3. 带下症 白术 20 g，茜草、海螵蛸各 15 g。3 味均制成药粉，均分为 6 份，每日 3 次，每次 1 份，开水冲服，治 37 例白带症均治愈，大部分患者伴腰困重、腰痛，用杜仲 15g，续断 30 g。水煎，冲服药粉，上症除。

用法用量

内服，煎汤，6 ~ 12 g。或熬膏；或入丸、散。

使用注意

本品燥湿伤阴，阴虚内热，津液亏耗者忌用。

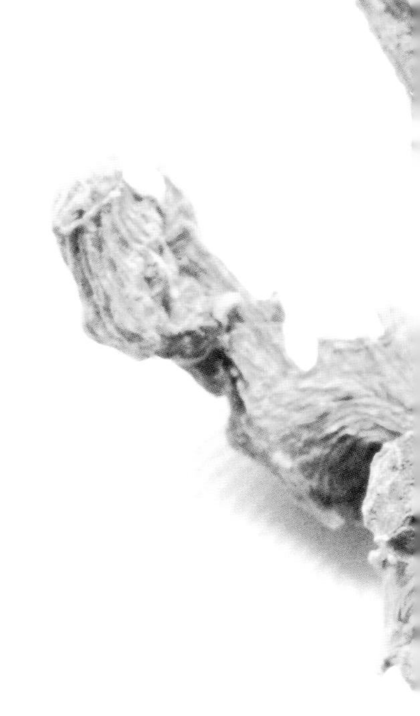

混伪品鉴别

菊三七

本品为菊科植物菊三七 *Gynura segetum*（Lour. ）Merr. 的根茎。药材呈拳形肥厚团块状，长 3 ~ 6 cm，直径约 3 cm，表面灰棕色或棕黄色，有瘤状突起及断续的弧状沟纹，突起物顶端常有茎基或芽痕，下部有细根痕。质坚实不易折断。断面淡黄色，纵切面显菊花心状。气无，味淡而后微苦。

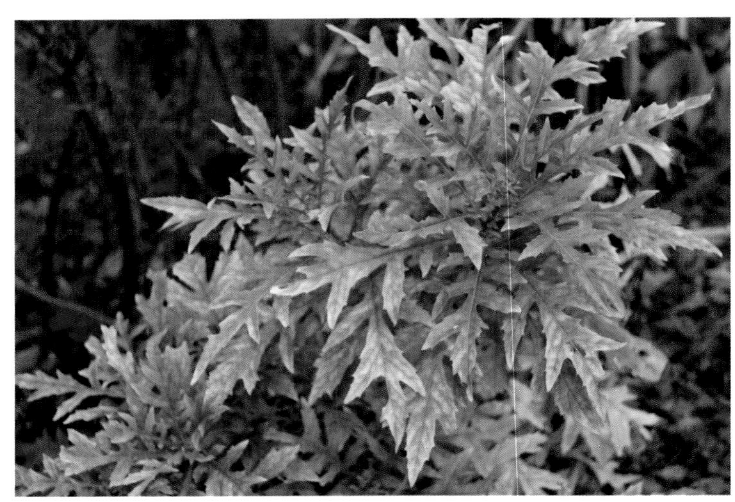

菊三七

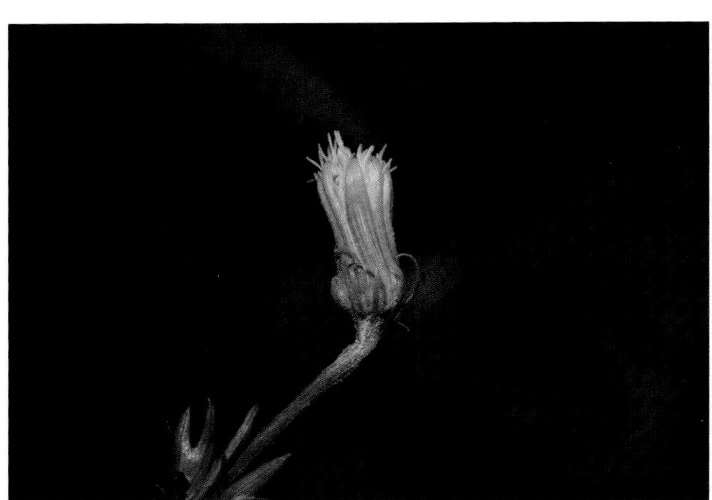

菊三七

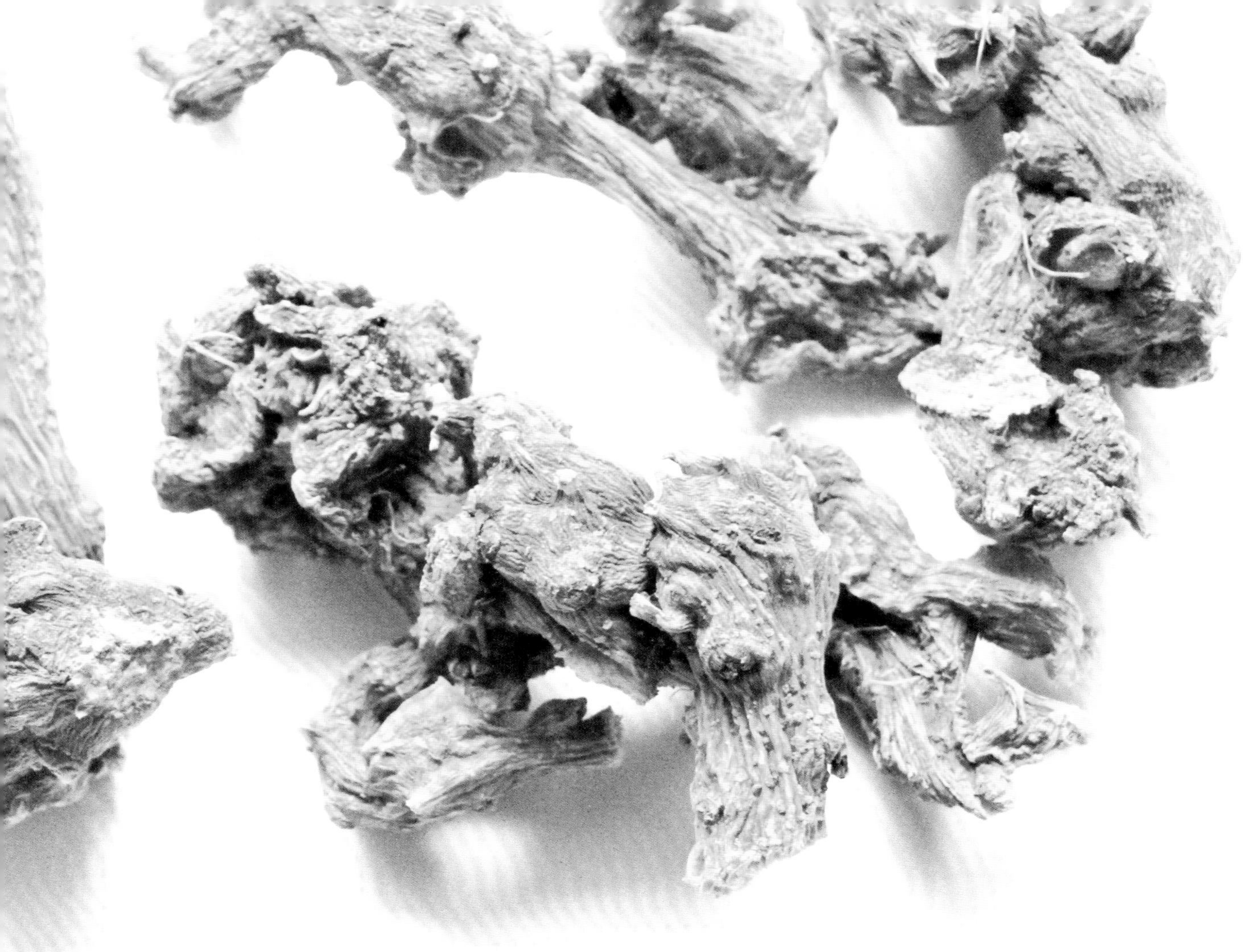

菊三七药材

芍药根头

本品为毛茛科植物芍药 *Paeonia lactiflora* Pall. 的根茎切片。多为不规则的纵切片，厚 0.4 ~ 1 cm，长 3 ~ 8 cm，宽 1.5 ~ 3 cm。外表面灰棕色或棕褐色；切面浅土黄色或棕色。断面不平坦，类白色或浅棕色，横切面具放射状纹理。气微，味微苦，略酸。

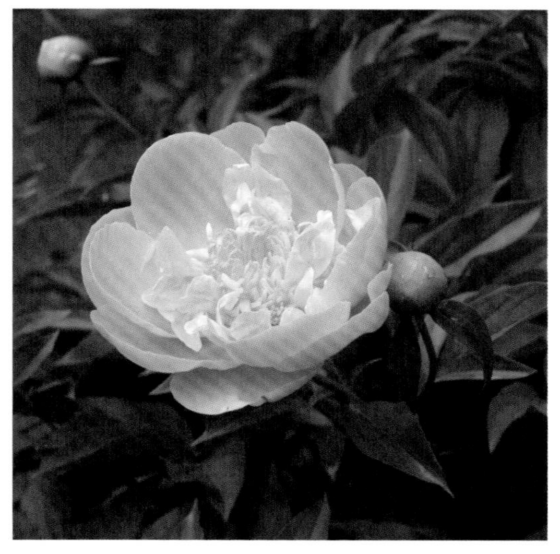

芍药

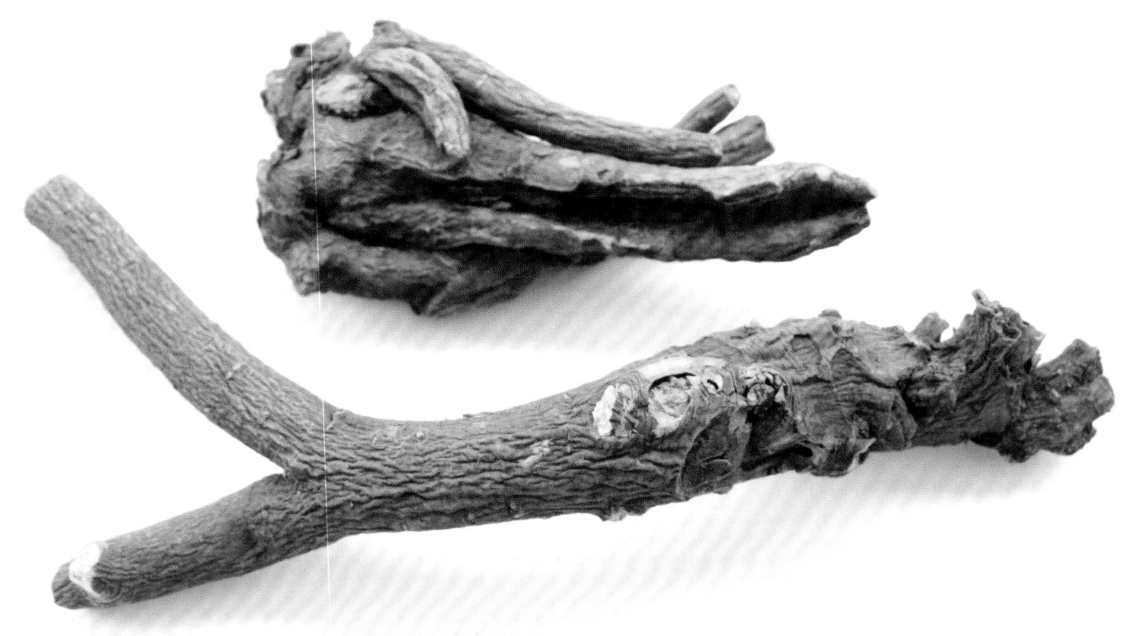

芍药药材

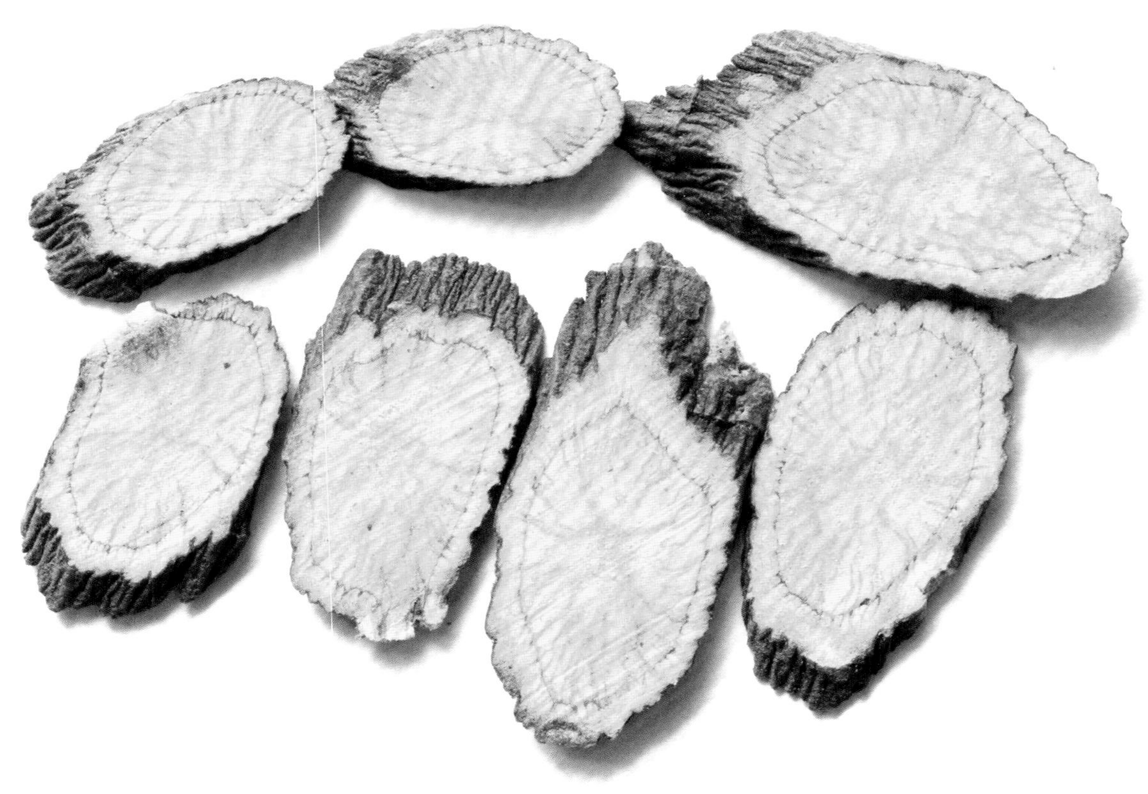

芍药药材

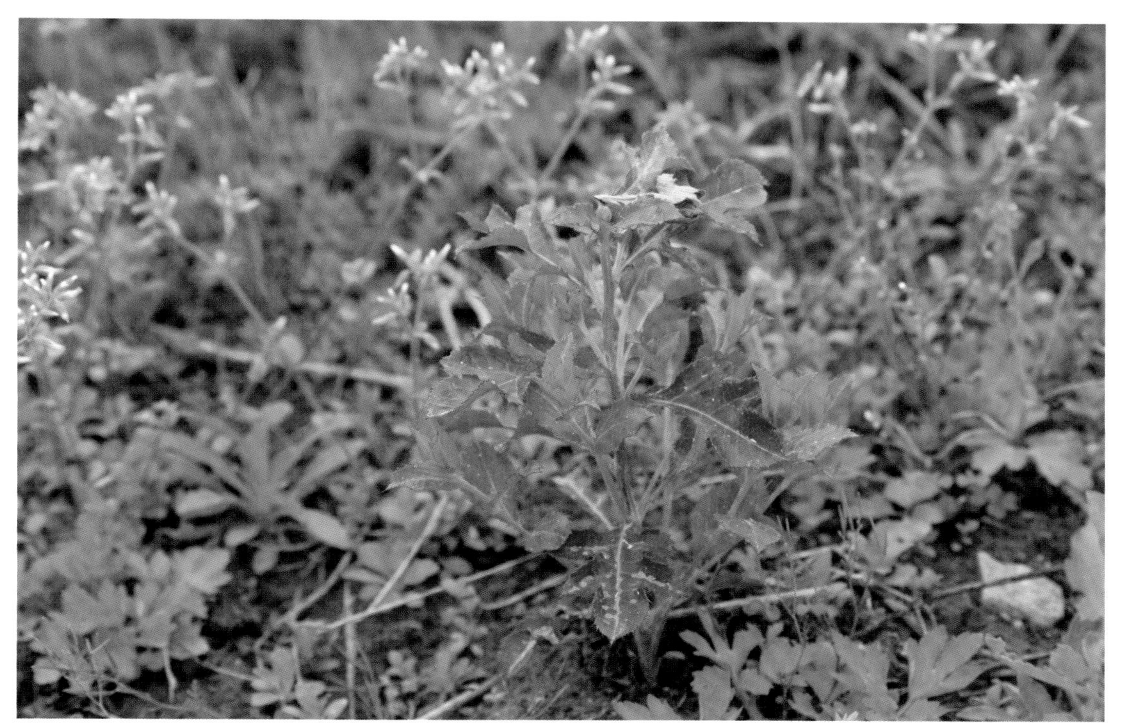

关苍术

朝鲜土白术

本品为菊科植物关苍术 *Atractylodes japonica* Koidz. ex Kitam. 的干燥根茎。呈结节状圆柱形或不规则团块，长 4 ~ 7 cm，直径 1.5 ~ 2.5 cm。表面黄棕色或棕褐色，有密集的瘤状突起，不规则皱纹及须根痕，栓皮脱落处呈黄白色或淡黄褐色。质坚硬。不易折断，断面疏松，黄白色或淡黄棕色，纤维性，有黄色或黄棕色油点散在。气清香，味甘，微苦辛。本品为朝鲜族民间用药。

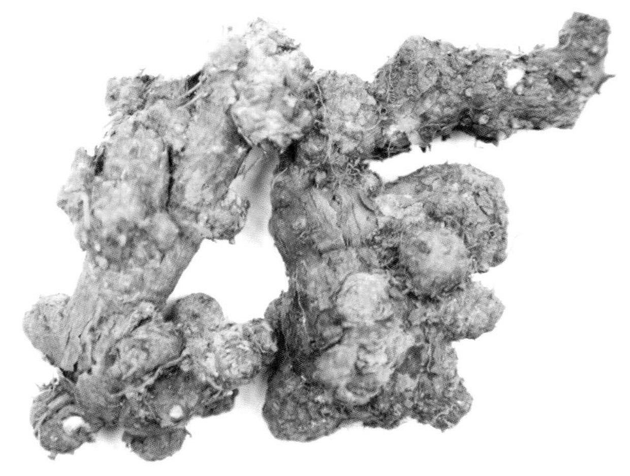

关苍术药材

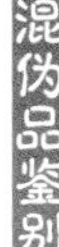

白鲜

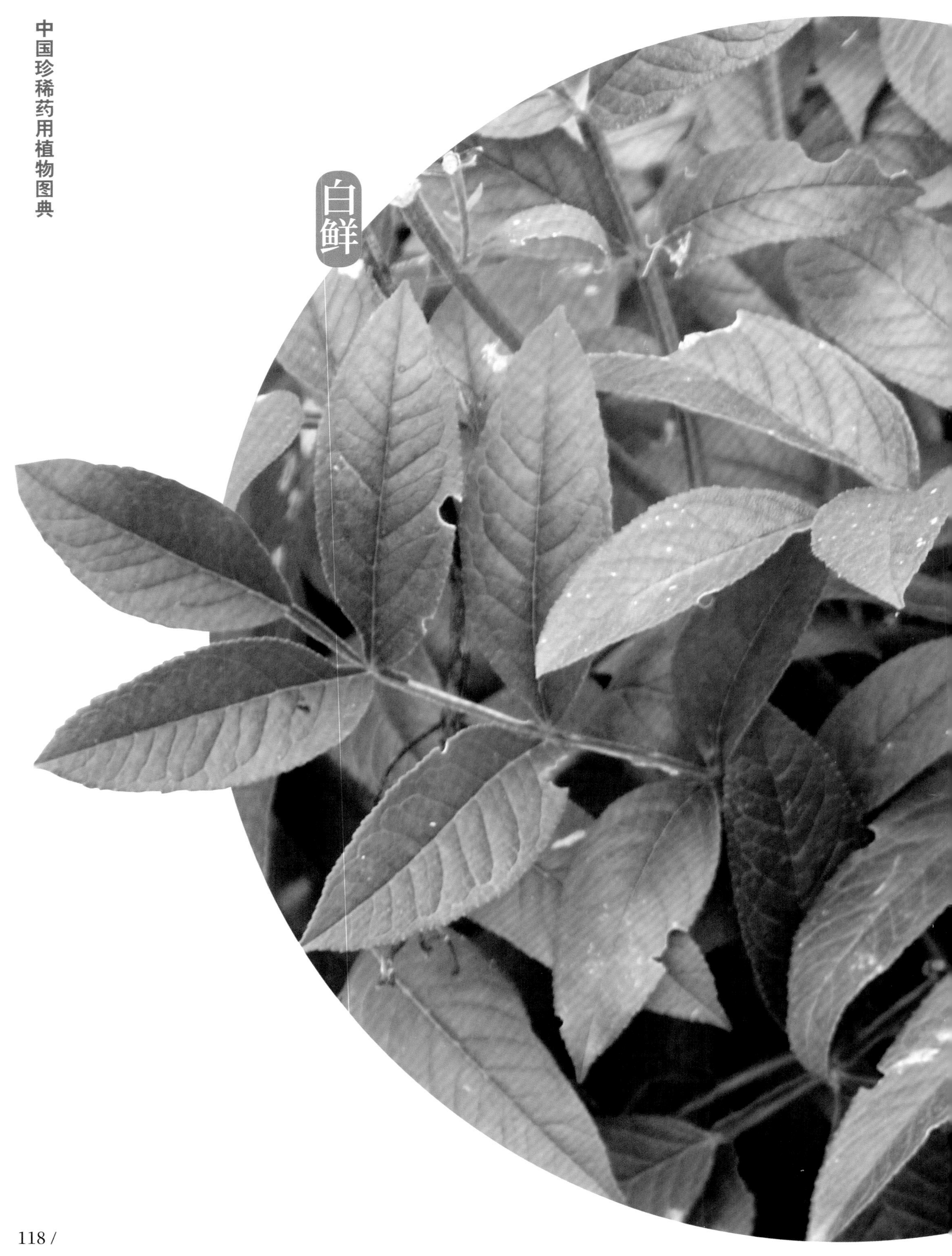

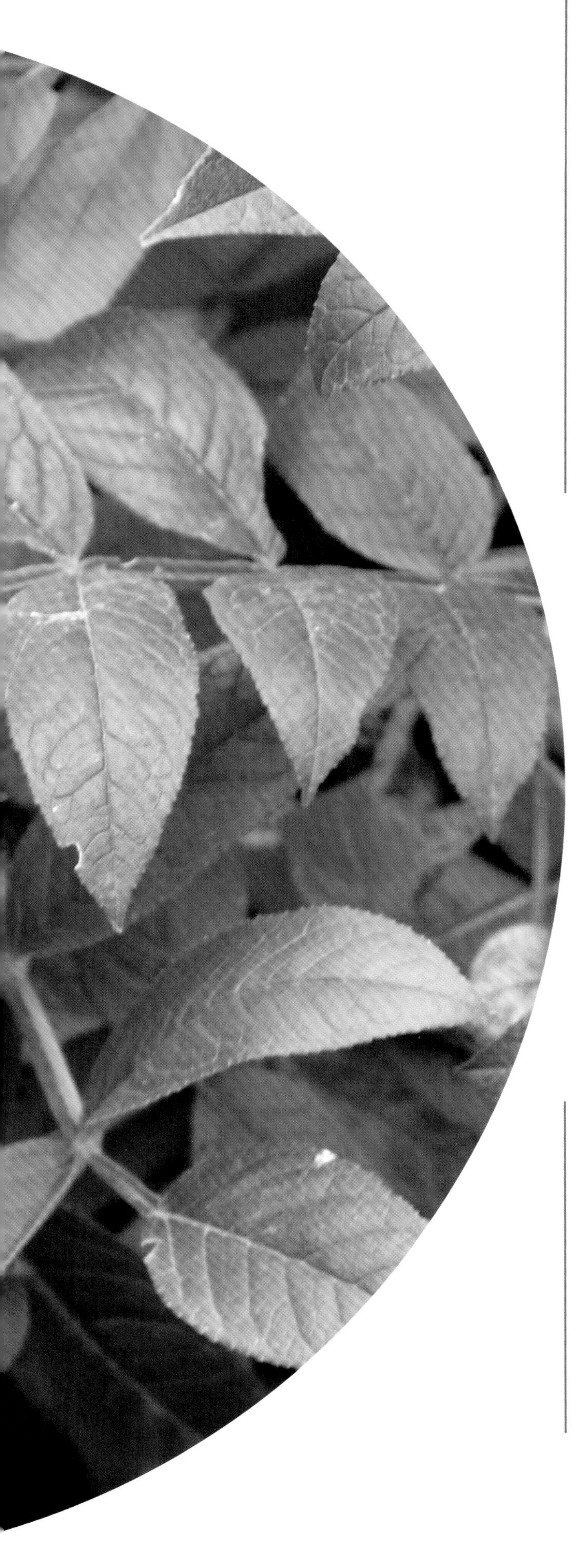

白鲜皮

BAIXIANPI

基　原

本品为芸香科植物白鲜 *Dictamnus dasycarpus* Turcz. 的干燥根皮。

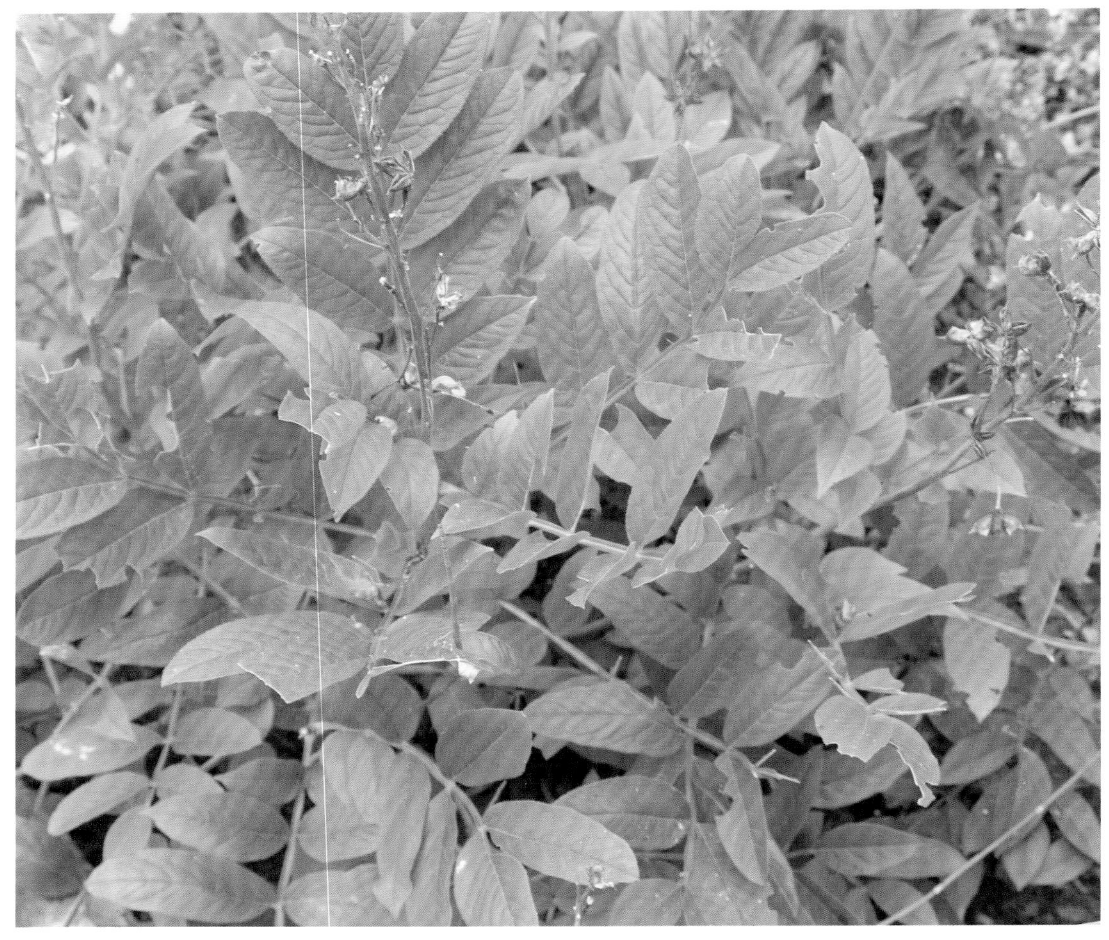

白鲜

形态特征

多年生草本；根木质化，数条丛生，外皮淡黄白色；茎直立，高 50 ~ 65 cm。单数羽状复叶互生；有叶柄；叶轴有狭翼，小叶通常 9 ~ 11，无柄，卵形至长圆状椭圆形，长 3.5 ~ 9 cm，宽 2 ~ 4 cm，先端锐尖，边缘具细锯齿，表面密布腺点，叶两面沿脉有柔毛，尤以背面较多，至果期脱落，近光滑。总状花序；花轴及花梗混生白色柔毛及黑色腺毛；花梗基部有线状苞片 1 枚；花淡红色而且有紫红色线条；萼片 5，长约花瓣的 1/5；花瓣 5，倒披针形或长圆形，基部渐细呈柄状；雄蕊 10；子房 5 室。蒴果，密被腺毛，成熟时 5 裂，每瓣片先端有一针尖；种子 2 ~ 3 枚，黑色，近圆形。花期 5 月，果期 8 ~ 9 月。

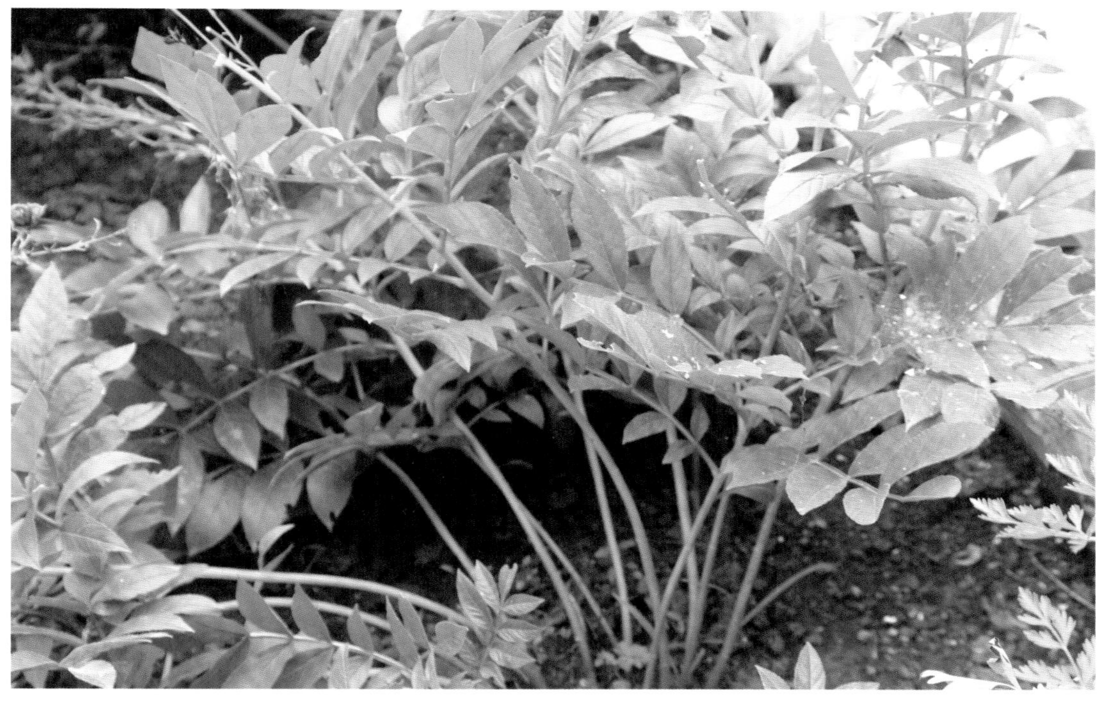

白鲜生境

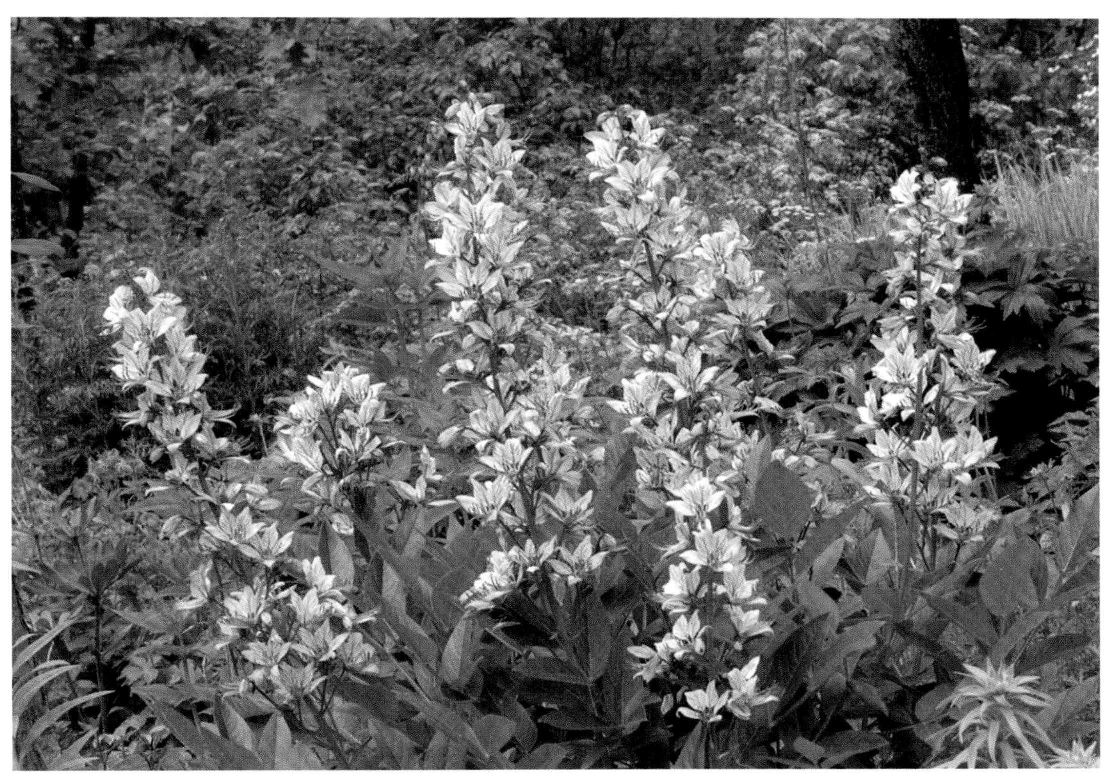

白鲜花

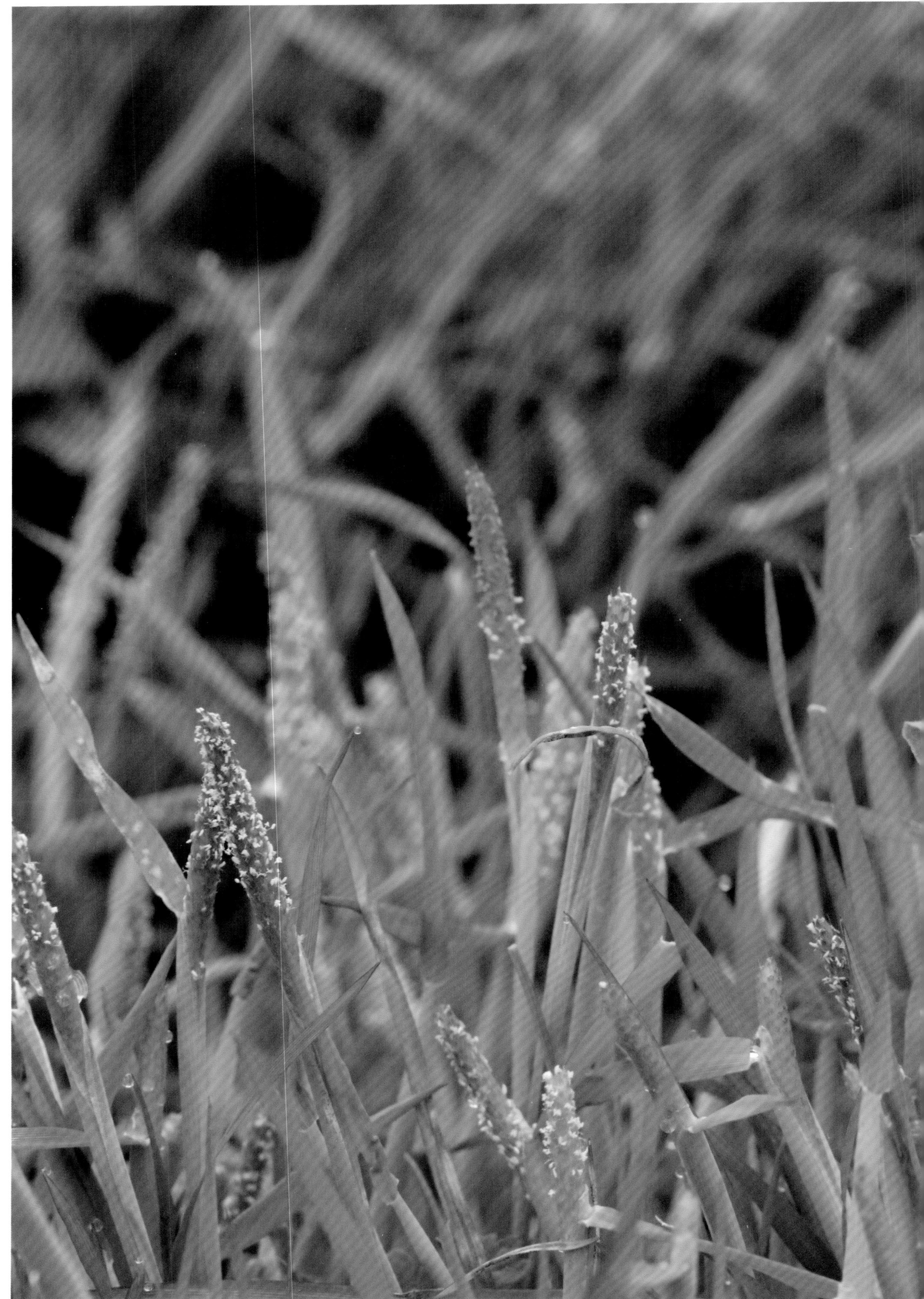

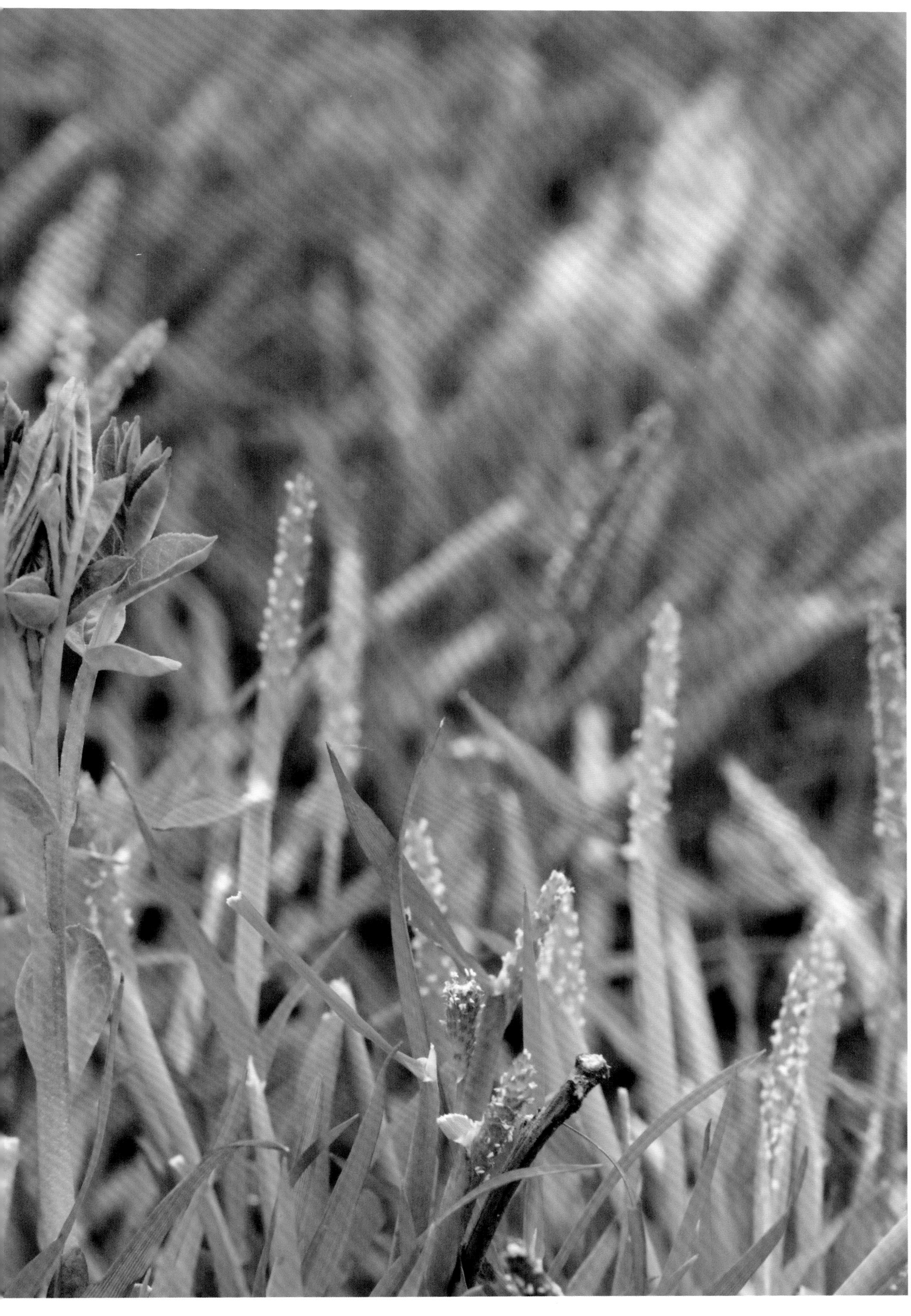

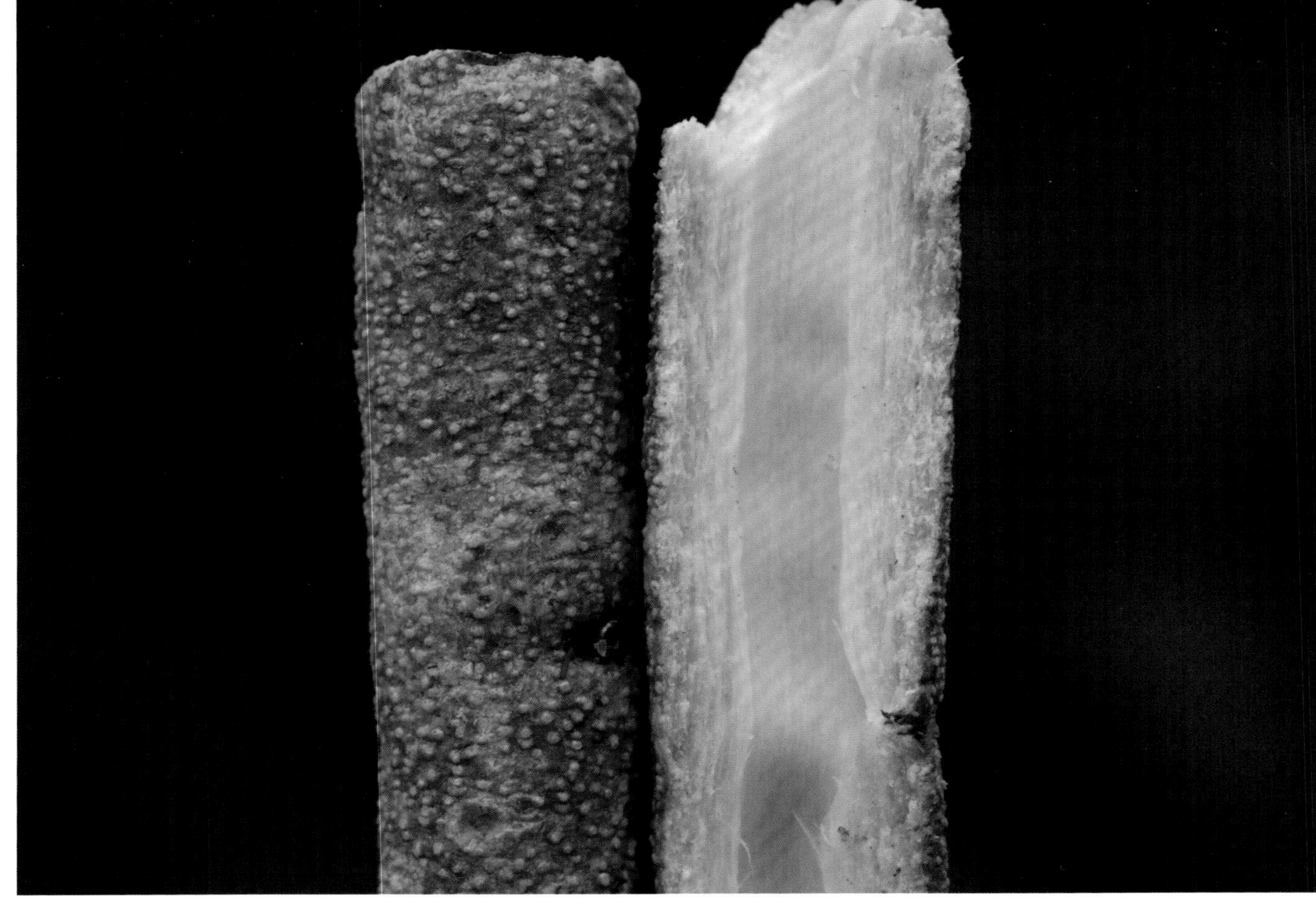

白鲜皮药材

生境分布

生长于土坡、灌木丛中、森林下及山坡阳坡。分布于辽宁、河北、四川、江苏等地。

采收加工

春、秋两季采挖根部，除去泥沙及粗皮，剥取根皮，干燥。

药材性状

本品呈卷筒状，长 5 ~ 15 cm，直径 1 ~ 2 cm，厚 0.2 ~ 0.5 cm。外表皮灰白色或淡灰黄色，具细纵皱纹及细根痕，常有突起的颗粒状小点；内表面类白色，有细纵纹。质脆，折断时有粉尘飞扬，断面不平坦，略呈层片状，剥去外层，迎光可见闪烁的小亮点。有羊膻气，味微苦。以条大、皮厚、色灰白者为佳。

化学成分

根含白鲜碱（dictamnine）、白鲜内酯（dictamnolactone、obaculactone）、胡芦巴碱（trignelline）、胆碱（choline）、白鲜脑交酯（dictamnolide）、谷甾醇（sitosterols）、梣皮酮（fraxinellone）、黄柏酮（obacunone）、黄柏酮酸（obacunonic acid）。尚含脂肪酸及粗皂苷等。

药理作用

1. 抗真菌作用 白鲜皮水浸剂(1∶4)，在试管内对多种致病真菌如堇色毛癣菌、同心性毛癣菌、许兰黄癣菌、奥杜盎小芽胞癣菌、铁锈色小芽胞癣菌、羊毛状小芽胞癣菌、腹股沟表皮癣菌、红色表皮癣菌、星形奴卡菌等均有不同程度的抑制作用。

2. 解热作用 试验证明，白鲜皮浸出液，对因温刺法而发热的家兔有解热作用。

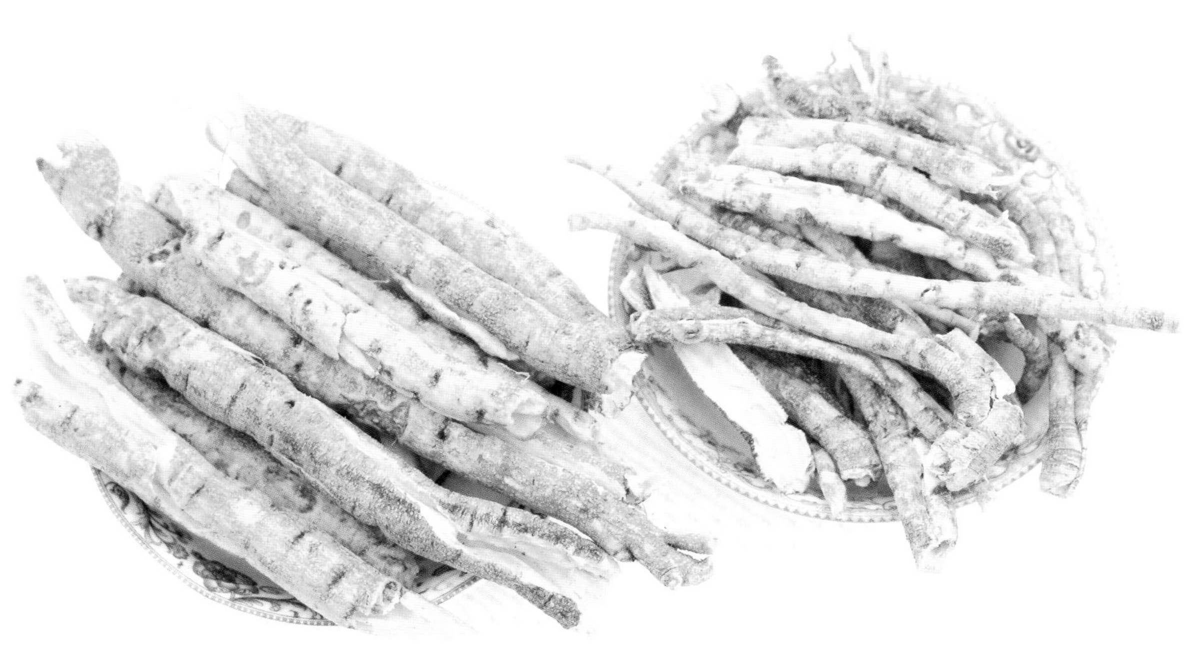

白鲜皮药材

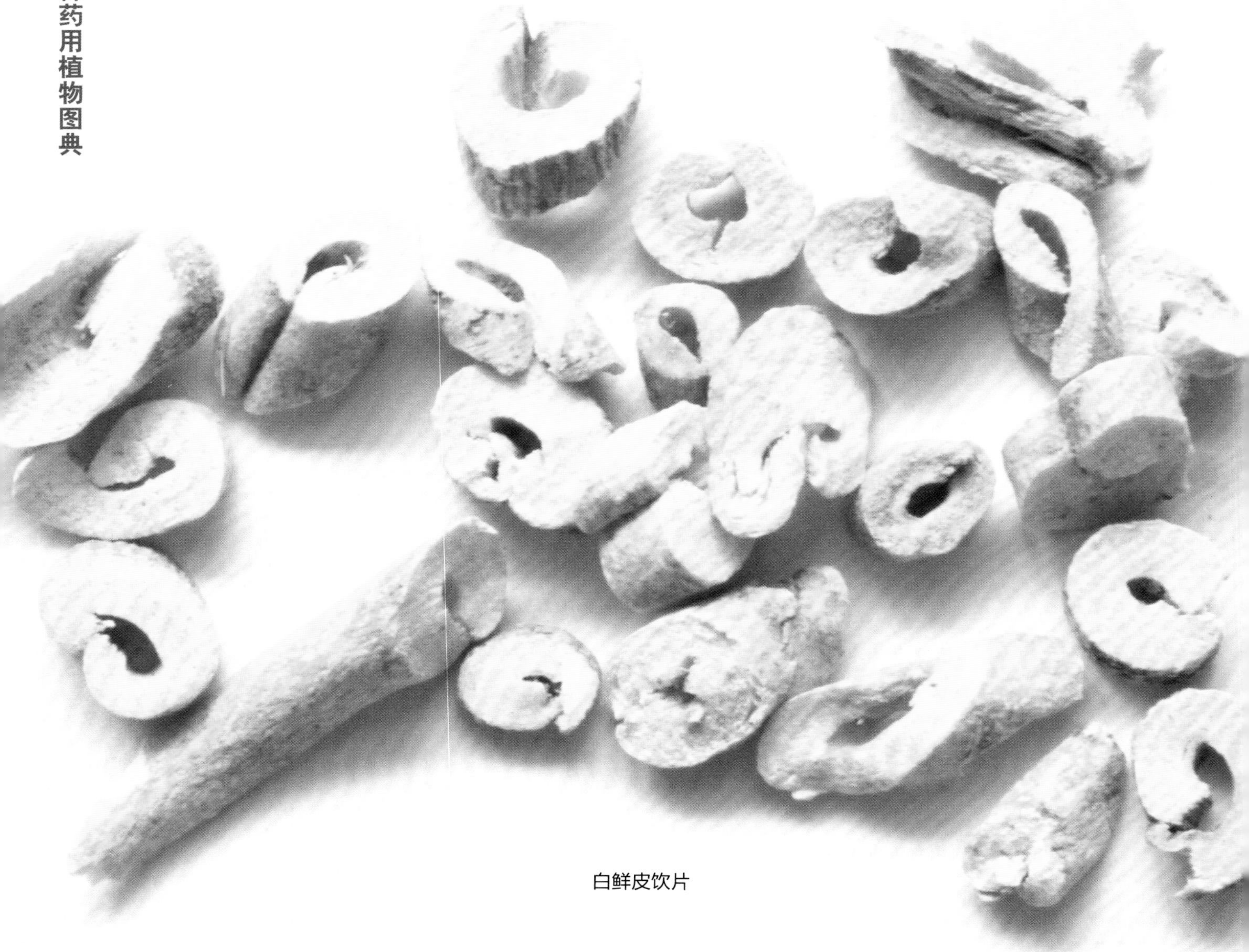

白鲜皮饮片

3. 对机体免疫功能的影响 白鲜皮水提物对半抗原 picryl chlonide 所致的接触性皮炎（PCDTH）及颗粒抗原羊红细胞（SRBC）所至的足跖反应有明显抑制作用，但抗原攻击前给药则无这种作用。还能明显抑制二甲苯所致的小鼠耳肿及鸡蛋清所致的小鼠足趾炎症反应。此外，白鲜皮对于小鼠抗 SRBC 抗体的产生均有明显的抑制作用。

4. 对子宫及肠平滑肌的影响 白鲜碱对家兔和豚鼠子宫平滑肌有强力的收缩作用，但对大鼠的子宫自发性收缩无影响，对于催产素所引起的则可减弱之。而茵芋碱可增强之。茵芋碱抑制小肠收缩，崖椒碱抑制 $CaCl_2$ 所致离体兔回肠痉挛，两者均能松弛胆胰壶腹括约肌。三碱混合物解痉作用强于单个碱。

5. 抗肿瘤作用 本品非极性溶剂提取物及挥发油在体外有抗肿瘤活性，45％浓度即能杀死艾氏腹水癌、S180 及 U14 细胞，葫芦巴碱 12.5 mg/kg 能延长 P388 白血病小鼠生命 31％。

6. 其他作用 白鲜碱小量对离体蛙心有兴奋作用，可使心肌张力增加，每分输出量及每搏输出量均增多。对离体兔耳血管有明显收缩作用，对家兔和豚鼠子宫平滑肌有强力收缩作用。

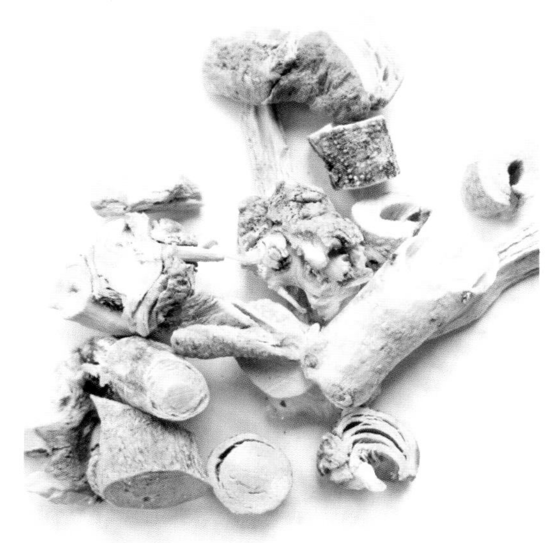

白鲜皮（劣品）饮片

性味归经

苦，寒。归脾、胃、膀胱经。

功效主治

清热燥湿，祛风解毒。用于湿热疮毒，黄水淋漓，湿疹，风疹，疥癣疮癞，风湿热痹，关节肿痛，黄疸尿赤。

临床应用

1. 滴虫性肠炎 白鲜皮、苦参、秦皮、蛇床子、生百部、炒白术、茯苓各 12 g，党参、黄芪各 15 g，砂仁 3 g，木香 6 g，苦楝皮 10 g，儿童酌减。水煎，早、晚空腹服，

5 日为 1 个疗程。

2．阴道炎 白鲜皮、蛇床子、百部、苦参、鹤虱、蒲公英、紫花地丁、黄柏各 30 g，花椒 15 g，枯矾 10 g。将上药浓煎成 500 mL 药液作为阴道冲洗液，每日 1 次，6 次为 1 个疗程。重度滴虫阴道炎者，可配合使用阴道塞入甲硝唑片，效果更佳。

3．牛皮癣、神经性皮炎 白鲜皮、生地黄、地肤子各 18 ~ 30 g，乌梢蛇、当归、苦参、白蒺藜各 9 ~ 15 g，蝉蜕 6 ~ 8 g，苍耳子 15 ~ 24 g，防风 9 ~ 12 g，牡丹皮 9 g，鸡血藤 15 ~ 30 g。连煎 2 ~ 3 次，取汁 350 ~ 400 mL，分 2 ~ 3 次口服，每日 1 剂。

4．慢性特异性结肠炎 白鲜皮、丹参、广藿香、延胡索、槟榔各 10 g，党参、苦参、白蒺藜、仙鹤草各 15 g，地肤子、地榆各 12 g。水煎服。每日 1 剂。

5．顽固性肛门湿疹 白鲜皮、紫草、土荆皮、石榴皮各 15 g，五倍子、蛇床子各 30 g，黄柏、赤石脂各 10 g，生甘草 6 g。加水 5000 mL 布包煎至 3000 mL，取汁趁热熏洗，每日早、晚各 1 次，轻者连洗 1 周，重者需洗 1 ~ 2 个月。

6．顽固性湿疹 白鲜皮、苍术粉各 15 g，黄柏、黄连、大黄粉各 10 g，冰片 3 g，炉甘石粉 10 g，醋酸泼尼松 50 mg，扑尔敏 40 mg。将上药混研为极细末，加凡士林 60 ~ 10 g 搅匀，涂擦患处，每日 3 ~ 4 次，有渗出液者，将干粉匀撒患处即可。

7．湿疹 白鲜皮、大风子各 250 g，苦参、黑豆各 300 g，木槿皮、地肤子、苍术各 150 g，生葱 20 根，五倍子 10 g。水煎 2 次，合并药液 800 mL，再用 95% 乙醇 200 mL 溶解樟脑、冰片各 20 g，缓慢加入药液中，过滤分装，先用 50% 氯化钠溶液清洗患处皮肤，再将擦剂外擦患处。

8．脂溢性皮炎、过敏性皮炎、神经性皮炎等多种皮肤病 白鲜皮、地肤子各 15 g，黄连、苦参各 25 g，白矾 10 g，食醋 500 mL，二乙基亚砜 100 mL。水煎服。

9．膝关节和跟骨增生 白鲜皮、木瓜、川萆薢、海桐皮各 12 g，沙苑蒺藜 18 g，红花、防风、羌活、制没药各 10 g，炙黄芪、川牛膝各 15 g，制川乌（先煎）、制草乌（先煎）各 9 g，制乳香 6 g。水煎服，每日 2 次。

10．牛皮癣 白鲜皮、当归、紫草、黑芝麻各 15 g，黄精 30 g，刺猬皮、苦参、蝉蜕、赤芍各 10 g，防风、蛇蜕各 6 g。水煎服，每剂煎汁 40 mL，早、晚 2 次分服。

11. 慢性荨麻疹 白鲜皮、生黄芪、生薏苡仁各 30 g，当归尾、赤芍、川芎、桃仁、红花、地龙、蝉蜕各 10 g，蛇蜕 5 g。水煎服。

用法用量

5 ~ 10 g。外用：适量，煎汤洗或研粉敷。

使用注意

虚寒者慎用。

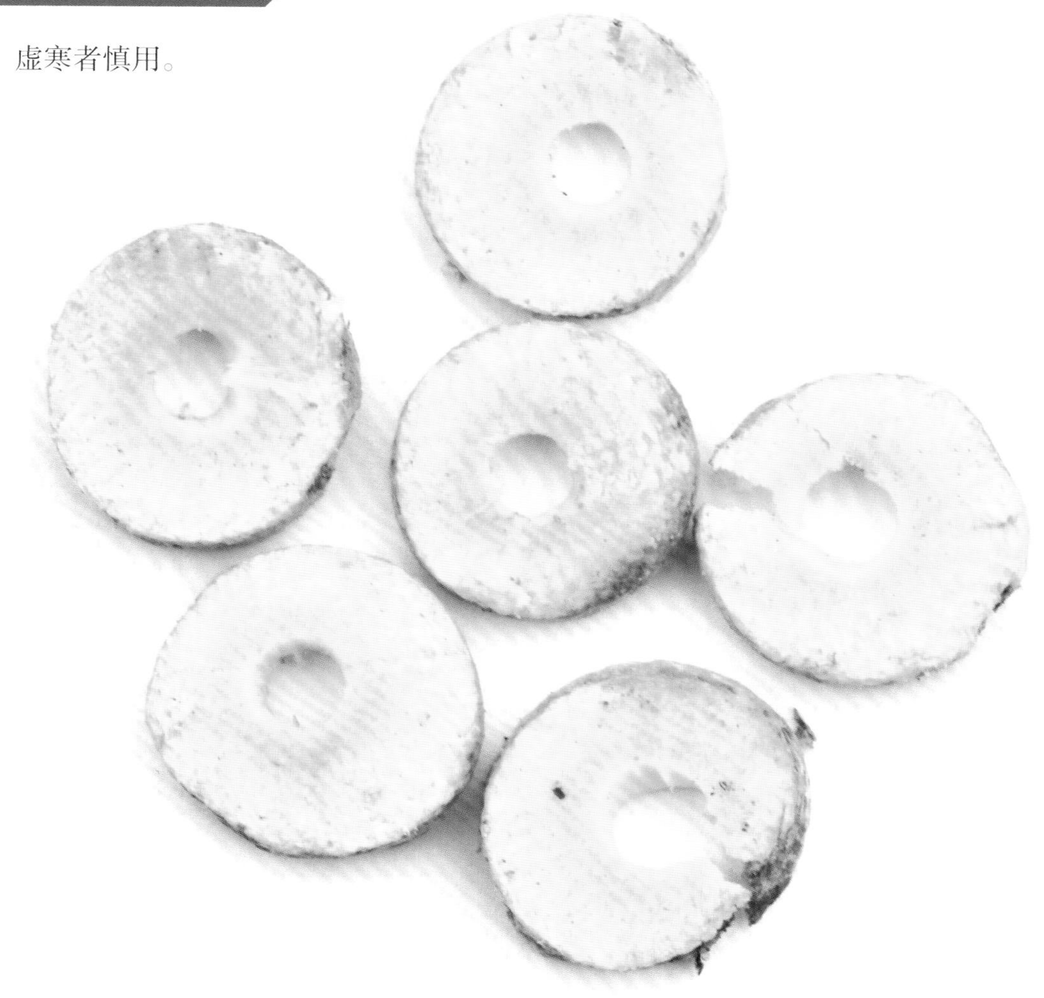

白鲜皮（劣品）饮片

混伪品鉴别

锦鸡儿

本品为豆科植物锦鸡儿 *Caragana sinica*（Buc'hoz）Rehd. 的干燥根皮。根皮呈卷筒状，多折断，长 6 ~ 20 cm，直径 1 ~ 2 cm，厚 3 ~ 6 mm。外表淡黄白色，平坦，偶有稀疏的环形凹纹。质坚硬，断面强纤维性，略有粉性。无羊膻气，味淡。

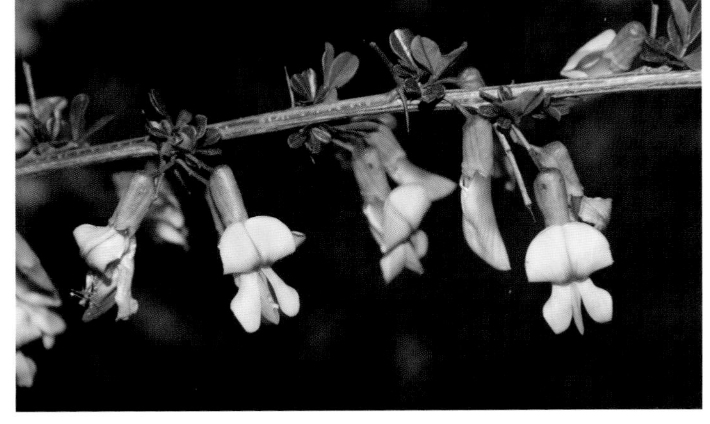

锦鸡儿

楤木皮

本品为五加科植物楤木 *Aralia chinensis* L. 的根皮。呈双卷筒状，栓皮薄纸状，脱落或残存，浅灰棕色或淡黄色，有皮孔。内表面浅黄色，有细纵纹。质坚韧，断面呈纤维状。

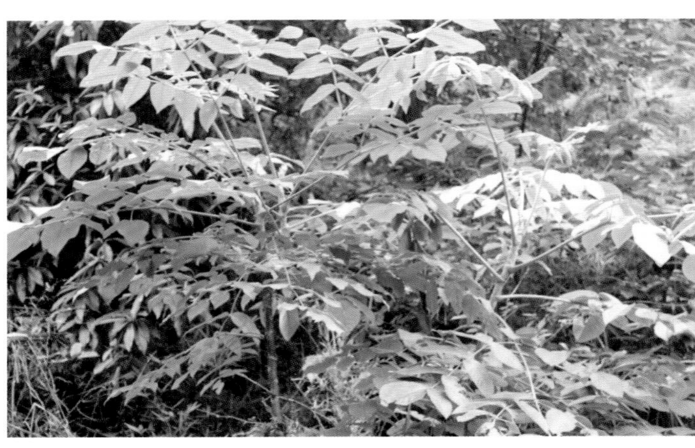

楤木

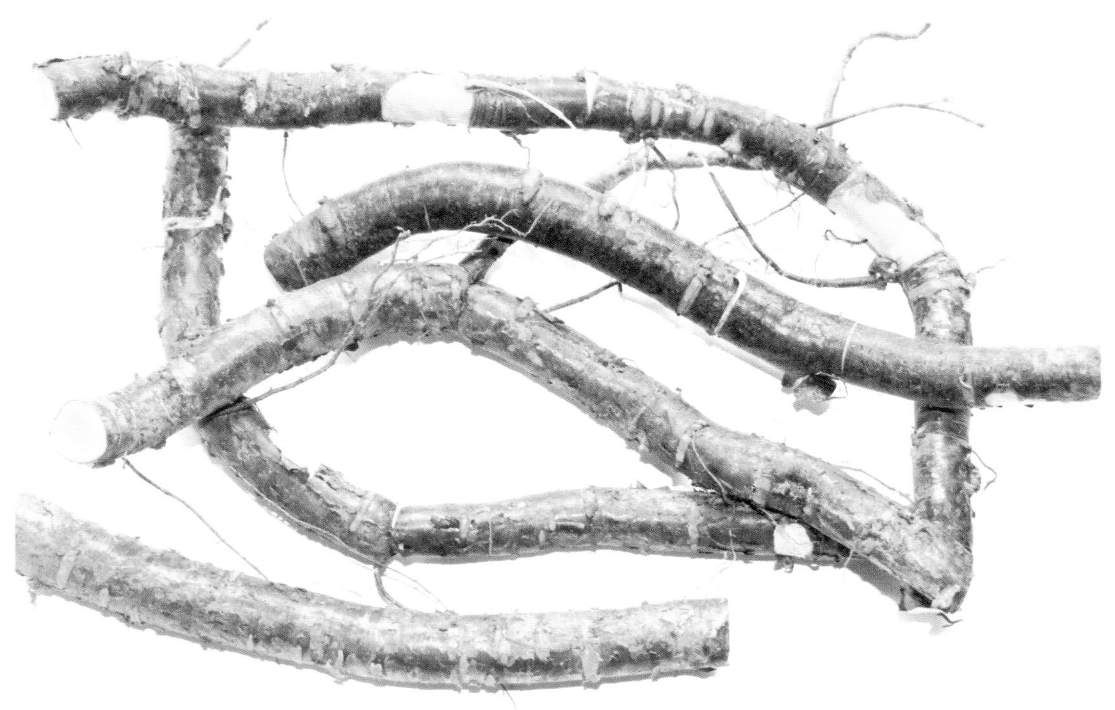

锦鸡儿药材

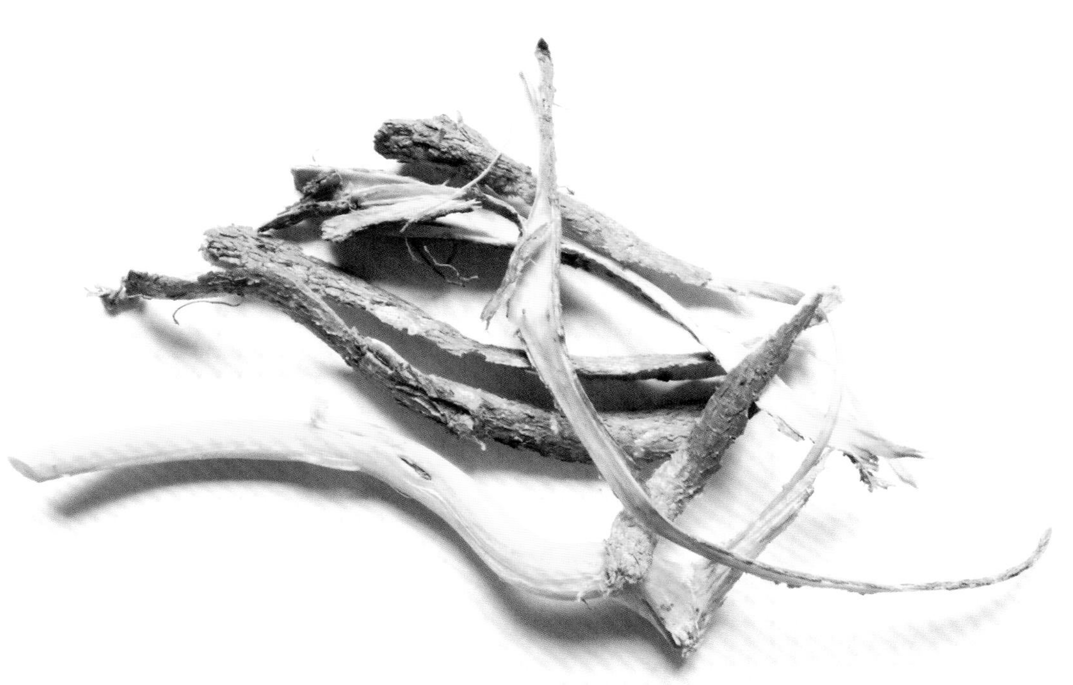

楤木根皮药材

百合

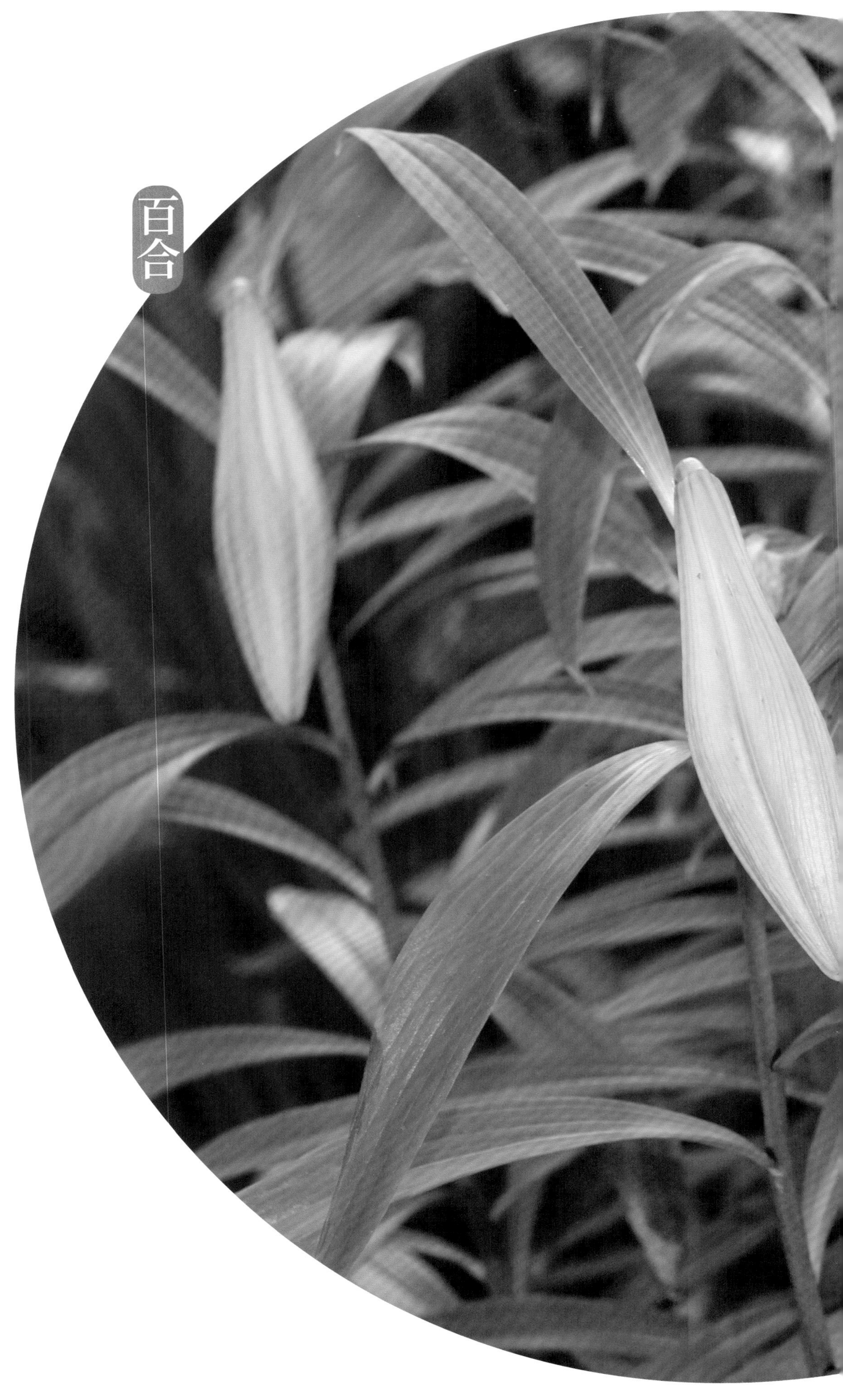

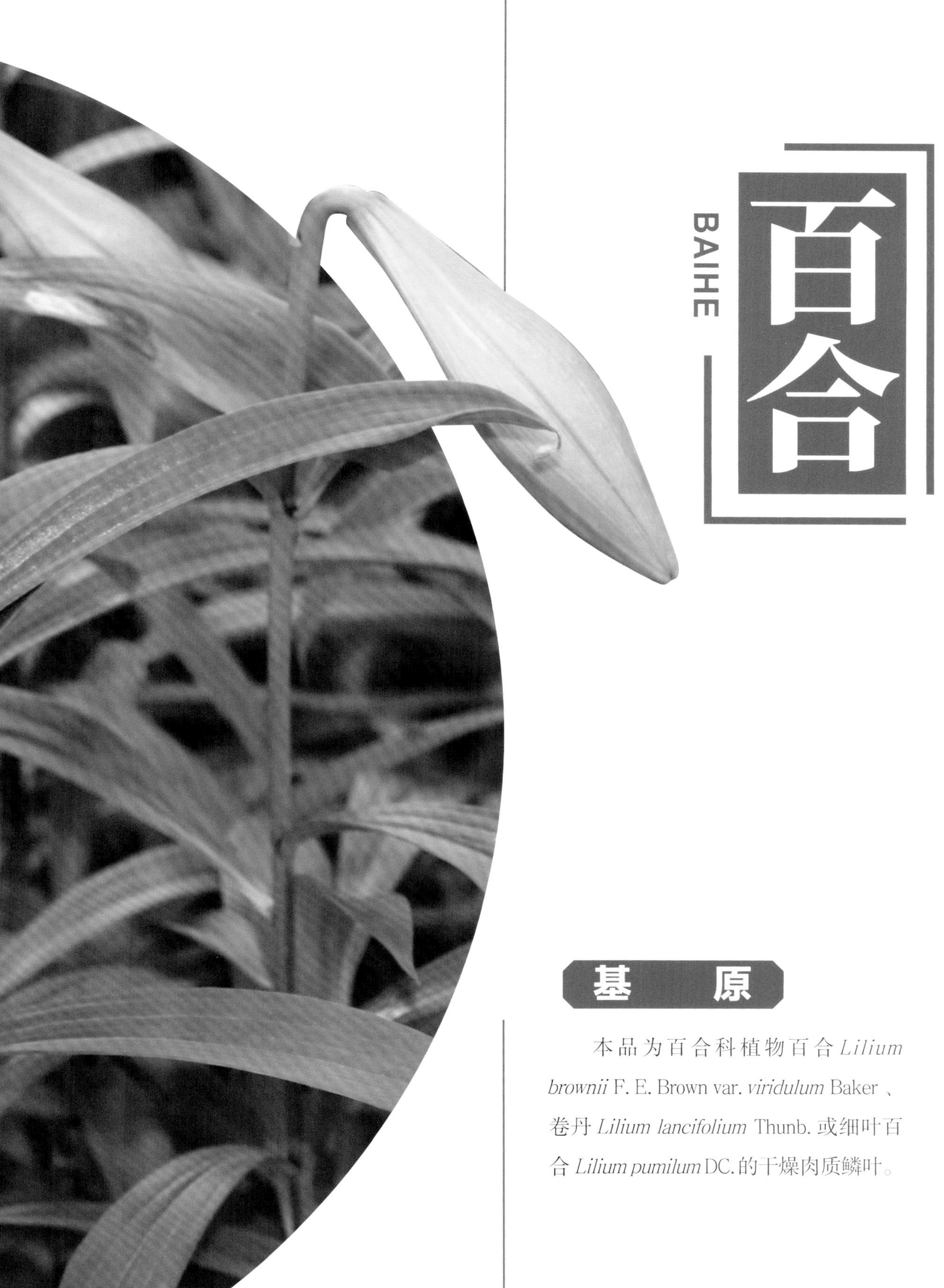

百合

BAIHE

基　原

本品为百合科植物百合 *Lilium brownii* F. E. Brown var. *viridulum* Baker 、卷丹 *Lilium lancifolium* Thunb. 或细叶百合 *Lilium pumilum* DC. 的干燥肉质鳞叶。

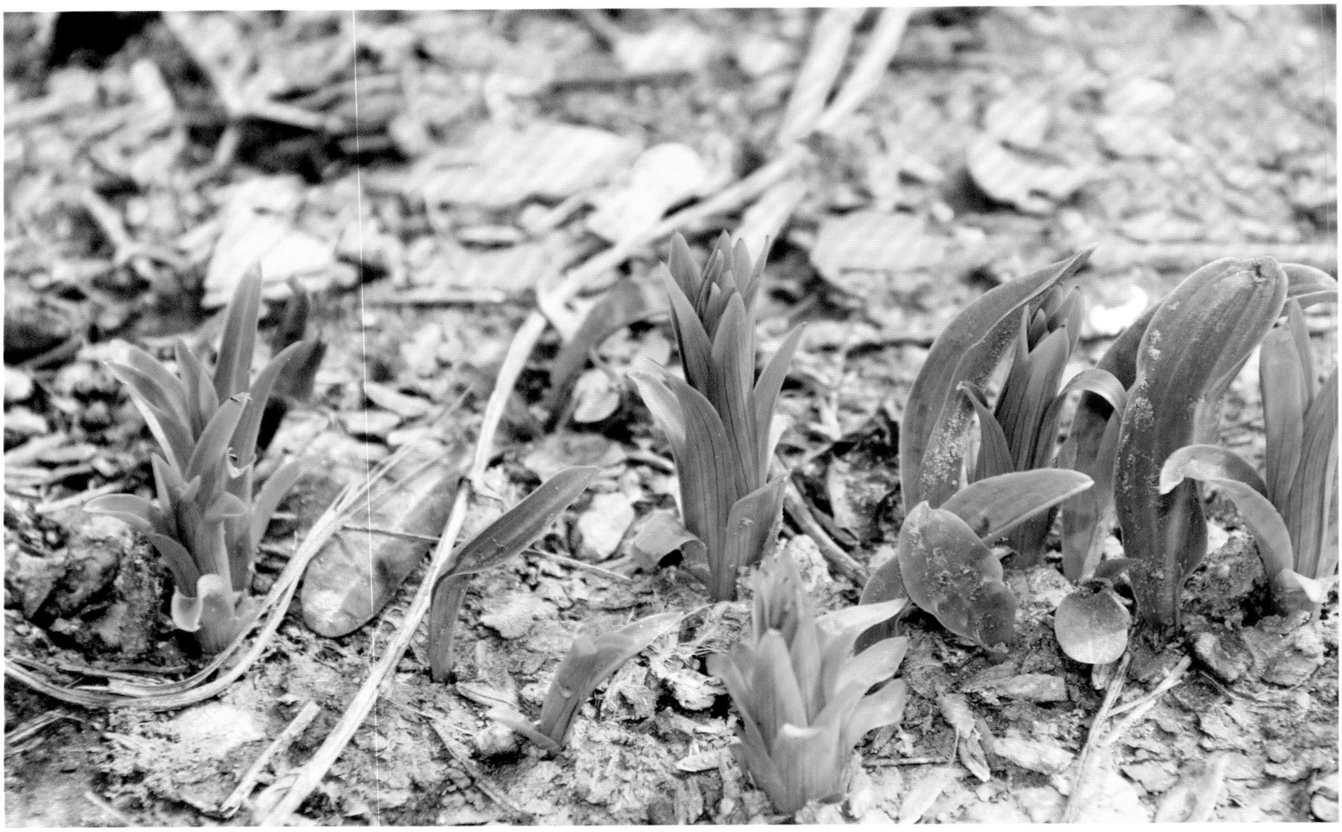

百合

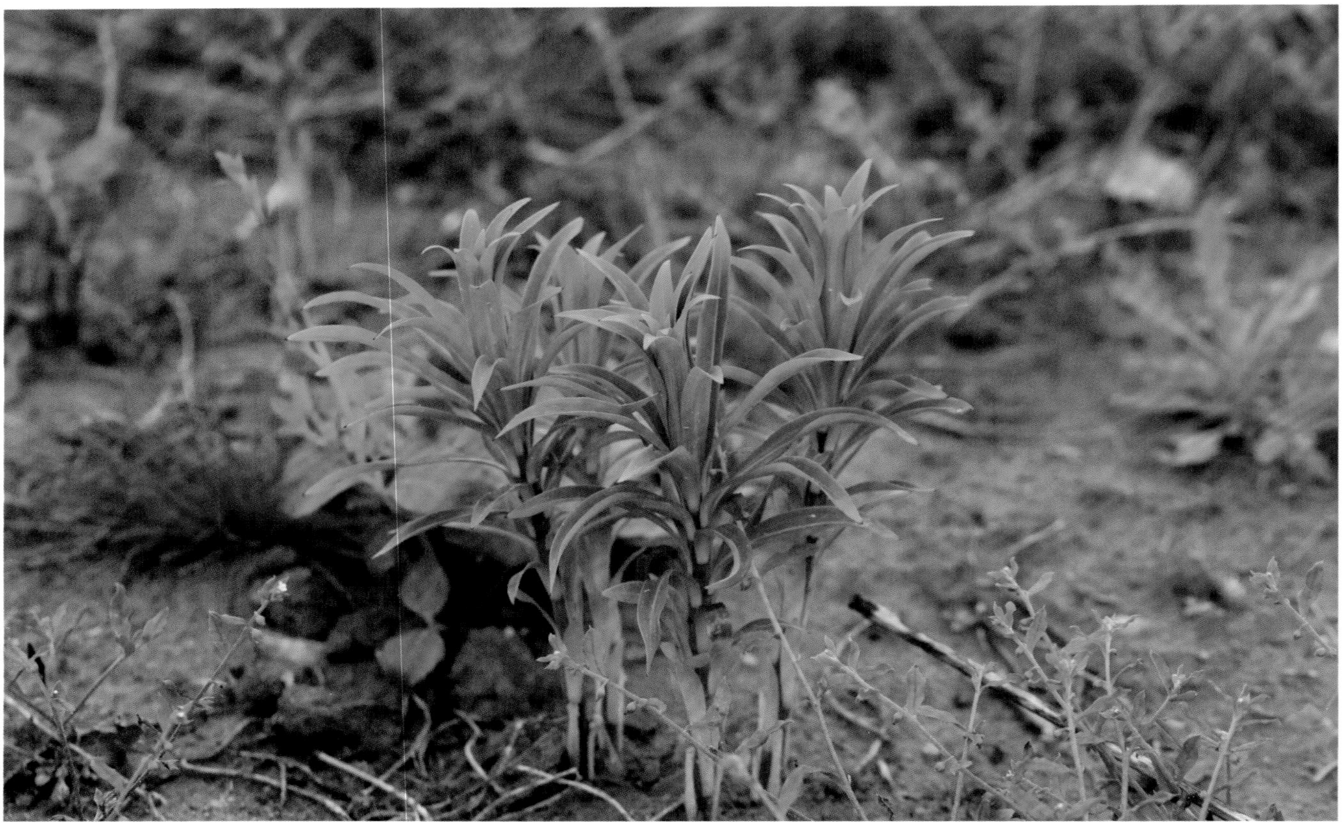

百合

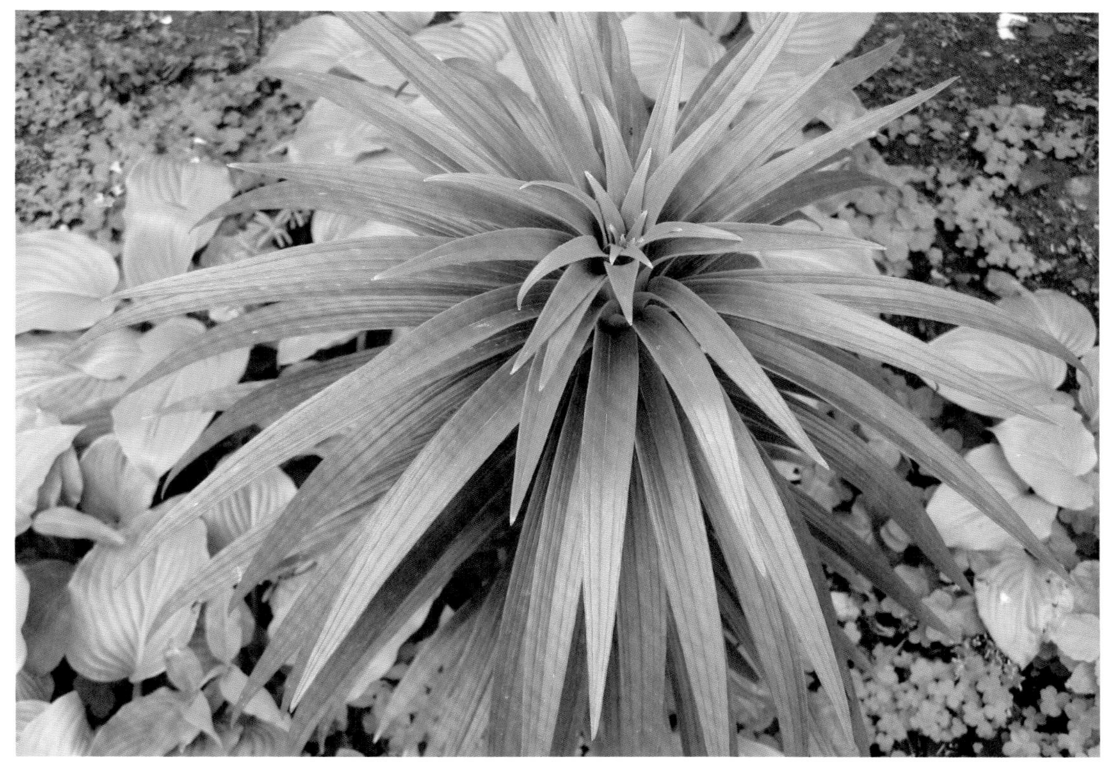

百合

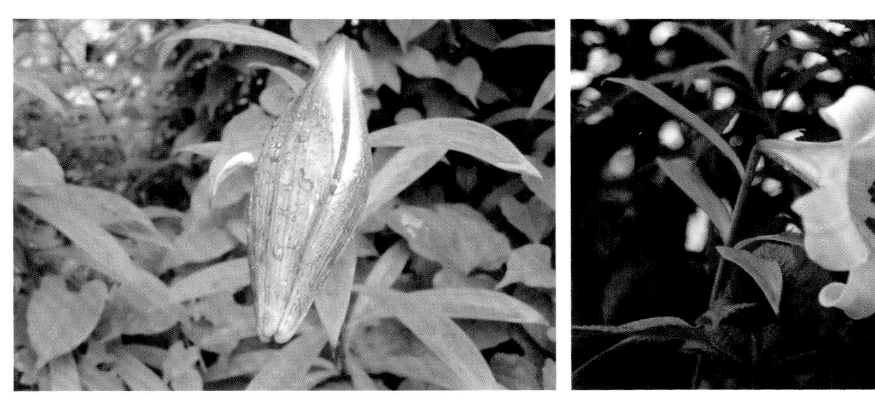

百合花

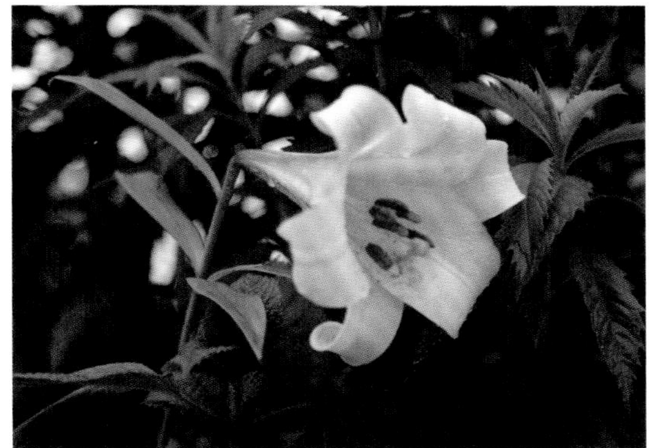

百合花

形态特征

多年生球根草本花卉，株高 40 ~ 60 cm，还有高达 1 m 以上的；茎直立，不分枝，草绿色，茎秆基部带红色或紫褐色斑点。地下具鳞茎，鳞茎由阔卵形或披针形，白色或淡黄色，直径 6 ~ 8 cm 的肉质鳞片抱合成球形，外有膜质层。单叶，互生，狭线形，无叶柄，直接包生于茎秆上，叶脉平行。花着生于茎秆顶端，呈总状花序，簇生或单生，花冠较大，花筒较长，呈漏斗形喇叭状，因茎秆纤细，花朵大，开放时常下垂或平伸。花期 5 ~ 6 月，果期 9 ~ 10 月。

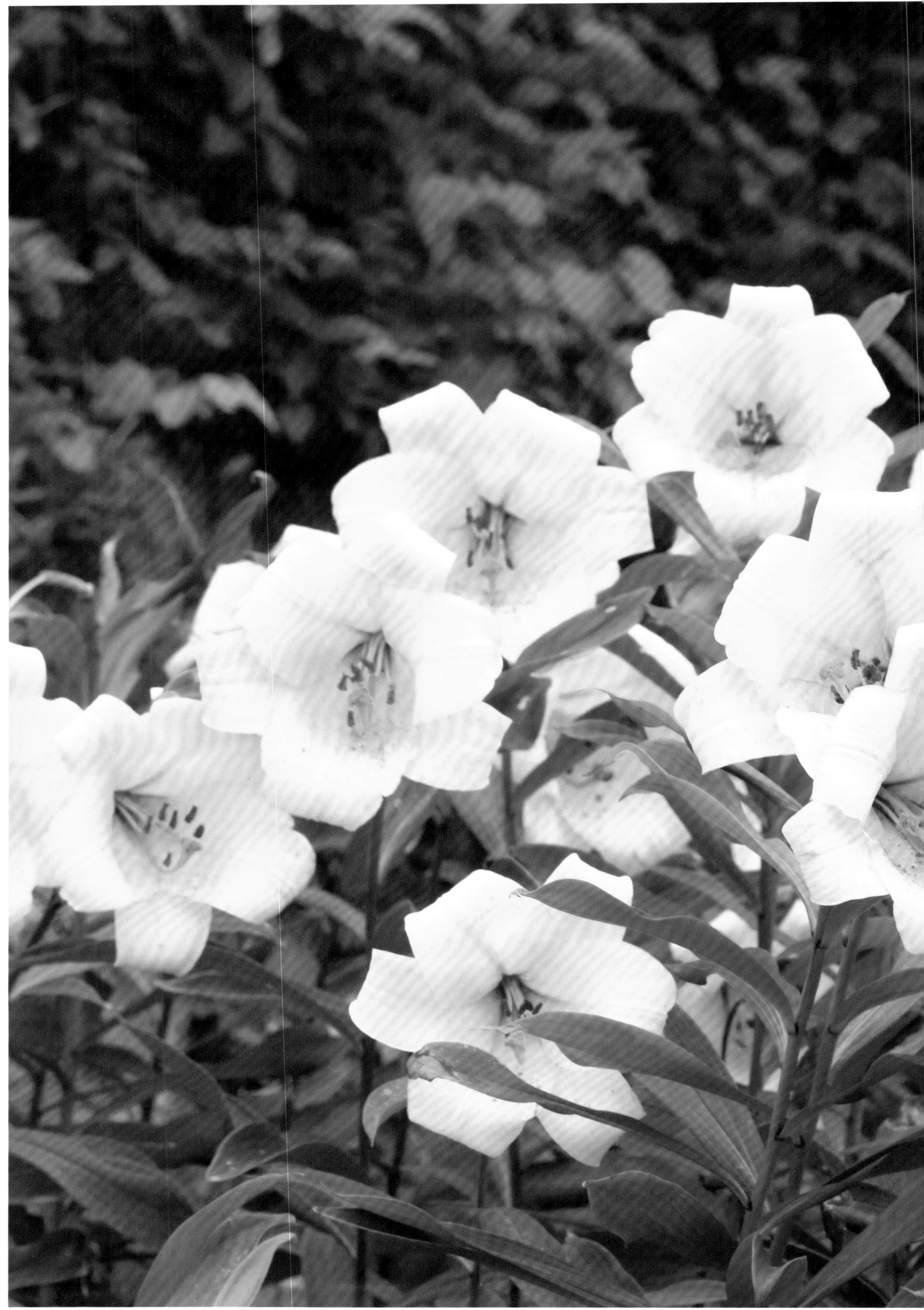

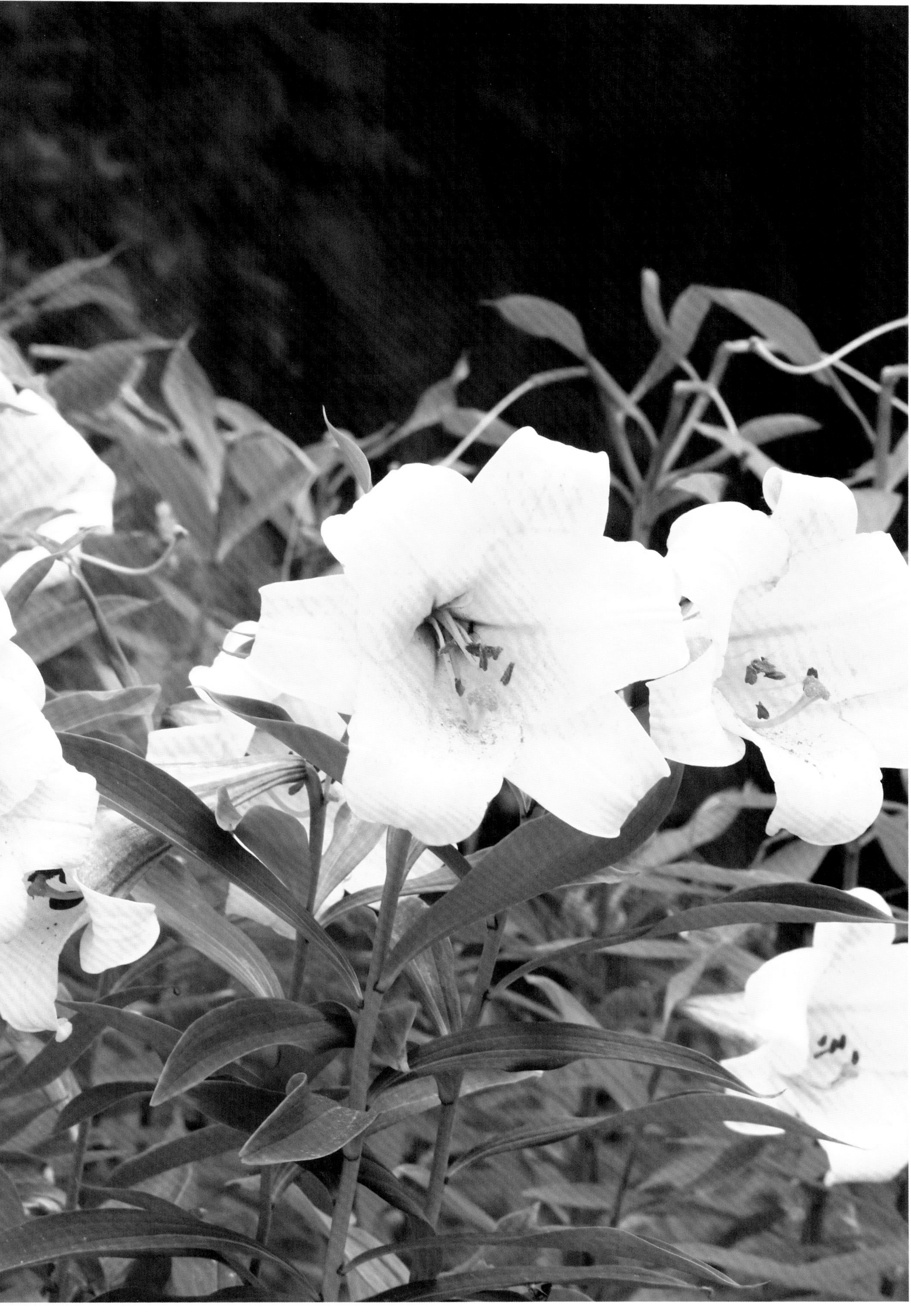

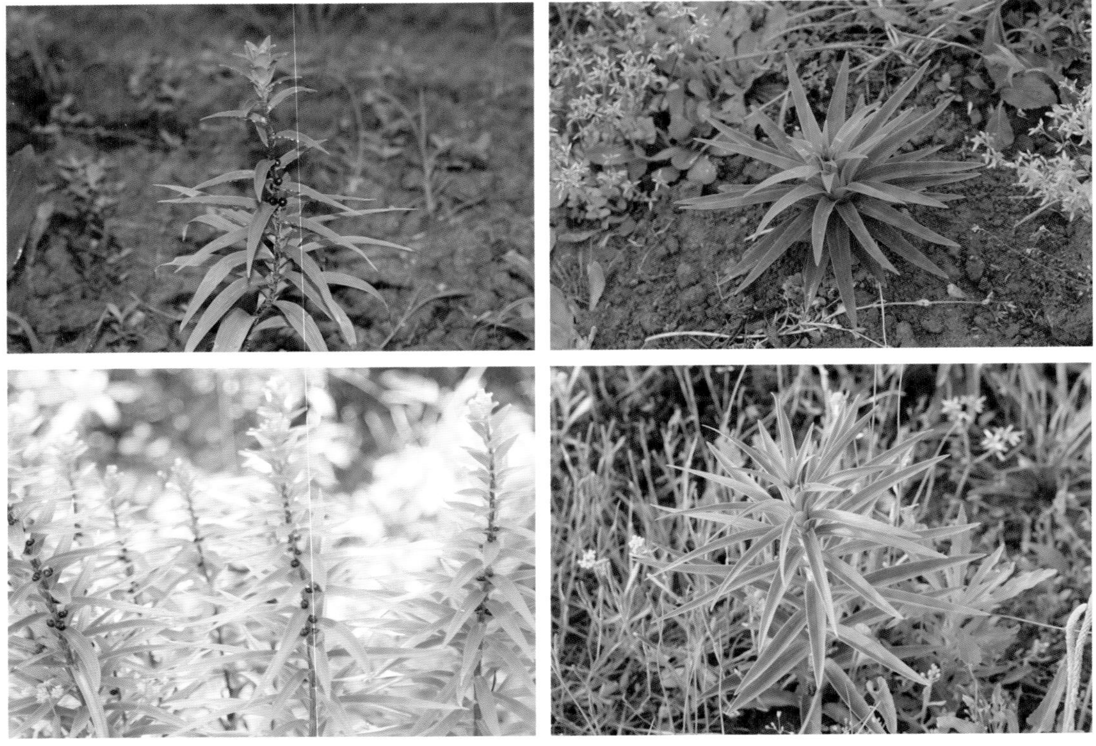

卷丹

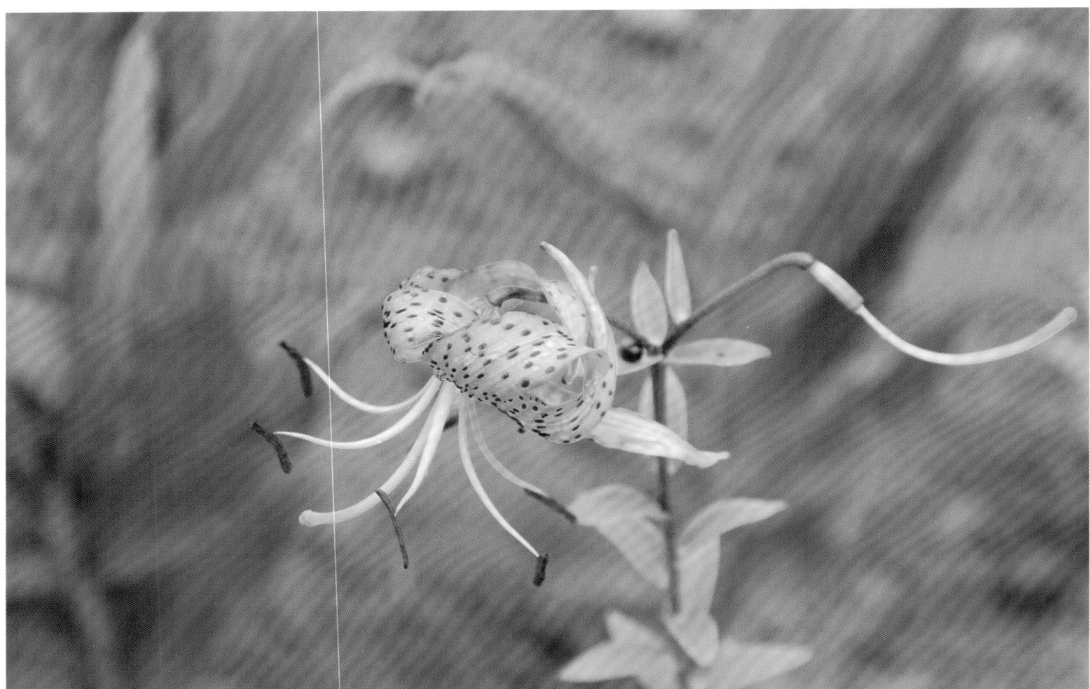

卷丹花

生境分布

生长于山野林内及草丛中。全国大部分地区均产，分布于湖南、浙江、江苏、陕西、四川等地。

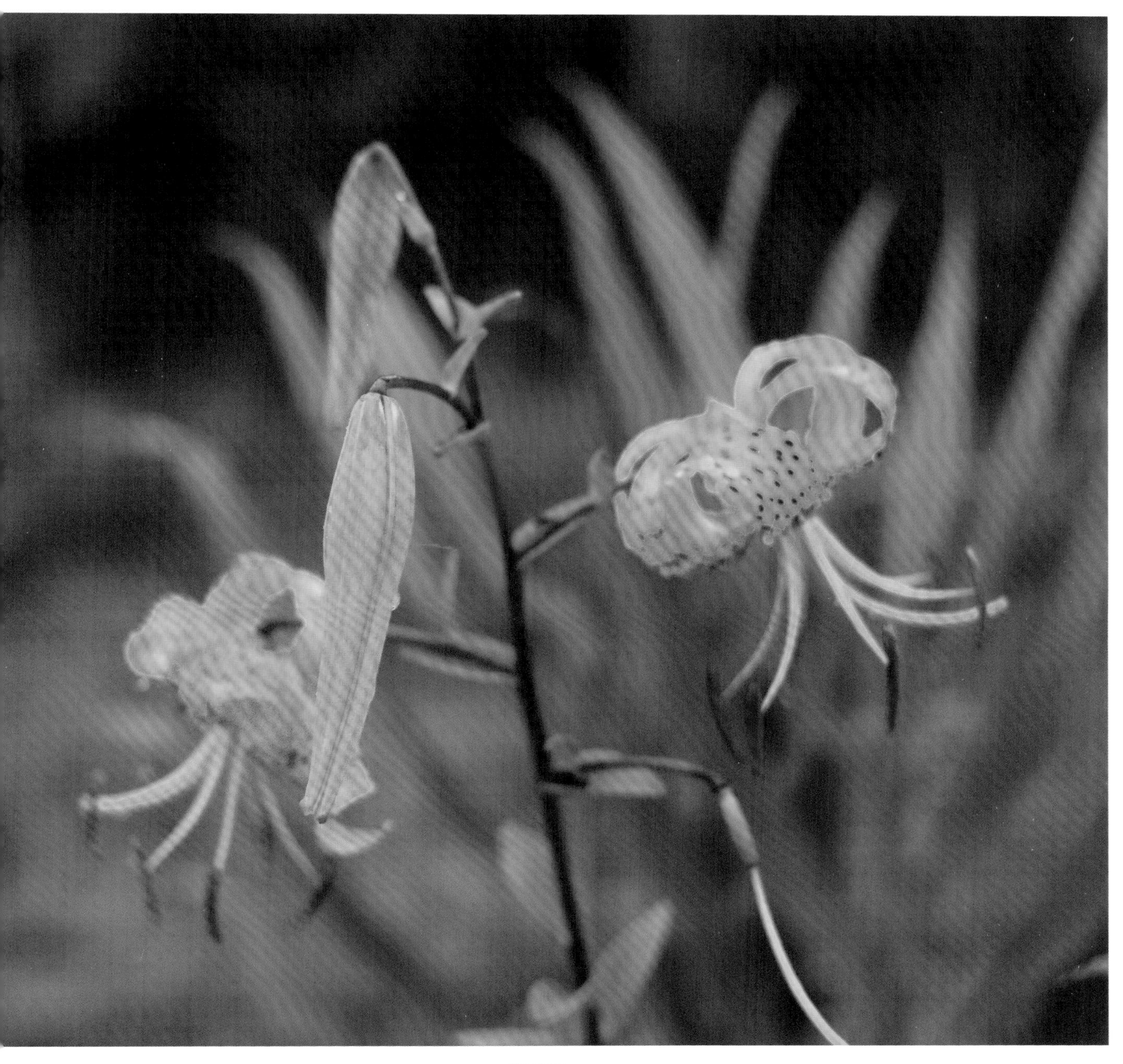

卷丹花

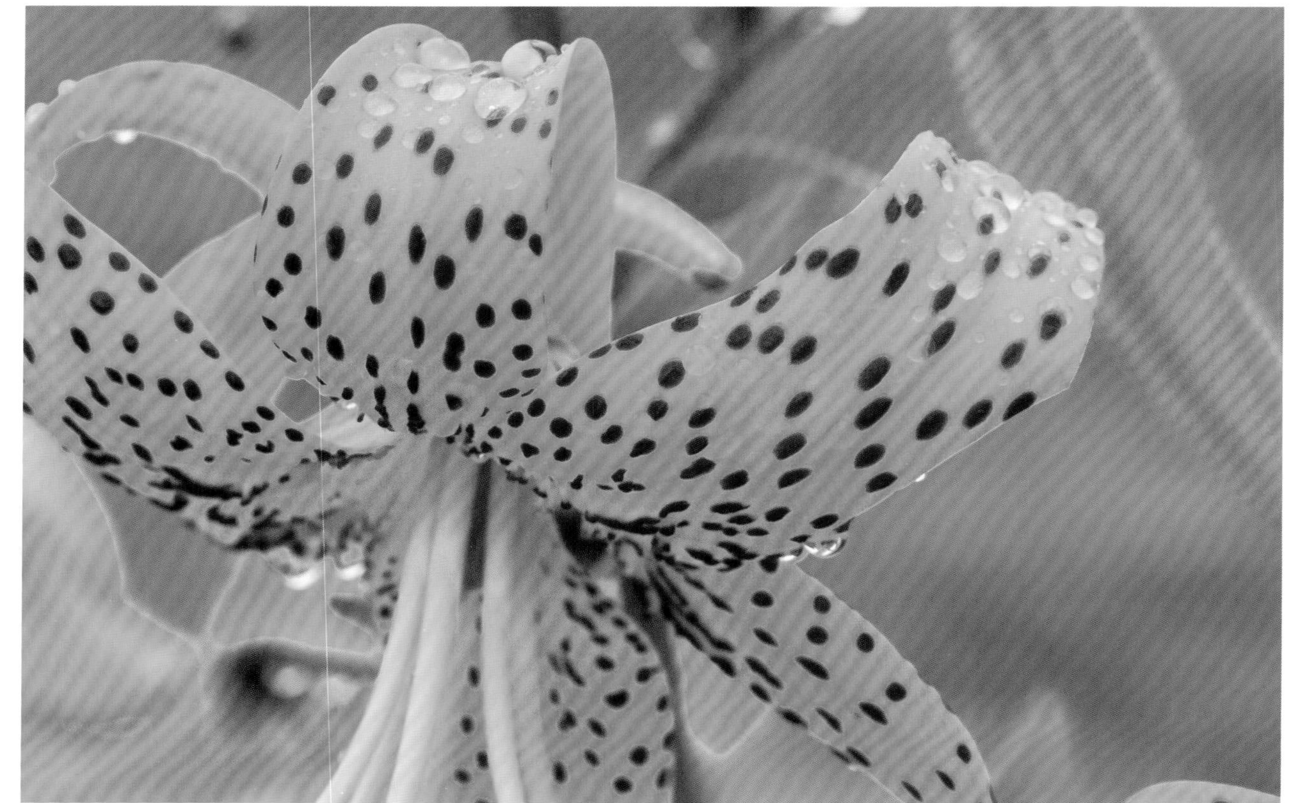

卷丹花

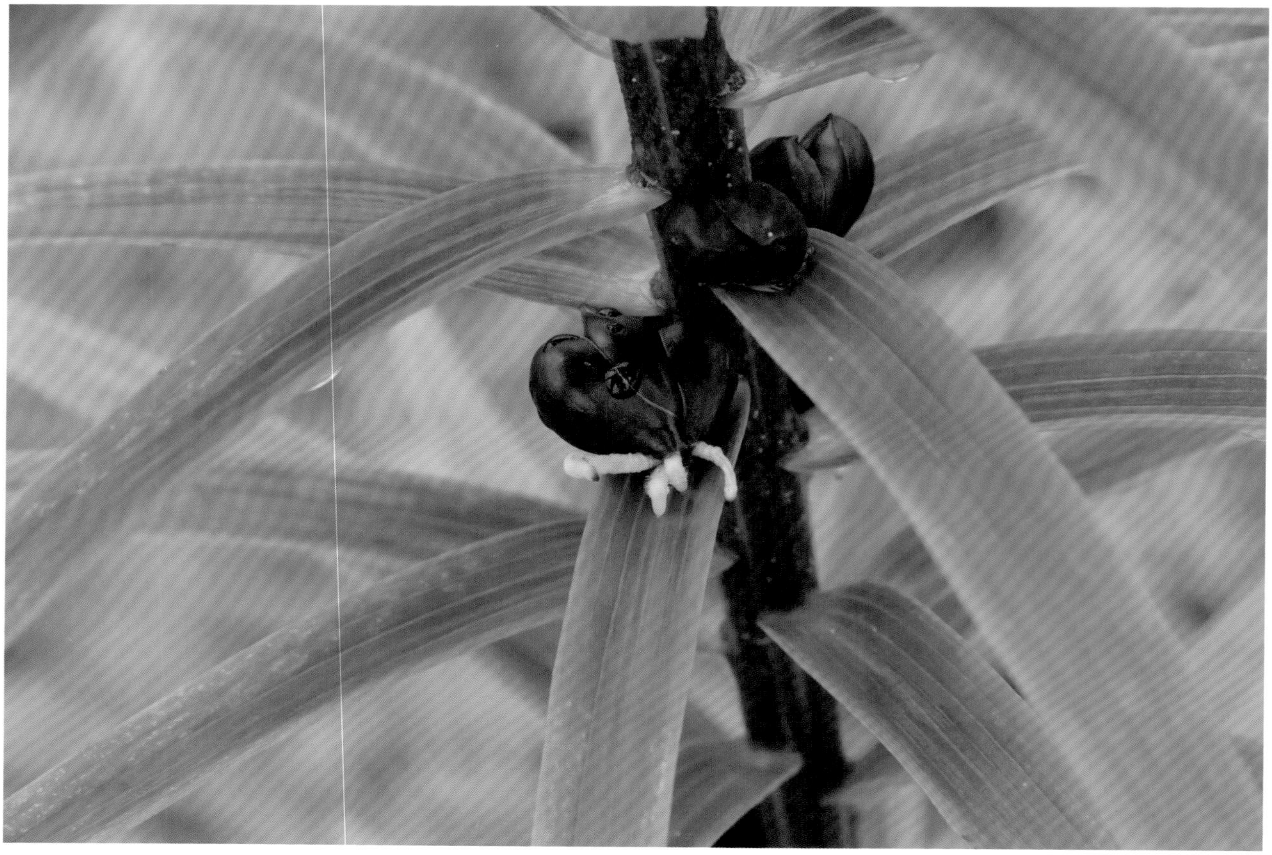

卷丹果

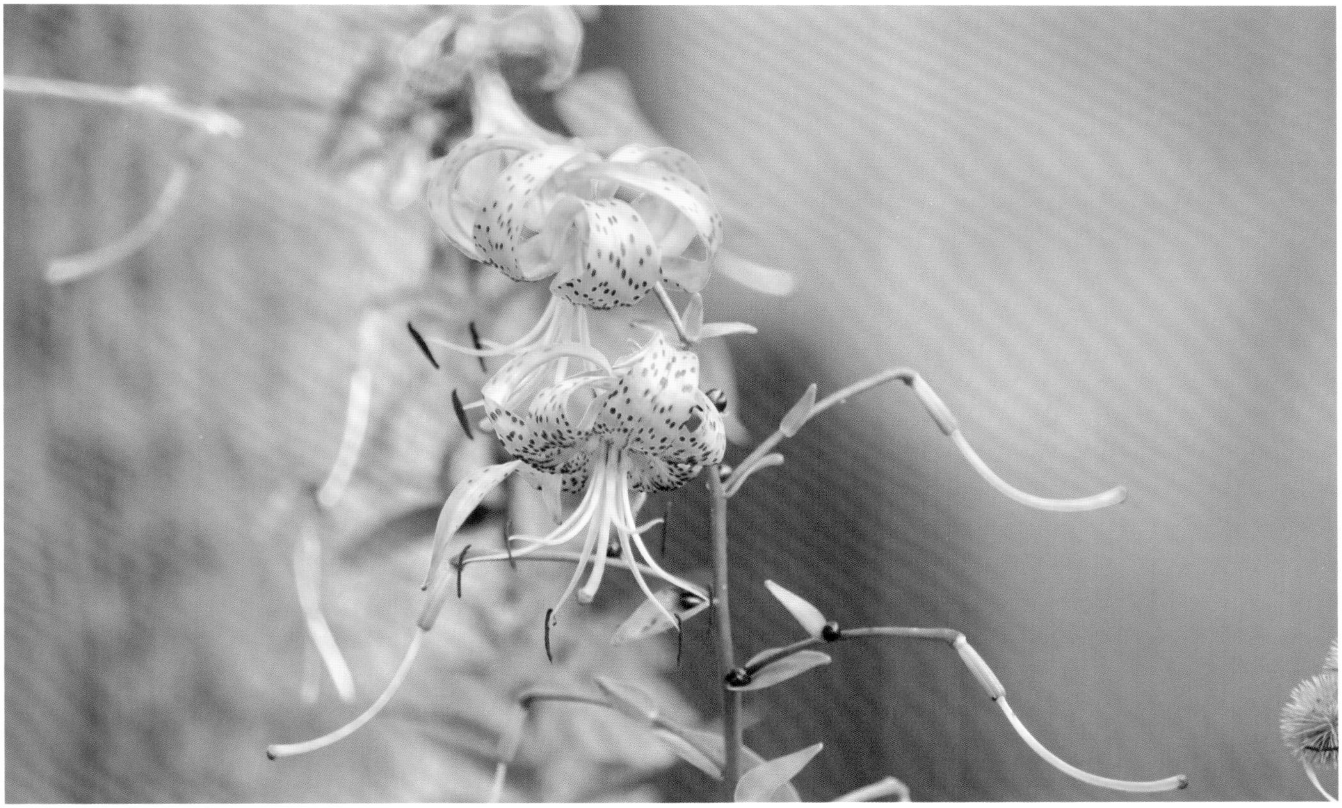

细叶百合

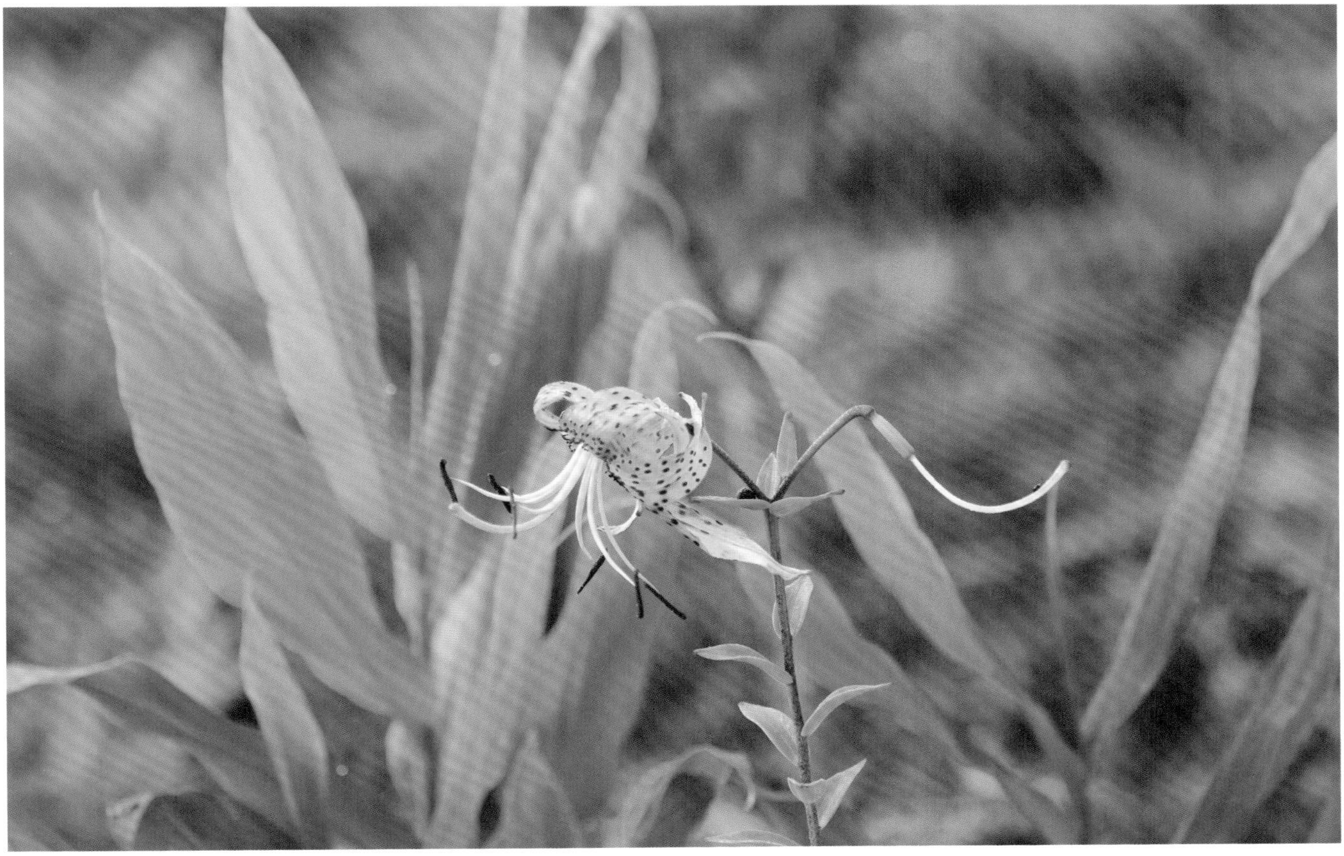

细叶百合

采收加工

秋季采挖，洗净，剥取鳞片，置沸水中略烫，干燥。

药材性状

本品呈长椭圆形，长 2 ~ 5 cm，宽 1 ~ 2 cm，中部厚 1.3 ~ 4 cm。表面类白色、淡棕黄色或略带紫色，有数条纵直平行的白色维管束。顶端稍尖，基部较宽，边缘薄，微波状，略向内弯曲。质硬而脆，断面较平坦，角质样。无臭，味微苦。

化学成分

百合的主要成分有酚酸甘油酯、甾体糖苷和甾体生物碱、微量元素等。其中有酚酸甘油酯及丙酸酯衍生物，酚酸的糖苷和酚酸甘油酯糖苷如拉哥罗苷 A（regaloside A），拉哥罗苷（regaloside），拉哥罗苷 B、D、E、F（regalosis B，D，E，F），麝香百合苷甲（hlioside A）等，甾体糖苷如百合苷（bmwnioside）、去酰基百合苷（deacylbrownioside）等，以及 β－澳洲茄边碱（β-solamargine）、澳洲茄边碱苷、多糖、二氧环木质素类化合物、淀粉、蔗糖、蛋白质、脂肪、纤维、钠、钾、钙、镁、磷、硫等。

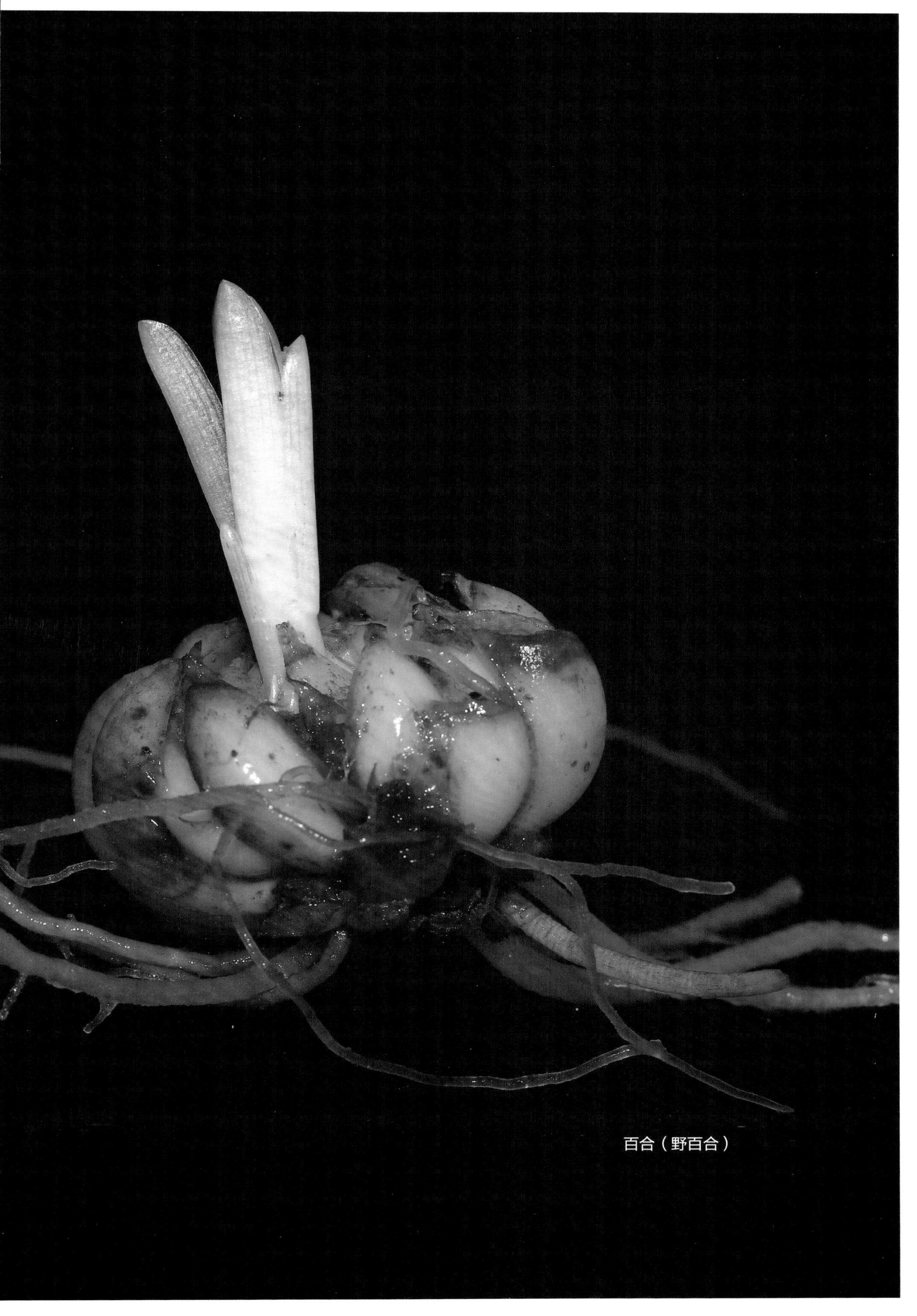

百合（野百合）

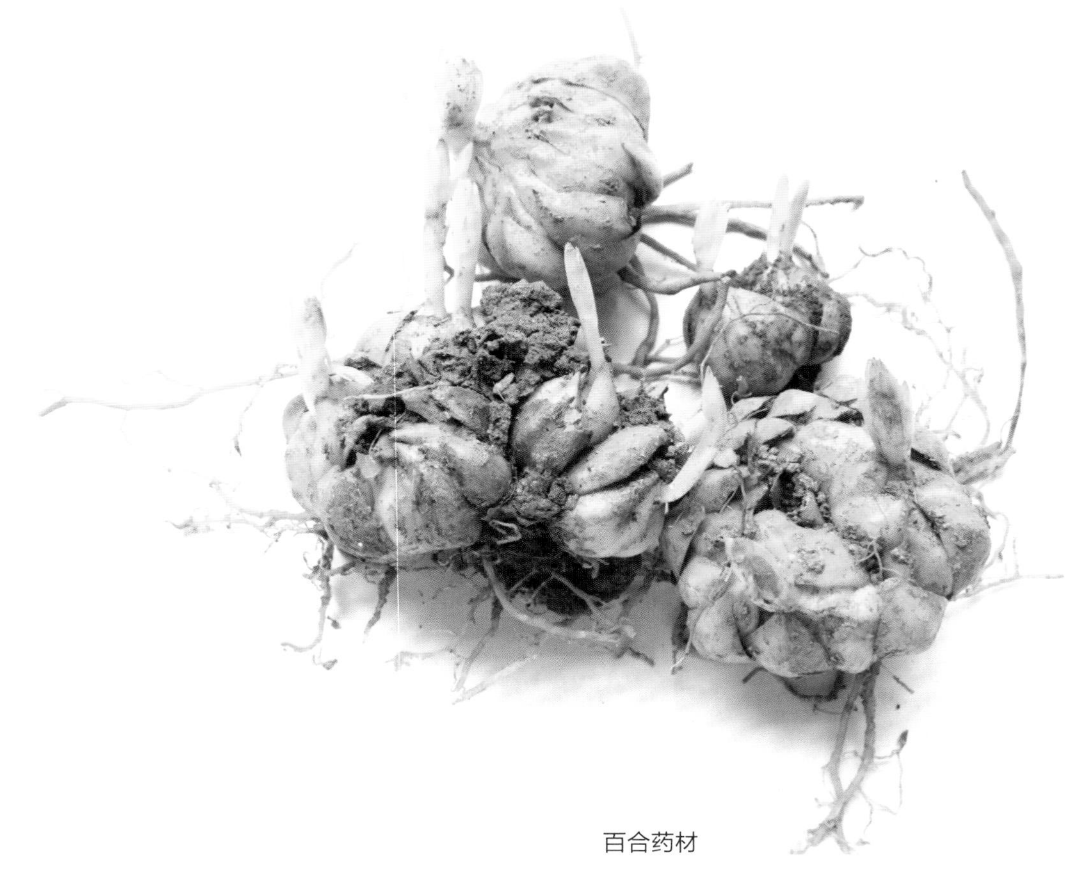

百合药材

药理作用

1. 止咳作用 百合水提液 20 g/kg 给小鼠灌服，可明显延长 SO_2 的引咳潜伏期，并减少 2 分钟内动物咳嗽次数。实验显示，百合煎剂对氨水引起的小鼠咳嗽也有止咳作用。

2. 祛痰作用 用酚红比色法观察百合的祛痰作用，结果 20 g/kg 百合水提液给小鼠灌胃，可明显增加气管酚红排出量，与对照组比有显著差异。表明百合可通过增加气管分泌起到祛痰作用。

3. 平喘作用 百合可对抗组胺引起的哮喘。

4. 镇静作用 给小鼠灌胃百合、卷丹水提液（1∶1）20 g/kg，明显延长戊巴比妥钠的睡眠时间，显著增加戊巴比妥钠阈下剂量的睡眠率。

5. 抗感染作用 百合、卷丹水提液（1∶1）给小鼠连续灌胃 10 日，每日 2 次，明显抑制 2，4- 二硝基氯苯（DNCB）所致迟发型过敏反应。

6. 抗应激作用 百合、卷丹水提液给小鼠灌胃 10 g/kg 5 日，每日 2 次，明显延长肺气虚模型小鼠的游泳时间，肾上腺皮质激素所致阴虚模型负荷游泳时间，甲状腺功能亢进症（简称甲亢）阴虚模型耐乏氧时间。

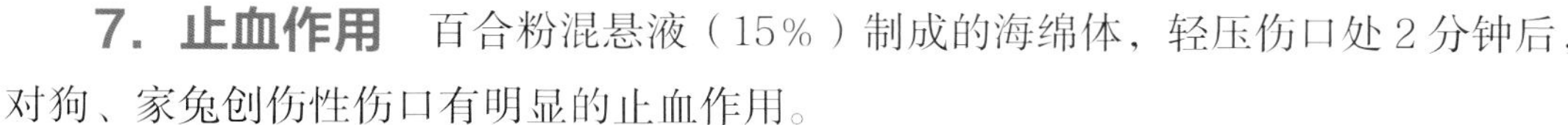

7. 止血作用 百合粉混悬液（15%）制成的海绵体，轻压伤口处 2 分钟后，对狗、家兔创伤性伤口有明显的止血作用。

8. 强壮作用 正常小鼠灌服百合水提液 10 g/kg 可明显延长动物负荷（5%）游泳时间。给肾上腺皮质激素所致“阴虚”小鼠灌服 10 g/kg，每日 2 次，连续 6 日，亦可使小鼠负荷（5%）游泳时间明显延长。给烟熏所致“肺气虚”小鼠灌服 10 g/kg，连续 5 日，也可明显延长游泳时间，与对照组比较均具有显著差异。

性味归经

甘，寒。归心、肺经。

功效主治

养阴润肺，清心安神。用于阴虚燥咳，劳嗽咳血，虚烦惊悸，失眠多梦，精神恍惚。

百合饮片

临床应用

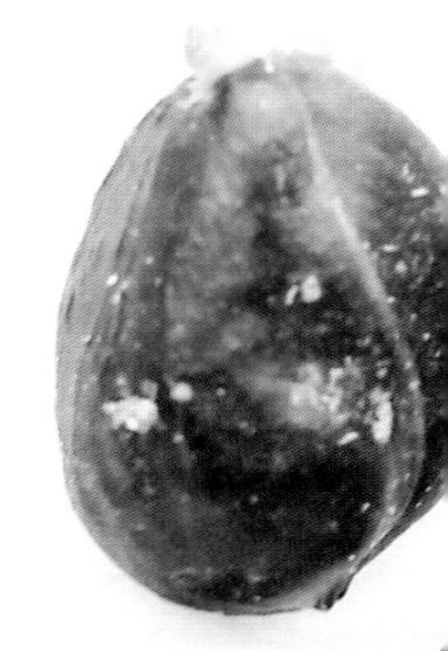

1. 慢性萎缩性胃炎 以百合加汤为基础方，胸胁胀满者，加柴胡 15 g，青皮、陈皮各 10 g；泛吐酸水者加海螵蛸 20 g，煅瓦楞子 30 g；气短乏力者加党参、白术各 15 g；腹胀者加厚朴、枳壳各 10 g；消化不良者加焦三仙、鸡内金各 10 g；舌红苔黄腻者加茵陈、蒲公英各 15 g。结果：患者 60 例，获满意效果。

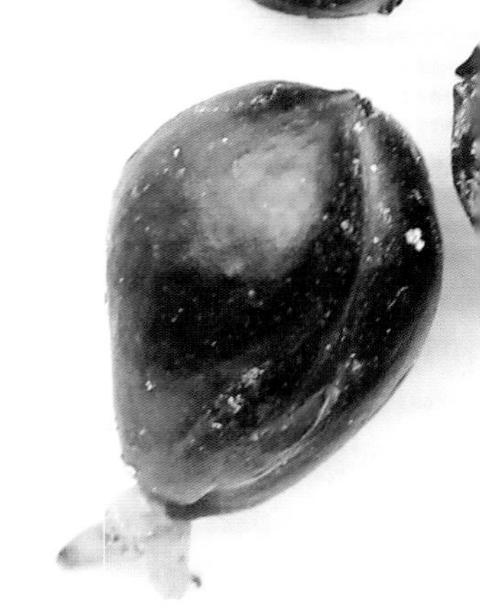

2. 肺癌 用百合固金汤（百合 9 g，生地黄、麦冬、川贝母、玄参、甘草、鱼腥草、丹参、桔梗、当归各 10 g，熟地黄、茯苓、白花蛇舌草各 20 g，白芍 30 g），治疗肺阴亏虚型肺癌 45 例；临床辨证：恶心呕吐明显加半夏 10 g，竹茹 6 g；头晕、乏力明显加黄芪 30 g，鸡血藤 20 g；失眠加首乌藤 10 g；痰中带血加白茅根 20 g；盗汗明显加龙骨 20 g，五味子 10 g。结果：全部病例均获满意疗效。

3. 肿疡 百合（野生或家养均可，但以野生者佳，采集后除去泥土，剪去茎秆和根须，再用凉开水洗干净，剥去外皮）取净药 100 g 左右，用消毒器具捣烂如泥，内加冰片少许和匀。摊于无菌纱布上，盖疮口处，一般 1 周左右疮口即可愈合。

用法用量

内服，煎汤，6 ~ 12 g。或入丸、散；亦可蒸食、煮食。外用：捣敷。

使用注意

甘寒滑利之品，风寒咳嗽，中寒便溏者忌服。

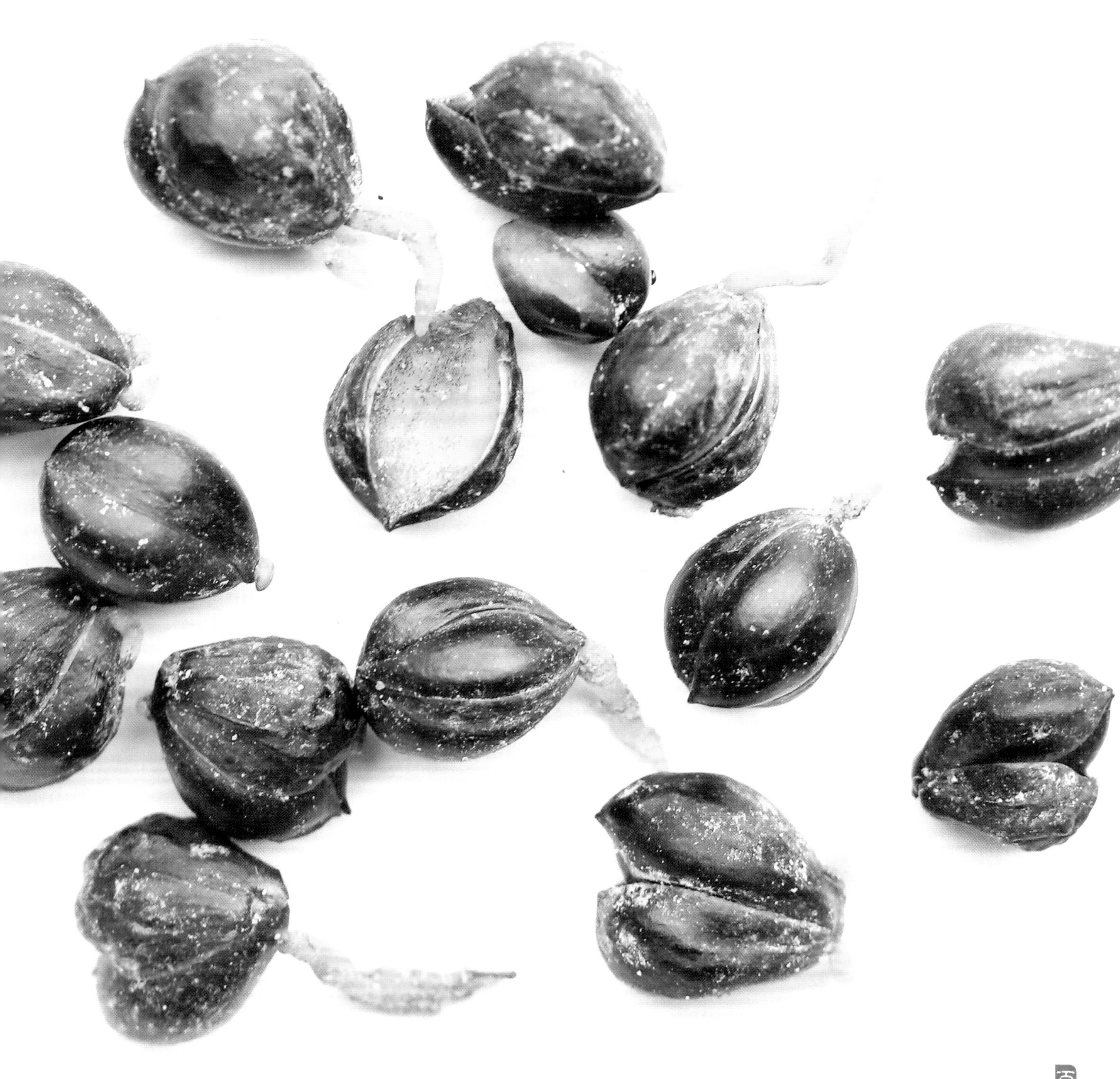

卷丹药材

茅苍术

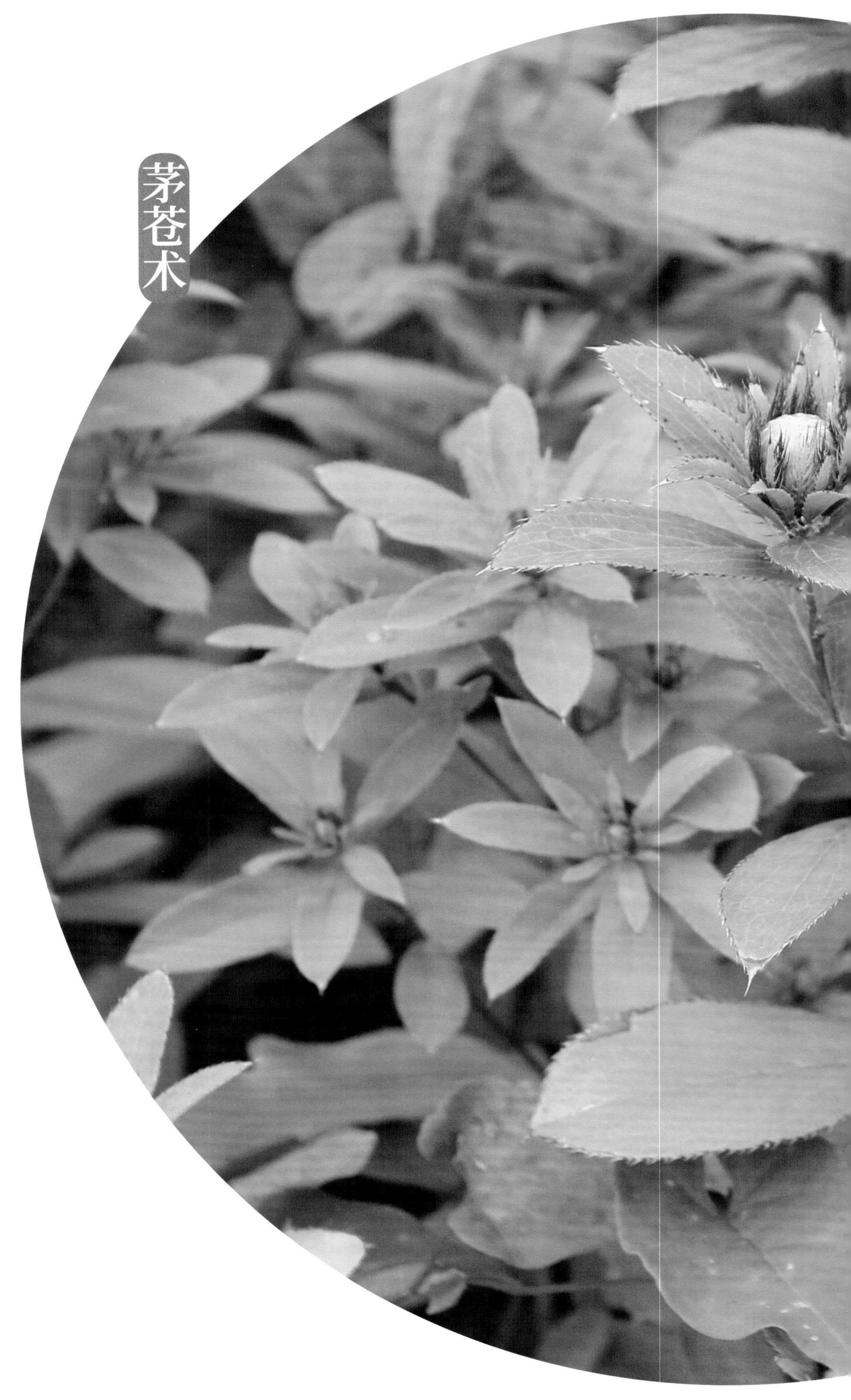

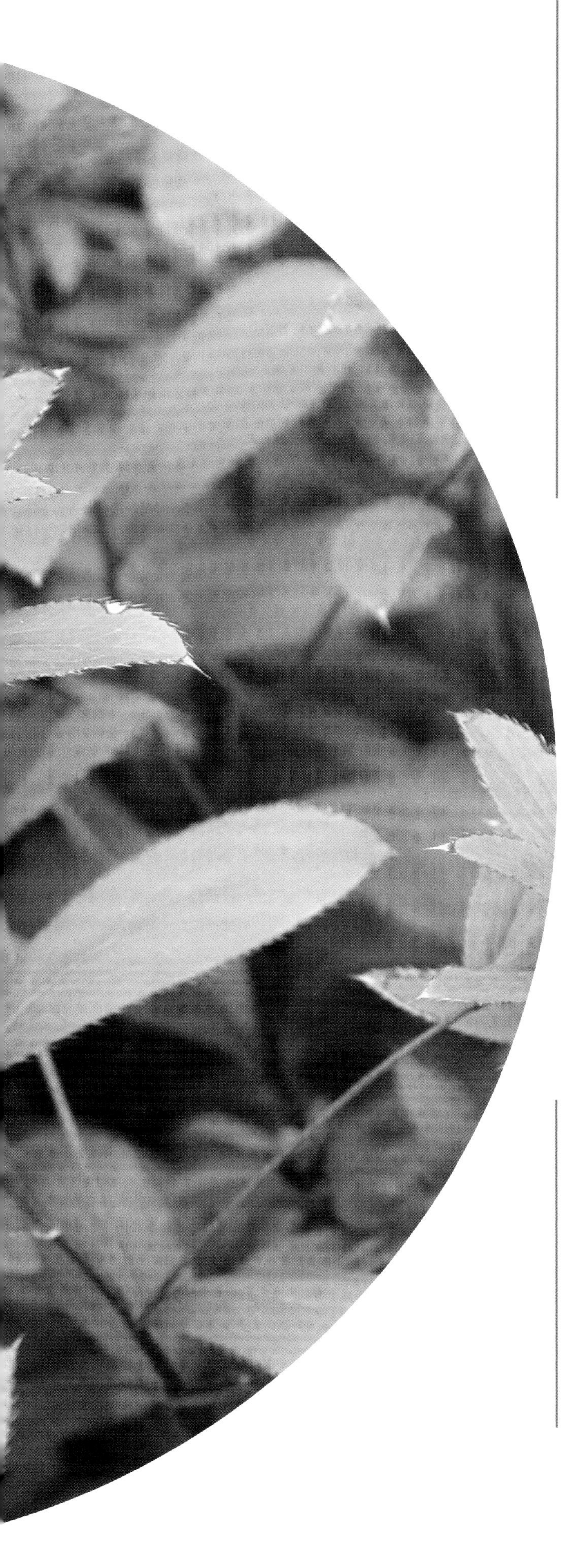

苍术

CANGZHU

基 原

本品为菊科植物茅苍术 *Atractylodes lancea* (Thunb.) DC. 或北苍术 *Atractylodes chinensis* (DC.) Koidz. 的干燥根茎。

形态特征

茅苍术：多年生草本，高达 80 cm；根茎结节状圆柱形。叶互生，革质，上部叶一般不分裂，无柄，卵状披针形至椭圆形，长 3 ~ 8 cm，宽 1 ~ 3 cm，边缘有刺状锯齿，下部叶多为 3 ~ 5 深裂，顶端裂片较大，侧裂片 1 ~ 2 对，椭圆形。头状花序顶生，叶状苞片 1 列，羽状深裂，裂片刺状；总苞圆柱形，总苞片 6 ~ 8 层，卵形至披针形；花多数，两性，或单性多异株，全为管状花，白色或淡紫色；两性花有多数羽毛状长冠毛，单性花一般为雌花，具退化雄蕊 5 枚，瘦果有羽状冠毛。花、果期 6 ~ 10 月。

北苍术：叶通常无柄，叶片较宽，卵形或窄卵形，一般羽状 5 深裂，茎上部叶 3 ~ 5 羽状浅裂或不裂；头状花序稍宽，总苞片多为 5 ~ 6 层，夏、秋间开花。

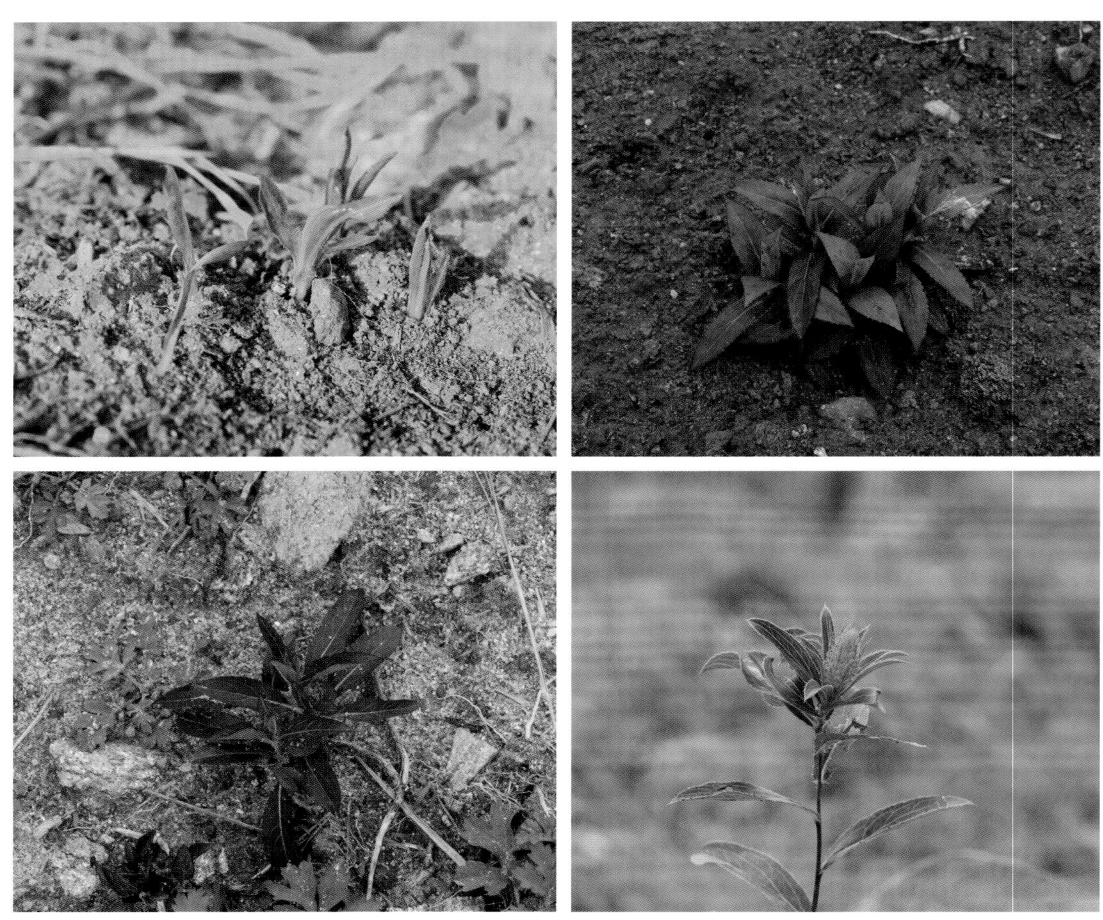

茅苍术

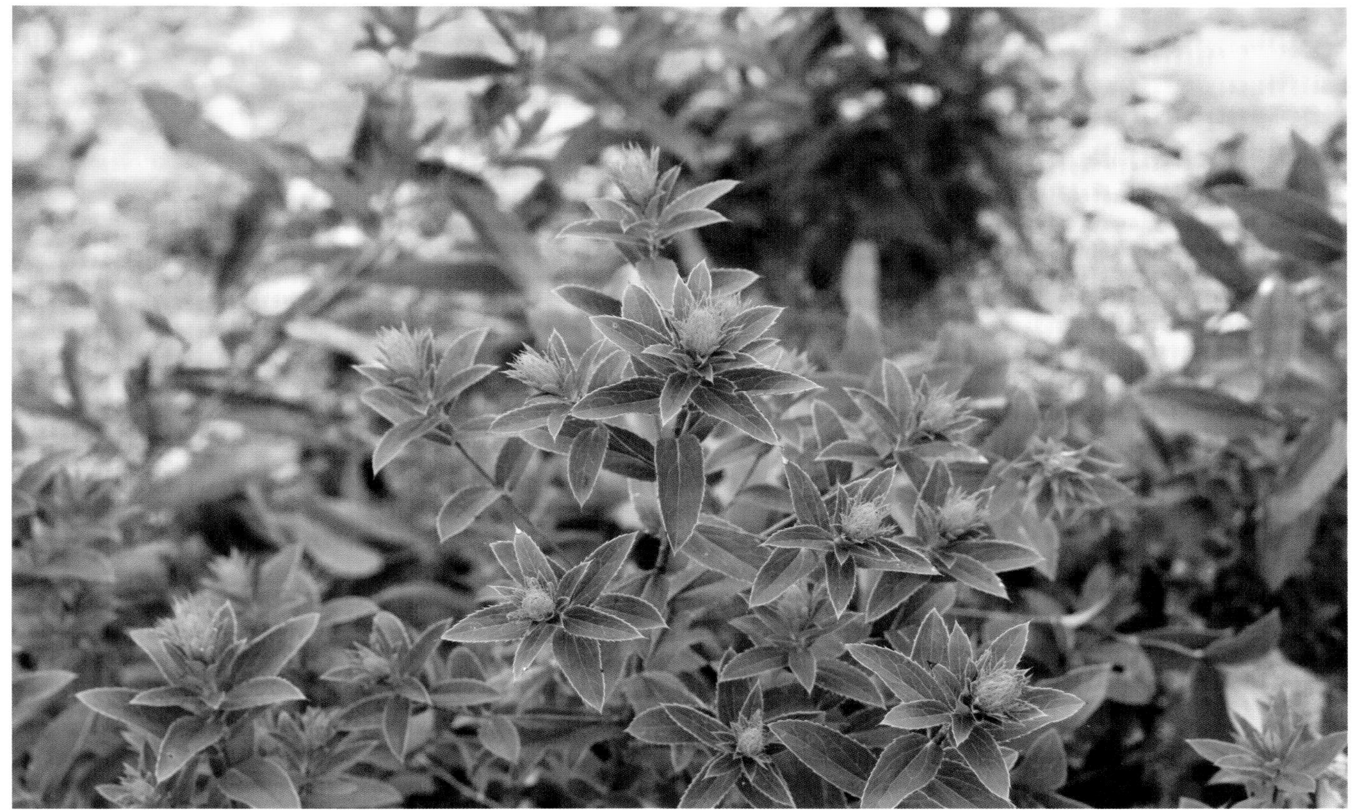

茅苍术

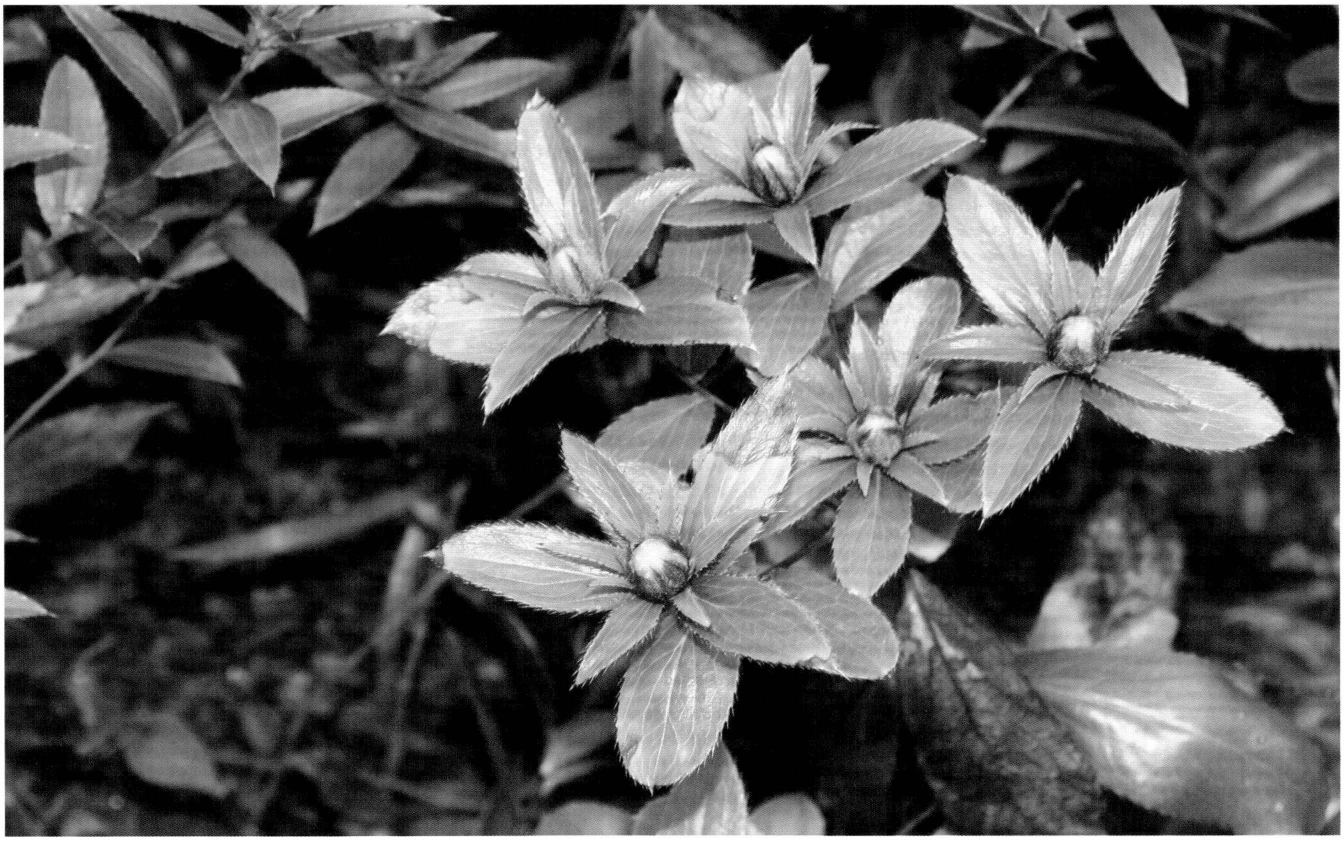

茅苍术

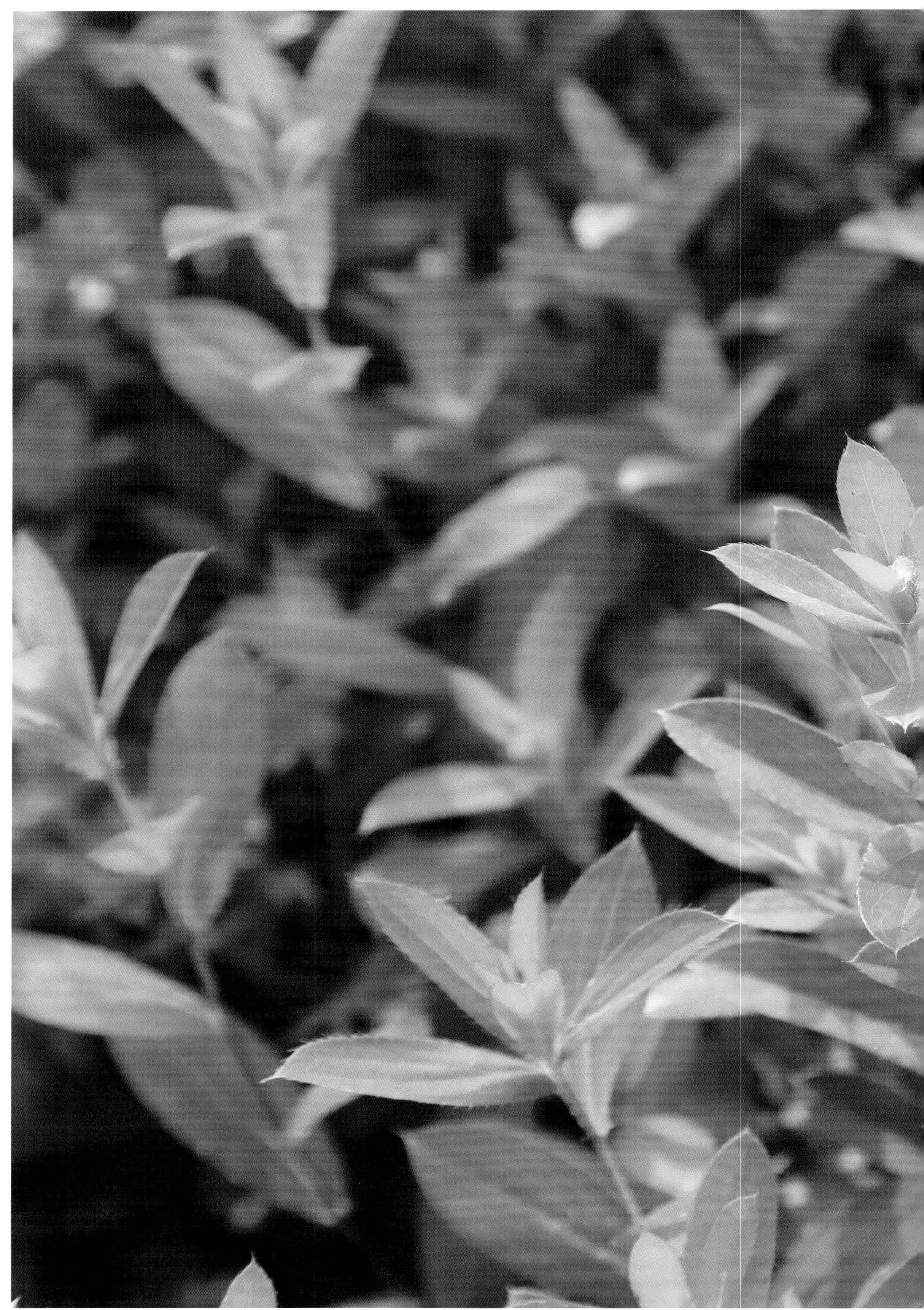

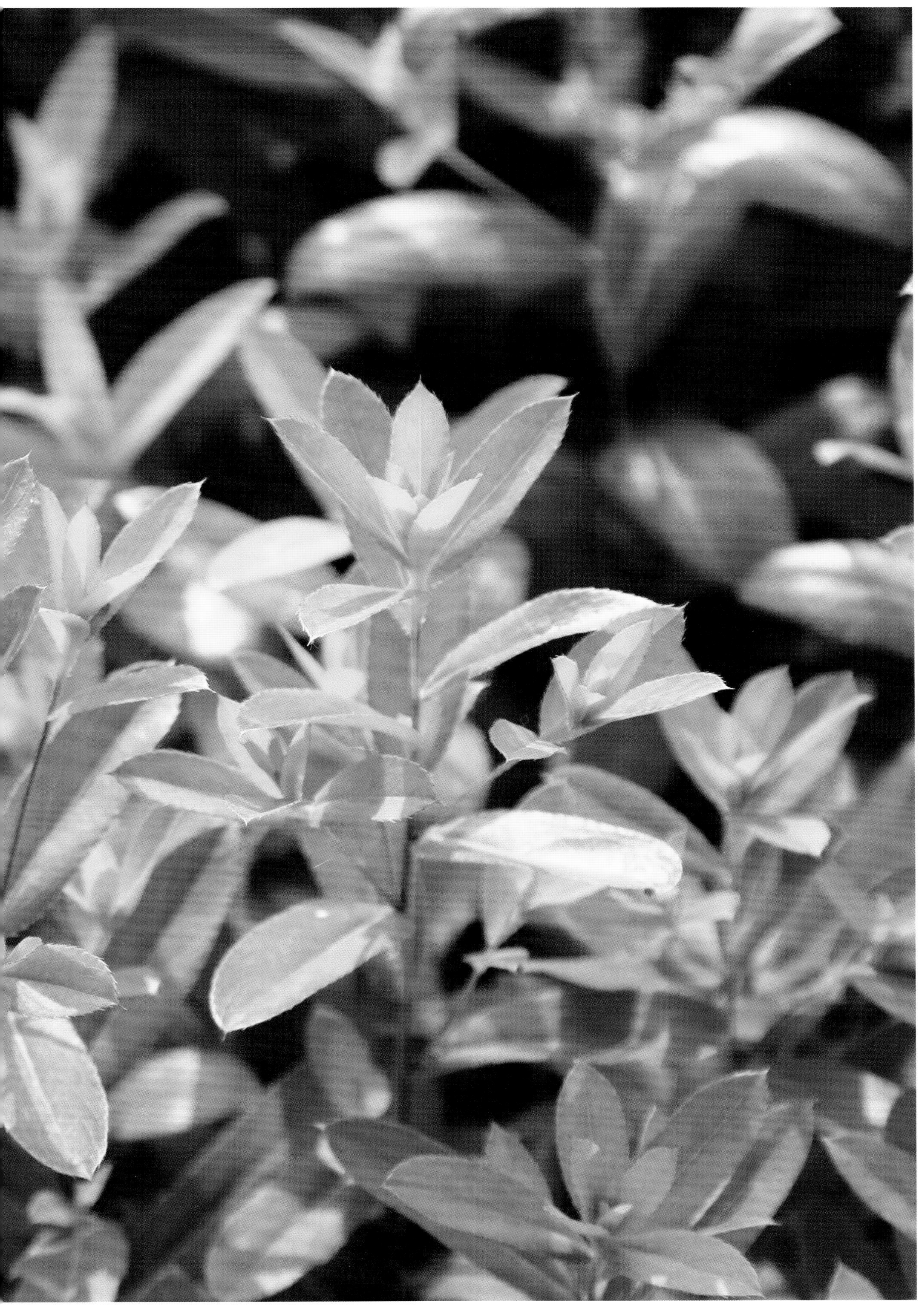

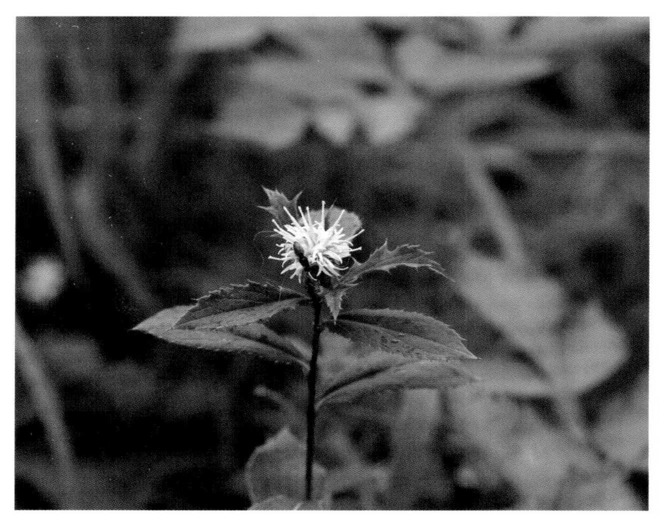
茅苍术

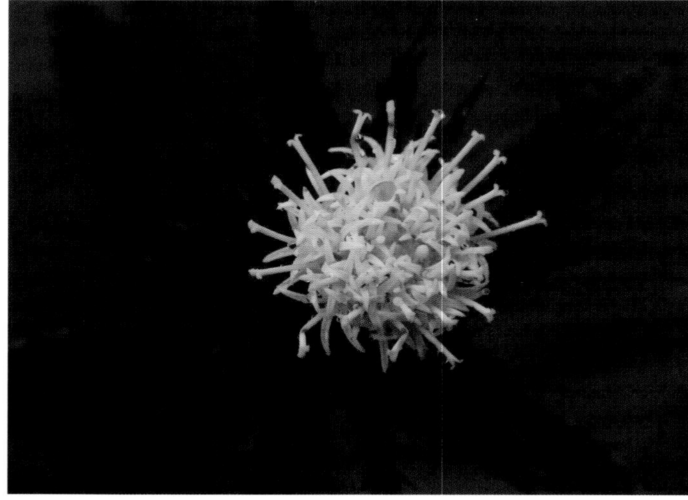
茅苍术

生境分布

生长于山坡、林下及草地。茅苍术分布于江苏、湖北、河南等地，以分布于江苏茅山一带者质量最好。北苍术分布于河北、山西、陕西等地。

采收加工

春、秋两季采挖，除去泥沙，晒干，撞去须根。

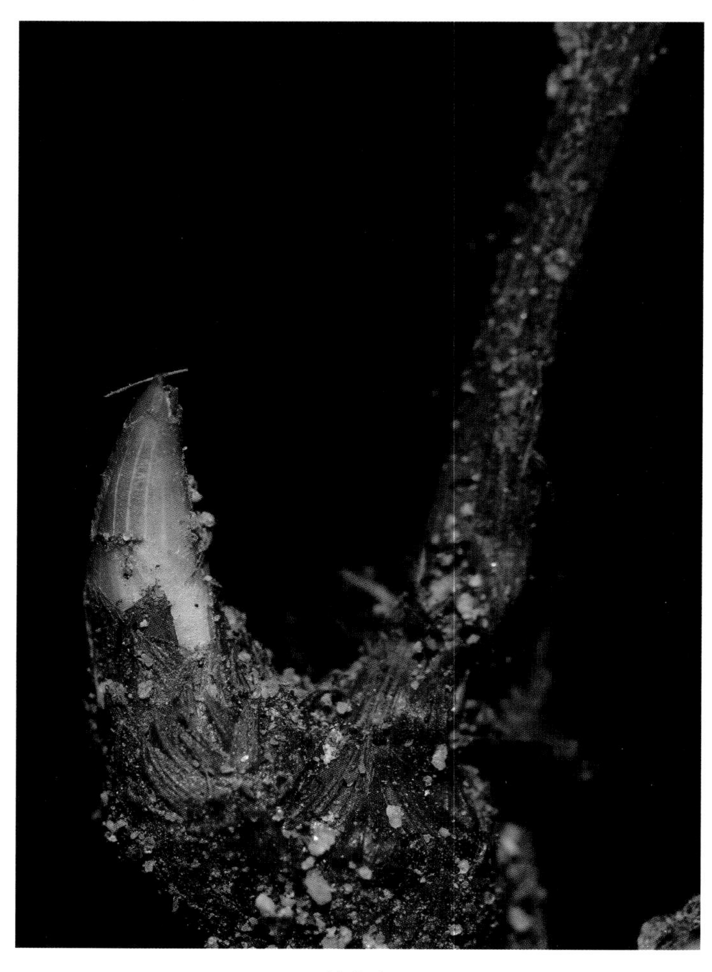
茅苍术

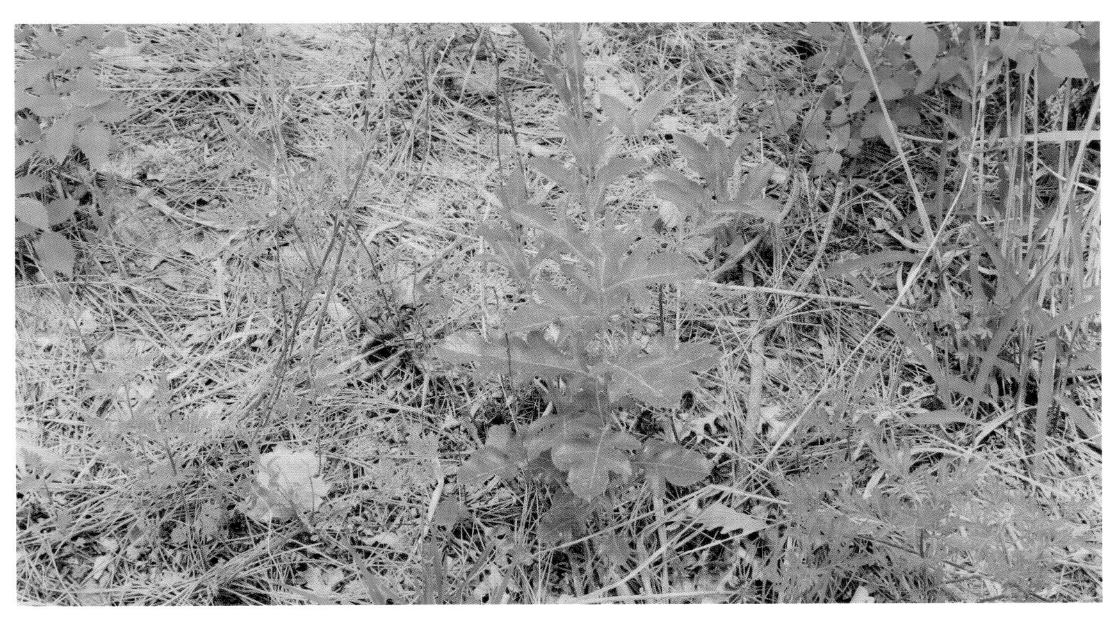

苍术

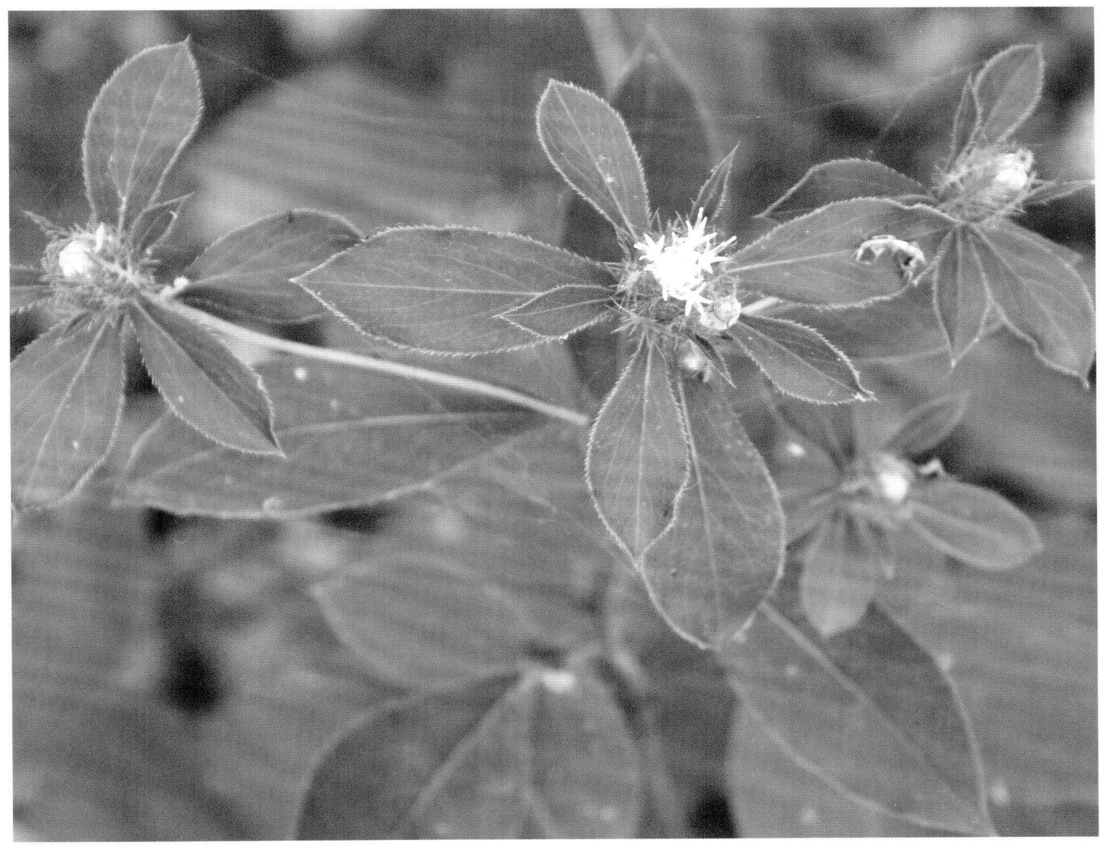

苍术

药材性状

茅苍术：呈不规则连珠状或结节状圆柱形，略弯曲，偶有分枝，长 3 ~ 10 cm，直径 1 ~ 2 cm。表面灰棕色，有皱纹，横曲纹及残留须根，顶端具茎痕或残留茎基。质坚实，断面黄白色或灰白色，散有多数橙黄色或橙红色油室，暴露稍久，可析出白色细针状结晶。气香特异，味微甘、辛、苦。

北苍术：呈疙瘩块状或结节状圆柱形，长 4 ~ 9 cm，直径 1 ~ 4 cm。表面黑棕色，除去外皮者，黄棕色。质较疏松，断面散有黄棕色油室。香气较淡，味辛、苦。

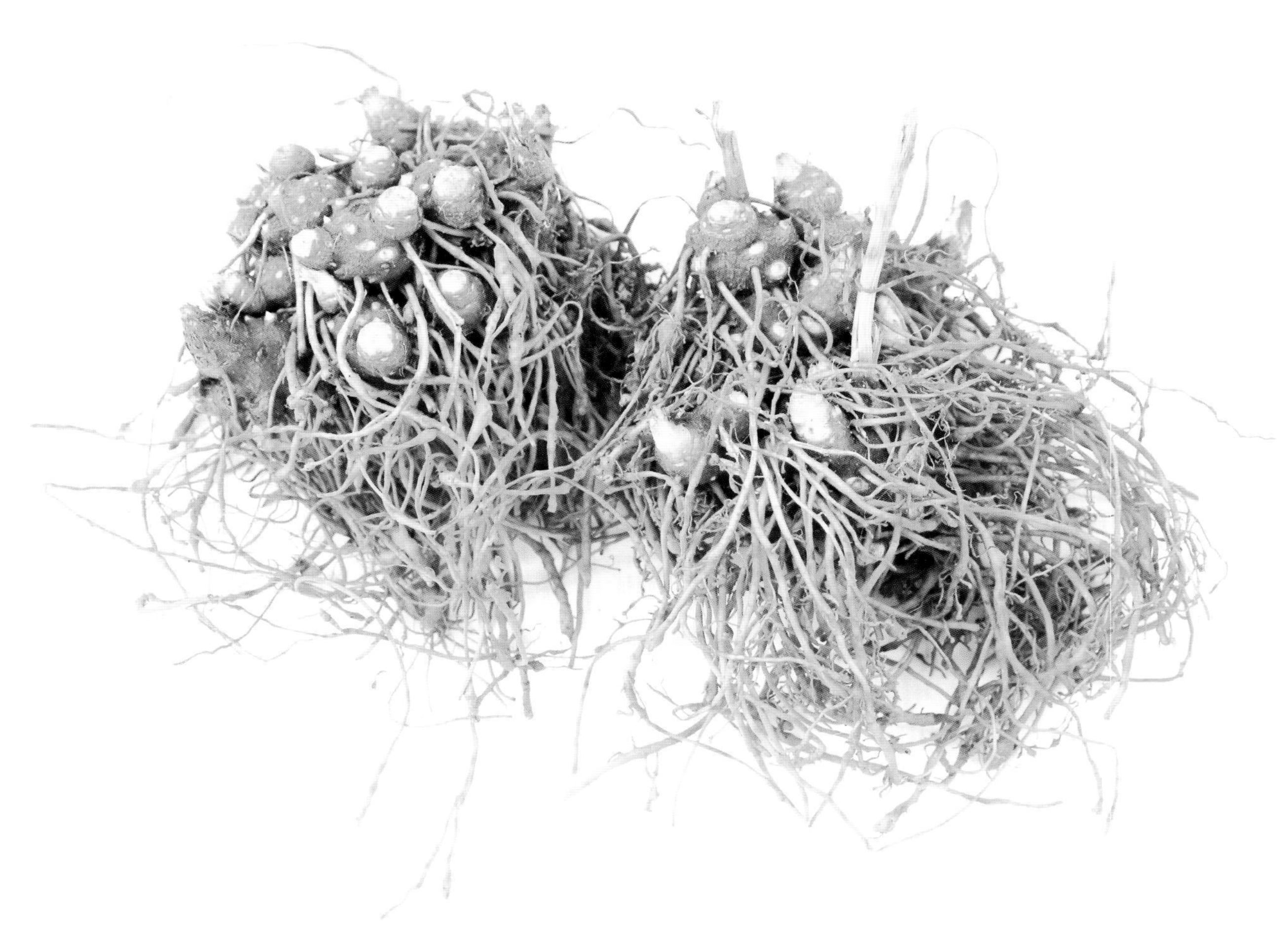

苍术（种植）药材

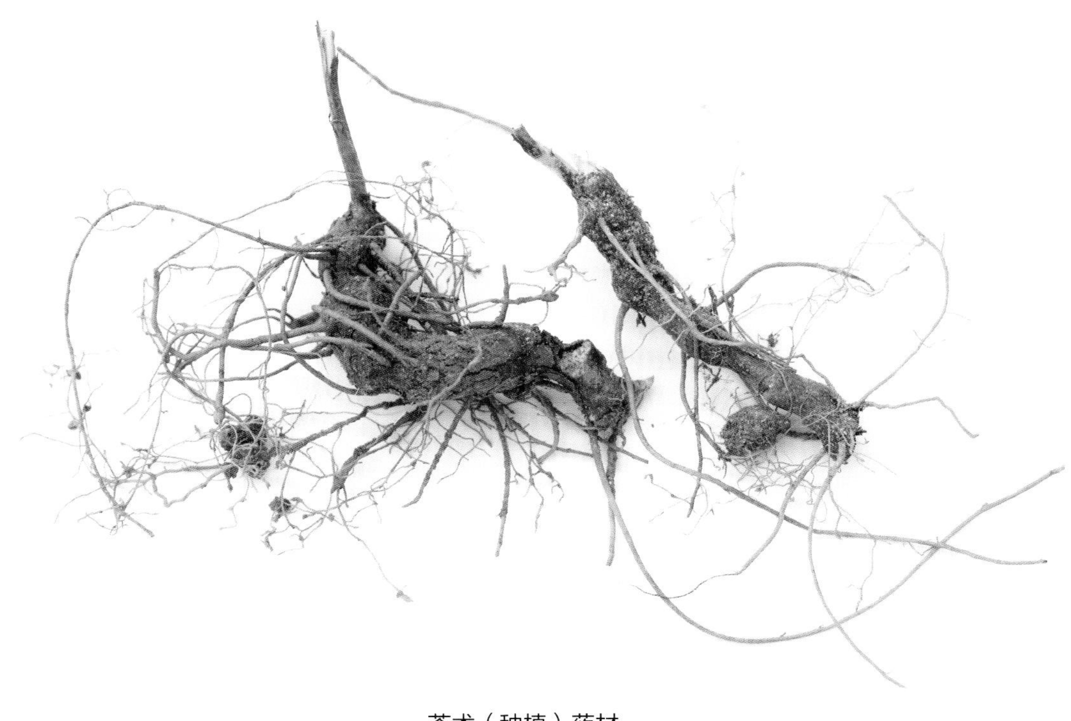

苍术（种植）药材

化学成分

茅苍术的根茎含挥发油5%～9%，其主要成分为苍术醇（atractylol）、茅术醇（hinesol）、β－桉叶醇（β-eudesmol）。其他成分还有 β－芹子烯（β-selinene）、榄香醇（elemol）、3β－醋酸基苍术醇（3β-acetoxy-atractylol）、3β－羟基苍术醇（3β-hydroxy-atrctylol）、3β－醋酸基苍术酮（3β-acetoxyatracty-lone）和3β－羟基苍术酮（3β-hydroxyatracty-lone）。含聚乙炔化合物苍术醇定（atractylodine）、糖醛（2-furaldehyde）。此外，从茅苍术中分离确定了色氨酸、3，5- 二甲氧基 -4- 葡萄糖氧基苯基烯丙醇（3,5-dimethoxy-4-glucosyloxy-phenylpropenyl alcohol）和8个倍半萜糖苷等水溶性成分。北苍术根茎含挥发油1.5%，主要成分为苍术醇、苍术酮（atractylone）、茅苍术醇、桉油醇和 α－没药醇（α-bisabolol）。尚含有苍术定醇（atractylodinol）、乙酰苍术醇（acetyl-atractylodinol）等聚乙炔化合物和苍术醇定。

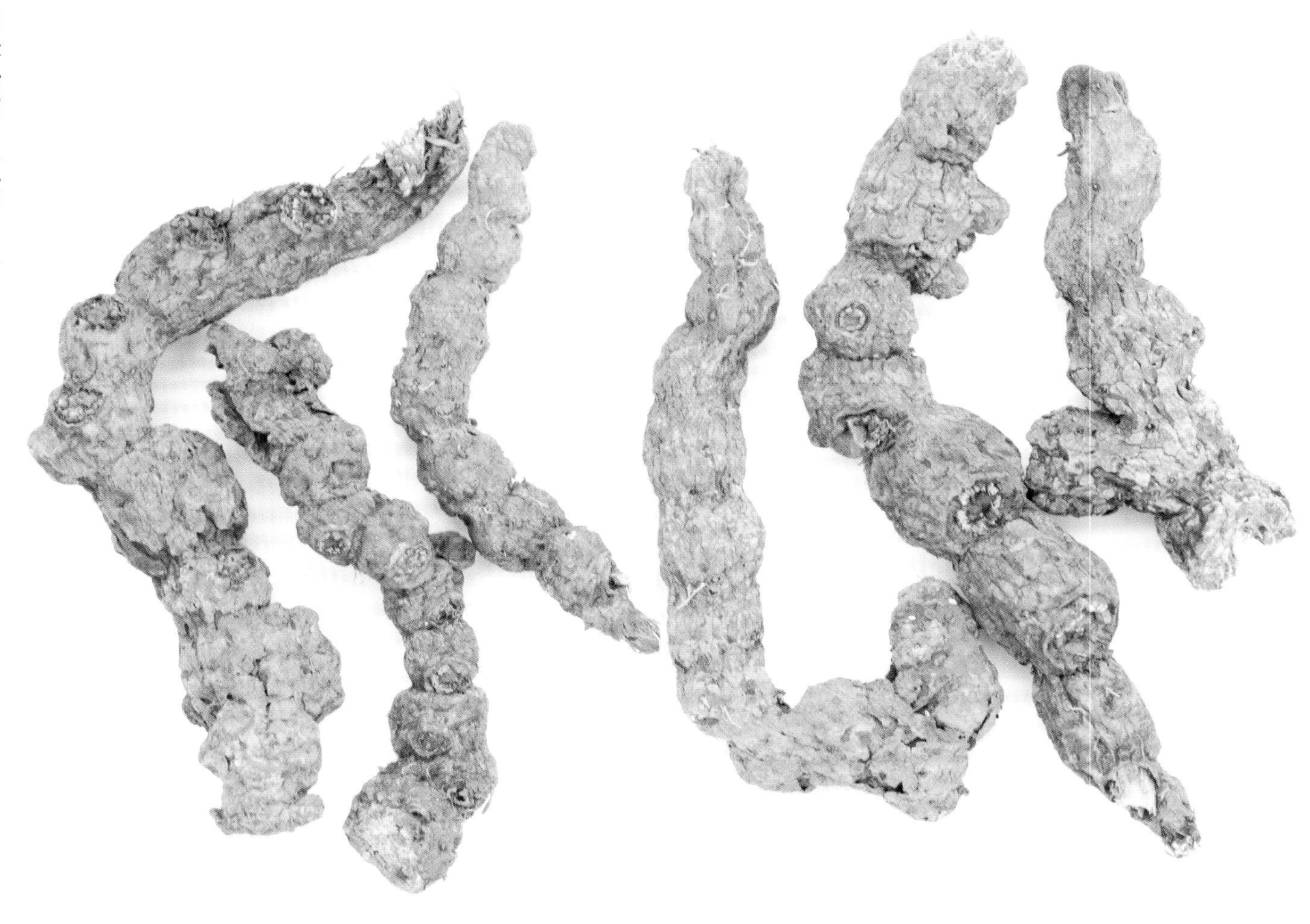

苍术（野生）药材

药理作用

1. 调整胃肠运动功能 苍术煎剂、苍术醇提物在一定剂量范围内能明显缓解乙酰胆碱所致家兔离体小肠痉挛，而对肾上腺素所致小肠运动抑制则有一定的对抗作用。苍术醇提物还能对抗乙酰胆碱、氯化钡所致大鼠离体胃平滑肌痉挛，而对正常大鼠胃平滑肌则有轻度兴奋作用。苍术丙酮提取物、β-桉叶醇及茅术醇对氨甲酰胆碱、Ca^{2+} 及电刺激所致大鼠在体小肠收缩加强，均有明显对抗作用。苍术丙酮提取物对小鼠炭末推进运动则有明显促进作用。对番泻叶煎剂所制“脾虚泄泻”模型大鼠的小肠推进运动亢进。苍术煎剂有明显对抗作用。

2. 抗溃疡作用 苍术有较强的抗溃疡作用。实验发现，茅苍术及北苍术对幽门结扎型溃疡、幽门结扎－阿司匹林溃疡、应激性溃疡有较强的抑制作用，两种苍术均能显著抑制溃疡动物的胃液量、总酸度、总消化能力及胃黏膜损害。

3. 保肝作用 苍术及 β－桉叶醇、茅术醇、苍术酮对 CCl_4 及 D－氨基半乳糖诱发的培养鼠肝细胞损害均有显著的预防作用。此外，苍术煎剂对小鼠肝脏蛋白质合成有明显促进作用。

4. 抑菌作用 苍术提取物具有消除耐药福氏志贺菌属 R 质粒的作用，能降低细菌耐药性的产生。利用 95％乙醇浸泡苍术 10 小时，取出苍术，放在准备消毒的手术室地面上，点燃，直到苍术化为灰为止，消毒后比消毒前空气中菌落数明显减少。然而早期体外研究未发现苍术水煎液有明显抑菌作用。

5. 降血糖作用 生苍术煎剂给家兔灌胃，对四氧嘧啶引起的糖尿病家兔有降低血糖的作用。在给药 10 日内血糖不断下降，停药后血糖未见回升。苍术浸膏注射液试验于家兔及蟾蜍也证明有降血糖作用，其作用以注射 3 小时后为甚。

6. 对心血管系统的作用 实验证明，本品对蟾蜍的心脏搏动有减弱现象，可使心率减慢，若剂量太大，可使麻痹而停止搏动。小剂量能使血压略升，大剂量则使血压下降。对蟾蜍后肢血管有轻微的扩张作用。

7. 抗缺氧作用 对氰化钾所致小鼠缺氧模型，苍术丙酮提取物 750 mg/kg 灌胃能明显延长小鼠的存活时间，并降低小鼠相对死亡率。苍术抗缺氧的主要活性成分为 β－桉叶醇。

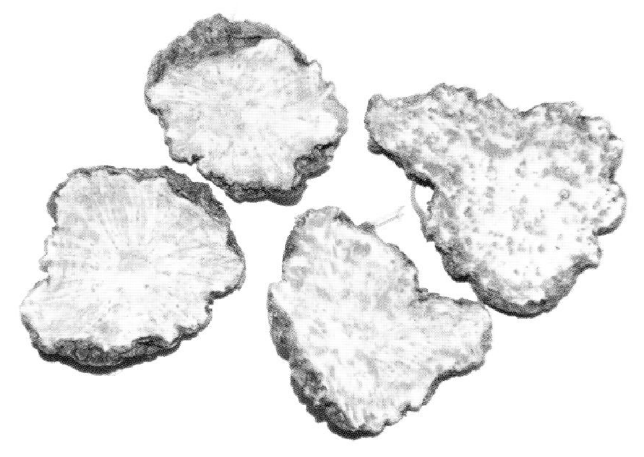

茅苍术饮片

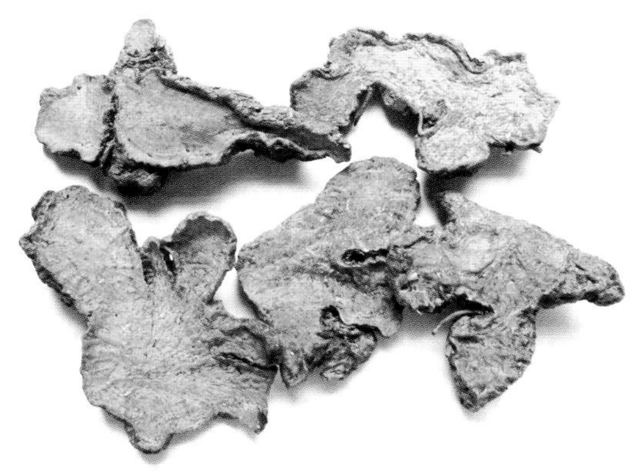

苍术（麦麸炒制）饮片

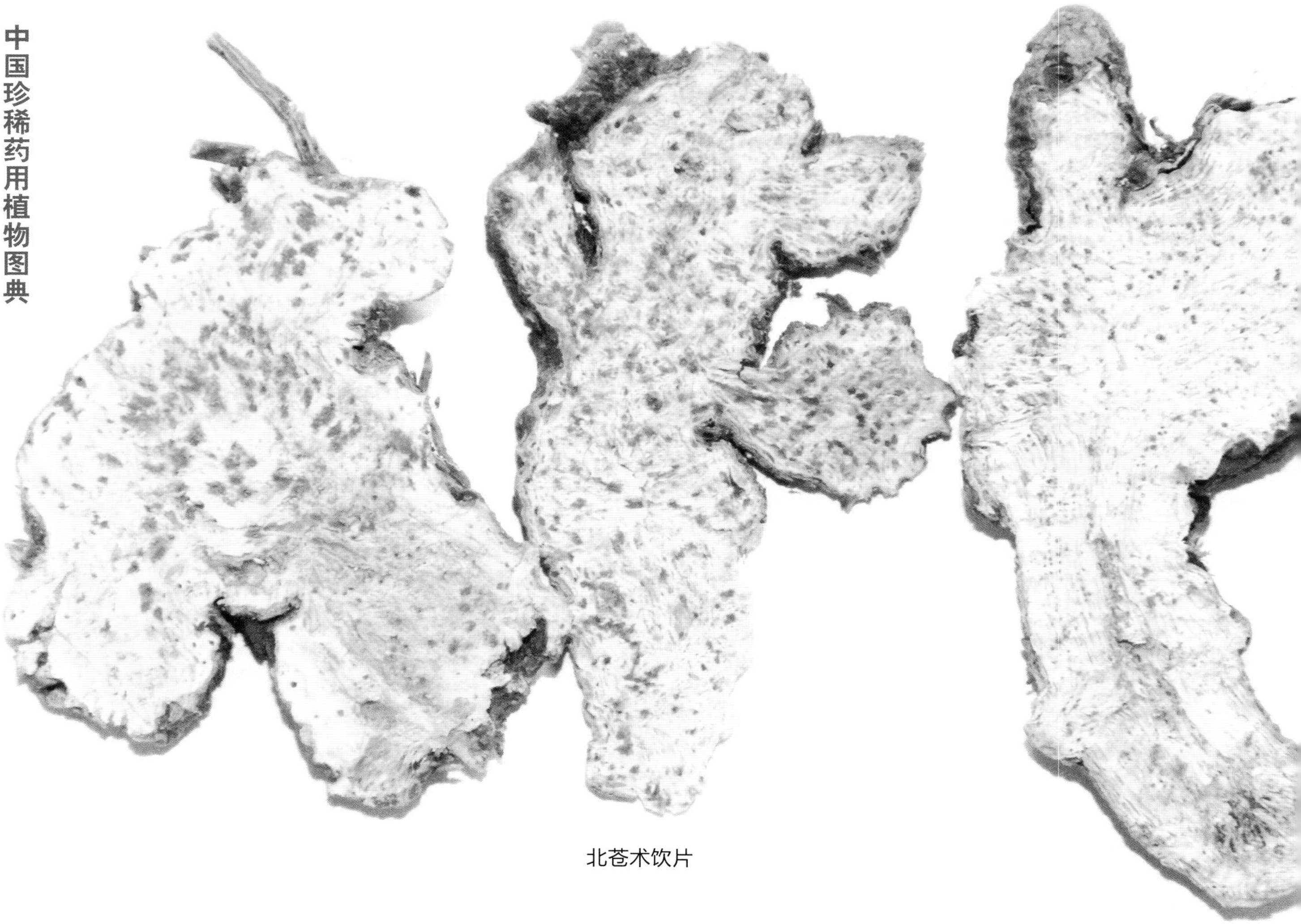

北苍术饮片

8. 中枢抑制 茅苍术、北苍术、β－桉叶醇、茅术醇对小鼠有镇静作用，能抑制小鼠自发活动。茅苍术提取物和挥发油，小剂量使脊髓反射亢进，较大剂量则呈抑制作用，终致呼吸麻痹而死。茅苍术和北苍术的提取物能增强巴比妥睡眠作用，其药理活性成分主要是 β－桉油醇和茅术醇。

9. 抗肿瘤作用 苍术挥发油、茅术醇、β－桉叶醇 100 mg/mL 在体外对食管癌细胞有抑制作用，其中茅术醇作用较强。

10. 促进骨骼钙化 苍术中含有与钙磷吸收有关的维生素 D，其挥发油具有促进骨骼钙化作用。北苍术挥发油对患佝偻病的白洛克雏鸡，能在一定程度上改善症状。

性味归经

辛、苦，温。归脾、胃、肝经。

功效主治

燥湿健脾，祛风散寒，明目。用于湿阻中焦，脘腹胀满，泄泻，水肿，脚气痿躄，风湿痹痛，风寒感冒，夜盲，眼目昏涩。

临床应用

1. 小儿腹泻 苍术、胡黄连粉各 9 ~ 10 g。以糯米酒糟捣泥，与药粉共捏作圆饼状，外敷于患儿脐部神阙穴，外用塑料薄膜覆盖，绷带固定，每日敷贴 1 ~ 2 次，每次 4 ~ 6 小时，有较好疗效。

2. 佝偻病 用苍术挥发油微囊（每粒含北苍术挥发油 0.033 mL）治疗 2 ~ 3 岁儿童佝偻病，每日 3 次，每次 2 粒，初期病例连用 1 周，急性期病例连用 2 周，停药后 1 个月复查。用苍术糖浆（每 10 mL 含苍术 9 g，鸡蛋皮粉 1 g）治疗小儿佝偻病，每日 2 次，每次 5 mL，连续 15 日，均有较好疗效。

3. 急慢性胃炎、胃肠神经症、消化不良（脘腹胀满、食欲不振、恶心呕吐、嗳气吞酸证属湿郁气滞者） 苍术、厚朴、陈皮、甘草、生姜、大枣各 10 g。如《和剂局方》平胃散。

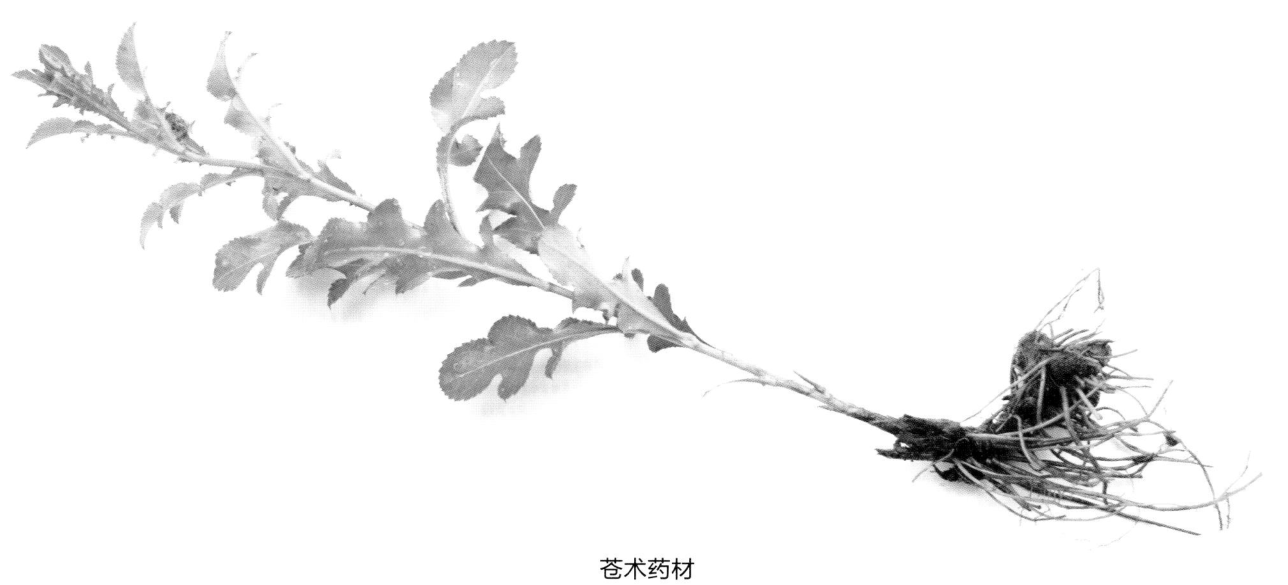

苍术药材

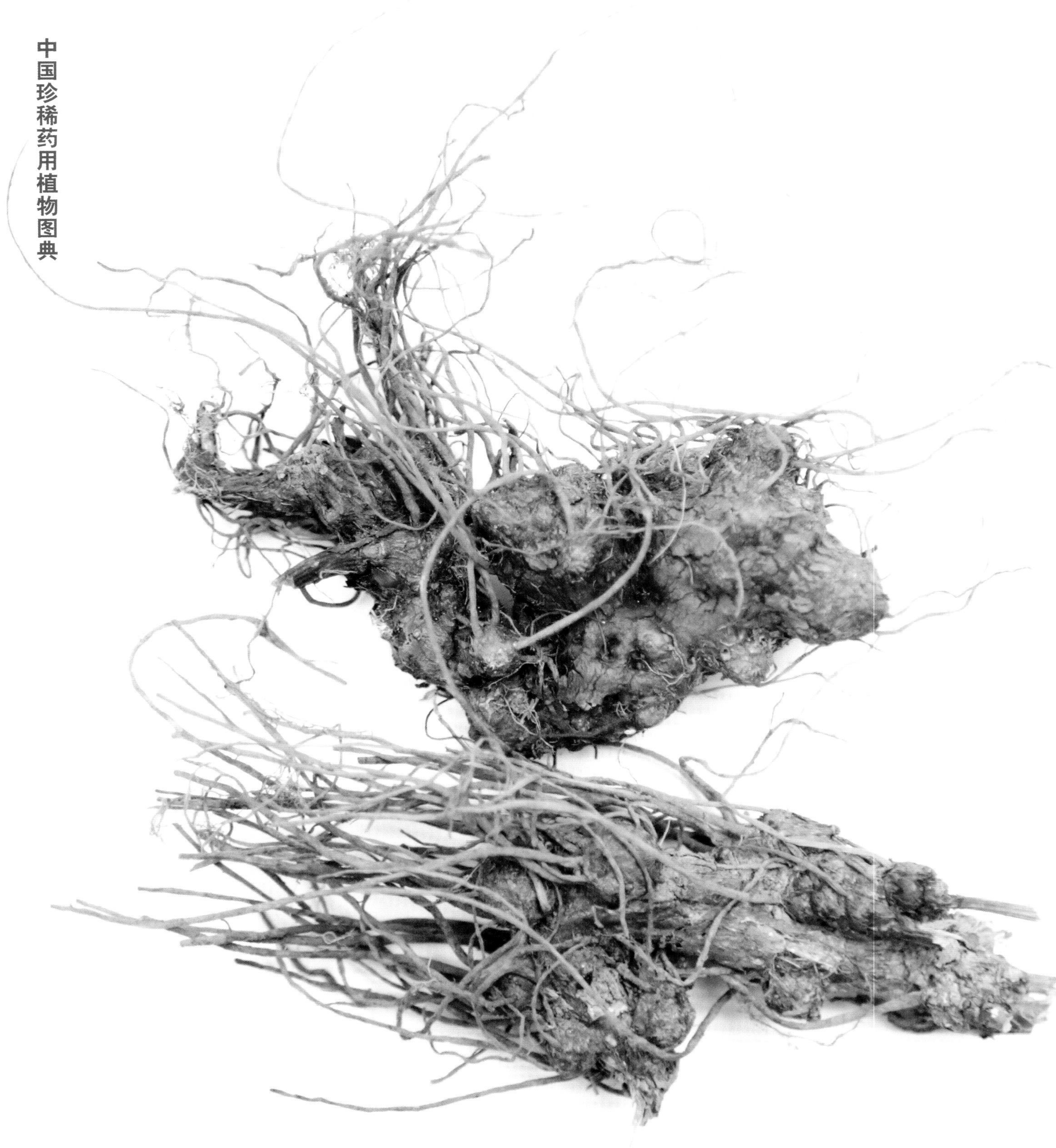

苍术药材

4. 细菌性痢疾 炒苍术 90 g，炙大黄、炙草乌、炒杏仁、川羌活各 30 g。共为细末，口服，每日 2 次，每次 1.5 g。

5. 窦性心动过速 用苍术注射液肌注，一般用药 3 ～ 5 日，可使心率恢复正常。

6. 风湿性关节炎、风湿性肌炎、下肢痿弱无力属于湿邪偏重之痹证者 苍术、独活、秦艽各 10g。属于湿热痹痛者，须与黄柏 8 g 合用，如二妙散。

7. 流行性感冒、上呼吸道感染（头痛、身痛、无汗证属外感风寒湿邪者） 苍术、羌活、防风各 10 g。水煎服，每日 1 次。

8. 烫伤 苍术适量。研成细末，用时与白芝麻油调成稀糊状，涂在烧、烫伤部位，每日 1 ～ 2 次，直至愈合为止。轻者 3 ～ 4 日结痂，7 ～ 10 日结痂愈合，重者疗程稍长。不必包扎。

9. 慢性丹毒 苍术 1000 g。煎煮取汁浓缩成稠膏，另加蜂蜜 250 g，调匀，每日 2 次，每次 1 匙，开水冲服。丹毒急性发作红肿消退后，可服此膏 2 ～ 3 个月，大致一料可服半个月，一般服药后可以少发或不发。

10. 耳鸣 将苍术削成圆锥形，中刺数小孔，塞进外耳道，然后将艾柱放在苍术上点燃，每次 5 ～ 7 壮，每日或隔日 1 次，10 次为 1 个疗程。用此方为主配合针刺或中药，治疗 10 例耳鸣患者。结果：治愈 6 例，好转 3 例，无效 1 例。孕妇忌用。

11. 防链霉素毒性反应 苍术片适量。口服。防治链霉素的耳毒性和口周麻木感效果满意，其注射液疗效亦佳。

用法用量

内服，煎汤，3 ～ 9g。或入丸、散。

使用注意

阴虚内热、津液亏虚、表虚多汗者禁服。

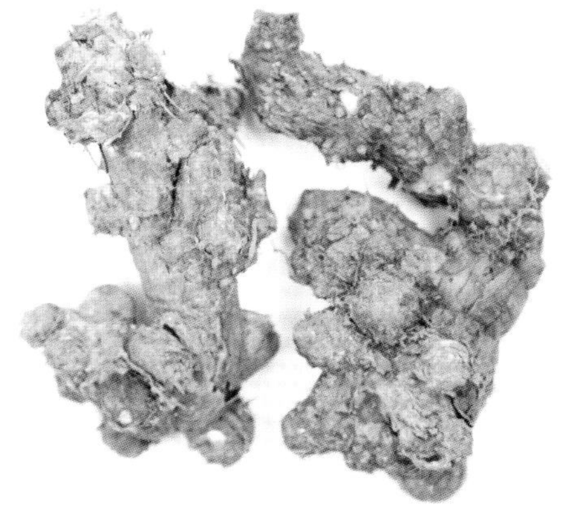

苍术药材

草果

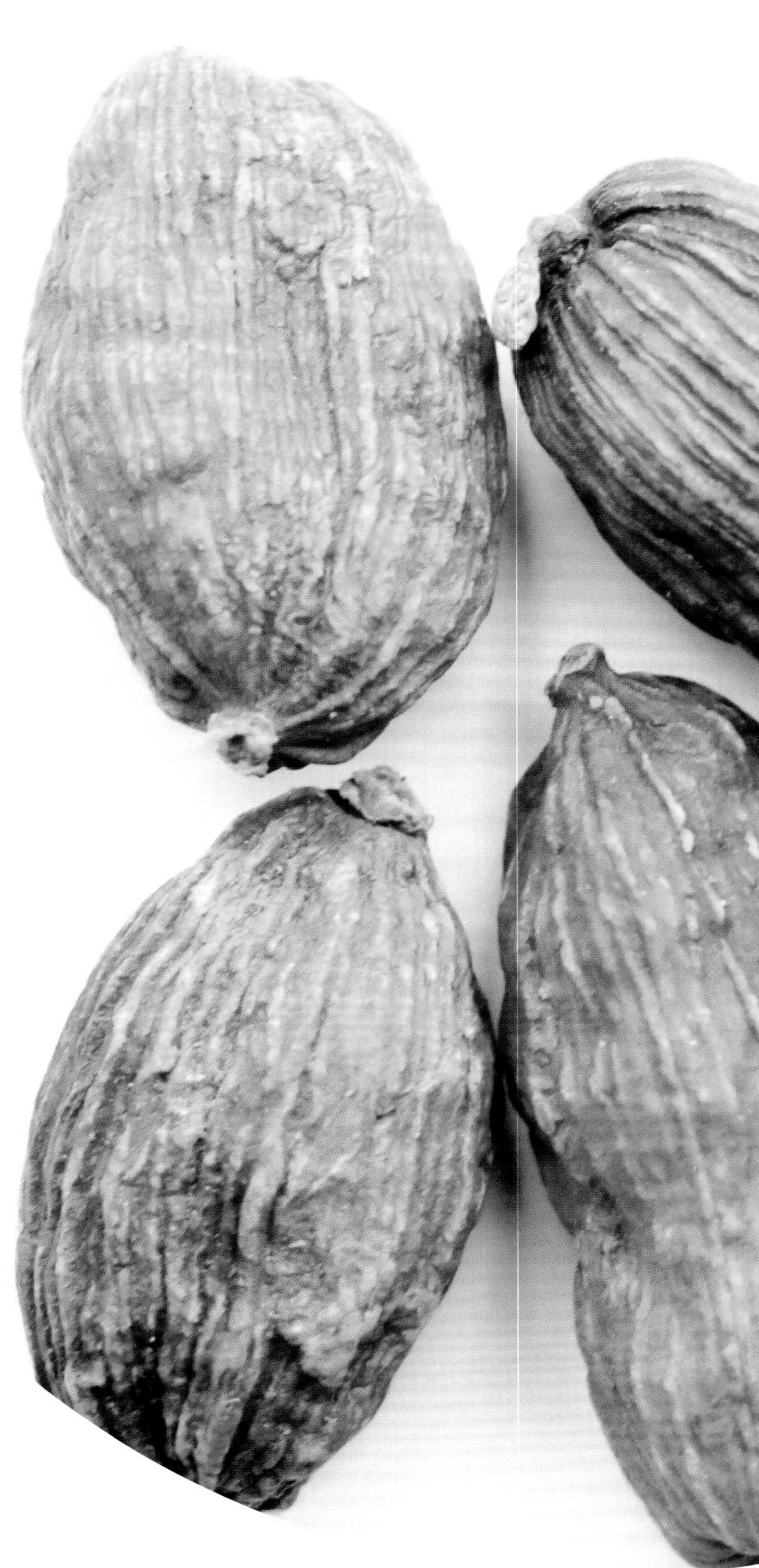

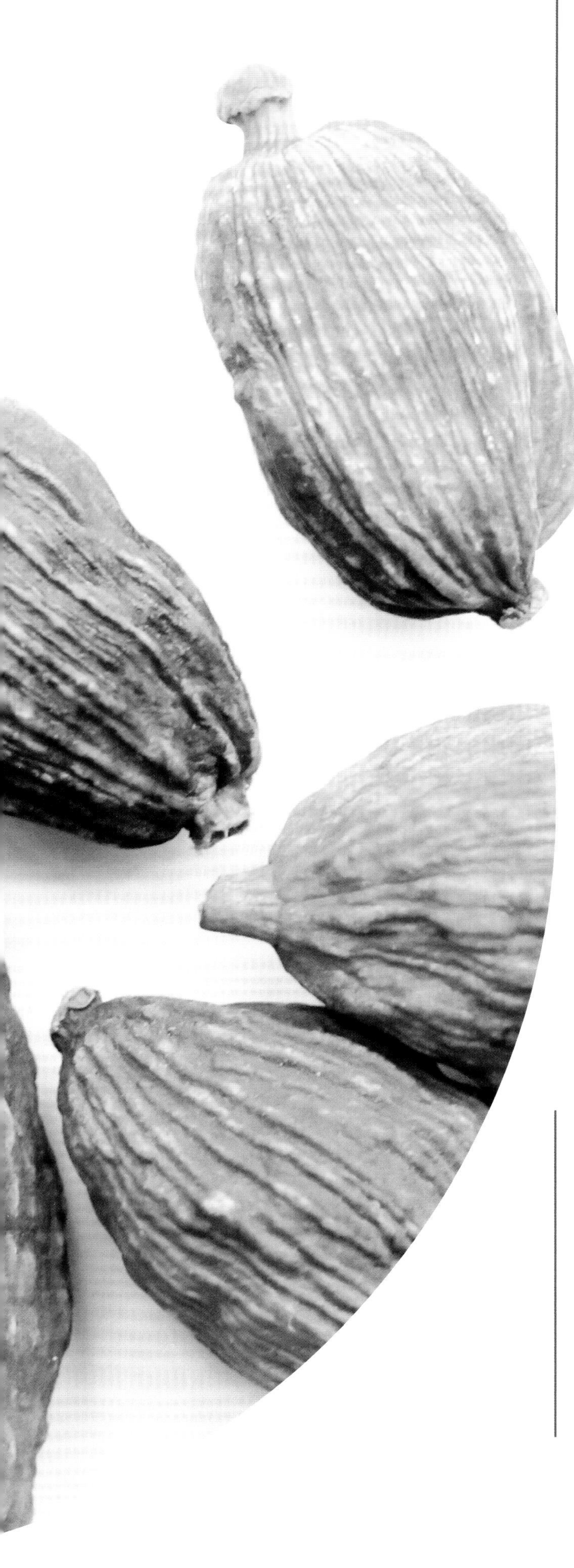

草果

CAOGUO

基　原

本品为姜科植物草果 *Amomum tsao-ko* Crevost et Lemaire 的干燥成熟果实。

形态特征

多年生草本，丛生，高达2.5 m。茎圆柱状，直立或稍倾斜。叶2列，具短柄或无柄，叶片长椭圆形或狭长圆形，先端渐尖，基部渐狭，全缘，边缘干膜质，叶两面均光滑无毛，叶鞘开放，抱茎。穗状花序从根茎生出。蒴果密集，长圆形或卵状椭圆形，顶端具宿存的花柱，呈短圆状突起，熟时红色，外表面呈不规则的纵皱纹。花期4 ~ 6月，果期9 ~ 12月。

生境分布

生长于山谷坡地、溪边或疏林下。分布于云南、广西、贵州等地。

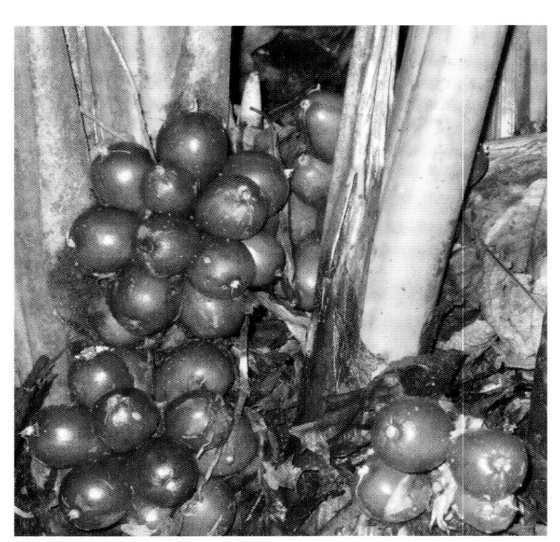

草果

采收加工

秋季果实成熟时采收，除去杂质，晒干或低温干燥。

药材性状

本品呈长椭圆形，具3钝棱，长2 ~ 4 cm，直径1 ~ 2.5 cm。表面灰棕色至红棕色，具纵沟及棱线，顶端有圆形突起的柱基，基部有果梗或果梗痕。果皮质坚韧，易纵向撕裂。剥去外皮，中间有黄棕色膈膜，将种子团分为3瓣，每瓣有种子8 ~ 11粒。种子呈圆锥状多面体，直径约5 mm；表面红棕色，外被灰白色膜质的假种皮，种脊为一条纵沟，尖端有凹状的种脐；质硬，胚乳灰白色。有特异香气，味辛、微苦。

化学成分

种子含挥发油约3%。油中含 α－蒎烯和 β－蒎烯、1,8－桉油素、对－聚伞花素、

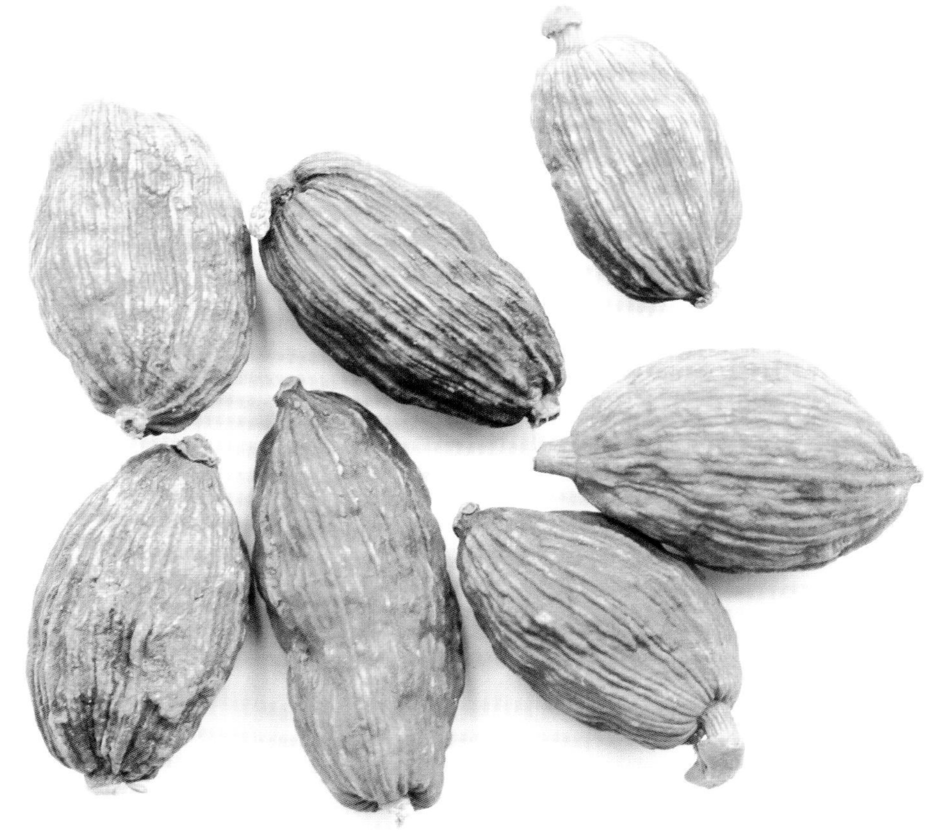

草果药材

壬醛、癸醛、芳樟醇、樟脑、反 -S- 烯醛、α-松油醇、橙花醛-α、橙花醛 -b、香叶醇、草果酮、橙花叙醇等。此外尚含淀粉和油脂等。

药理作用

1. 镇咳祛痰作用 本品所含的 α-蒎烯和 β-蒎烯有镇咳祛痰作用。1,8-桉油素有镇痛、解热、平喘等作用。

2. 抗感染、抗菌作用 β-蒎烯有较强的抗感染作用，并有抗真菌作用。香叶醇有抗细菌和真菌作用，对须发癣菌和奥杜安小孢子菌的最低抑菌浓度为 0.39 mg/mL。

3. 对乙型病毒性肝炎的作用 在对多种中草药抑制肝炎病毒表面抗原的实验研究中发现，草果为首选药之一。

4. 其他作用 小剂量香叶醇能抑制大鼠的自发活动。大鼠口服香叶醇能抑制胃肠运动，小量口服有轻度利尿作用。香叶醇还有驱豚鼠蛔虫作用。

性味归经

辛，温。归脾、胃经。

功效主治

燥湿温中，截疟除痰。用于寒湿内阻，脘腹胀痛，痞满呕吐，疟疾寒热，瘟疫发热。

临床应用

1. 乙型病毒性肝炎 草果 40 g，人中黄 50 g，地骨皮 60 g。水煎服，每日 1 剂。总有效率 90% 以上。

2. 斑秃 草果 15 g，诃子、山柰、肉桂、樟脑各 5 g。共为细末，用香油 125 g 调成油浸剂，每次用手蘸擦患处 1 ~ 2 分钟，早、晚各 1 次。

用法用量

内服，煎汤，3 ~ 6 g。或入丸、散 。

使用注意

去壳用，体弱者慎用。

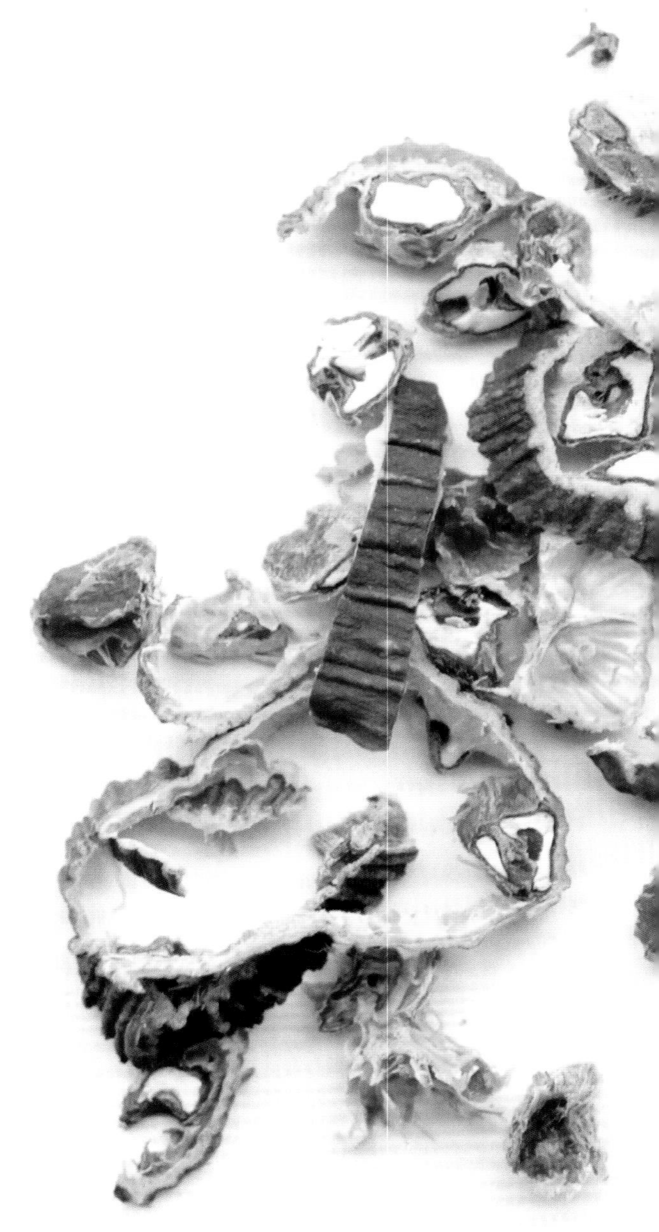

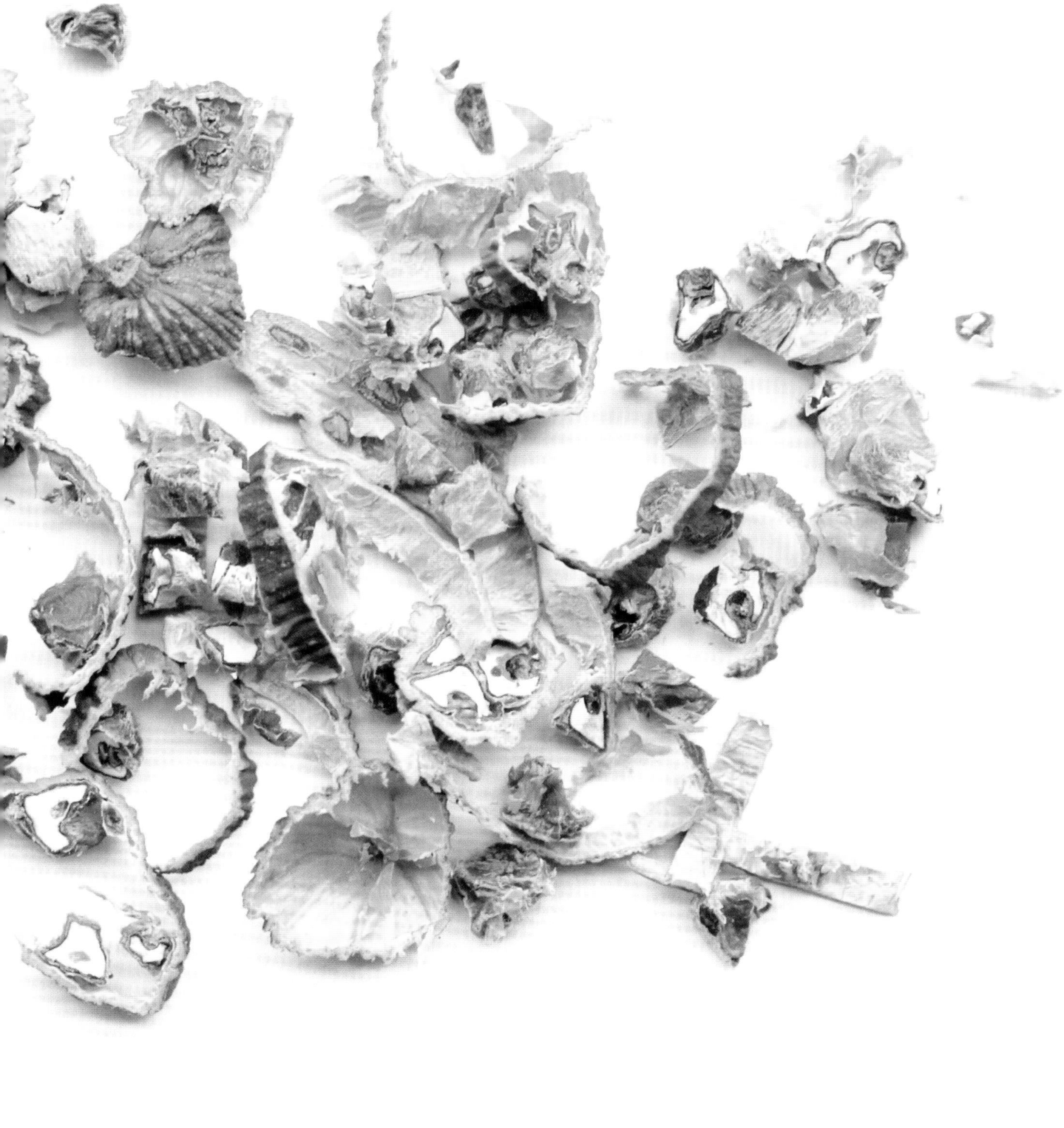

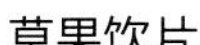

草果饮片

草珊瑚

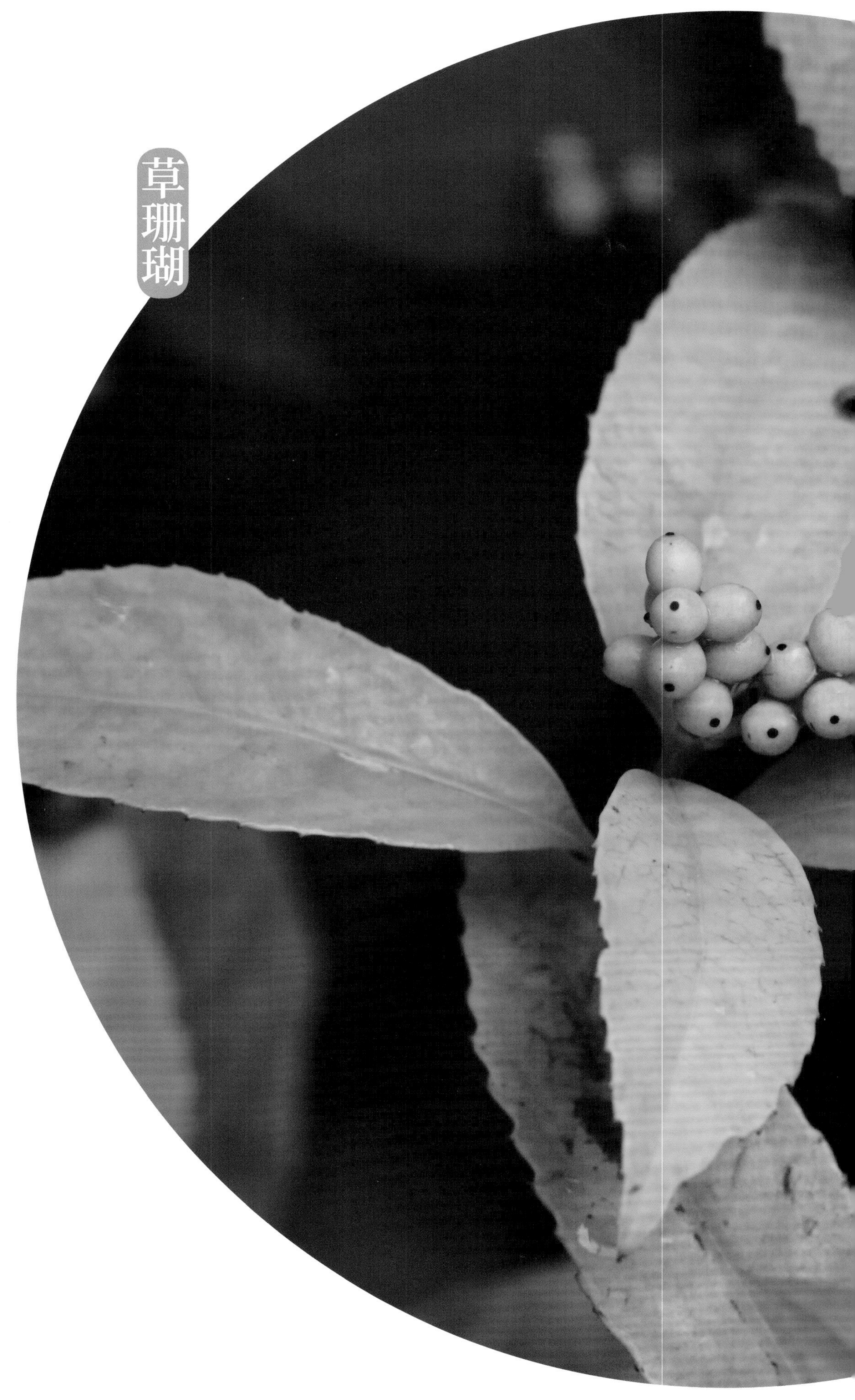

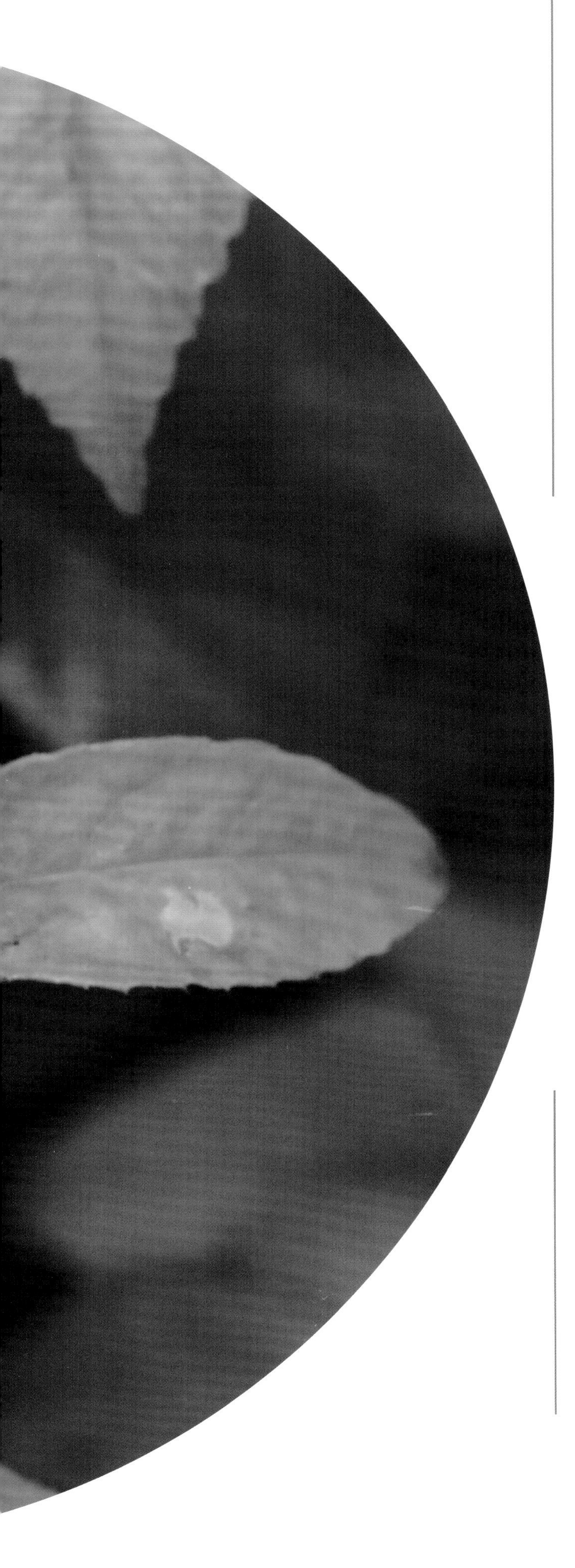

草珊瑚

CAOSHANHU

基原

本品为金粟兰科植物草珊瑚 *Sarcandra glabra* （Thunb.）Nakai 的干燥全草。

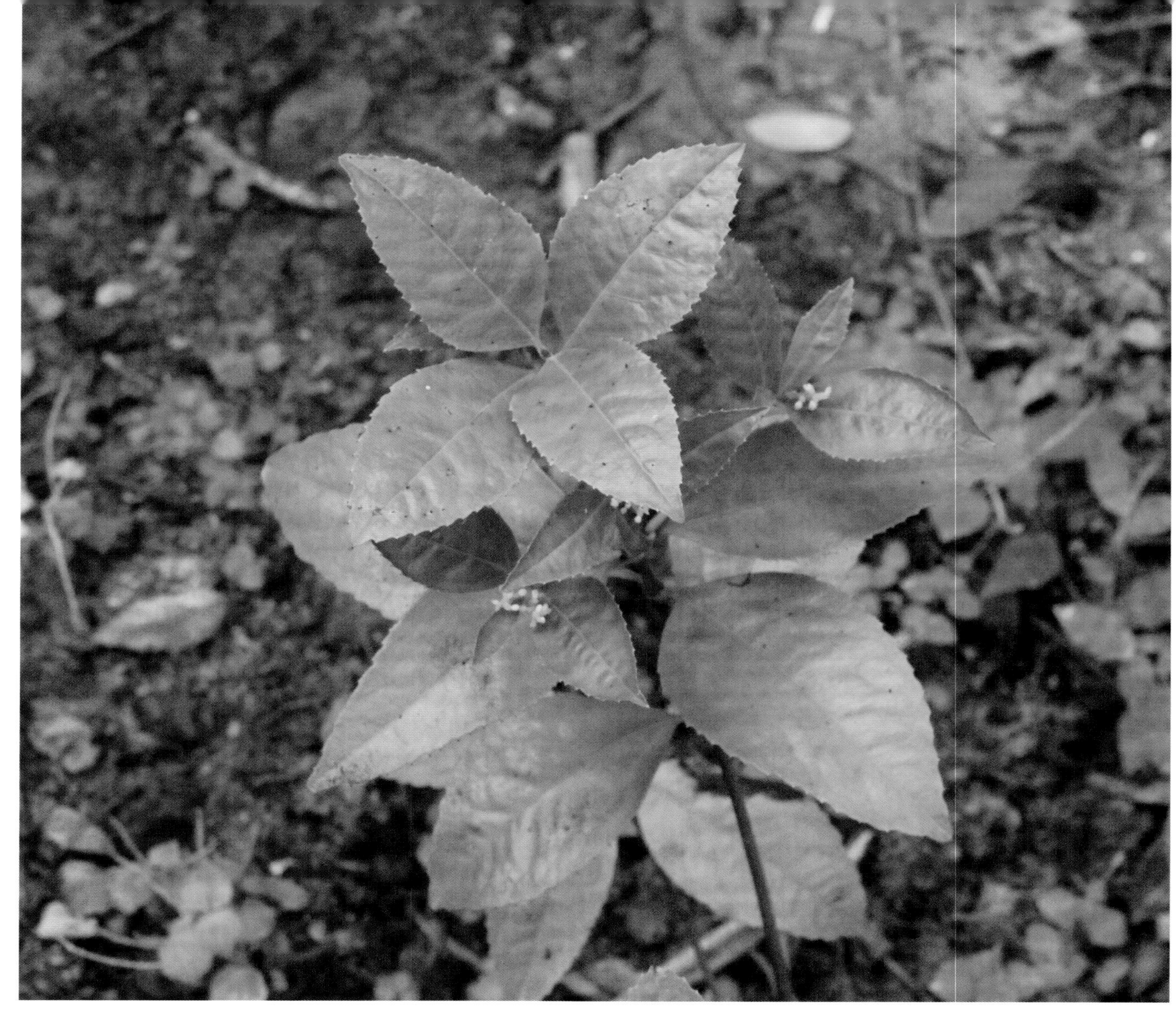

草珊瑚

形态特征

多年生常绿草本或亚灌木，高达 2 m。根茎粗大，支根多而细长。茎直立，多分支，节膨大。叶对生，近革质，长椭圆形或卵状披针形，长 6 ~ 18 cm，宽 2 ~ 7 cm，边缘有粗锯齿，齿尖具腺点；叶柄长约 1 cm，基部合生成鞘；托叶微小。穗状花序 1 ~ 3 个聚生茎顶；苞片卵状三角形；花小，无花被，黄绿色，芳香；雄蕊 1，白色，棒状，花药 2 室；雌蕊球形，子房下位，柱头近头状。核果球形，鲜红色。花期 6 ~ 7 月，果期 8 ~ 9 月。

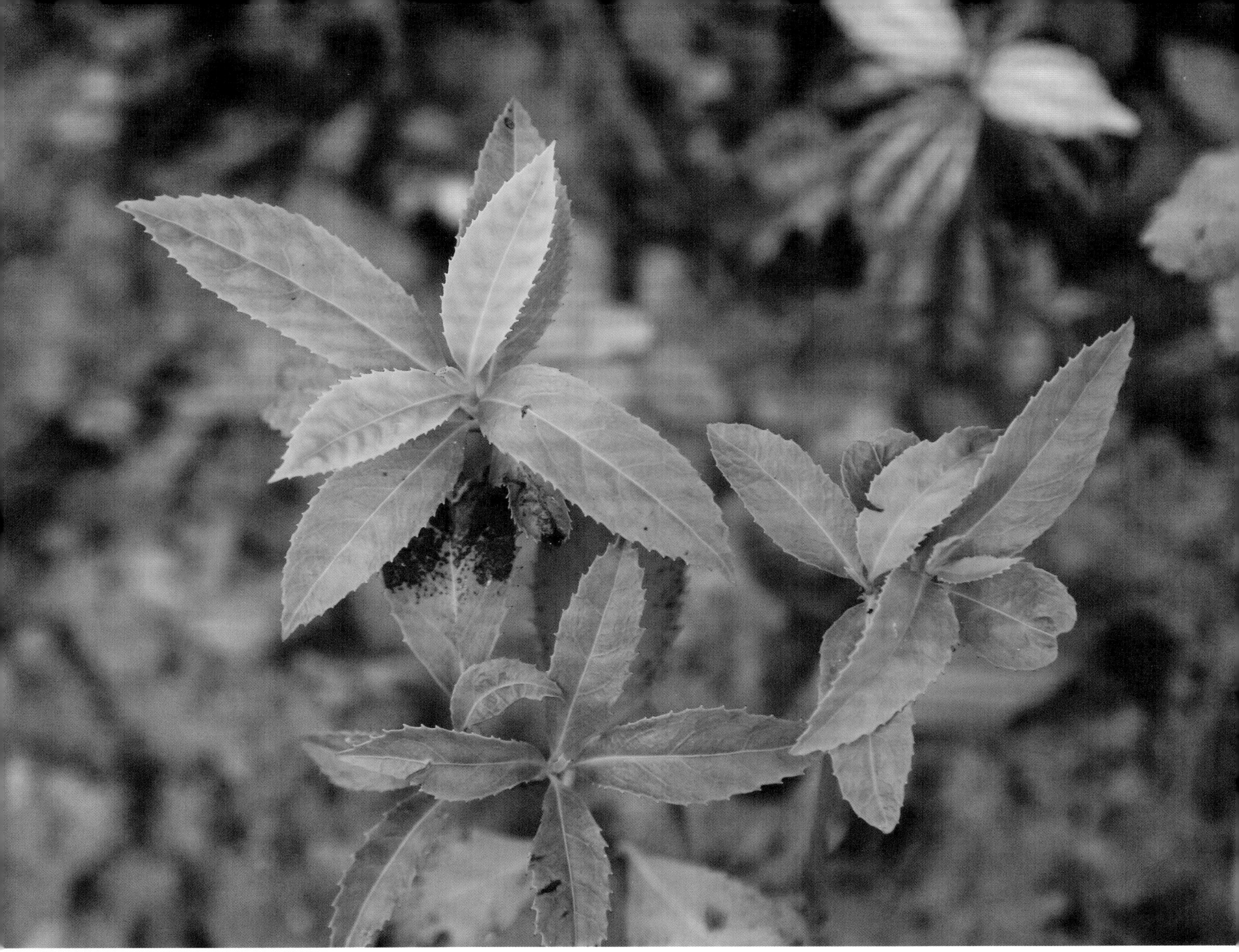

草珊瑚

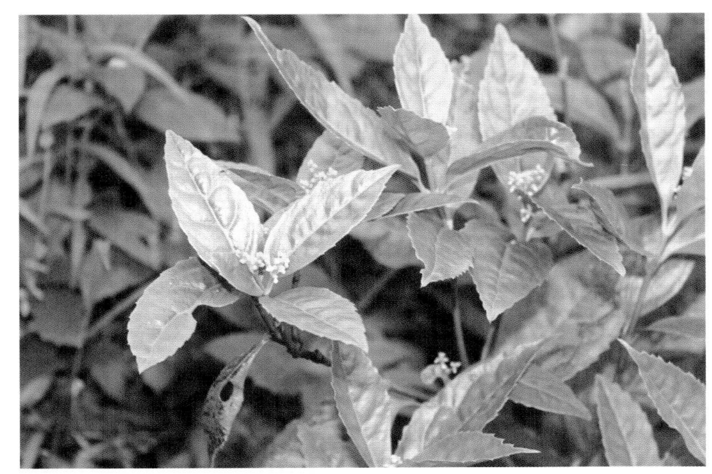

草珊瑚

生境分布

生长于山谷林下阴湿处。分布于安徽、浙江、江西、福建、台湾、湖南、广东、广西、四川、贵州和云南。

采收加工

全年均可采收，鲜用或晒干。

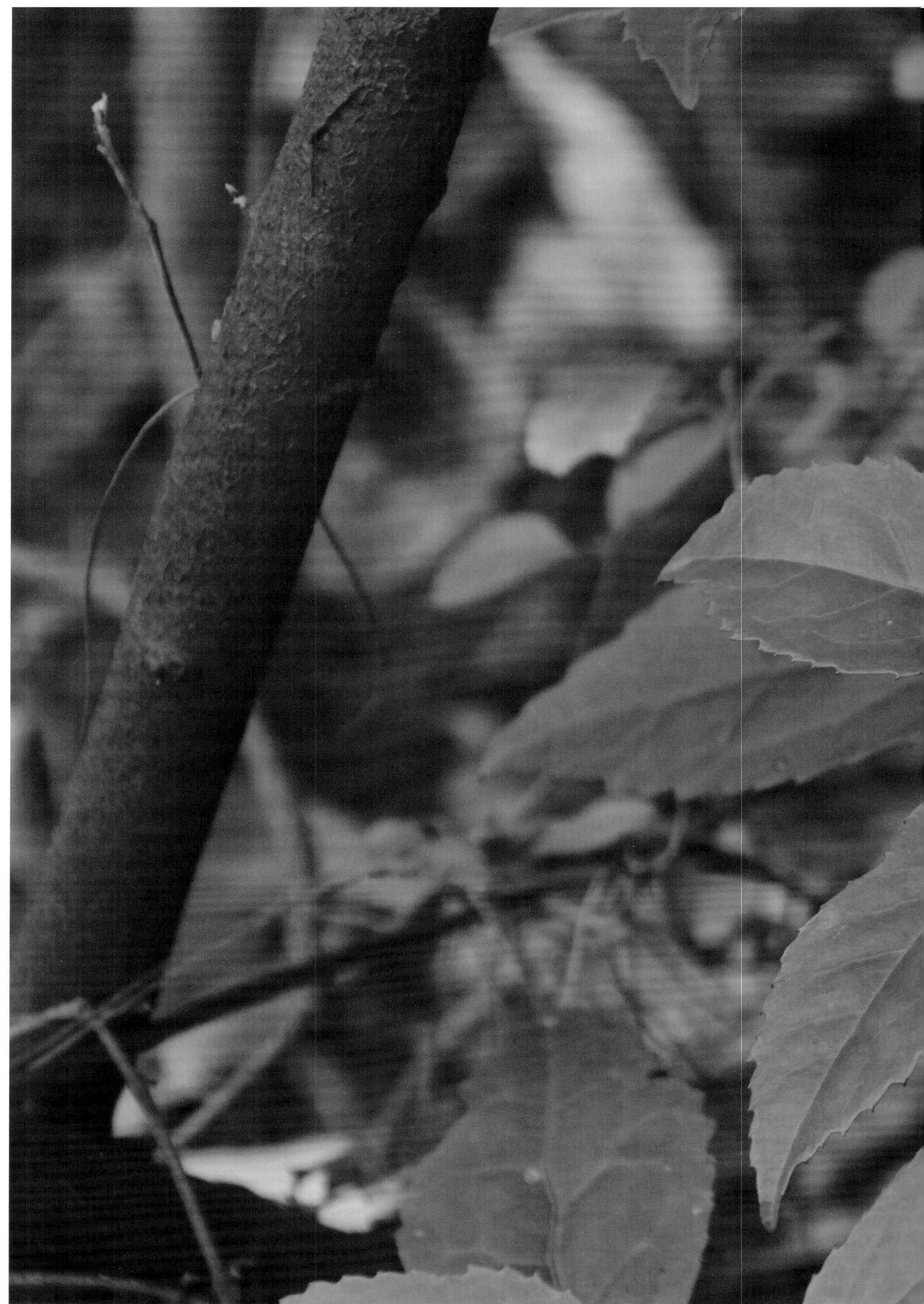

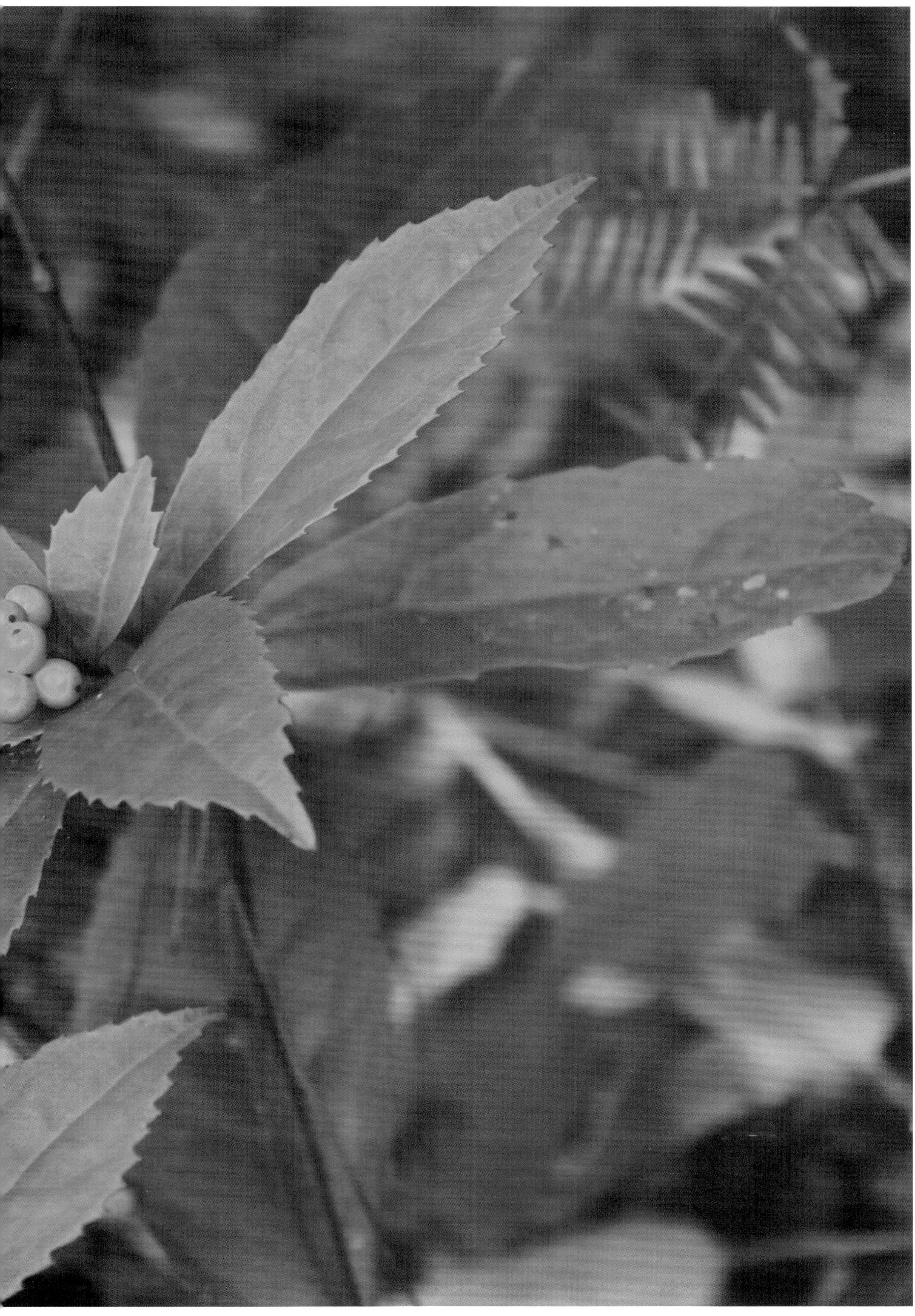

药材性状

本品长度为 50 ~ 120 cm。根茎较粗大，密生细根。茎圆柱形，多分枝，直径 0.3 ~ 1.3 cm；表面暗绿色至暗褐色，有明显细纵纹，散有纵向皮孔，节膨大；质脆，易折断，断面有髓或中空。叶对生，叶片卵状披针形至卵状椭圆形，长 5 ~ 15 cm，宽 3 ~ 6 cm；表面绿色、绿褐色至棕褐色或棕红色，光滑；边缘有粗锯齿，齿尖腺体黑褐色，叶柄长约 1 cm；近革质。穗状花序顶生，常分枝。气微香，味微辛。

化学成分

全株含左旋类没药素甲（istanbulin A）、异嗪皮啶（isofraxiden），延胡索酸（fumaric acid）、琥珀酸（succinic acid），黄酮苷及香豆精衍生物。此外，还含 0.15% ~ 0.20% 的挥发油。

药理作用

1. 抗癌作用 给予小鼠 S180 和 W256 两瘤株 4 ~ 12 g 肿节风干浸膏（相当于生药 40 ~ 120 g/kg)，连续给药 7 ~ 11 日，抑癌率在 30.5% ~ 56.7%，抗癌机制主要是抑制癌细胞核的分裂。动物实验表明，肿节风挥发油及浸膏对小鼠 L615、艾氏腹水癌、TM755、肺腺癌 615、自发乳腺癌 615 等癌细胞有抑制作用。临床观察表明，肿节风可使肿块缩小，可延长缓解期，改善症状，增加食欲，使精神好转，疼痛消失或减轻。

2. 抗菌作用 本品在体外对金黄色葡萄球菌、志贺菌属、伤寒沙门菌等均有一定的抑制作用；对金黄色葡萄球菌耐药菌株也有抑制作用。尤以叶的抗菌作用最好，根茎部分鲜品比干品效果好。本品用于兔金黄色葡萄球菌感染的菌血症也有疗效，表明其在动物体内也有明显抑菌作用。

3. 对消化系统的作用 肿节风对胃溃疡有促进胃黏膜保护层细胞修复的作用，每日灌服 2.5 g/kg 有一定疗效，每日服用 5 g/kg 时效果明显。正常动物使用肿节风，可增加胃液分泌量，促进食欲。

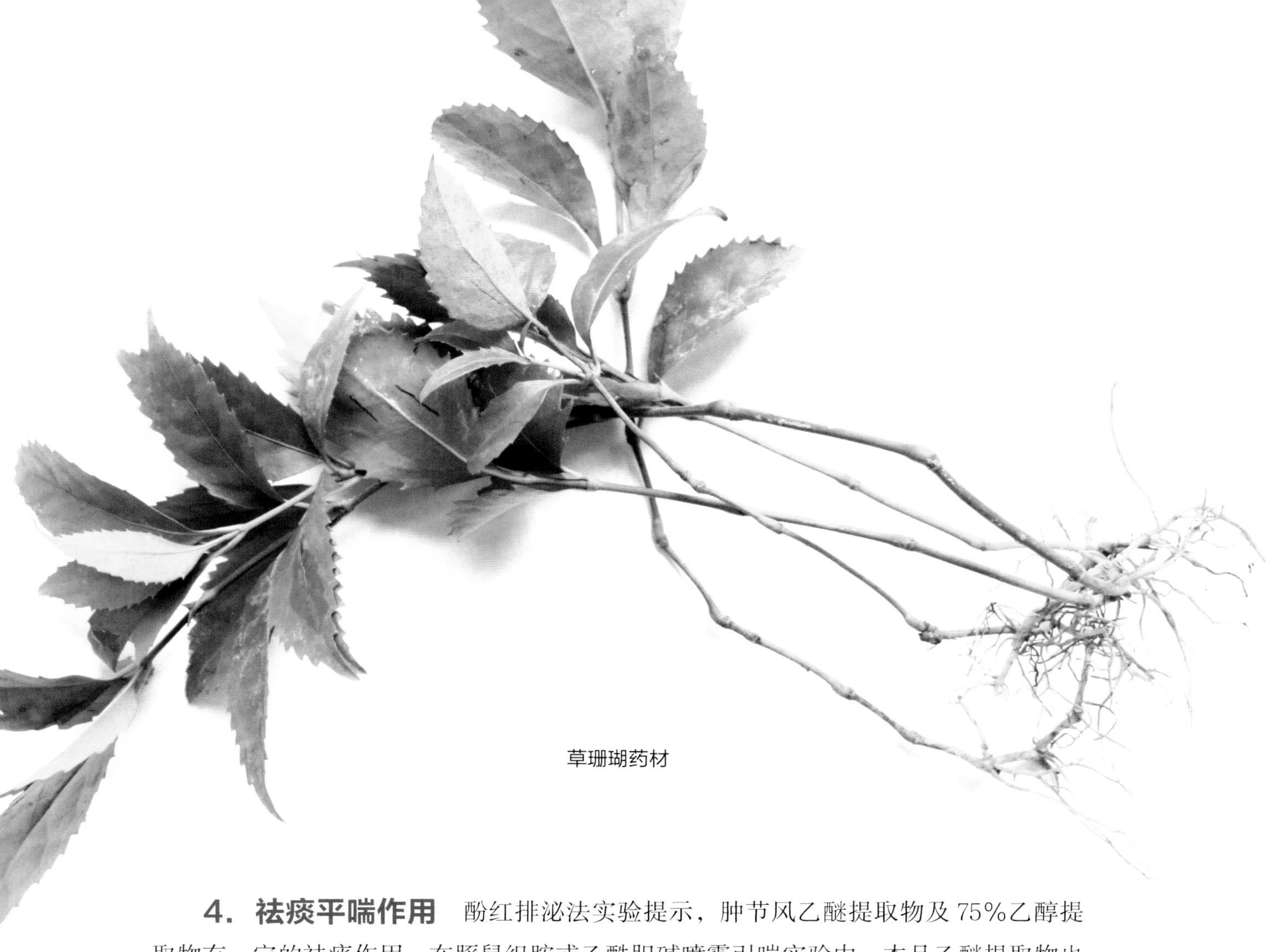

草珊瑚药材

4. 祛痰平喘作用 酚红排泌法实验提示，肿节风乙醚提取物及75%乙醇提取物有一定的祛痰作用。在豚鼠组胺或乙酰胆碱喷雾引喘实验中，本品乙醚提取物也有一定的平喘作用。

5. 促进骨折愈合作用 采用家兔双侧桡骨中部的人工骨折模型，通过X线拍片、活体及标本骨痂同位素169Yb测定、抗折时间等生物力学检查及病理学切片观察等，皆表明肿节风具有明显的促进骨折愈合作用。

6. 抗病毒作用 肿节风对流行性感冒病毒具有灭活作用，且作用强于或等于金刚烷胺、吗啉双胍的抑制或灭活效果。

7. 对白细胞和血小板的作用 肿节风可缩短小鼠断尾出血时间及凝血时间，加强血小板的收缩功能，对正常血小板数量无明显影响，对阿糖胞苷引起的血小板及白细胞下降有显著抑制作用。

8. 抗氧化作用 肿节风对超氧阴离子自由基具有较好的清除作用，与玄参或者苦草合用后清除作用均可明显增强。

9. 保肝作用 肿节风粗提物对静滴刀豆蛋白A(Con A)引起的小鼠血清谷丙转氨酶(ALT)升高具有显著的保护作用。

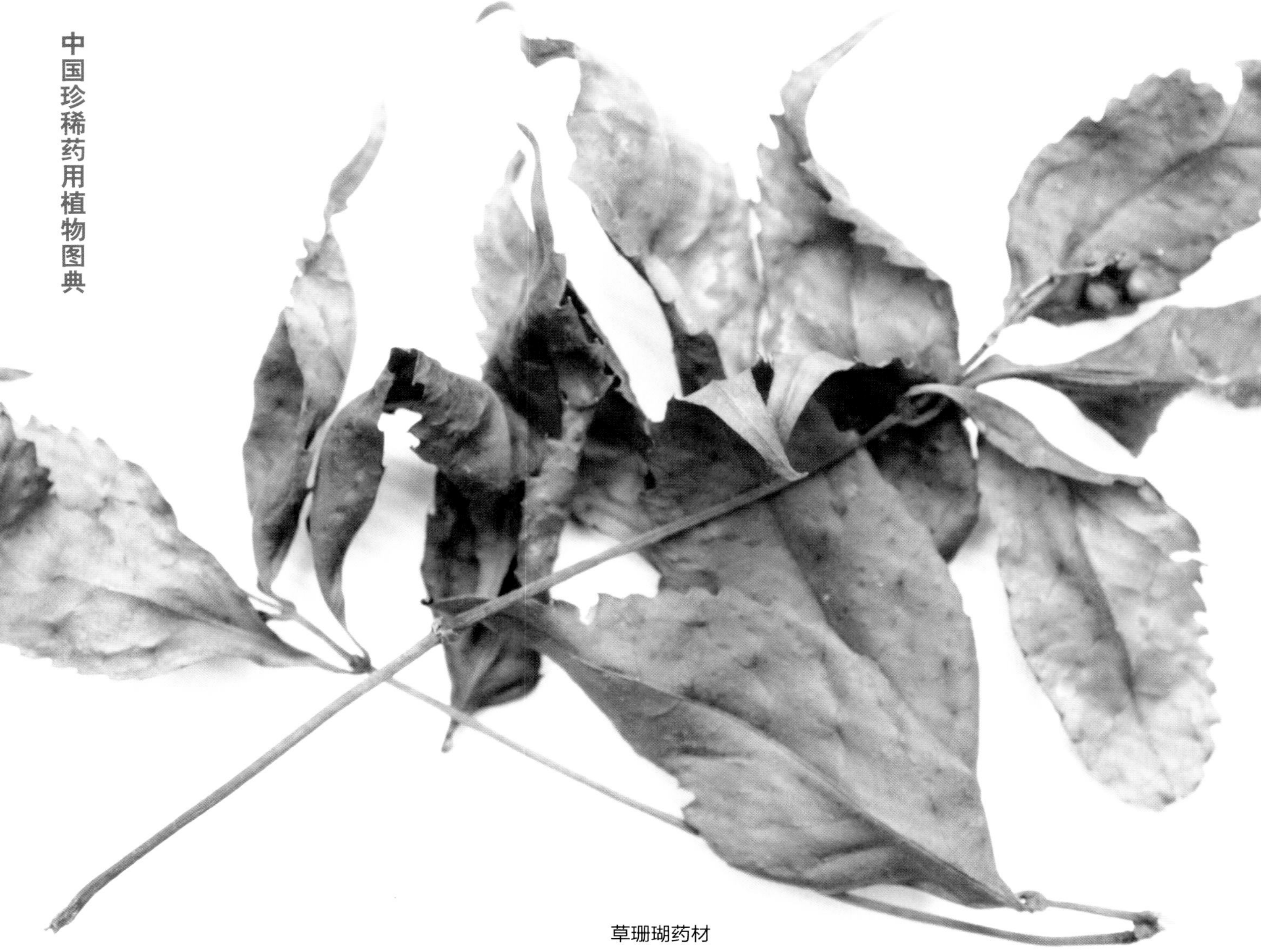

草珊瑚药材

性味归经

苦，辛，平。归心、肝经。

功效主治

清热凉血，活血消斑，祛风通络。用于血热紫斑、紫癜，风湿痹痛，跌打损伤。

用法用量

内服：煎汤，9 ~ 30 g；或浸酒。外用：适量，捣敷；研末调敷；或煎水熏洗。

临床应用

1. 预防感冒 草珊瑚 15 g，防风 10 g，沙氏鹿茸草 5 g。加白砂糖适量制成糖浆 5 mL，为 1 次量，每日 1 次，连服 3 日。

2. 跌打损伤、骨折、风湿性关节炎 鲜草珊瑚适量。捣烂，酒炒敷患处，或用根 25 ~ 50 g，浸酒服。

3. 劳伤腰痛 草珊瑚、四块瓦、退血草各 25 g。煨酒服，每日 1 剂。

4. 胃痛 接骨茶 25 g。煨水服。

5. 外伤出血 鲜草珊瑚适量。捣烂敷患处。

6. 伤口溃烂 草珊瑚茎、叶各适量。煎水外洗。

7. 烫、火伤 草珊瑚干叶适量。研末 1 份，茶油 2 份调匀，涂抹外处。

8. 肿瘤 单用本品内服及注射治疗各种肿瘤 113 例。结果：总有效率为 62.8%，显效率为 22.1%。对各种肿瘤的疗效顺序为：胰腺癌 > 胃癌 > 直肠癌 > 食管癌。

9. 胃溃疡 肿节风浸膏片（每片含生药 2.5 g）适量。每日 3 次，每次 3 片，连服 1 个月为 1 个疗程。治疗 50 例。结果：治愈 31 例，显效 8 例，有效 7 例，无效 4 例，总有效率为 92%。

10. 银屑病 肿节风注射液肌注，每日 2 mL（含生药 2 g）。治疗 30 例。结果：基本痊愈 10 例，显效 5 例，好转 5 例，无效 10 例。不少患者 10 ~ 20 次即可见皮损大部分或全部消退，取效较为快。

11. 小儿肺炎 肿节风注射液加入 5%葡萄糖注射液中静滴，每日 1 次。治疗小儿病毒性肺炎 60 例。结果：总有效率为 88.3%。另用肿节风佐治小儿支气管肺炎 40 例，总有效率为 100%。

12. 类风湿关节炎 肿节风注射液 10 mL 加入 5%葡萄糖注射液 250 mL 中静滴，每日 1 次，15 日为 1 个疗程。部分 RA 活动期、临床症状较重者加用非甾体抗炎药，治疗 36 例，疗效较好。

使用注意

阴虚火旺及孕妇忌服。宜先煎或久煎。

北乌头

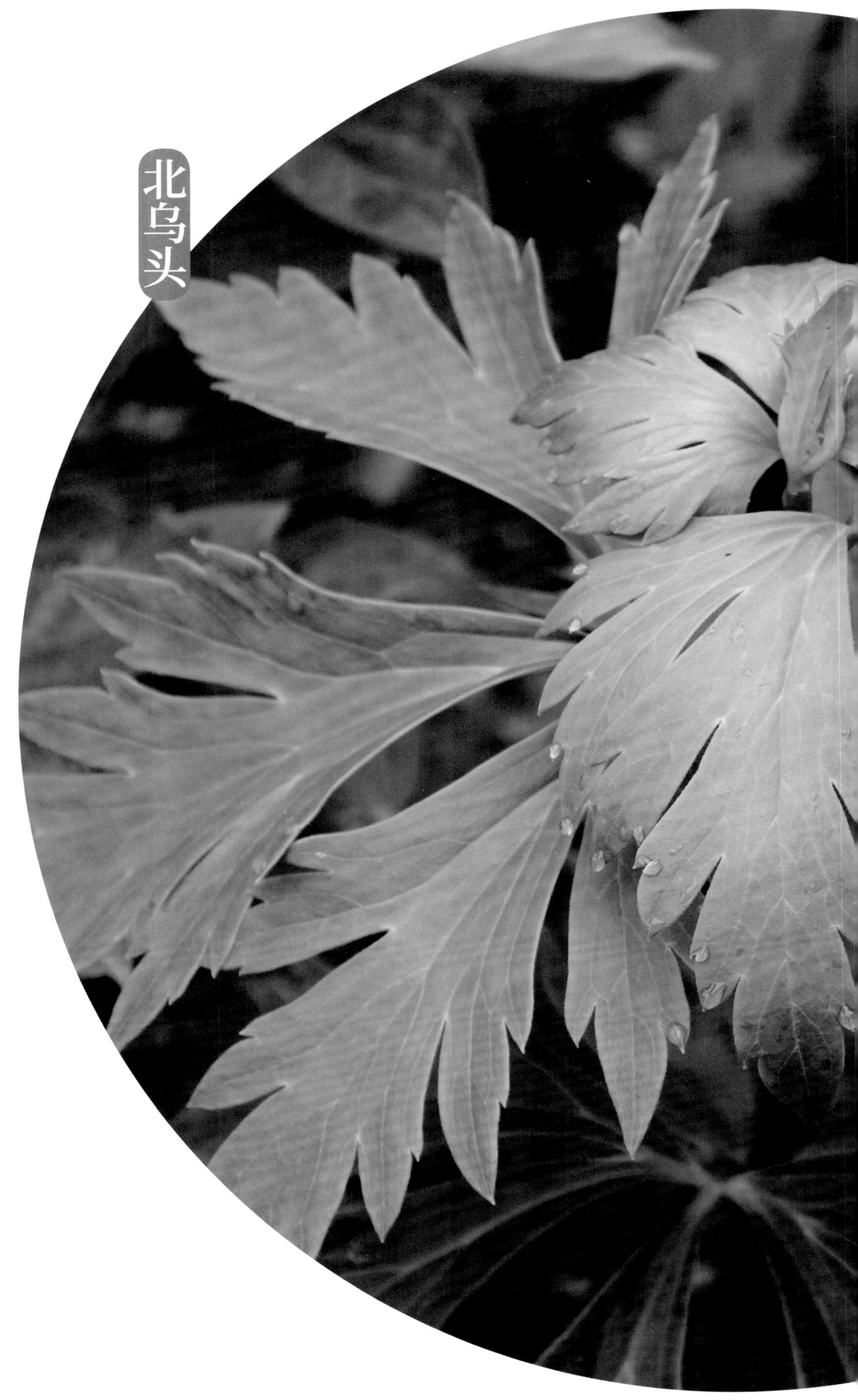

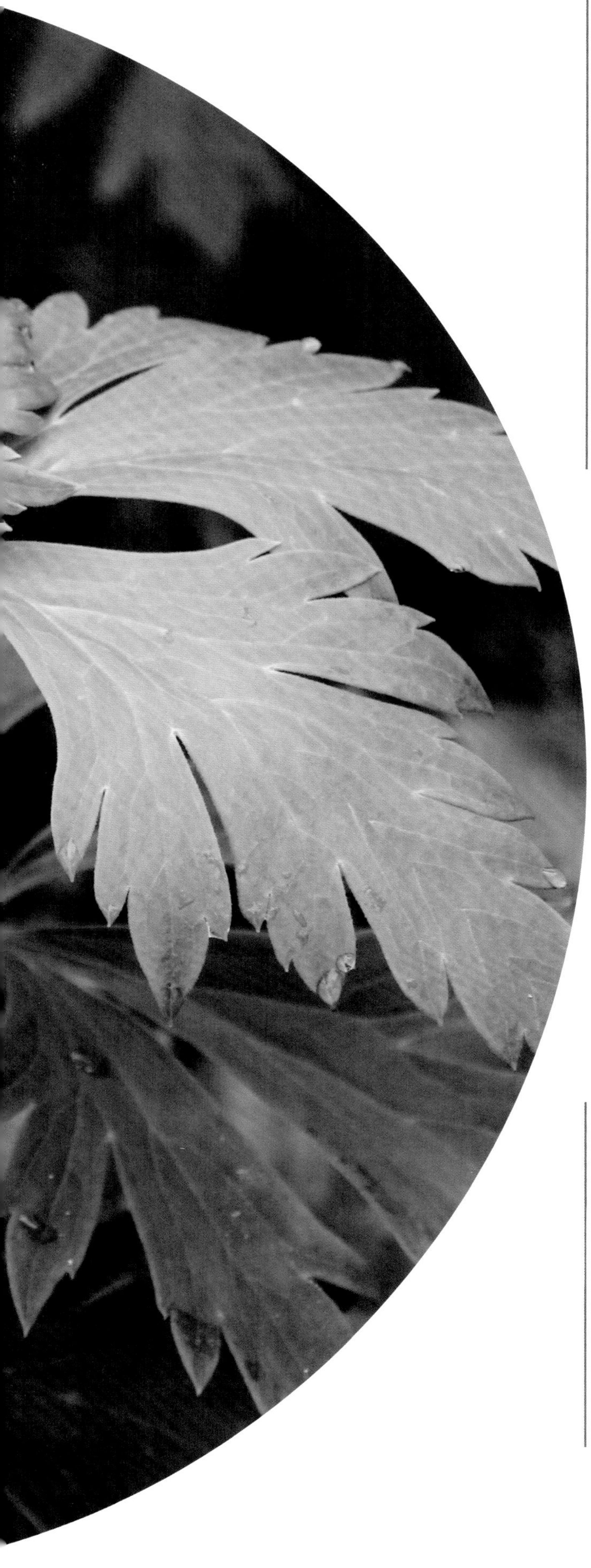

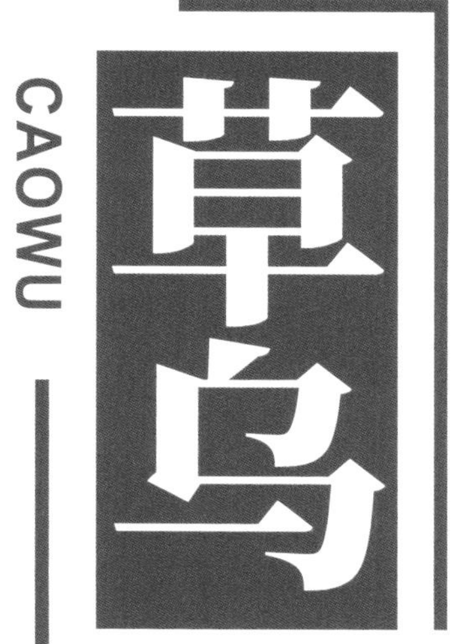

草乌

CAOWU

基 原

本品为毛茛科植物北乌头 *Aconitum kusnezoffii* Reichb. 的干燥块根和干燥叶。

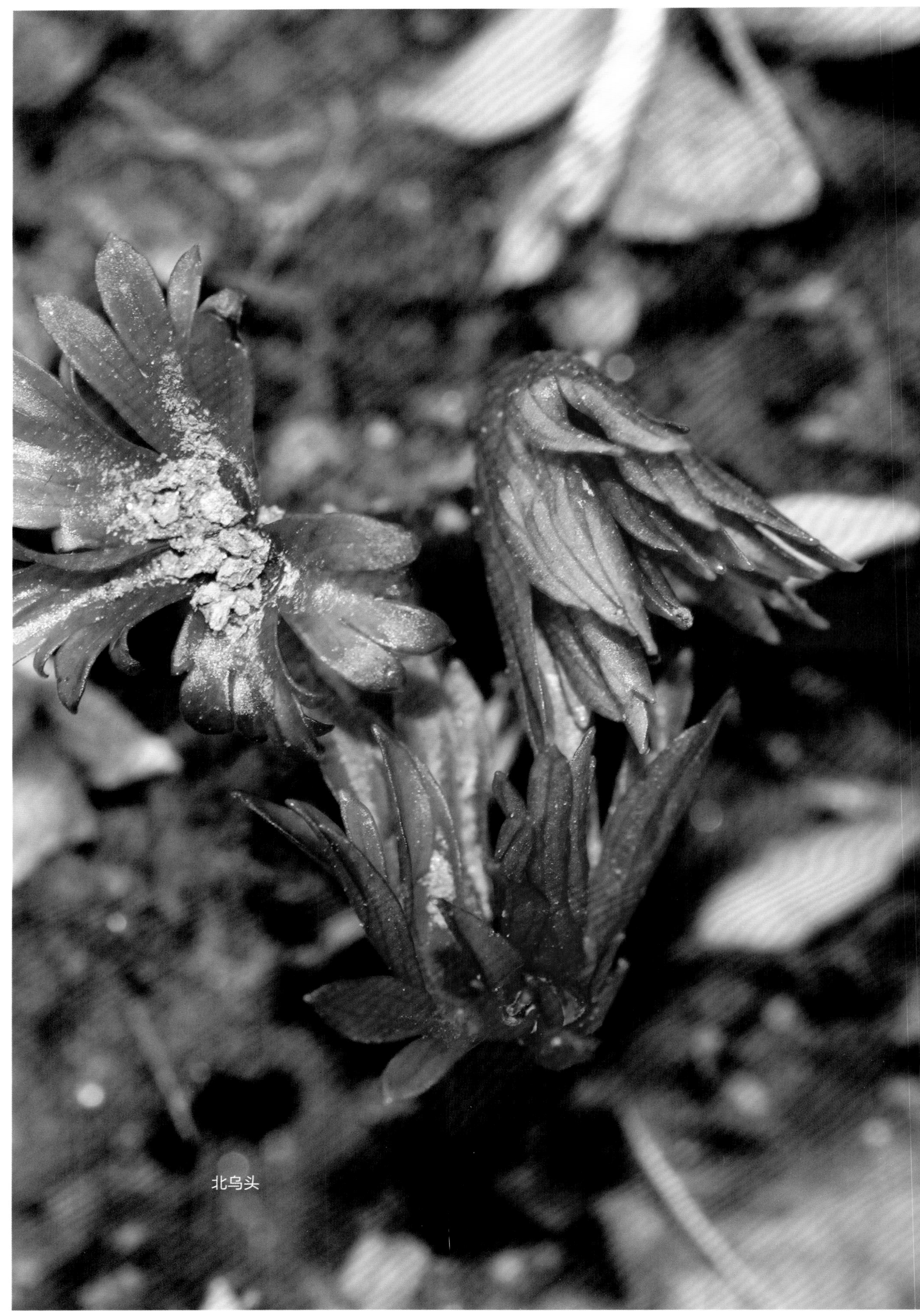

北乌头

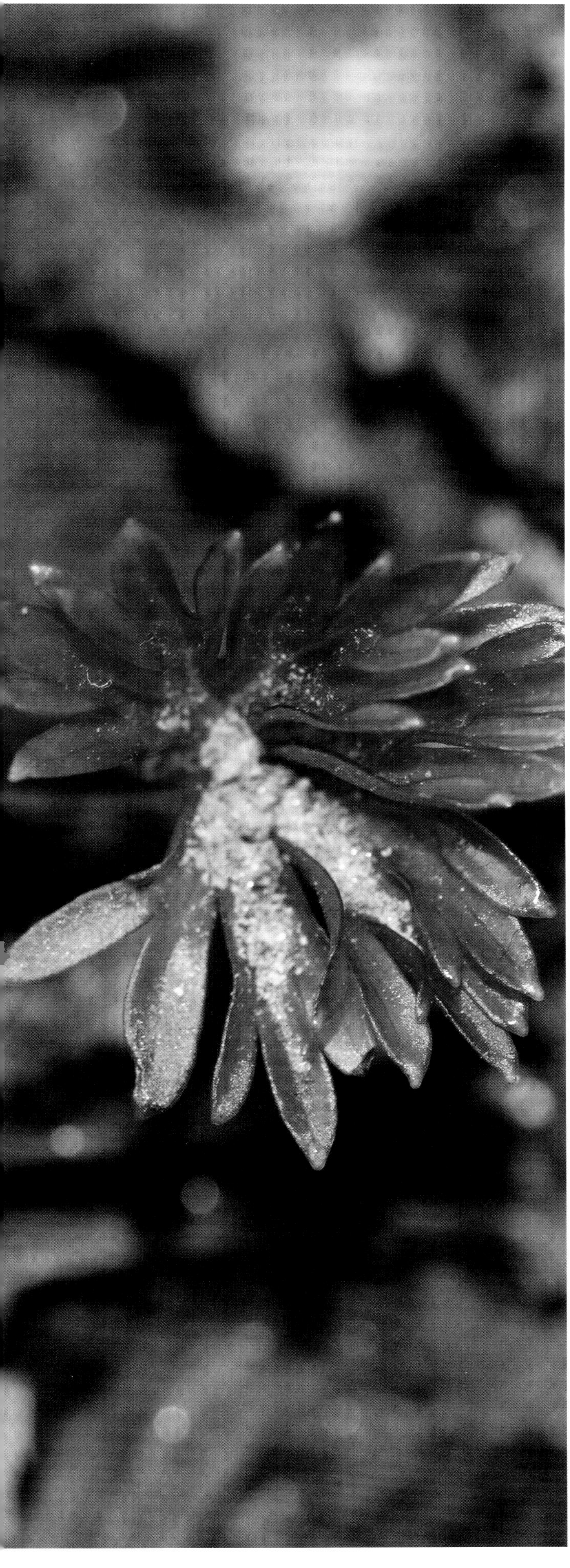

形态特征

多年生草本；茎直立，高为50 ~ 150 cm，无毛。茎中部叶有稍长柄或短柄；叶片纸质或近革质，五角形，3全裂，中裂片宽菱形，渐尖，近羽状深裂，小裂片披针形，上面疏被短曲毛，下面无毛。总状花序窄长；花梗长2 ~ 5 cm；小苞片线形；萼片5，紫蓝色，上萼片盔形；花瓣2，有长爪，距卷曲；雄蕊多数；心皮3 ~ 5。蓇葖果。花期7 ~ 8月，果期8 ~ 10月。

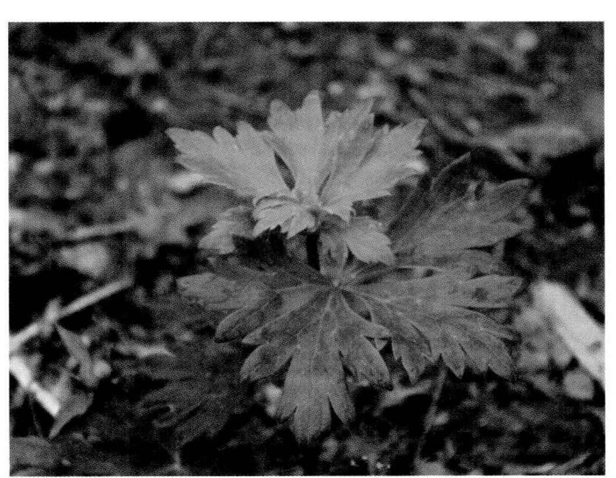

北乌头幼苗

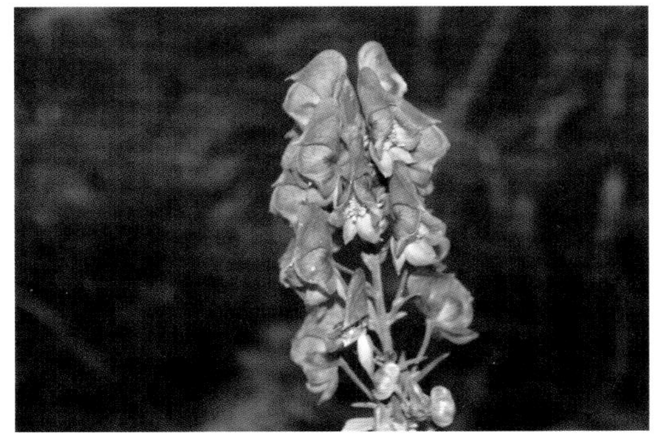

北乌头花

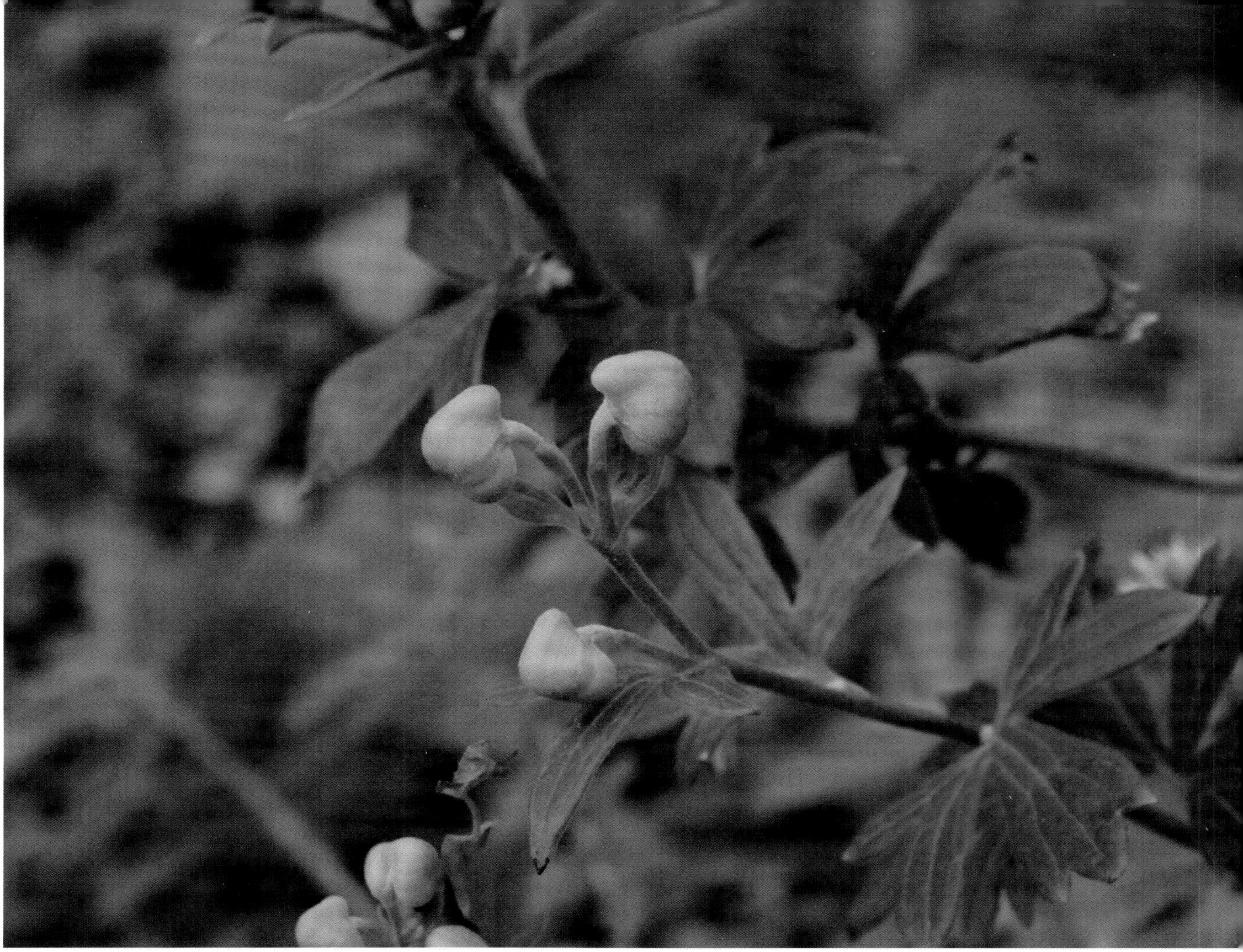

北乌头

生境分布

生长于山坡草地或疏林中海拔400 ~ 2000 m处。分布于东北、内蒙古、河北、山西等地。

采收加工

根于秋季茎叶枯萎时采挖，除去须根和泥沙，干燥。叶于夏季叶茂盛花未开时采收，除去杂质，及时干燥。

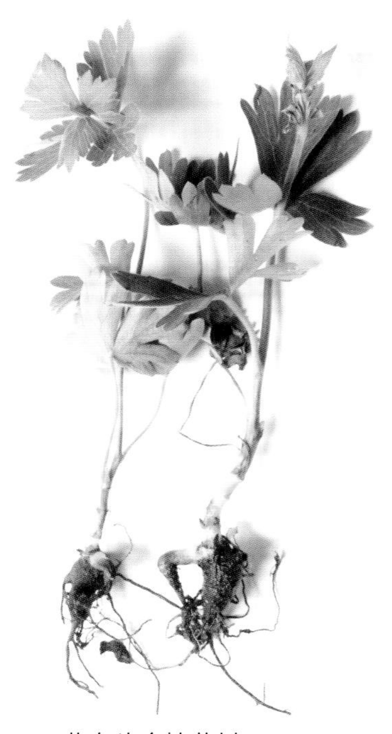

北乌头全株药材

药材性状

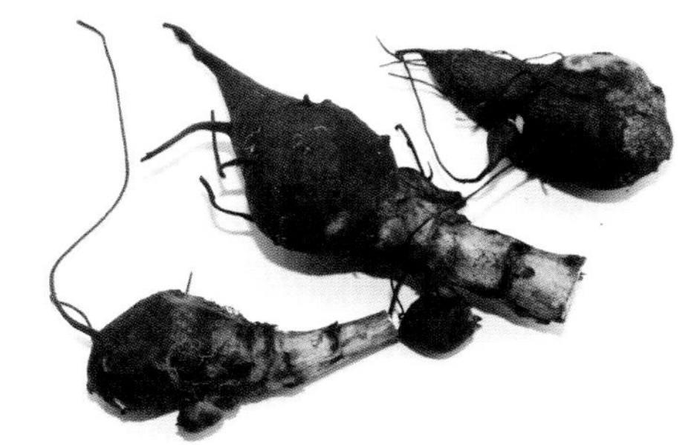

草乌药材

本品根呈不规则长圆锥形，略弯曲，长 2 ~ 7 cm，直径 0.6 ~ 1.8 cm。顶端常有残茎和少数不定根残基，有的顶端一侧有一枯萎的芽，一侧有一圆形或扁圆形不定根残基。表面灰褐色或黑棕褐色，皱缩，有纵皱纹、点状须根痕及数个瘤状侧根。质硬，断面灰白色或暗灰色，有裂隙，形成层环纹多角形或类圆形，髓部较大或中空。气微，味辛辣、麻舌。叶多皱缩卷曲、破碎，完整叶片展开后 3 全裂，长 5 ~ 12 cm，宽 10 ~ 17 cm，灰绿色或黄绿色。中间裂片菱形，渐尖，近羽状深裂，侧裂片 2 深裂；小裂片披针形或卵状披针形。上表面微被柔毛，下表面无毛。叶柄长 2 ~ 6 cm。质脆，气微，味微咸、辛。

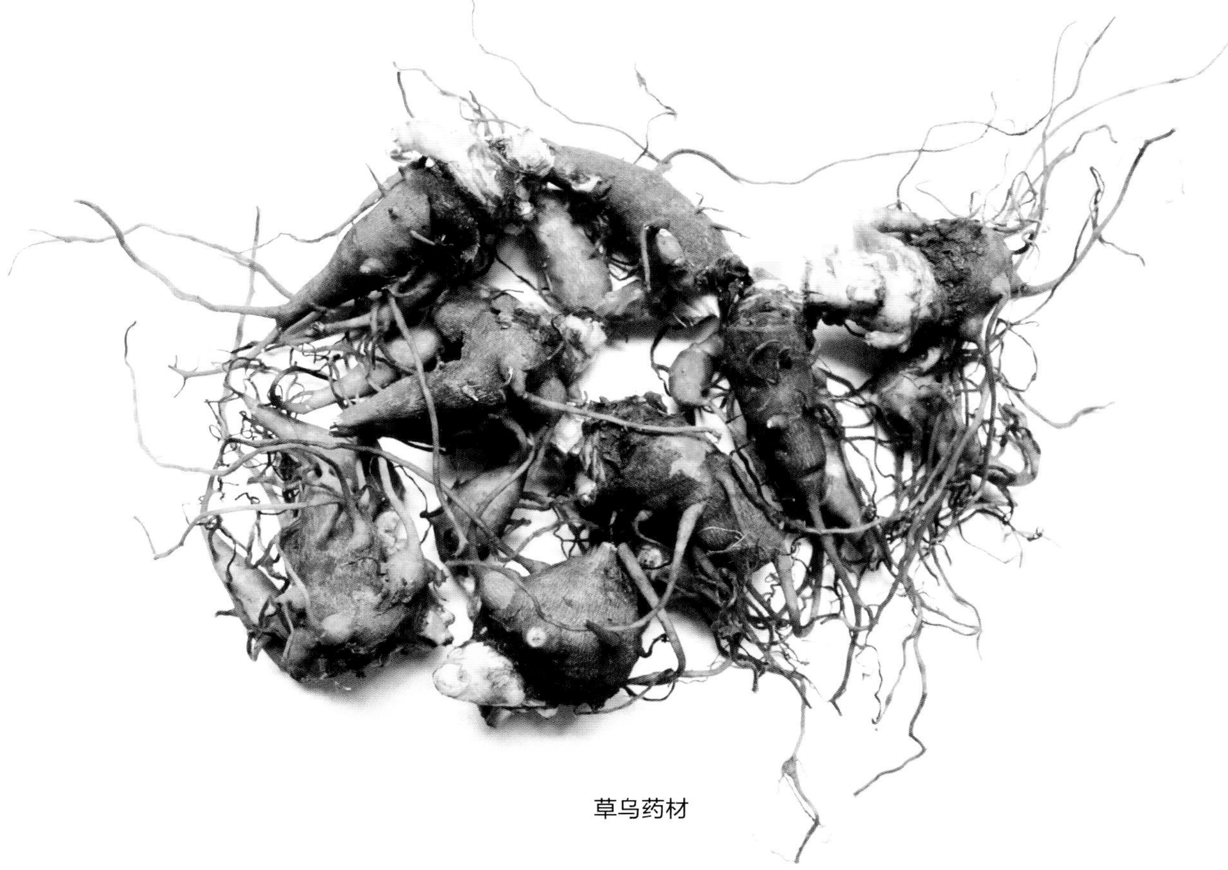

草乌药材

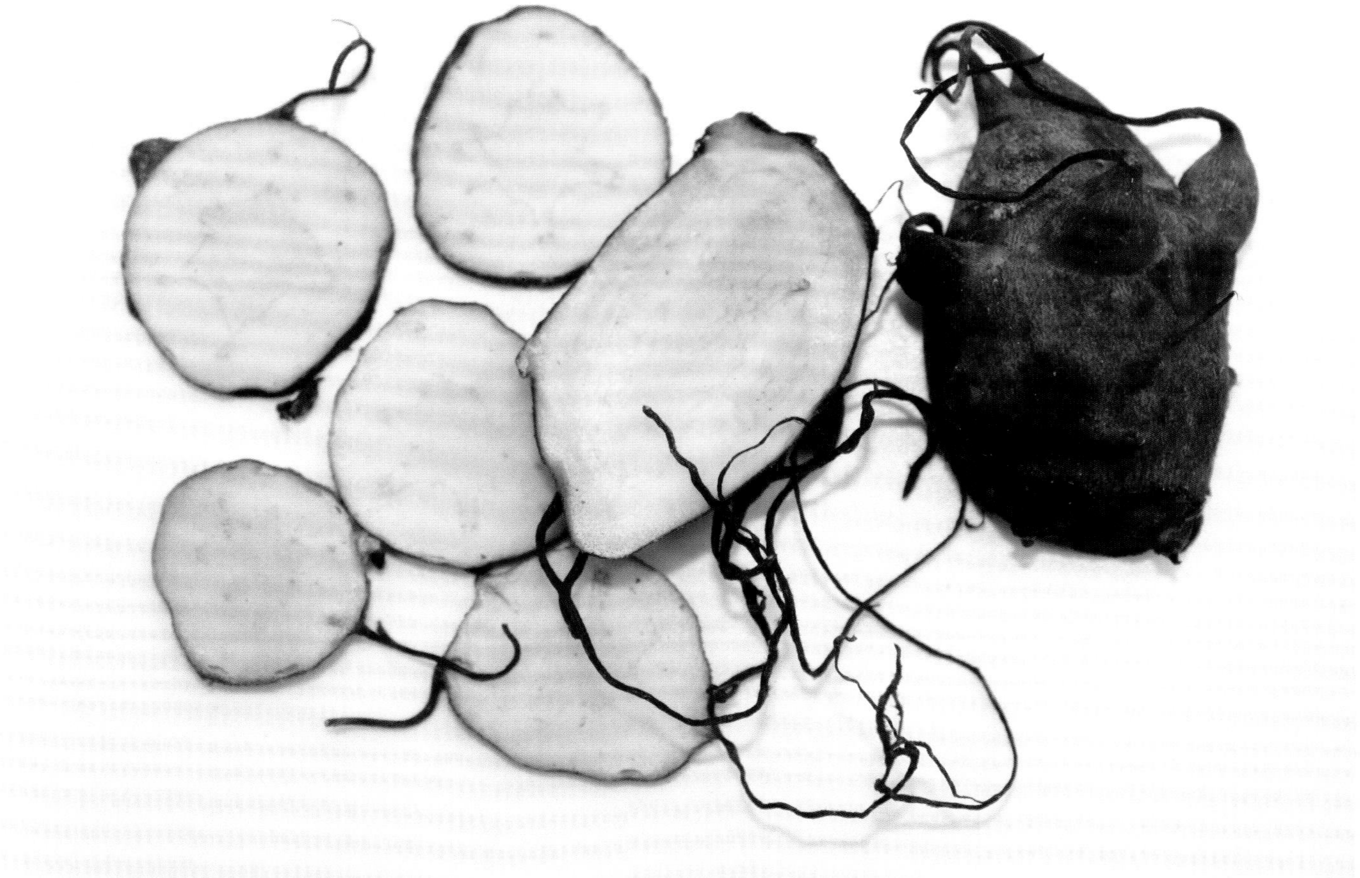

草乌饮片

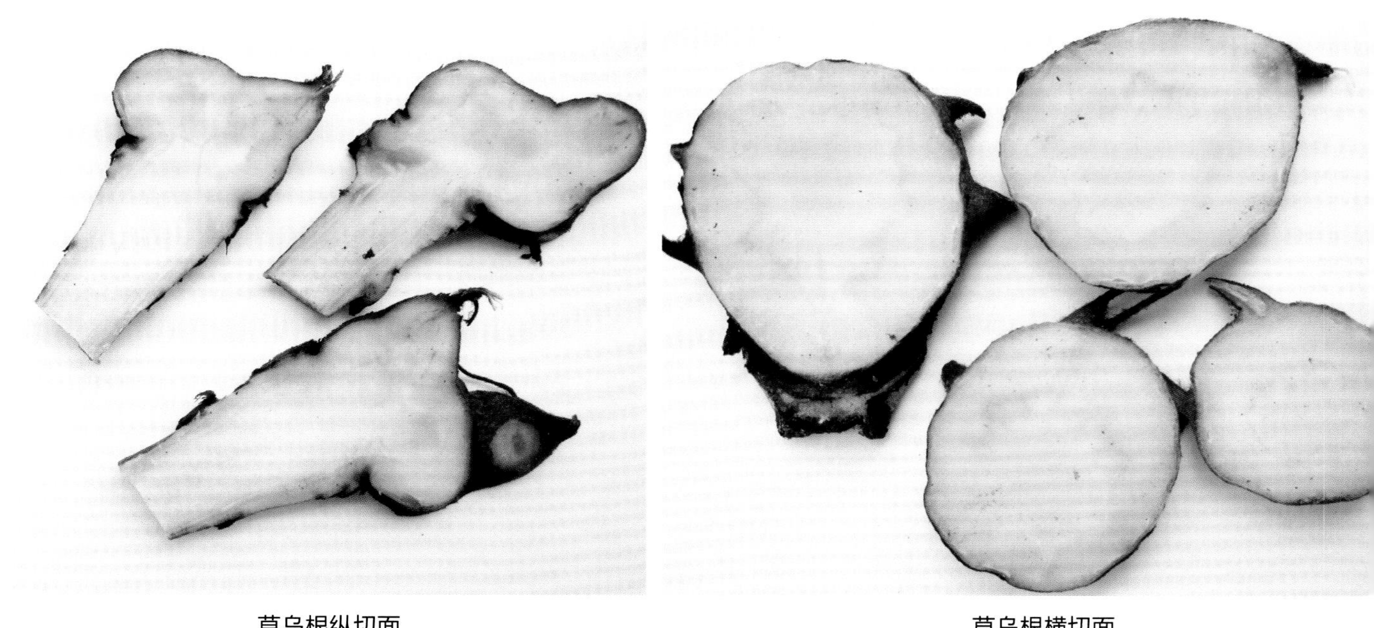

草乌根纵切面

草乌根横切面

化学成分

根的化学成分类似川乌，含剧毒双酯类生物碱：新乌头碱（mesaeonitine）、次乌头碱（hypaconitine）、乌头碱（aconitine），一般以新乌头碱或次乌头碱为主要成分，新乌头碱和乌头碱含量为0.01%～0.23%，次乌头碱含量为0.01%～0.11%。此外，还含塔拉弟胺（talatisamine)、川乌碱甲、川乌碱乙、去氧乌头碱（deoxyaconitine）和另一种新的生物碱北草乌头碱（beiwutine）。单酸甘油酯、乌头多糖。草乌叶主要活性成分为生物碱，除此之外还含肌醇和鞣质。

药理作用

1. 镇痛作用 小鼠腹腔注射生草乌3 mg/kg，对电刺激有一定镇痛作用。小鼠腹腔注射草乌70%乙醇浸剂，对电刺激鼠尾有明显镇痛作用。其0.19 g/kg、0.095 g/kg和0.48 g/kg镇痛效力分别强于吗啡12 mg/kg、6 mg/kg、3 mg/kg的镇痛效力。小鼠腹腔注射从黄草乌中分离出的全生物碱，经水解后制成的草乌注射液（以总碱计1 mg/mL）15 mL/kg也有明显镇痛作用，2小时内作用达高峰，提高痛阈2.2倍。小鼠灌胃乌头醇提取物（浸膏）0.22～0.44 g/kg可明显提高小鼠热板痛阈，抑制醋酸引起的小鼠扭体反应。

2. 局部麻醉作用 给兔结膜囊中滴1%紫草乌碱药液4滴，具有局部麻醉作用，相当于可卡因的2倍。给小鼠大腿后侧坐骨神经周围注射紫草乌碱或异乌头碱可阻滞神经的传导，该侧腿活动出现麻痹，其有效浓度ED50分别为0.16%和0.0035%。

3. 对心脏的影响 给兔静滴北乌头总生物碱23 μg/kg，能增强肾上腺素对心脏的作用。给兔缓慢静注北乌头总生物碱667 mg/kg能对抗氯化钙引起的T波倒置。给兔静滴北乌头总生物碱能对抗垂体后叶制剂引起的初期ST段抬高和继之发生的ST段压低。

4. 解热作用 给兔腹腔注射草乌液0.7 mL/kg，对注射菌苗所致的发热兔有解热作用，但对正常体温无影响。

5. 抗感染作用 给大鼠北乌头煎剂 5 g/kg 灌胃，可促使足跖肿胀消退。小鼠腹腔注射生草乌 3 mg/kg，对涂巴豆油法致炎小鼠有一定的消炎效果。小鼠灌胃给乌头醇提取物（浸膏）0.22 ~ 0.44 g/kg 对各种致炎剂，如角叉莱胶、蛋清、二甲苯、组胺、五羟色胺等引起之非免疫性和免疫性炎症均有明显抑制作用。

6. 镇静作用 小鼠腹腔注射生草乌 3 mg/kg，可延长小鼠睡眠时间，增强戊巴比妥催眠效果。

性味归经

根：辛、苦，热；有大毒。归心、肝、肾、脾经。叶：辛、涩，平；有小毒。

功效主治

根：祛风除湿，温经止痛。用于风寒湿痹，关节疼痛，心腹冷痛，寒疝作痛及麻醉止痛。叶：清热，解毒，止痛。用于热病发热，泄泻腹痛，头痛，牙痛。

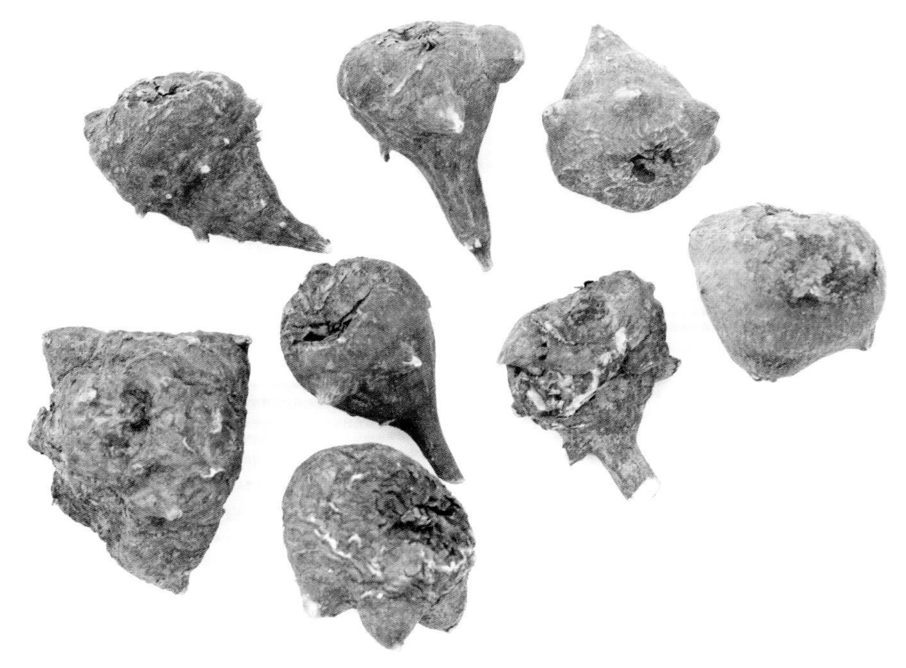

草乌药材

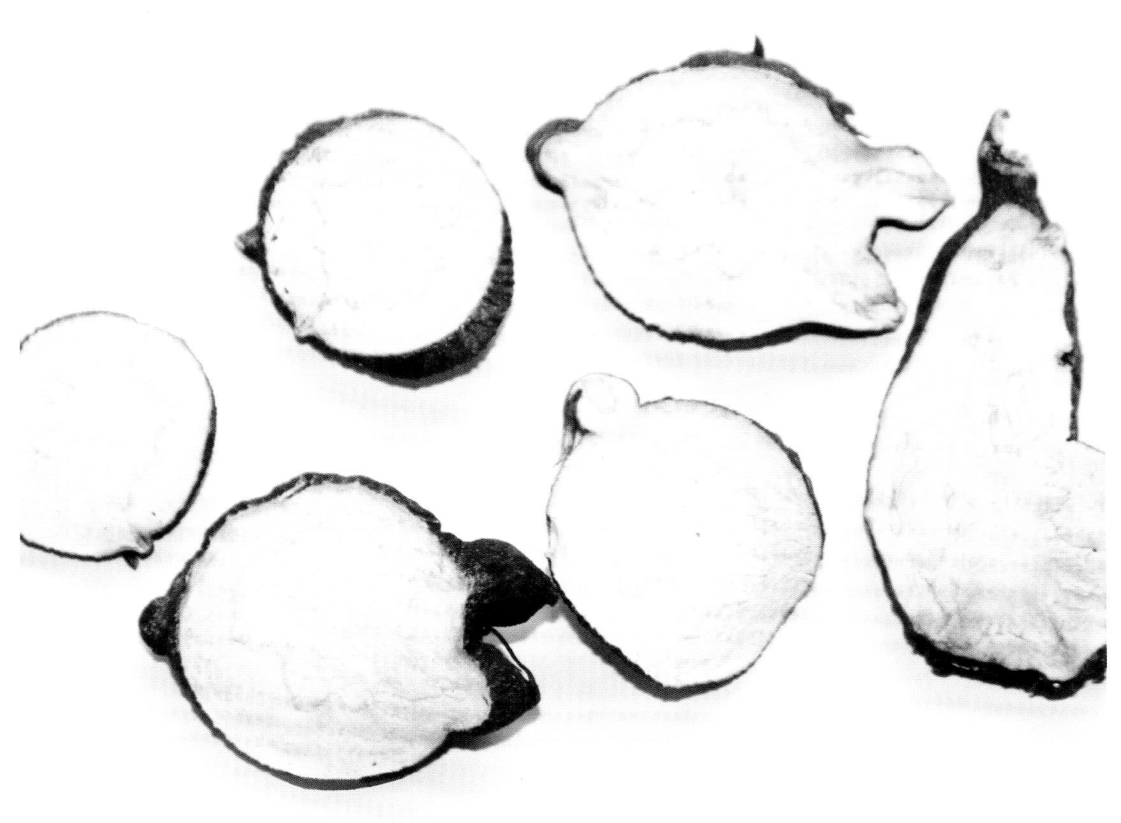

草乌饮片

临床应用

1. 跌打损伤、扭挫伤 伤一灵：生草乌、生川乌、五加皮、木瓜、牛膝各 50 g，三七、三棱、当归尾各 70 g，红花 20 g，樟脑 120 g。将上述药物浸于 70% 乙醇 6000 mL 中备用。使用时将药液涂搽患处，每日 2 ~ 3 次。

2. 骨质增生疼痛 生草乌 5 g，川芎 15 g。将上述药研成极细末，装入同足跟大小的布袋内，药袋厚 0.3 ~ 0.5 cm，将其垫在患足鞋跟部，其上洒以少量 75% 乙醇，保持湿润为度，药粉可 5 ~ 7 日更换 1 次，疼痛消失后巩固治疗 1 周防止复发。结果：患者 150 例，治愈 135 例，有效 12 例，无效 3 例，总有效率为 98%，疼痛消失时间 6 ~ 25 日，一般 10 ~ 20 日疼痛消失。

3. 麻醉 生草乌、生南星、生半夏、土细辛各 10 g，花椒、蟾酥各 4 g。研粉浸于 70% 乙醇 100 mL 内 2 日，用时加适量樟脑及薄荷脑，可作为表面麻醉剂。

4. 面神经麻痹 草乌 50 g（酒炒），川乌（醋炒）、何首乌各 30 g。共研细末，加白酒、醋各 150 mL，搅拌加热，制成“三乌散”糊剂外涂患侧面部。

5. 牙痛 生草乌 50 g。切碎，用 90% 乙醇 200 mL 浸泡 5 日去渣即成；或用生草乌 10 g，蓍草、冰片各 6 g，小木通 30 g，共研粗粉置于 500 mL 白酒中，浸泡 7 日，制成治牙痛水，用时以药棉蘸涂局部，效果显著。

6. 耳鸣 生草乌 60 g。加 75% 乙醇 200 mL，将生草乌浸泡于乙醇中，1 周后可使用。每日滴患耳 1 ~ 2 次，每次滴 2 ~ 3 滴，10 次为 1 个疗程，可用 1 ~ 3 个疗程，一般 4 ~ 5 日即可见效。

7. 癌性疼痛 生草乌、蟾酥、生半夏、生南星、细辛各适量。研末和匀，每次 2.5 g，撒布于癌痛部位；外用阿魏消痞膏敷贴，隔日 1 次，7 次为 1 个疗程。

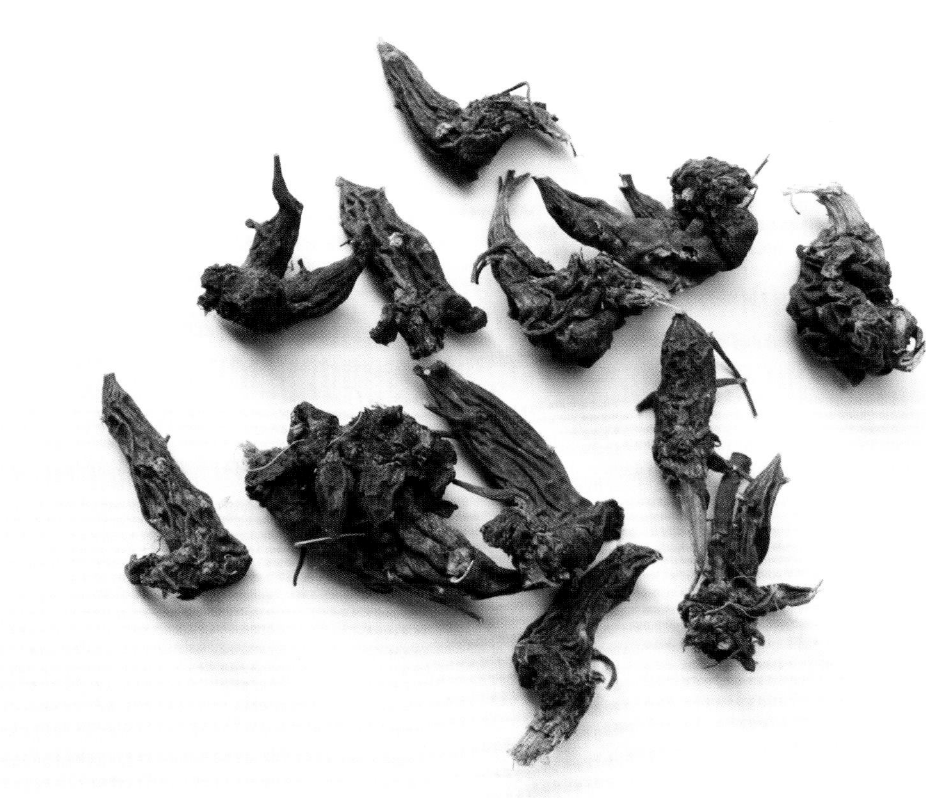

生草乌药材

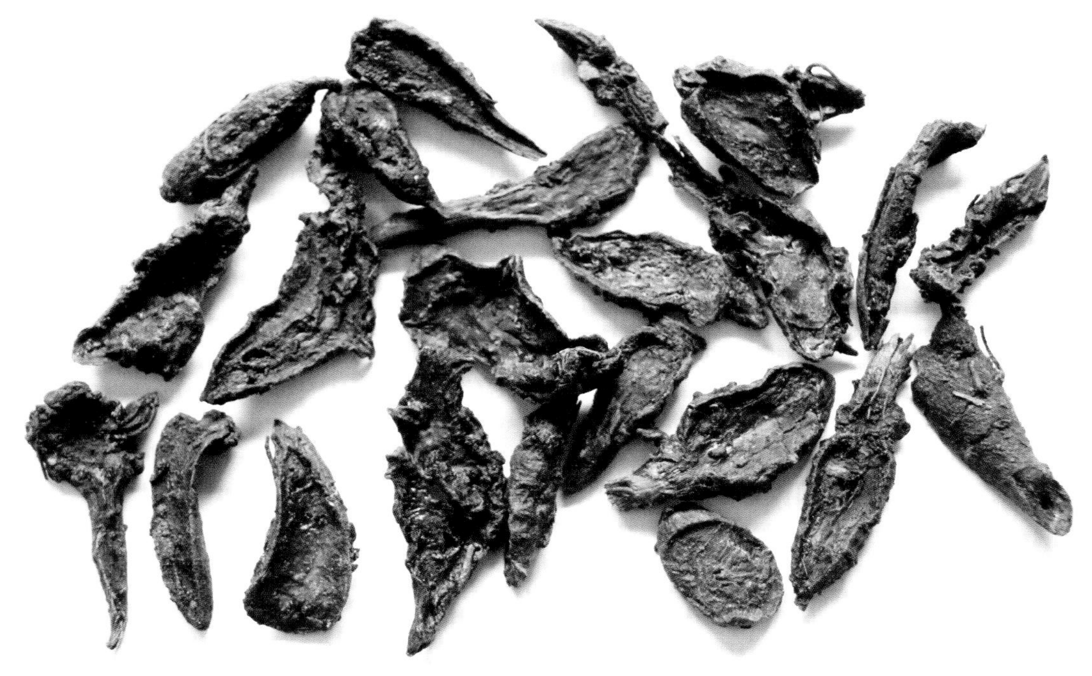

制草乌饮片

8. 风湿性关节炎、关节痛、腰腿痛、神经痛等 草乌注射液用于上述病证疗效较好。采用 30%乙醇浸泡的 6%乌头酊直流电导入，可获得较好的镇痛效果。

9. 外感热病发热、口渴、咽喉肿痛等 单用草乌叶适量或与金银花、连翘、知母等各 15 g 配伍；可用于热毒所致的泻痢、腹痛等，可与黄连、黄芩各 10 g 配伍。

用法用量

根一般炮制后用。叶 1 ~ 1.2 g，多入丸、散用。

使用注意

生品内服宜慎；孕妇禁用；不宜与半夏、瓜蒌、瓜蒌子、瓜蒌皮、天花粉、川贝母、浙贝母、平贝母、伊贝母、湖北贝母、白蔹、白及同用。

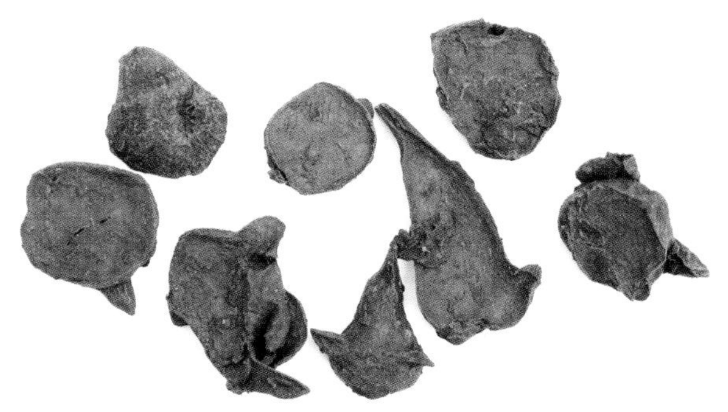

草乌（乌头，甘草黑大豆制，制草乌伪品）饮片

钗子股

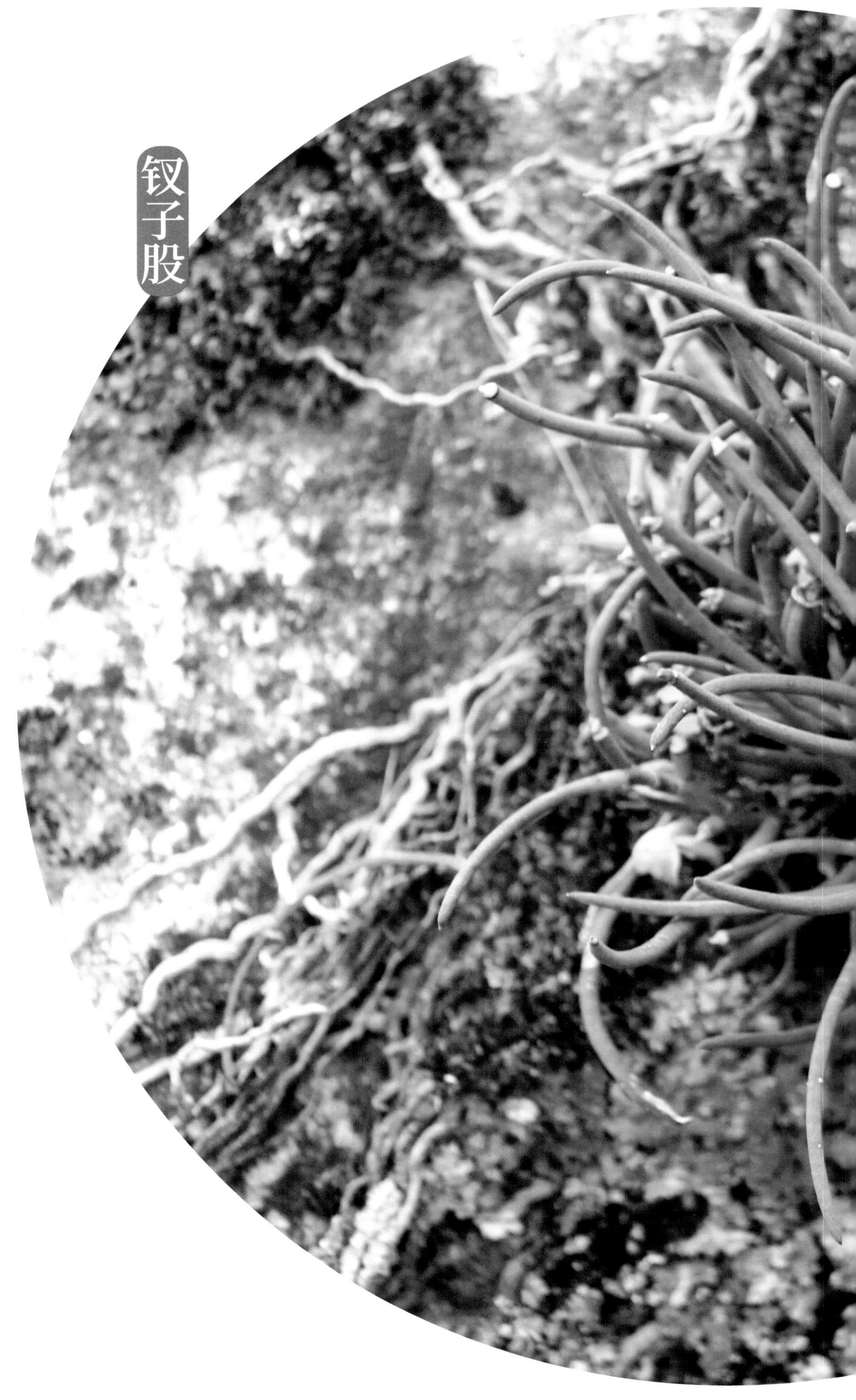

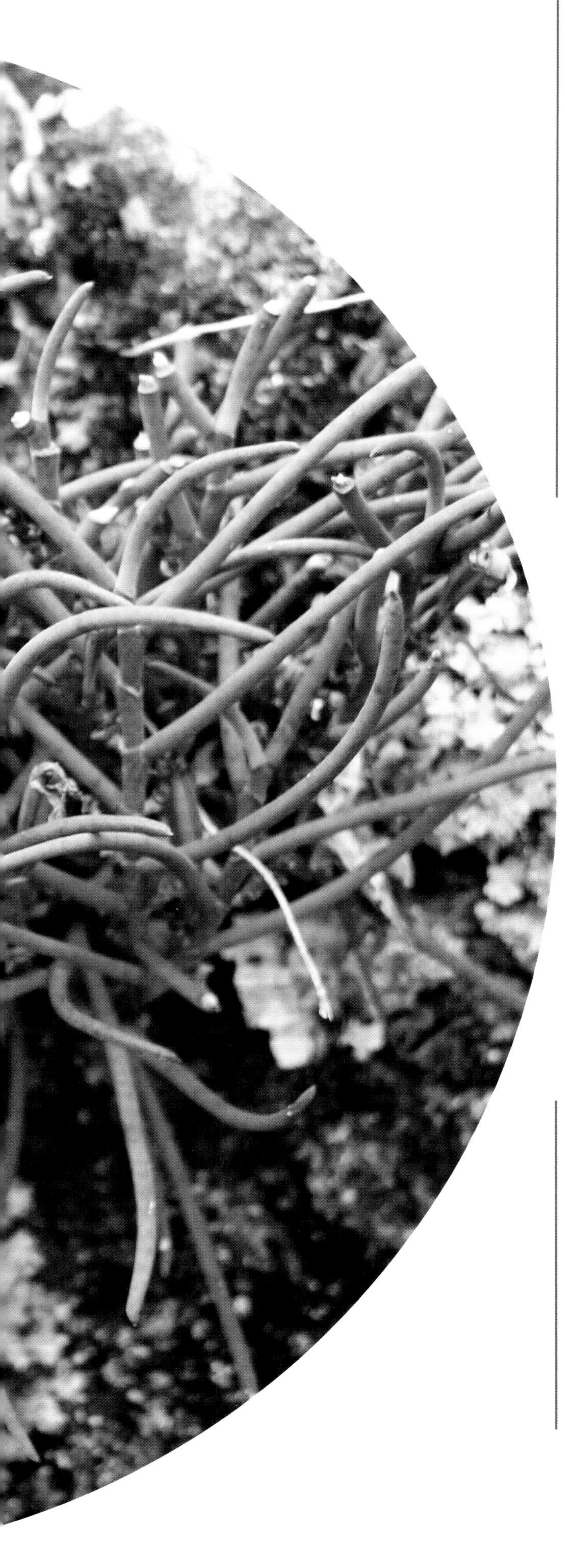

钗子股

CHAIZIGU

基　原

本品为兰科植物钗子股 *Luisia morsei* Rolfe ex Forbes et Hemsl. 的根或全草。

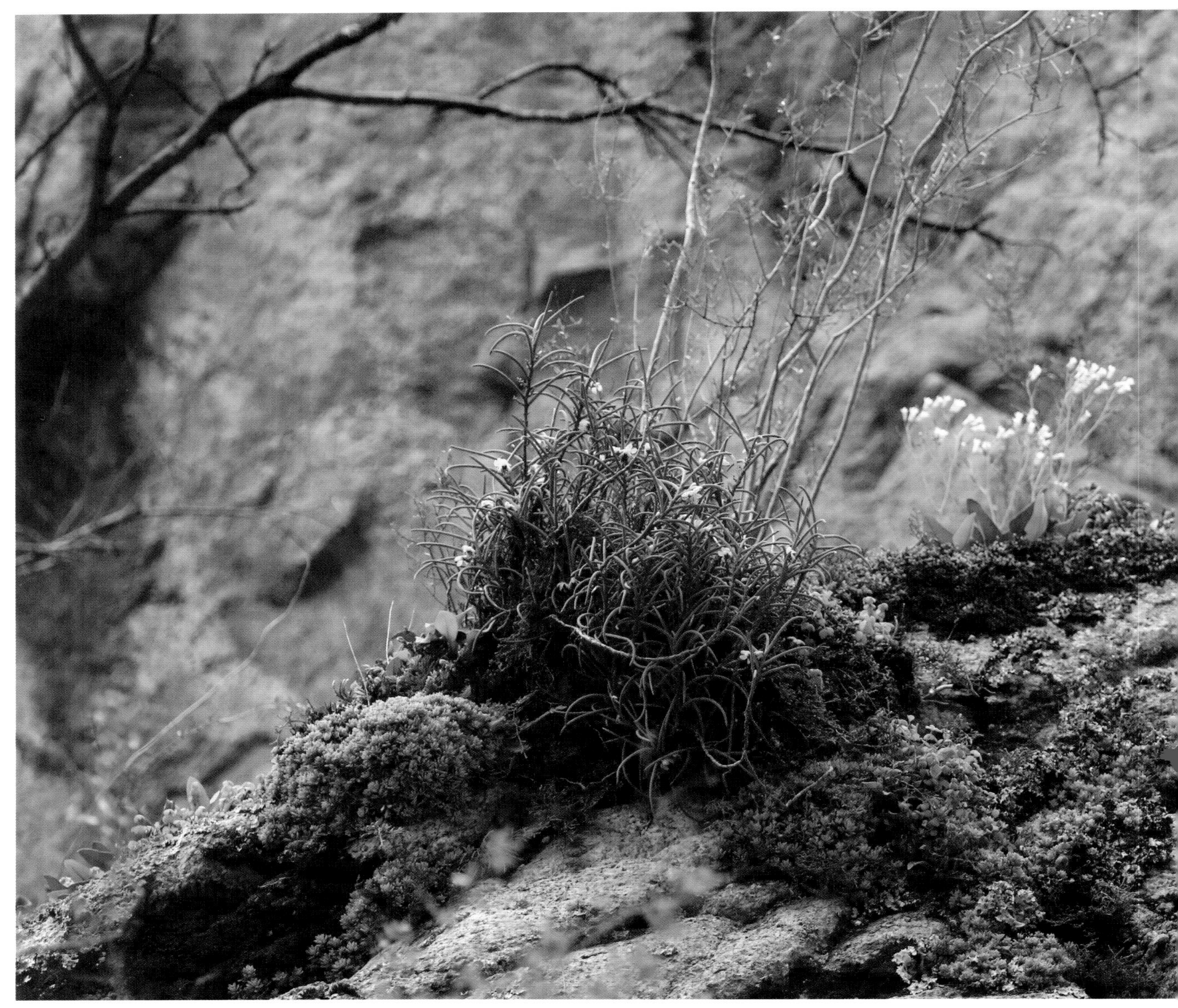

钗子股

形态特征

附生草本植物，高 15 ~ 30 cm。须根发达，粗壮。茎丛生，坚硬，圆柱形，粗约 5 mm。叶互生，排城 2 列，叶片圆柱形，肉质，长 6 ~ 13 cm，粗 3 ~ 4 mm，基部具筒状革质鞘。总状花序腋生，长 1 ~ 1.5 cm，具 2 ~ 4 朵花。小苞片宽卵形，覆瓦状排列。花绿色带暗紫红色。萼片和花瓣长圆形，近相等，长约 6 mm，宽约 3 mm；唇瓣在中部缢缩而分为前、后唇，两者均近三角状半圆形，前唇先端微凹，上面具乳突。蒴果棒状纺锤形。花期 5 ~ 7 月。

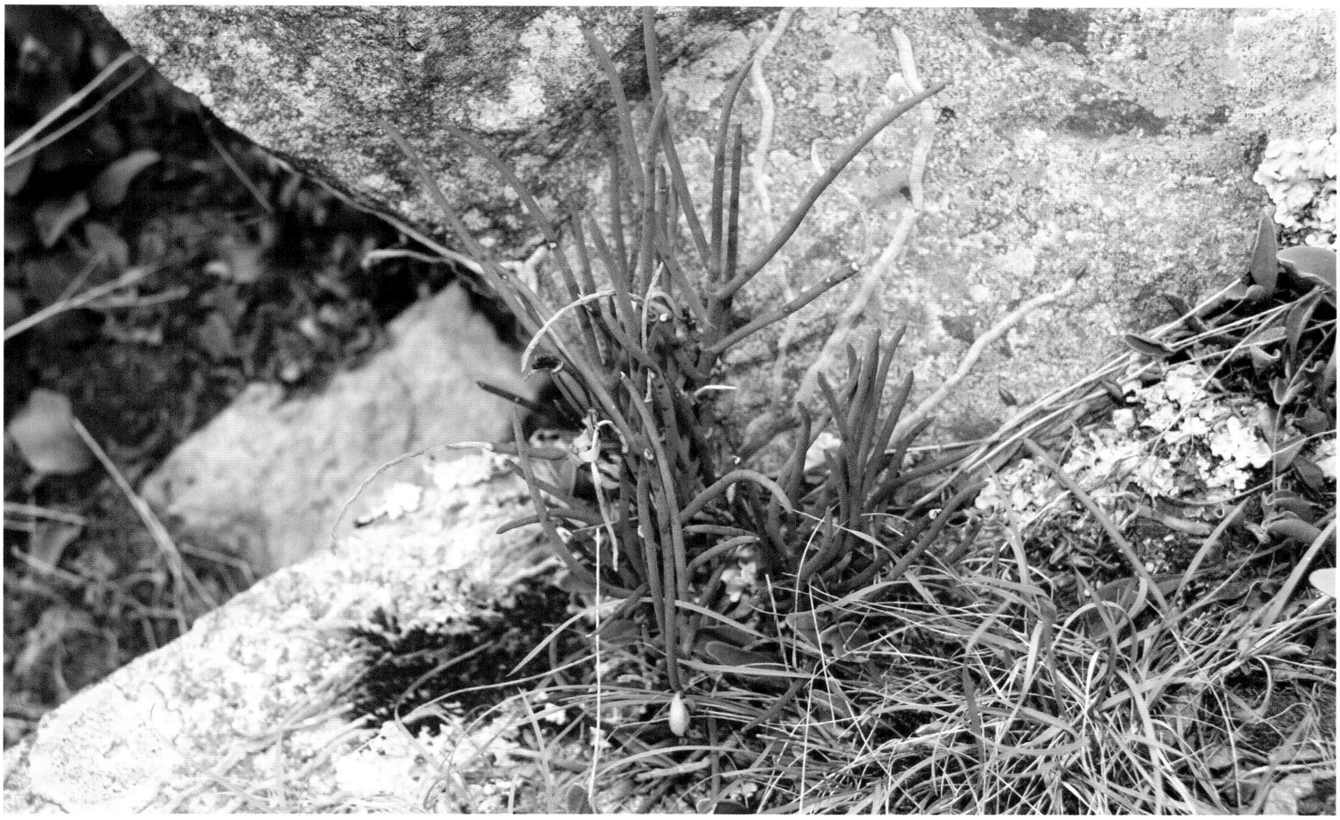

钗子股

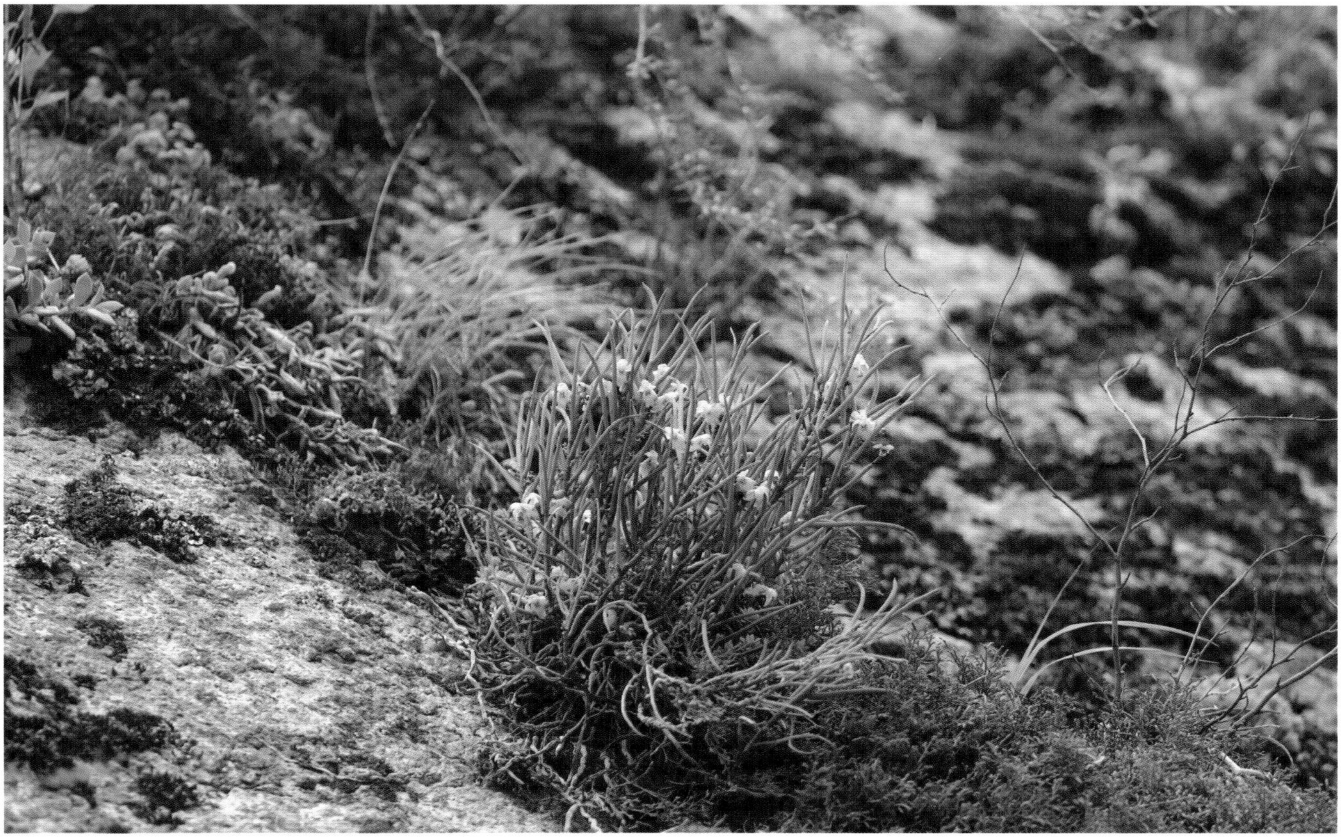

钗子股

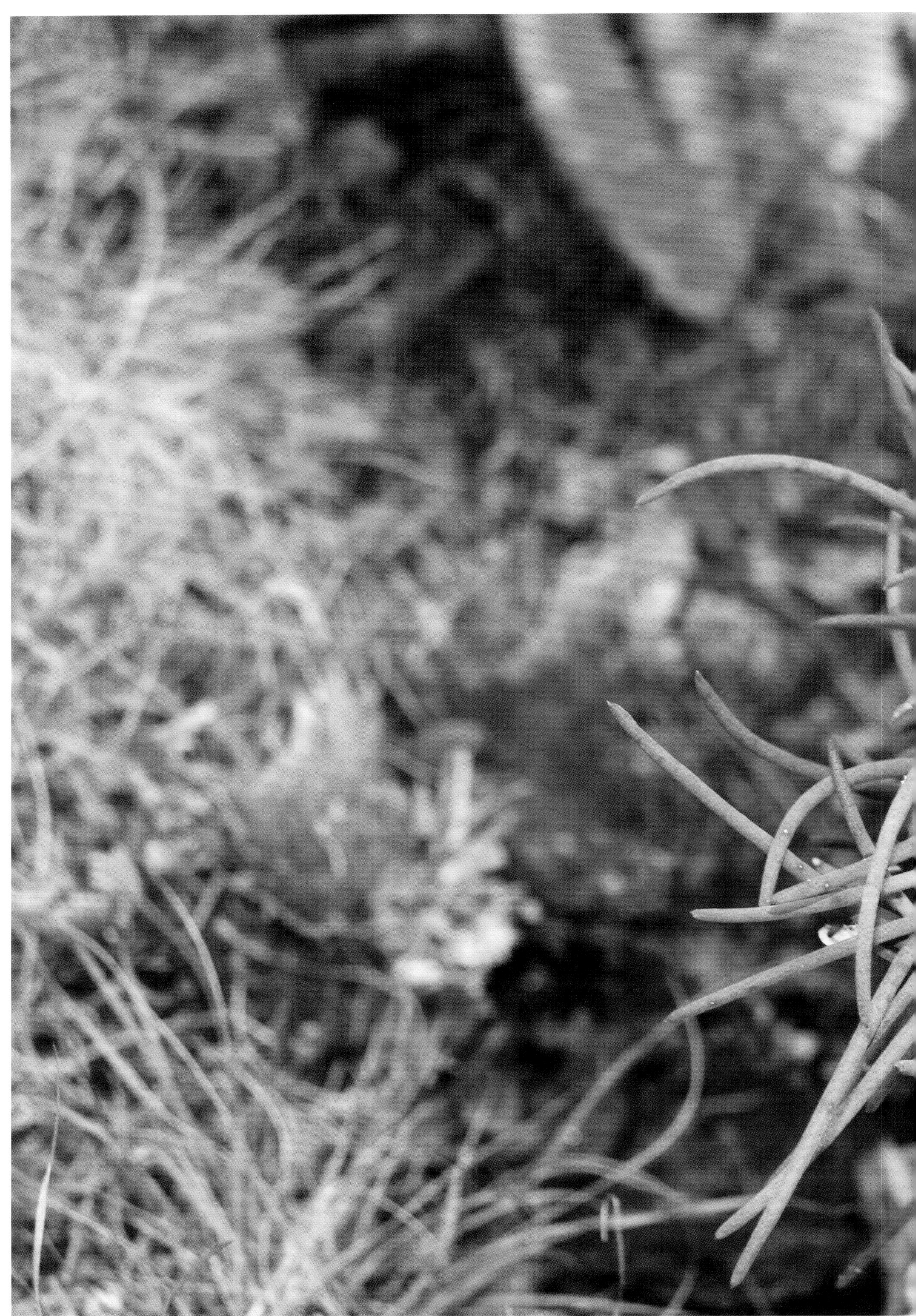

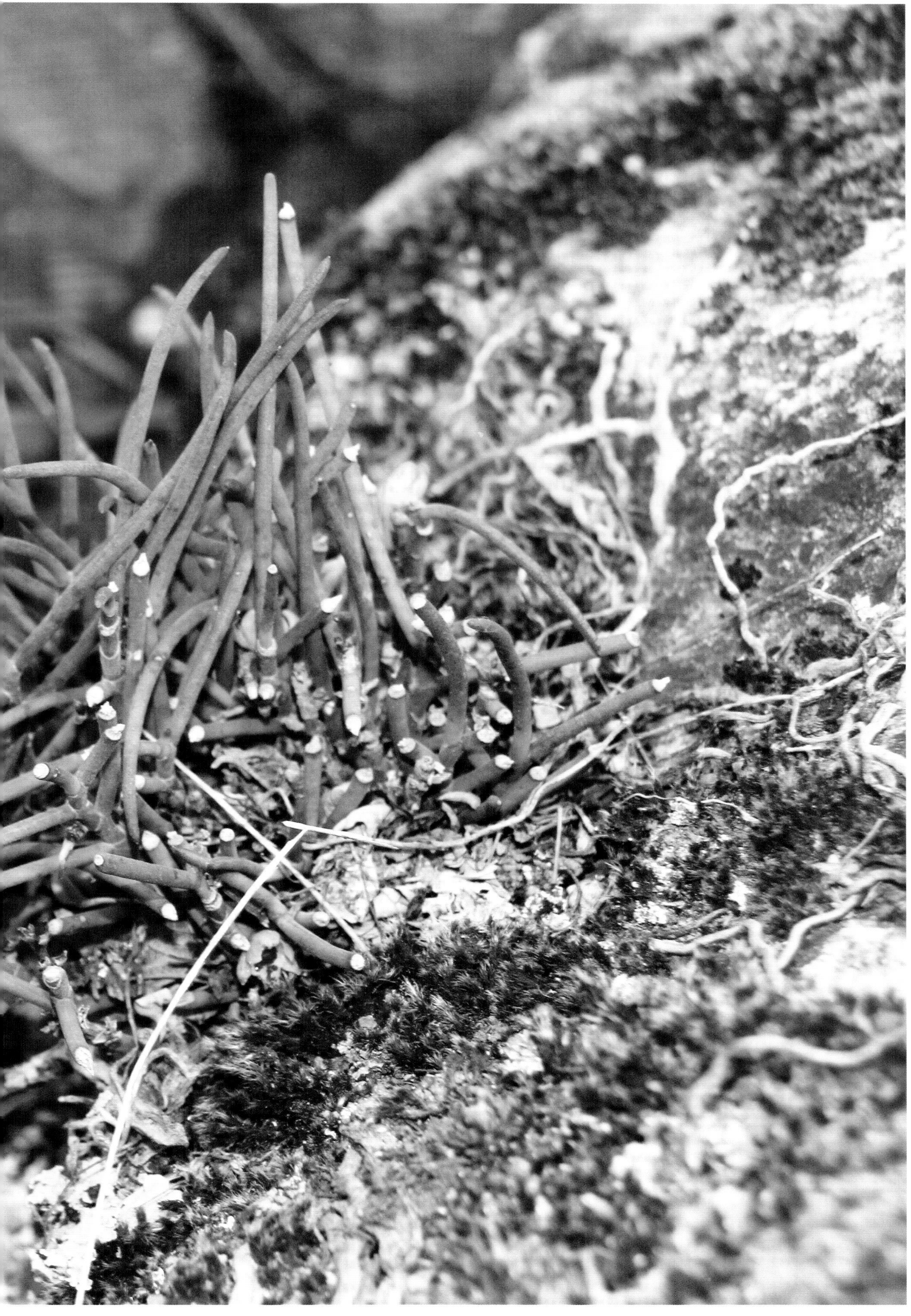

生境分布

生长于海拔 200 ～ 1200 m 的林中树上。分布于福建、台湾、广东、广西、贵州、云南等地。

采收加工

夏、秋两季采收，鲜用或晒干。

性味归经

苦，辛，性凉，小毒。归肺、心、肝、肾经。

功效主治

清热解毒，祛风利湿。用于疟疾，痈疽，咽喉肿痛，风湿痹痛，水肿，白浊，白带过多，跌打损伤，药物或食物中毒。

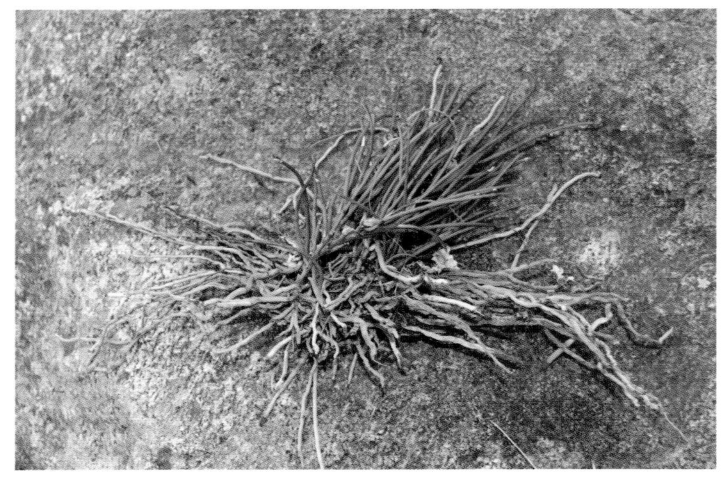

钗子股

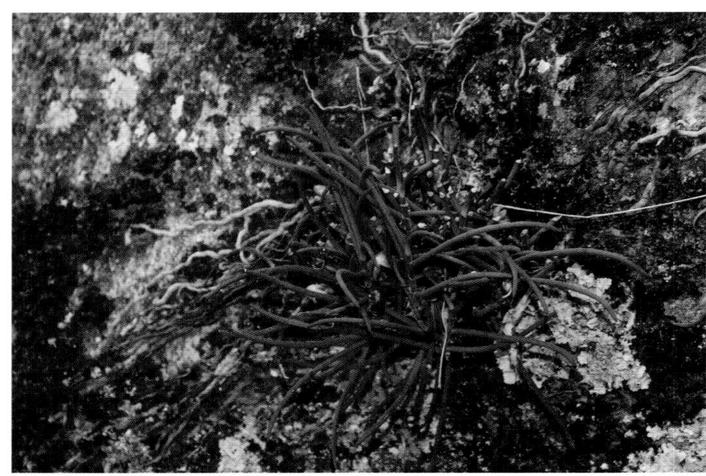

钗子股

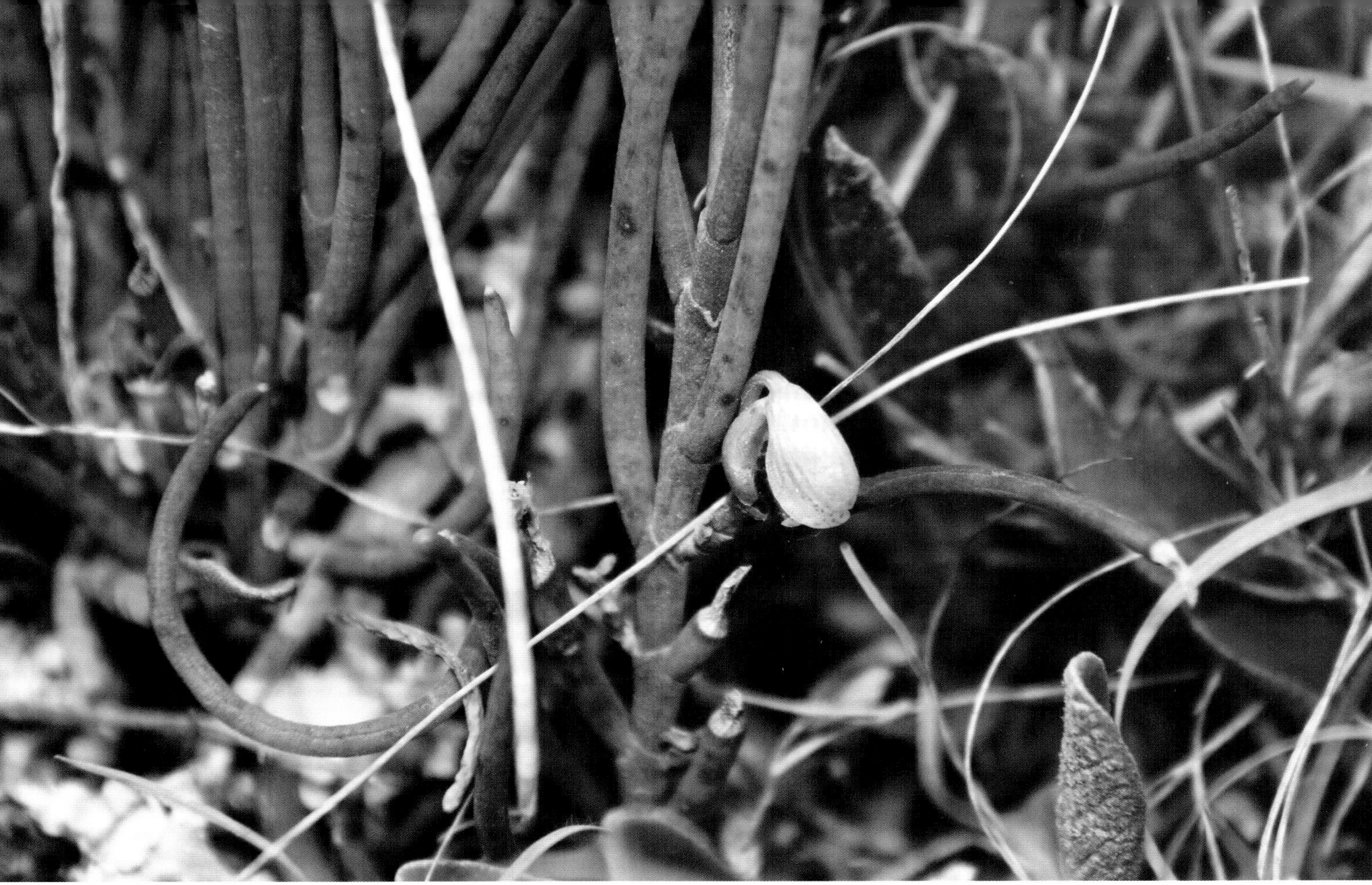

钗子股

用法用量

内服：煎汤，9 ~ 15 g，鲜者 30 ~ 60 g；或捣汁。外用：适量，鲜品捣敷。

临床应用

1. 解诸药毒 鲜钗子股叶 1 ~ 2 握。洗净捣烂，绞汁 1 杯服下，毒可由吐下而解。

2. 痈疽 鲜钗子股叶 1 握。洗净捣烂，敷患处，每日 2 次。

3. 梅毒性风疾 鲜钗子股根 100 g（干品 50 g）。酌加水煎，饭前服，每日 2 次。

4. 喉头炎 鲜钗子股全草 30 g。捣烂取汁含漱。

5. 跌打损伤 钗子股全草、连钱草各 15 g，甘草 1.5 g。水煎服，每日 1 剂。

6. 水肿 鲜钗子股根 24 ~ 36 g（干根 15 ~ 24 g），猪脚 1 只。加适量水炖 2 小时，饭前服，每日 1 剂。

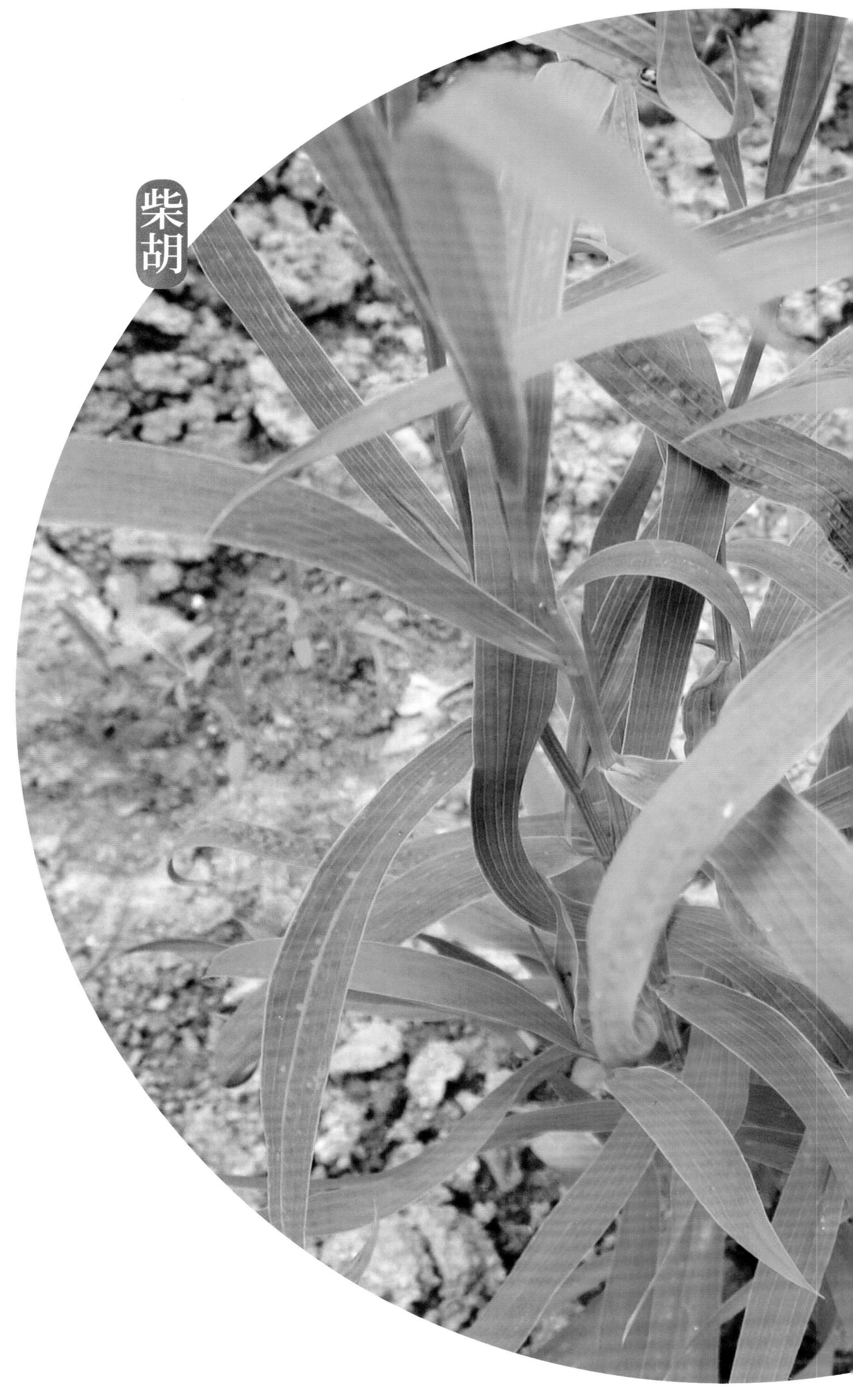

柴胡

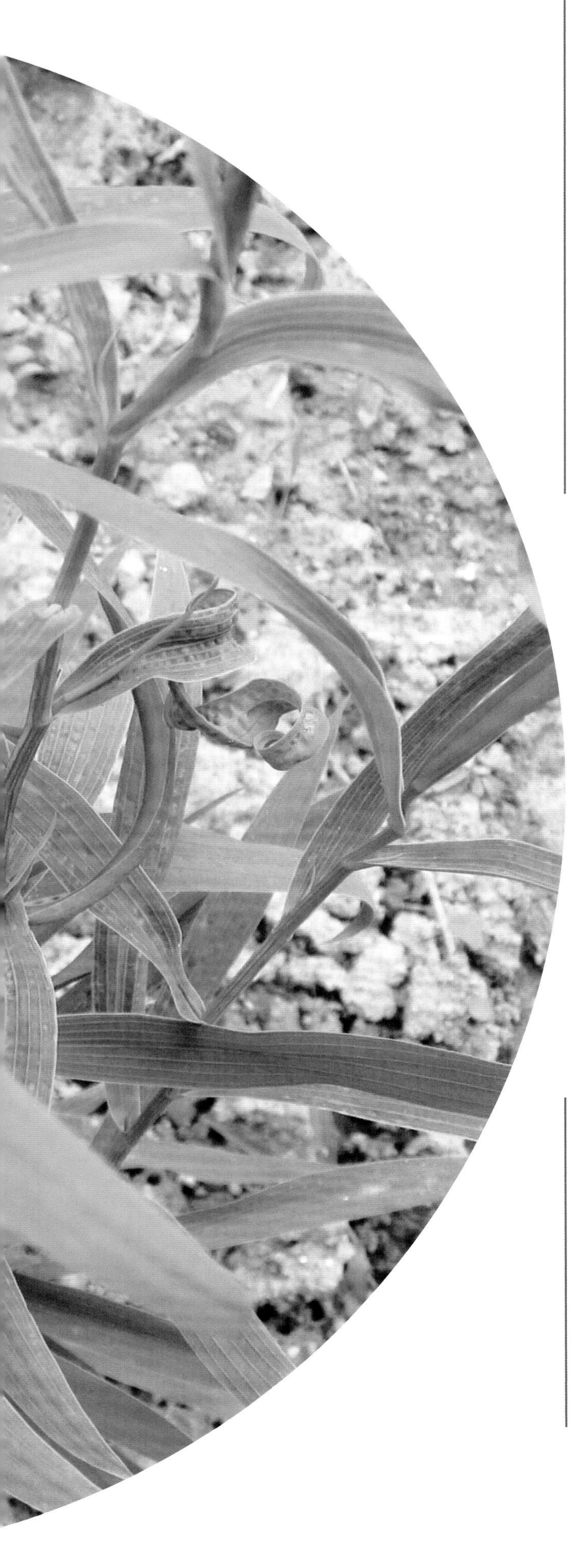

柴胡

CHAIHU

基 原

本品为伞形科植物柴胡 *Bupleurum chinense* DC. 或狭叶柴胡 *Bupleurum scorzonerifolium* Willd. 的干燥根。按性状不同，分别习称“北柴胡”“南柴胡”。

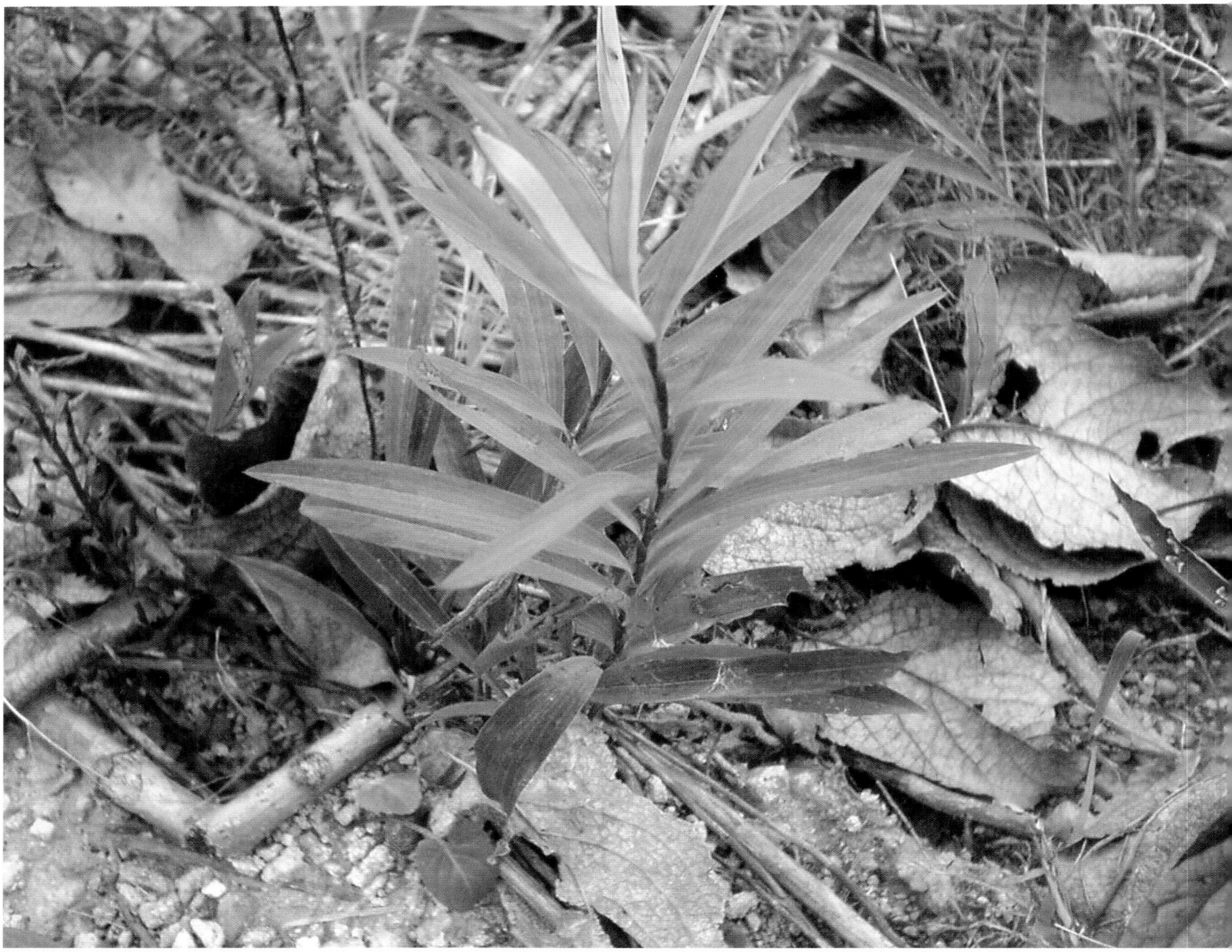

北柴胡

形态特征

多年生草本植物；主根圆柱形，有分枝；茎丛生或单生，实心，上部多分枝略呈“之”字形弯曲。基生叶倒披针形或狭椭圆形，早枯；中部叶倒披针形或宽条状披针形，长 3 ~ 11 cm，下面具有粉霜。复伞形花序腋生兼顶生，花鲜黄色。双悬果椭圆形，棱狭翅状。花期 9 月，果期 10 月。

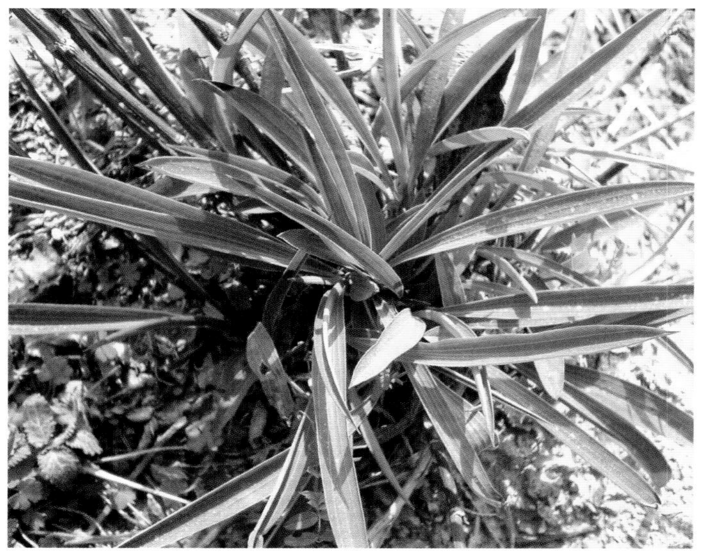

北柴胡

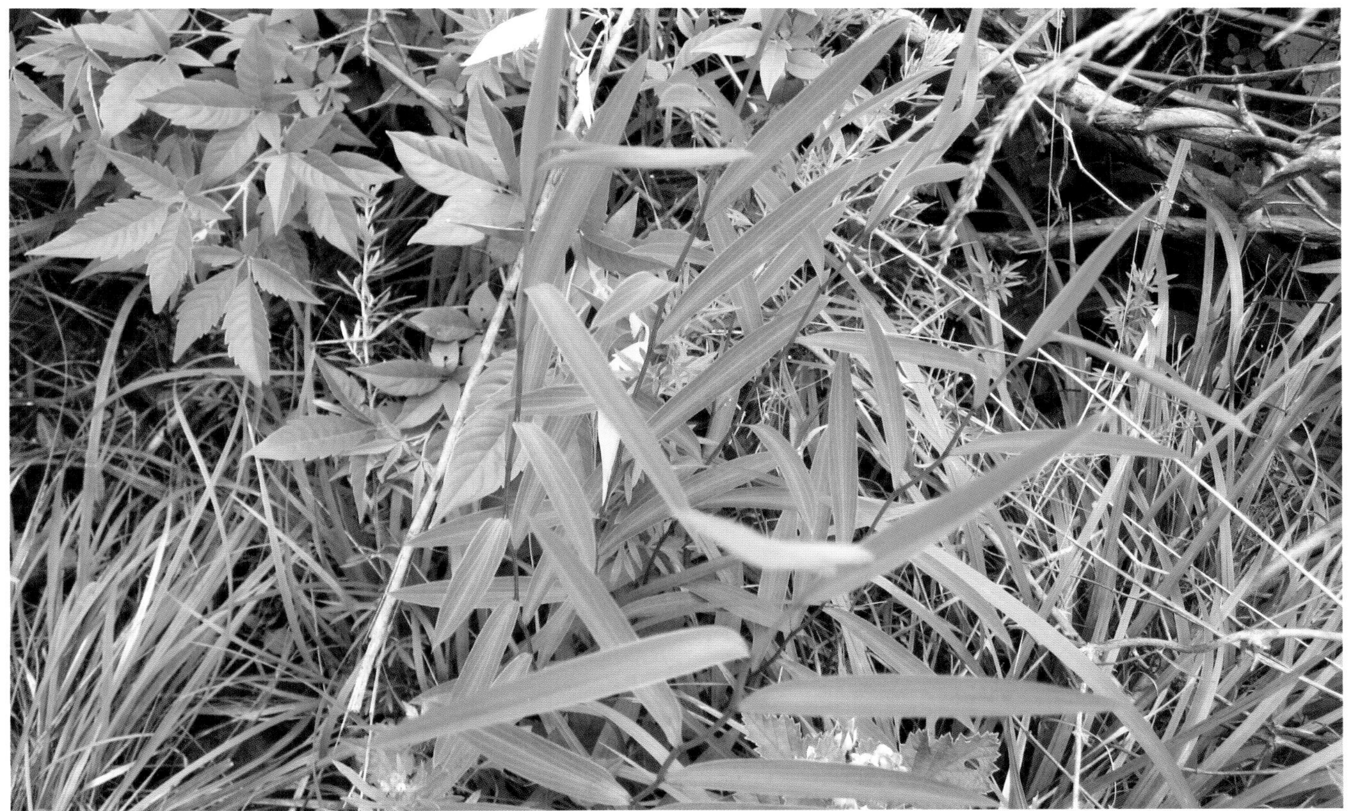

北柴胡

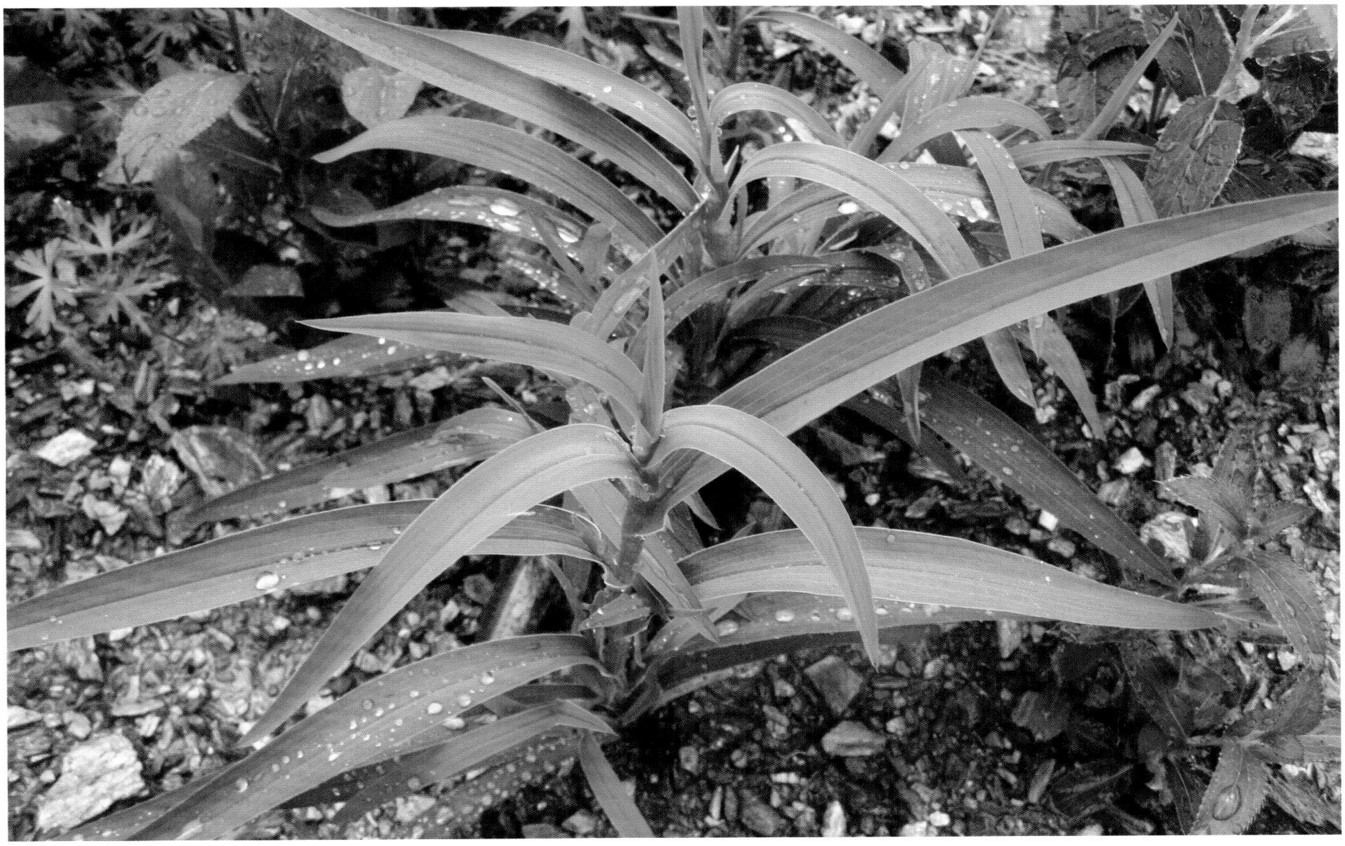

北柴胡

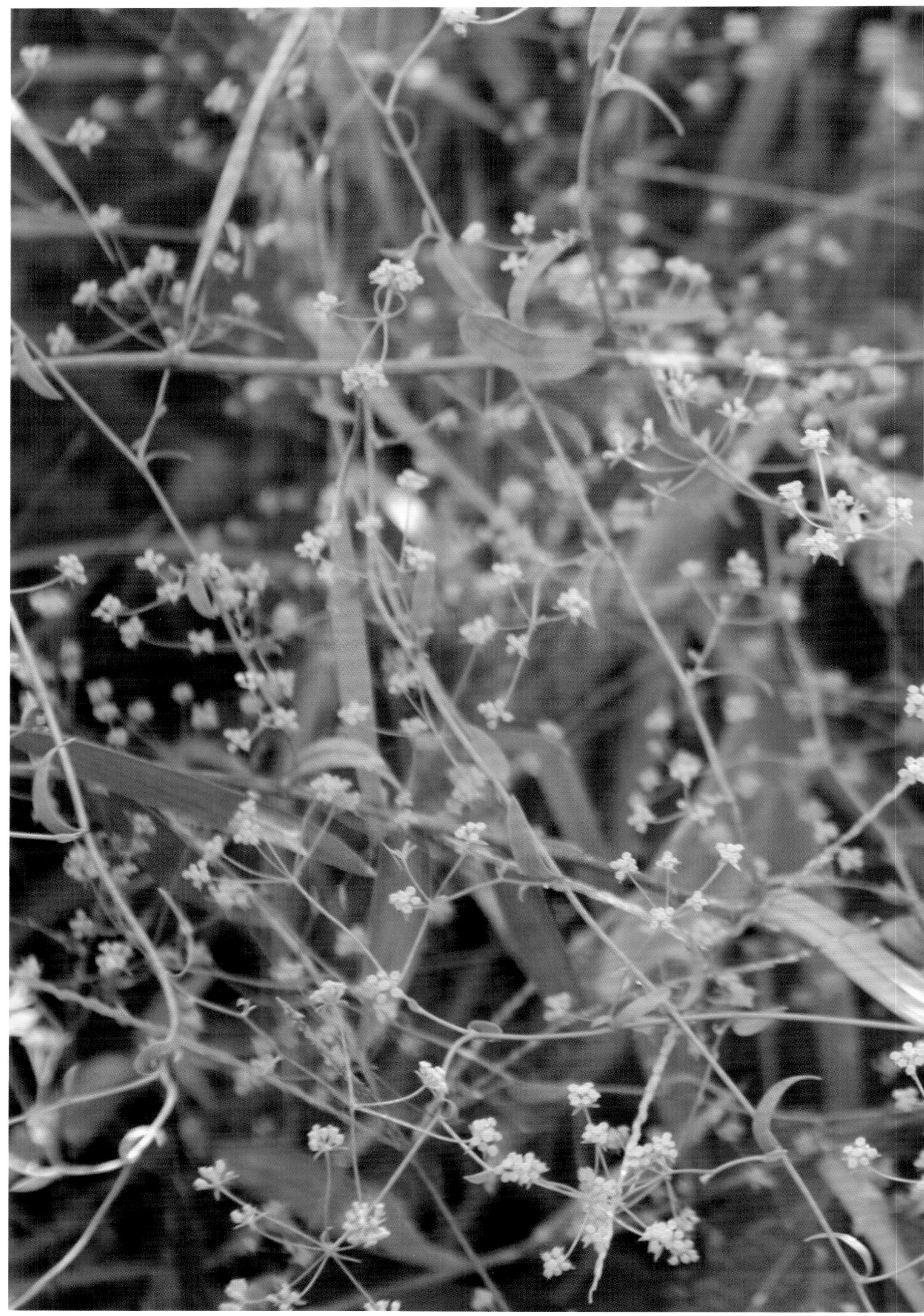

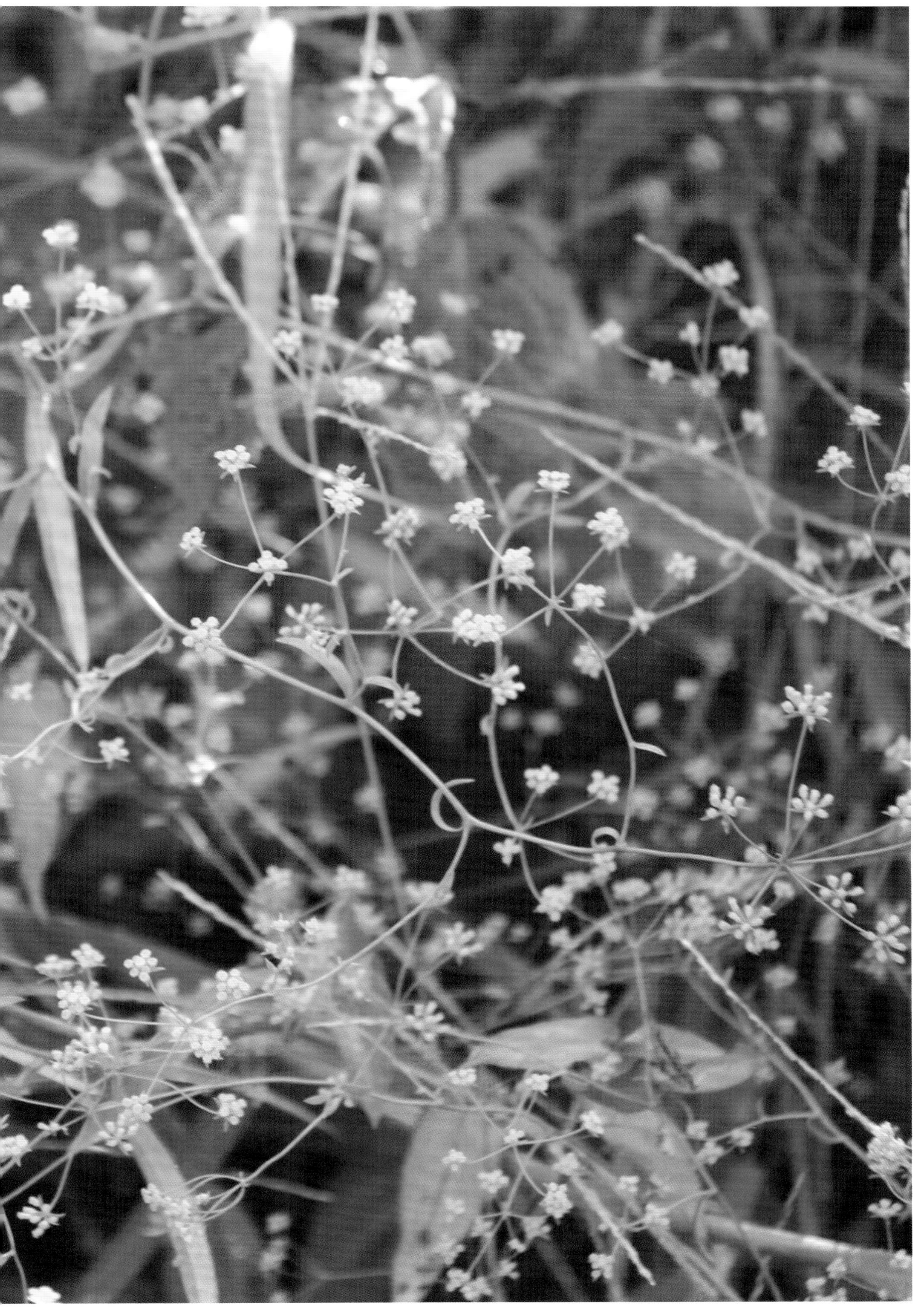

生境分布

生长于较干燥的山坡、林中空隙地、草丛、路边、沟边。柴胡分布于辽宁、甘肃、河北、河南等地，狭叶柴胡分布于江苏、湖北、四川等地。

采收加工

春、秋两季采挖，除去茎苗和泥土，晒干。

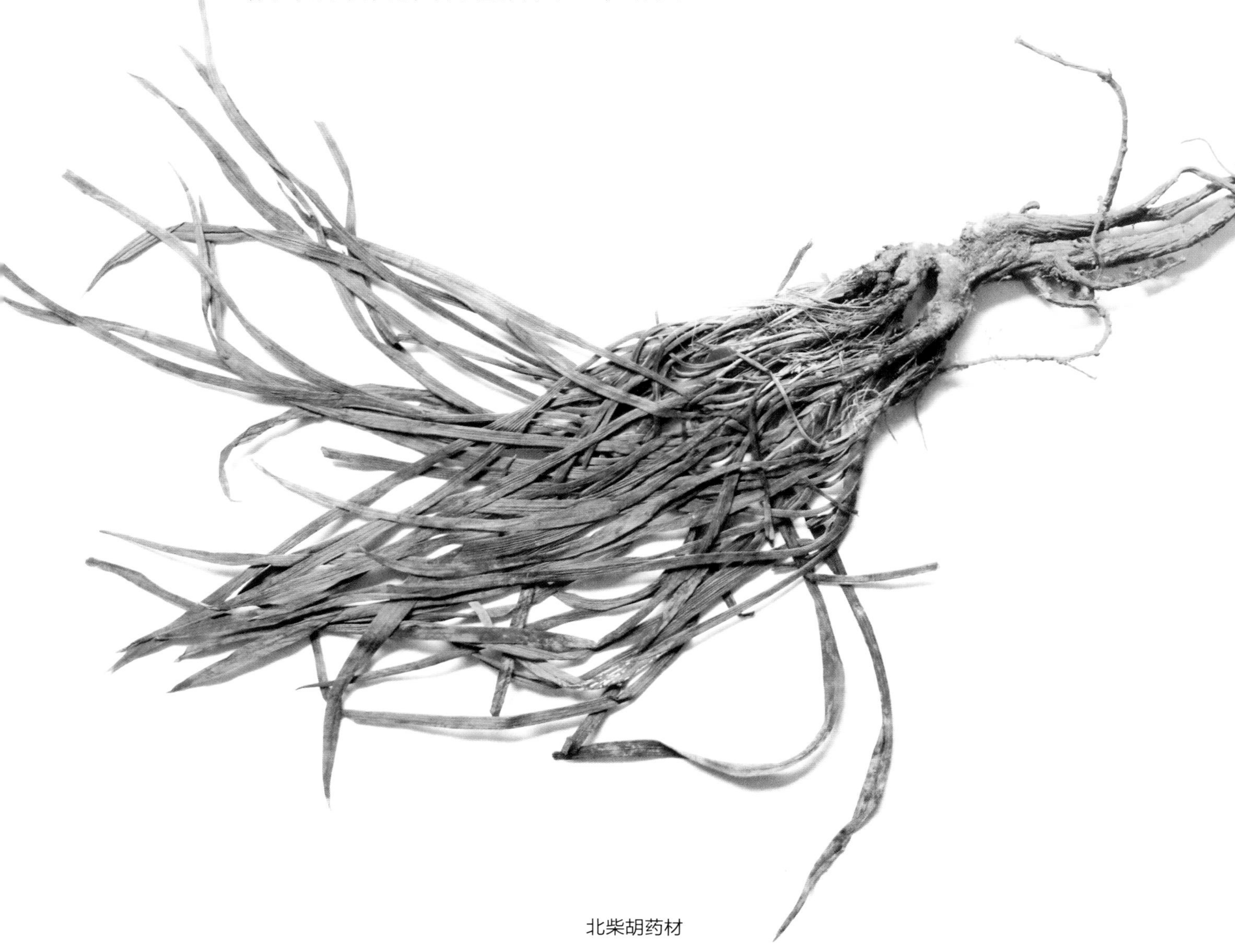

北柴胡药材

药材性状

北柴胡：呈圆柱形或长圆锥形，长 6 ~ 15 cm，直径 0.3 ~ 0.8 cm。主根顺直或稍弯，下部有分枝，根头膨大，顶端残留 3 ~ 15 个茎基或短纤维状叶基。外皮黑褐色或浅棕色，有纵皱纹和支根痕。质较坚韧，不易折断，断面木质纤维性，黄白色。气微香，味微苦、辛。以根条粗长，支根少者佳。

南柴胡：根较细，圆锥形，分枝少，顶端有多数细毛状枯叶纤维，根头处多紧密环纹。表面红棕色或黑棕色。质稍软，易折断，断面略平坦，不显纤维性，呈淡棕色。气味与北柴胡相近，并具败油气。以根条粗长，无毛根者为佳。

化学成分

本品含柴胡皂苷 A（saikosaponin A）、柴胡皂苷 C（saikosponin C）、柴胡皂苷 D（saikosaponin D），柴胡皂苷经化学处理可得相应的柴胡皂苷元 F、E、G（saikogenin F，E，G）。柴胡皂苷 A，柴胡皂苷 D 经酸处理后主要产物为柴胡皂苷 B1 和 B2。甾醇类有：α－菠菜甾醇（α-Spinaster01），约占 70％，Δ7- 豆甾烯醇和 Δ22- 豆甾烯醇。还含槲皮素，柴胡多糖（柴Ⅲ -5311，平均相对分子质量约 8000 的均一多糖，是由半乳糖醛酸、半乳糖、葡萄糖、阿拉伯糖、木糖、核糖、鼠李糖和一个未知成分组成），白芷素（angelicin），挥发油。挥发油中已鉴定的成分有 γ-Hepr-alactone、棕榈酸乙酯（ethylpalmltate）、γ－癸内酯（γ-decalactone）、2- 甲基环戊酮、柠檬烯、月桂烯、D- 香芹酮、反式－葛缕醇、长叶薄荷酮、桃金娘烯醇、α－萜品醇、芒樟醇、牛儿醇、n- 十三烷、（E）－犊牛儿基丙酮、α－荜澄茄油烯、萑草烯、反式石竹烯、长叶烯、努特卡酮、十六酸、六氢法呢基丙酮、戊酸、己酸、庚酸、辛酸、壬酸、苯酚、邻甲氧基苯酚、γ－庚酸内酯、γ－辛酸内脂、丁香酚等。狭叶柴胡含有 β－萜品烯、柠檬烯、莰烯、芳樟醇、α－玷烯、葎草烯、α－法呢烯、香橙烯、顺式和反式－石竹烯、γ－衣兰油烯、绿叶烷、努特卡酮、喇叭茶醇等。有机酸：软脂酸、硬脂酸、亚油酸、亚麻酸、木醋酸、廿四碳酸、洋芫荽子酸、反式洋芫荽子酸、当归酸、9,12,13- 三羟基 -10E- 十八碳烯酸等。另外还含多烯类化合物 2,9- 二烯 -4,6- 二炔 -1- 醇及其醋酸酯、柴胡二烯 A、柴胡二烯 B 和柴胡二烯 C，木脂素类异山荷叶

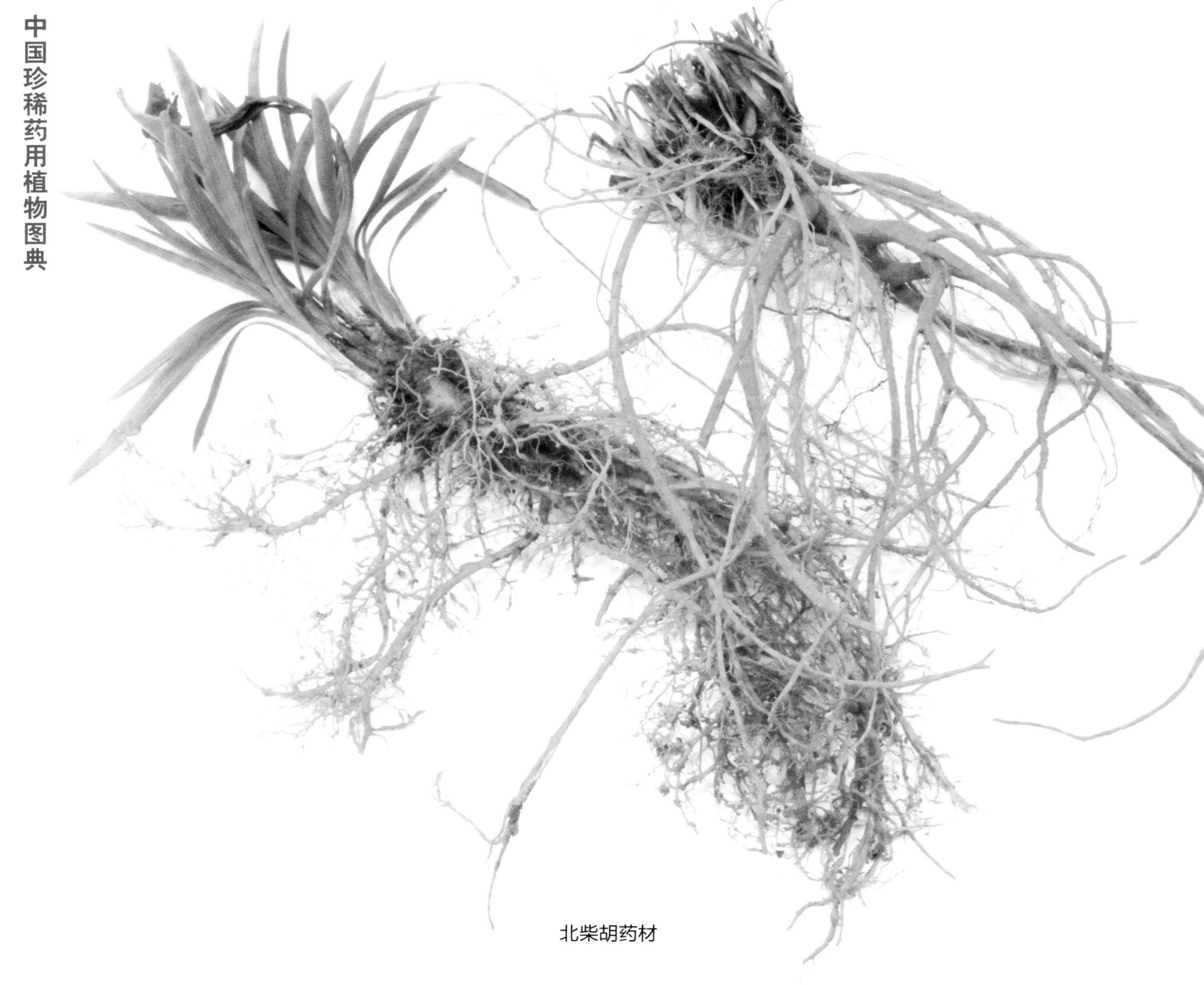

北柴胡药材

素、4- 脱氧异山荷叶素及去甲络石配基（nortrachelogenin）、福寿草醇（adonitol）、柴胡色酮 A（saikochromene A）、环己二烯甲醇、生物碱、维生素 C 和胡萝卜素等。柴胡根的皮层部含较多的金属元素，尤其是 Ca、K 和 Al，微量元素中含量较多的有 M、Se、Pe、和 Zn 等。

药理作用

1. 解热作用 中医临床用柴胡治疗寒热往来的半表半里之热有确切疗效。这种热象大致相当于现代医学的风湿热、化脓性感染及疟疾等。历代医家将柴胡作为治疗发热性疾病的重要药物。实验研究显示，柴胡煎剂、柴胡注射液、柴胡醇浸膏、挥发油及粗皂苷等对多种原因（如发酵酸奶、伤寒副伤寒菌苗等）引起的动物实验性发热，均有明显的解热作用，并且可使正常动物的体温降低。解热主要成分为柴胡皂苷、皂苷元A和挥发油。柴胡皂苷与挥发油的解热作用相比较，后者具有用量少、作用强及毒性小的特点。柴胡总挥发油中的丁香酚、己酸、γ－十一酸内酯和对－甲氧基苯二酮是其解热的主要成分。目前认为cAMP是重要的发热介质之一，可引起下丘脑体温调节中枢体温凋定点升高，从而造成机体发热。实验提示，柴胡挥发油可能作用于下丘脑体温调节中枢，抑制该部位cAMP的产生或释放，从而抑制体温调定点的上移，使体温下降。

2．抗病原微生物作用 体外实验显示，柴胡对金黄色葡萄球菌、溶血性链球菌、霍乱弧菌、结核分枝杆菌、钩端螺旋体有一定的抑制作用；对流行性感冒病毒具有较强的抑制作用；尚可抑制肝炎病毒、牛痘病毒，对抗Ⅰ型脊髓灰白质炎病毒导致细胞病变的作用。柴胡注射液治疗单纯疱疹性角膜炎有效，对流行性出血热病毒有一定作用。实验性病毒性肺炎小鼠灌服柴胡水提取物，可显著降低肺指数和死亡率。

3．抗感染作用 柴胡粗皂苷、柴胡皂苷、柴胡挥发油均有抗感染作用。柴胡皂苷对正常或去肾上腺大鼠由多种致炎剂引起的炎症反应均有抑制作用，并且口服或注射给药均有效，但注射给药作用强于口服。

4．促进免疫功能 柴胡多糖、柴胡热水提取物（高分子组分）等能促进机体免疫功能。柴胡多糖可增强肝巨噬细胞吞噬功能，增强自然杀伤细胞的功能，提高病毒特异抗体滴度，提高淋巴细胞转化率和皮肤迟发型超敏反应。柴胡皂苷在小剂量时可促进脾细胞DNA合成和IL-2的产生，但剂量增大后则抑制DNA的合成。

5．镇静、镇痛、镇咳作用 柴胡煎剂、总皂苷、柴胡皂苷元对中枢神经系统具有明显抑制作用，可使动物的自发活动减少，条件反射抑制，延长巴比妥类药物的睡眠时间，拮抗中枢兴奋药（苯丙胺、咖啡因等）的作用。正常人服用柴胡粗制剂后也可出现嗜睡等中枢抑制现象。柴胡煎剂、柴胡皂苷对多种实验性疼痛模型动物呈现镇痛作用。柴胡皂苷可提高实验动物的痛阈值，并且该作用可部分被纳络酮所拮抗。柴胡、柴胡粗皂苷、柴胡皂苷元有较好的镇咳作用。柴胡总皂苷的镇咳强度略低于可待因。柴胡皂苷元注射给药，镇咳效果良好。

6．保肝、利胆、降血脂作用 柴胡、柴胡皂苷、柴胡醇、α－菠菜甾醇具有保肝作用，对多种原因（化学、生物因素等）引起的动物实验性肝损伤有一定的防

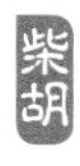

治作用。能使谷丙转氨酶（ALT）、谷草转氨酶（AST）降低，减轻肝细胞损伤，促进肝功能恢复正常。临床研究显示其降酶速度快，作用强。柴胡保肝作用以复方制剂效果更佳。

7. 对内脏平滑肌的作用 柴胡粗皂苷可明显增强乙酰胆碱对豚鼠、家兔离体肠肌的收缩作用，而其复方制剂又可对抗乙酰胆碱、氯化钡、组胺等所致的肠肌痉挛。柴胡粗皂苷、柴胡多糖对多种实验性胃黏膜损伤模型有保护作用。柴胡还有兴奋子宫的作用。

8. 影响物质代谢 柴胡皂苷 A、C、D 混合物可促进动物体内蛋白质合成；柴胡皂苷能使肝糖原合成增加，促进葡萄糖的利用，抑制脂肪的分解。

9. 抗辐射作用 柴胡多糖注射给药对接受 γ 射线照射的小鼠具有保护作用，可提高存活率，保护脾脏、骨髓等组织，并加快胸腺细胞合成 DNA 的速度。

10. 对肾脏的影响 给水负荷大鼠灌服一定剂量的柴胡能抑制排尿，而大剂量时则促进排尿。此外，柴胡可降低 SOD 的活性；柴胡皂苷对艾氏腹水癌细胞有抑制作用；柴胡水提取物有抗癫痫作用；柴胡皂苷对胰蛋白酶有较强的抑制作用。

性味归经

辛、苦，微寒。归肝、胆、肺经。

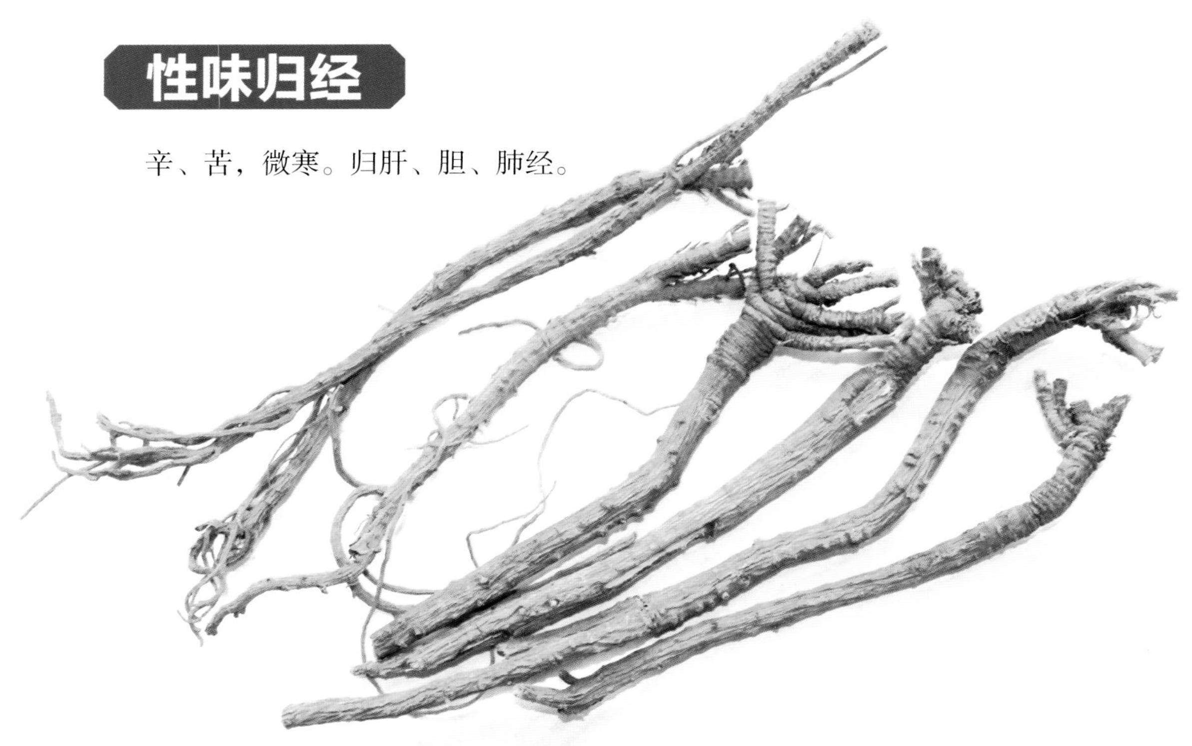

北柴胡（习用品）药材

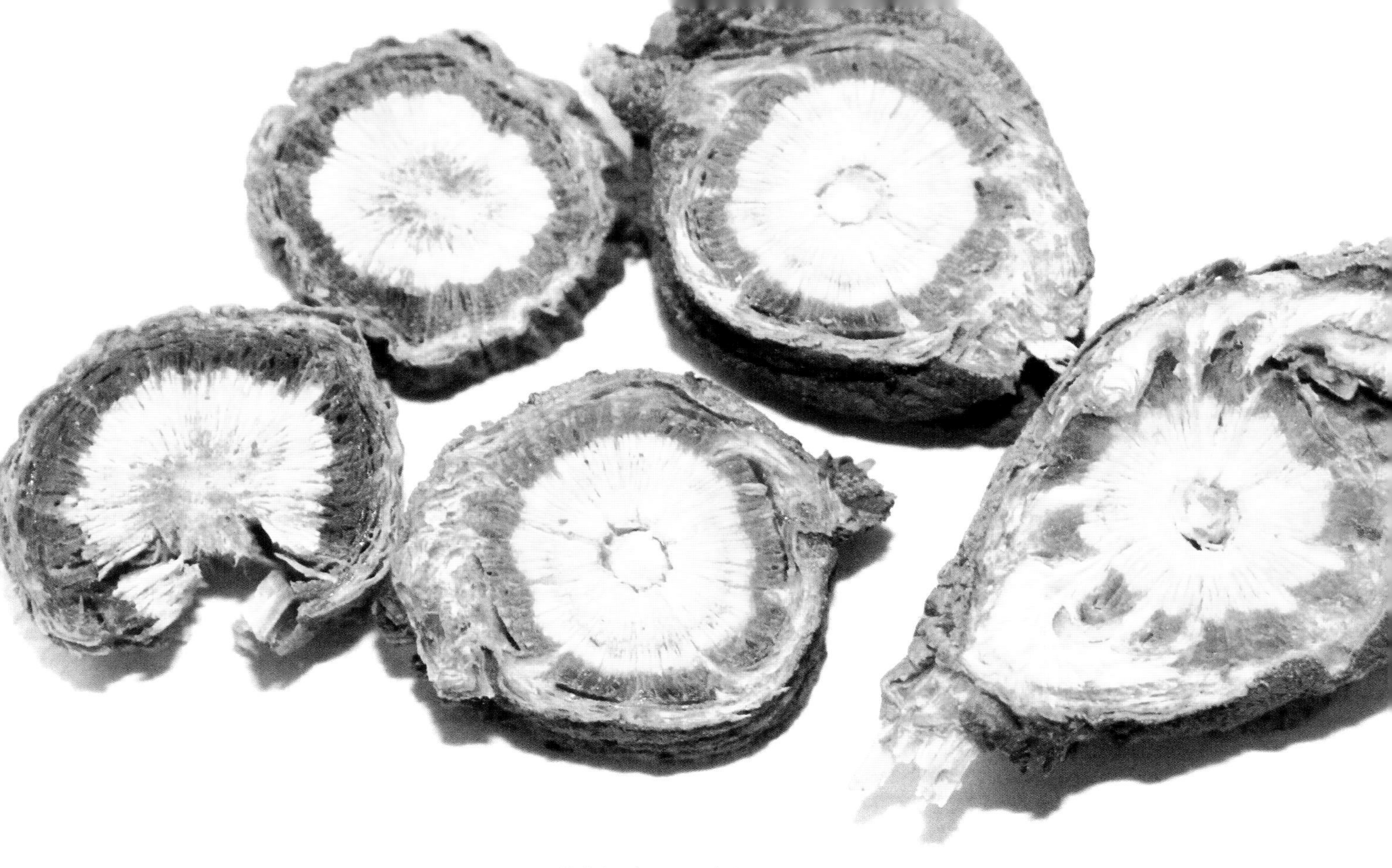

北柴胡（习用品）饮片

功效主治

疏散退热，疏肝解郁，升举阳气。用于感冒发热，寒热往来，胸胁胀痛，月经不调，子宫脱垂，脱肛。

临床应用

1. 多种发热性疾病（如大叶性肺炎、感冒、扁桃体炎、急性支气管炎、急性咽炎） 均可用柴胡注射液 2 ~ 6 mL 肌注；或柴胡糖浆 20 mL 口服，每日 3 次。治疗经期发热，可用柴胡 15 g，半夏、党参、黄芩各 10 g，桃仁、牡丹皮、当归、川芎各 6 g，引用姜、大枣，水煎服，每日 1 剂，可获良效。病毒感染性发热可用柴胡、葛根、黄芩、白芍、桔梗、生石膏、羌活、板蓝根、金银花各 8 g 配伍治疗。

2. 流行性感冒、上呼吸道感染（对于外感发热者有解表退热作用） 可用柴胡注射液肌注；亦可与甘草 5 g 配伍。水煎服，如柴胡汤。

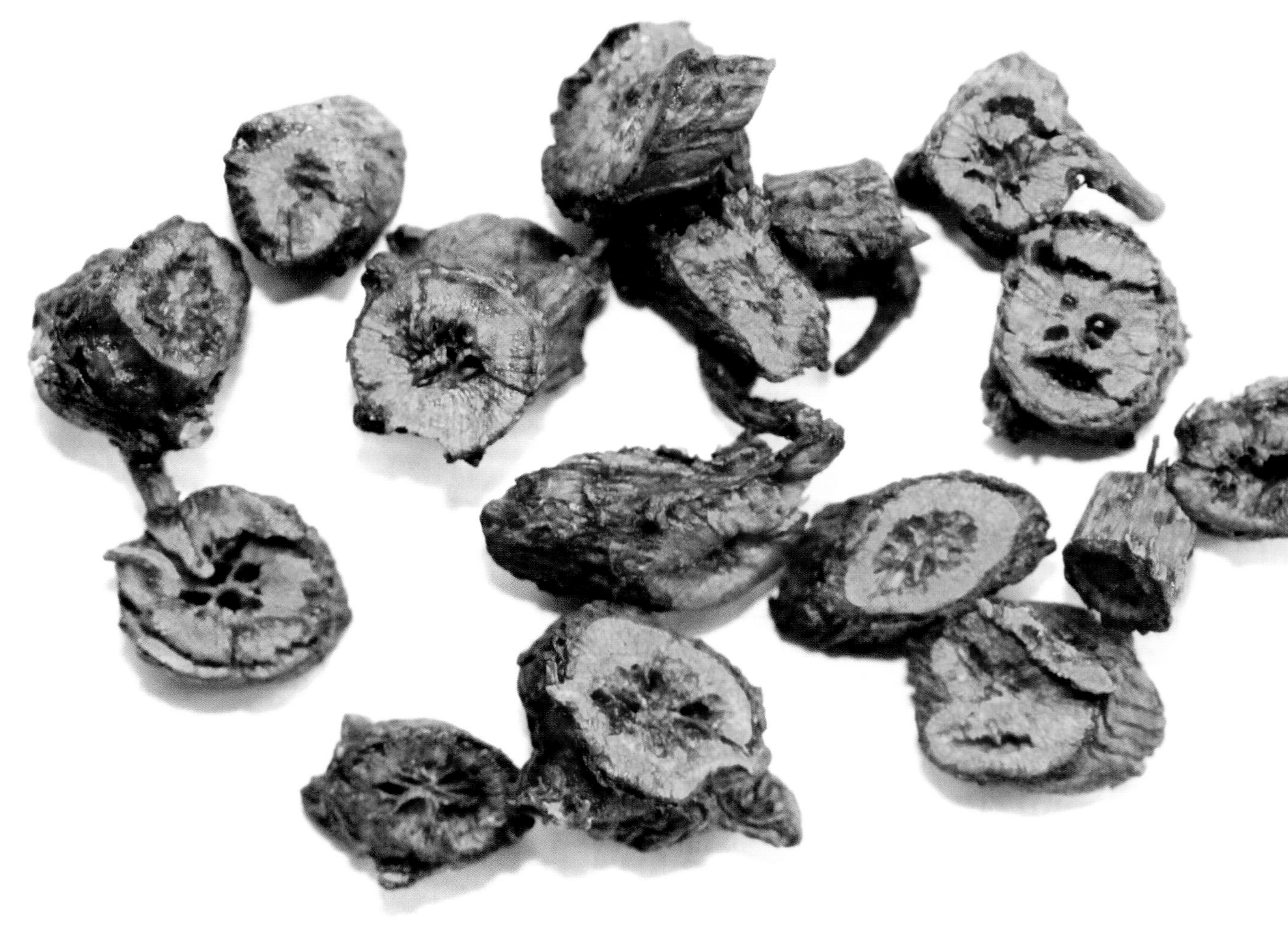

北柴胡（鳖血制）饮片

3. 疟疾（邪入少阳半表半里、寒热往来、胸满胁痛者） 柴胡、黄芩、半夏、党参、生姜、大枣、炙甘草各 12 g。如小柴胡汤。

4. 急性胆系感染 以大柴胡汤化裁（柴胡、黄芩、半夏、延胡索、木香各 15 g，枳实 20 g，大黄 15 ~ 20 g，白芍、金钱草各 30 ~ 50 g，甘草 10 g；气滞加郁金；热重加金银花、栀子各 15 g；湿重加茵陈、豆蔻各 12 g；结石加海金沙、鸡内金各 15 g，重用金钱草 30 g；胆道蛔虫病加花椒、乌梅、槟榔各 12 g）治疗急性胆系感染 75 例。结果：痊愈 56 例，占 74.6%；好转 17 例，占 22.7%；无效 2 例，占 2.7%。

5. 降低转氨酶 柴胡、甘草各 30 g，五味子 50 g。每日 1 剂，水煎浓缩至 200 mL，每日 100 mL，分 2 次饭后服，1 ~ 3 个月为 1 个疗程。

6. 高脂血症 柴胡注射液每次肌注 4 mL（含生药 4 g），每日 1 次，15 ~ 20 日为 1 个疗程；另有柴胡煎剂每次口服 20 mL（相当生药 3 g，加适量罗汉果调味），每日 3 次，3 周为 1 个疗程。两种方法均表明具有较好的降甘油三酯作用，对胆固醇则无明显影响。

7. 梅核气 柴胡注射液 2 mL 注入天突穴。每日或隔日 1 次，4 次为 1 个疗程。

8. 多形红斑 柴胡注射液肌注。每日 2 次，每次 2 mL（相当生药 4 g），连用 10 日，观察 13 例，均愈。

9. 病毒性角膜炎 柴胡注射液（10%）滴眼，1 次；球结膜下注射，隔日 1 次，每次 0.3 ~ 0.5 mL；肌注，每日 1 ~ 2 次，每次 2 mL。三法疗效均佳。

10. 抑制链霉素的副作用 柴胡、香附各 30 g，川芎 15 g。焙干研末入胶囊，每日 2 丸，分 3 次饭后服。结果：10 例均有效，其中眩晕者 4 例，1 周内消失 1 例，2 周内消失 2 例；听力减退者 6 例，1 周内消失 2 例，2 周内消失 3 例。

11. 流行性腮腺炎 柴胡注射液肌注（每 1 mL 相当于含原生药 1 g），每日 2 次，每次 2 mL（10 岁以上首剂 3 mL）。结果：患者 28 例，治愈 27 例，其中 24 小时治愈的有 7 例，48 小时的有 15 例，72 小时的有 5 例。合并颌下淋巴结炎 1 例疗效不明显。未发现副作用和其他不良反应。

12. 小儿原发性肾病综合征 对 75 例患小儿原发性肾病综合征者给予柴苓汤（小柴胡汤合五苓散）治疗，一年后复发率为 45%，用糖皮质激素治疗者，一年后复发率为 60%，若柴苓汤与糖皮质激素合用，可减少糖皮质激素剂量，且复发率也明显下降，表明含柴胡的柴苓汤对小儿原发性肾病综合征有效且复发率低。

13. 成人慢性肾小球肾炎 以柴苓汤治疗成人慢性肾小球肾炎，并进行长期随访，平均用药（14±10）个月，最长达 4 年，15 例非肾病综合征中，6 例（系膜增生性肾炎 4 例，IgA 肾病 2 例）尿沉渣检查有明显改善。16 例肾病综合征中 10 例（系膜增生性肾炎 5 例，IgA 肾病和膜性肾炎各 2 例，膜增生性肾炎 1 例，获得改善）。对诊断为 IgA 肾病的 28 例患者给予柴苓汤治疗，结果尿蛋白减少者占 53.6%，尿中红细胞数减少者为 28.5%，肾功能改善者为 21.4%，全身情况好转者为 67.9%，均无副作用。综合报道在 24 个单位对 248 例成人慢性肾炎治疗观察中，口服柴苓汤 25 周后，尿蛋白明显减少，肾功能好转，表明柴苓汤对成人慢性肾小球肾炎有一定疗效。

14. 糖尿病肾病 给予 15 例糖尿病肾病患者柴苓汤提取物，给药 12 周后尿蛋白明显减少，尿溶菌酶和 β_2 微球蛋白分别在给药后的第 36 周和第 48 周后呈减少倾向，N- 乙酰 -β- 氨基葡萄糖苷酶（NAG）活性在第 48 周明显减少。作者认为药物的作用机制是柴苓汤中的柴胡皂苷对肾小球基底膜滤过屏障的直接作用和抑制氧自由基的作用以及对远端肾小管功能的改善作用。

15. 口腔颌面部急性炎症 以大柴胡汤化裁（大黄、黄芩各12～15g，柴胡、枳实、半夏各10～12g；热甚加蒲公英、紫花地丁、黄连、金银花各10g；肿甚加蒲公英、连翘、天花粉各8g；脓成未溃者加穿山甲、皂角刺、贝母各15g；已溃脓者加桔梗、元参各10g）水煎服，每日1剂。

16. 睾丸炎 以柴胡疏肝散加味（柴胡、黄芩、枳壳各9g，白芍12g，乌药、桃仁、小茴香、橘核、败酱草各10g，炙甘草6g）水煎服，每日2次，7日为1个疗程。治疗睾丸炎37例。结果：治愈32例，好转4例，无效1例，总有效率为97.39%。

17. 乳腺炎 以柴芩汤（柴胡、黄芩、金银花各15g，法半夏、青皮、牛蒡子、连翘各10g，蒲公英25g，甘草6g，连须葱白7根）2剂水煎服。治疗产后2周左乳房红肿胀痛之乳腺炎1例。后去葱白继续服2剂，痊愈。

用法用量

内服，煎汤，3～10g；或入丸、散。外用：煎水洗；或研末调敷。

使用注意

肝阳上亢、肝风内动、阴虚火旺、气机上逆者慎用。

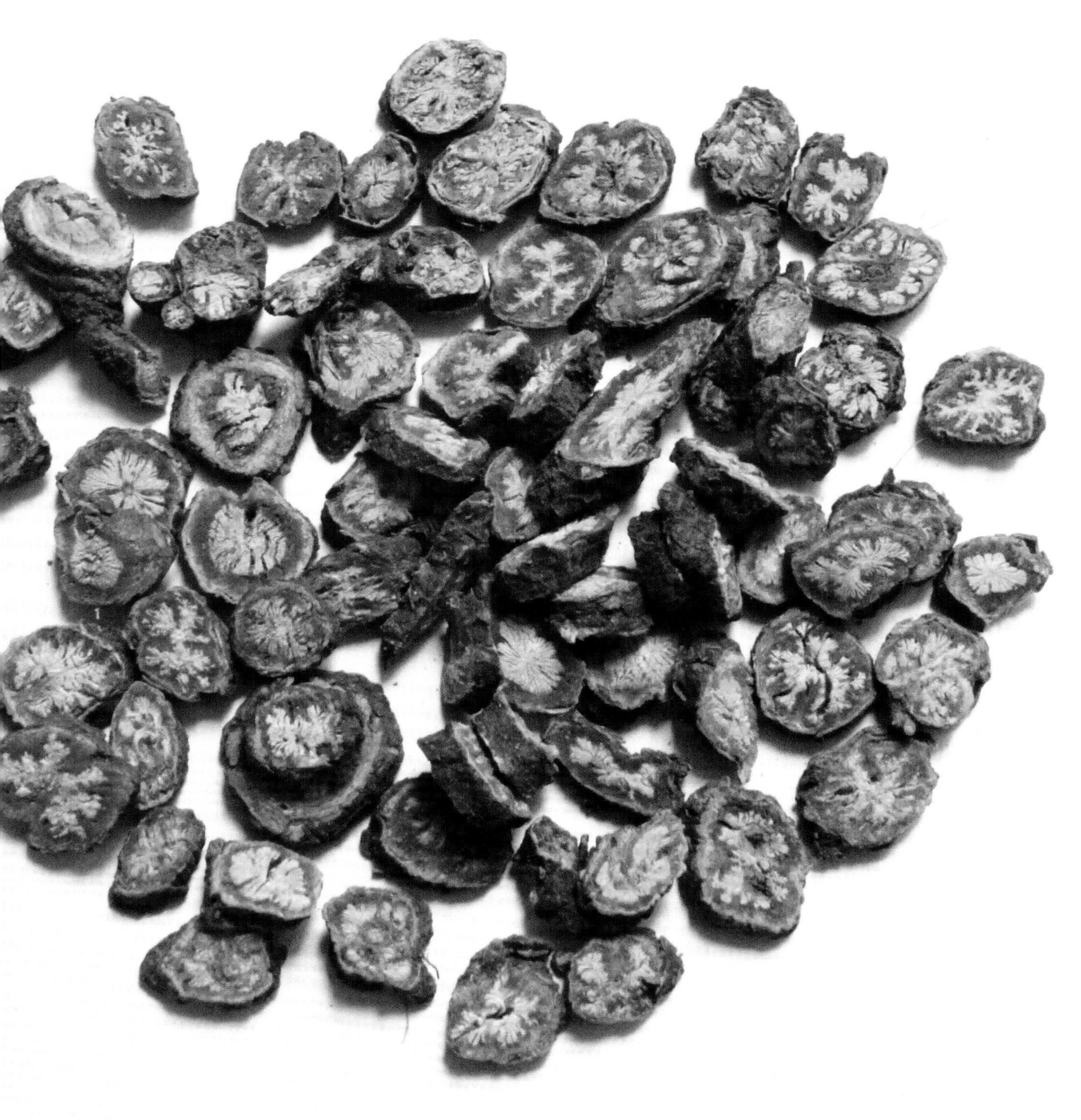

柴胡（北柴胡）饮片

白木香

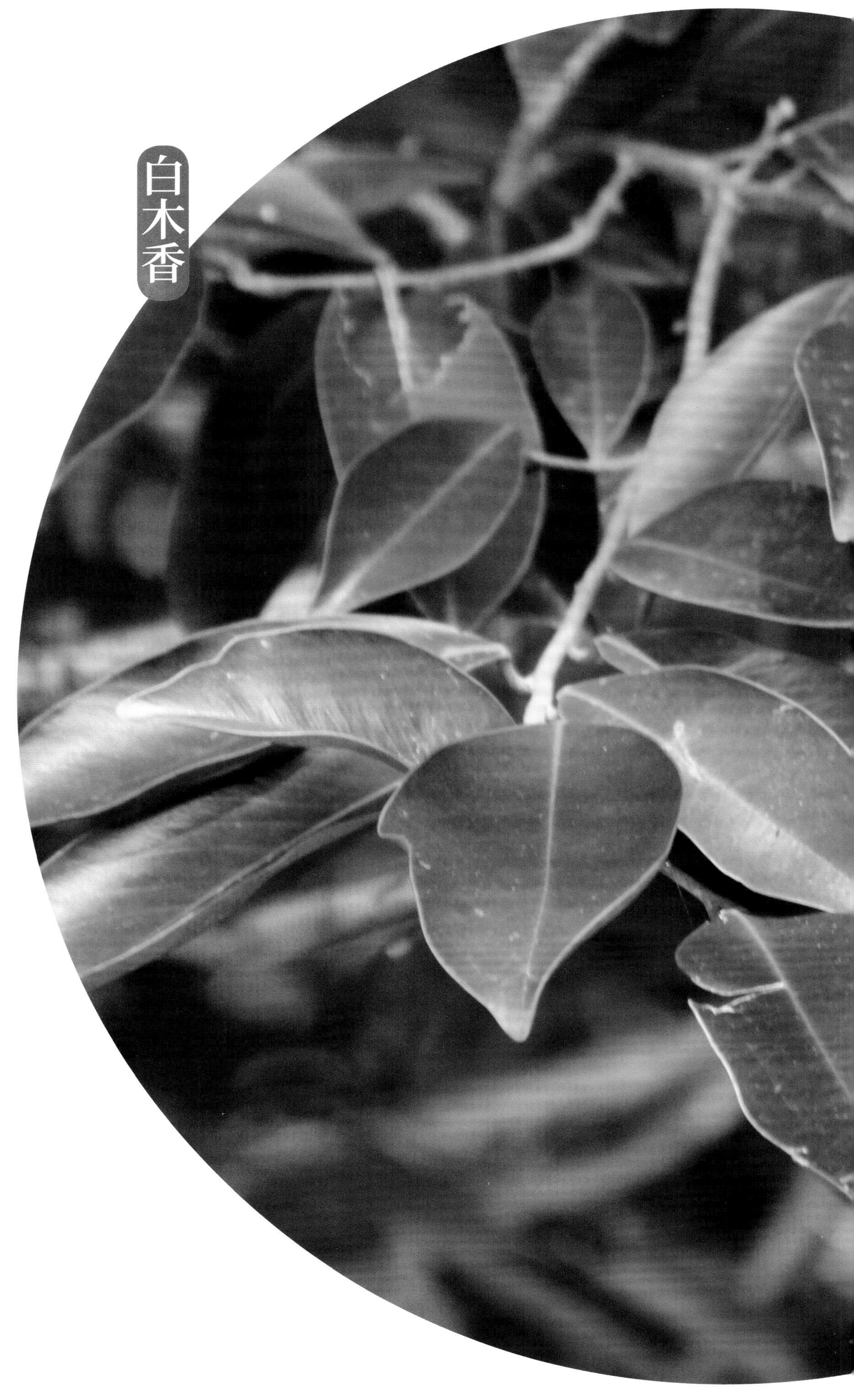

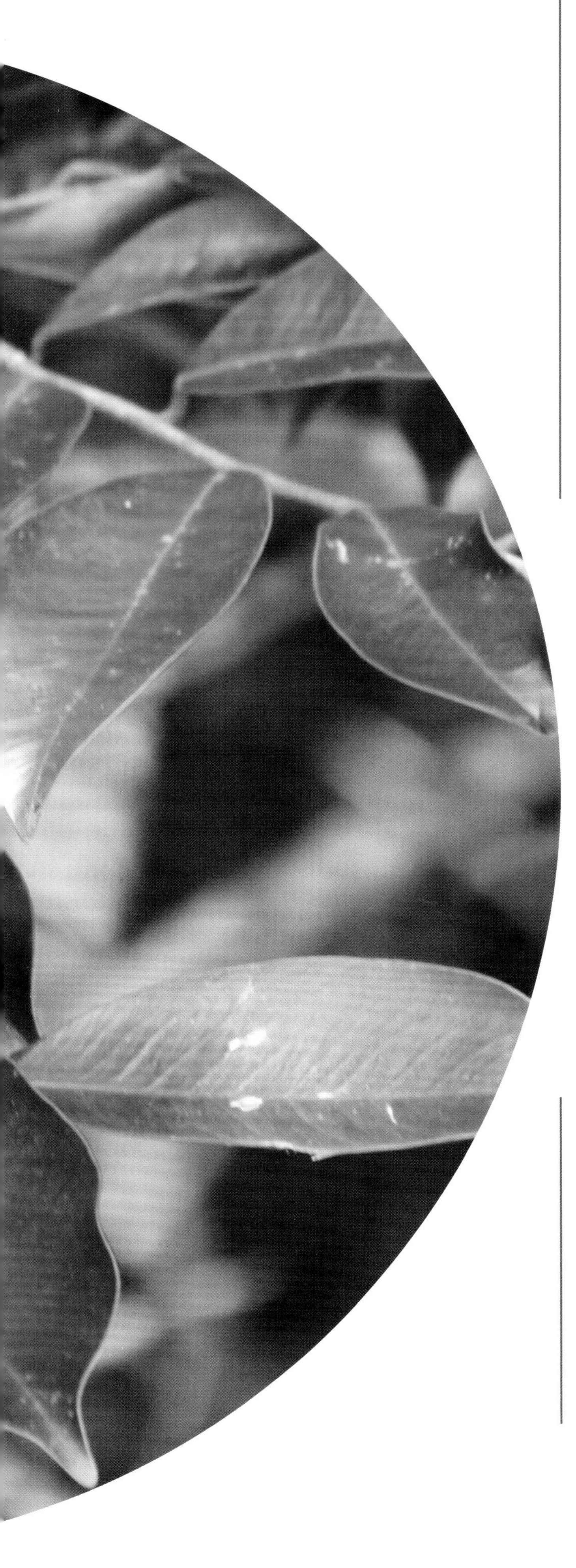

沉香

CHENXIANG

基　原

本品为瑞香科植物白木香 *Aquilaria sinensis* (Lour.) Gilg 含有树脂的木材。

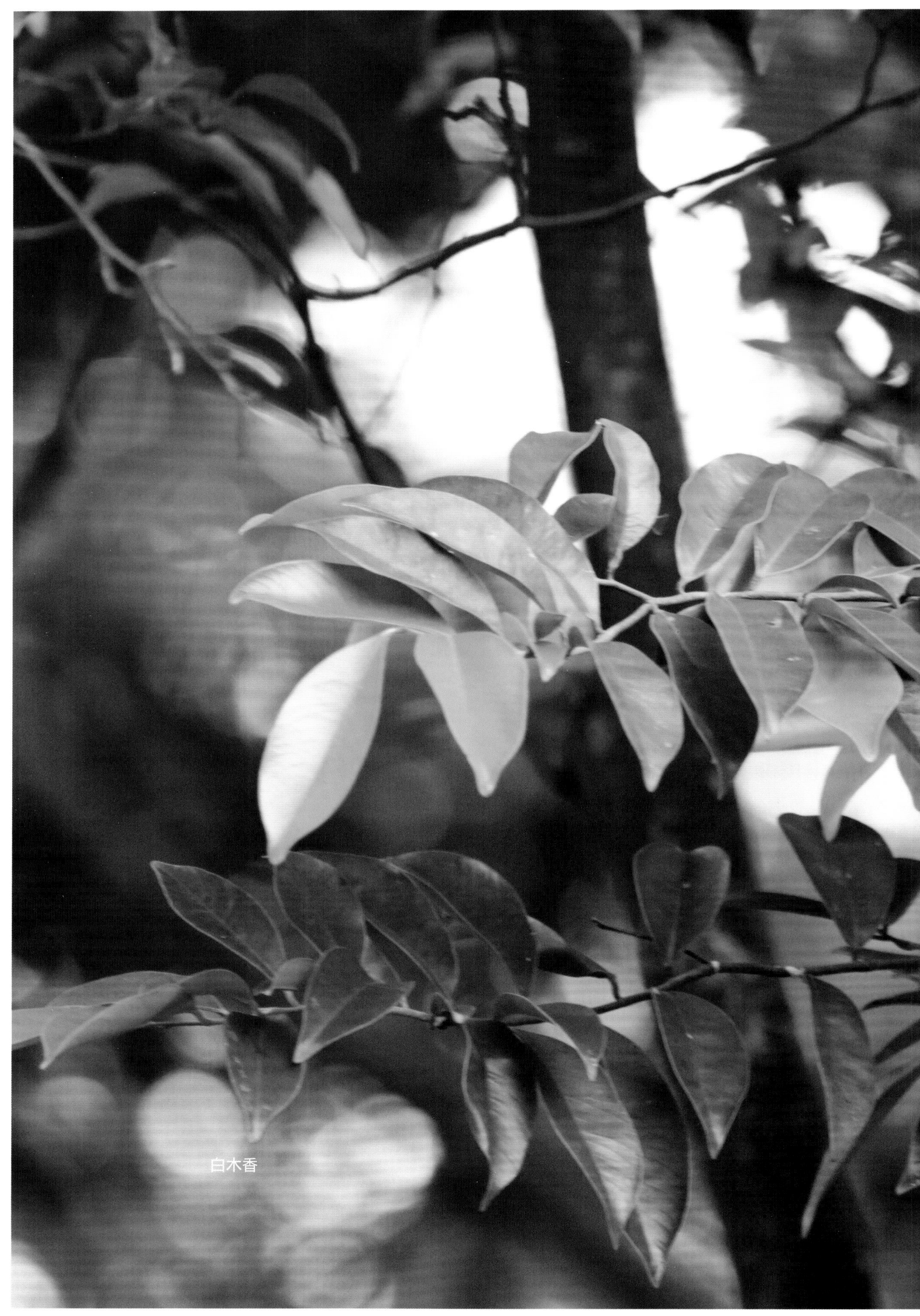
白木香

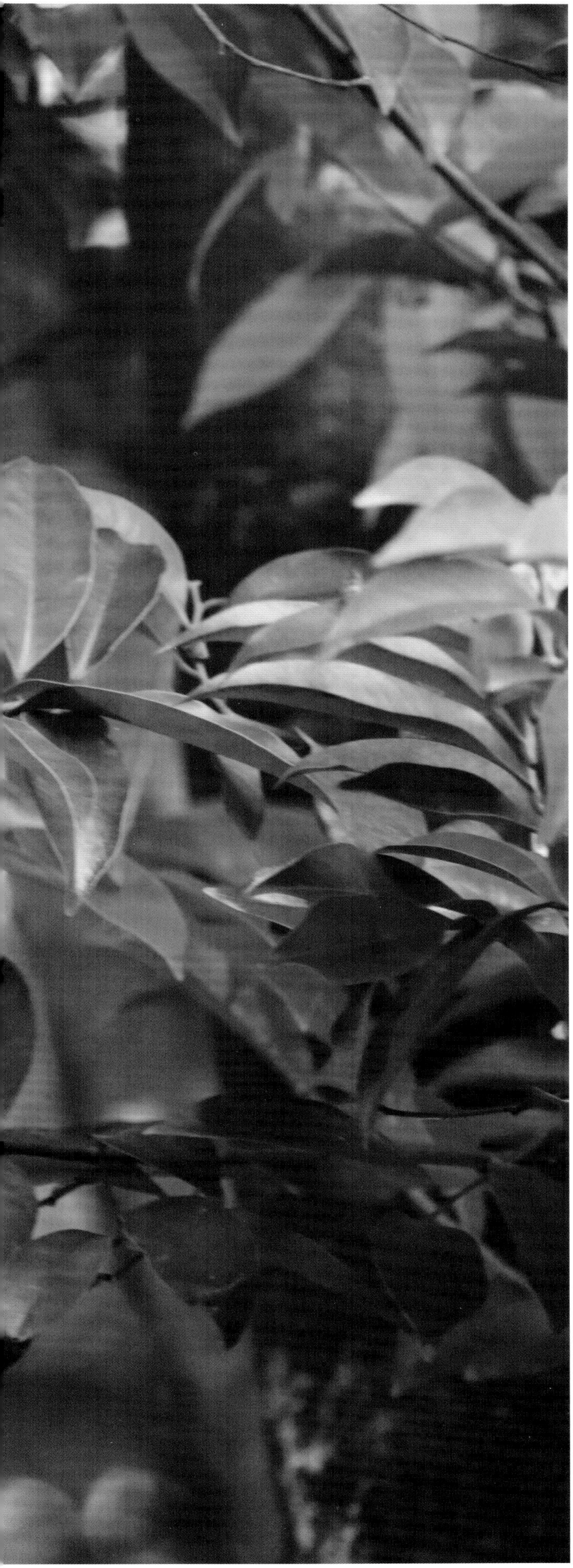

形态特征

常绿乔木，高达 30 m；幼枝被绢状毛。叶互生，稍带革质；具短柄，长约 3 mm；叶片椭圆状披针形、披针形或倒披针形，长 5.5 ~ 9 cm，先端渐尖，全缘，下面叶脉有时被绢状毛。伞形花序，无梗，或有短的总花梗，被绢状毛；花白色，与小花梗等长或较短；花被钟形，5 裂，裂片卵形，长 0.7 ~ 1 cm，喉部密被白色茸毛的鳞片 10 枚，外被绢状毛，内密被长柔毛，花冠管与花被裂片略等长；雄蕊 10，着生于花被管上，其中有 5 枚较长；子房上位，长卵形，密被柔毛，2 室，花柱极短，柱头扁球形。蒴果倒卵形，木质。花期 4 ~ 5 月，果期 7 ~ 8 月。

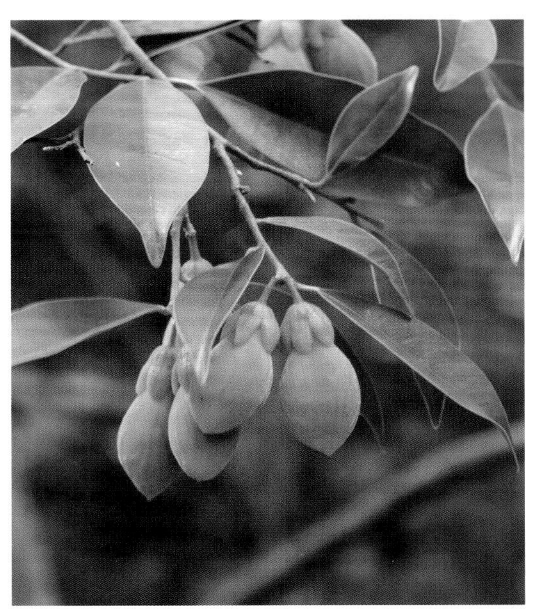

白木香果枝

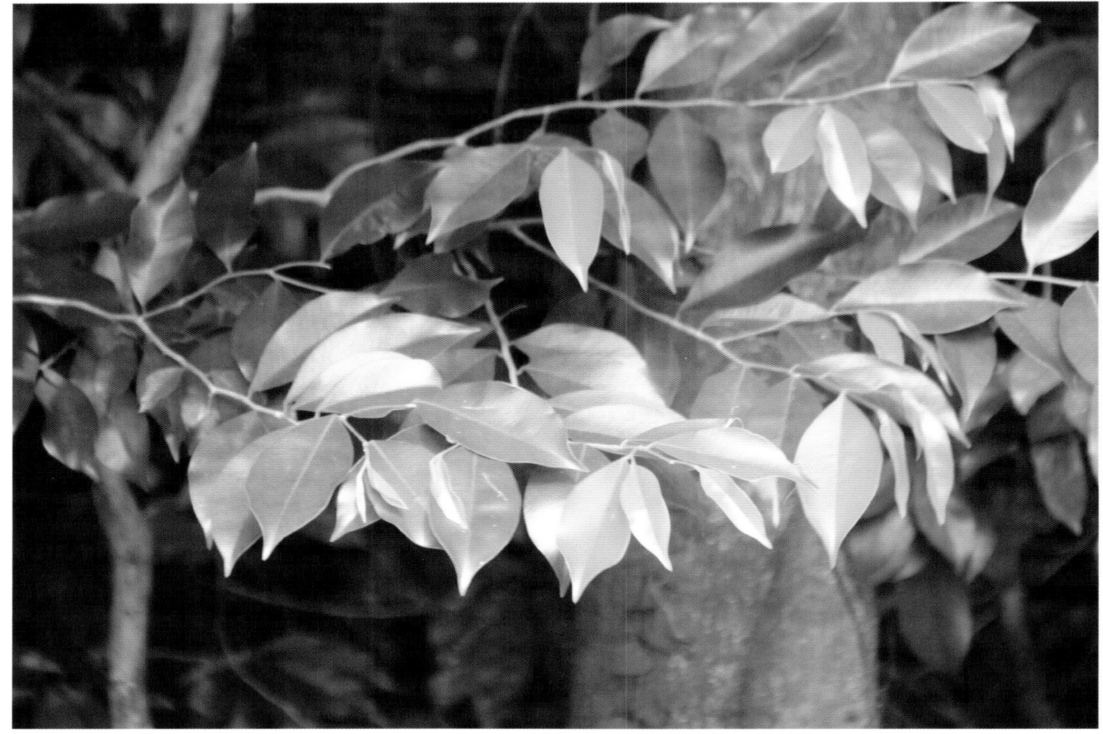

白木香

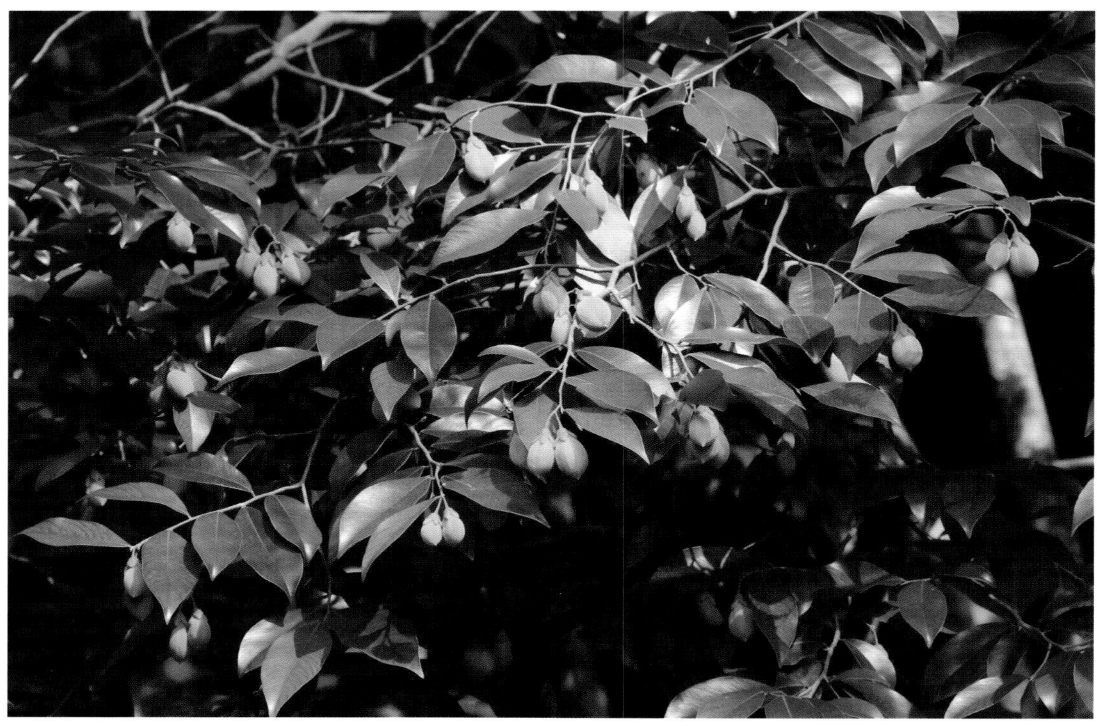

白木香

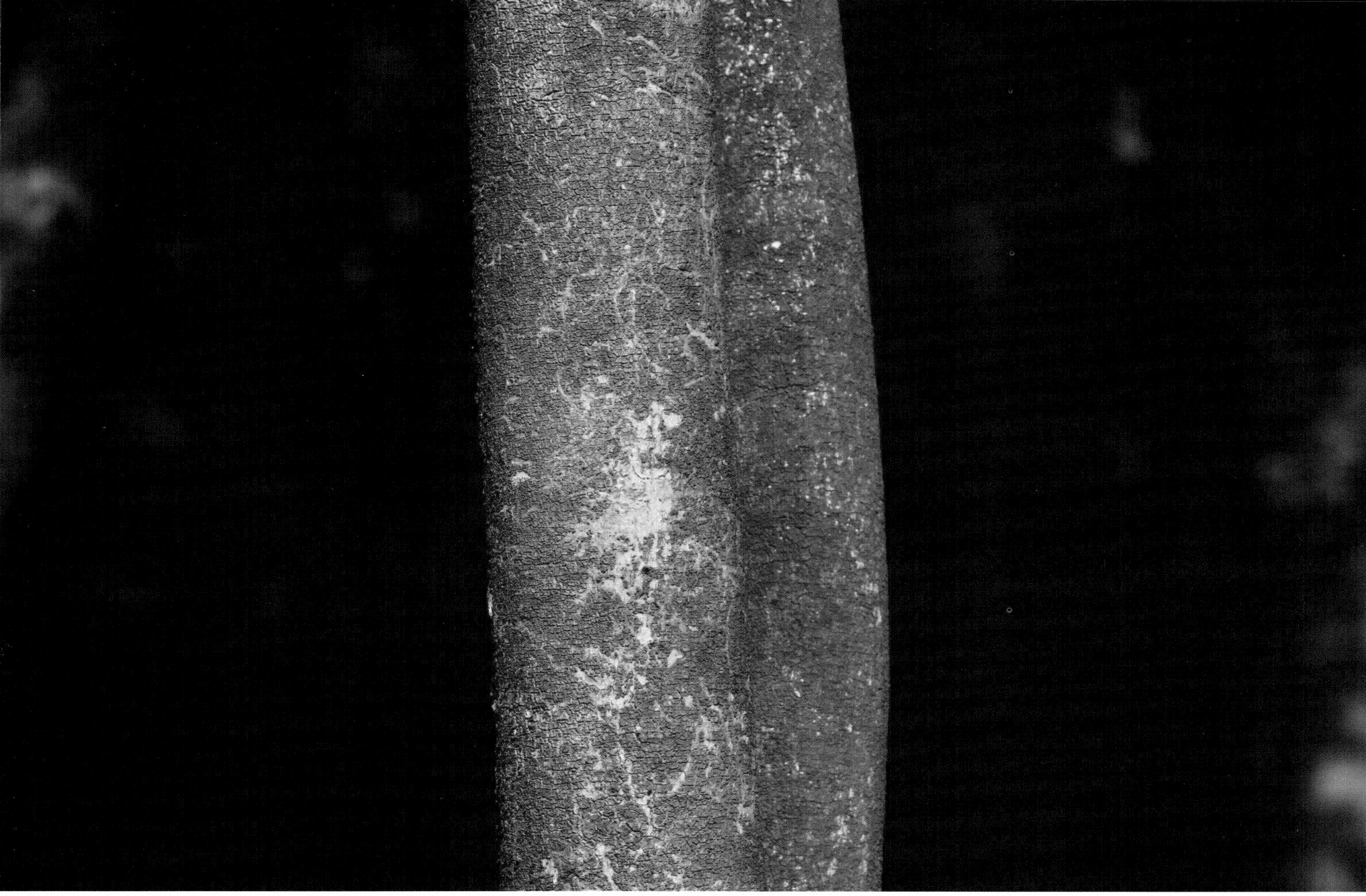

白木香树皮

生境分布

生长于中海拔山地、丘陵地。分布于海南、广东、云南、台湾等地。

采收加工

全年均可采收，割取含树脂的木材，除去不含树脂的部分，阴干。

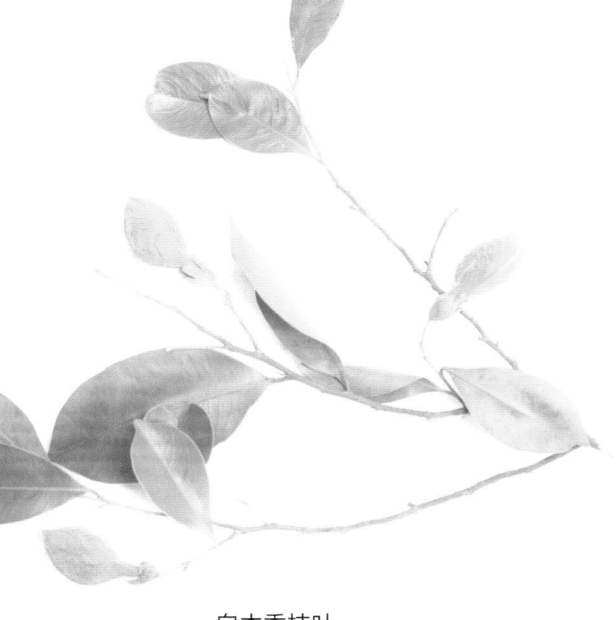

白木香枝叶

药材性状

进口沉香：多呈盔帽形、棒状或片状，外形极不规则，长 7 ~ 20 cm，直径 1.5 ~ 6 cm。表面褐色，常有黑色与黄色交错的纹理，平滑光润。质坚硬，沉重，难折断，用刀劈开，破开面呈灰褐色。有特殊香气，味苦。

国产沉香：呈不规则块、片状或盔帽状，有的为小碎块。表面凹凸不平。有刀痕，偶有孔洞。可见黑褐色树脂与黄白色木部相间的斑纹。孔洞及凹窝表面多呈朽木状。质较坚实，断面刺状。气芳香，味苦。

化学成分

本品含挥发油和树脂等，成分有白木香酸（baimuxinic acid）、白木香醛（baimuxinal）、沉香螺醇（agarospirol）、白木香醇（baimuxinol）、氢白木香醇（dehydrobaimuxinol）、异白木香醇（isobaimuxinol）、茴香酸（anisi cacid）、β-沉香呋喃（β-agarofuran）、苄基丙酮（benzylacetone）、呋喃白木香醛（sinenofuranol）、呋喃白木香醇（sinenofuranol）等，还含有酚性成分等。

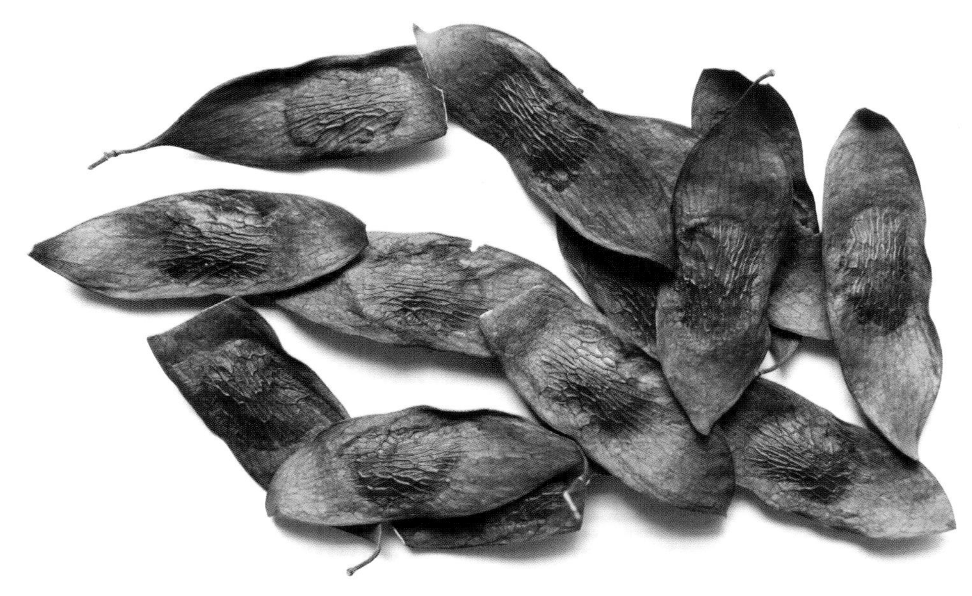

白木香果实

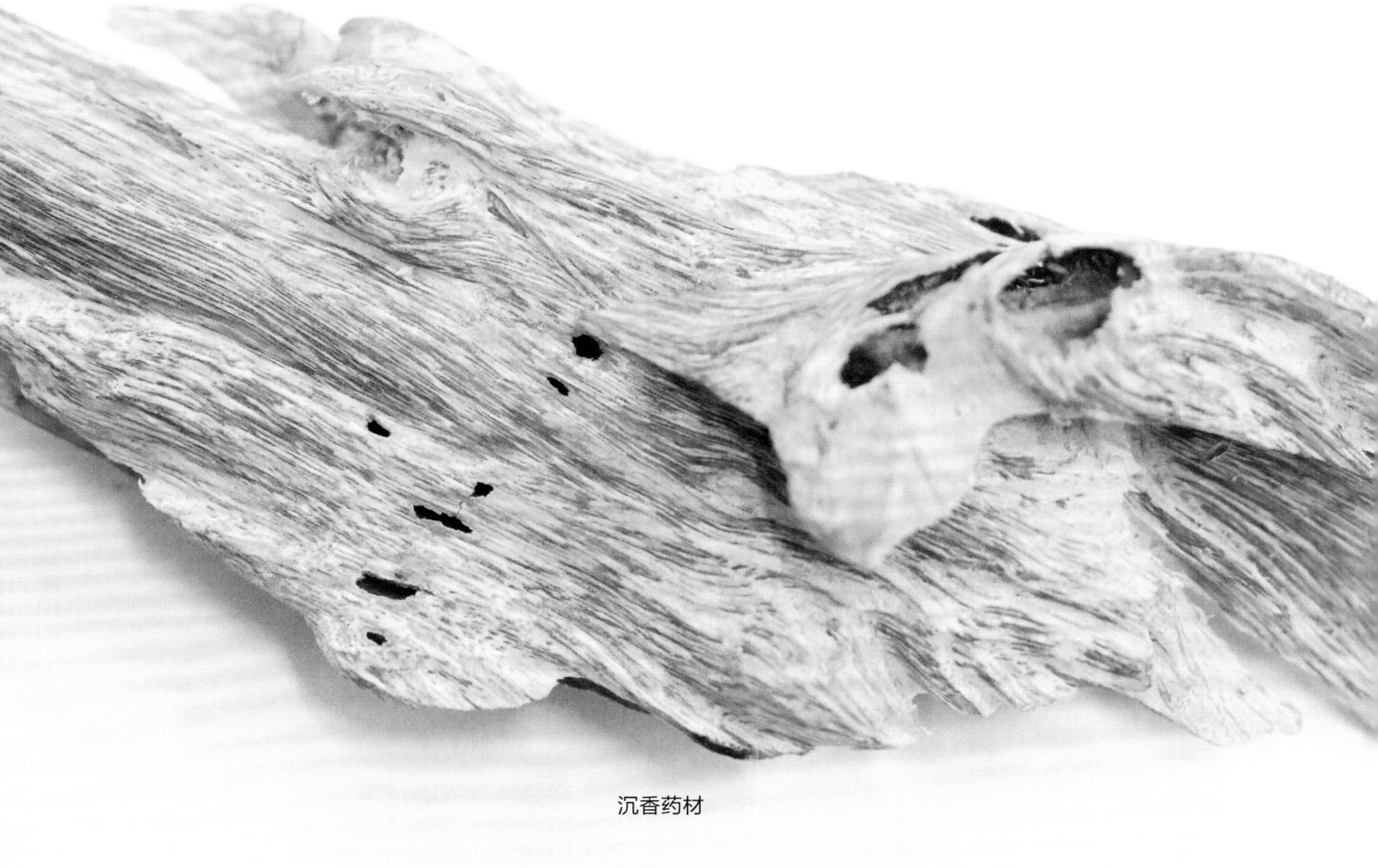

沉香药材

药理作用

1. 中枢抑制作用 沉香提取物能使环己巴比妥引起的小鼠睡眠时间延长。以苯－乙酸乙酯洗脱的柱层析组分引起的自发运动量在给药 10 ～ 20 分钟后，可见明显的运动量较少，脑内去甲肾上腺素（NA）和多巴胺（DA）未见明显减少，但 60 分钟后 5- 羟色胺明显高于对照组。沉香中 α－沉香呋喃、表 γ－桉叶油醇为主的芳香成分对中枢抑制作用有关。沉香组分对电休克法引起的痉挛有抑制作用，此作用 30 分钟开始观察到，60 分钟最强，此后减弱，由此显示出经口服后的作用出现时间在 60 分钟后，并且脑内胺及其代谢物的变化为 30 分钟后观察到高香草酸（HVA）增加，此结果与因电休克而致痉挛作用的抑制出现时间一致。

2. 解痉作用 沉香的水煮液和水煮醇沉液能抑制离体豚鼠回肠的主动收缩，对抗组胺、乙酰胆碱引起的豚鼠离体空肠的痉挛性收缩。小鼠沉香水煮醇沉液 0.2 mL（生药 2 g/mL），能使新斯的明（腹膜给药 0.1 mL 相当 2.5×10^{-8} g/mL）引起的小肠推进运动减慢，呈现肠平滑肌解痉作用；可使麻醉猫注射乙酰胆碱后肠管收缩幅度减少，蠕动减慢，这些作用可能是沉香对平滑肌的直接作用。

3. 抗病原微生物作用 国产沉香煎剂对人型结核分枝杆菌有完全抑制作用；对伤寒沙门菌及福氏志贺菌亦有强烈的抗感染效能。

4. 其他作用 本品挥发油成分有麻醉、止痛、肌肉松弛作用，尚有镇静、止喘作用，及促进消化液分泌和胆汁分泌作用。

性味归经

辛、苦，微温。归脾、胃、肾经。

功效主治

行气止痛，温中止呕，纳气平喘。用于胸腹胀闷疼痛，胃寒呕吐呃逆，肾虚气逆喘急。

临床应用

1. 呕吐、呃逆（脾胃虚寒者） 沉香、豆蔻、紫苏各适量。共研细末，柿蒂煎汤调下。

2. 婴儿乳滞（婴儿过伤乳滞、腹痛胀满、啼哭不止或伤乳吐泻者） 沉香配伍党参、槟榔、乌药各适量。如《济生方》四磨饮。

3. 胸闷腹痛（胸腹气滞、胀闷作痛、烦闷不食属于寒证者） 亦可用四磨饮，可试用于食管痉挛、胃痉挛等。寒邪较盛、手足厥冷、腹痛欲绝者可配附子、丁香、麝香等各适量，增强温中止痛作用，可试用于心绞痛、肠系膜动脉栓塞等。

4. 支气管哮喘 沉香 1.5 g，侧柏叶 3 g。共研细末，在临睡前顿服，可根据病情加减用量。对于实证，亦可配葶苈子、杏仁、半夏等各适量；对于肾虚喘促者，可配附子、熟地黄、五味子各适量。

5. 产后尿潴留 以三末饮（沉香、肉桂各 1 ~ 2 g，琥珀 1.5 ~ 4 g）研末冲服，如有热可减量或不用肉桂；另以车前子 20 g，泽泻 15 g。水煎服，取药液调服上末。

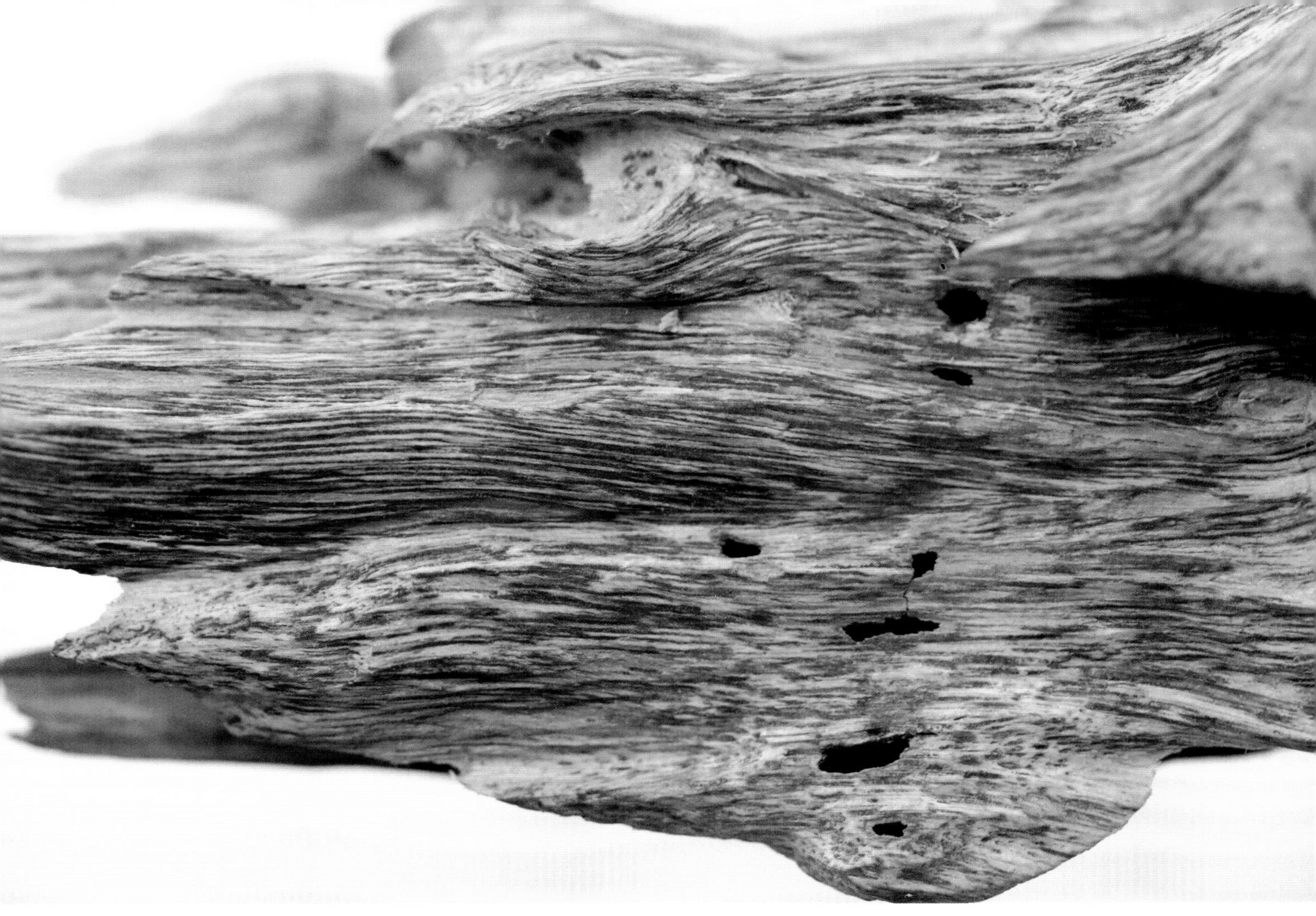

沉香药材

6. 子宫内膜异位症 沉香、当归、乳香、三七、土鳖虫各等份。共研细末，用黄酒调成糊状，放于棉签上贴于阴道穹结节处，隔日 1 次，经期停用，1 个月为 1 个疗程。结果：患者 33 例，痊愈 14 例，显效 15 例，有效 4 例。

用法用量

1 ~ 5 g，后下。

使用注意

阴虚火旺、气虚下陷者慎用。

川赤芍

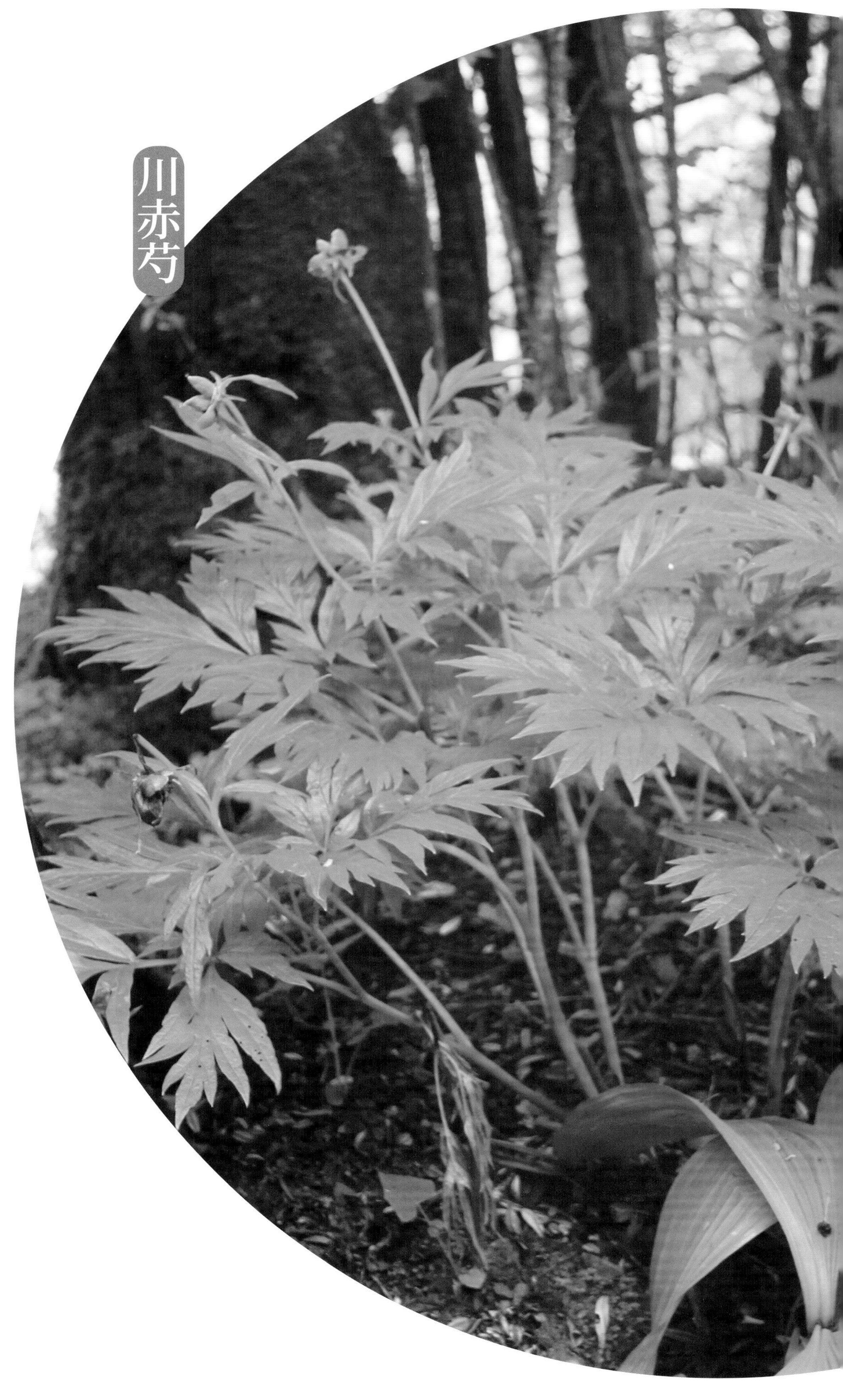

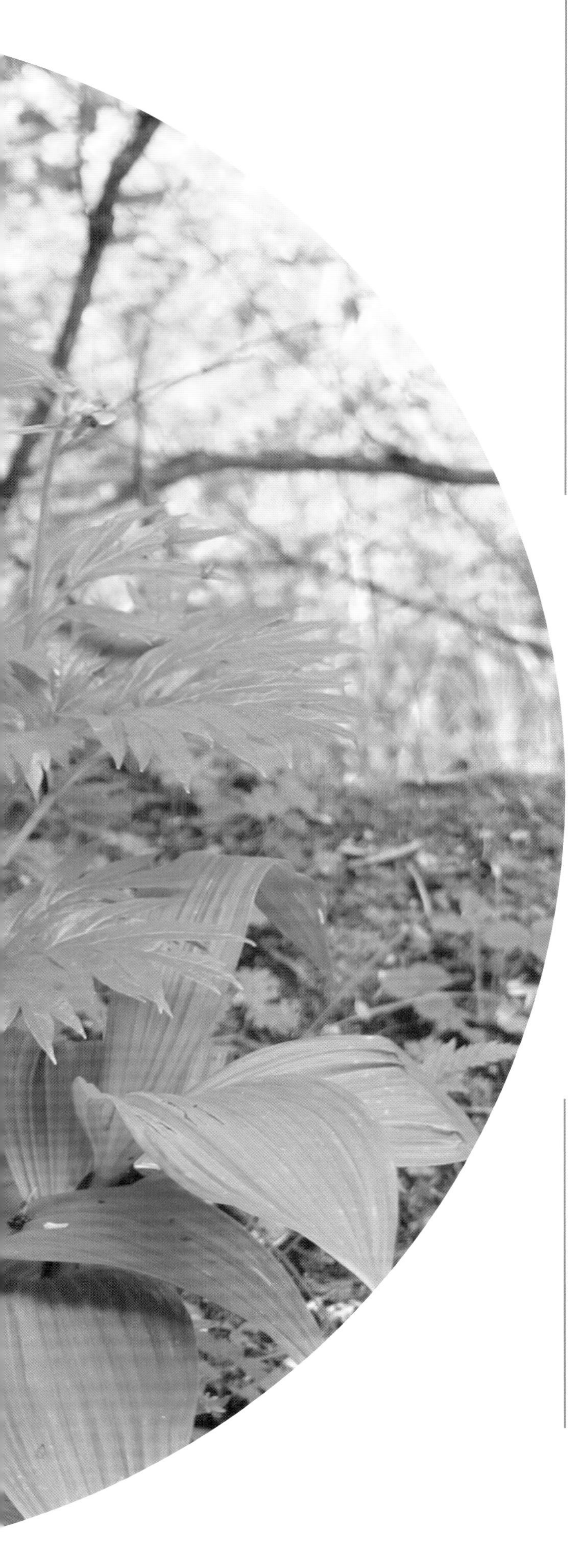

赤芍

CHISHAO

基原

本品为毛茛科植物川赤芍 *Paeonia veitchii* Lynch 或芍药 *Paeonia lactiflora* Pall. 的干燥根。

形态特征

川赤芍为多年生草本，茎直立。茎下部叶为2回3出复叶，小叶通常2回深裂，小裂片宽0.5 ~ 1.8 cm。花2 ~ 4朵生茎顶端和其下的叶腋；花瓣6 ~ 9，紫红色或粉红色，雄蕊多数，心皮2 ~ 5。果密被黄色茸毛。花期5 ~ 6月，果期7 ~ 8月。

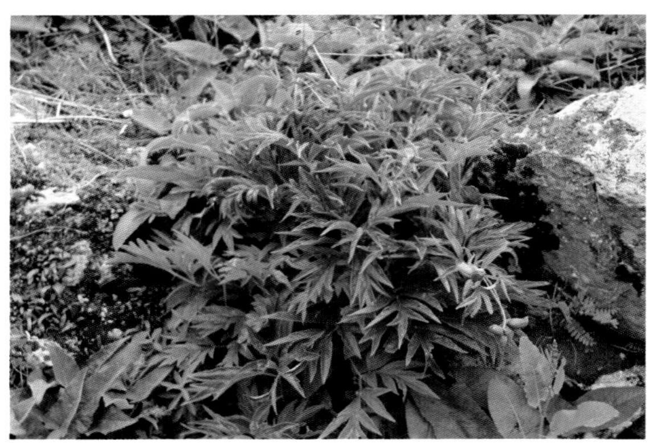

川赤芍

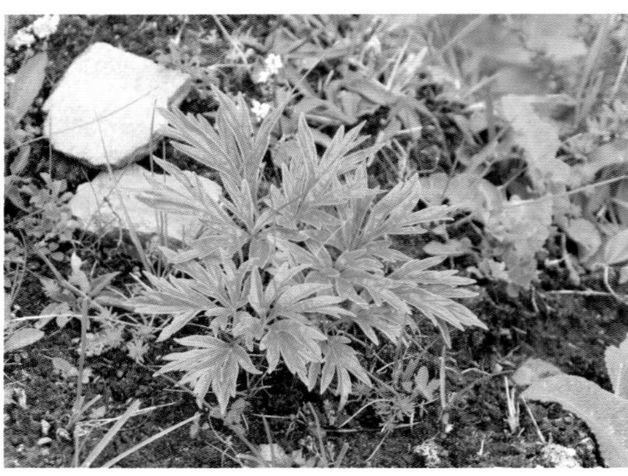

川赤芍

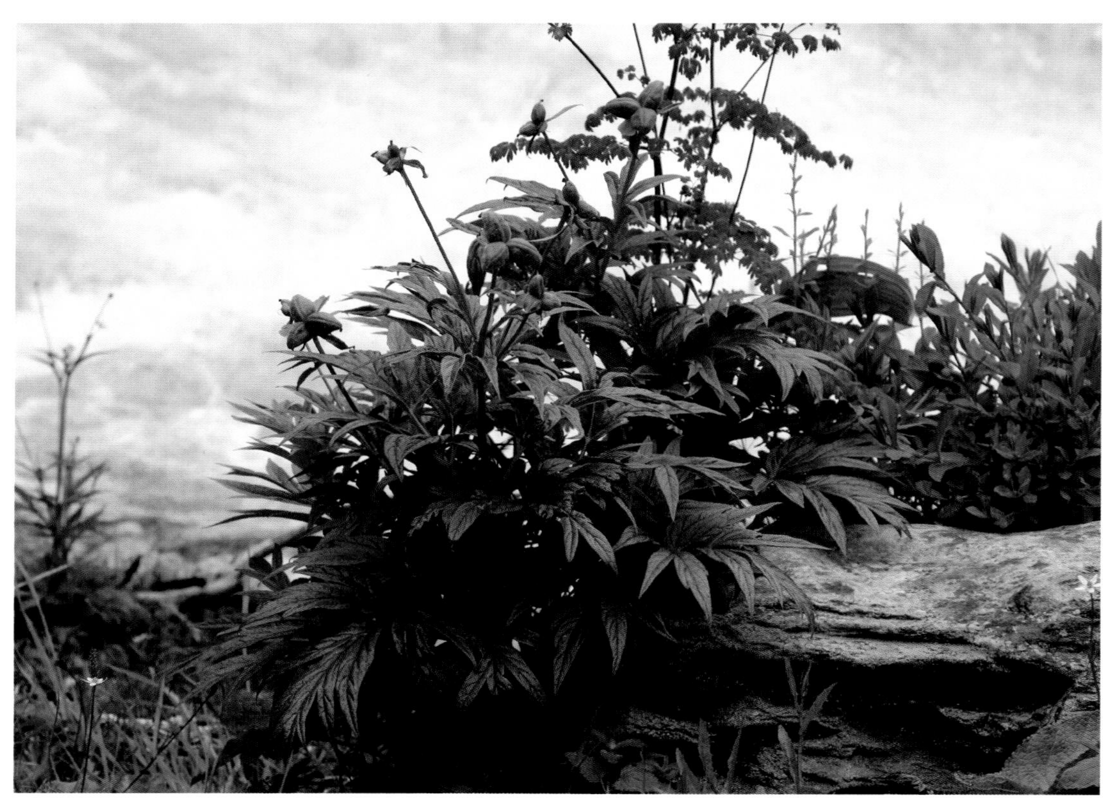

川赤芍

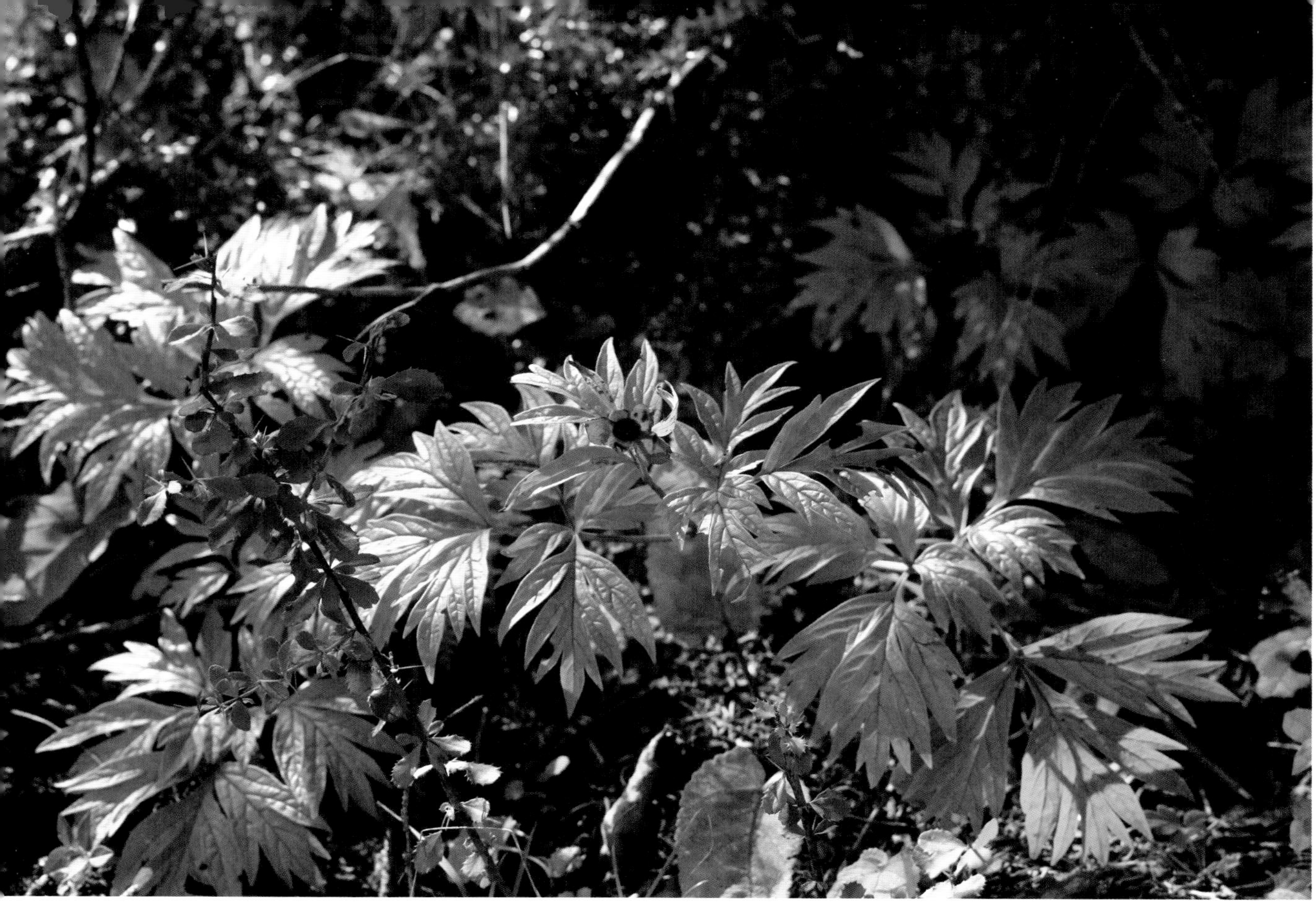

川赤芍

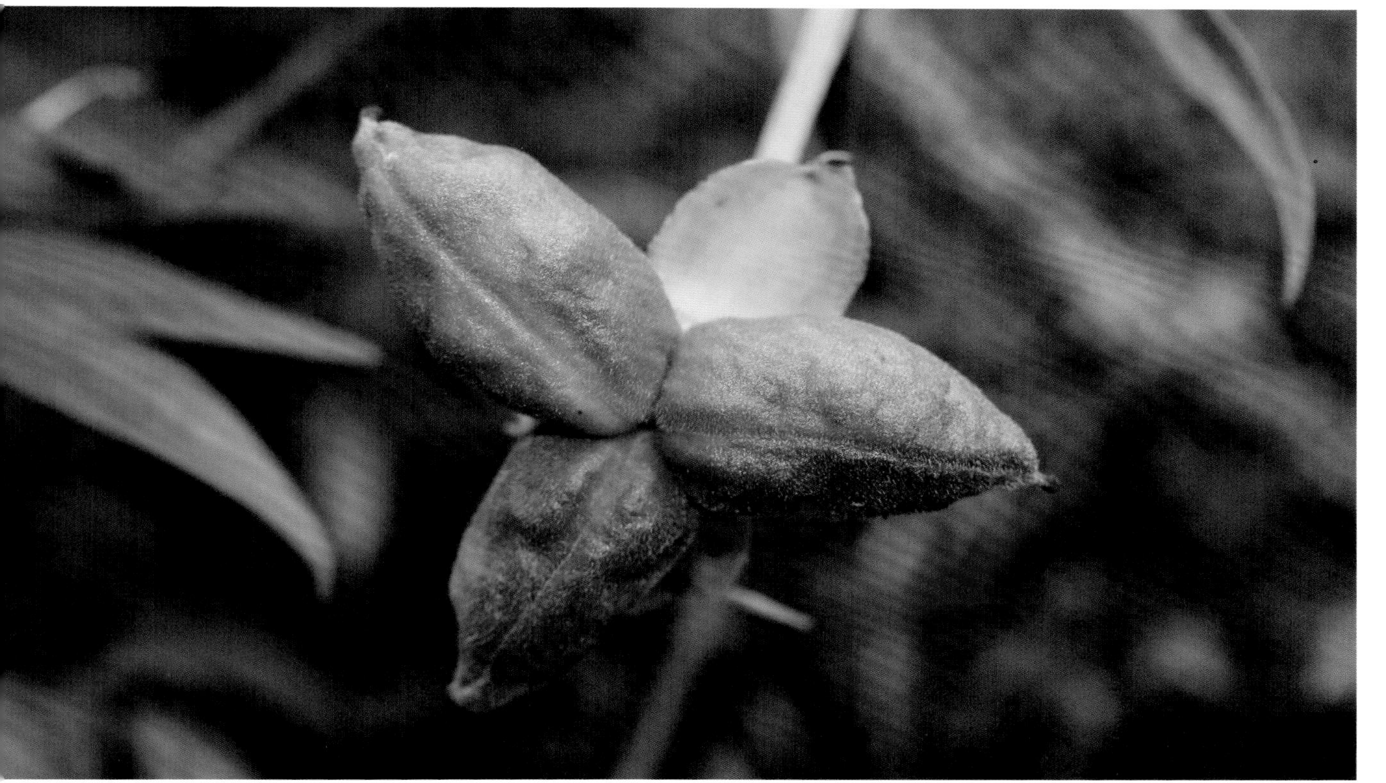

川赤芍

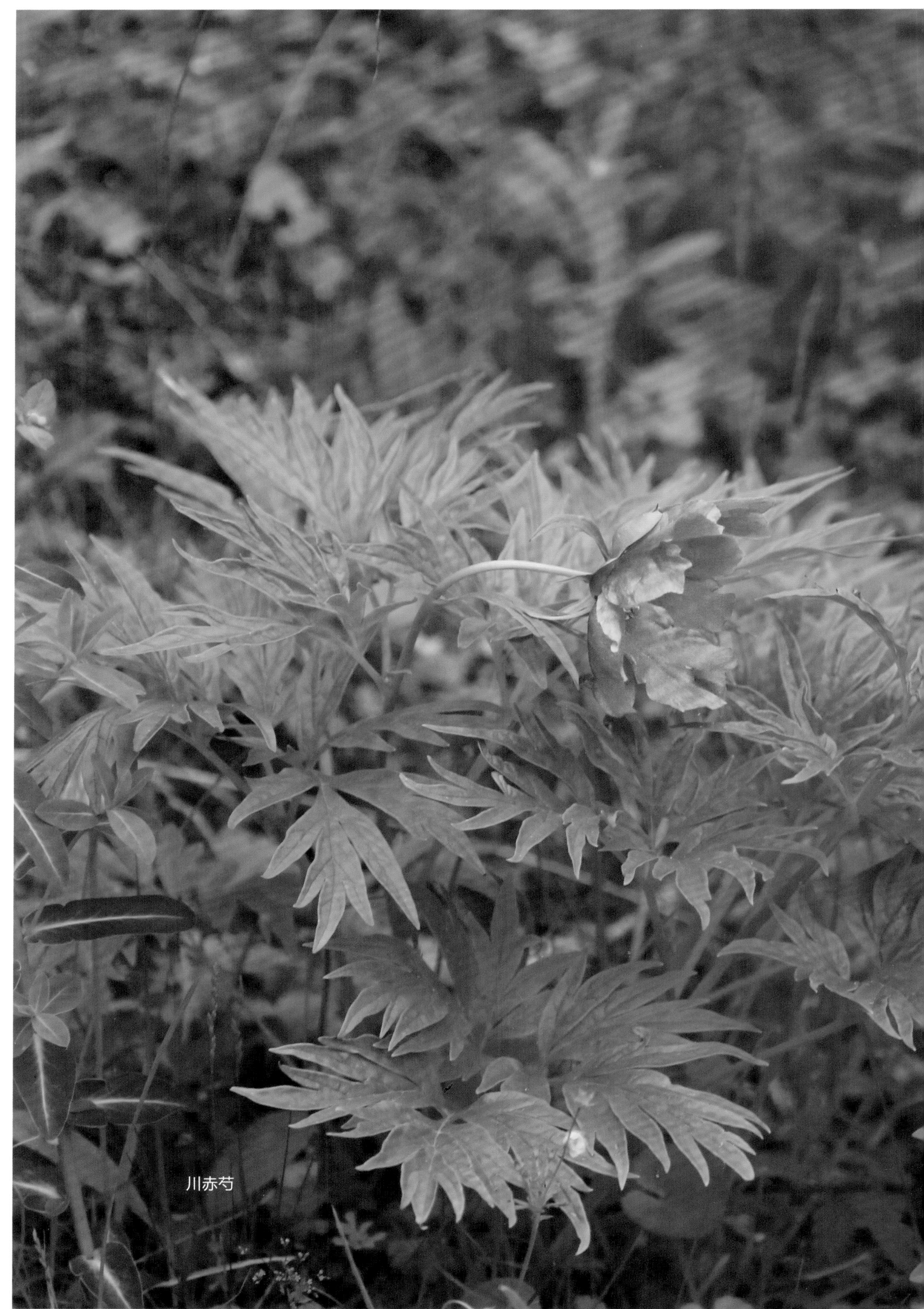

川赤芍

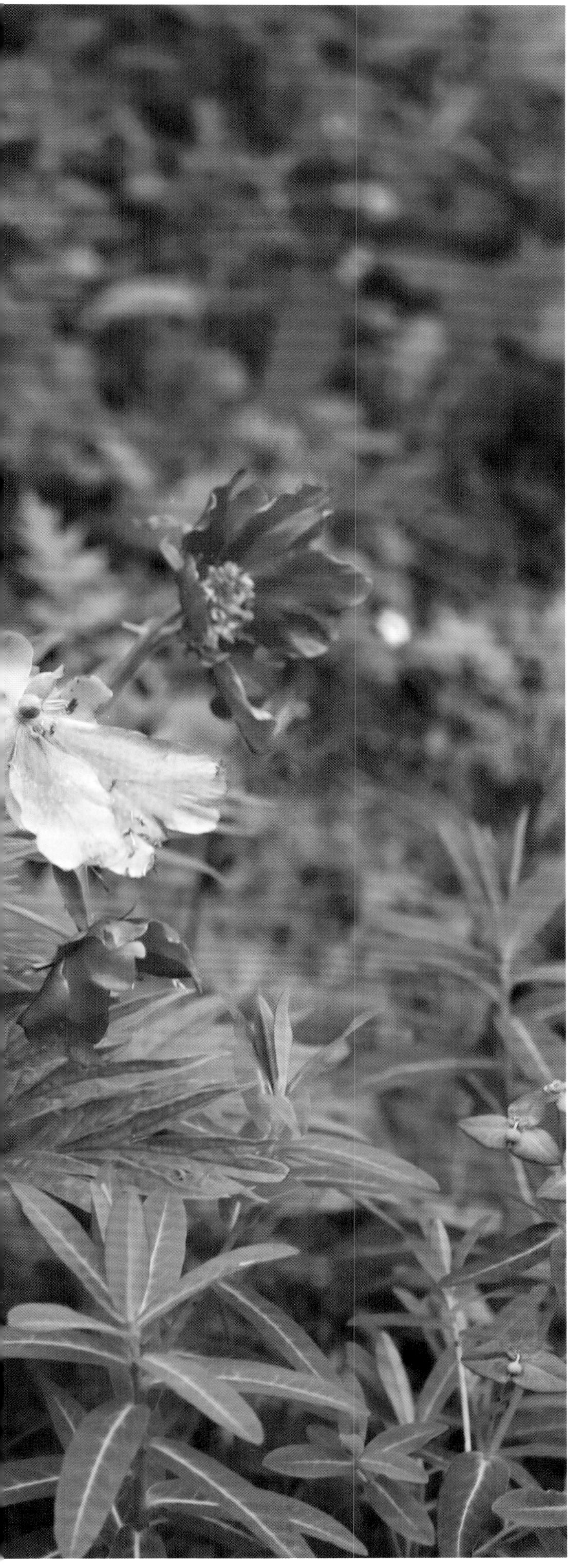

生境分布

生长于山坡林下草丛中及路旁。分布于内蒙古、四川及东北等地。

采收加工

春、秋两季采挖，除去根茎、须根及泥沙，晒干。

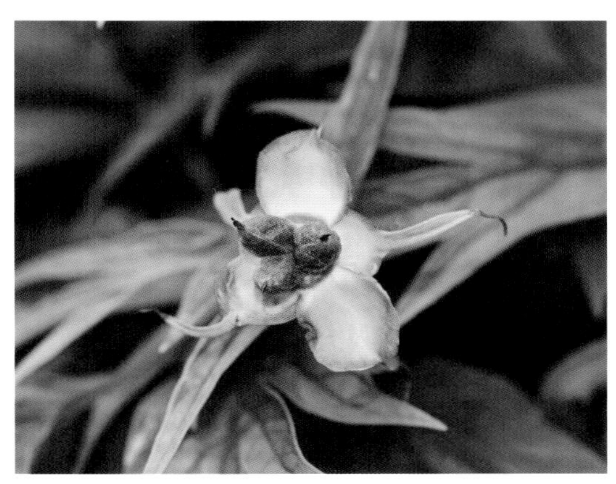

川赤芍

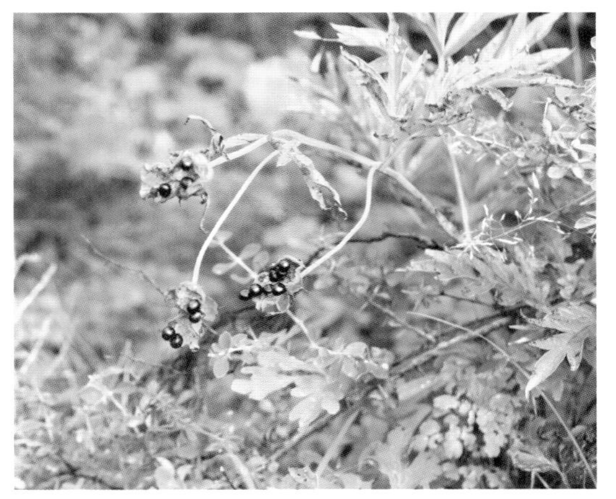

川赤芍

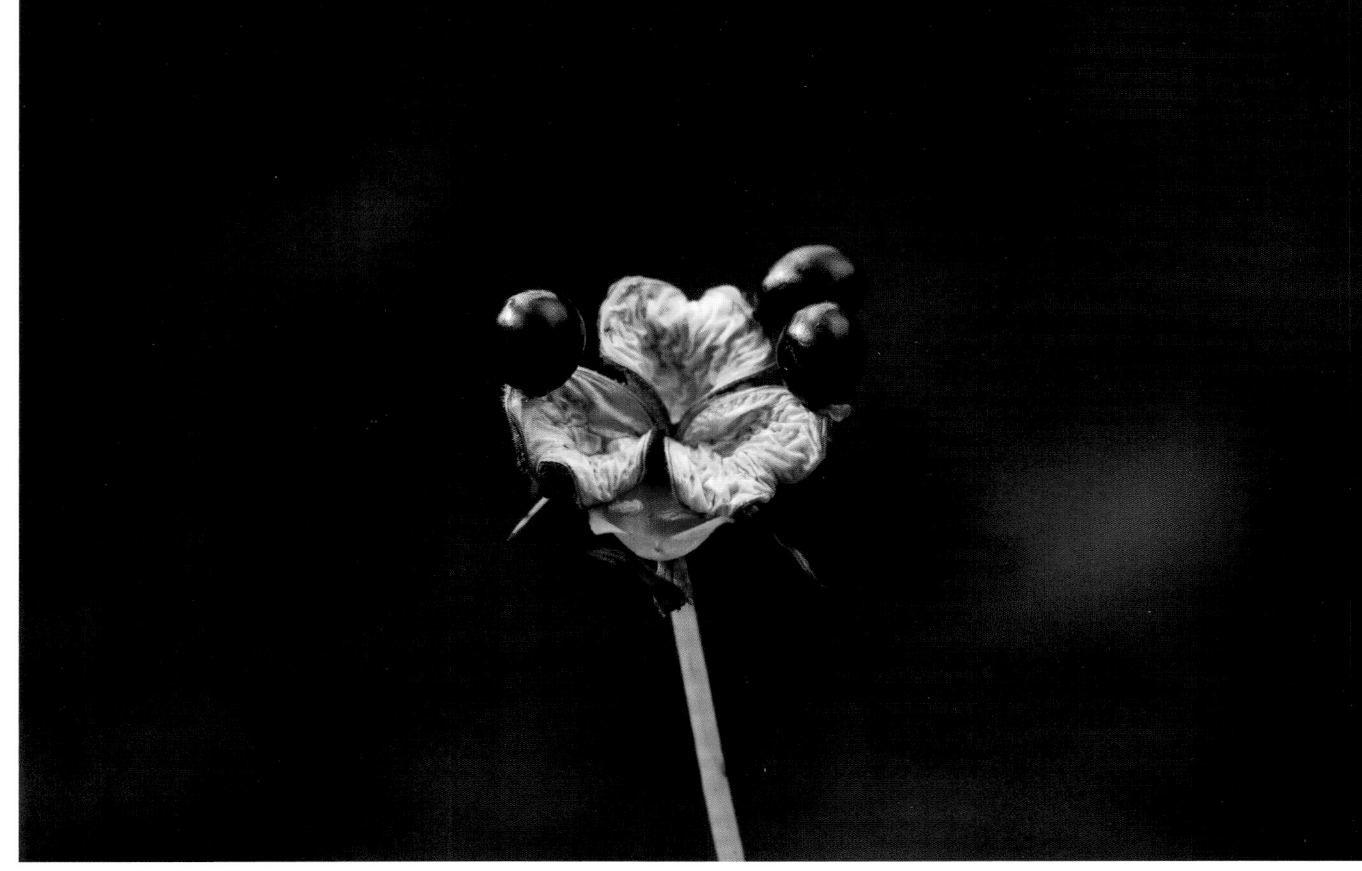

川赤芍花、果

药材性状

本品呈圆柱形，稍弯曲，长 5 ～ 40 cm，直径 0.5 ～ 3 cm。表面棕褐色，粗糙，有纵沟及皱纹，并有须根痕及横向凸起的皮孔，有的外皮易脱落。质硬而脆，易折断，断面粉白色或粉红色，皮部窄，木部放射状纹理明显，有的现裂隙。气微香，味微苦、酸涩。以根粗壮，断面粉白色，粉性大者为佳。

化学成分

赤芍中主要含有芍药苷（paeoniflorin）、芍药内酯苷（albiflorin）、氧化芍药苷（oxypaeoniflorn）、苯甲酰芍药苷 (benzoylpaeoniflorin）、芍药吉酮 (paeoniflorigenone）、芍药新苷（lactifiorin）、（Z）-（1S,5R）-β-蒎烯 -10- 基 -β- 巢菜糖苷。亦含有没食子鞣质（gallotannin），并分离出苯甲酸（benzoic acid），尚含挥发油、脂肪油、树脂、糖、淀粉、黏液质、蛋白质等。

药理作用

1. 镇静催眠作用 小鼠腹腔注射芍药苷 1 g/kg，能延长环己巴比妥引起的睡眠时间。给大鼠脑室内注射芍药苷 1 g/kg，可产生睡眠作用。

2. 镇痛作用 对腹腔注射醋酸引起的小鼠扭体反应，腹腔注射芍药苷 1 g/kg，有明显抑制作用。灌胃芍药苷 2 g/kg 则作用比腹腔给药弱。

3. 抗惊厥作用 给鼷鼠腹腔注射 10% 芍药浸膏 1 g/kg，能对抗小剂量士的宁引起的惊厥，但对大剂量士的宁引起的惊厥无作用。给小鼠腹腔注射芍药苷 2 g/kg，可抵抗戊四唑引起的惊厥。

4. 降温作用 给小鼠腹腔注射芍药苷 1 g/kg，使正常体温下降，药后 30 分钟作用最明显。但是对混合伤寒菌苗引起的发热没有影响。

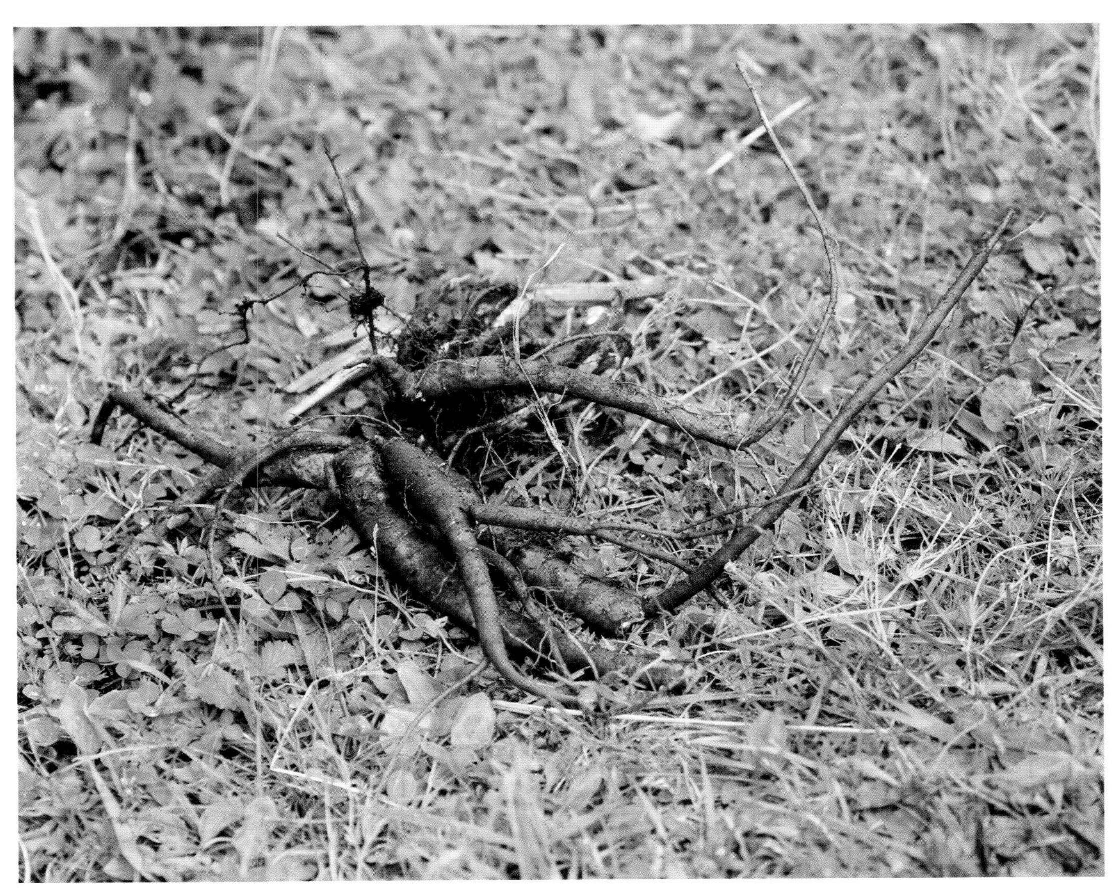

川赤芍药材

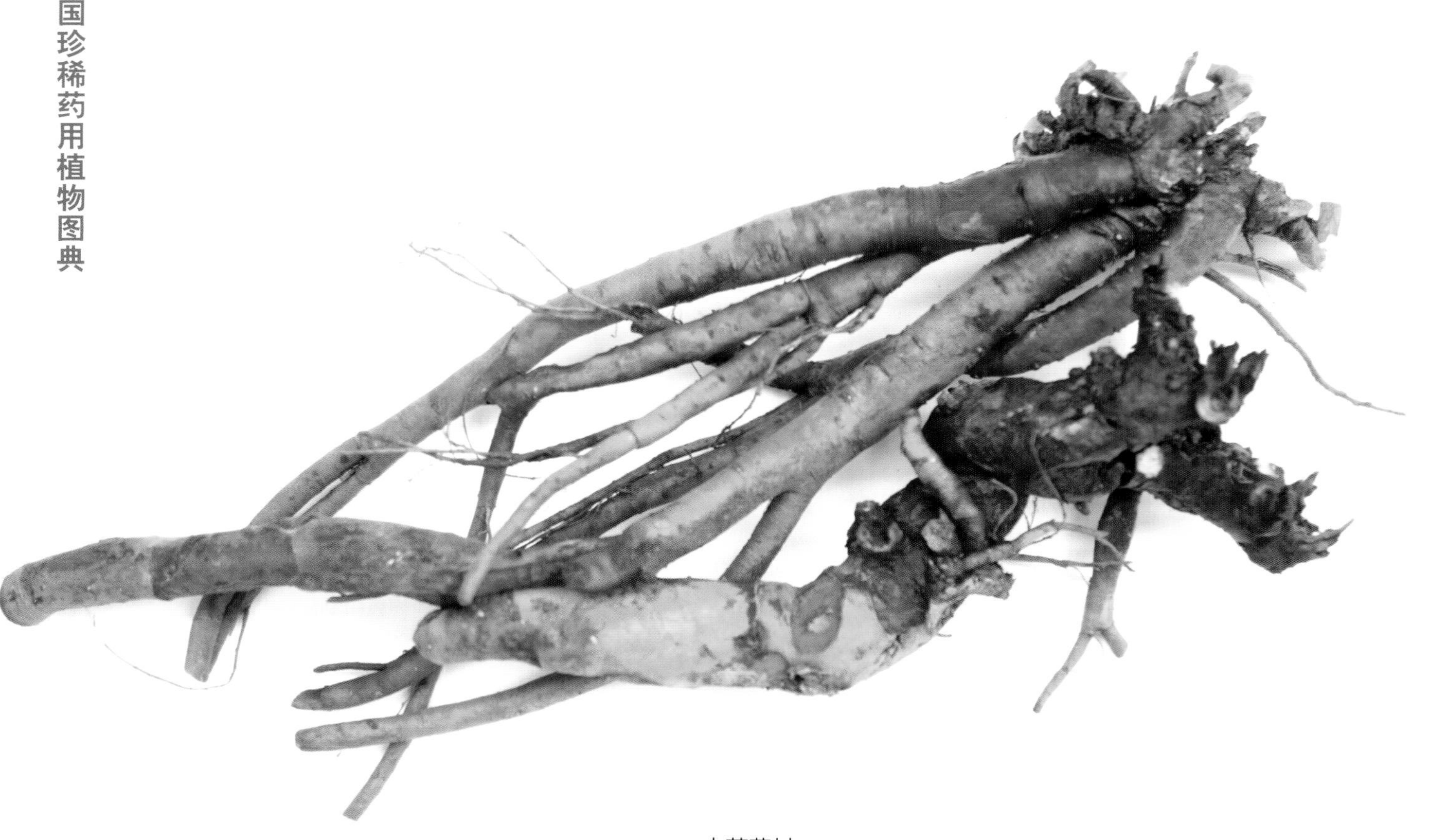

赤芍药材

5. 对学习记忆的影响 赤芍对小鼠及大鼠学习记忆功能有一定的增强作用，并能对抗东莨菪碱所致学习记忆功能障碍。可能与改善微循环、扩张脑血管、增强脑血流量有一定关系。

6. 对心脏的保护作用 给大鼠静滴赤芍水提醇沉液 8 g/kg，对垂体后叶素引起的心电图 ST 段抬高有明显保护作用，给垂体后叶素之后，对照组大鼠 ST-T 段由（0.12±0.036）mV 升至（0.37±0.026）mV，给药组大鼠 ST-T 段由（0.114±0.02）mV 升至（0.14±0.03）mV，差异显著。给沸水烫伤大鼠灌胃赤芍提取液（生药）10 g/kg，可使因烫伤引起的心肌功能下降程度减轻。

7. 增加冠状动脉血流量 以 0.2% 赤芍水提醇沉注射液灌流大鼠心脏，10 分钟后，正常大鼠冠状动脉血流量增加 28.4%，电刺激引起的颤动心脏冠状动脉血流量增加 21%。

8. 降低肺动脉压 给家兔肌注赤芍注射液 1.0 g/kg，可预防注射 $FeCl_3$ 引起的实验性肺动脉高压症，使肺动脉平均压由模型对照组的（18.23±5.2）cmH_2O 降至（11.53±2.07）cmH_2O，有显著性差异。赤芍对油酸复制犬呼吸窘迫综合征模型所引起的肺损伤，能显著降低肺循环阻力及肺动脉压，明显改善心功能及肺血氧合功能。赤芍对实验性门静脉高压也有降低作用。

9. 抗血栓形成 赤芍水煎液给大鼠灌胃，每只大鼠所用总量相当于生药15 ~ 20 g，分2次给药，间隔1.5小时，末次给药后1.5小时取血，观察体外血栓形成。给药组血栓形成时间明显延长，血栓长度缩短，血栓的湿、干质量均降低，与对照组相比，抗血栓形成作用显著。

10. 抑制血小板聚集 上述用法用量的赤芍水煎液不能降低外周血小板计数，但能使ADP诱导的血小板聚集功能显著降低，使ADP用量由对照组的（7.3±0.5%）μg/mL增加到（174.9±94.2）μg/mL。赤芍水煎液（1 g/mL）0.005 mL于体外给药对肾上腺素、ADP、烙铁头蛇毒血小板聚集素（TMVA）以及花生四烯酸（AA）诱导的血小板聚集均有极显著的抑制作用，并使血小板的黏附功能降低。给大鼠灌胃赤芍精，每日200 mg，共46日，能对抗大鼠因食用胆固醇、高脂饲料而出现的血液高凝倾向，使血小板聚集时间、血小板血栓形成时间以及血栓形成时间均接近正常组。

11. 对凝血－纤溶系统酶活性的影响 体外实验结果显示，赤芍水煎液0.1 mL，浓度分别为125 mg（生药）/mL，250 mg（生药）/mL，500 mg（生药）/mL及1000 mg（生药）/mL，可使大鼠血液凝固时间比对照组明显延长，并呈量效关系，当水煎液浓度达500 mg（生药）/mL时血浆完全不凝。

12. 抗动脉粥样硬化作用 给实验性动脉粥样硬化家兔喂赤芍浸膏0.5 g/kg，共给药15周，可显著降低血浆总胆固醇(TC）、低密度脂蛋白胆固醇（LDL-C）及极低密度脂蛋白胆固醇（VIDL-C）的含量，动脉壁脂钙和磷脂含量均降低，主动脉斑块面积缩小。与高脂未治疗组相比，赤芍的上述作用均有显著意义。并强于硝苯地平。

13. 对免疫功能的影响 应用碳廓清法测定小鼠网状内皮系统功能，发现以赤芍D 3 g/kg皮下注射5次，可使吞噬指数（*K*值）比对照组提高42%～46%，与对照组比较$P<0.05$，并使平均20 g体重的肝质量较对照组显著增加（$P<0.01$）。对脾脏质量影响不明显。用10亿绵羊红细胞免疫LACA小鼠，4日后取血清，按“溶血素测定法”测定半数溶血值，在免疫前1日开始腹腔注射赤芍D 2 g/kg，对小鼠溶血素反应未见明显影响。用鸡红细胞激发LACA小鼠迟发型超敏反应，在第1次免疫小鼠前1日开始中赤芍D1 g/kg，对小鼠迟发型超敏反应无明显影响。

14. 解痉作用 赤芍和芍药苷能抑制大鼠和豚鼠肠管和胃运动，对抗乙酰胆碱引起的平滑肌痉挛。对大鼠子宫平滑肌有抑制作用，并能对抗垂体后叶素引起的子宫收缩，对抗毛果芸香碱引起的大鼠胃紧张。

15. 抗病原微生物作用 体外试验证明赤芍对多种病原微生物有较强的抑制作用，对痢疾志贺菌、伤寒沙门菌、副伤寒沙门菌、铜绿假单胞菌、大肠埃希菌、变形杆菌及百日咳鲍特菌、葡萄球菌、α－溶血性链球菌及 β－溶血性链球菌、肺炎链球菌以及霍乱弧菌均有抑制作用。对某些致病性真菌也有抑制作用。赤芍煎剂在试管内对京科 68-1 病毒、疱疹病毒、流行性感冒病毒、副流行性感冒感病毒及肠道病毒有抑制作用，但对腺病毒作用不明显。

16. 对机体代谢的影响 赤芍 0.7 ～ 3.3 mg/mL 对肝细胞 DNA 的合成有明显增强作用，能显著促进 3H- 胸腺嘧啶核苷掺入肝细胞内。赤芍 801 24 mg/kg 腹腔注射对大鼠肝脏和心脏微粒体羧基酯酶（CEase）的活力均有显著诱导作用，提示其对肝脏水解过程有促进作用，有利于毒物排泄。

17. 抗肿瘤作用 腹腔注射赤芍正丁醇提取物 1.2 g/kg，对小鼠 S180 实体瘤的抑制率为 36% ～ 44%，与对照组比较，有显著差异。赤芍对小鼠 lewis 肺癌接种部位肿瘤的生长、自发性肺转移灶数目及肺转移率均无明显影响。给小鼠腹腔注射赤芍水提物 2 g/kg 或 70% 乙醇提取物 0.5 g/kg，对 S180 实体瘤的生长没有明显影响，如与环磷酰胺合用，可明显增加后者的抗肿瘤生长作用。

18. 抗感染作用 赤芍苷及以赤芍为主的活血化瘀汤能抑制角叉菜胶、右旋糖苷和甲醛性大鼠肿胀性关节炎。100% 赤芍水煎液在试管内对赤痢菌、霍乱弧菌、葡萄球菌、伤寒沙门菌、副伤寒沙门菌、大肠埃希菌、变形杆菌、溶血性链球菌及肺炎链球菌等有一定抑制作用。

19. 抗氧化作用 赤芍提取液体外有很强的清除超氧阴离子自由基（O_2）作用。0.5 g/kg 喂饲动脉粥样硬化模型家兔，能降低血清过氧化脂质含量。对大呼吸窘迫综合征引起的急性肺损伤，能升高血中超氧化物歧化酶（SOD）值，降低丙二醛（MDA）。有抗自由基生成作用。

20. 强壮作用 赤芍醇提物 7.1 g/kg，能延长小鼠游泳时间和缺氧存活时间。小鼠腹腔注射赤芍注射液 20 g/kg、40 g/kg、80 g/kg 亦能显著提高常压耐氧的耐受力。

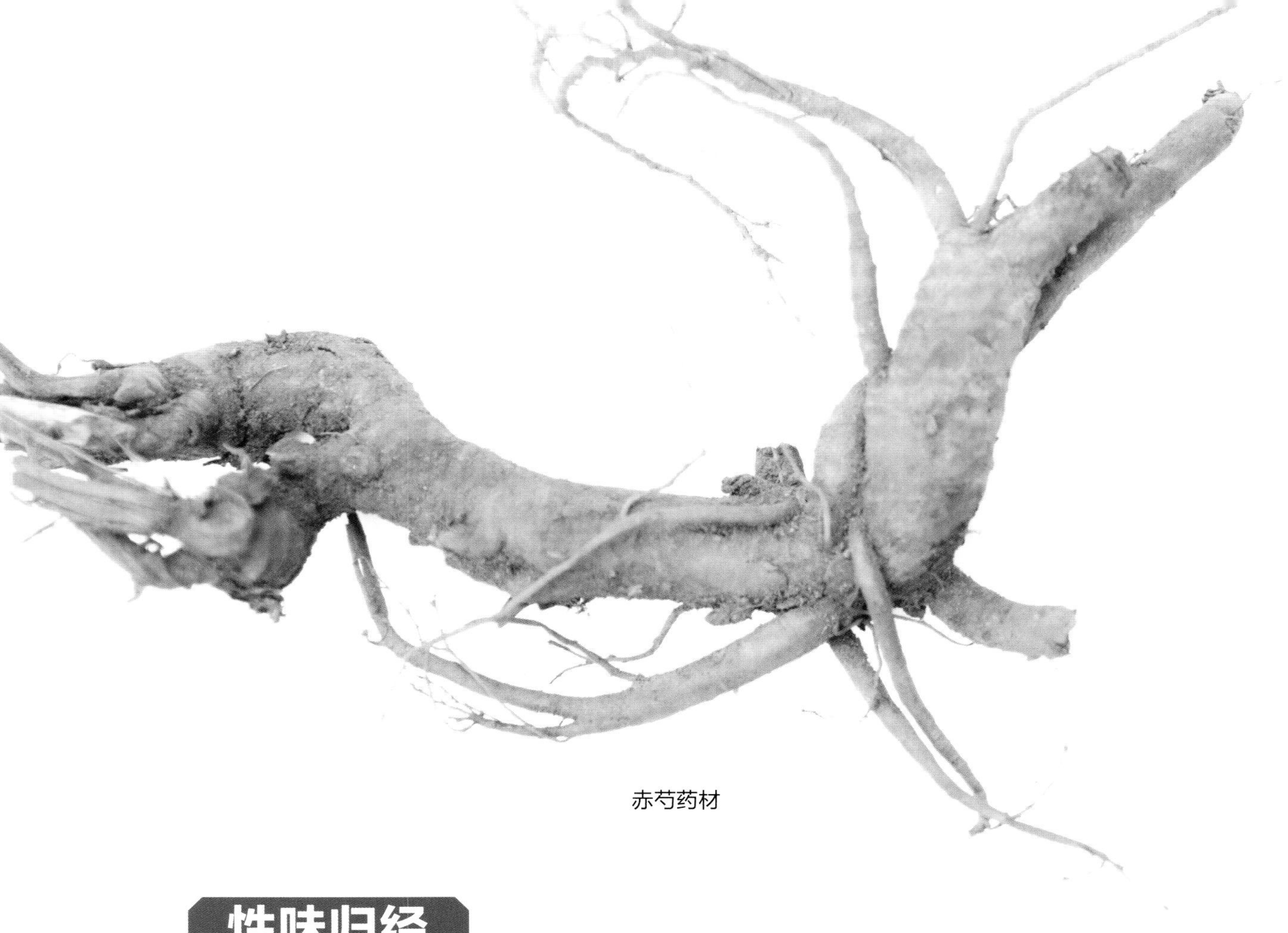

赤芍药材

性味归经

苦，微寒。归肝经。

功效主治

清热凉血，散瘀止痛。用于热入营血，温毒发斑，吐血衄血，目赤肿痛，肝郁胁痛，经闭痛经，癥瘕腹痛，跌仆损伤，痈肿疮疡。

临床应用

1. 冠心病 赤芍汤，每日 3 次，每次 40 mL（含生药 1 g/mL），5 周为 1 个疗程。连服 2 个疗程可使心绞痛、心慌、胸闷等症状以及心电图等有较明显改善。治疗 125 例。结果：心绞痛缓解率为 96%。1% 赤芍注射液 25 mL 加入生理盐水 250 mL 内静滴，每日 1 次，10 次为 1 个疗程，抗心绞痛有效率为 76%，心电图改善率为 32%。

2. 急性脑血栓形成 用180 mg赤芍801（赤芍成分之一没食子酸的衍生物没食子丙酯）加入5%或10%葡萄糖注射液250 ~ 500 mL中静滴。每日1次，15日为1个疗程。观察期间一般不用其他有关中西药。结果：治疗263例，基本治愈106例，显效98例，好转38例，无效21例，总有效率为92.0%。

3. 急性乳腺炎 用乳炎消霜剂（赤芍、川芎各9 g，芙蓉花叶、生麦芽各15 g，吲哚美辛1.5 g等药物再加乳剂基质，共制成10 g）敷于患部，每日2次，一般治疗3 ~ 7日即愈。结果：患者40例，有效率为90%。

4. 冠心病心绞痛 从赤芍中提取分离制成1%赤芍精注射液，治疗22例患者，随机分组。治疗组用1%赤芍注射液20 ~ 25 mL加入5%葡萄糖注射液或生理盐水250 mL内静滴，每日1次，10次为1个疗程；赤芍精抗心绞痛疗效显著优于对照组（$P<0.05$）。赤芍精组与对照组静滴1个疗程后，心电图改善差异显著（$P<0.05$），前者优于后者。

5. 肢体疼痛 赤芍与桂枝、川芎、乳香、羌活、独活、干姜、草乌等制成中药熨药。采用中药熨敷与直流电疗的理疗法，观察治疗6734例。结果：显效者2651例（39.35%），有效者3718例（55.21%），无效者365例（5.42%），总有效率为94.58%。

6. 肝曲综合征 赤芍30 g，川厚朴25 g，丹参20 g。每日1剂，常规水煎服分3次，连服7日为1个疗程。结果：患者12例，显效6例，有效5例，无效1例，有效率为91.6%。

7. 急性黄疸型肝炎 赤芍10 g，丹参30 g。水煎至200 mL，口服，每日2次，10日为1个疗程。结果：患者25例，3个疗程内治愈。

8. 急性乳腺炎 赤芍、甘草各50 g，局部脓性分泌物较多者加黄芪30 g；局部湿疹瘙痒者加地肤子20 g；乳房结核伴乳腺炎者加穿山甲10 g，昆布20 g。每日1剂，水煎分2次饭后服，3日为1个疗程。结果：患者102例，均在短期内治愈，用药最多者7剂，最少者2剂。

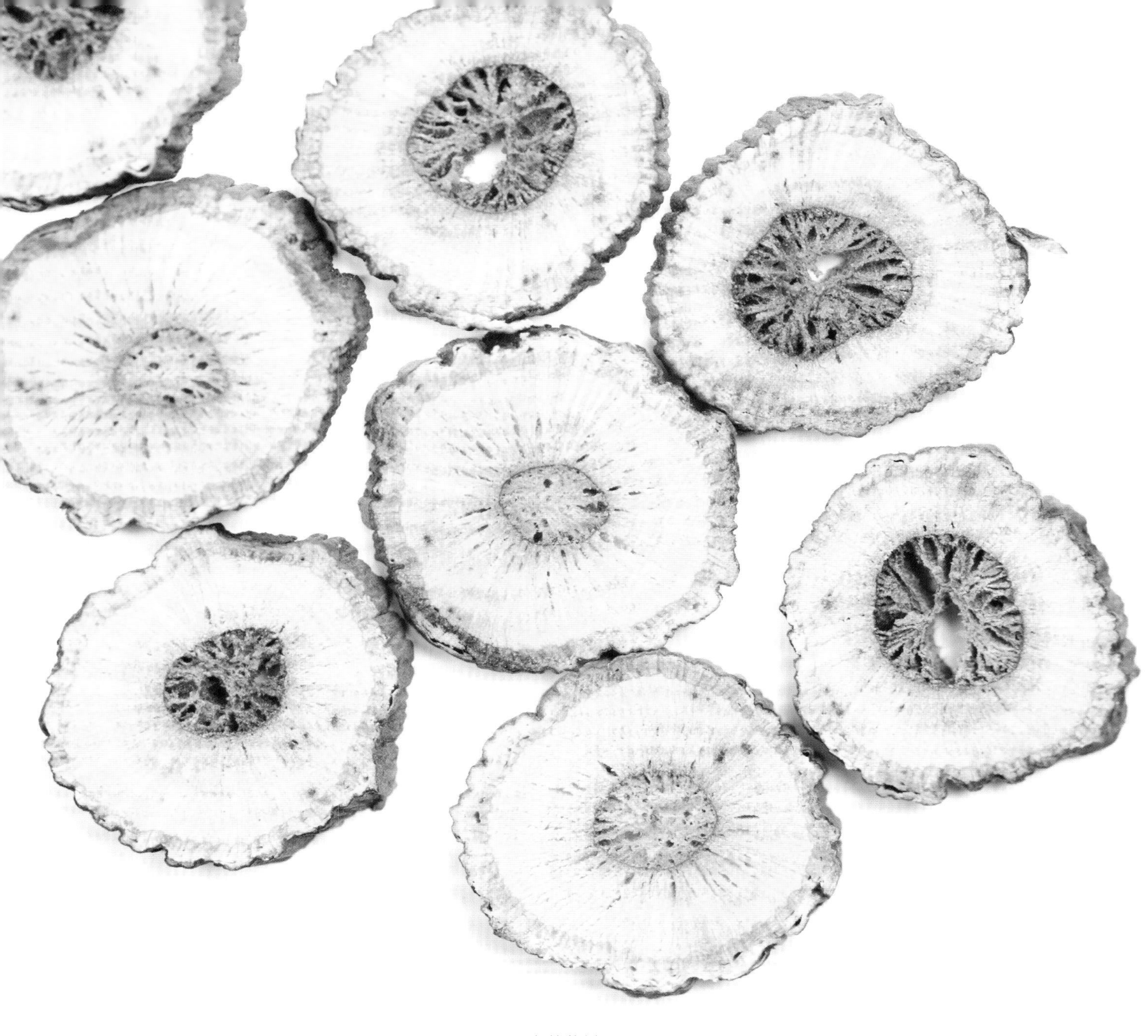

赤芍药材

用法用量

内服，煎汤，6 ~ 12 g；或入丸、散。

使用注意

不宜与藜芦同用。

七叶一枝花

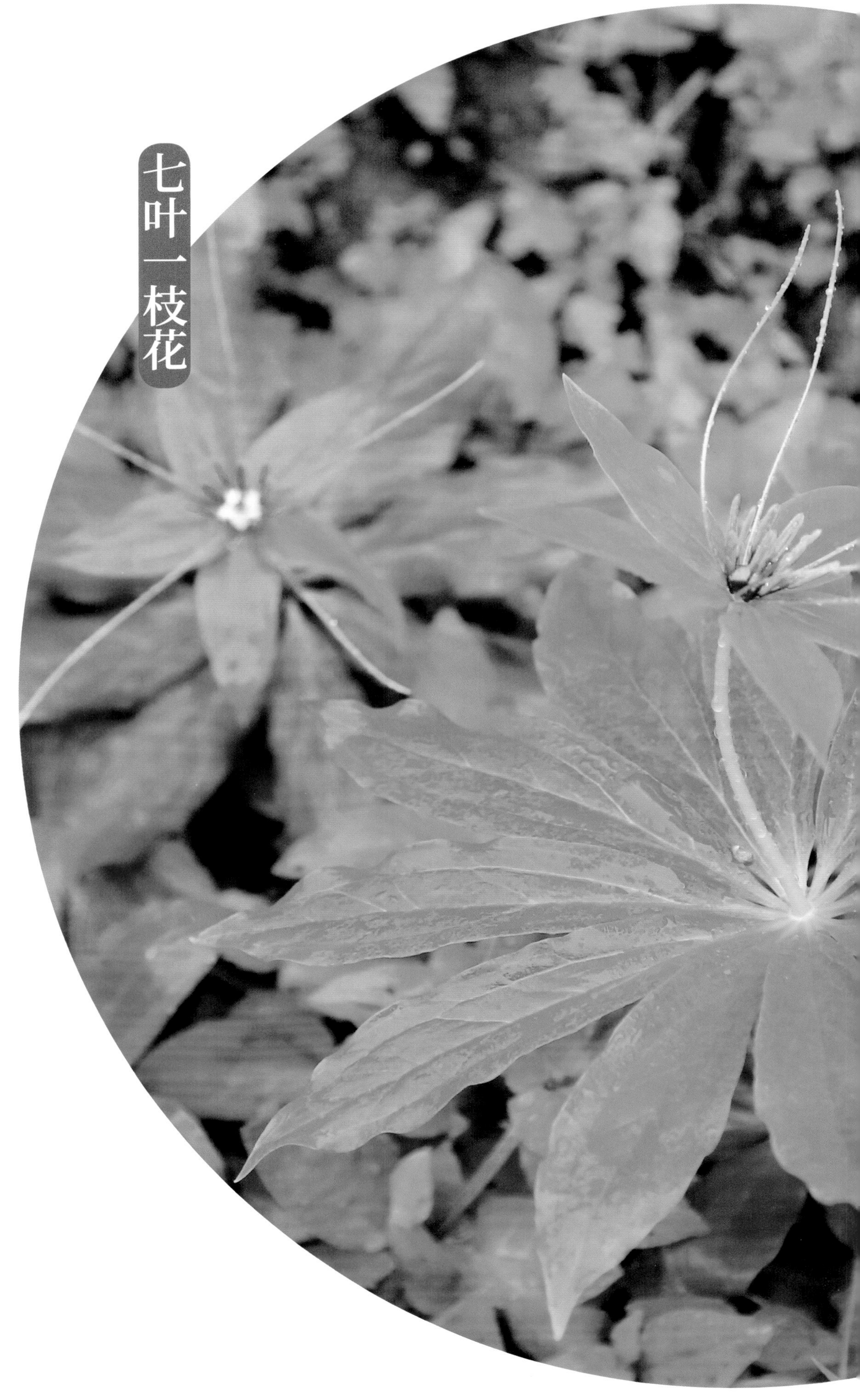

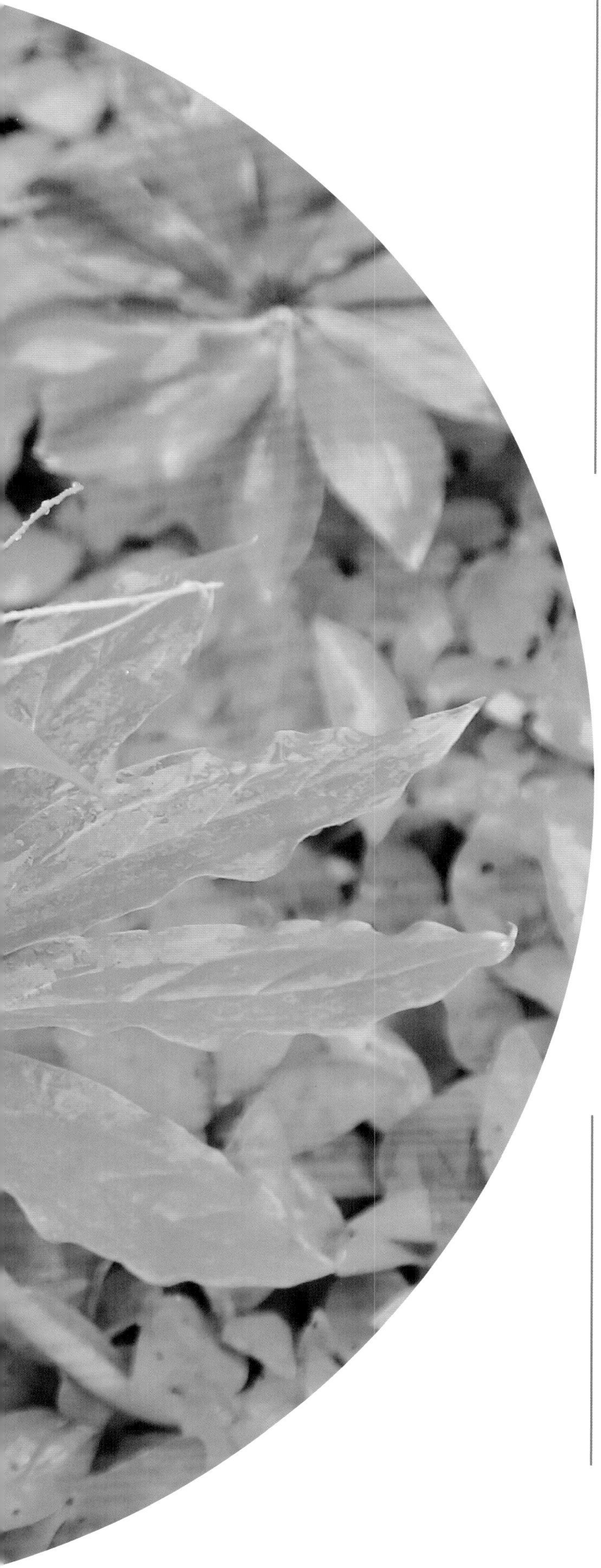

重楼

CHONGLOU

基原

本品为百合科植物七叶一枝花 *Paris polyphylla* Smith var. *chinensis* (Franch.) Hara 或云南重楼 *Paris polyphylla* Smith var. *yunnanensis* (Franch.) Hand.-Mazz. 的干燥根茎。

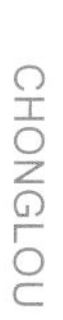

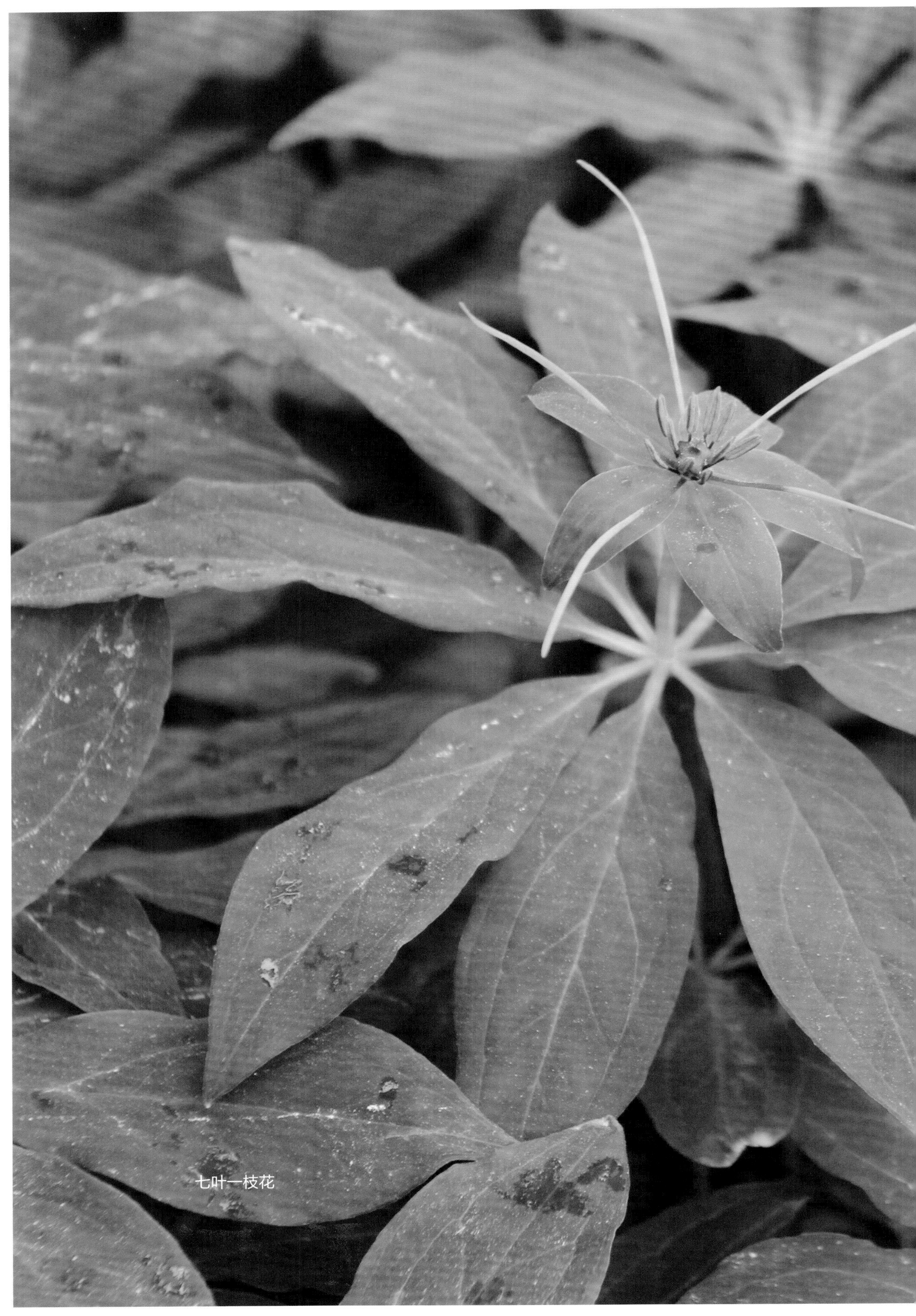

七叶一枝花

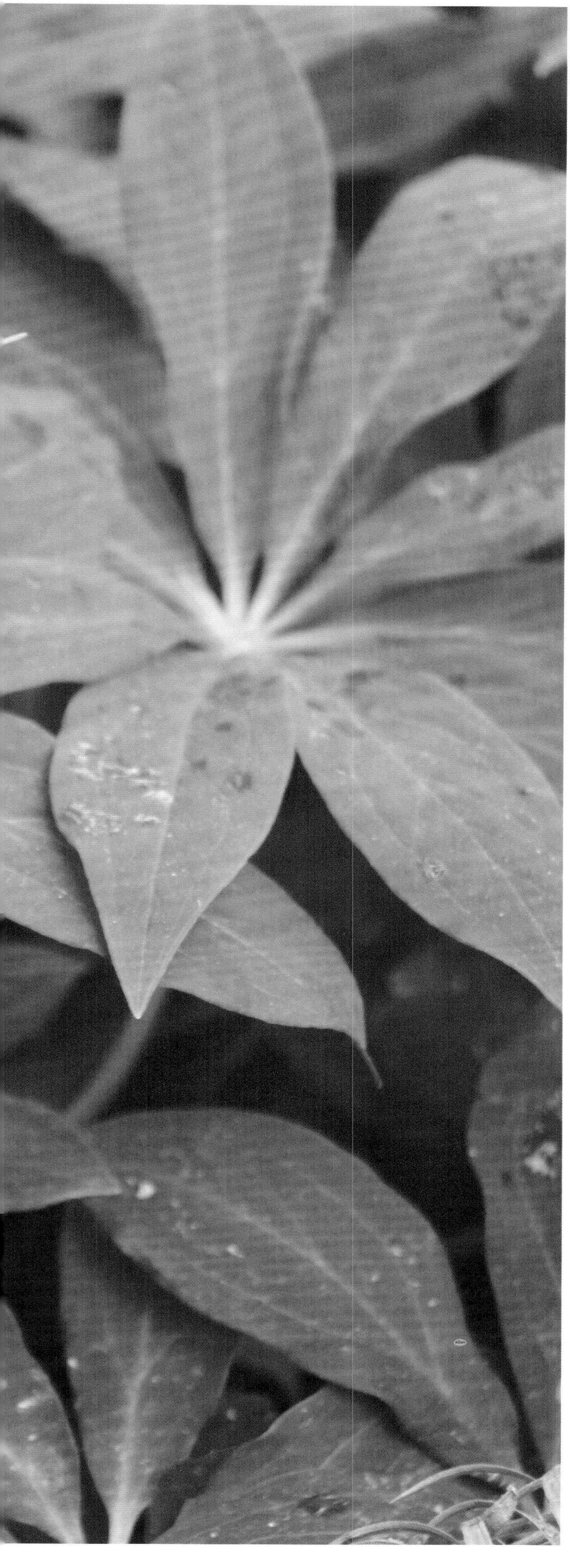

形态特征

多年生草本。叶 6 ~ 10 片轮生，叶柄长 5 ~ 20 mm，叶片厚纸质，披针形、卵状长圆形至倒卵形，长 5 ~ 11 cm，宽 2 ~ 4.5 cm。花梗从茎顶抽出，顶生一花；花两性，萼片披针形或长卵形，绿色，长 3.5 ~ 6 cm；花被片线形而略带披针形，黄色，长为萼片的 1/2 左右至近等长中部以上，宽 2 ~ 6 mm；雄蕊 8 ~ 10，花药长 1 ~ 1.5 cm，花丝比花药短，药隔突出部分 1 ~ 2 mm。花期 6 ~ 7 月，果期 9 ~ 10 月。

生境分布

生长于林下阴湿处。我国分布甚广，南北均有，主产于长江流域及南方各省。

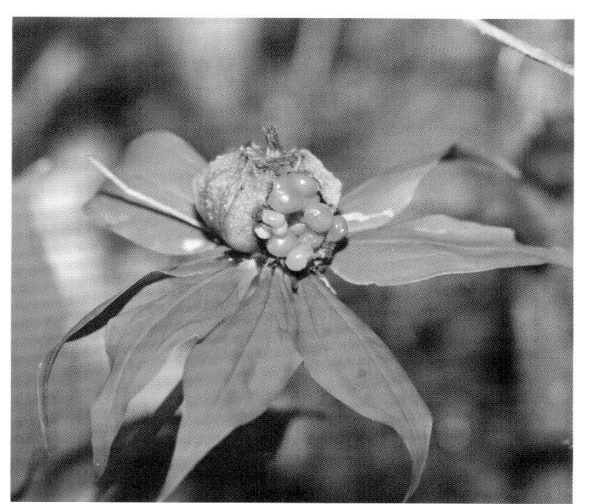

七叶一枝花果序

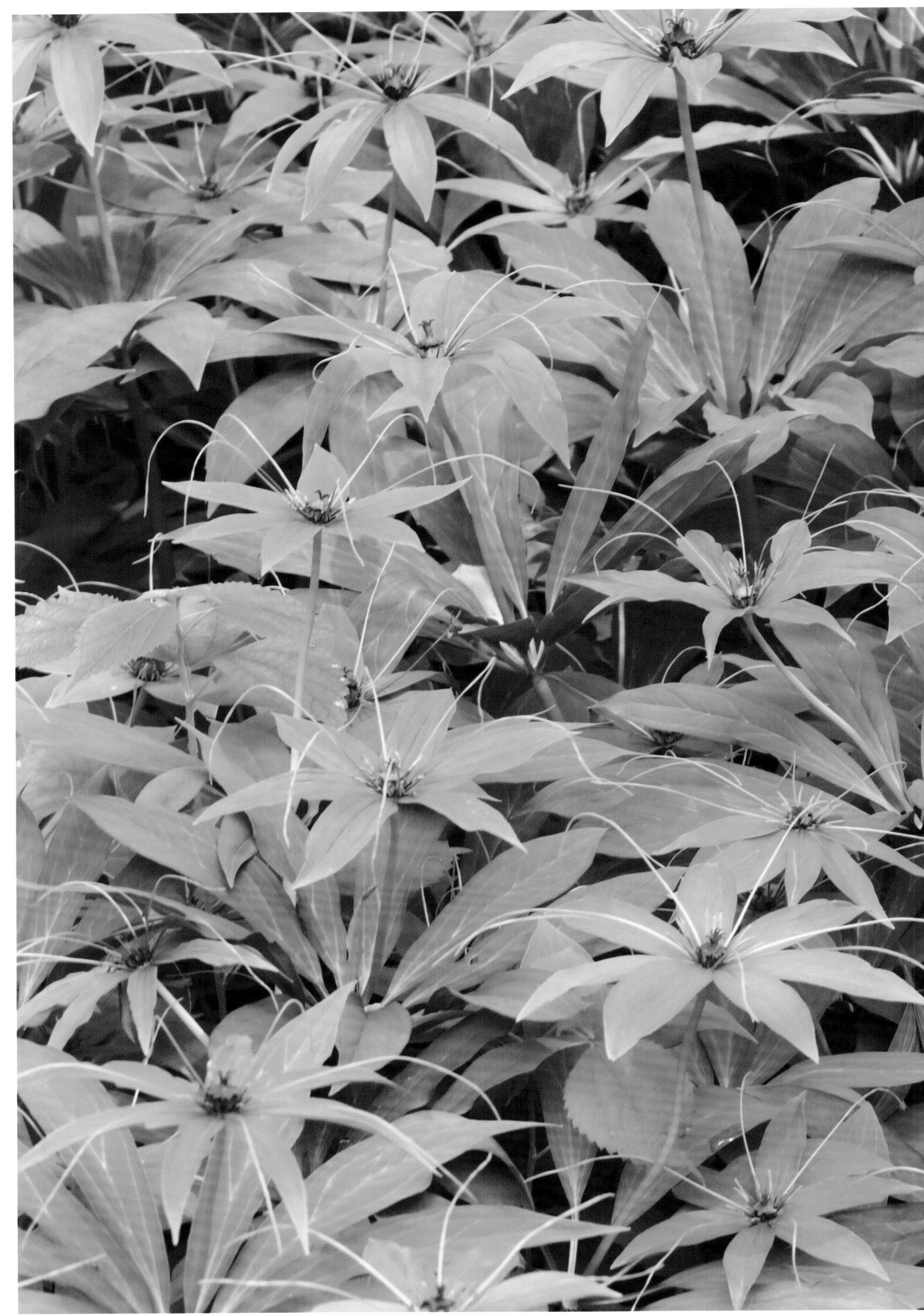

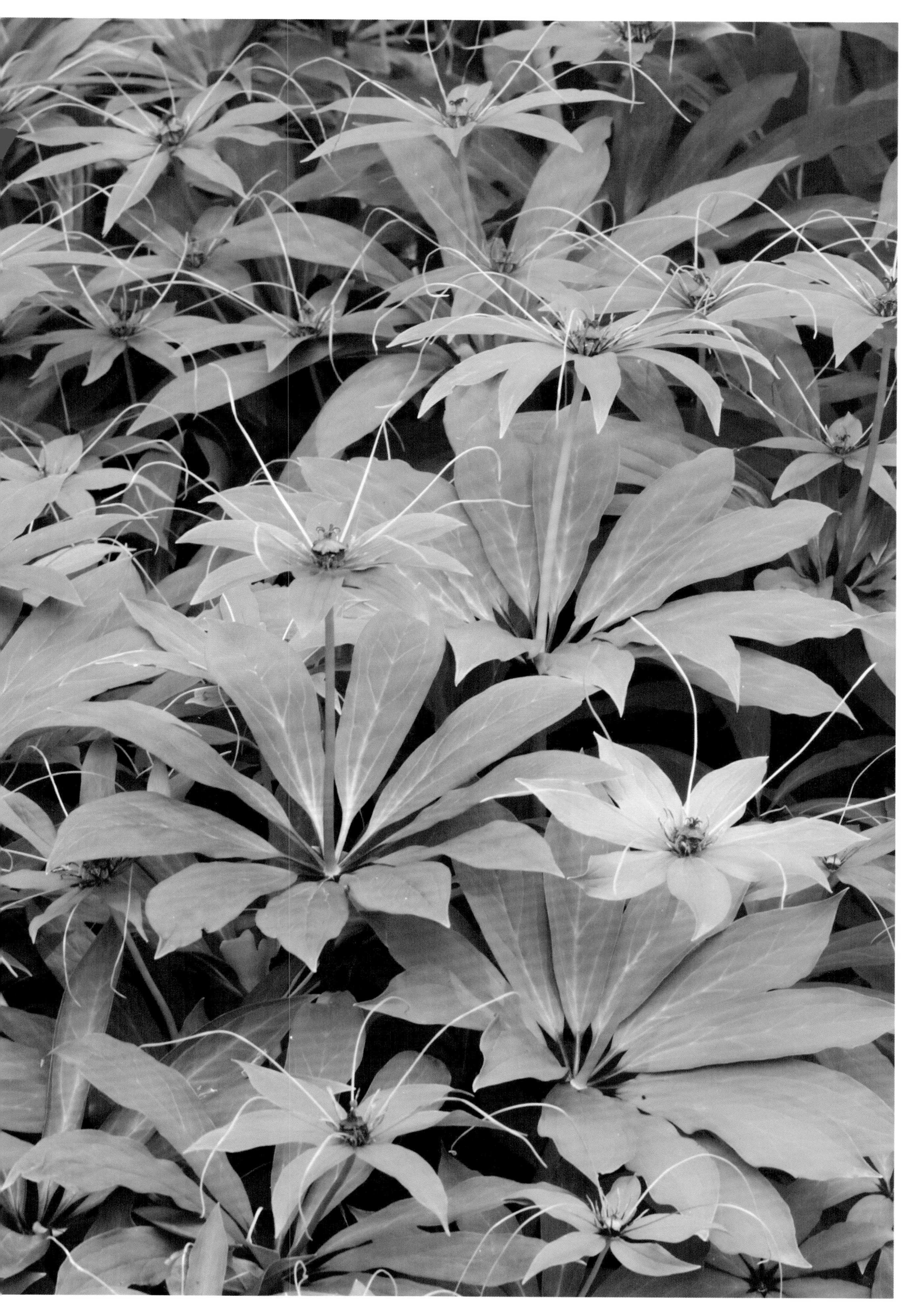

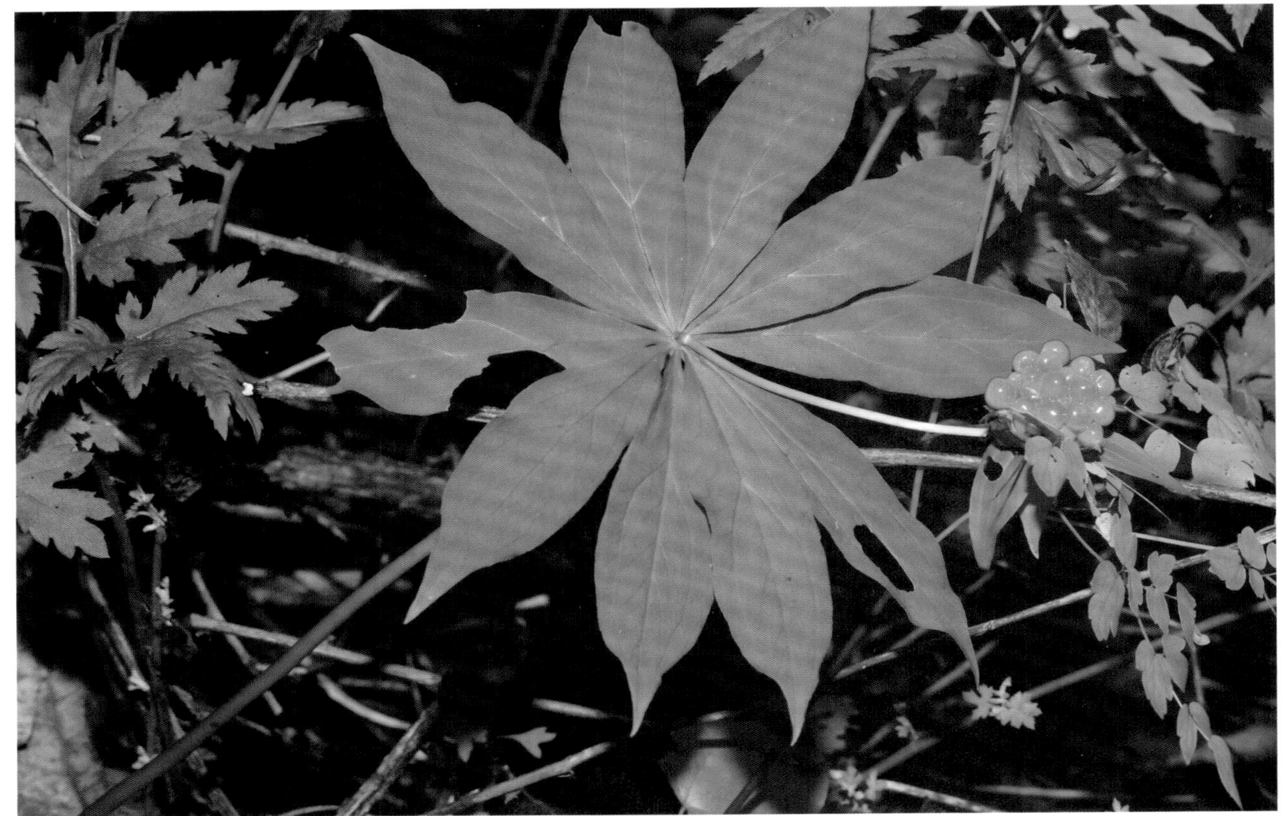

七叶一枝花

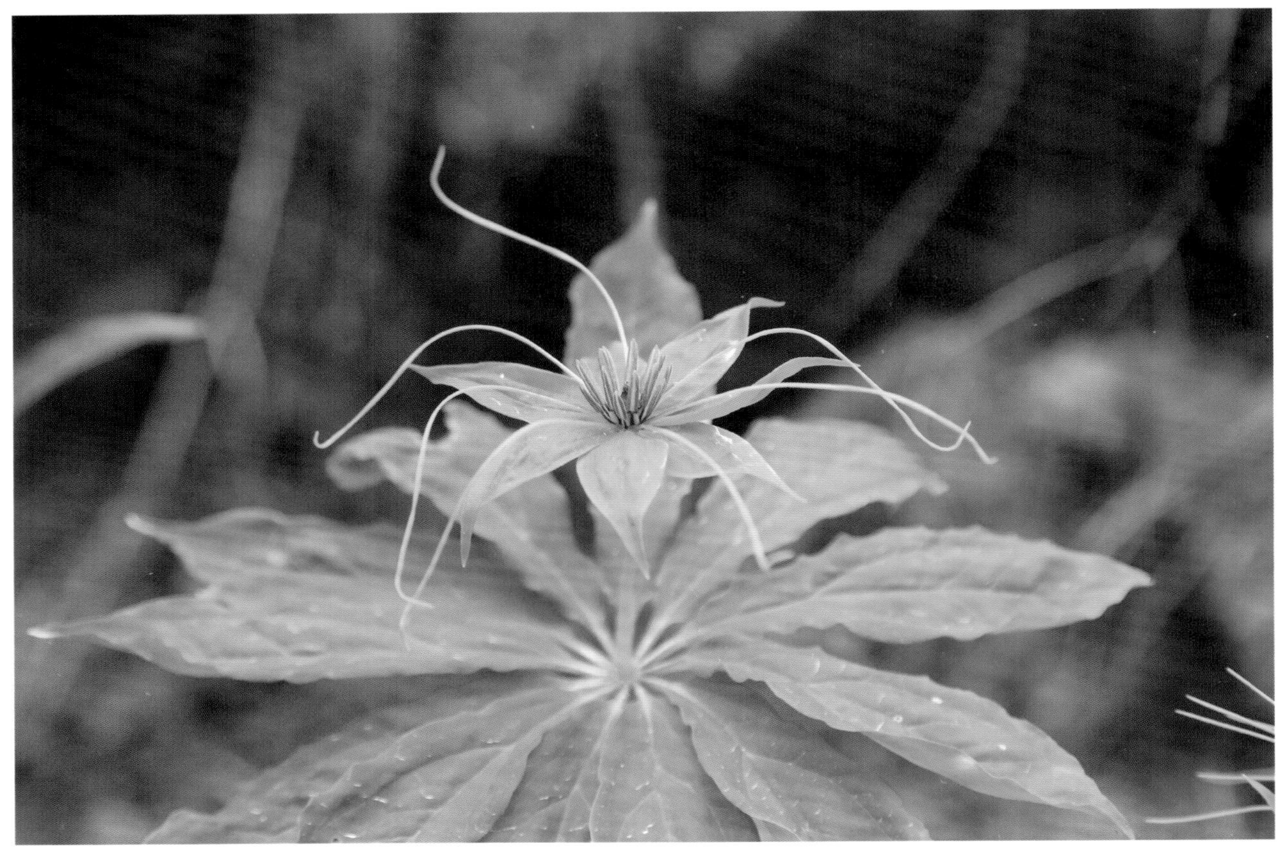

七叶一枝花

采收加工

秋季采挖，除去须根，洗净，晒干。

药材性状

本品呈结节状扁圆柱形，略弯曲，长 6 ～ 10 cm，直径 1 ～ 4 cm。外表黄褐色或灰棕色，有环节，上面有数个圆形或半圆形凹陷的茎痕；下面散有须根或须根痕；顶端具鳞叶或芽痕。质坚实，断面白色至黄白色，有粉性。气微，味微苦、辛。以粗壮、坚实、断面色白、粉性足者为佳。

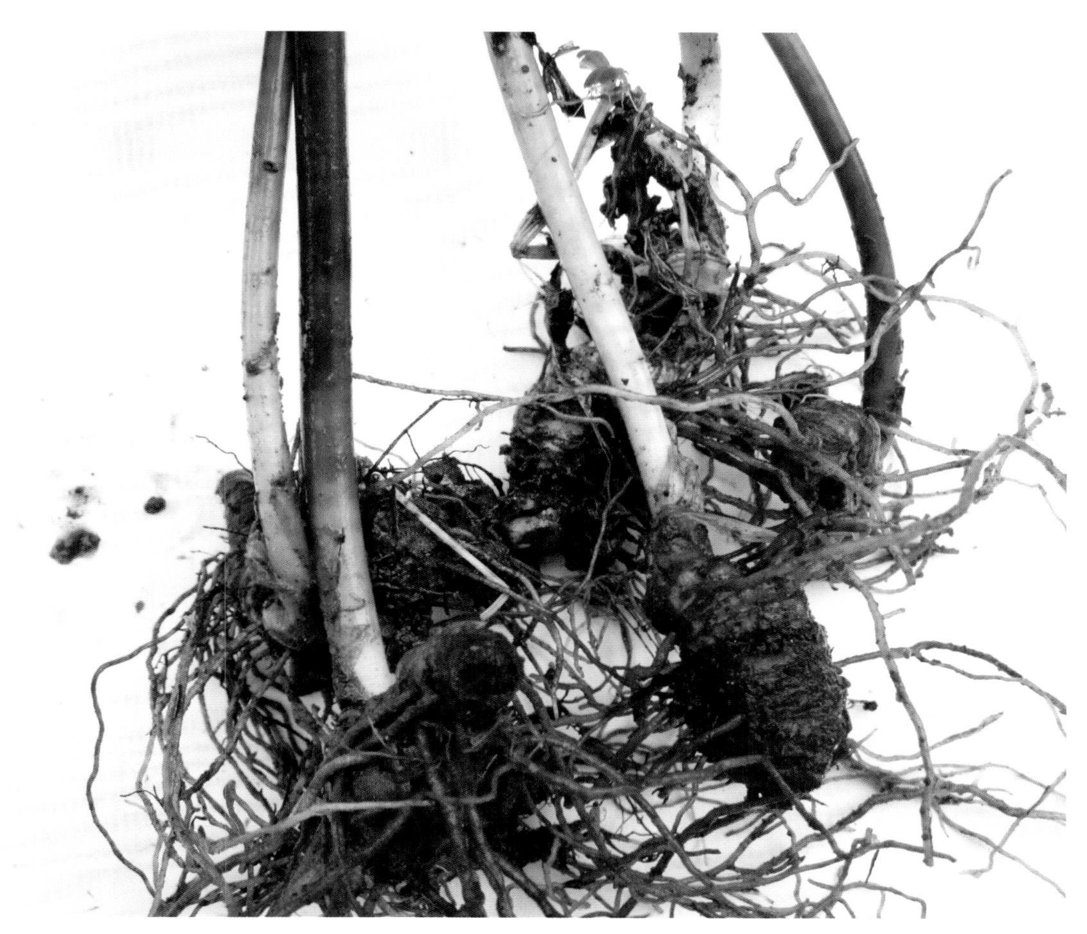

重楼鲜药材

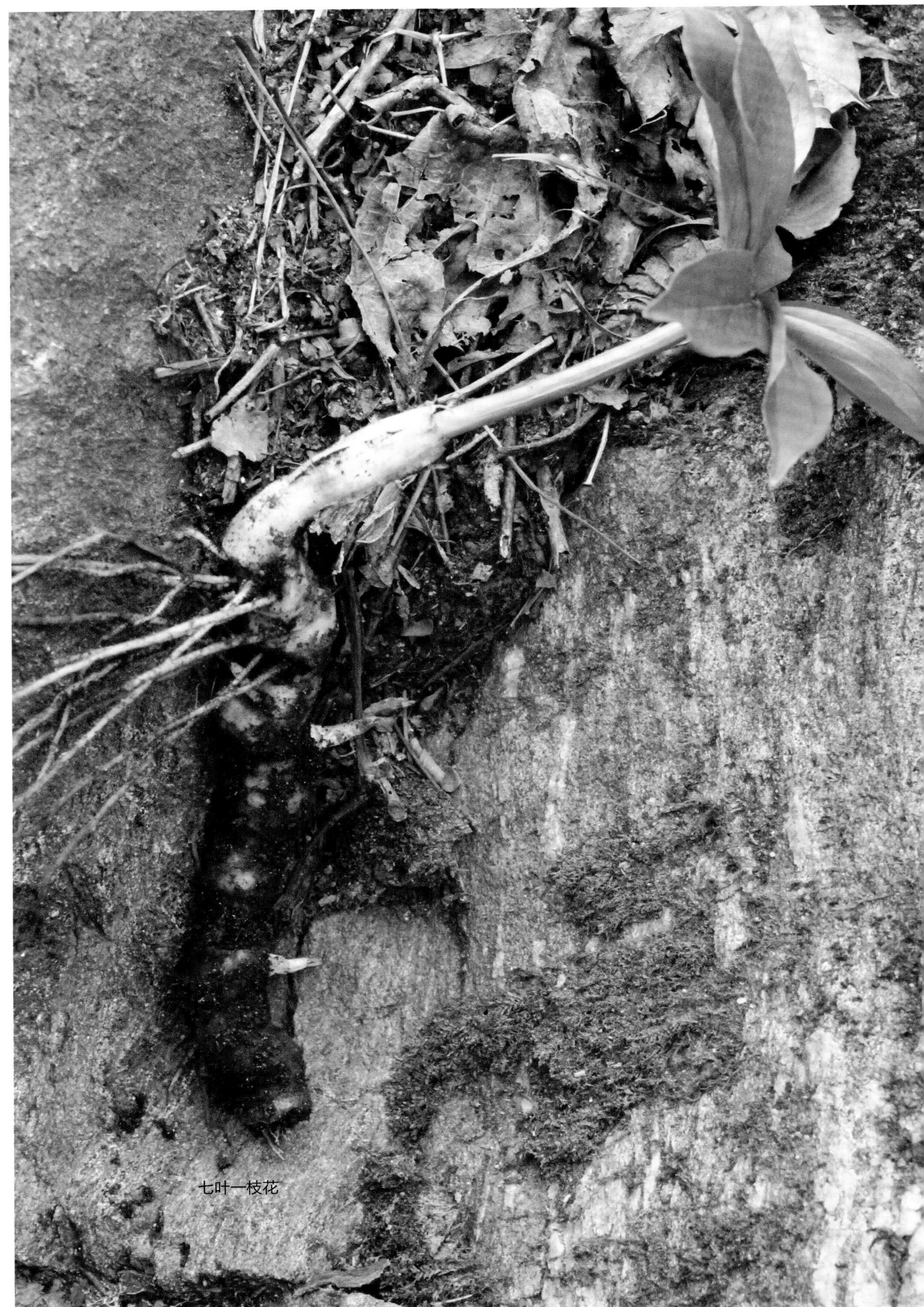

七叶一枝花

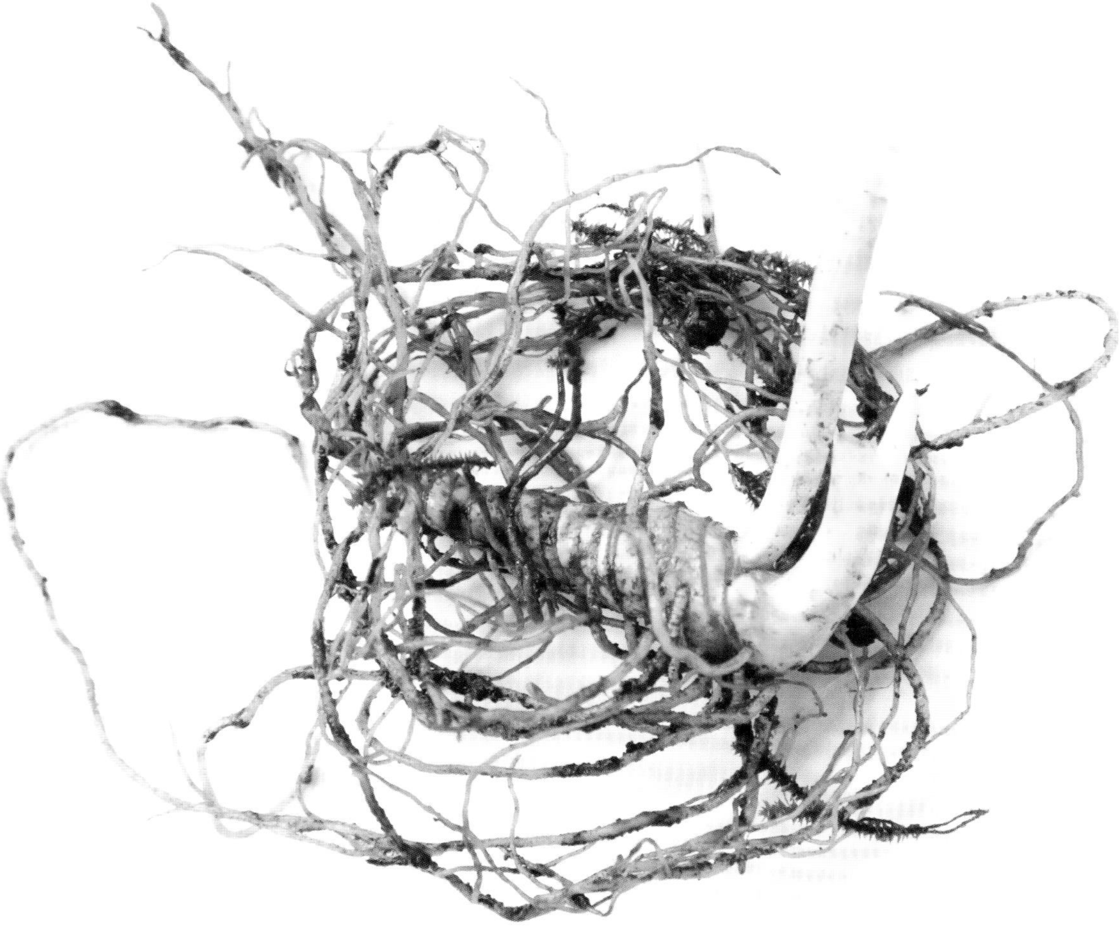

重楼鲜药材

化学成分

七叶一枝花根含蚤休苷（pariden）、薯蓣皂苷、薯蓣皂苷元的3- 葡萄糖苷、3- 鼠李糖葡萄糖苷、3- 阿拉伯糖葡萄苷和3- 四糖苷、甲基原薯蓣皂苷、薯蓣皂苷元 - 六乙酸基等多种皂苷。

药理作用

1. 抗病原微生物作用 本品对多种志贺菌属、伤寒沙门菌、副伤寒沙门菌、大肠埃希菌、金黄色葡萄球菌、乙型溶血性链球菌、脑膜炎奈瑟菌、白喉棒状杆菌、沙门菌属、白假丝酵母菌均有抑制作用。对化脓球菌的抑制能力较黄连为优。本品水或醇提取物在体外对流行性感冒病毒有抑制作用。

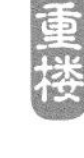

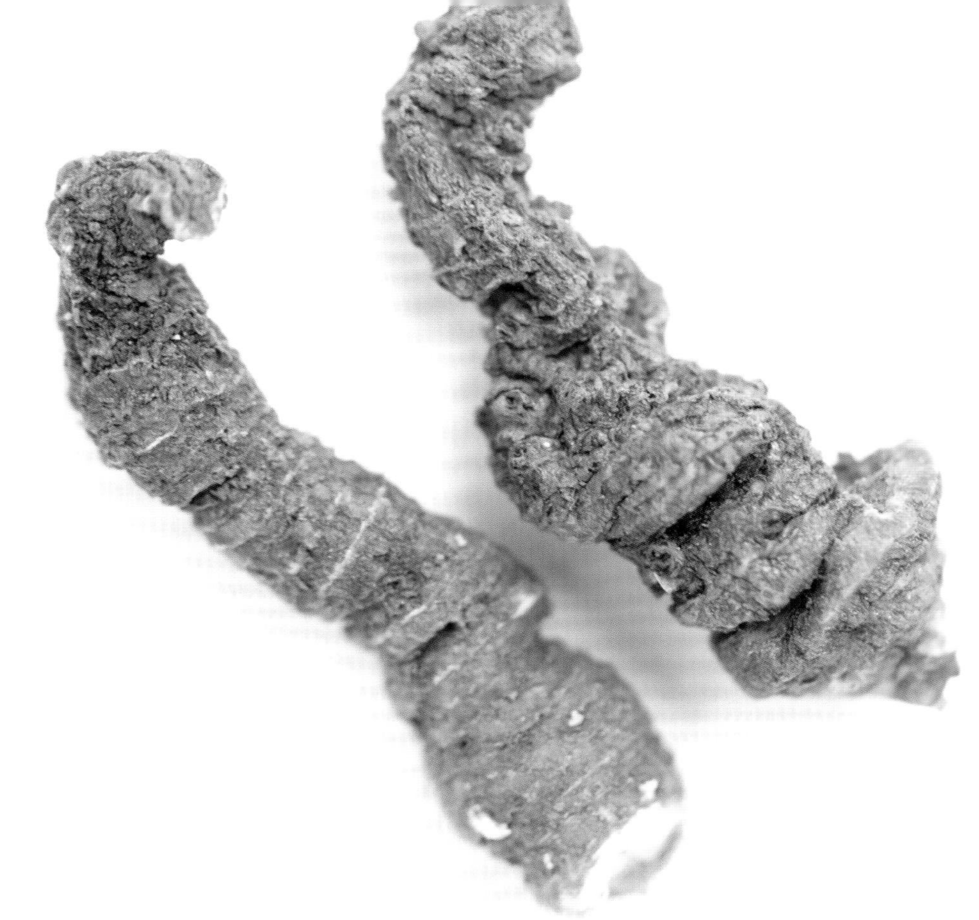

重楼药材

2. 止咳、平喘作用 水煎剂对小鼠实验性咳嗽有明显的镇咳作用；对豚鼠实验性喘息有明显的平喘作用。

3. 镇静、镇痛作用 蚤休苷可使小白鼠自发活动减少，有镇静、镇痛作用，与戊巴比妥钠有显著的协同作用。蚤休苷还有明显的镇痛作用。

4. 兴奋肠道平滑肌 煎剂及皂苷对豚鼠的离体回肠有兴奋作用。

5. 收缩血管 具有收缩血管的作用。

6. 抗肿瘤作用 具有抗肿瘤作用。

7. 其他作用 给大鼠灌胃，可明显降低大鼠肾上腺内维生素 C 的含量，促进肾上腺功能，但对幼年鼠的胸腺质量影响不大。本品尚有消炎作用。煎剂和皂苷均有溶血作用。

性味归经

苦，微寒；有小毒。归肝经。

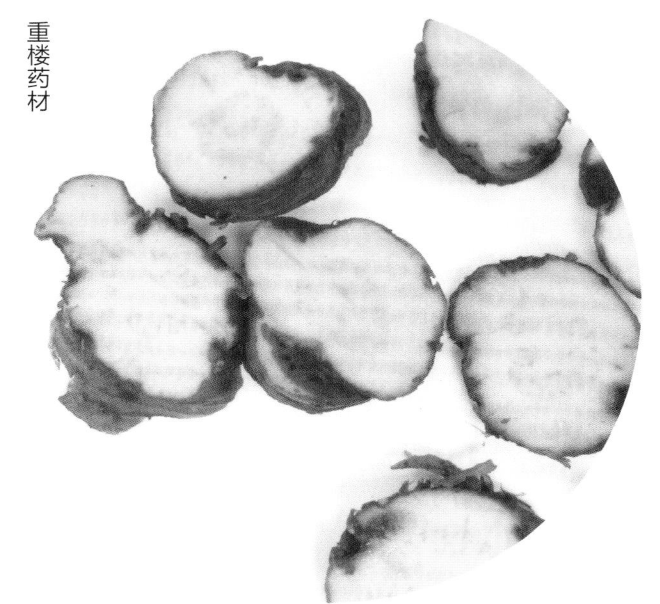
重楼药材

功效主治

清热解毒，消肿止痛，凉肝定惊。用于疔疮痈肿，咽喉肿痛，蛇虫咬伤，跌仆伤痛，惊风抽搐。

临床应用

1. 急性扁桃体炎火毒壅盛之咽喉肿痛者 重楼适量。水煎服。

2. 流行性乙型脑炎高热、抽搐或小儿惊风者 重楼适量。研末，口服，每日 2 次，每次 0.6 g。或与钩藤、蝉蜕等各适量配伍，以增强定惊止痉作用。

3. 疮痈热毒、败血症、腮腺炎、乳腺炎 重楼适量。研末，醋调涂敷患处；或与黄连、金银花等各适量配伍，以增强抑菌、消炎、解毒的作用。

4. 跌打外伤、出血 重楼适量。内服或外用。以化瘀止血。

5. 虫、蛇咬伤 重楼 15 g，地龙 3 g。水煎服或研末醋调敷。

用法用量

3 ~ 9 g。外用：适量，研末调敷。

使用注意

虚证患者及妊娠者慎用。

混伪品鉴别

黄草乌

本品为毛茛科植物黄草乌 *Aconitum vilmorinianum* Kom. 的块根。呈长圆锥形，表面黑褐色，有多数纵皱纹。顶端可见茎基残痕，末端细尖而稍弯曲。味苦麻。

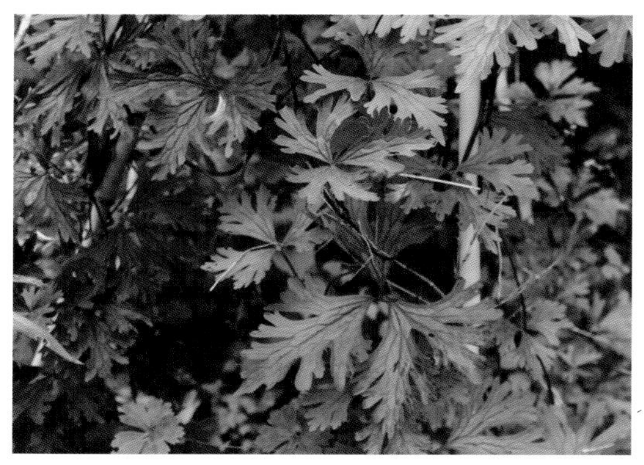

黄草乌

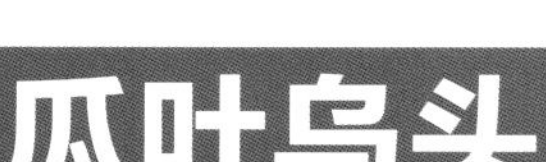

瓜叶乌头

本品为毛茛科植物瓜叶乌头 *Aconitum hemsleyanum* Pritz. 的块根。呈圆锥形，表面深棕色，有纵皱纹及须根痕。

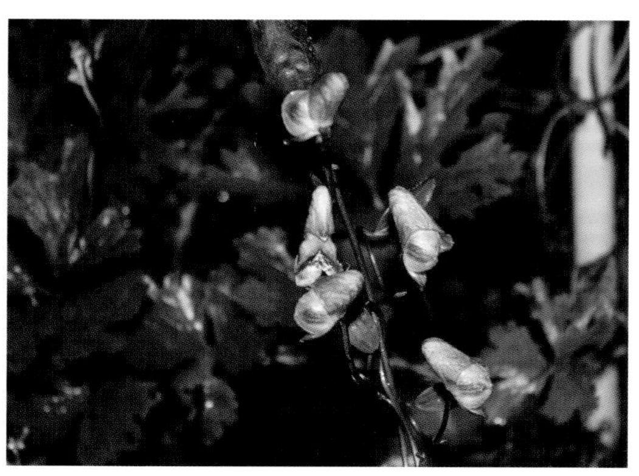

黄草乌

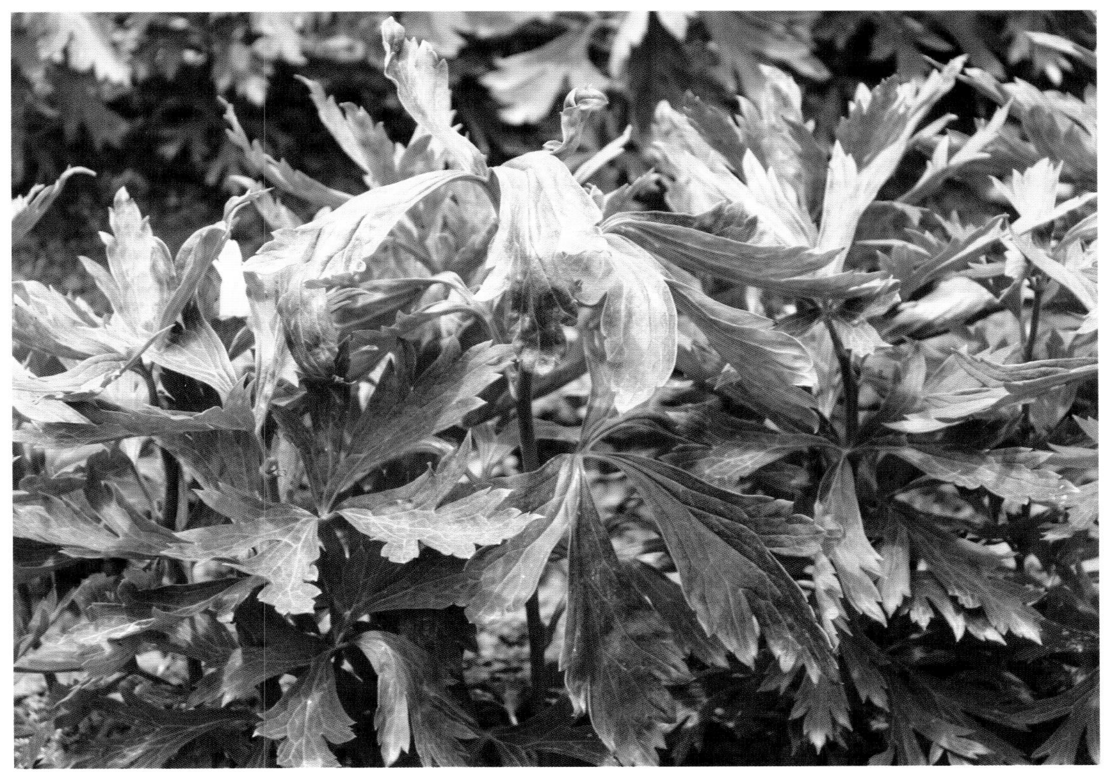

瓜叶乌头

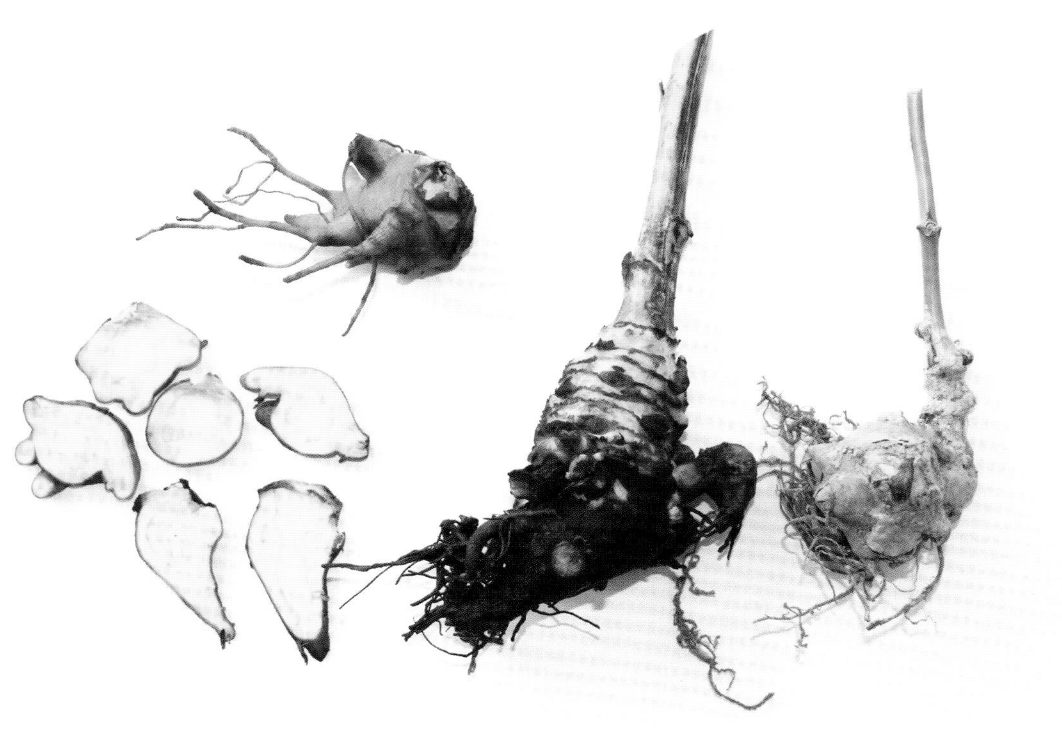

瓜叶乌头药材

暗紫贝母

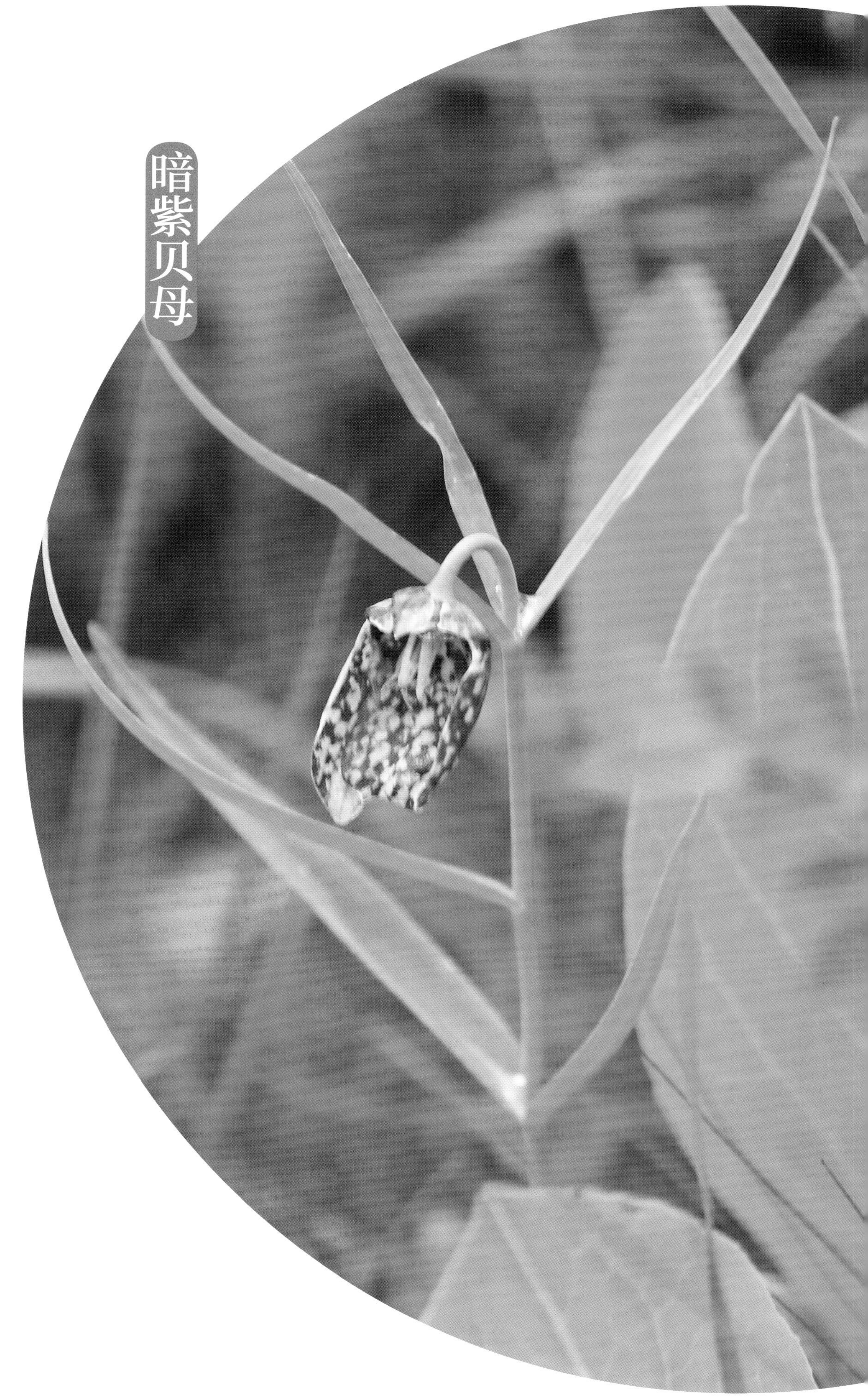

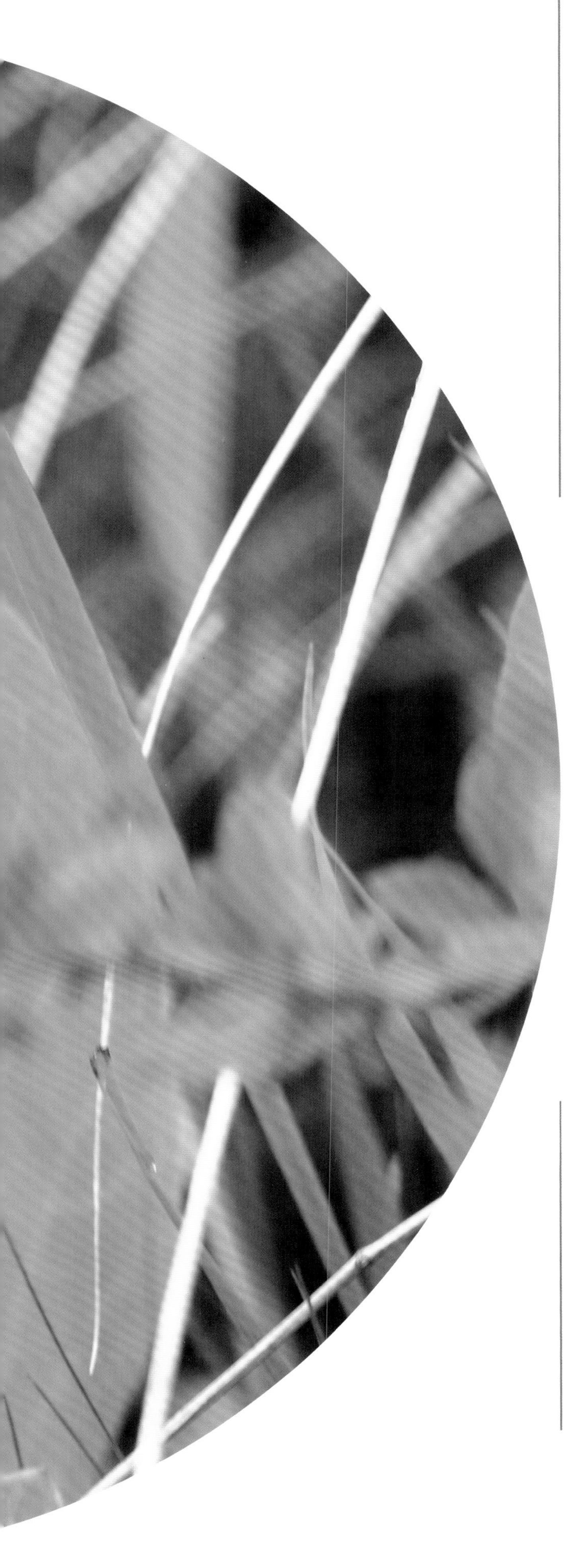

CHUANBEIMU

川贝母

基原

本品为百合科植物川贝母 *Fritillaria cirrhosa* D. Don、暗紫贝母 *Fritillaria unibracteata* Hsiao et K. C. Hsia、太白贝母 *Fritillaria taipaiensis* P. Y. Li 等的干燥鳞茎。按性状不同分别习称“松贝”“青贝”“炉贝”和“栽培品”。

形态特征

多年生草本，鳞茎圆锥形，茎直立，高 15 ～ 40 cm。叶 2 ～ 3 对，常对生，少数在中部间有散生或轮生，披针形至线形，先端稍卷曲或不卷曲，无柄。花单生茎顶，钟状，下垂，每花具狭长形叶状苞片 3 枚，先端多少弯曲成钩状。花被通常紫色，较少绿黄色，具紫色斑点或小方格，蜜腺窝在背面明显凸出。花期 5 ～ 7 月，果期 8 ～ 10 月。

生境分布

生长于高寒地区、土壤比较湿润的向阳山坡。分布于四川、云南、甘肃等地。以四川产量较大。以松贝为贝母之佳品。此外，分布于东北等地的平贝母的干燥鳞茎及分布于青海、新疆等地的伊贝母（新疆贝母或伊犁贝母）的干燥鳞茎，均作为川贝母入药。

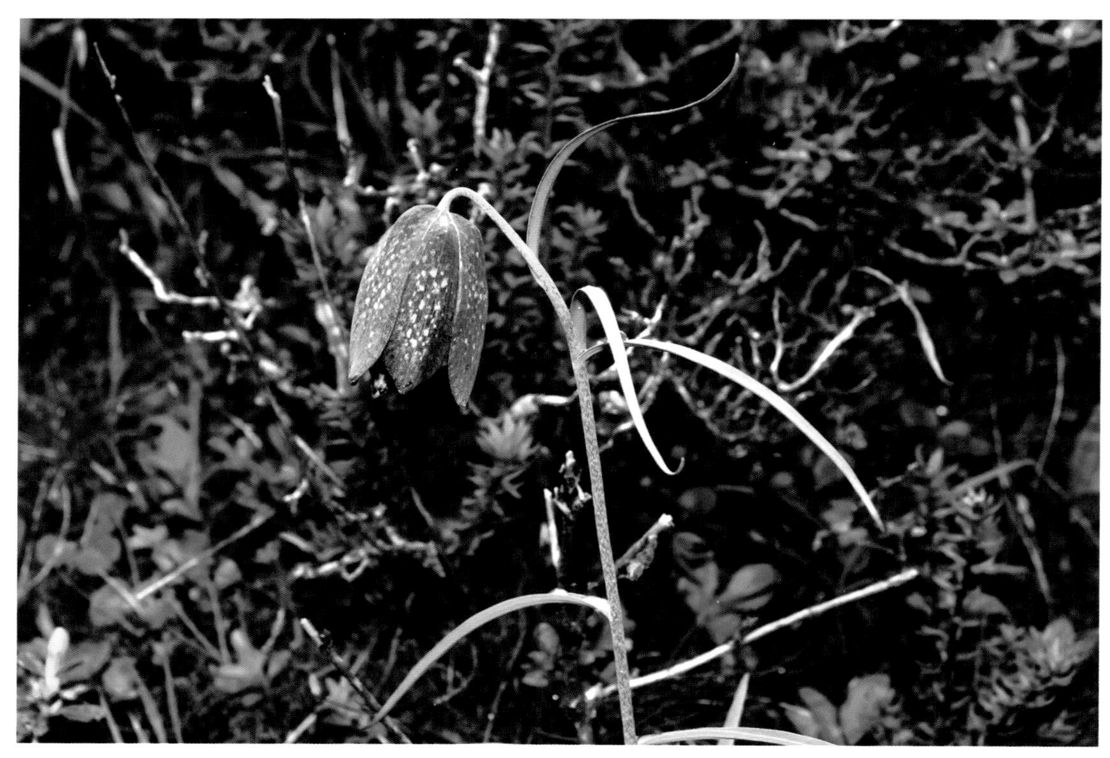

川贝母

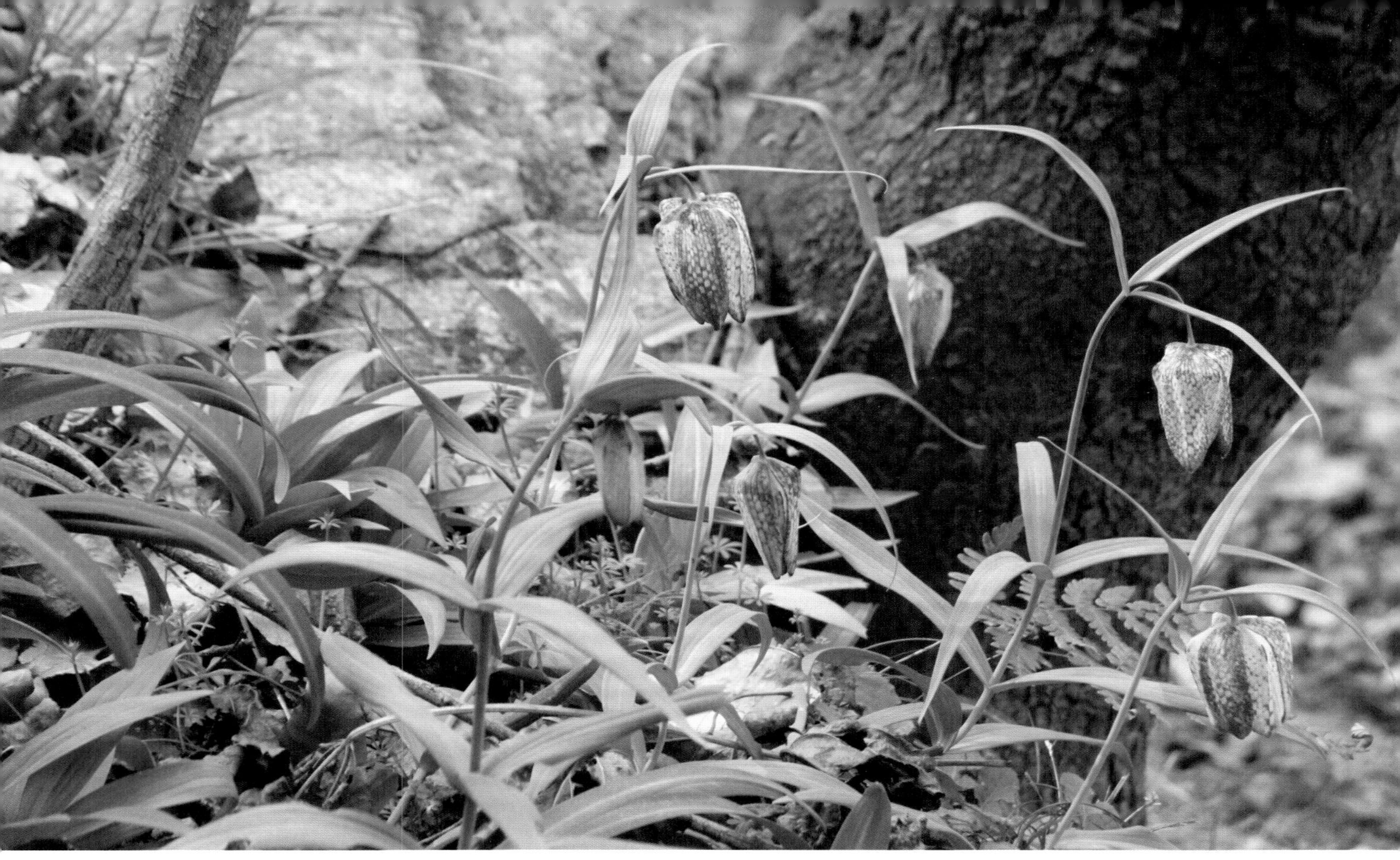

川贝母

采收加工

夏、秋两季或积雪融化时，采挖地下鳞茎，除去须根、粗皮及泥沙，晒干或低温干燥。

药材性状

松贝： 呈类圆锥形或近球形，高 0.3 ~ 0.8 cm，直径 0.3 ~ 0.9 cm。表面类白色。外层鳞叶 2 瓣，大小悬殊，大瓣紧抱小瓣，未抱部分呈新月形，习称“怀中抱月”；顶部闭合，内有类圆柱形、顶端稍尖的新芽和小鳞叶 1 ~ 2 枚；先端钝圆或稍尖，底部平，微凹入，中心有一灰褐色的鳞茎盘，偶有残存须根。质硬而脆，断面白色，富粉性。气微，味微苦。

青贝： 呈类扁球形，高 0.4 ~ 1.4 cm，直径 0.4 ~ 1.6 cm。外层鳞叶 2 瓣，大小相近，相对抱合，顶部开裂，内有心芽和小鳞叶 2 ~ 3 枚及细圆柱形的残茎。

炉贝：呈长圆锥形，高 0.7 ~ 2.5 cm，直径 0.5 ~ 2.5 cm。表面类白色或浅棕黄色，的具有棕色斑点。外层鳞叶 2 瓣，大小相近，顶部开裂而略尖，基部稍尖或较钝。

平贝母：本品呈扁球形，高 0.5 ~ 1 cm，直径 0.6 ~ 2 cm。表面乳白色或淡黄色，外层鳞叶 2 瓣，肥厚，大小相近或一片稍大抱合，顶端略平或微凹入，常稍开裂；中央鳞片小。质坚实而脆，断面粉性。气微，味苦。

新疆贝母：呈扁球形，高 0.5 ~ 1.5 cm。表面类白色，光滑。外层鳞叶 2 瓣，月牙形，肥厚，大小相近而紧靠。顶端平展而开裂，基部钝圆，内有较大的鳞片及残茎、心芽各 1 枚。质硬而脆，断面白色，富粉性。气微，味微苦。

伊犁贝母：呈圆锥形，较大。表面稍粗糙，淡黄白色。外层鳞叶心脏形，肥大，一片较大或近等大，抱合。顶端稍尖，少许开裂，基部微凹陷。均以粒小均匀、质坚实、粉性足、色泽白者为佳。

化学成分

贝母的主要成分为生物碱类。川贝母主要含川贝碱（fritimine）、青贝碱（chinpeimine）、白炉贝碱（beilupelimine）、炉贝碱（fritiminine）、松贝碱甲（sonpeimine）和西贝母碱（sipeimin）、岷贝碱甲（minpeimine）、岷贝碱乙（minpeiminine）。浙贝母的鳞茎主要含有浙贝母碱（peimine vericine）、去氢浙贝母碱（peiminine）。此外，尚含 4 种微量生物碱：即贝母丁碱（peimidine）、贝母芬碱（peimiphine）、贝母辛碱（peimisine）、贝母定碱（peimitidine）。亦含甾醇类化合物贝母醇（propeimine）。从浙贝母中还分离得到一种生物碱苷，称为浙贝母碱葡萄糖苷（peiminoside），水解后生成浙贝母碱与一分子葡萄糖。

药理作用

1. 镇咳祛痰作用　动物实验证明，给小鼠灌服贝母总生物碱及非生物碱部分均有镇咳作用（氨水引咳法）。从川西北地区野生及栽培的暗紫贝母中，提取出总生物碱及贝母皂苷Ⅰ、贝母皂苷Ⅱ、贝母皂苷Ⅲ号。进行药理实验观察，结果总生物碱对小鼠未见镇咳作用（二氧化硫引咳法）；贝母皂苷Ⅱ号给小鼠灌胃（0.2 g/kg），

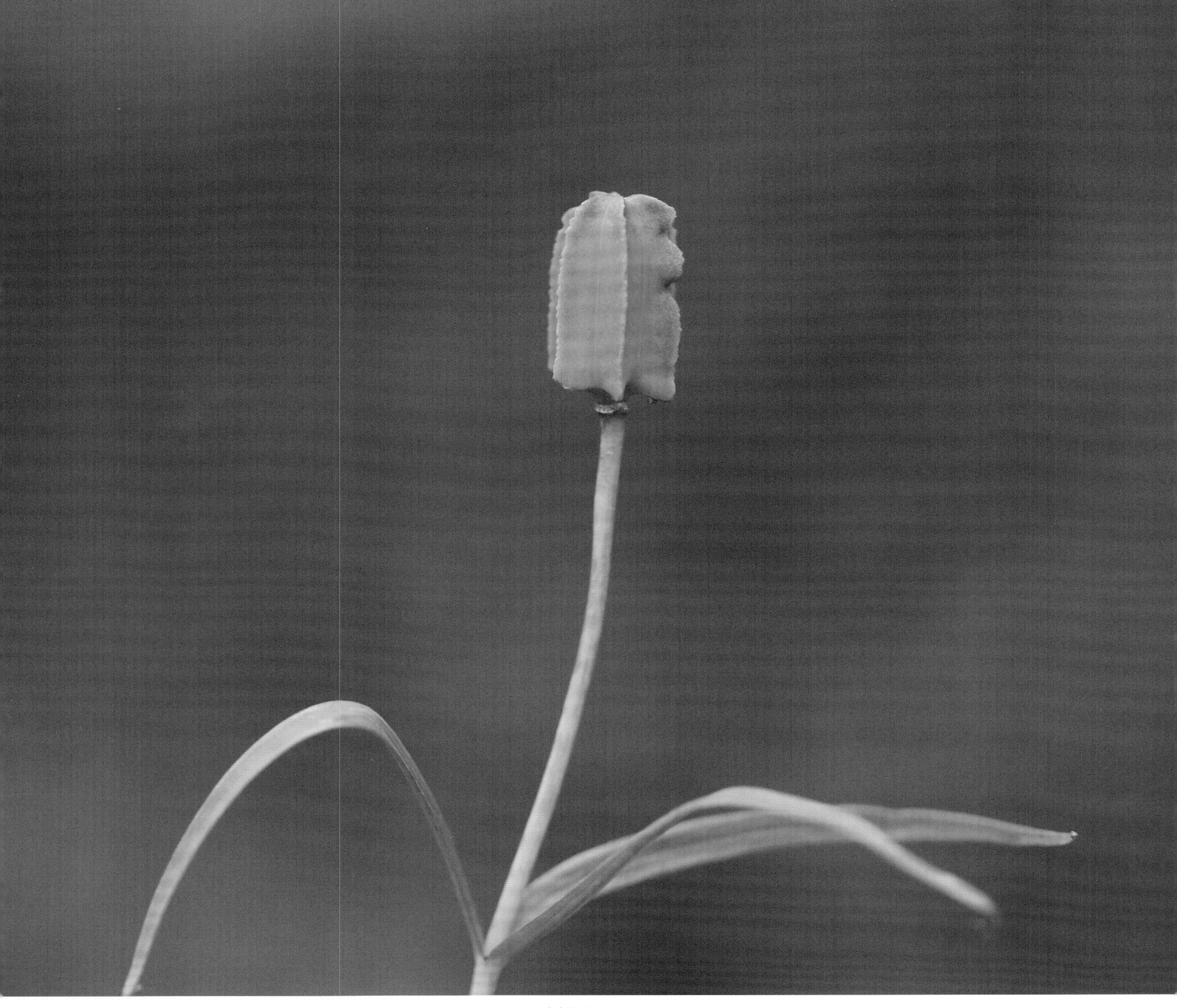

川贝母

能明显延长咳嗽的潜伏期，表现镇咳效应。家种及野生川贝母 70% 乙醇提取的流浸膏，经口给药，未见明显镇咳作用（氨水引咳法）。浙贝母芯（商品幼芽）及乙醇浸剂，分别按 2.4 g/kg 给小鼠灌服，或浙贝母生物碱 3 mg/kg 给小鼠腹腔注射，均有明显的镇咳作用。但亦有报告指出，浙贝母碱或去氢鼠皮下注射无镇咳作用（二氧化硫引咳法）。浙贝母 0.4 g/kg 给猫灌胃，亦无镇咳作用（碘溶液注入猫肋膜腔引咳法）。小鼠酚红排泌法证明，灌服家种及野生川贝流浸膏、川贝母生物碱及川贝母皂苷Ⅰ～Ⅲ号，均有不同程度的祛痰作用，其中以生物碱和皂苷Ⅲ号的作用较强。

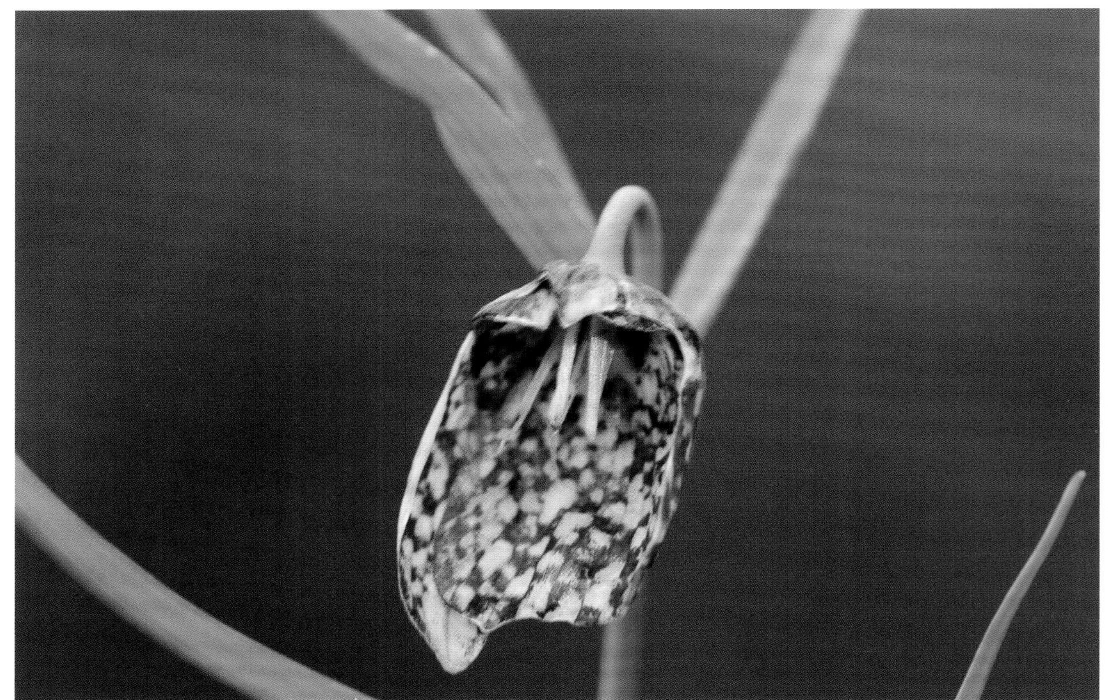

暗紫贝母

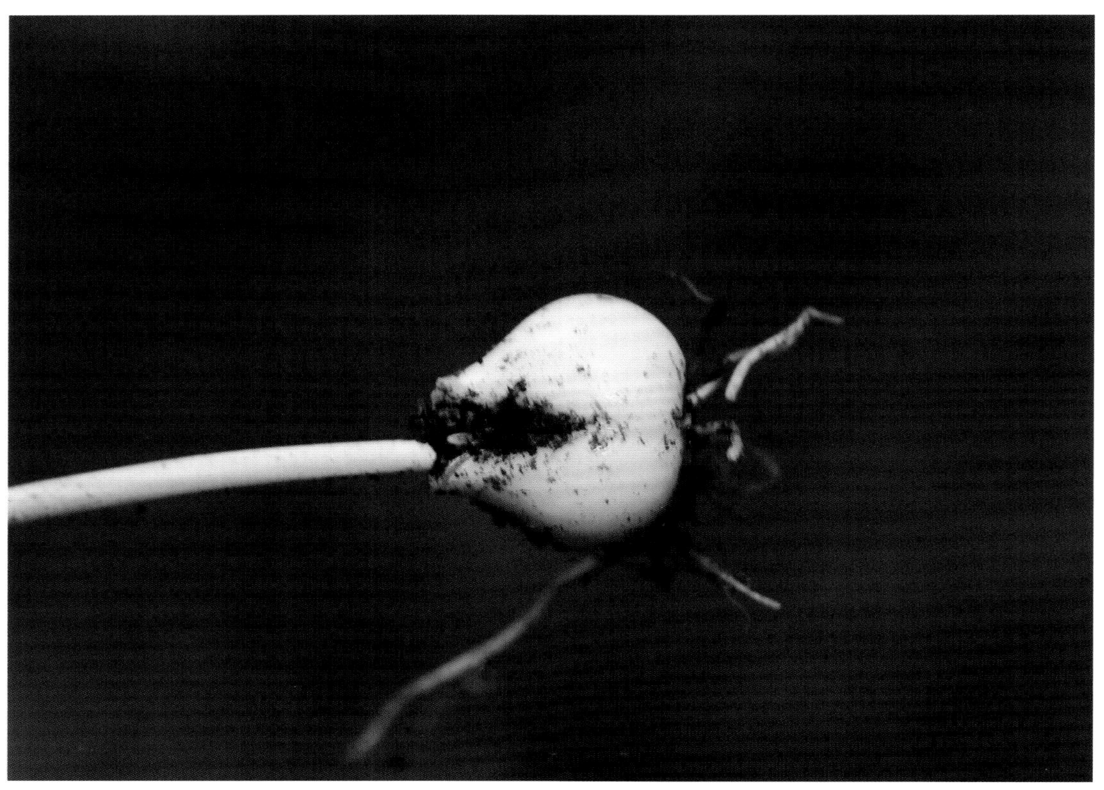

川贝母鳞茎

2．对循环系统的作用 给猫静滴川贝碱 4.2 mg/kg 可产生持久性血压下降，并伴以短暂的呼吸抑制。西贝碱对麻醉犬亦有降压作用。贝母碱及贝母碱宁极少量时可使血压上升，大量生物碱则致血压下降。动物实验证明，浙贝母碱与去氢浙贝母碱给离体蛙心或兔心灌流，对心脏有抑制作用，可使心率减慢、房室阻滞。浙贝母碱及浙贝母碱葡萄糖苷给麻醉犬（5 ~ 10 mg/kg）、猫（1 ~ 3 mg/kg）、兔（10 mg/kg）静滴，可见血压下降。浙贝母碱葡萄糖苷 2 mg 给开胸犬左侧冠状动脉内注射，有增加心率和冠状动脉流量的作用，但对血压无影响。

3．平喘作用 湖北贝母醇提取物和总生物碱，对由组胺所致的豚鼠离体平滑肌痉挛有明显松弛作用。总生物碱 25 mg/kg 腹腔注射，对由乙酰胆碱和组胺引喘的豚鼠有显著平喘效果。

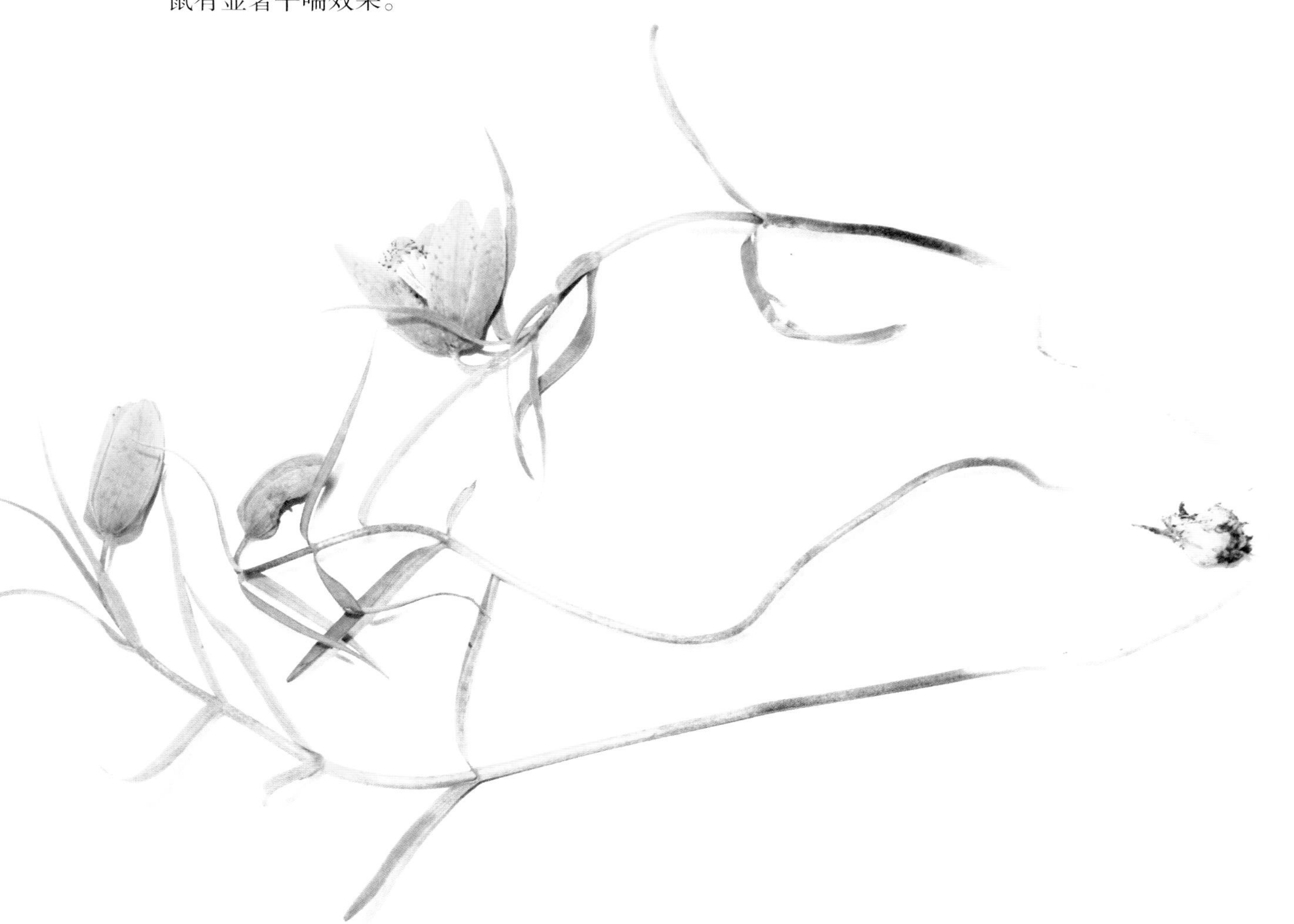

川贝母鲜药材

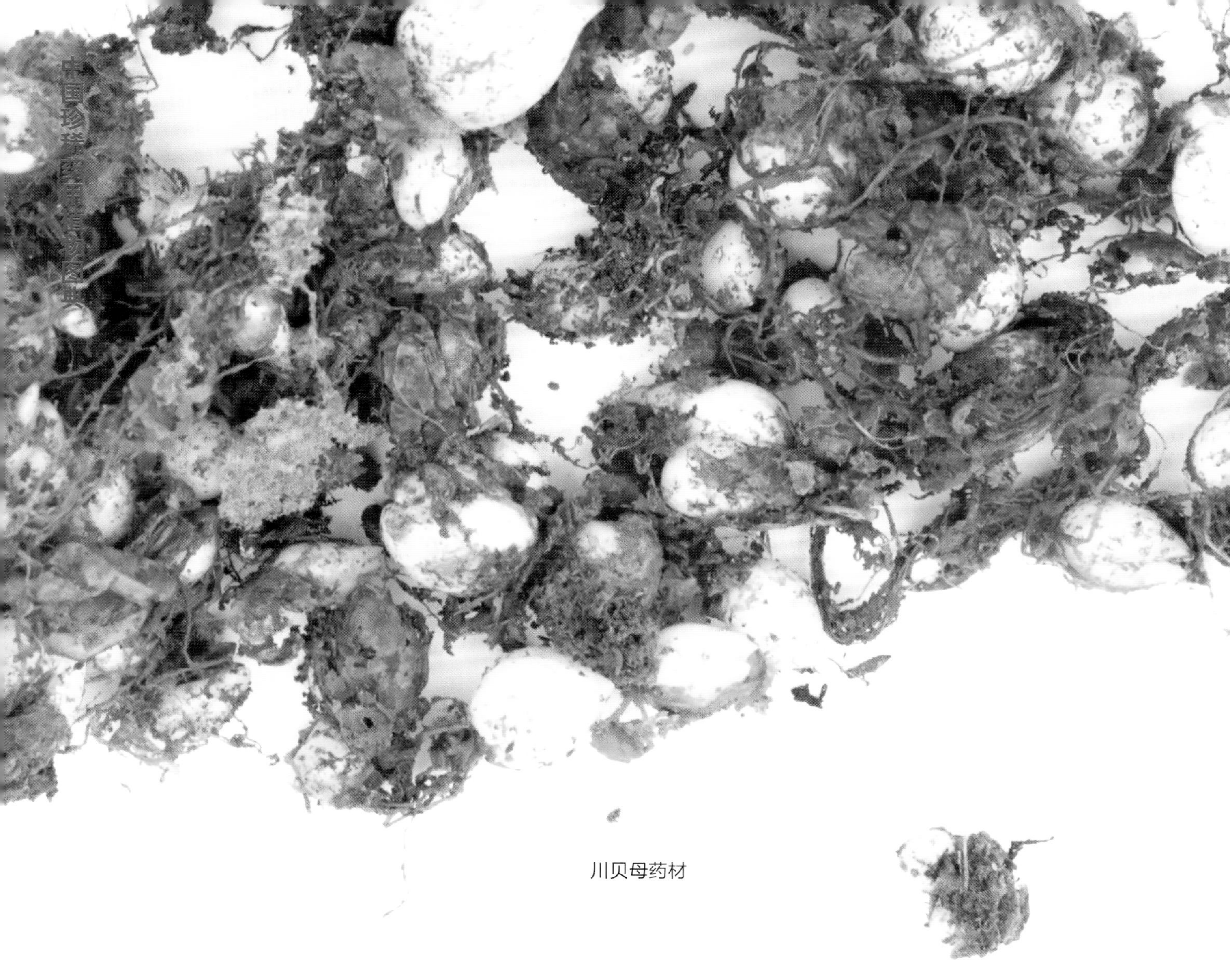

川贝母药材

4．抑菌作用　体外抗感染试验表明，川贝水浸液能抑制星形奴卡菌生长；川贝醇提取物 2 g（生药）/ mL 在（1∶100）～（1∶10000）浓度时对金黄色葡萄球菌和大肠埃希菌有明显抑制作用。

5．对胃肠道作用　西贝母碱对离体豚鼠回肠、兔十二指肠及在犬小肠有松弛作用；能对抗乙酰胆碱、组胺和氯化钡所致的痉挛，作用与罂粟碱相似。湖北贝母醇提物和总碱对离体豚鼠回肠有松弛作用，平贝母总碱皮下注射或腹腔注射 15 mg/kg 或 30 mg/kg，对大鼠结扎幽门性溃疡、吲哚美辛型溃疡及应激性溃疡都有抑制作用，其作用机制可能与其抑制胃蛋白酶活性有关。

6．对心血管作用　猫静滴川贝母碱 4.2 mg/kg 可引起血压下降，并伴有短暂的呼吸抑制。犬静滴西贝母碱可引起外周血管扩张，血压下降，此时心电图无变化。猫静滴湖北贝母总碱 30 mg/ 只，有短时中等度降压作用，并伴有心率减慢。湖北贝

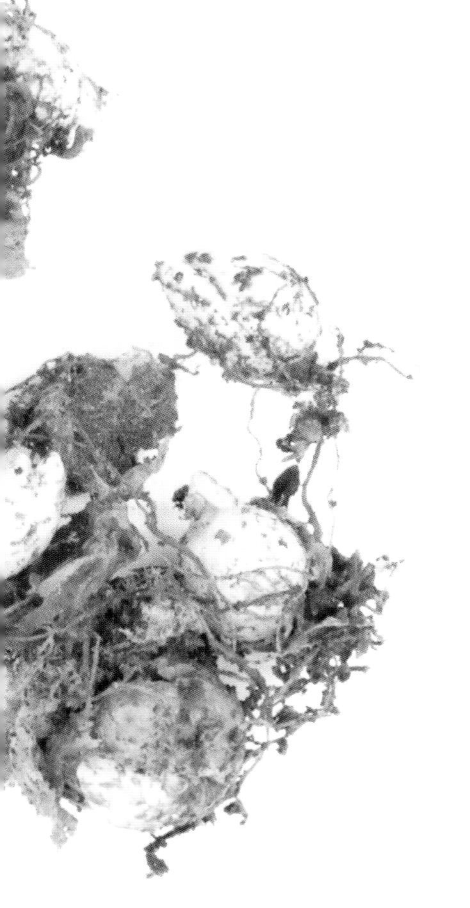

母醇提取物和总碱，对离体兔耳血管有扩张作用。平贝母水溶成分对 PAF 诱导血小板聚集有抑制作用，从中分离得到的腺苷为其主要有效成分。此外，川贝母碱 7.5 mg/kg 兔静滴，可使血糖增高，并维持 2 小时以上。川贝母和湖北贝母醇提取物（生药）5 g/kg 灌胃能明显提高小鼠耐缺氧的能力。湖北贝母总碱 50 mg/mL 兔滴眼有明显扩瞳作用。综上所述，川贝母清热润肺、化痰止咳、散结消肿之功效的实质是镇咳祛痰、平喘、抑菌等作用。川贝母功效作用的物质基础主要为川贝母中的生物碱。川贝母及川贝母生物碱对胃肠道、心血管等的作用，则是川贝母药理作用的现代研究进展。

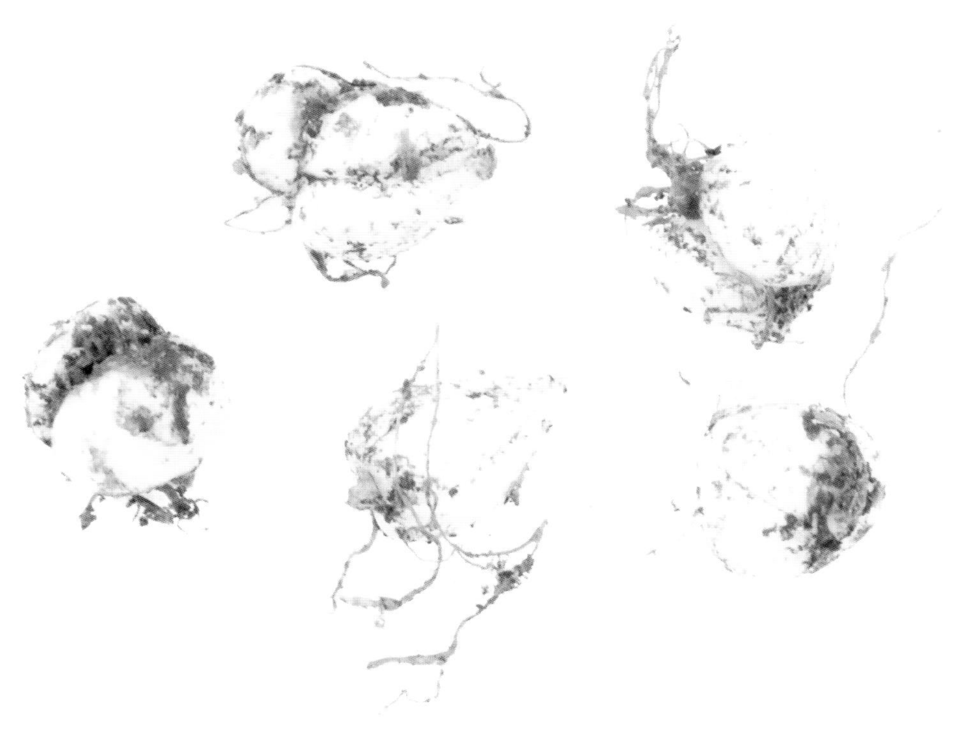

川贝母药材

性味归经

苦、甘，微寒。归肺、心经。

功效主治

清热润肺，化痰止咳，散结消痈。用于肺热燥咳，干咳少痰，阴虚劳嗽，咳痰带血，瘰疬，乳痈，肺痈。

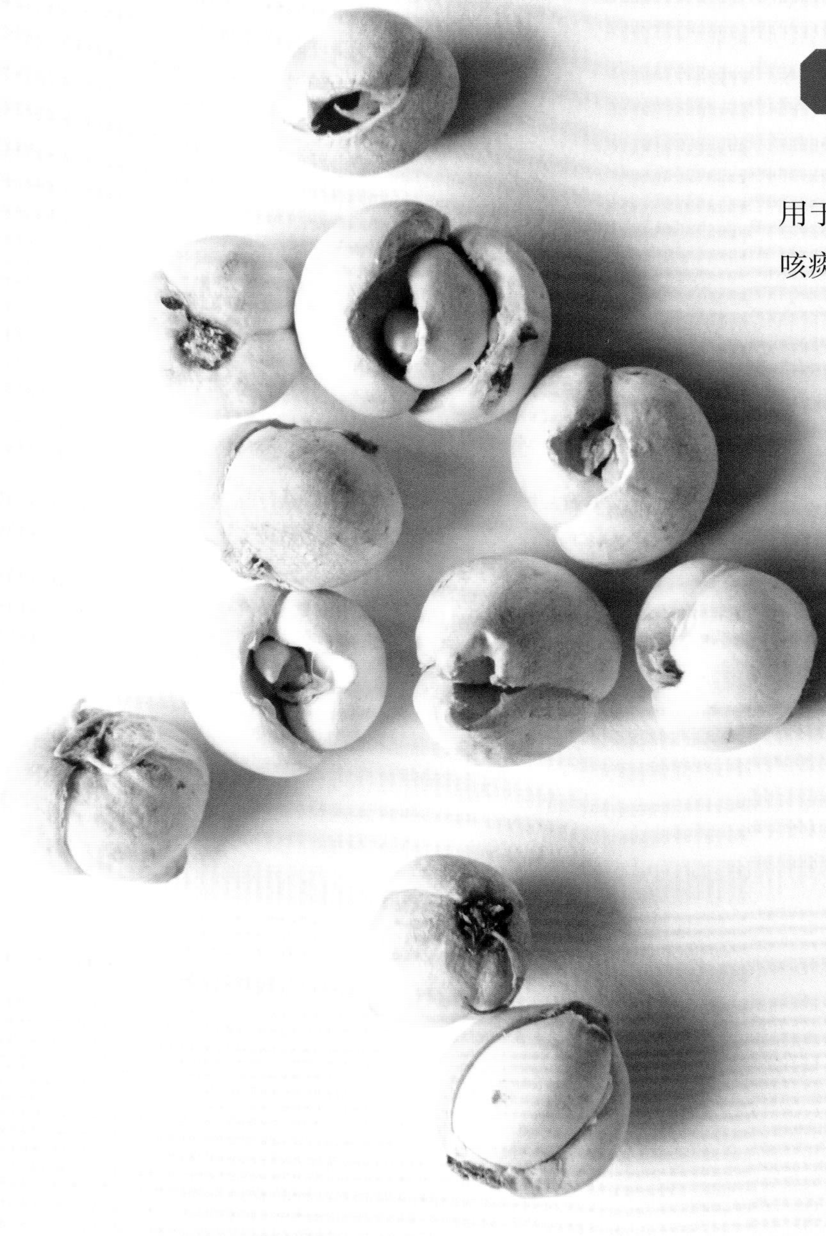

川贝母药材

临床应用

1. 上呼吸道感染 牛黄蛇胆川贝液用于上呼吸道感染，总有效率为95.42%，显效率为78.43%，有较好的镇咳祛痰作用。

2. 哮喘 杏贝冲剂治疗哮喘90例，总有效率为82.20%。能有效缓解哮喘症状，改善肺通气功能，且具有拮抗哮喘炎性介质的变化，并降低气道炎性反应，降低气道高反应性的作用。

3. 癫痫 川贝母、羚羊角、天竺黄、青礞石、麝香等各适量。制成胶囊，每粒0.3 g，每日3次，每次2粒。结果：患者30例，总有效率为76%。

4. 前列腺增生 浙贝母、当归、泽兰叶各10 g，苦参15 g，石菖蒲5 g，昆布、海藻、益母草各20 g；尿频涩痛加蒲公英、六一散各适量；腰膝酸软加杜仲、牛膝各适量；咽干舌红加生地黄、牡丹皮各适量；咳嗽、喘息加桑白皮、桔梗各适量；少气倦怠加黄芪、党参各适量；畏寒肢冷加制附子、肉桂各适量；小便滴沥不畅加穿山甲、王不留行各适量。上药加水1000 mL，水煎为500 mL，每日1剂，早、晚分服，15日为1个疗程。结果：患者31例，显效17例，有效11例，无效3例。

5. 乳痈 川贝母、泽泻、茯苓各12 g，白芍60 g。水煎服，每日1～2剂，分早、晚2次服。结果：患者90例，治愈率为91%。

用法用量

3～10 g；研末冲服，每次1～2 g。

使用注意

不宜与川乌、制川乌、草乌、制草乌、附子同用。

混伪品鉴别

光慈姑

本品为百合科植物老鸦瓣 *Tulipa edulis* （Miq）Baker 的干燥鳞茎。呈卵圆形或圆锥形，高 0.7 ~ 1.5 cm，直径 0.5 ~ 1 cm。底部圆而凹陷，有根痕，上端急尖，一侧有纵沟自基部伸向顶端。表面黄白色，光滑。质硬而脆，横断面黄白色，粉质。无香气，味淡。以色白、体质饱满者为佳。

唐菖蒲

本品为鸢尾科植物唐菖蒲 *Gladiolus gan* davensis Van. Houtt. 的球茎或根茎。鳞茎扁球形或不规则扁球形，顶端凹起，有叶根痕，基部鞘状，有须根痕。长 1 ~ 2 cm，直径 0.8 ~ 1.5 cm。表面黑棕色或棕褐色，凸凹不平，膨大部有 1 ~ 2 条微突起的环节。节上有鳞片叶干枯腐烂后留下的丝状管束，质坚硬，难折断，断面棕黄色。气微，味辛辣。

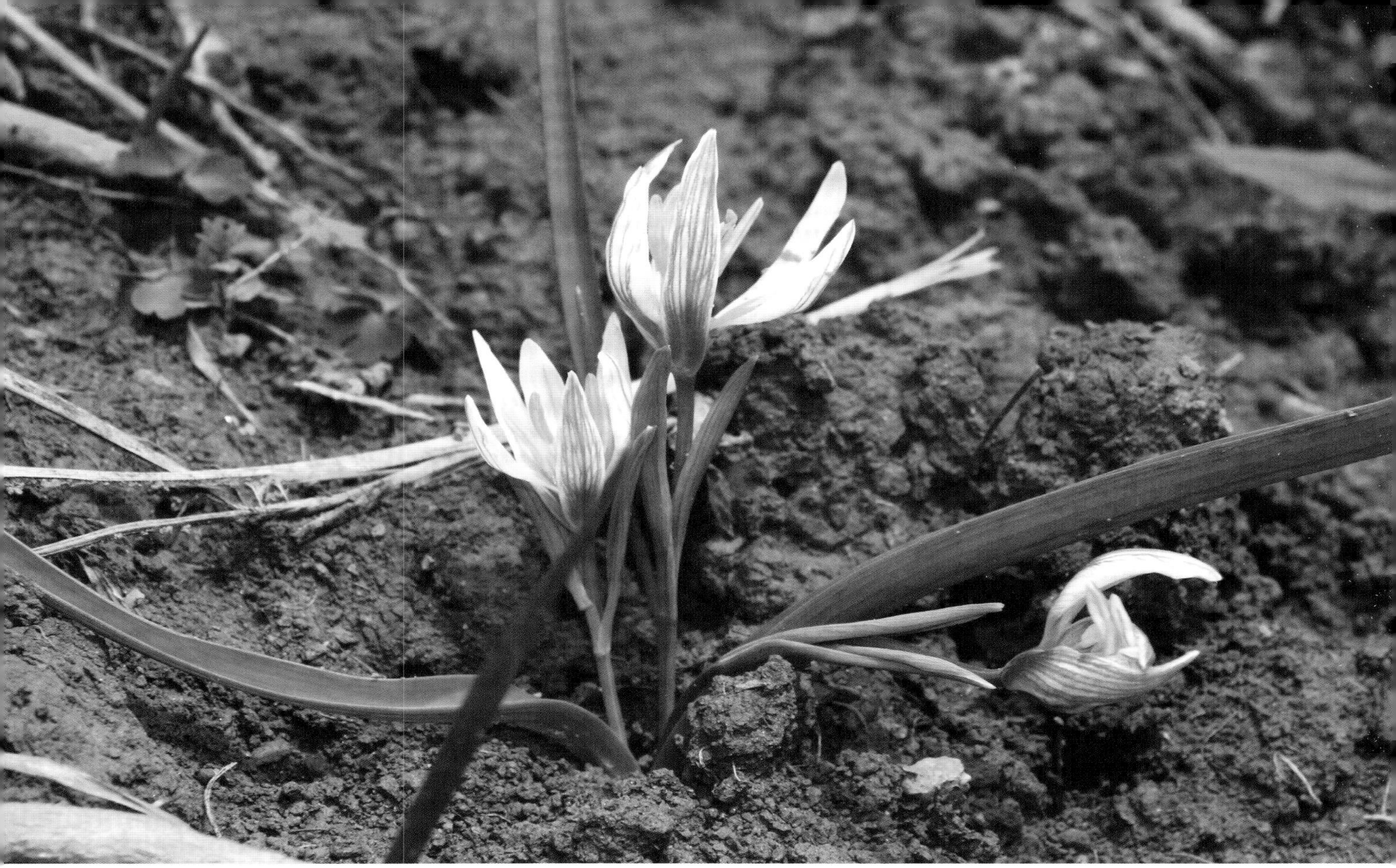

老鸦瓣

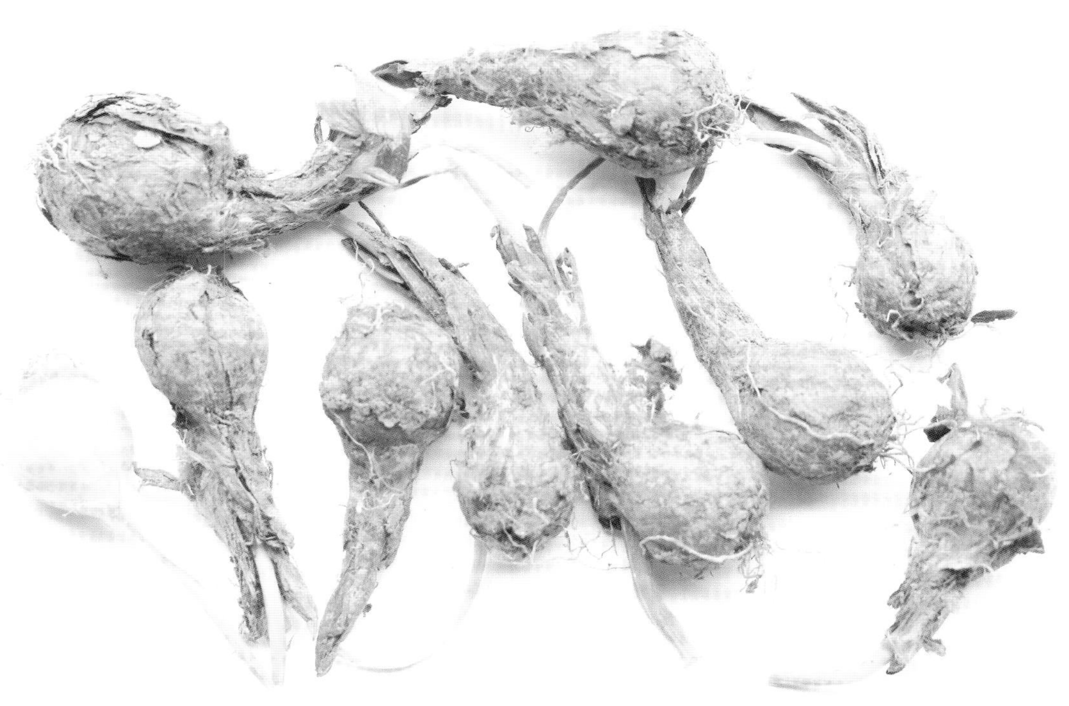

光慈姑药材

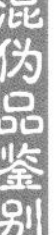

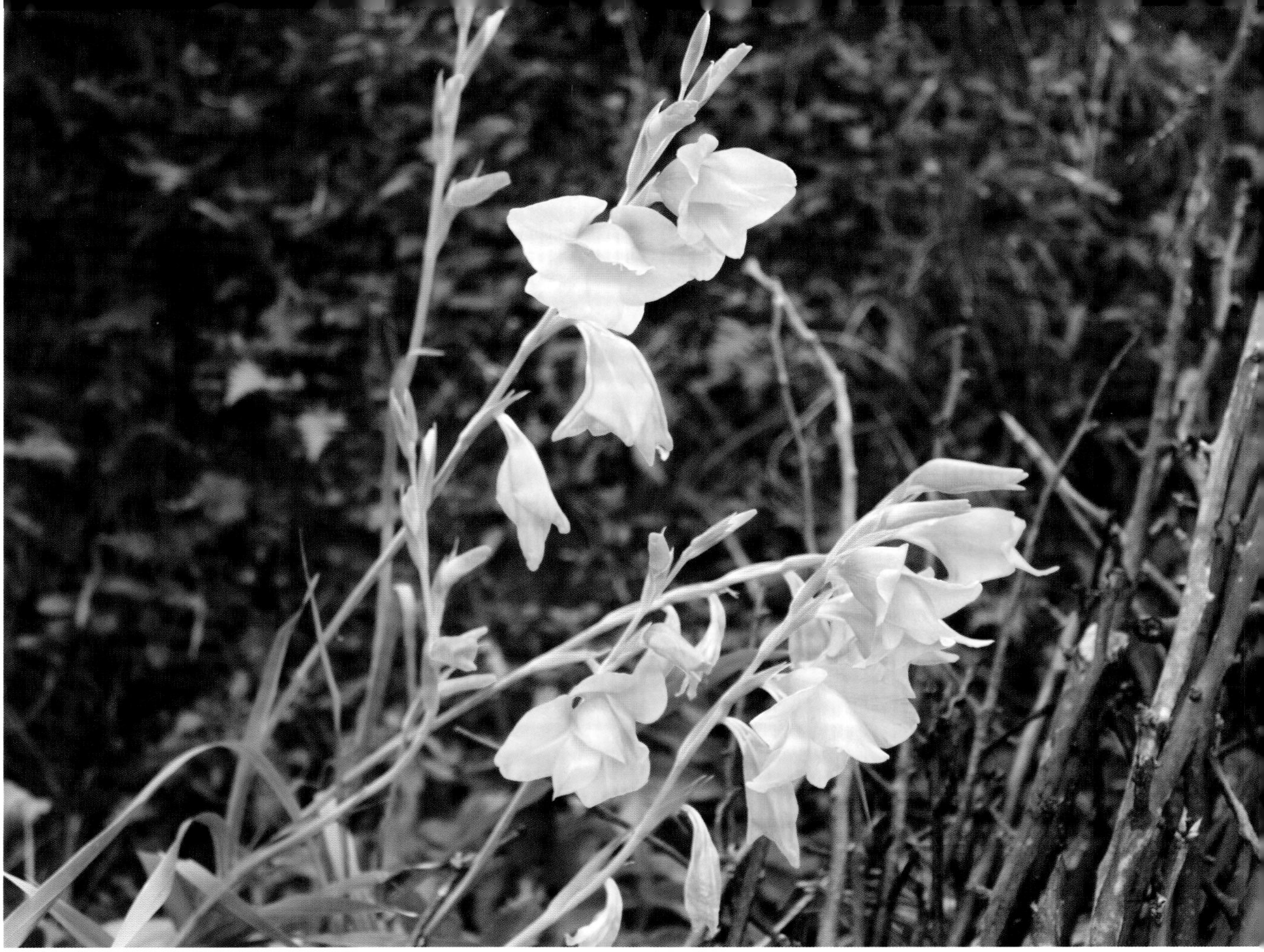

康菖蒲

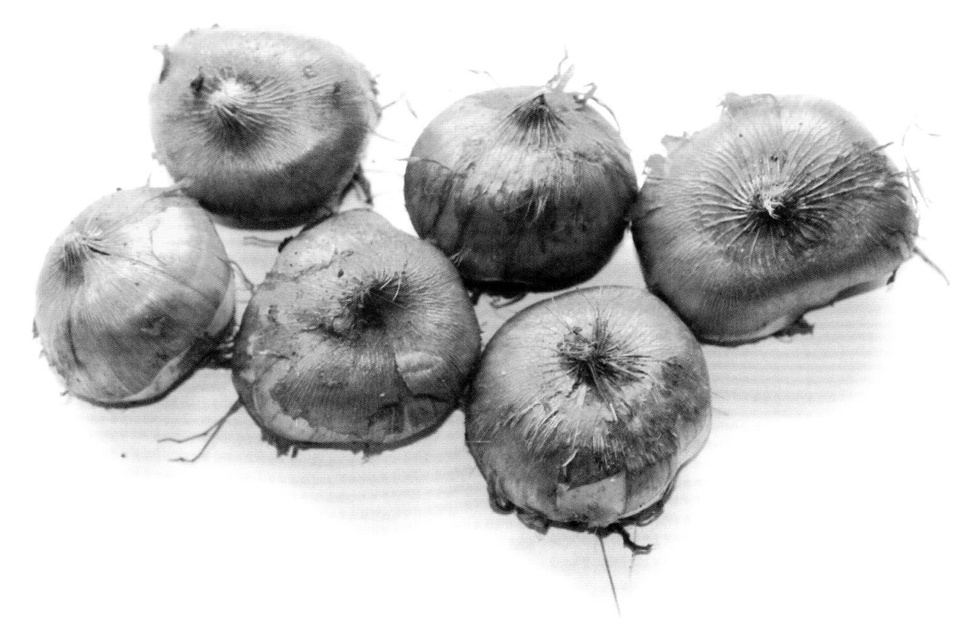

康菖蒲药材

土贝母

本品为葫芦科植物土贝母 *Bolbostemma paniculatum*（Maxim.）Franquet 的干燥鳞茎。药材为不规则块状，三角形或三棱形，直径 1.5 ~ 2.5 cm，宽 0.7 ~ 3 cm。表面黄白色，黄棕色，淡红棕色或暗棕色，凹凸不平。腹面常有一纵沟，背面多隆起，基部具浅色的芽痕或鳞茎轴残茎。质坚硬，断面角质样，光亮而平滑。微有焦糊气，味微甜，后微苦辛，稍带黏性。

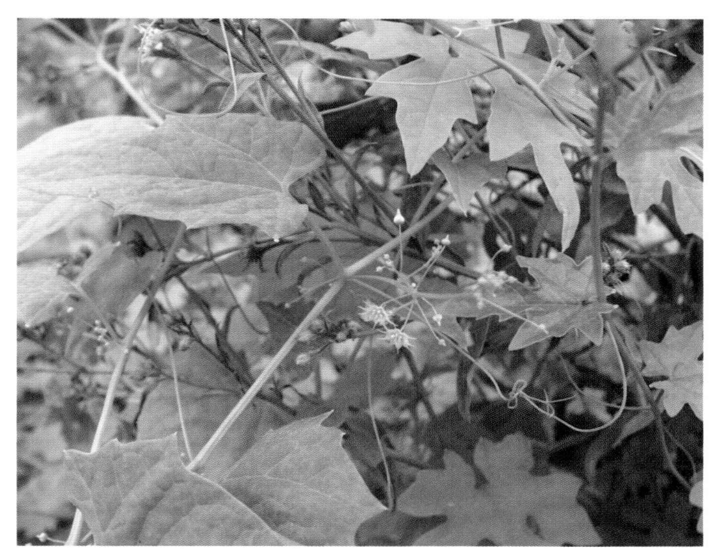

土贝母

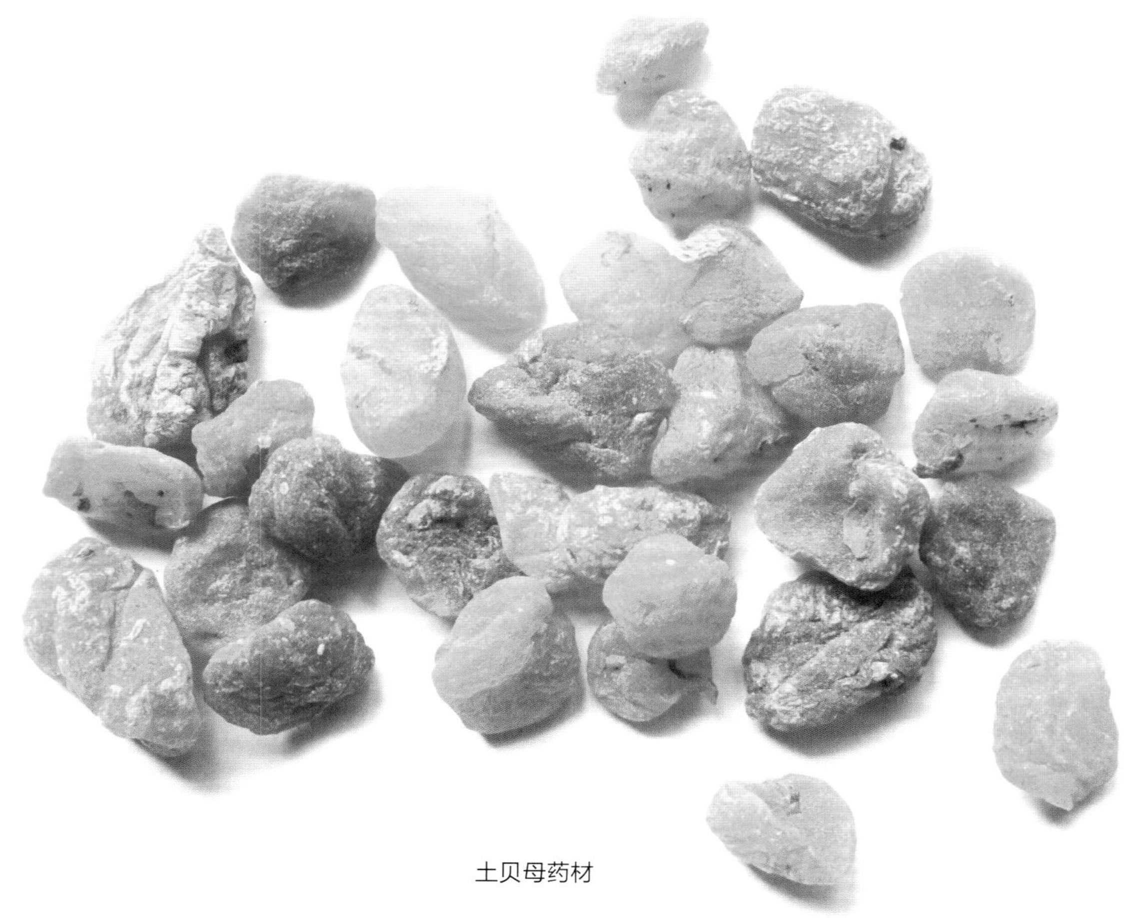

土贝母药材

乌头

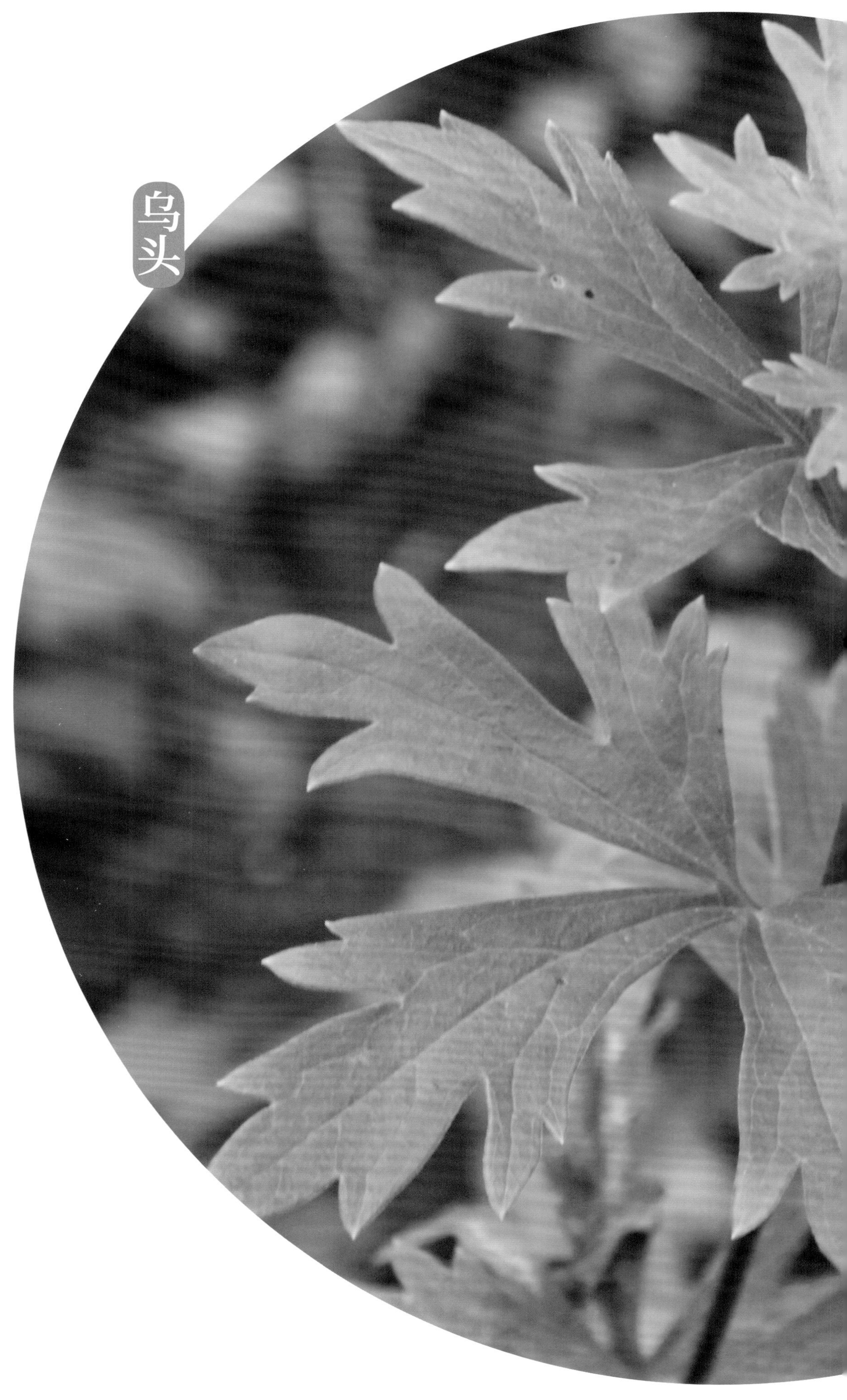

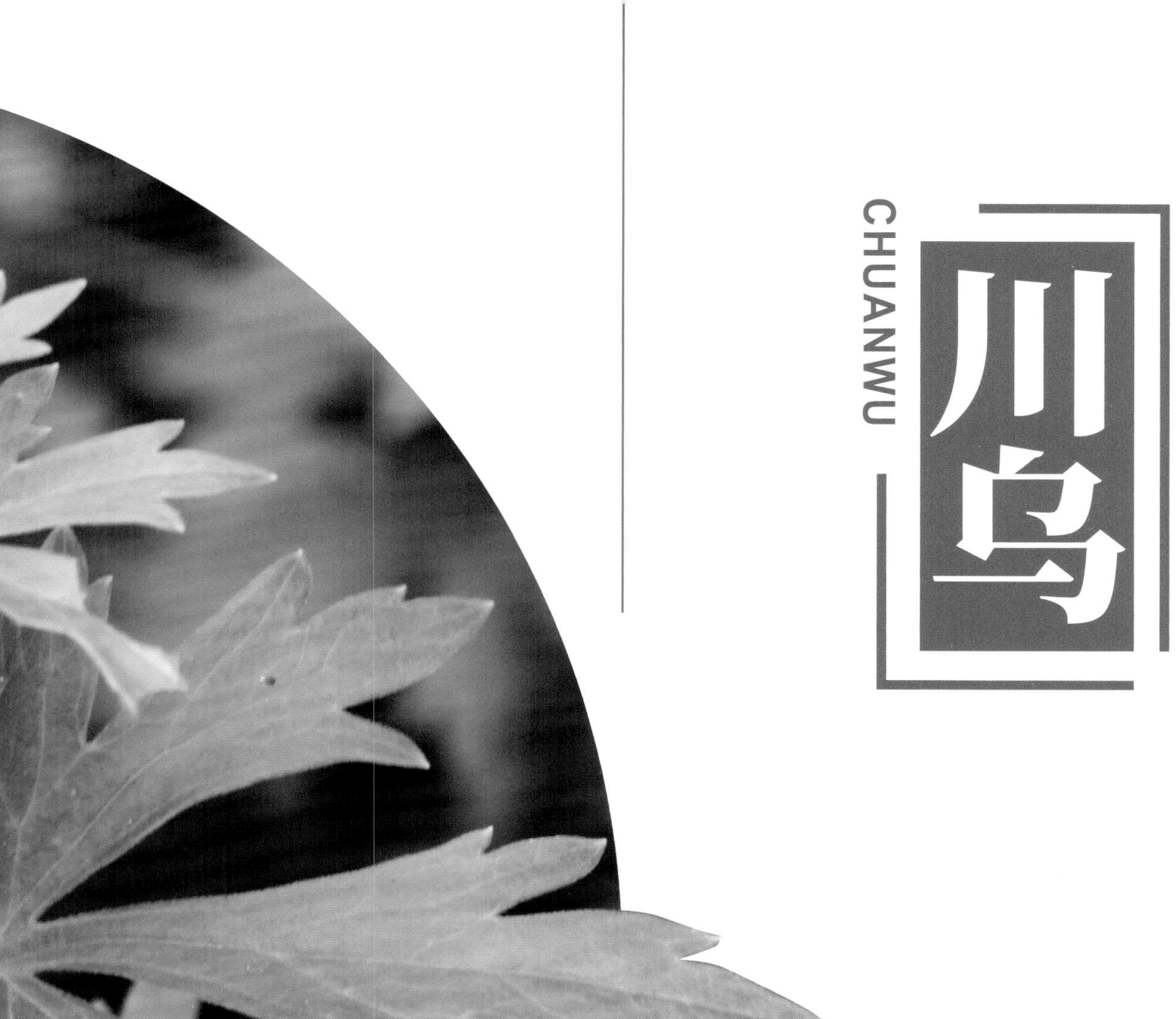

川乌

CHUANWU

基　原

本品为毛茛科植物乌头 *Aconitum carmichaelii* Debx. 的干燥母根。

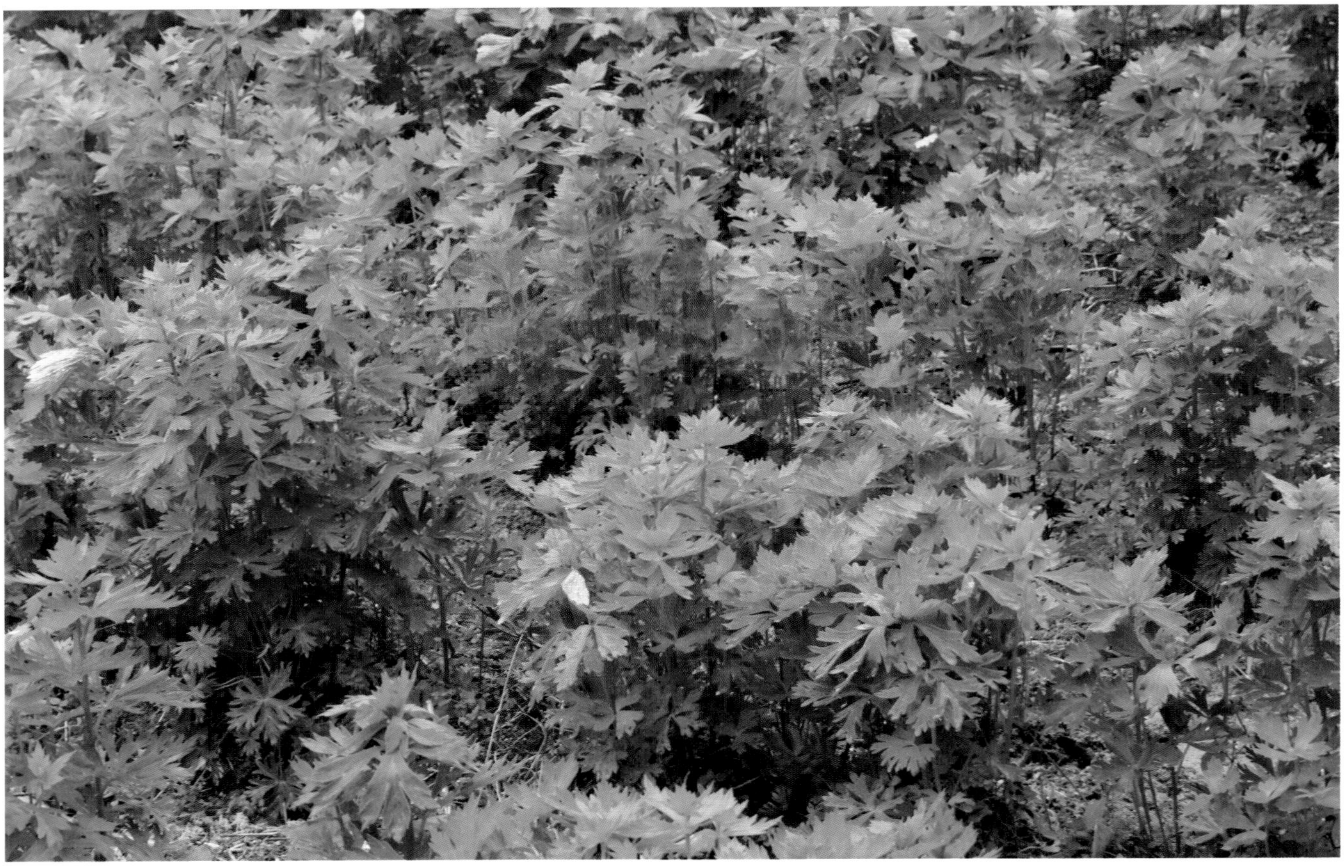

乌头

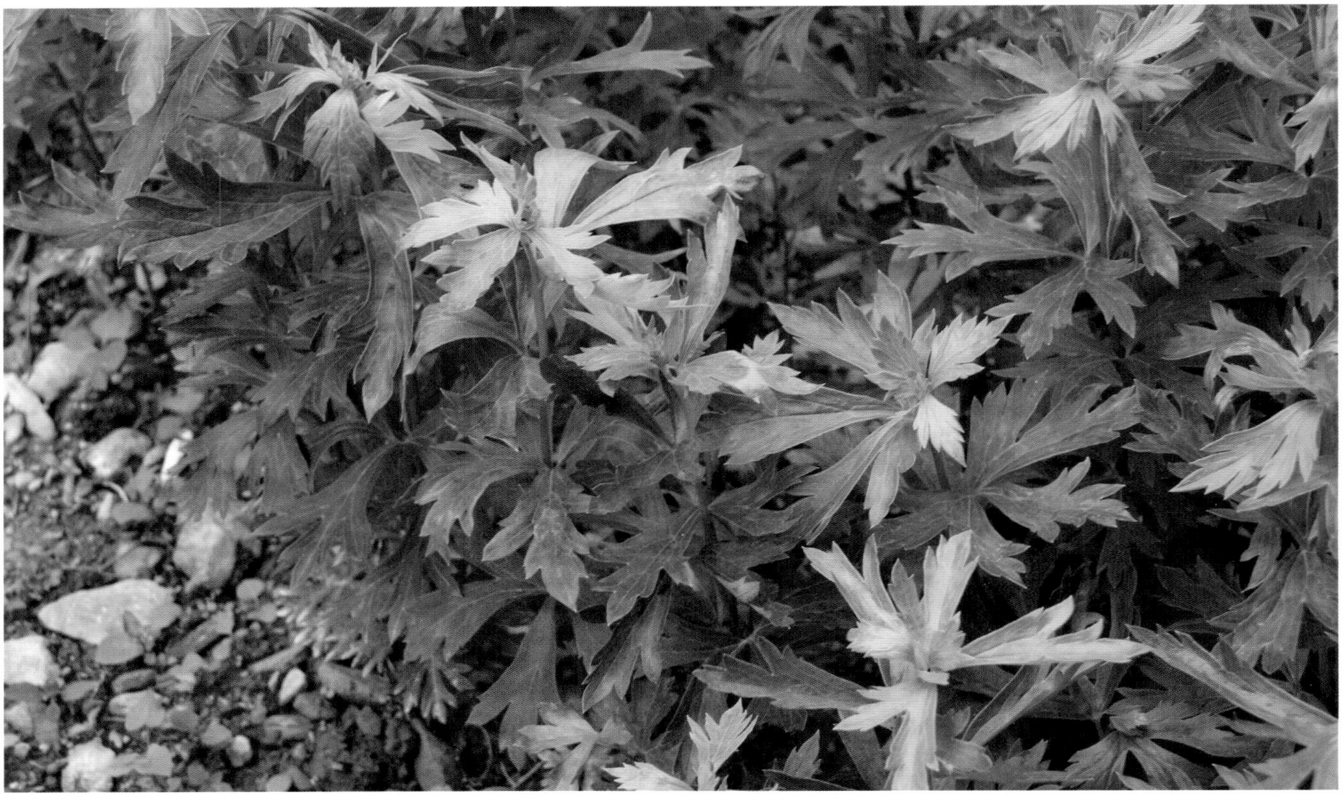

乌头

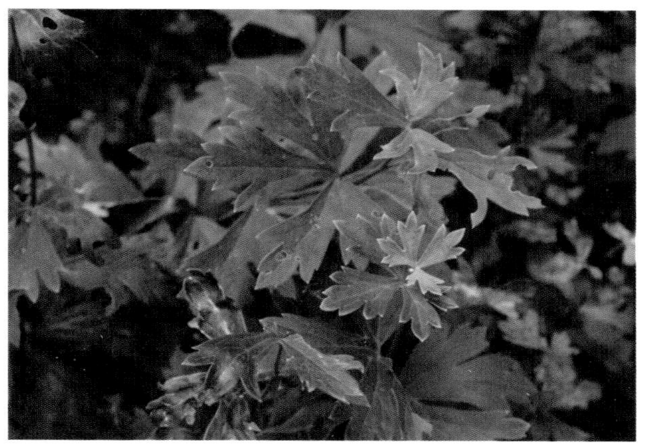
乌头

形态特征

多年生草本，高 60 ~ 150 cm；主根纺锤形至倒卵形，中央的为母根，周围数个子根（附子）。叶片五角形，3全裂，中央裂片菱形，两侧裂片再2深裂。总状圆锥花序狭长，密生反曲的微柔毛；萼片 5，蓝紫色（花瓣状），上裂片高盔形，侧萼片近圆形；花瓣退化，其中 2 枚变成密叶，紧贴萼片下有长爪，距部扭曲；雄蕊多数分离，心皮 3 ~ 5，通常有微柔毛。蓇葖果；种子有膜质翅。花期 6 ~ 7 月，果期 7 ~ 8 月。

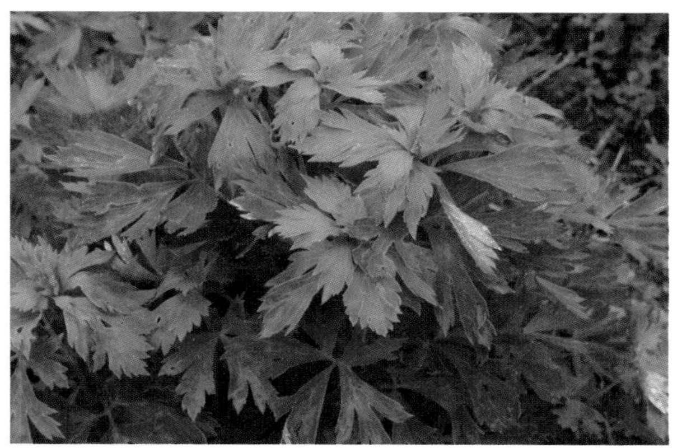
乌头

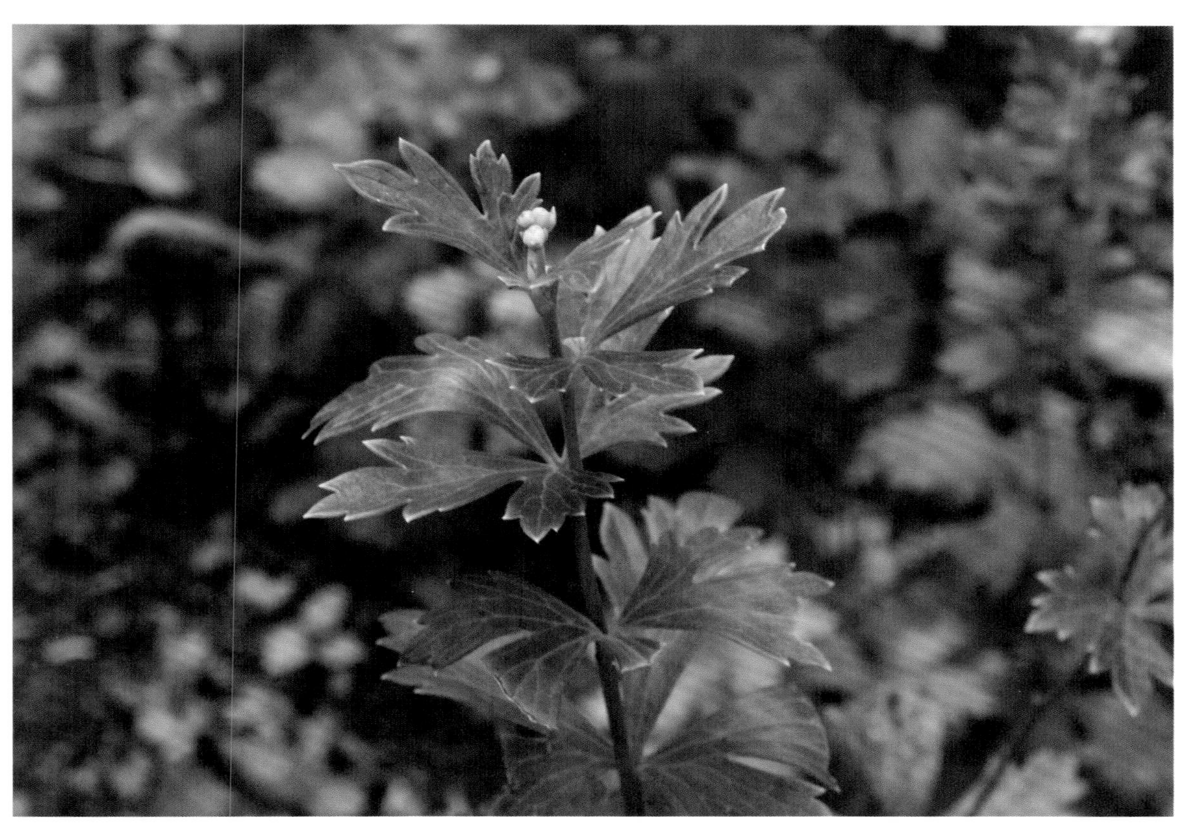
乌头

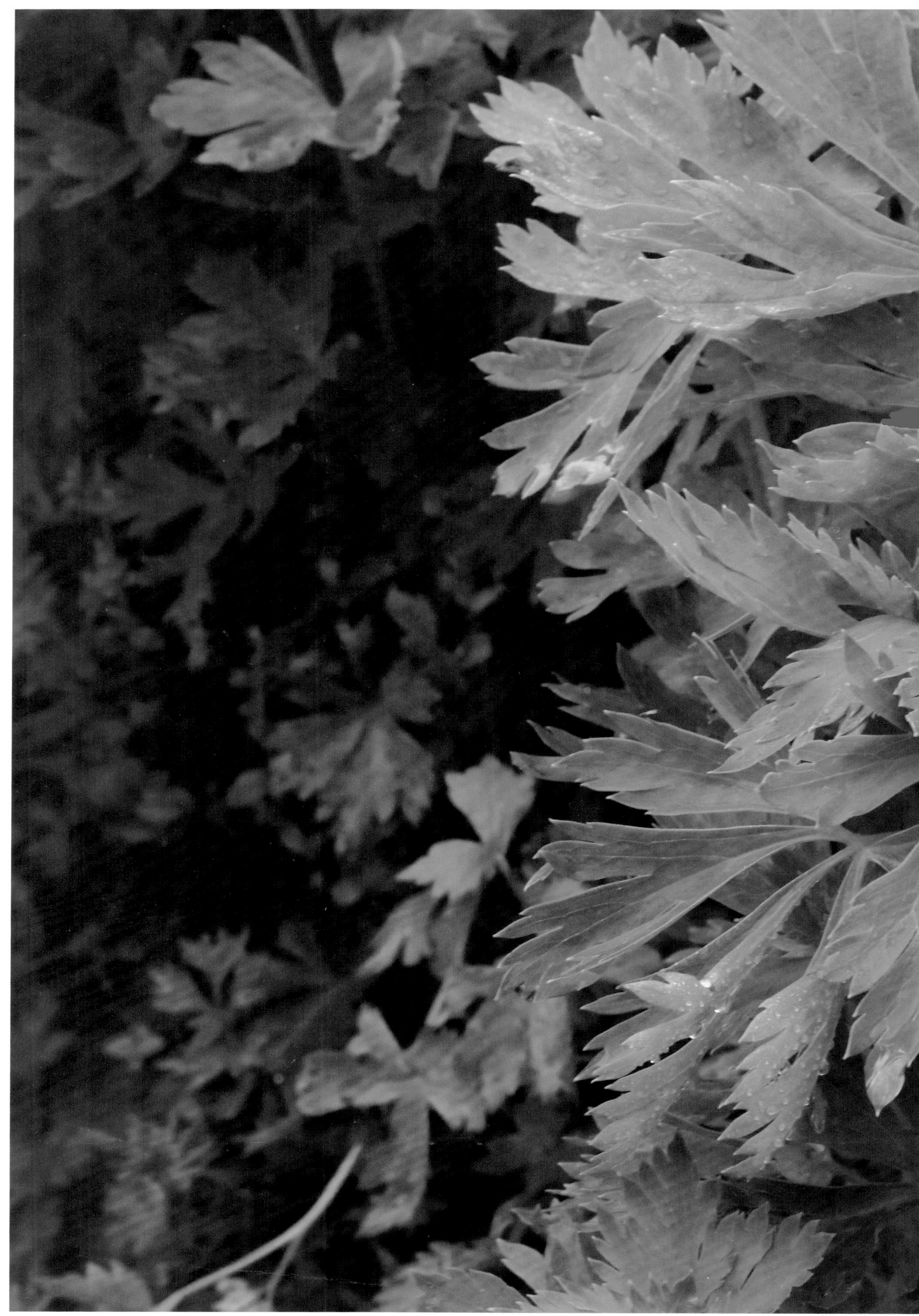

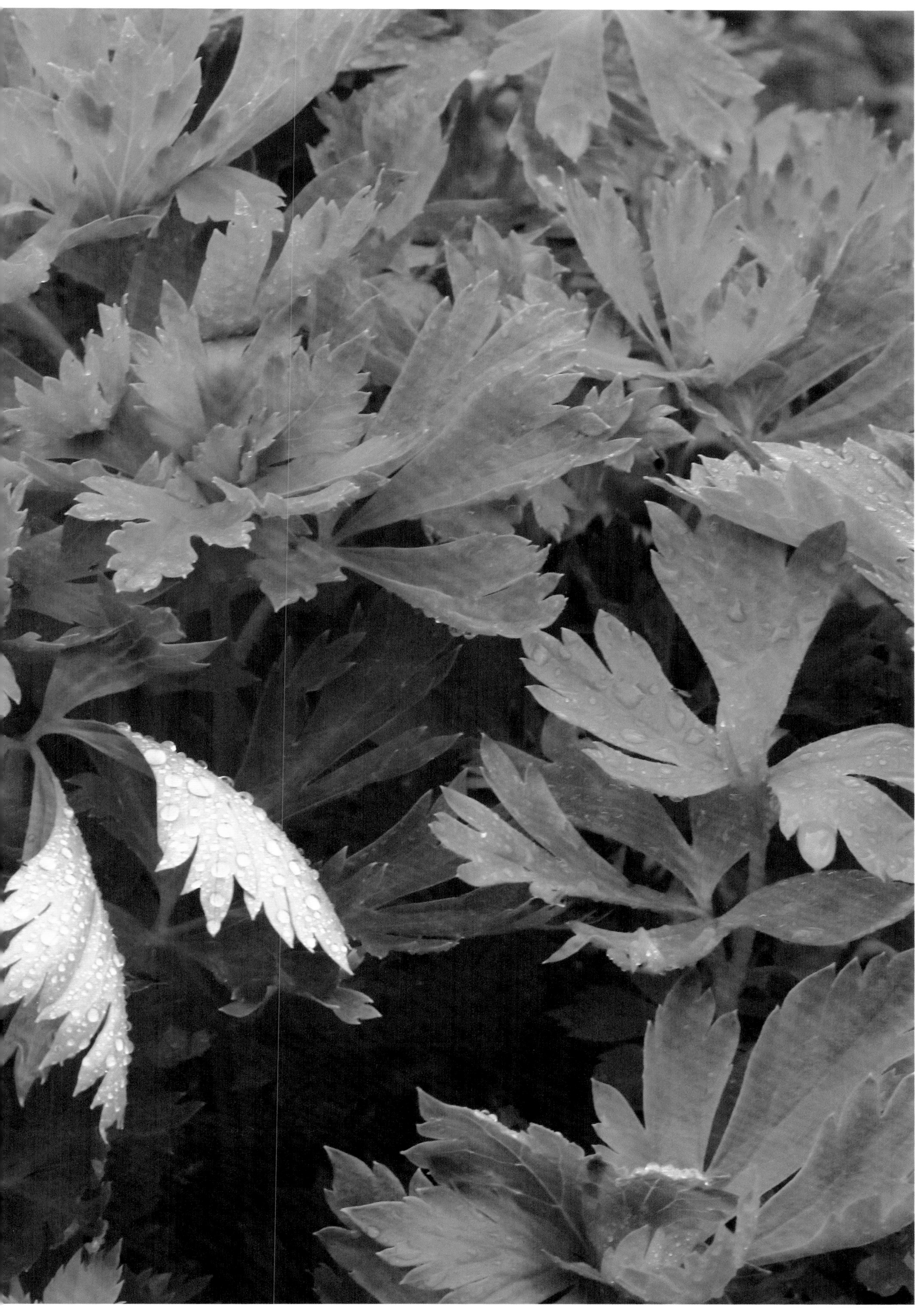

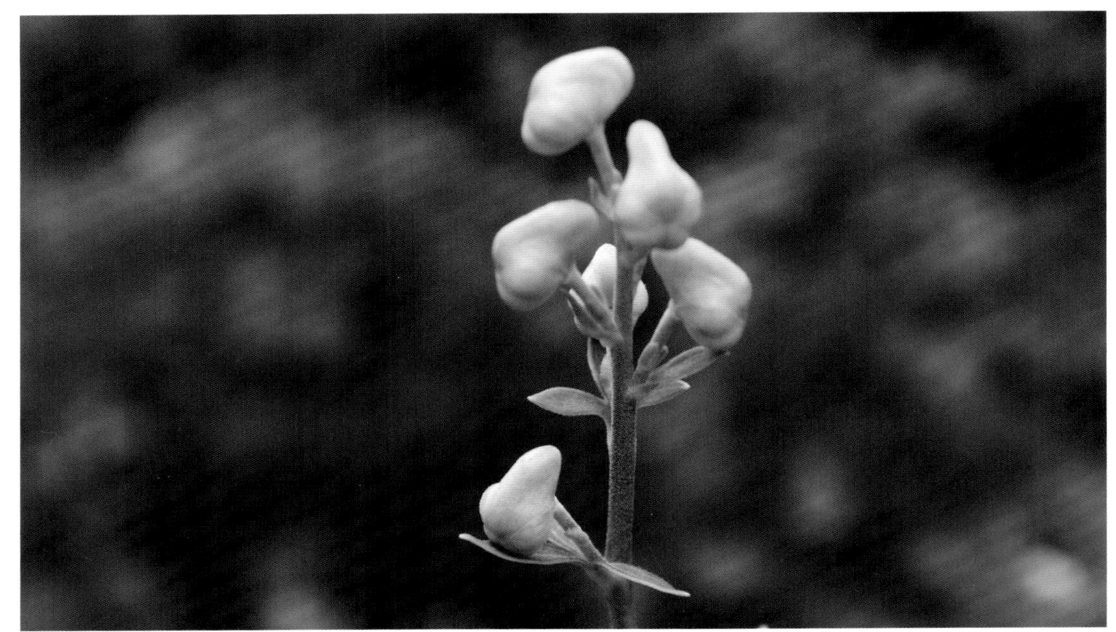

乌头

生境分布

生长于山地草坡或灌木丛中。主要分布于四川、陕西等地。

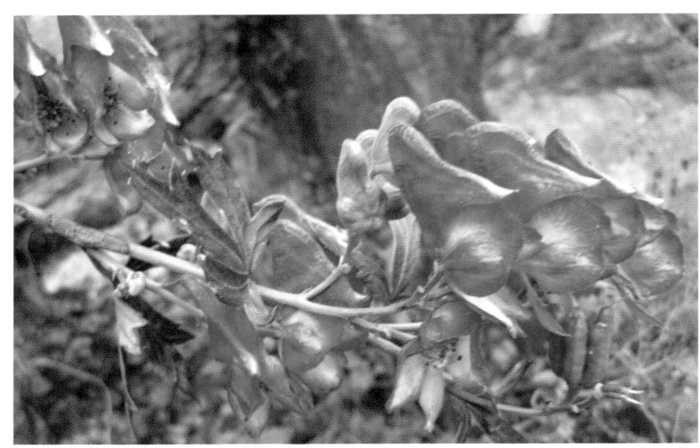

乌头

采收加工

6月下旬至8月上旬采挖，除去子根、须根及泥沙，晒干。

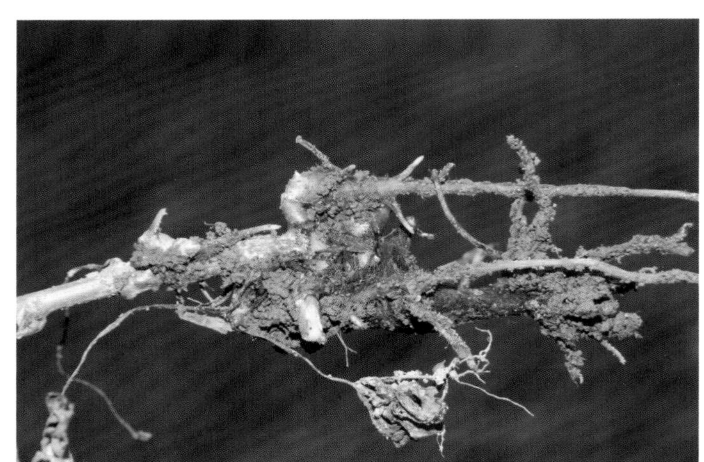

乌头根

药材性状

本品呈不规则的圆锥形，稍弯曲，顶端常有残茎，中部多向一侧膨大，长2 ~ 7.5 cm，直径1.2 ~ 2.5 cm。表面褐棕色或灰棕色，皱缩，有小瘤状侧根及子根脱离后的痕迹。质坚实，断面类白色或浅灰黄色，形成层环纹呈多角形。气微，味辛辣、麻舌。

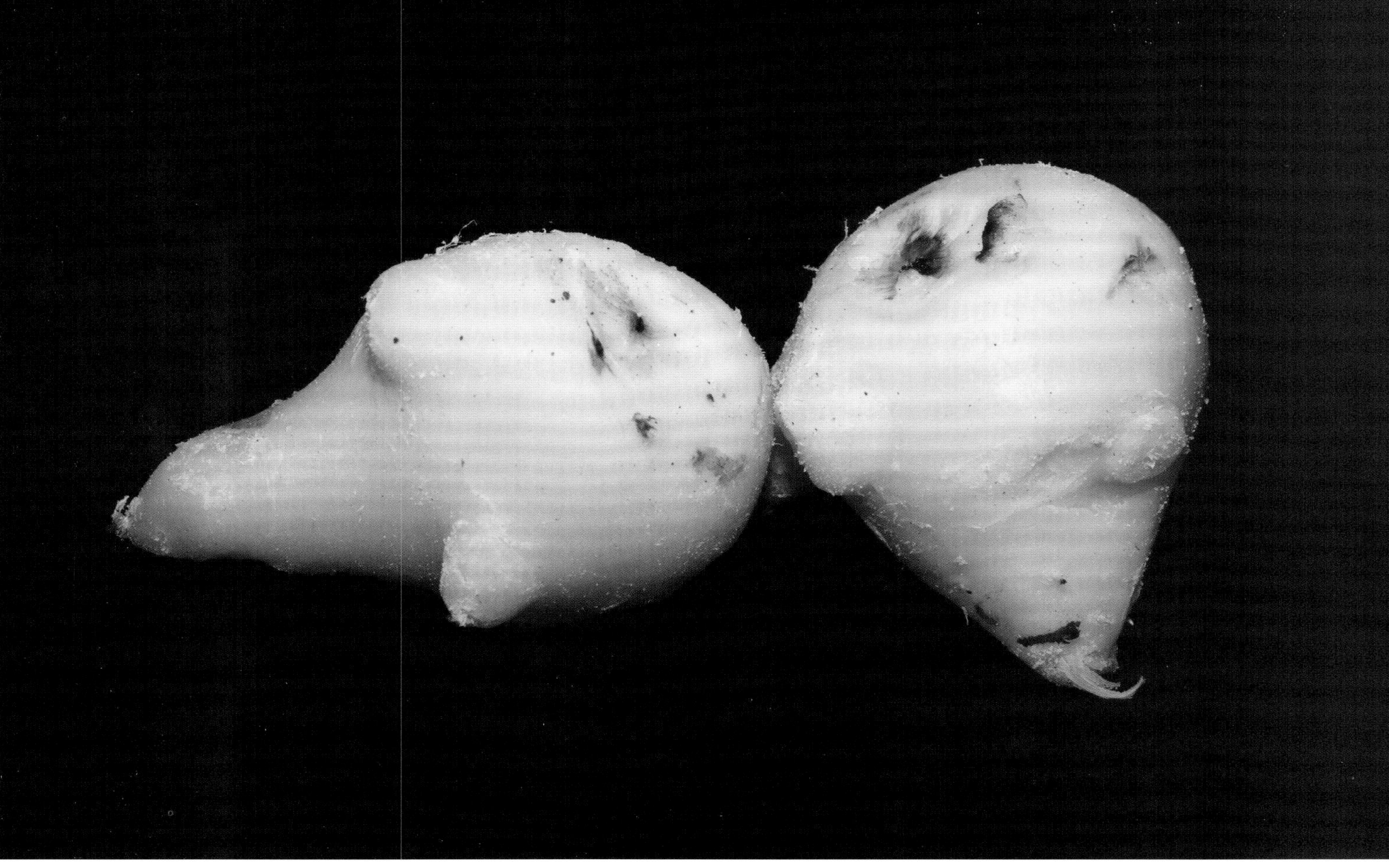

乌头鲜药材

化学成分

川乌根含生物碱，其中主要为剧毒的双酯类生物碱：中乌头碱（mesaconitine）、乌头碱（aeoanitime）、次乌头碱（hypaconitine）。此外，尚含塔拉涕胺（talatisamine）及川乌碱甲（chuan-wu-base A）、川乌碱乙（chuan-wu-base B）。中乌头碱为镇痛的主要活性成分。

药理作用

1. 对心脏的作用 川乌对心脏的作用表现为两个方面：强心作用和致心律失常作用。乌头碱对离体与在位蛙心，初使心律减慢，随即由于高度刺激了心肌，心率突然加快，心肌收缩力加强，很快出现心律失常、收缩力减弱、心脏收缩至停搏。其治疗量可使人心率减慢，脉搏柔软而弱，血压微降。

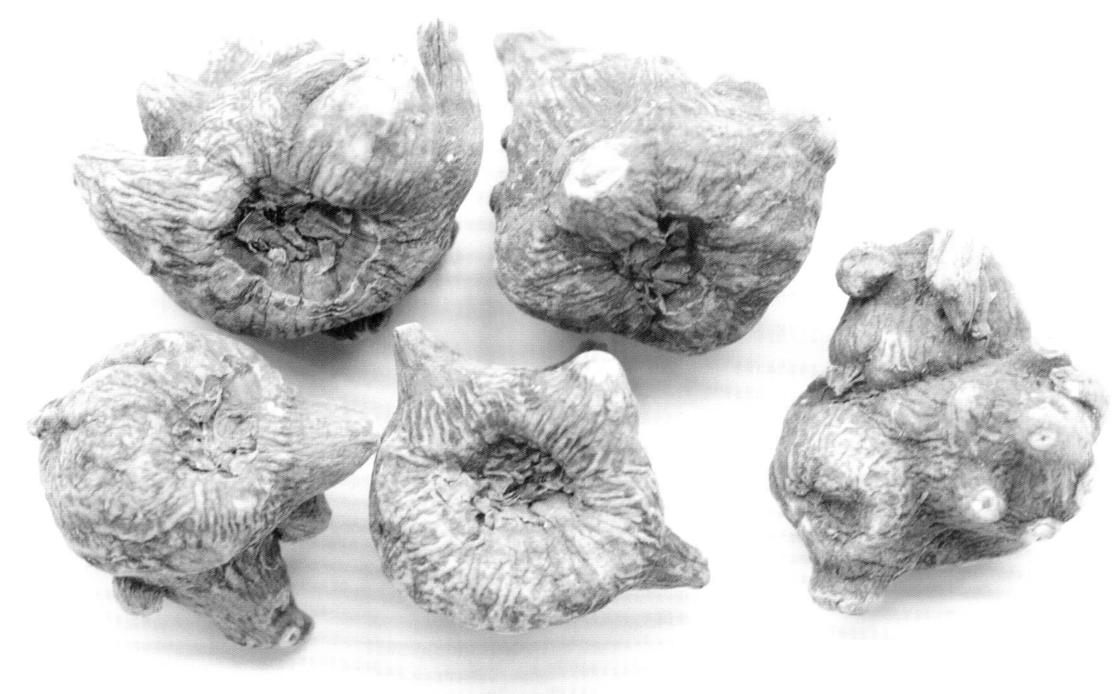
乌头药材

2. 对血管血压的影响 一般认为乌头碱降低血压，机制可能是扩张血管。大剂量应用时，血压先不规律而后明显降低，可能是由于心律失常而使心搏量减少。所含成分仙影掌碱氯化物则有一定的升压作用。多数报告川乌制剂及乌头碱具有舒张血管作用，但高浓度的乌头碱可收缩血管。用乌头总生物碱给麻醉猫静滴，可使冠状动脉血流量明显增加。

3. 镇痛、局部麻醉作用 用电刺激鼠尾法，皮下注射乌头碱 0.05 mg/kg，即有镇痛作用。乌头碱能刺激局部皮肤、黏膜的感觉神经末梢，先兴奋产生瘙痒与灼热感，继而麻醉丧失知觉。

4. 抗肿瘤作用 乌头注射液（含乌头碱 0.4 mg/mL），用生理盐水稀释 10 倍，给接种前胃癌 PC 的 615 纯系小鼠腹腔注射每日 0.2 mL/ 只，连续 13 日，瘤重抑制率为 34.9%，显著高于对照组。乌头注射液对小鼠肉瘤 S180 瘤重抑制率为 46%，对纯系小鼠 Lewis 肺癌自发转移也有明显抑制作用。

性味归经

辛、苦，热；有大毒。归心、肝、肾、脾经。

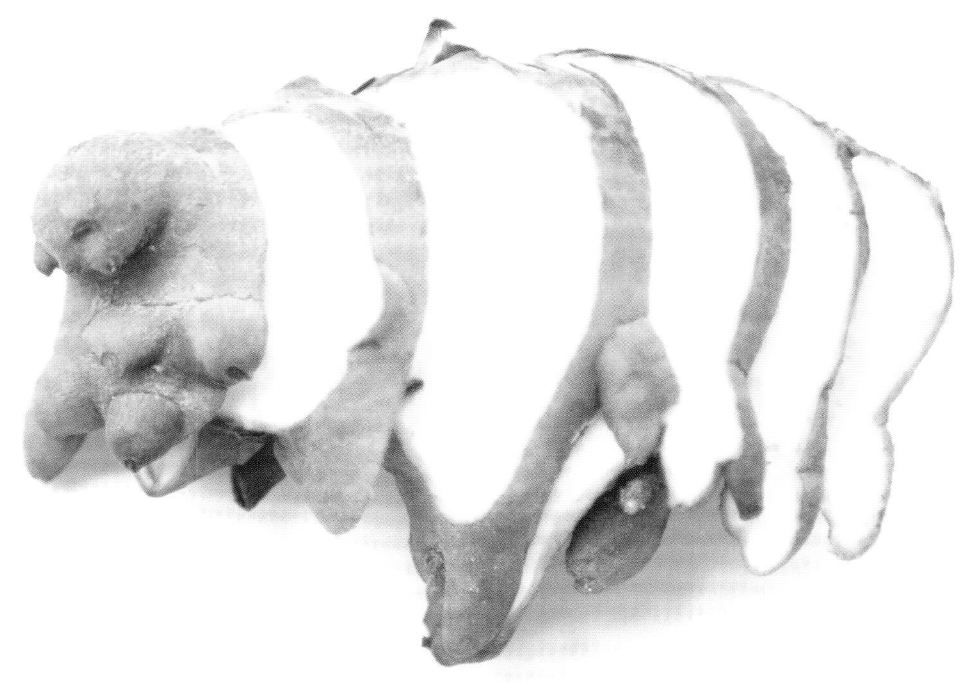

乌头药材

功效主治

祛风除湿，温经止痛。用于风寒湿痹，关节疼痛，心腹冷痛，寒疝疼痛及麻醉止痛。

临床应用

1. 风湿性关节炎、类风湿关节炎 川乌、草乌各 80 g，麻黄、干姜各 60 g，细辛、肉桂各 40 g，羌活、白芷各 70 g。上药共为细末，加 60% vol 白酒适量润湿，置于锅内炒热，做成药饼，趁热敷贴于患部，绷带固定，至局部或全身发热或微汗出为度，每日 1 ~ 2 次，每次 2 ~ 4 小时，3 日后更换新药。

2. 大骨节病 制川乌、制草乌、当归、金银花、乌梅、川牛膝各 15 g，木瓜 25 g。加水 500 mL，文火煎 15 ~ 20 分钟，候凉再加 60% vol 白酒 500 mL，装罐封口，浸 5 ~ 7 日，纱布过滤，装瓶备用。口服，每日 2 次，每次 5 ~ 10 mL（也可将上药烘干为末，炼蜜为丸，每丸 5 g，每次 1 丸，每日 2 次），50 日为 1 个疗程。结果：患者 54 例，治愈 10 例，显效 25 例，好转 12 例，无效 7 例，总有效率为 87％。

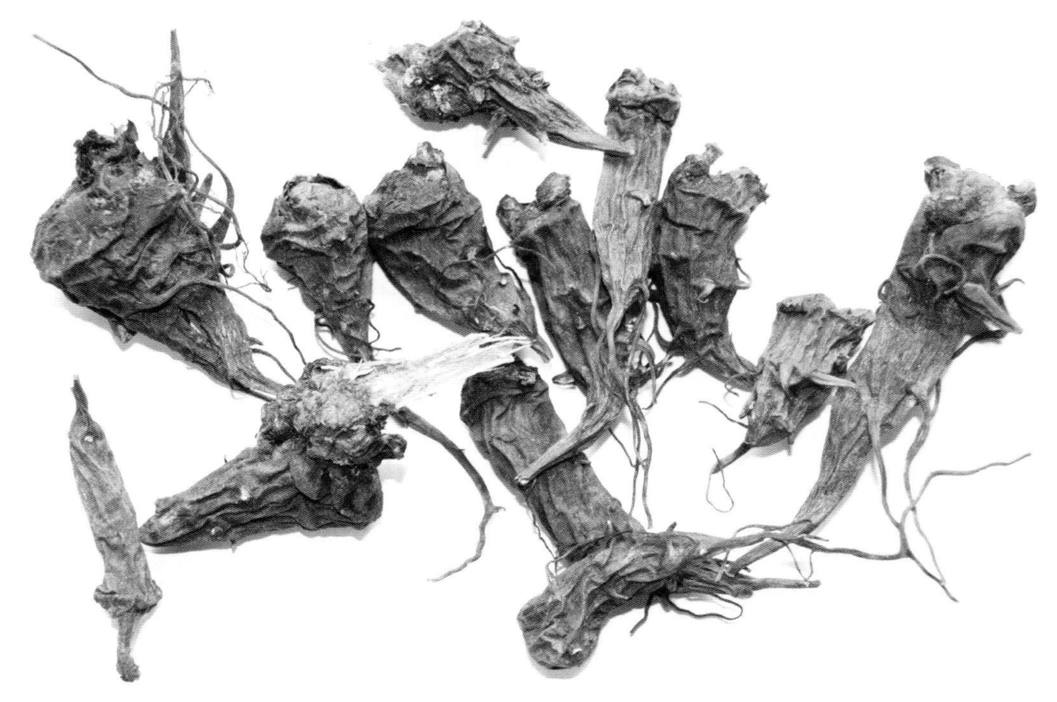

乌头药材

3. 冻结肩 川乌、草乌、樟脑各 90 g。研细末，根据疼痛部位取药末适量，用老陈醋调糊状，敷压痛点，外裹纱布，然后用热水袋热敷 30 分钟，每日 1 次，一般 3 次可显效。结果：患者 35 例，痊愈 22 例，显效 12 例，无效 1 例。或以生川乌、生草乌、建曲、苍术各 9 g，甘草 3 g。泡于 500 mL 白酒中，7 日后服用，每晚睡前服 3 ~ 6 mL，避风。

4. 顽癣 生川乌 100 g，老醋适量。把川乌研为细粉末。加入老醋调成稀糊状，封存备用。凡体癣、手癣、足癣、神经性皮炎，经年以上，屡治不愈，局部奇痒，皮肤干厚，无红肿、热痛和感染溃破者均可用本药。川乌有大毒，非上述顽癣者禁止使用。

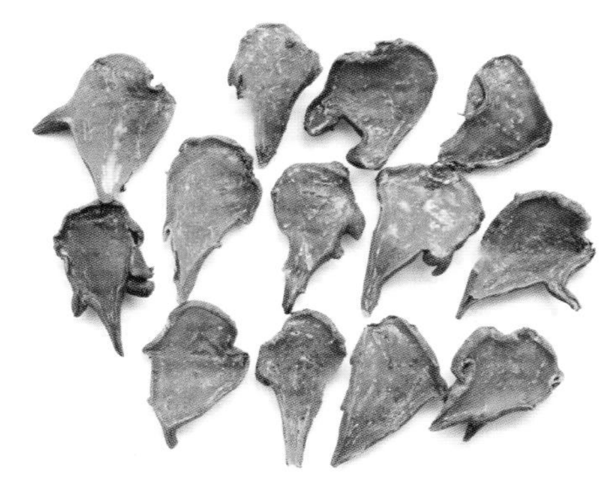

乌头（蒸制）饮片

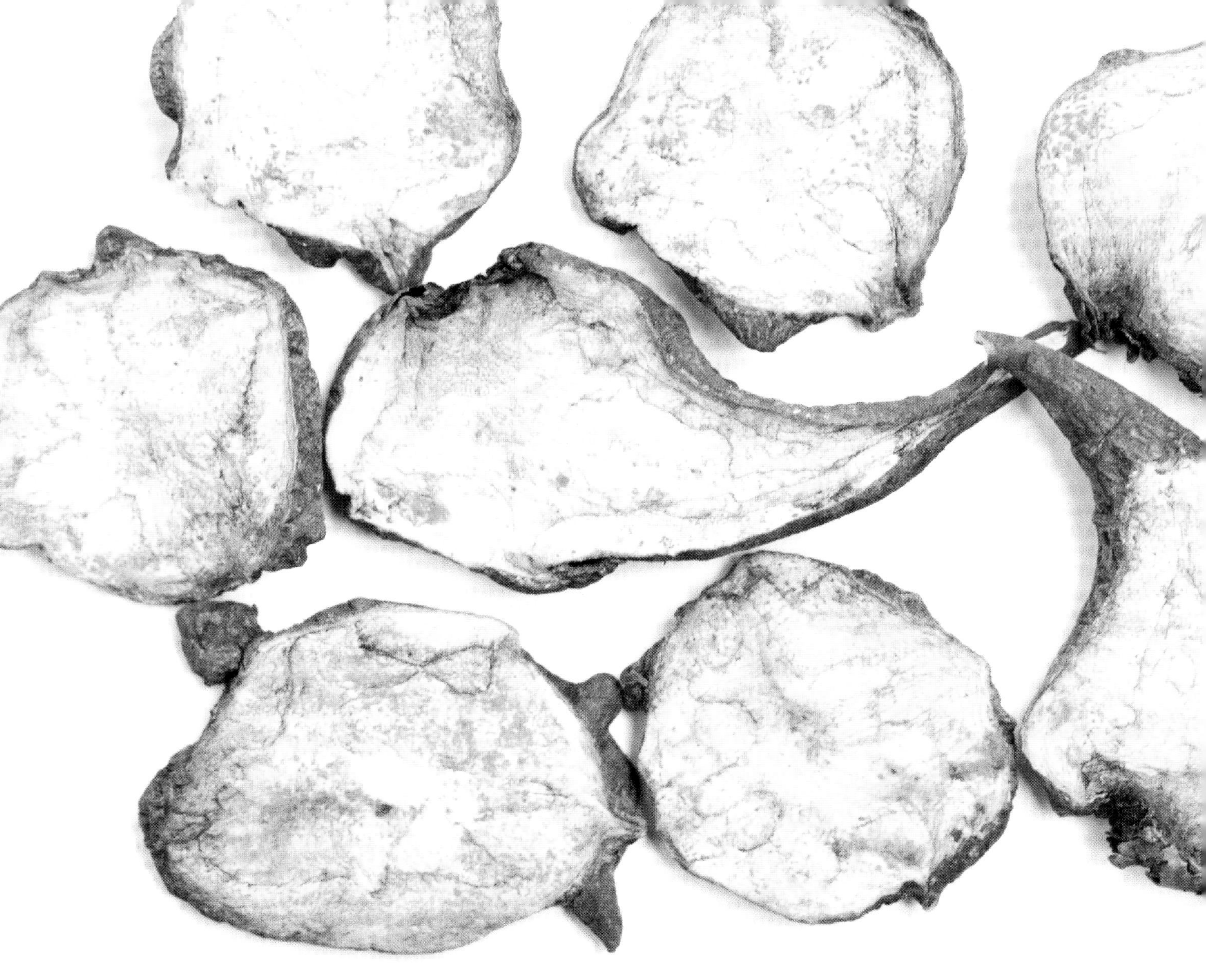

乌头饮片

用法用量

内服，一般炮制后用，1 ~ 2 g。外用：研末撒或调敷。

使用注意

生品内服宜慎；孕妇禁用；不宜与半夏、瓜蒌、瓜蒌子、瓜蒌皮、天花粉、川贝母、浙贝母、平贝母、伊贝母、湖北贝母、白蔹、白及同用。

川续断

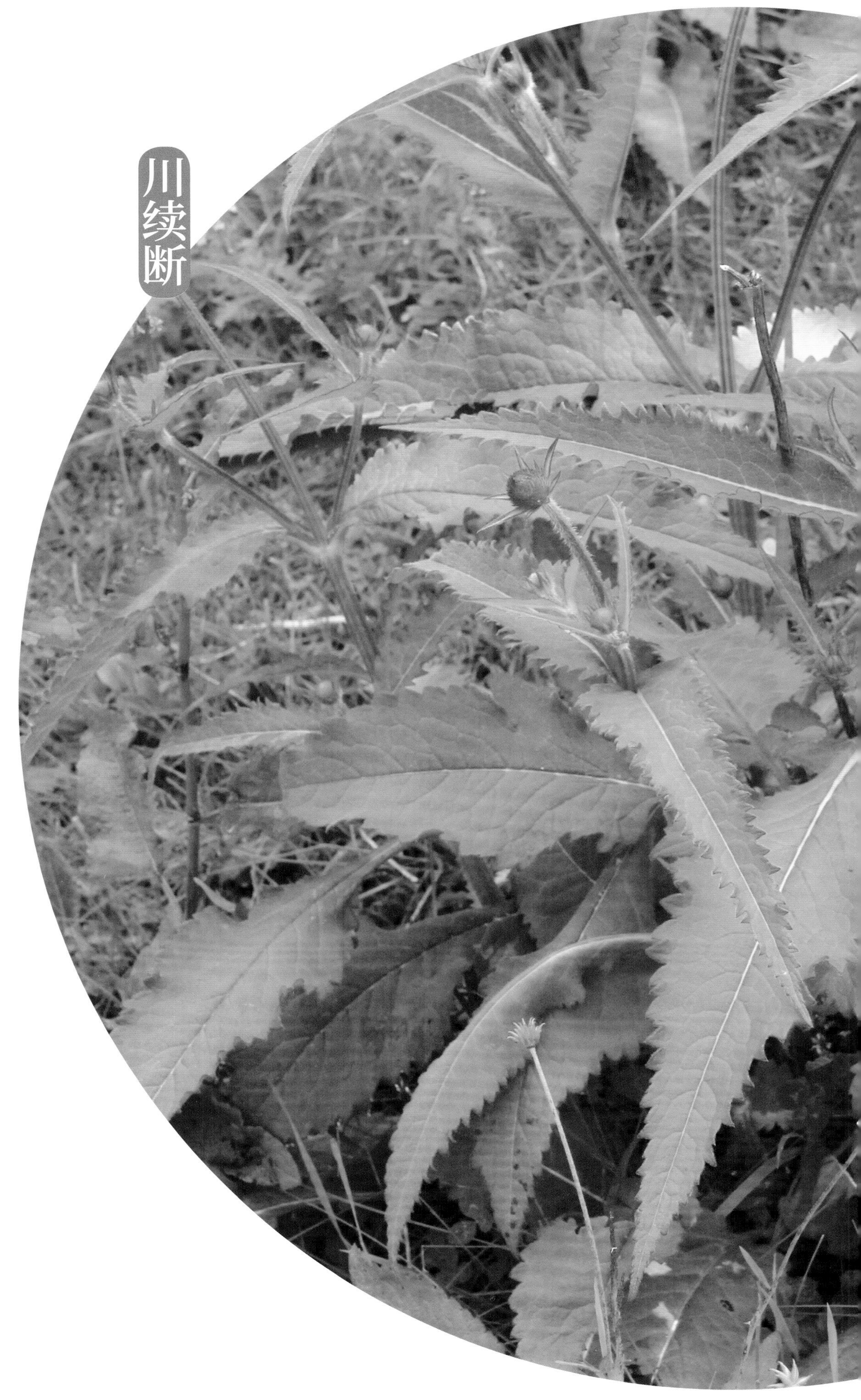

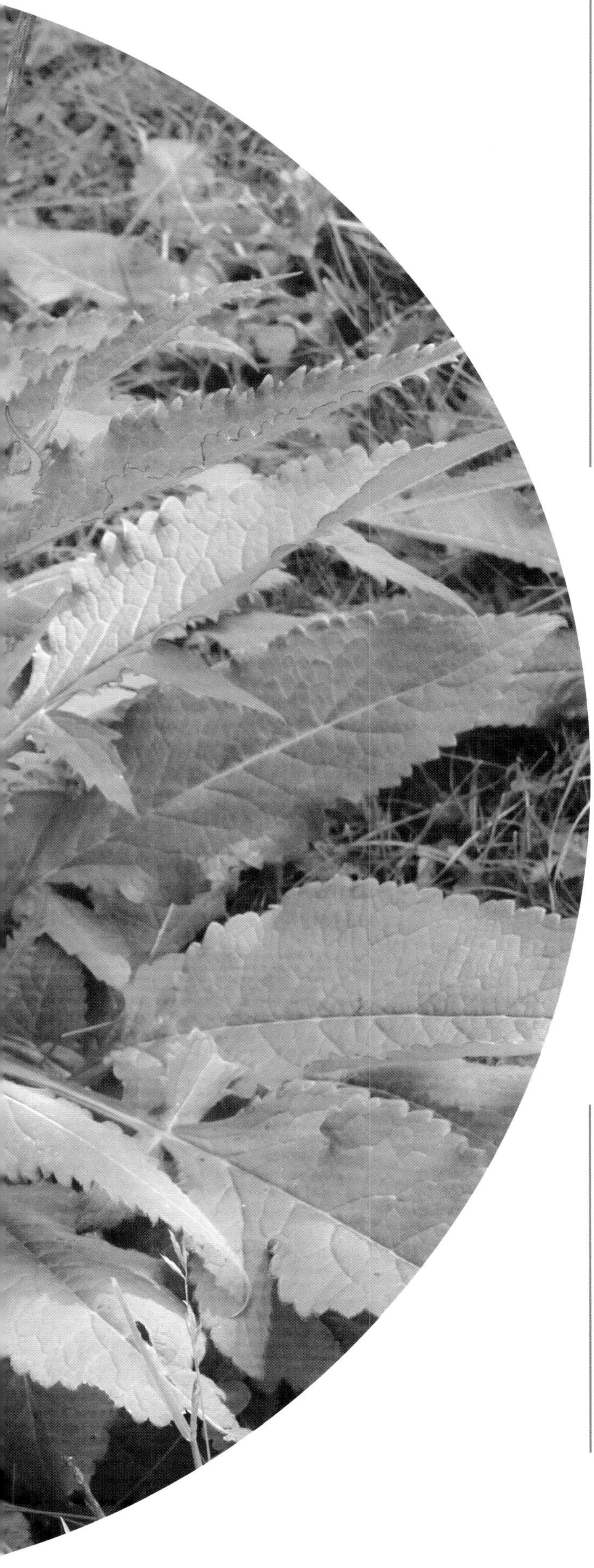

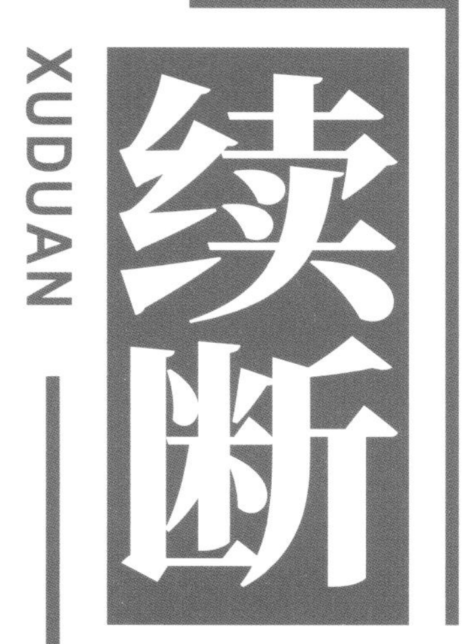

续断

XUDUAN

基　原

本品为川续断科植物川续断 *Dipsacus asper* Wall. ex Henry 的干燥根。

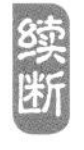

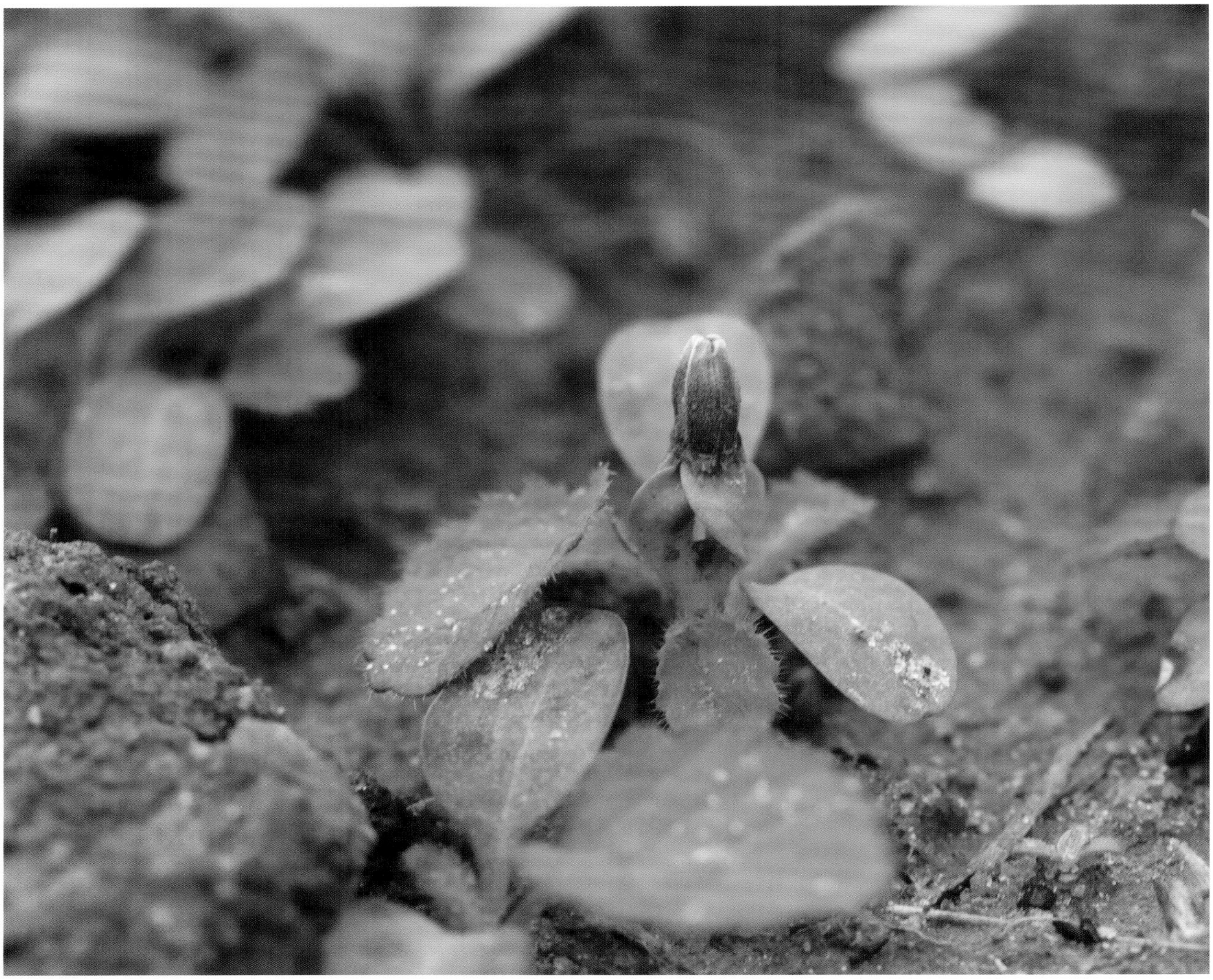

川续断幼苗

形态特征

多年生草本，高 50 ~ 100 cm；茎直立有棱，并有刺毛。叶对生，基生叶有长柄，叶片羽状分裂；茎生叶有短柄，叶片 3 裂，中央裂片大，边缘有粗锯齿，叶面被短毛或刺毛。头状花序，总苞片窄线形，数枚，苞片倒卵形，顶端有尖头状长喙，花冠白色或淡黄色。花期 8 ~ 9 月，果期 9 ~ 10 月。

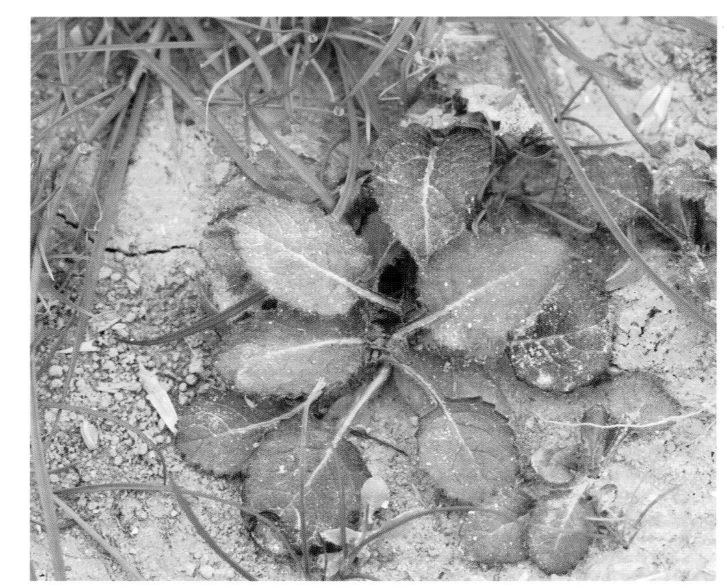

川续断

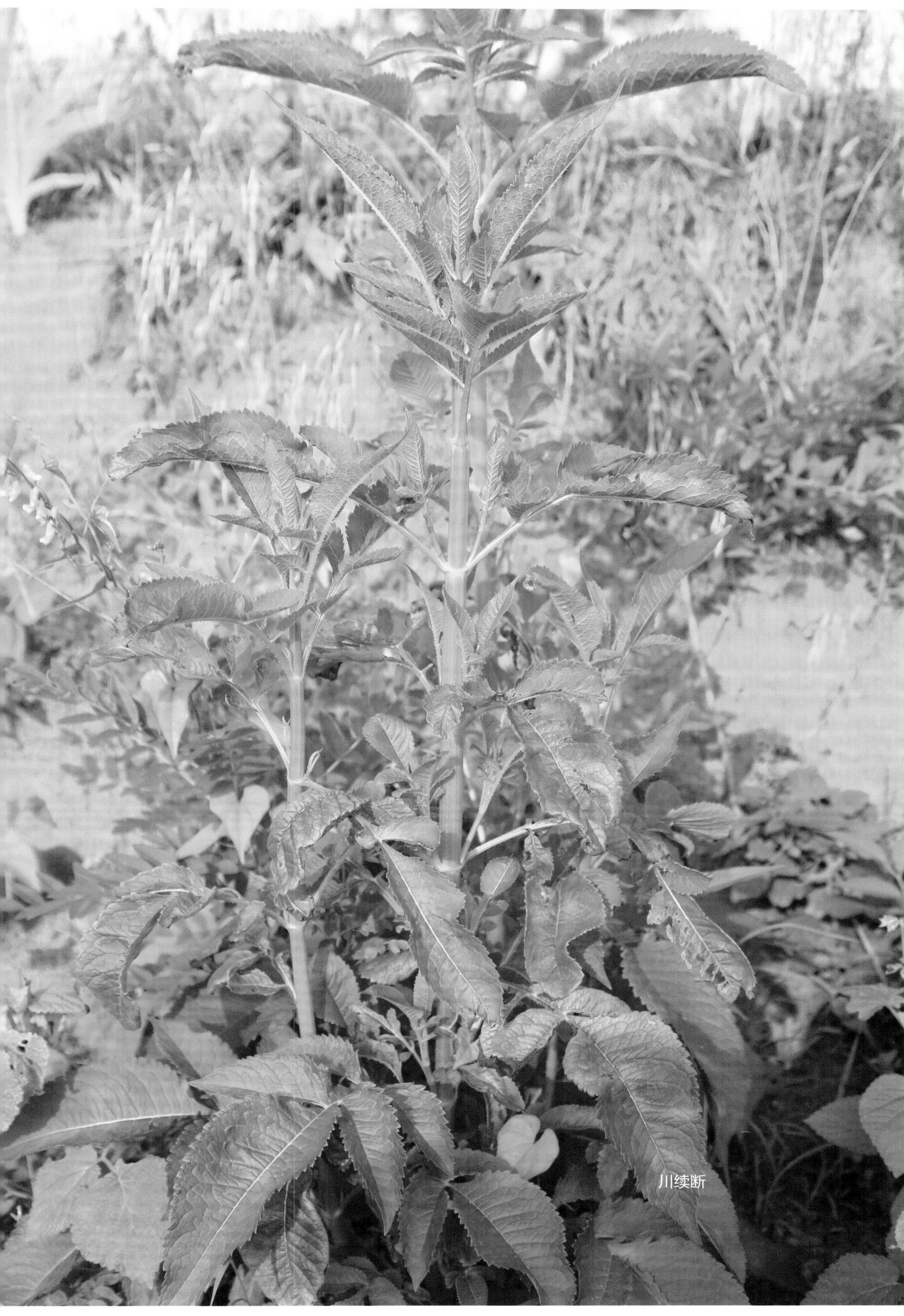
川续断

生境分布

生长于土壤肥沃、潮湿的山坡、草地，野生、栽培均有。主要分布于湖北长阳、宜都、鹤峰、巴东，尤以鹤峰产者最优。重庆涪陵、湖南石门、慈利，广西金县、灌阳，广东、云南、贵州等地也产。

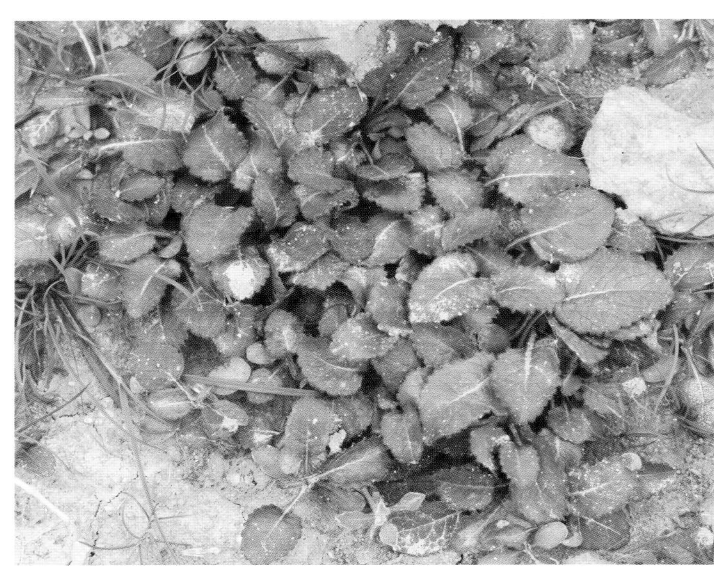

川续断

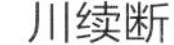

川续断

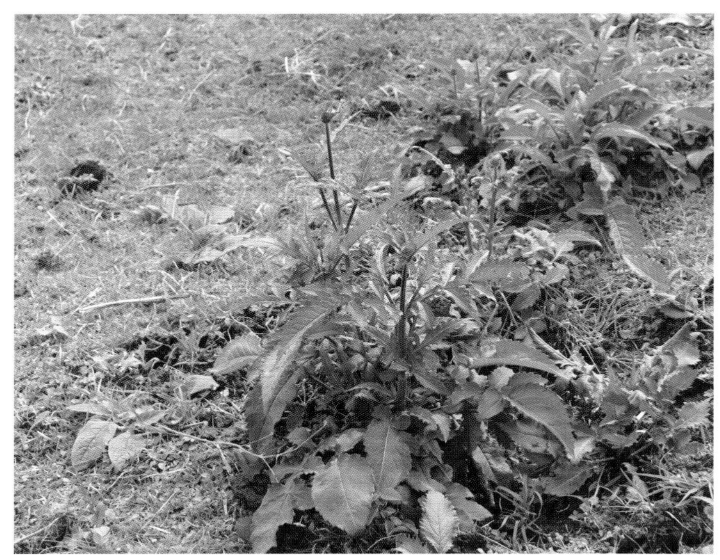

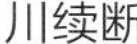

川续断

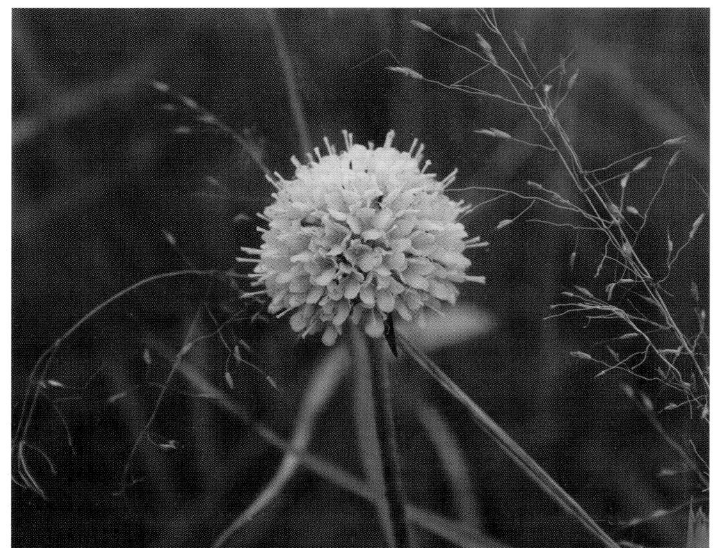

川续断花序

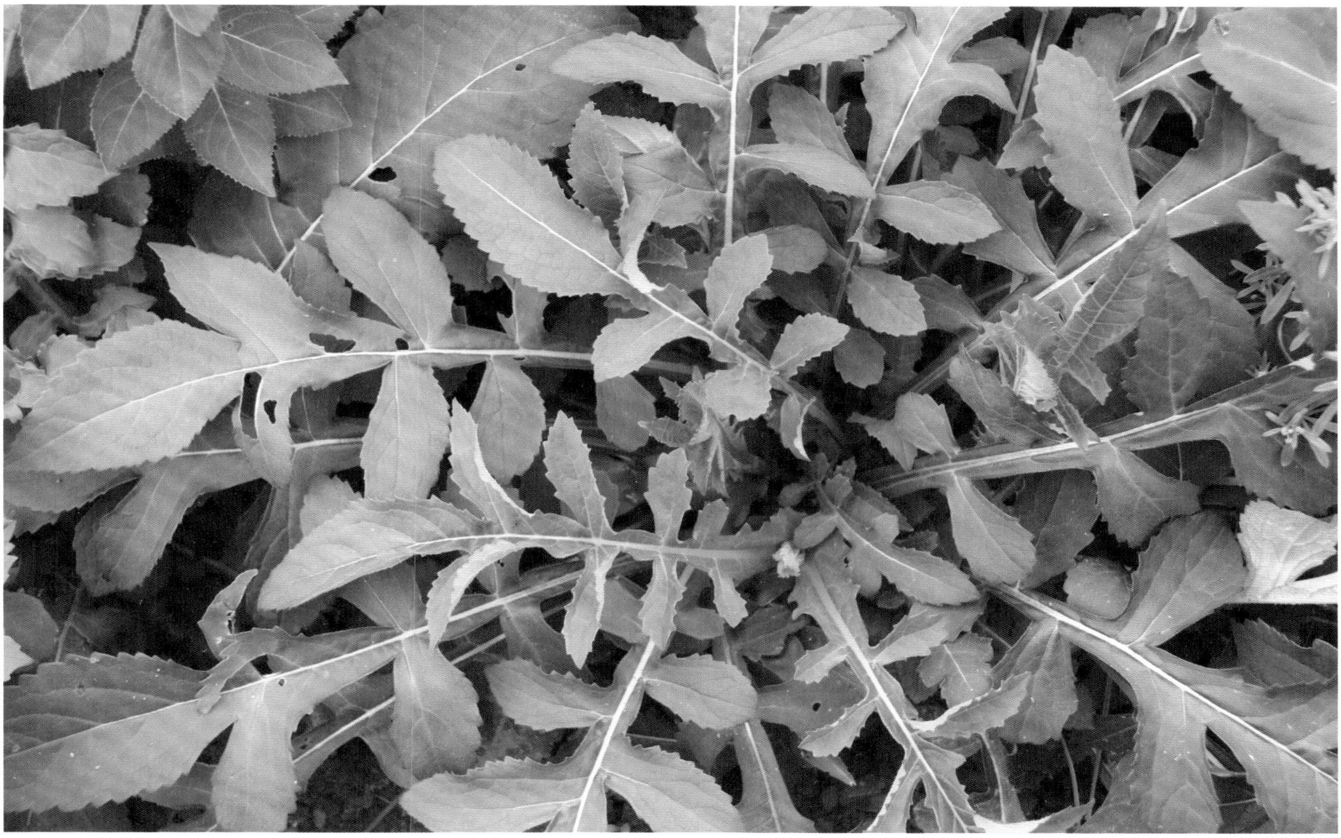

川续断

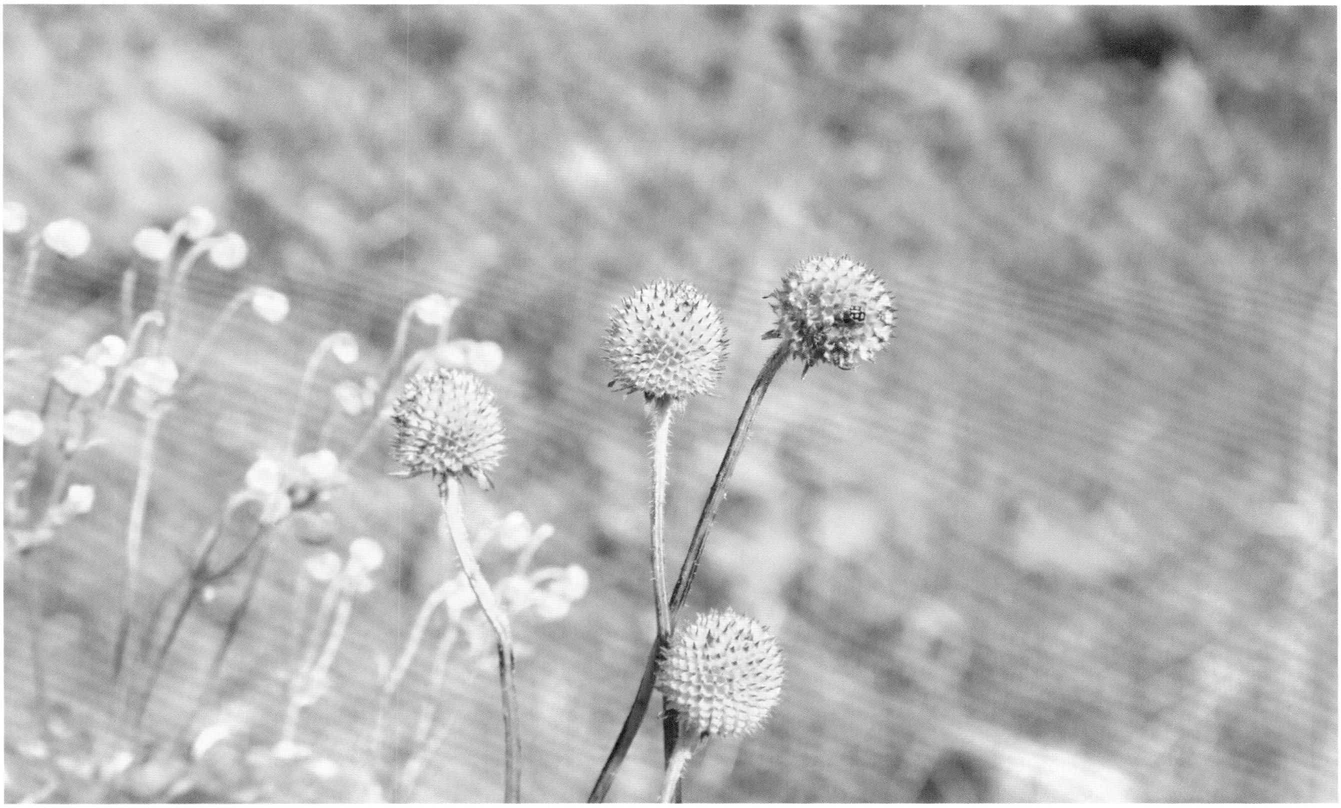

川续断

采收加工

秋季采挖，除去根头和须根，用微火烘至半干，堆置“发汗”至内部变绿色时，再烘干。

药材性状

本品圆柱形、略扁，有的微弯曲，长 5 ~ 15 cm，直径 0.5 ~ 2 cm。表面黄褐色或灰褐色，有明显扭曲的纵皱及沟纹，可见横裂的皮孔及少数须根痕。质软，久置后变硬，易折断，断面不平坦，皮部墨绿色或棕色，外缘褐色或淡褐色，木部黄褐色，导管束呈放射状排列。气微香，味苦，微甜而后涩。

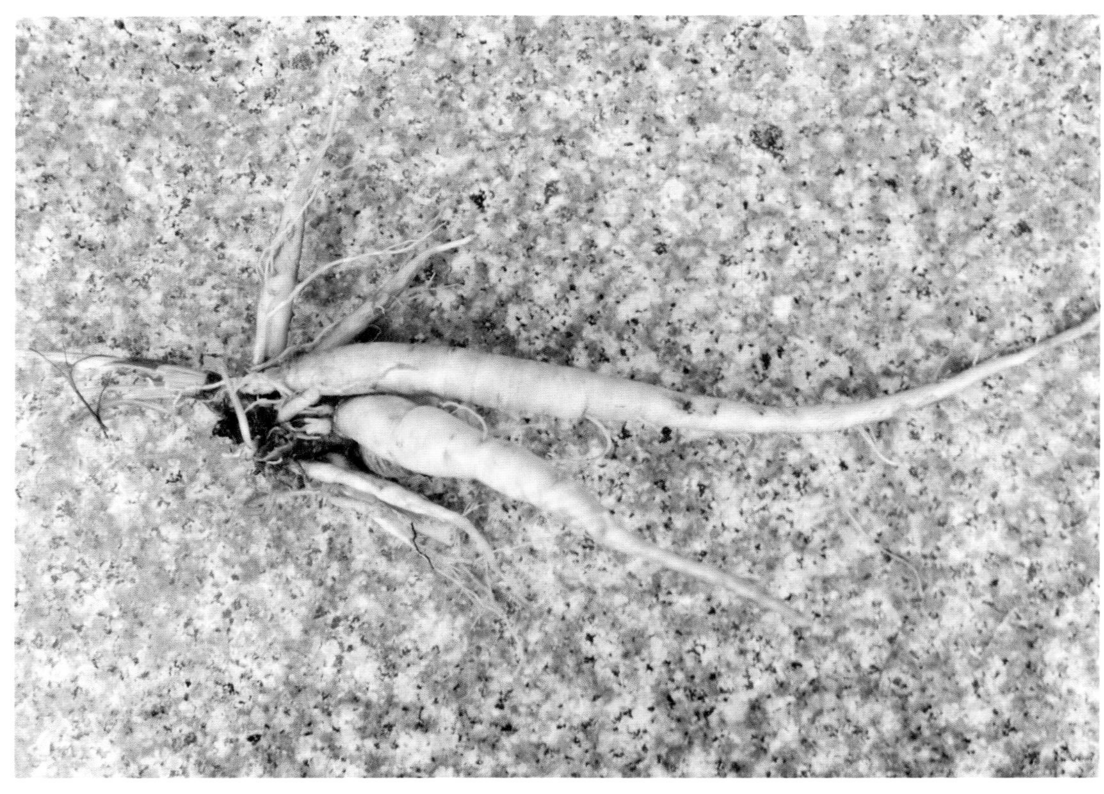

续断鲜药材

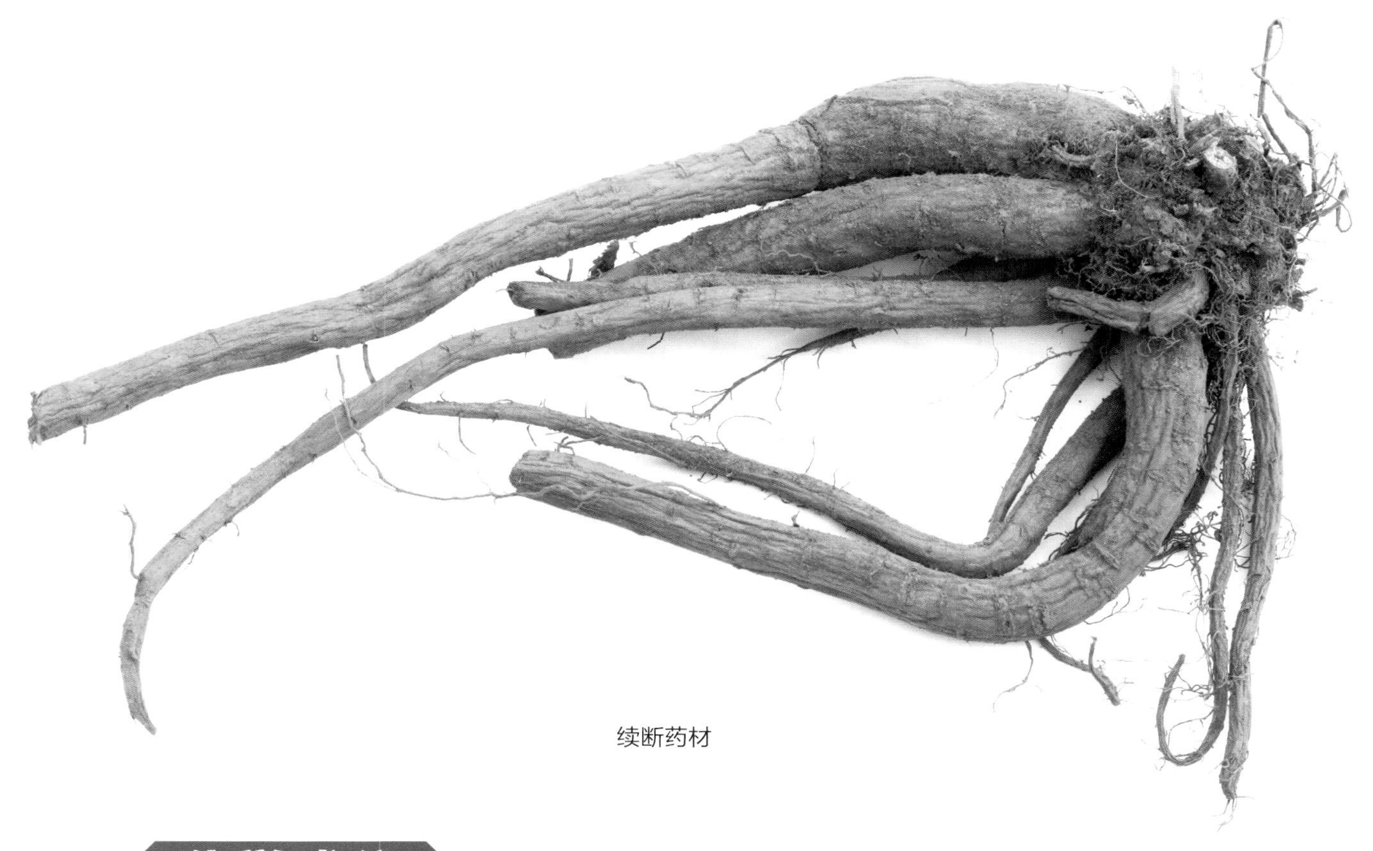

续断药材

化学成分

本品含蔗糖、胡萝卜苷、β-谷甾醇、Akebia saponin D、常春藤皂苷元（hederagenin）、乌苏醛、乌苏酸、β-D-糖苷、獐牙菜苷、常春藤皂苷元-3-O-α-L-阿糖苷、番木鳖苷，日本市售商品中分得Cantleyoside、3-O-α-L-糖吡喃阿拉伯糖齐墩果酸28-O-β-D-吡喃阿拉伯糖齐墩果酸28-O-β-D-吡喃葡萄糖-（1→6）-β-D-吡喃葡萄糖苷、3-O-α-L-吡喃阿拉伯糖常春藤皂苷元28-O-β-D-吡喃葡萄糖（1→6）-β-K-吡喃葡萄糖-（1→6）-β-D-吡喃葡萄糖苷，新化合物有3-O-（4-O-酰基）-α-L-吡喃阿拉伯糖常春藤皂苷元28-O-β-D-吡喃葡萄糖-（1→6）-β-D-吡喃葡萄糖酯苷、3-O-α-L-吡喃阿拉伯糖齐墩果酸28-O-β-D-吡喃葡萄糖-（1→6）-β-D-吡喃葡萄糖酯苷、3-O-p-D-吡喃葡萄糖-（1→3）-α-L-吡喃鼠李糖（1→2）-α-L-吡喃阿拉伯糖常春藤皂苷元28-O-β-D-吡喃葡萄糖-（1→6）-β-D-吡喃葡萄糖酯苷、3-O-α-L-吡喃鼠李糖-（1→3）-β-D-吡喃葡萄糖-（1→6）-β-D-吡喃葡萄糖-（1→6）-β-D-吡喃葡萄糖酯苷。此外尚含有Ca、Mg、Mn、Zn、Cu元素。

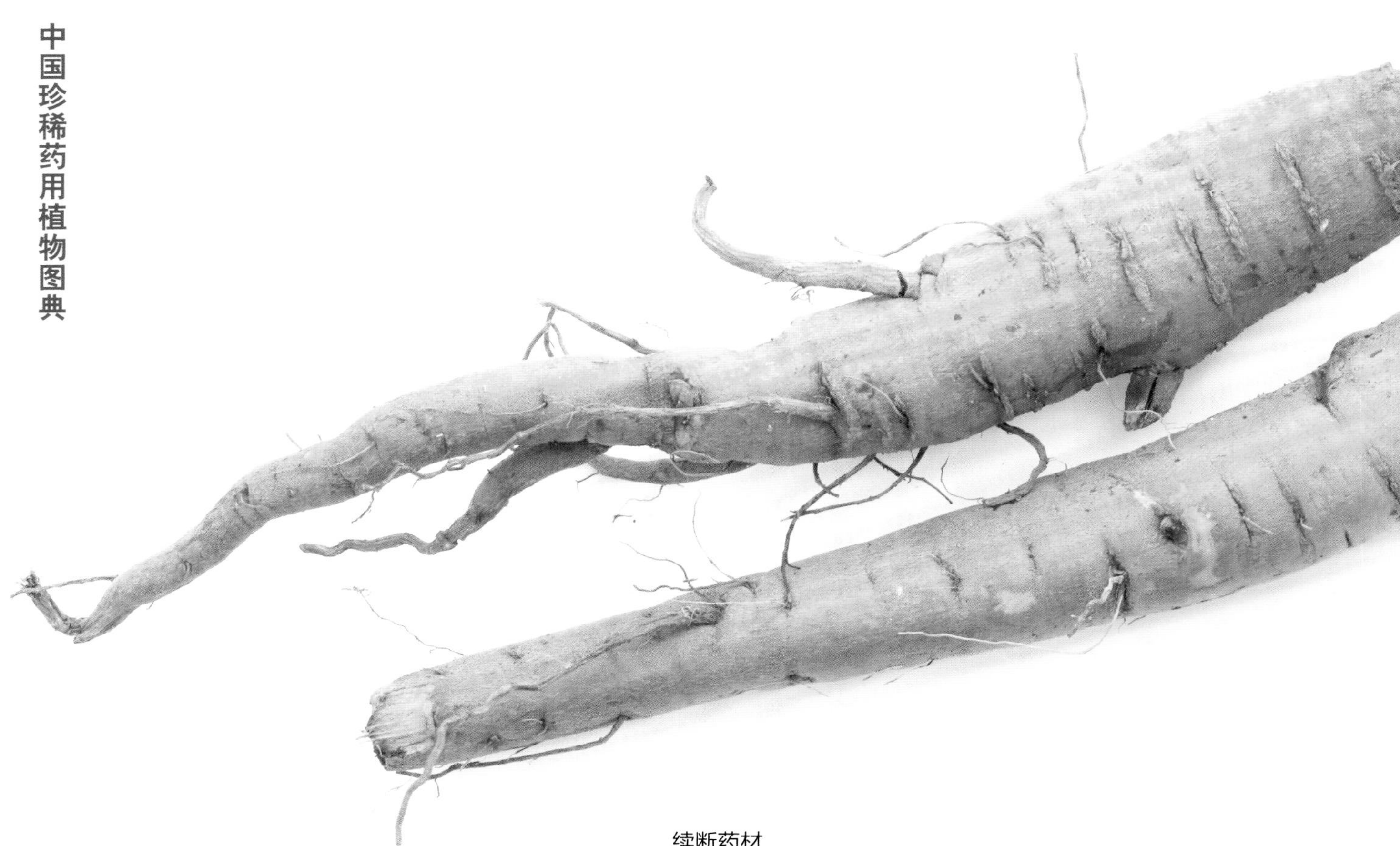

续断药材

药理作用

1. 对骨损伤的作用 续断浸剂 20 g/kg、30 g/kg 及续断总苷对实验性大鼠骨损伤愈合有促进作用。

2. 抗维生素 E 缺乏症 经小白鼠和鸡试验，证明续断有抗维生素 E 缺乏症的作用。

3. 止血、镇痛作用 对痈疡有排脓、止血、镇痛、促进组织再生的作用。

4. 抗感染作用 本品具有抗风湿性关节炎的作用。对肺炎链球菌也有抑制作用。

5. 促第二性征作用 本品可促进乳腺和女性生殖器官的发育，并可促进乳汁分泌。

6. 兴奋子宫作用 续断水煎剂浓度为 1×10^{-2} g/mL 和 0.5×10^{-2} g/mL 对离体兔子宫有较强的兴奋作用，表现为频率增加，张力提高，多呈强直收缩状态。

性味归经

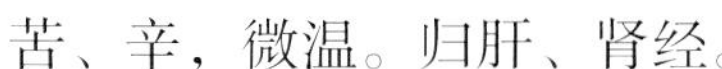

苦、辛，微温。归肝、肾经。

功效主治

补肝肾，强筋骨，续折伤，止崩漏。用于肝肾不足，腰膝酸软，风湿痹痛，跌仆损伤，筋伤骨折，崩漏，胎漏。酒续断多用于风湿痹痛，跌仆损伤，筋伤骨折。盐续断多用于腰膝酸软。

临床应用

1. 先兆流产 续断、菟丝子、太子参、白芍各 15 g，桑寄生、阿胶、山药各 10 g，炙甘草 3 g。每日 1 剂，水煎服。结果：患者 44 例，43 例有效。

2. 软组织损伤 续断、红花等各适量。外敷治疗软组织损伤，效果显著。

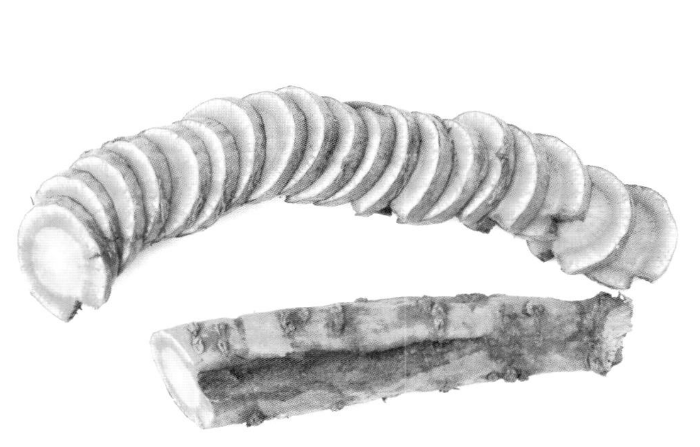

续断药材

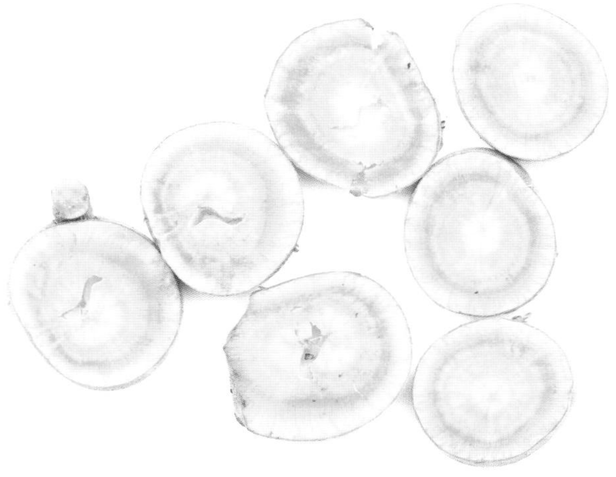

续断药材

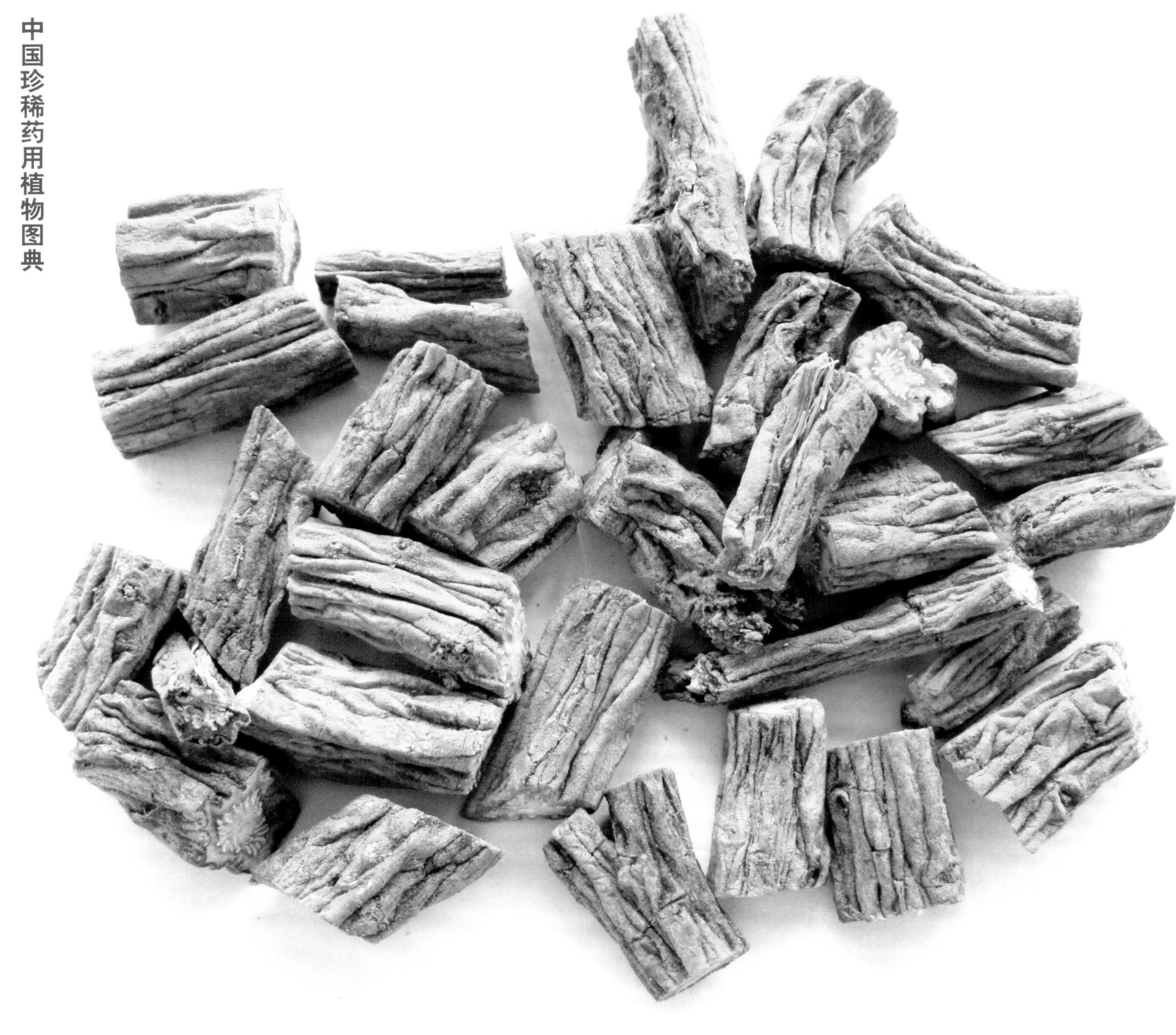

续断饮片

3. 功能失调性子宫出血 以固冲汤加减（续断、白术、黄芪等各适量）治疗本病效果极佳。

4. 慢性风湿性关节炎、肌炎（肝肾不足、血脉不利、腰膝肢体疼痛者） 续断、杜仲、牛膝、狗脊、桑寄生等各适量配伍；亦可用续断配牛膝、秦艽、当归、木瓜各 60 g。共研细末，每日 2 次，每次 6 g，开水送服。

5. 骨折、外伤疼痛 续断、骨碎补、当归、赤芍等各适量配伍。以活血，消肿，止痛，促进组织增生。

6. 阴道出血（治疗功能失调性子宫出血及先兆流产、习惯性流产、阴道流血属冲任不固者） 续断、阿胶、熟地黄、艾叶等各适量配伍。以养血、止血和安胎。

7. 乳汁稀少症 用续断或配伍有关药物以催乳。

用法用量

内服，煎服，9 ~ 15 g；或入丸、散。外用：鲜品捣敷。

使用注意

恶雷丸，初痢患者勿用，怒气郁者禁用。

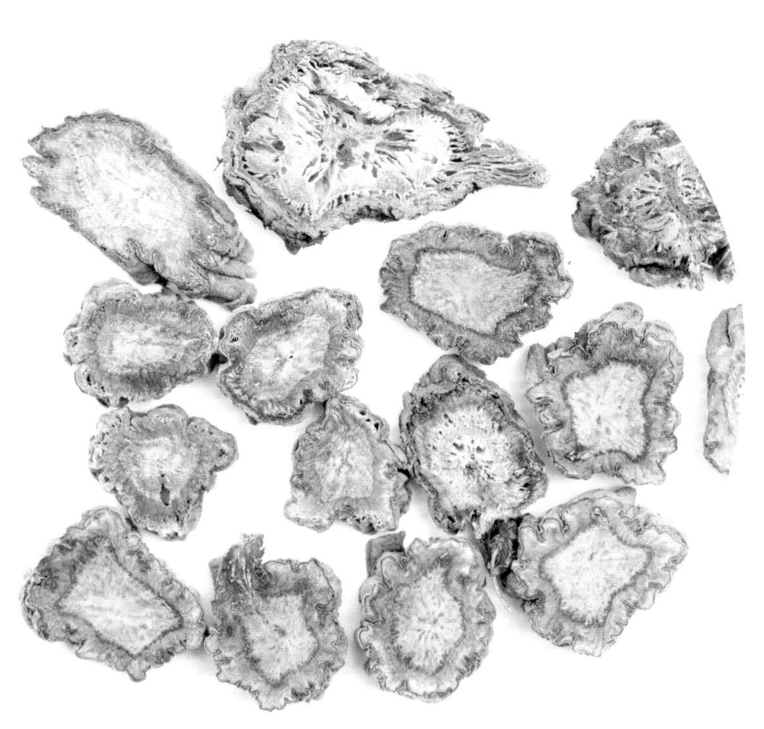

续断饮片

穿龙薯蓣

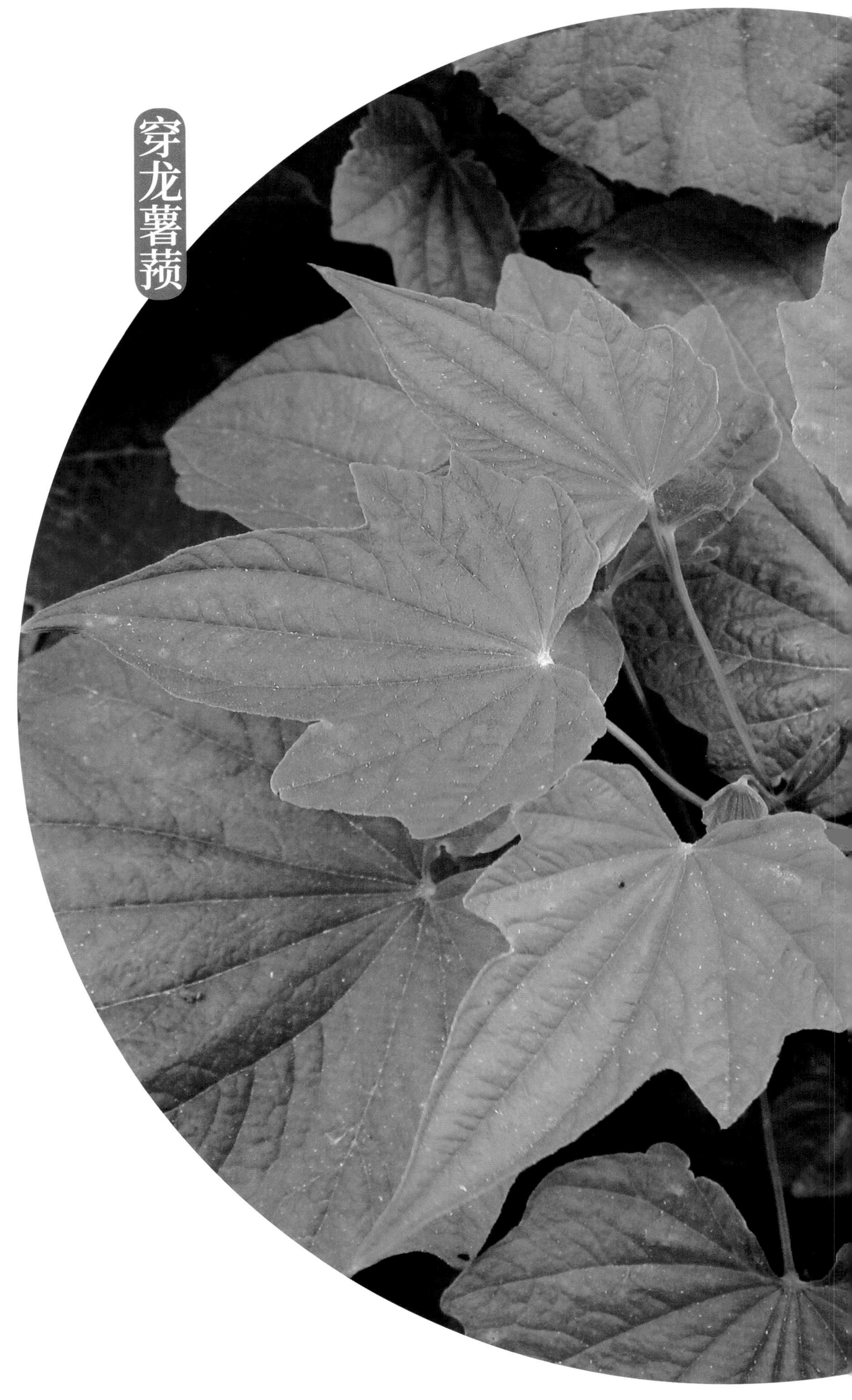

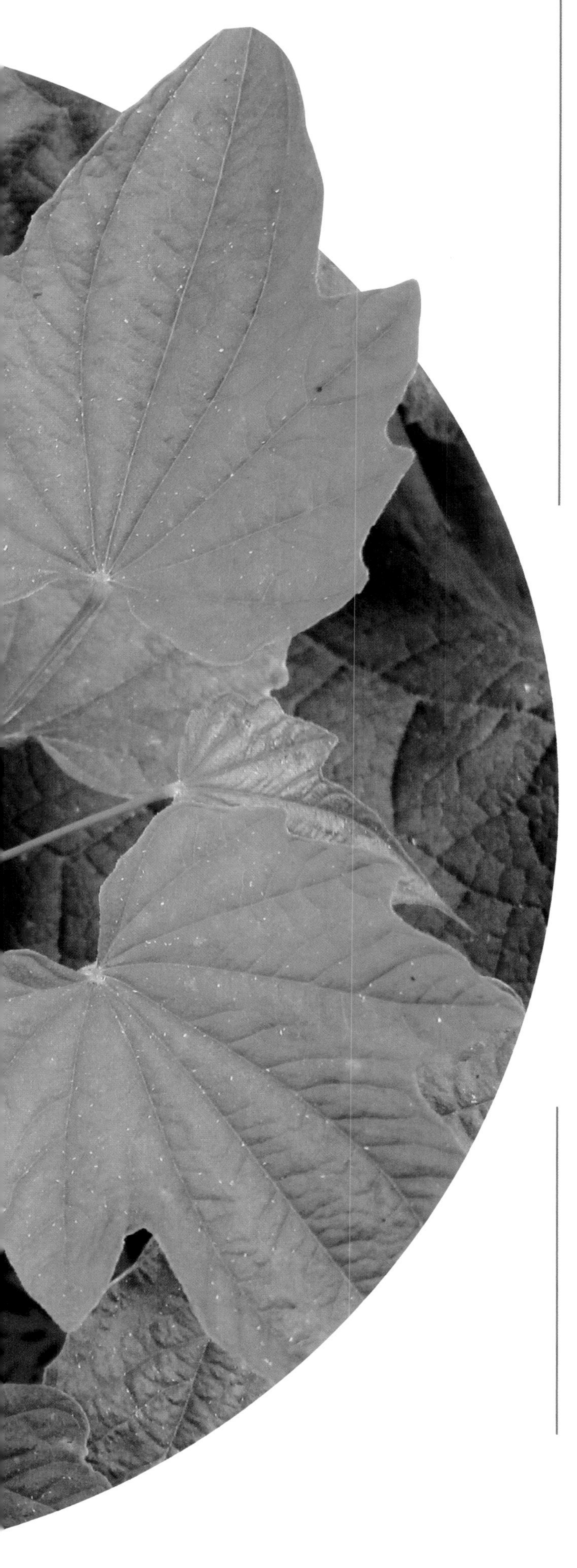

穿山龙

CHUANSHANLONG

基　原

本品为薯蓣科植物穿龙薯蓣 *Dioscorea nipponica* Makino 的干燥根茎。

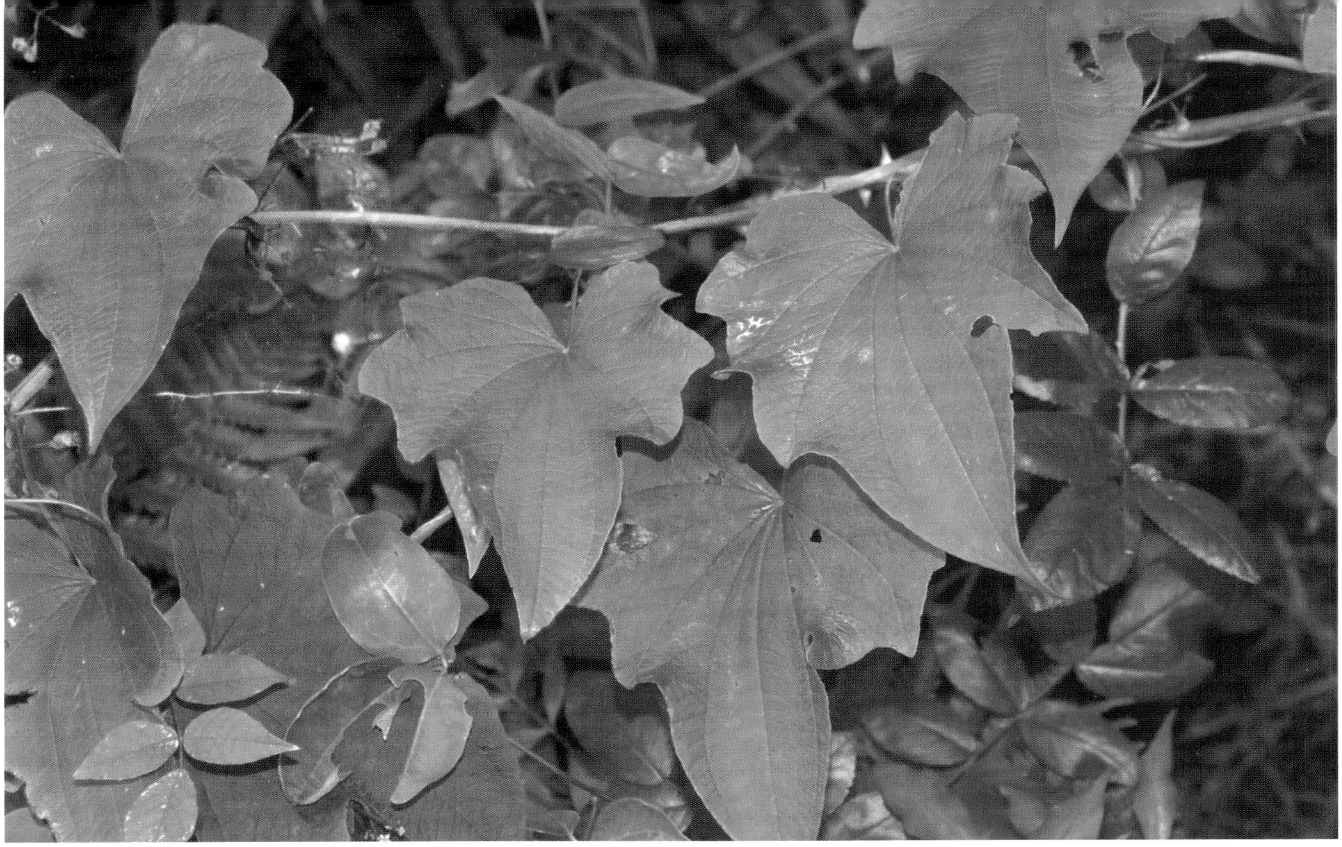

穿龙薯蓣

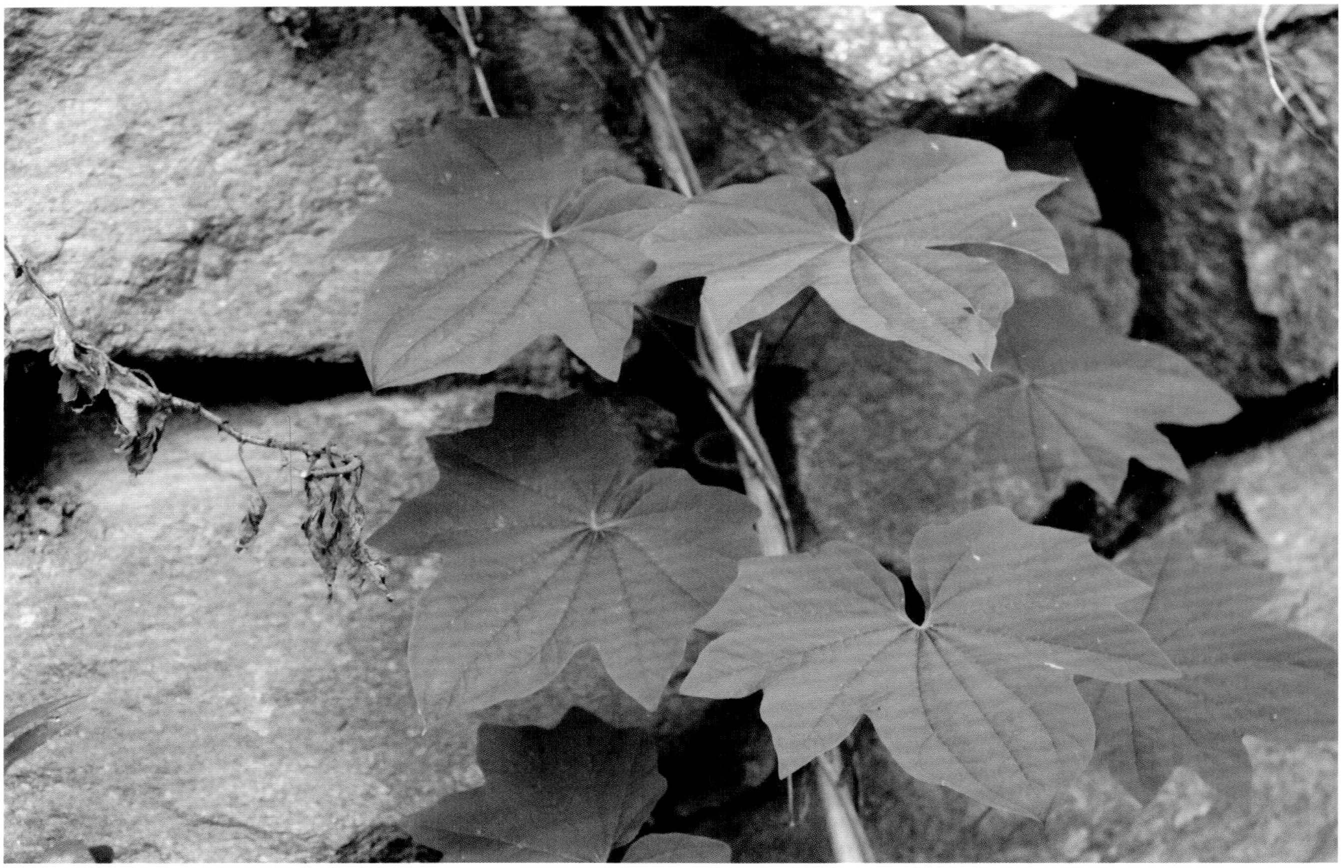

穿龙薯蓣

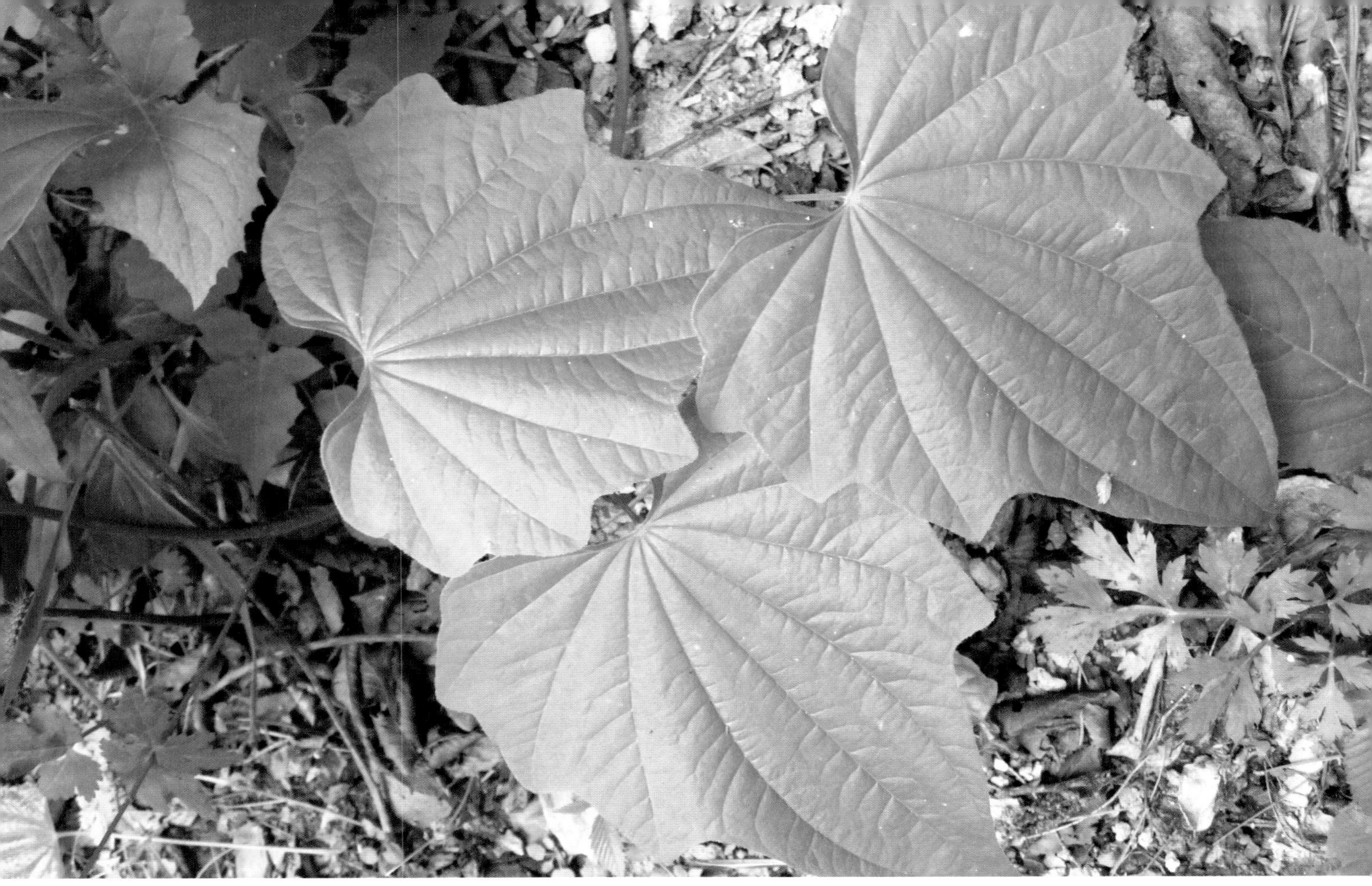

穿龙薯蓣

形态特征

多年生缠绕草本，长达 5 m。根茎横生，圆柱形，木质，多分枝，栓皮层显著剥离。茎左旋，圆柱形，近无毛。单叶互生，叶长 10 ~ 20 cm，叶片掌状心形，变化较大，茎基部叶长 10 ~ 15 cm，宽 9 ~ 13 cm，边缘作不等大的三角状浅裂、中裂或深裂，先端叶片小，近于全缘，叶表面黄绿色，有光泽，无毛或有稀疏的白色细柔毛，尤以脉上较密。花单性，雌雄异株。雄花序为腋生的穗状花序，花序基部常由 2 ~ 4 朵集成小伞状，花序顶端常为单花；苞片披针形，先端渐尖，短于花被；花被碟形，6 裂，裂片先端钝圆；雄蕊 6，着生于花被裂片的中央，花药内向。雌花序穗状，单生；花被 6 裂，裂片披针形；雌蕊柱头 3 裂，裂片再 2 裂。蒴果成熟后枯黄色，三棱形，先端凹入，基部近圆形，每棱翅状，大小不一，一般长约 2 cm，宽约 1.5 cm。种子每室 2，有时仅 1 颗发育，着生于中轴基部，四周有不等的薄膜状翅，上方呈长方形，长约比宽大 2 倍。花期 6 ~ 8 月，果期 8 ~ 10 月。

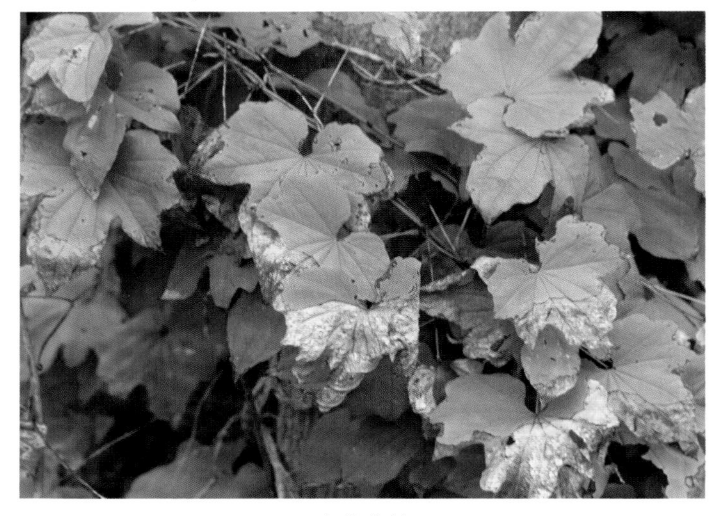
穿龙薯蓣

生境分布

生长于海拔 300 ~ 2000 m 的山坡、林边、河谷两侧或灌木丛中，山脊路旁、沟边也有。分布于东北、华北、西北（除新疆）及河南、湖北、山东、江苏、安徽、浙江、江西、四川等地。

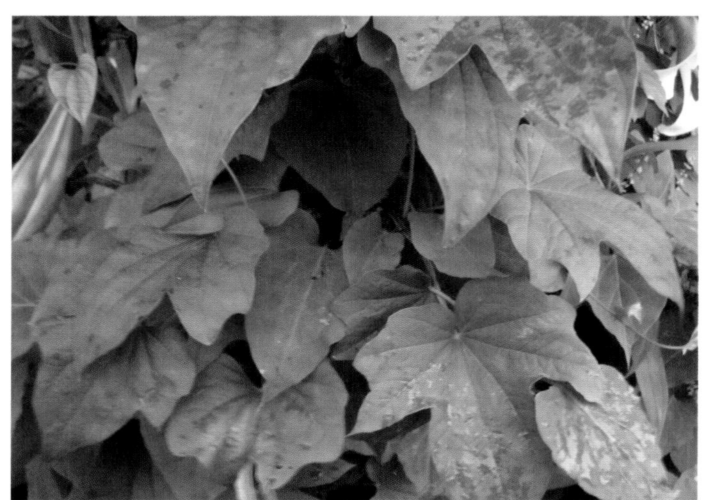
穿龙薯蓣

采收加工

播种的培育 4 ~ 5 年，根茎繁殖的第 3 年春季进行采挖，去掉外皮及须根，切段、晒干或烘干。

药材性状

根茎类圆柱形，稍弯曲，有分枝，长 10 ~ 15 cm，直径 0.3 ~ 1.5 cm。表面黄白色或棕黄色，有不规则纵沟，具点状根痕及偏于一侧的凸起茎痕，偶有膜状浅棕色外皮和细根。质坚硬，断面平坦，白色或黄白色，散有淡棕色维管束小点。气微，味苦涩。

化学成分

穿山龙含薯蓣皂苷（dioscin），纤细薯蓣皂苷（gracillin），穗菝葜甾苷（asperin），25-D- 螺甾 -3,5- 二烯（25-D-spirosta-3,5-diene）及对羟基苄基酒石酸（piscidic acid）。

药理作用

1. 镇咳作用 小鼠口服总皂苷、水溶性或水不溶性皂苷、分子筛 1 号（乙醇回流浓缩液加乙醚即有析出物沉下，析出物的水溶液浓缩后通过分子筛，先后得分子筛 1 号和 2 号）或腹腔注射煎剂，都有明显的止咳作用（氨水喷雾引咳法）。薯蓣皂苷元无效。镇咳有效部分主要在极性最强的部分，此外甾体皂苷在较大剂量时也有效。

2. 祛痰作用 小鼠口服总皂苷、水不溶性皂苷、分子筛 1 号或腹腔注射煎剂均有显著的祛痰作用（酚红法），水溶性皂苷效果不显著。主要有效成分是甾体皂苷类。

3. 平喘作用 豚鼠口服分子筛 1 号有平喘作用（组胺喷雾法），分子筛 2 号及薯蓣皂苷元均无效。煎剂对组织胺或乙酰胆碱喷雾引起的支气管痉挛都有预防作用。平喘有效成分在极性最强的部分及甾体皂苷，但均需较大剂量方有效。

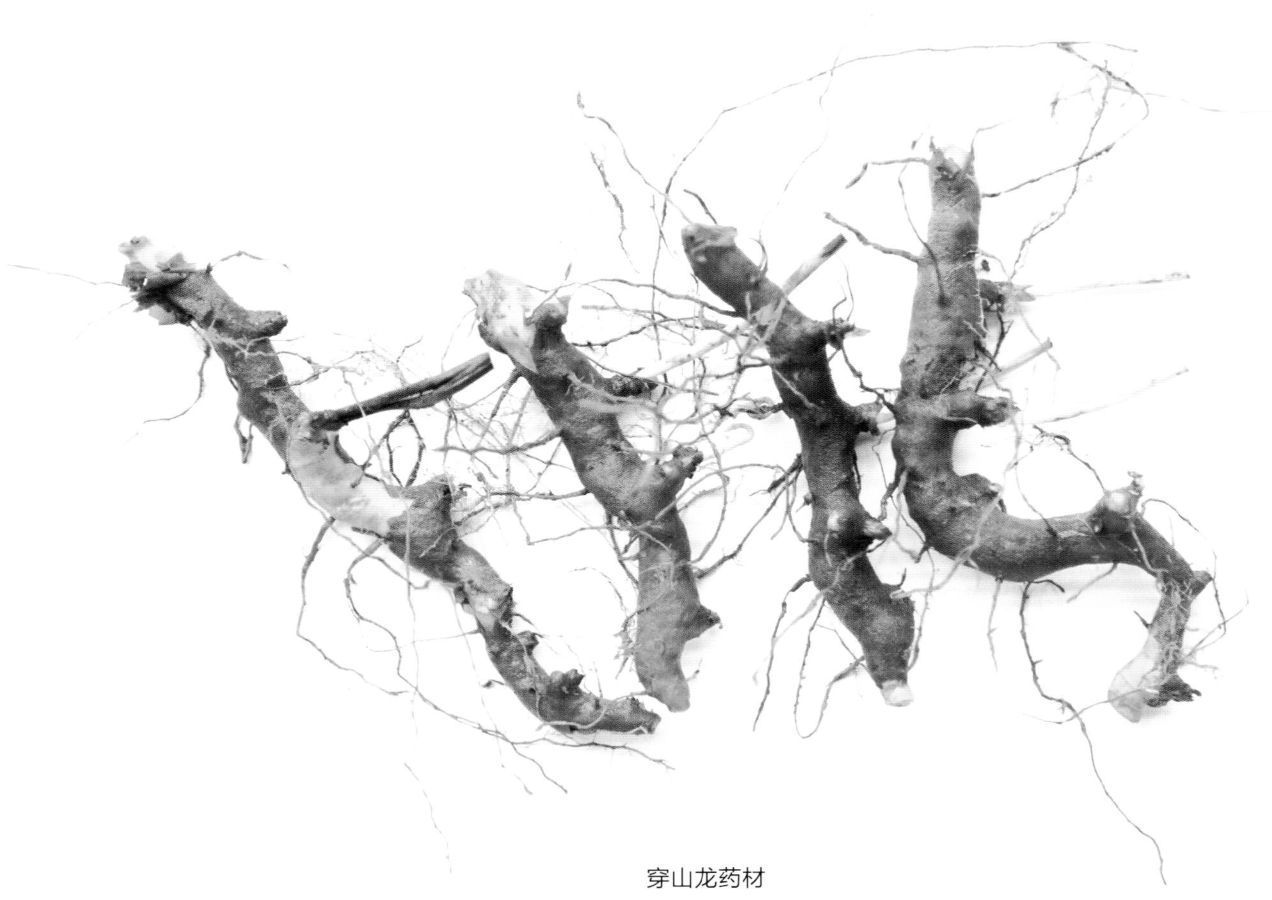

穿山龙药材

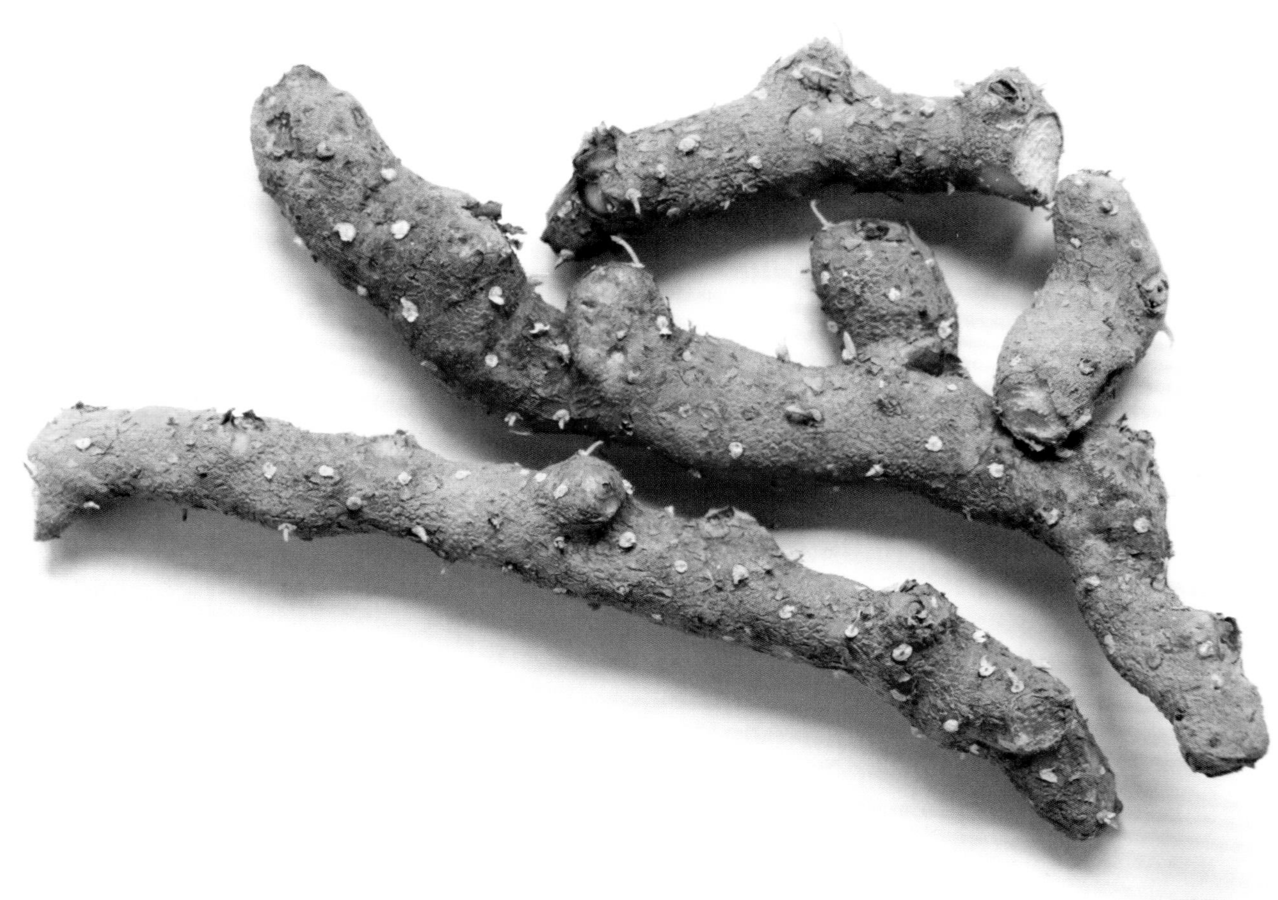

穿山龙药材

4. 对心血管的作用 总皂苷 10 mg/kg 能显著降低兔血胆甾醇及血压，延缓心率、增强心收缩振幅、增加尿量、降低 β/α 脂蛋白比例，改善冠状循环，认为对轻度动脉粥样硬化病人有效。又有报告，总皂苷 3 mg/kg 对实验性动脉粥样硬化家兔之血胆甾醇水平，并无明显降低作用，而对主动脉斑块、肝脏脂肪沉积有减轻作用。400 mg/kg 灌胃 3 日，第 3 日再腹腔注射同量药物，能显著增加小鼠冠脉流量（铷 86 示踪法），并能对抗垂体后叶素引起的冠状动脉收缩（兔心电图法），但它对大鼠心肌耗氧量有增加作用，水溶性总皂苷给麻醉犬静滴（70 mg/kg），可引起血压下降，十二指肠给药则无此作用。煎剂 1 g/kg 腹腔注射对小鼠有镇咳和祛痰作用，0.5 ~ 1.0 g/kg 对组胺等引起的豚鼠喘息有对抗作用，祛痰作用的主要有效成分为甾体皂甙 Dt，镇咳作用的有效部分是极性最强的部分。

性味归经

平，苦。归肝、肺经。

功效主治

祛风除湿，活血通络，止咳。用于风湿痹痛，肢体麻木，胸痹心痛，慢性气管炎，跌打损伤，疟疾，痈肿。

临床应用

1. 腰腿酸痛、筋骨麻木 鲜穿山龙根茎 100 g。水 1 壶，可煎服五六次，加红糖效力更佳。

2. 劳损 穿山龙 25 g。水煎冲红糖、黄酒。每日早、晚各服 1 次。

3. 大骨节病、腰腿疼痛 穿山龙 100 g，白酒 500 mL。浸泡 7 日，每日 2 次，每次 50 mL。

4. 闪腰岔气、扭伤作痛 穿山龙 25 g。水煎服，每日 1 次。

5. 疟疾 穿山龙根 15 g，鸢尾、野棉花各 10 g。发病前水煎服。

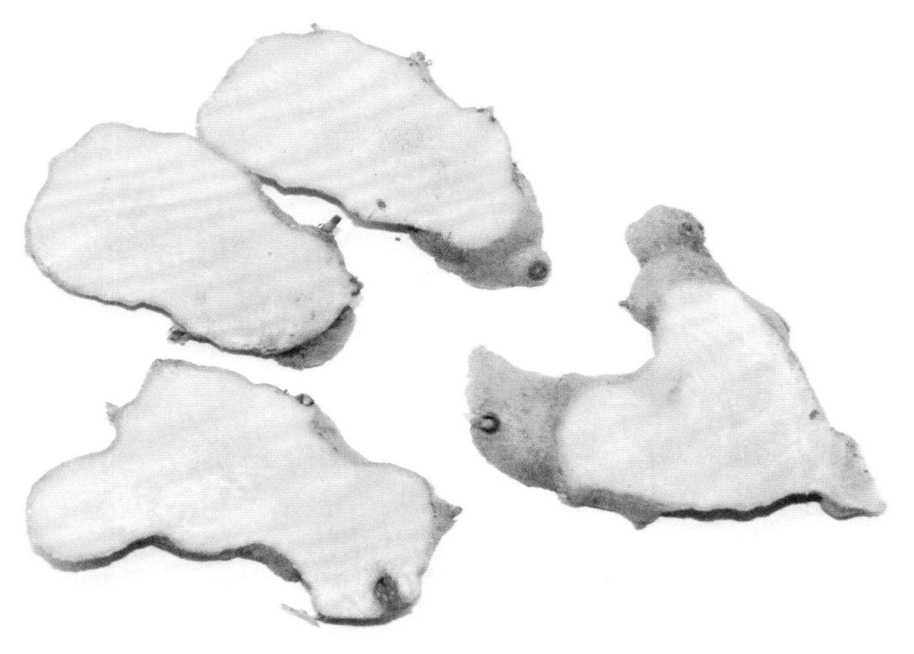

穿山龙药材

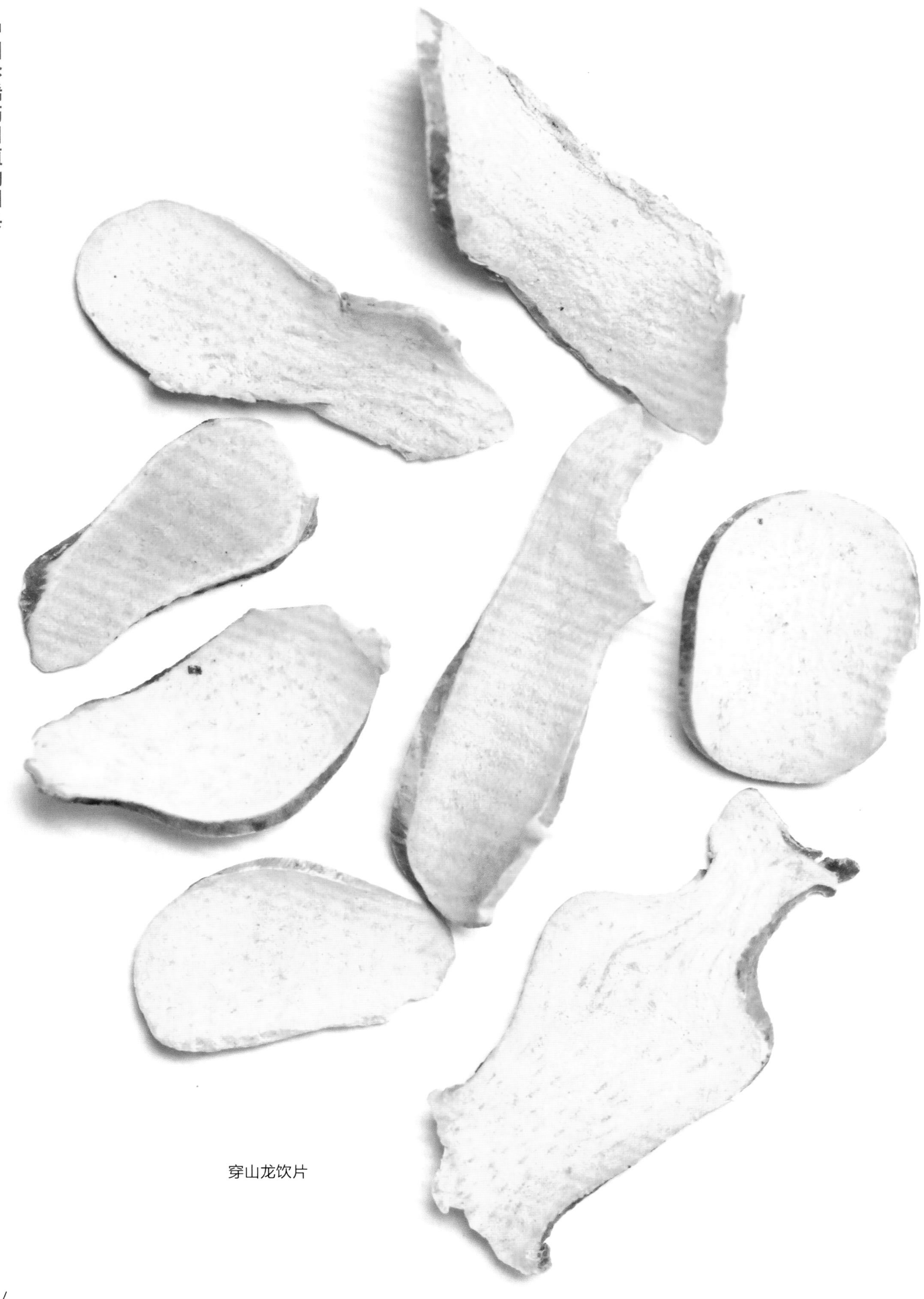

穿山龙饮片

6. 痈肿恶疮 鲜穿山龙根、鲜苎麻根各等份。捣烂敷患处。

7. 慢性气管炎 鲜穿山龙 50 g。削皮去根须，洗净切片加水，慢火煎 2 小时，共煎两次，合并滤液，浓缩至 100 mL。早、晚 2 次分服，10 日为 1 个疗程。

应用穿山龙片剂（每片含原生药 2.5 g），第一个疗程每日 2 次，每次 2 片；第二个疗程每日 3 次，每次 2 片，均以 10 日为 1 个疗程。结果：治疗 26 例，第一个疗程的有效率为 80.8%，显效率为 30.8%；第二个疗程的有效率为 84%，显效率为 60%。临床证明穿山龙片对咳、痰、喘、炎均有疗效，尤以镇咳、祛痰作用较强。在中医分型方面，以脾湿型的疗效较高。亦有用穿山龙配合黄芩、桔梗制成复方注射液，每 2 mL 含上述生药各 2 g。肌注，每日 2 次，每次 2 mL，6 日为 1 个疗程。休息 3 日后再行第二个疗程，也可连续治疗 12 日。117 例患者经 1 ~ 2 个疗程治疗后，近期治愈 61 例（52.1%），显效 37 例（31.6%），好转 19 例（16.2%）。复方穿山龙注射剂具有良好的祛痰效果，一般在用药后 1 ~ 2 日即可使痰变稀，随之痰量显著减少；但镇咳作用不够强。治疗中有部分病人食欲增加，睡眠好转，未发现不良副作用。实验证明此注射液对肺炎链球菌、甲型链球菌、卡他球菌都有抑菌作用。

8. 急性化脓性骨关节炎 穿山龙根适量。洗净、切片、晒干，成人每日 150 g，小孩每日 100 g，早、晚各煎服 1 次。治疗 8 例，5 例痊愈。其中有 6 例并发脓毒血症，血培养阳性（多数为金黄色葡萄球菌），由于抗生素未能控制，经加用穿山龙后获得比较明显的疗效。

用法用量

内服：煎汤，干品 9 ~ 15 g，鲜品 30 ~ 45 g；或浸酒。外用：适量，鲜品捣敷。

使用注意

粉碎加工时，注意防护，以免发生过敏反应。

刺五加

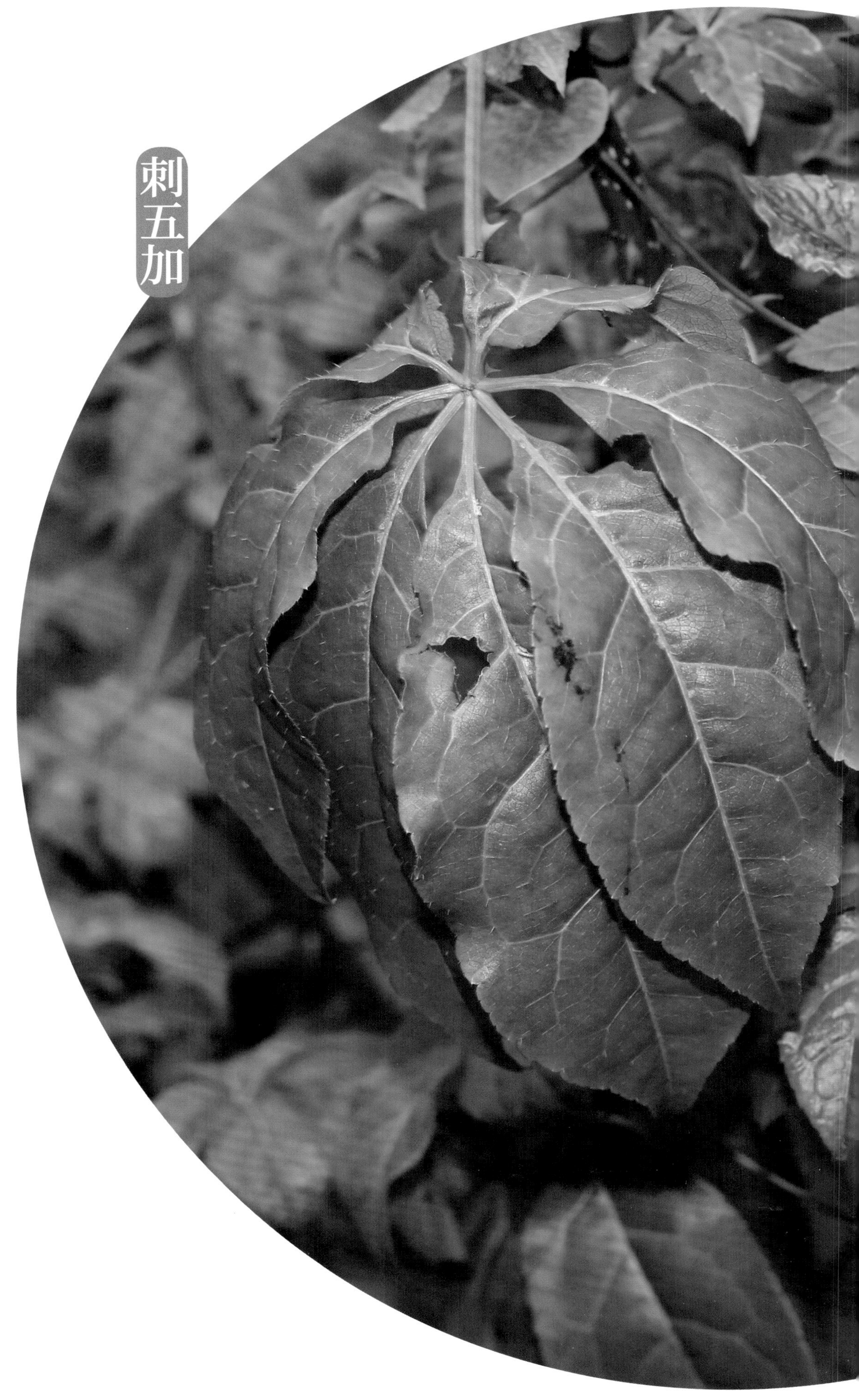

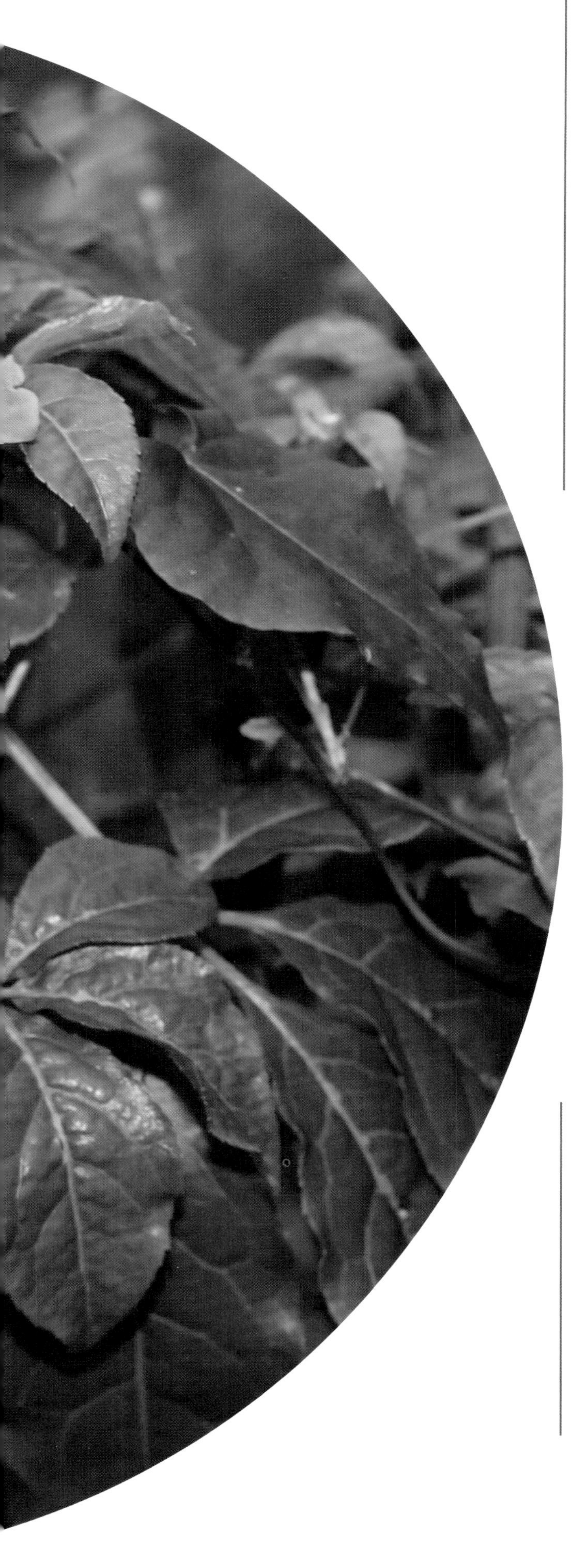

刺五加

CIWUJIA

基原

本品为五加科植物刺五加 *Acanthopanax senticosus* (Rupr. et Maxim.) Harms 的干燥根、根茎或茎。

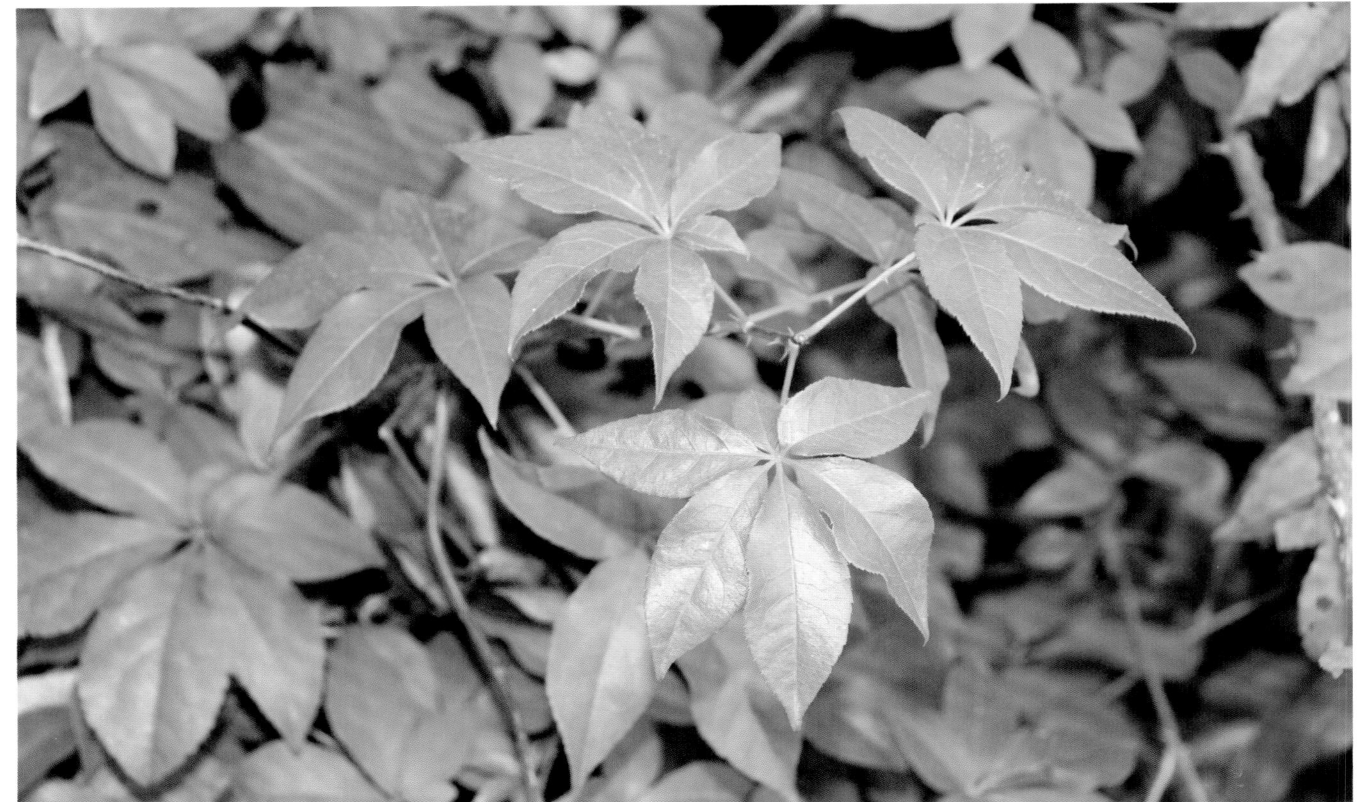

刺五加

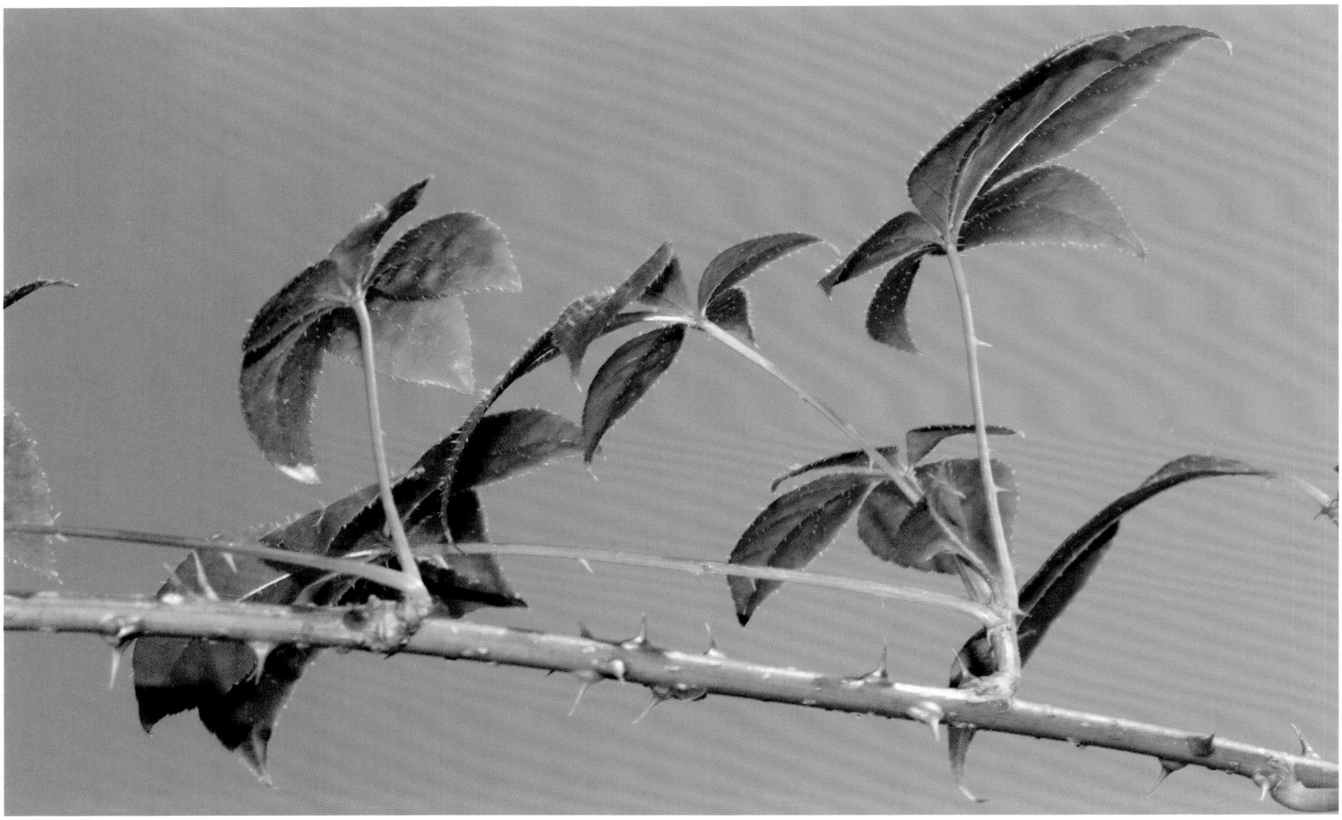

刺五加

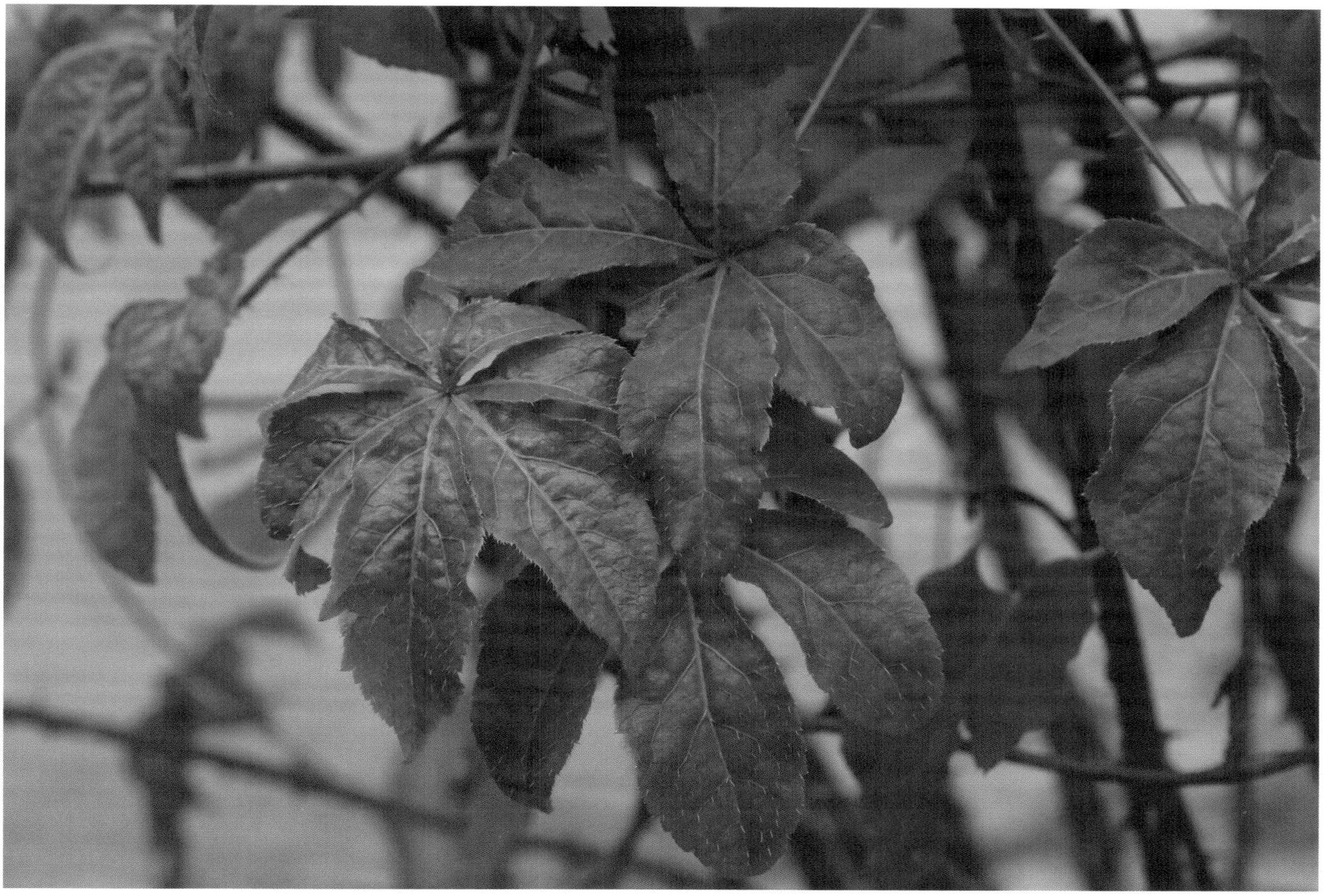

刺五加

形态特征

落叶灌木，高 2 ~ 3 m；枝呈灰褐色，无刺或在叶柄部单生扁平刺。掌状复叶互生，在短枝上簇生，小叶 5，稀 3 ~ 4，中央一片最大，倒卵形或披针形，边缘有钝细锯齿，上面无毛或沿脉被疏毛，下面有簇毛。伞形花序单生于叶腋或短枝上，总花梗长 2 ~ 6 cm；花小，黄绿色，萼齿、花瓣及雄蕊均为 5 数。子房下位，2 室，花柱 2，丝状分离。浆果近球形，侧扁，熟时黑色。花期 4 ~ 8 月，果期 6 ~ 10 月。

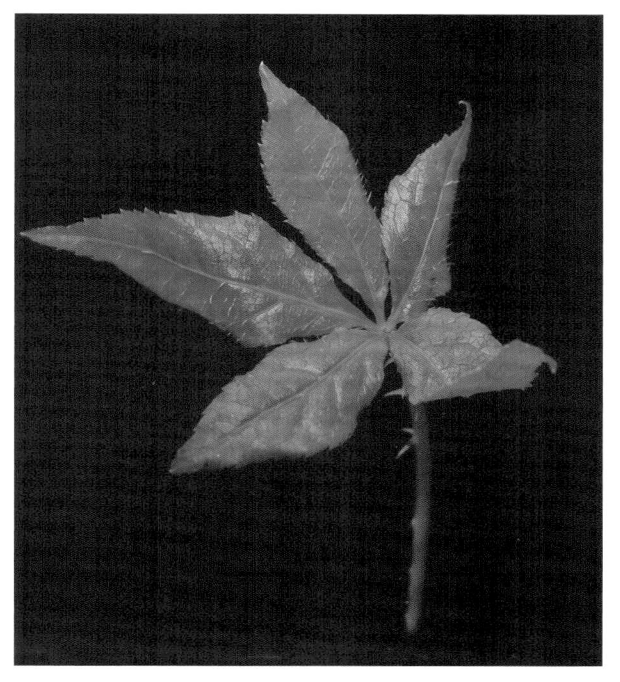

刺五加叶

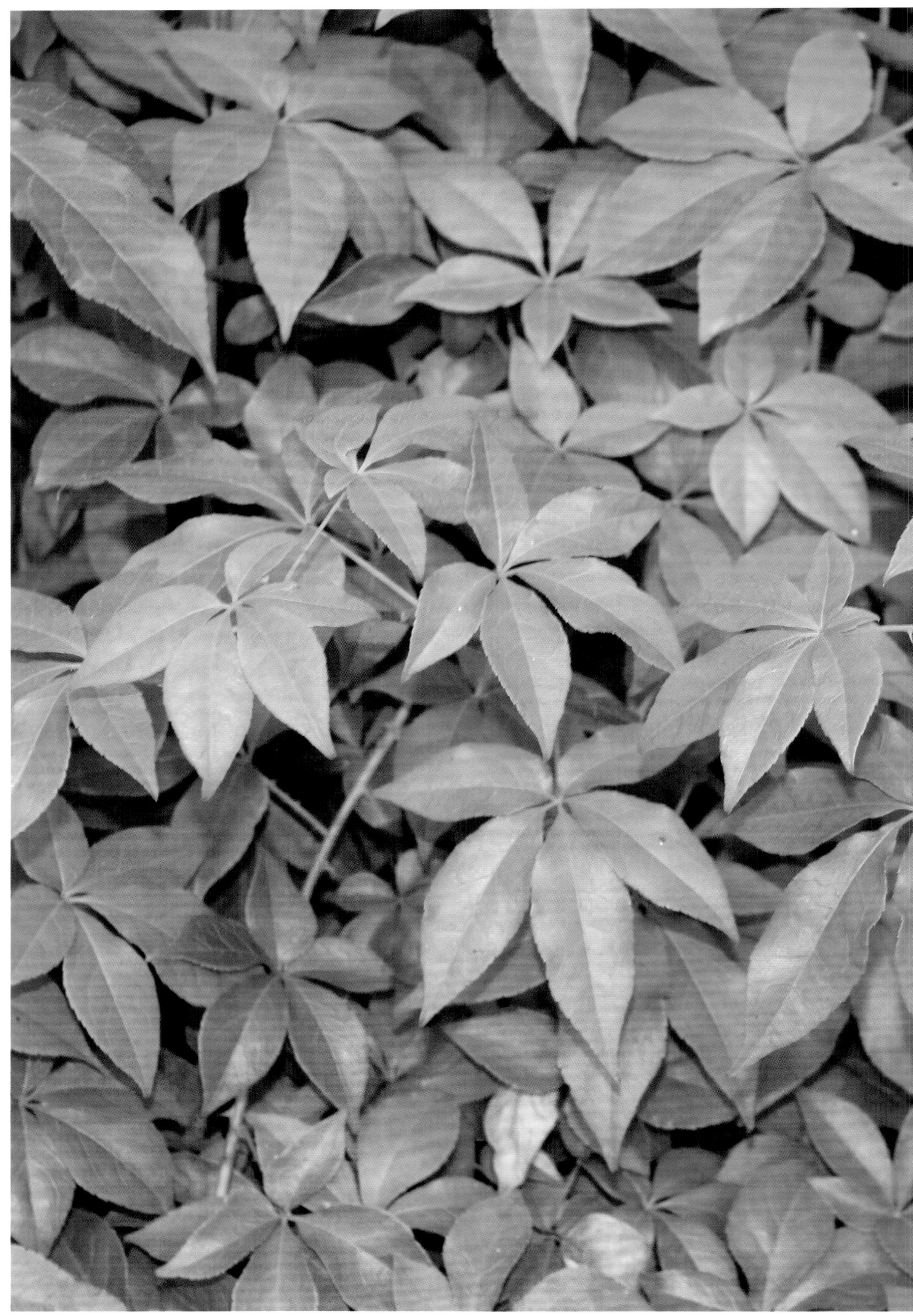

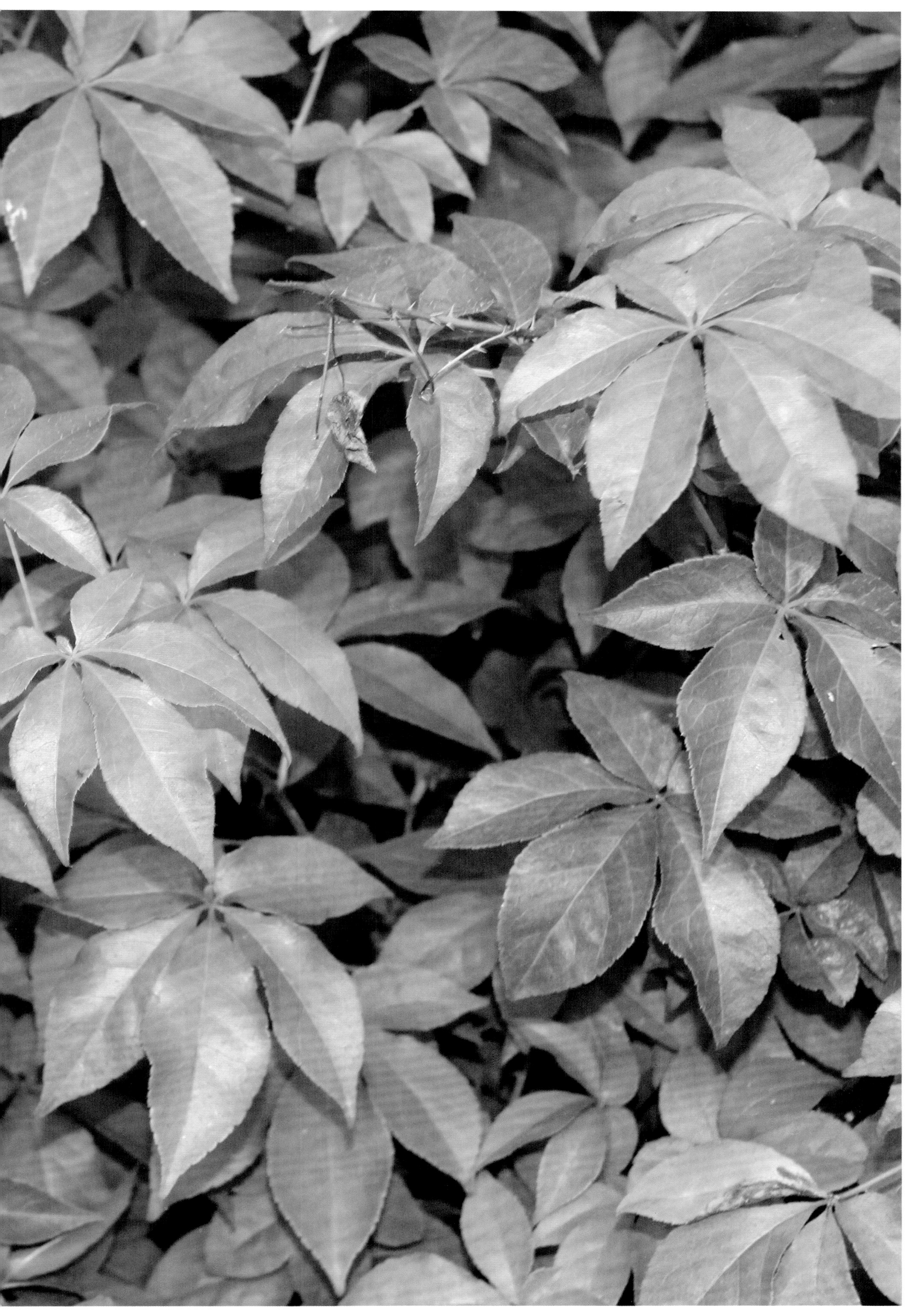

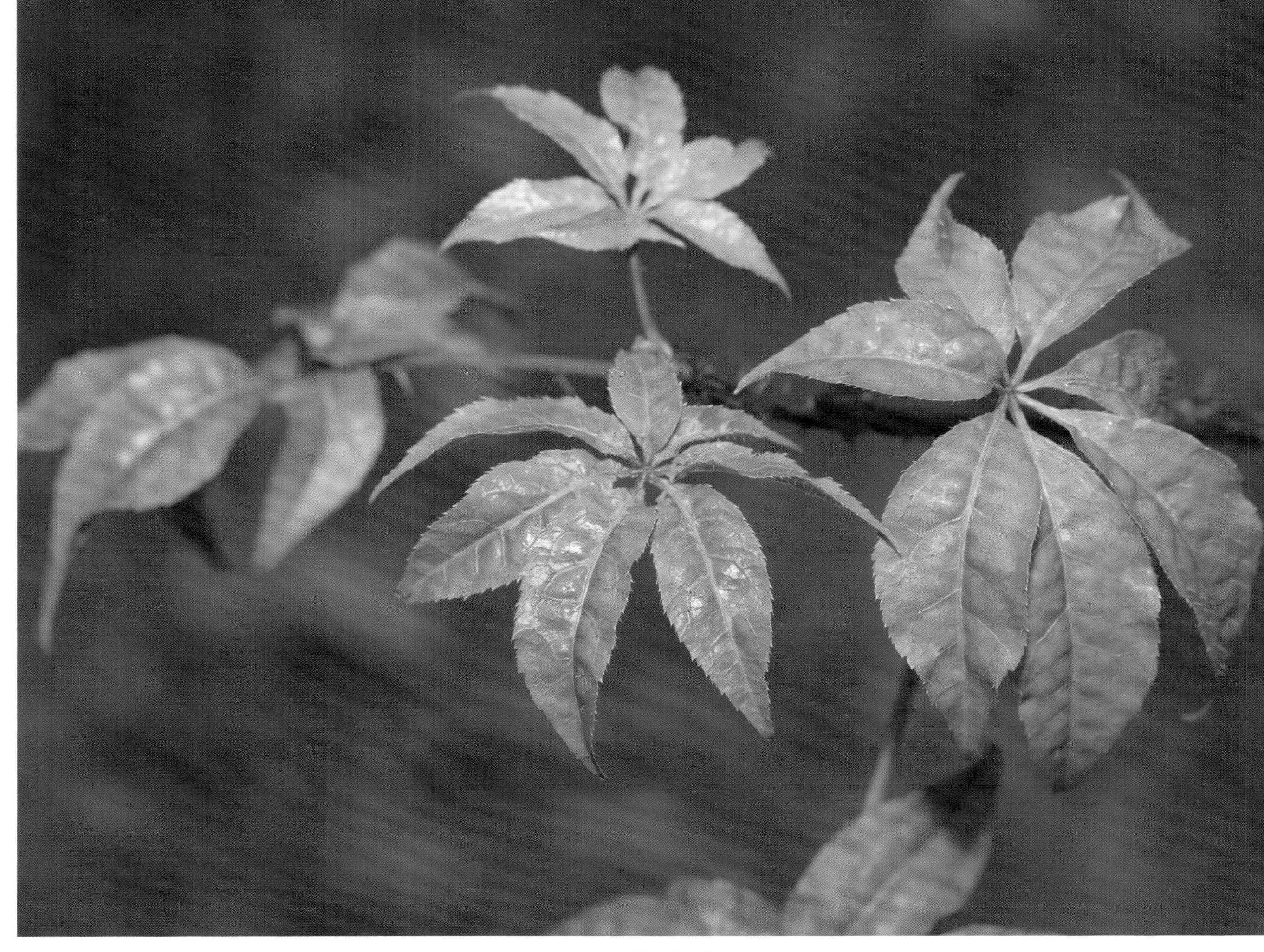
刺五加叶

生境分布

生长于路旁、林缘或灌木丛中。主要分布于湖北、河南、辽宁、安徽等地。

采收加工

夏、秋两季采挖根部，洗净，剥取根皮，晒干。

药材性状

本品呈不规则卷筒状，长 5 ～ 15 cm，直径 0.4 ～ 1.4 cm，厚约 0.2 cm。外表面灰褐色，有稍扭曲的纵皱纹及横长皮孔；内表面淡黄色或灰黄色，有细纵纹。体轻，质脆，易折断，断面不整齐，灰白色。气微香，味微辣而苦。

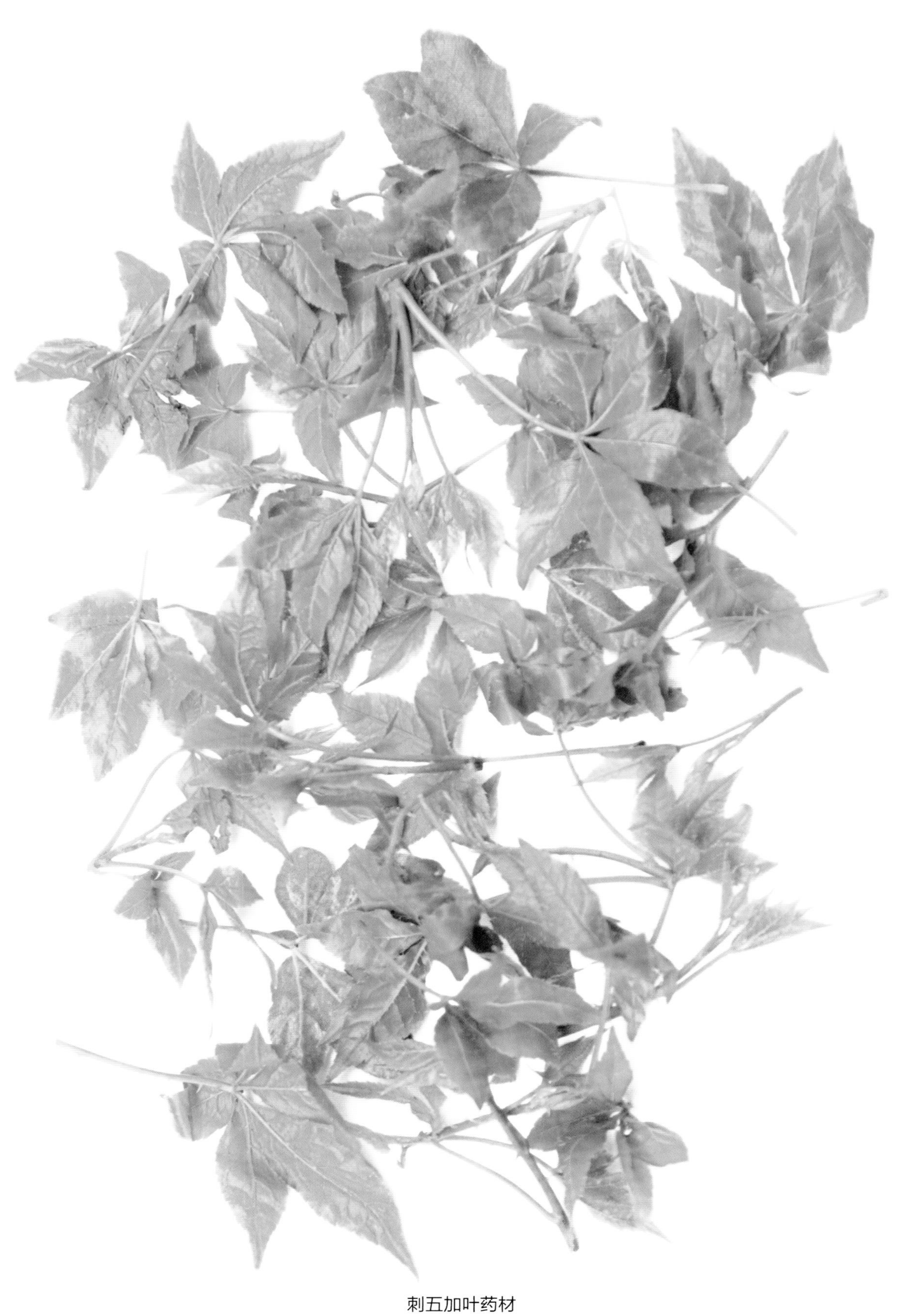

刺五加叶药材

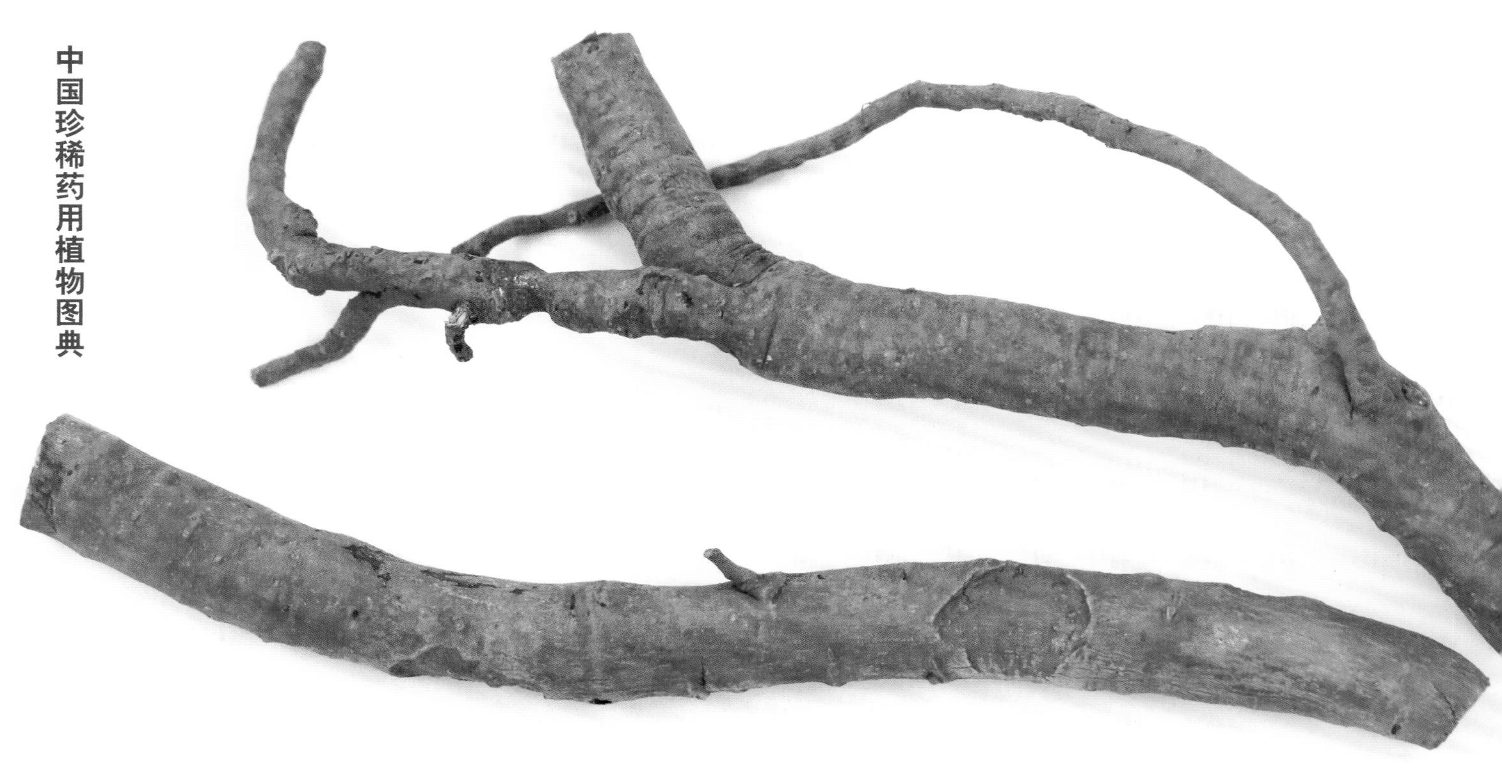

刺五加药材

化学成分

根含芝麻素、紫丁香苷（Syringin）、异秦皮素葡萄糖苷（Isofraxidinglucoside）、16-α-羟基（-）-贝壳杉-19-酸[16-α-Hydroxy-（-）-kauran-19-icacid]、谷甾酸、胡萝卜苷、硬脂酸。芳香成分以4-甲氧基水杨酸为主，另含鞣质及维生素A、维生素B。

药理作用

1. 抗感染、镇痛作用 南五加皮针剂10 g/kg，腹腔注射给药，能够抑制大白鼠的棉球肉芽肿，对大鼠角叉菜胶足肿胀也有明显的抑制作用。南五加皮的正丁醇提取物15 g/kg，给大鼠腹腔注射，对角叉菜胶引起的足肿胀有明显的抑制作用。热板法实验表明，南五加皮正丁醇提取物15 g/kg给小鼠腹腔注射，有明显的镇痛作用。

2. 抗疲劳作用 南五加Ⅰ（主含总糖苷部分），每日相当于生药15 g/kg，连续7日灌胃给药。对醋酸泼尼松龙和利舍平处理的小鼠有明显的抗疲劳作用。五加皮100 g/kg给小鼠灌胃；或其总皂苷3 g/kg，口服给药；均可明显延长正常小鼠的游泳时间。说明对正常小鼠，五加皮也具有一定的抗疲劳作用。

3．对中枢神经系统的作用 给小鼠腹腔注射相当于生药 15 g/kg 的南五加Ⅰ，有明显增强戊巴比妥钠的中枢抑制作用。

4．抗应激作用 预先给以小鼠五加皮，可明显延长热应激和冷应激小鼠的存活时间。表明五加皮有一定的抗应激作用。

5．对免疫系统的影响 五加皮注射液对小鼠脾脏抗体形成细胞（PFC），具有明显的抑制作用，连续给药 3 次，可明显降低小鼠腹腔巨噬细胞的吞噬率和吞噬指数。把 Bubl/c 品系小鼠作受体，60 只分为 3 组，分别给以氢化可的松 100 mg/kg、南五加 32.5 g/kg 和生理盐水，每日灌胃给药 1 次，3 日后进行半心移植，移植之心取自供体 CTW 品系新生小鼠，然后继续用药，自术后 7 日起，每日测录移植心 / 心肌组织的心电图，至心电活动消失为排异反应的终点。结果表明，南五加组动物的平均存活时间明显长于生理盐水组，有一定的抗排异作用。

6. 对核酸代谢的影响 南五加Ⅰ给幼年小鼠灌胃，22.5 g 生药 /kg，连续 7 日。可明显提高动物肝、脾中 RNA 的含量，对 DNA 含量的影响不明显。南五加Ⅱ（主含多糖）对 CCl_4 急性肝损伤小鼠肝脏 DNA 的合成有明显的促进作用。

7．南五加Ⅰ能够促进幼年大鼠副性腺的发育 五加皮灌胃给药，则具有一定的抗利尿作用。对四氧嘧啶引起的大鼠高血糖有明显的降低作用。

8．保肝作用 本品能增强肝脏的解毒功能，对肝脏部分切除的小鼠，本品可促进肝细胞再生。

9．抗肿瘤作用 动物实验证明，本品能延迟肿瘤发生，阻止肿瘤转移，对小鼠艾氏腹水癌实体型和小鼠肉瘤 S180 均有预防性实验治疗作用。还能抑制 6- 甲基硫氧嘧啶所致的大鼠甲状腺肿瘤、吲哚诱发的小鼠骨髓白血病，减少小鼠自发白血病的发生，并能减轻抗肿瘤药的毒性。

10．兴奋平滑肌作用 短梗五加醇提取物能兴奋子宫和肠管平滑肌，受孕子宫较为敏感。

11．其他作用 本品具有止咳、祛痰、松弛气管平滑肌等作用。尚可促进组织再生。

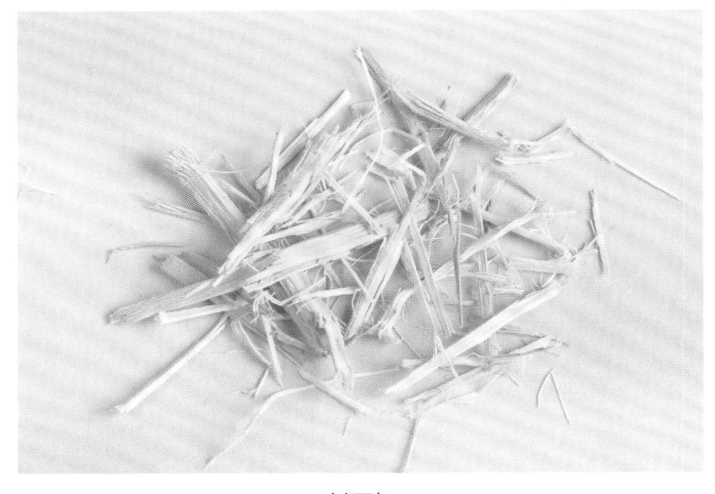

刺五加

性味归经

辛、苦，温。归肝、肾经。

功效主治

祛风除湿，补益肝肾，强筋壮骨，利水消肿。用于风湿痹病，筋骨痿软，小儿行迟，体虚乏力，水肿，脚气。

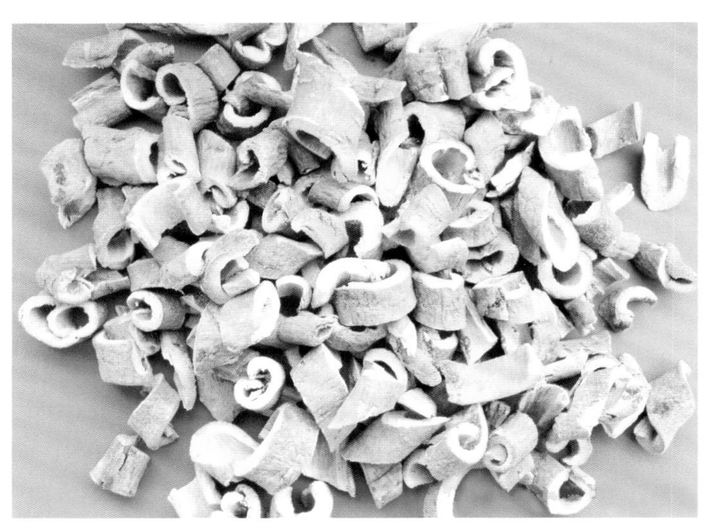

刺五加（根皮）饮片

临床应用

1. 风湿性关节炎、肌炎 可单用五加皮。浸酒常服；或以本品配用松节、木瓜各适量，如五加皮散。亦可用五加皮配灵仙、独活、桑枝各 9 g。水煎服。能改善症状，缓解疼痛。

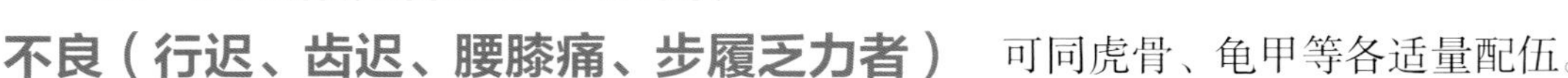

2. 小儿麻痹后遗症、肌营养不良（行迟、齿迟、腰膝痛、步履乏力者） 可同虎骨、龟甲等各适量配伍。

3. 急性脑梗死 用刺五加全草注射液加入 10% 葡萄糖注射液中静滴，效果良好。

4. 冠心病 用刺五加全草注射液静滴；或口服刺五加片。每日 3 次，每次 1.5 g，可改善心电图及一般症状。

5. 白细胞减少症 口服刺五加片，有一定的疗效。

6. 急性高原反应 口服刺五加片，预防急性高原反应，有良好效果。

7. 神经症 口服刺五加片或酊剂；对失眠、头昏、头痛、眼花、心悸、多梦、惊醒、记忆力差、心烦乏力、纳差等均有较好疗效。

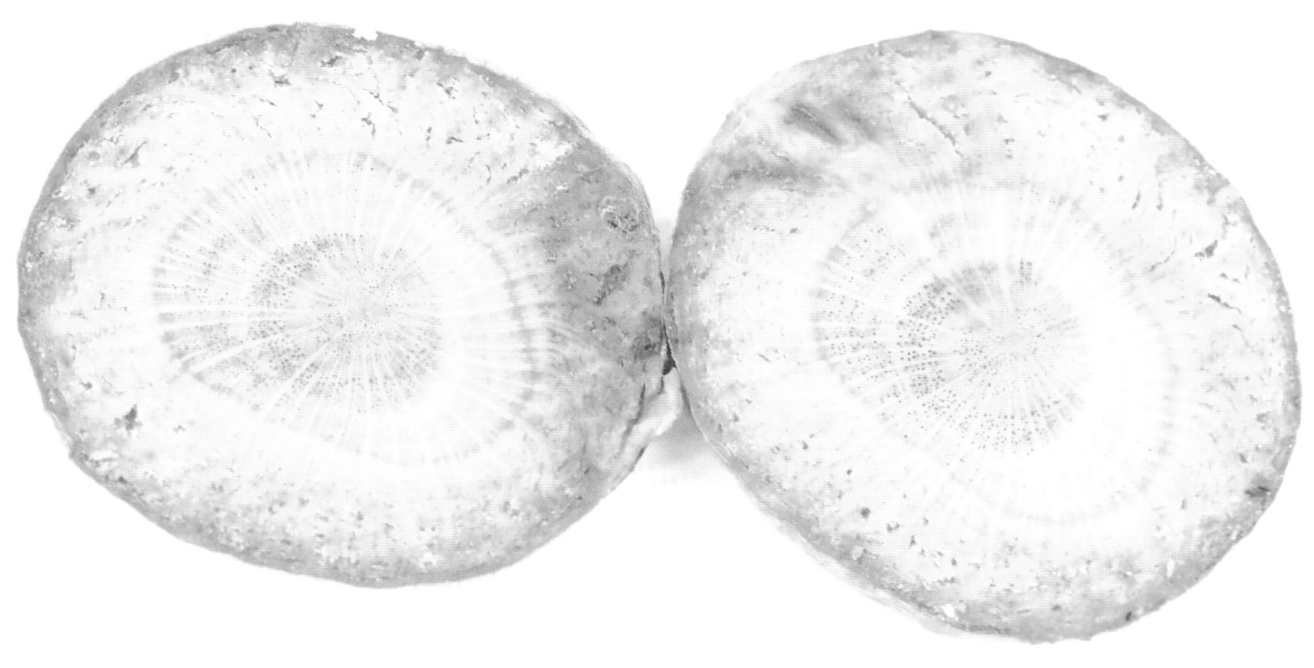

刺五加药材

8. 老年慢性支气管炎 用本品片剂或酊剂。每日 8 ~ 22 g，分 3 次服，可平喘祛痰，增加肺活量，改善垂体肾上腺系统的反应状态，增强体力。

9. 肾小球肾炎（水肿、小便不利者） 刺五加皮、茯苓皮、大腹皮、生姜皮、地骨皮各适量。以利水消肿，改善肾功能，如五皮饮。

10. 其他 口服刺五加浸膏有使血压恢复正常的趋势，这种作用与人参颇为相似。刺五加还用于轻、中型糖尿病及肝肾不足之阳痿、遗精等。机体抵抗力低下或遇到体力、脑力额外负担，如高空飞行、长途航海、高低温及深水作业等，刺五加能增强体力，改善脑力活动并有提高视力、色觉及听力的效果。可应用于临床保健。

用法用量

内服，煎汤，9 ~ 27 g；或入丸、散；泡酒。外用：适量，研末调敷；或鲜品捣敷。

使用注意

阴虚火旺者慎用。

掌叶大黄

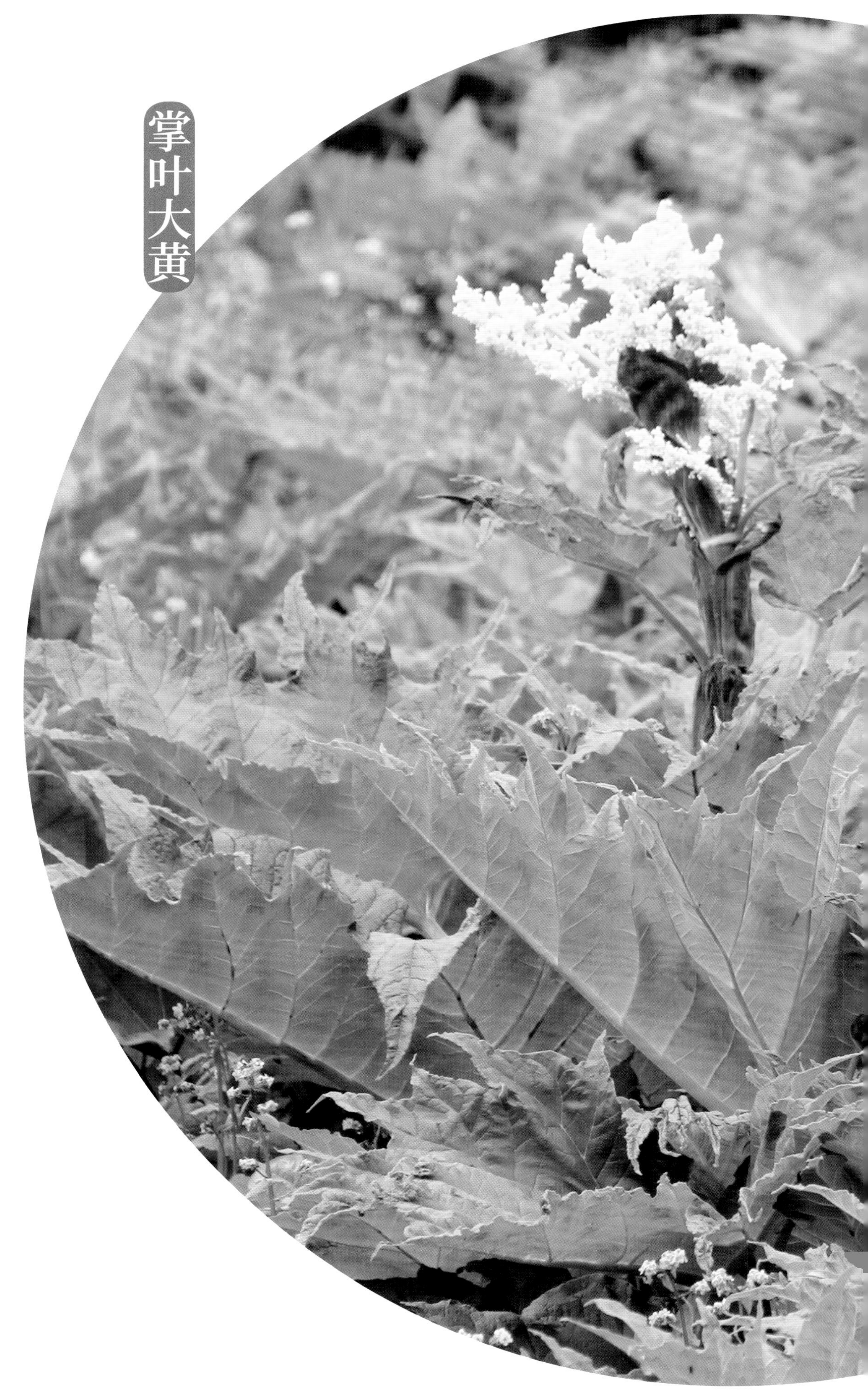

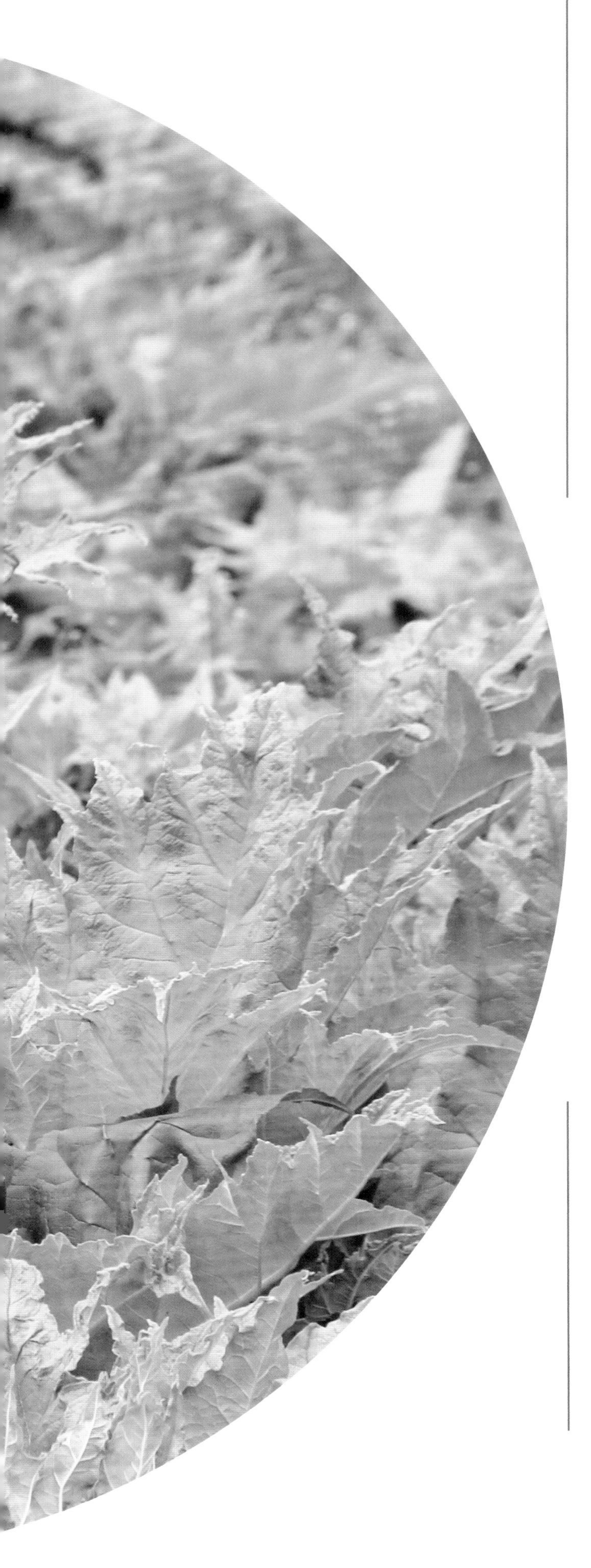

大黄

DAHUANG

基原

本品为蓼科植物掌叶大黄 *Rheum palmatum* L.、唐古特大黄 *Rheum tanguticum* Maxim. ex Balf. 或药用大黄 *Rheum officinale* Baill. 的干燥根和根茎。

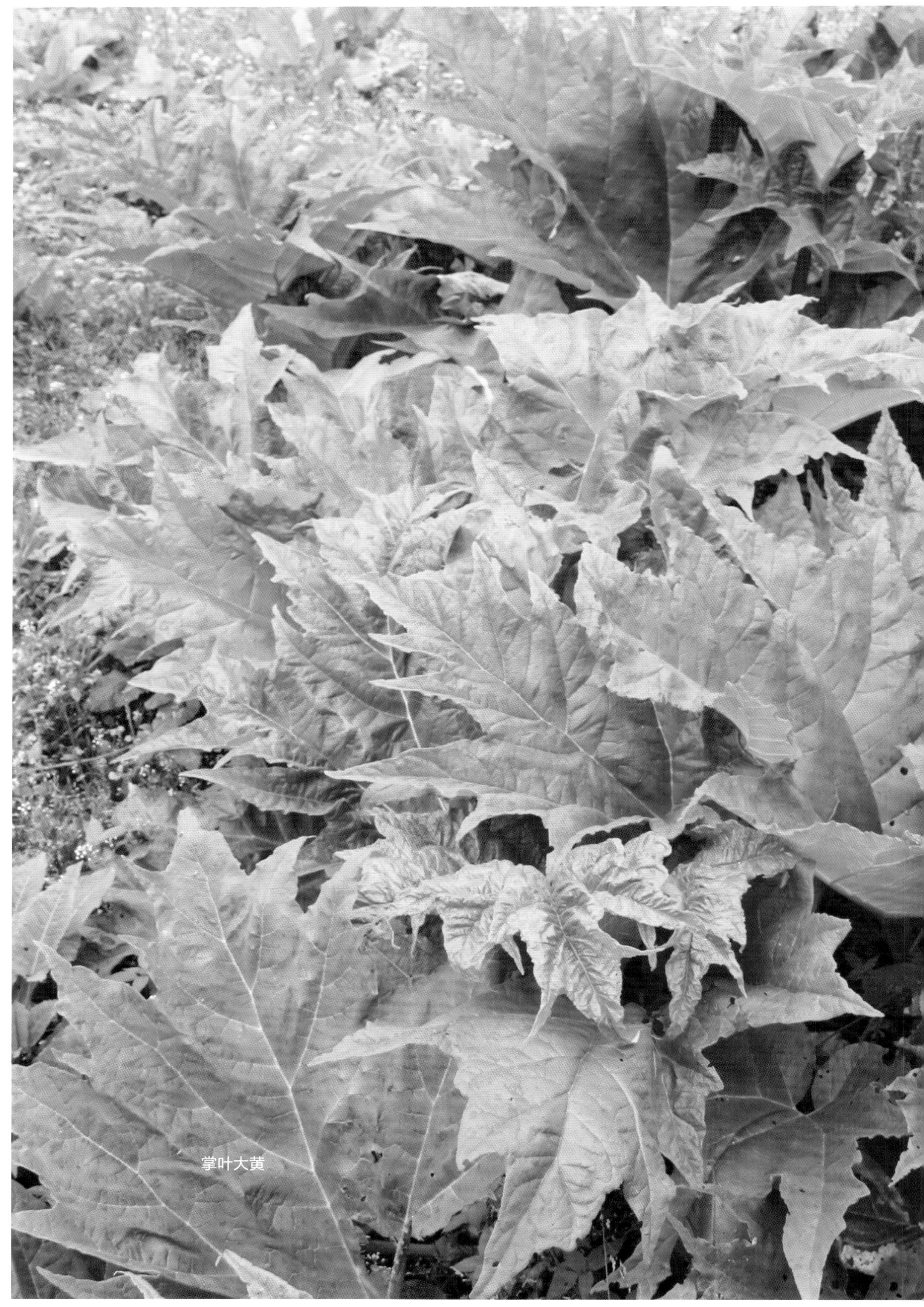

掌叶大黄

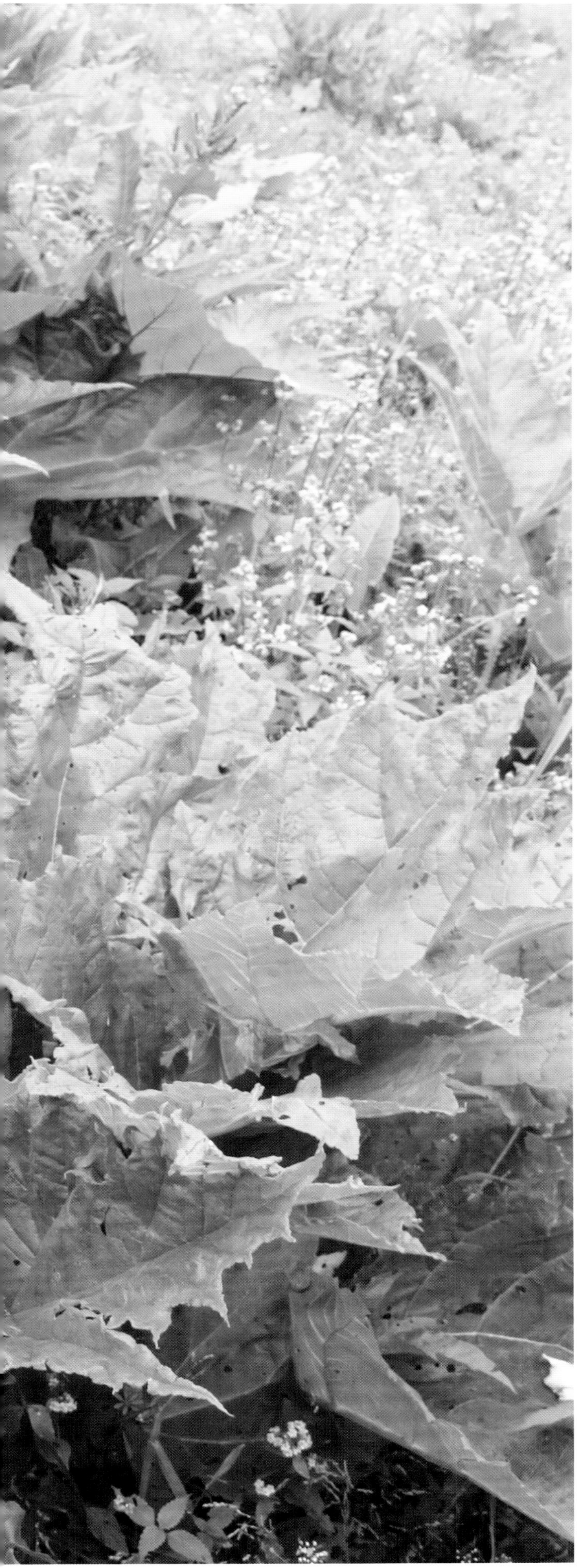

形态特征

掌叶大黄：多年生高大草本，根粗壮，茎直立，高 2 m 左右，光滑无毛，中空。根生叶大，有肉质粗壮的长柄，约与叶片等长；叶片宽心形或近圆形，径达 40 cm 以上，3 ~ 7 掌状深裂，裂片全缘或有齿，或浅裂，基部略呈心形，有 3 ~ 7 条主脉，上面无毛或稀具小乳突，下面被白毛，多分布于叶脉及叶缘；茎生叶较小，互生；叶鞘大，淡褐色，膜质。圆锥花序大型，分枝弯曲，开展，被短毛；花小，数朵成簇，互生于枝上，幼时呈紫红色；花梗细，长 3 ~ 4 mm，中部以下具一关节；花被 6，2 轮，内轮稍大，椭圆形，长约 1.6 mm；雄蕊 9，花药稍外露；子房上位，三角形，花柱 3，向下弯曲，柱头头状，稍凹，呈“V”字形。瘦果三角形，有翅，长 9 ~ 10 mm，宽 7 ~ 8 mm，顶端微凹，基部略呈心形，棕色。花期 6 ~ 7 月，果期 7 ~ 8 月。

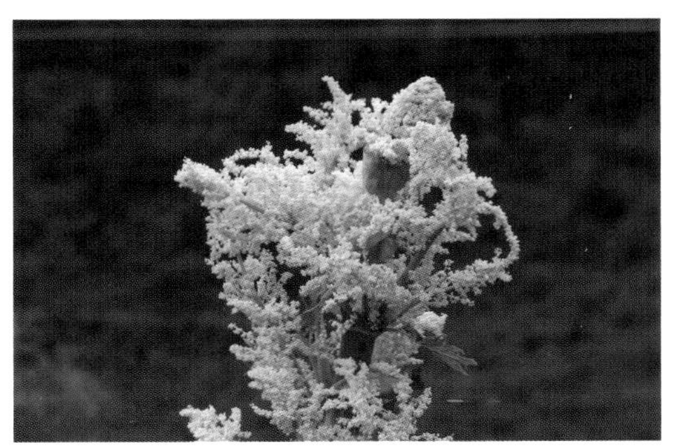

掌叶大黄花序

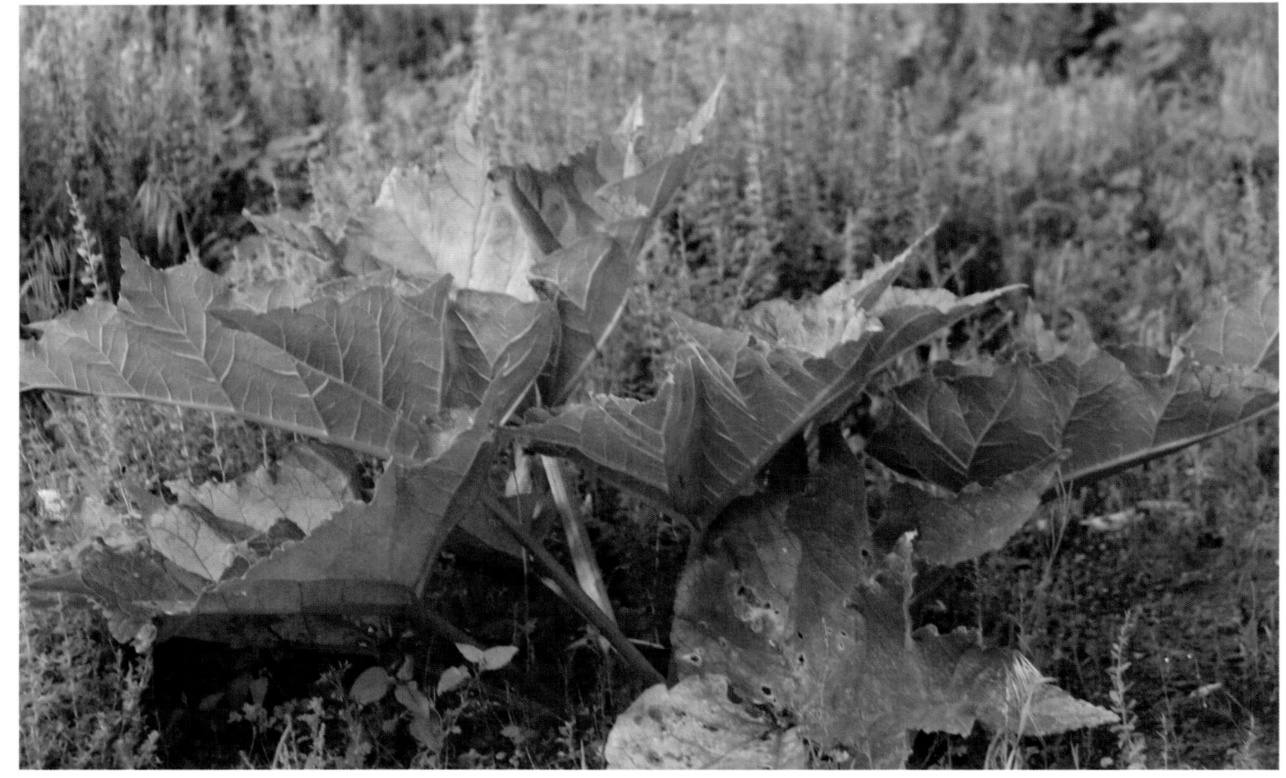

掌叶大黄

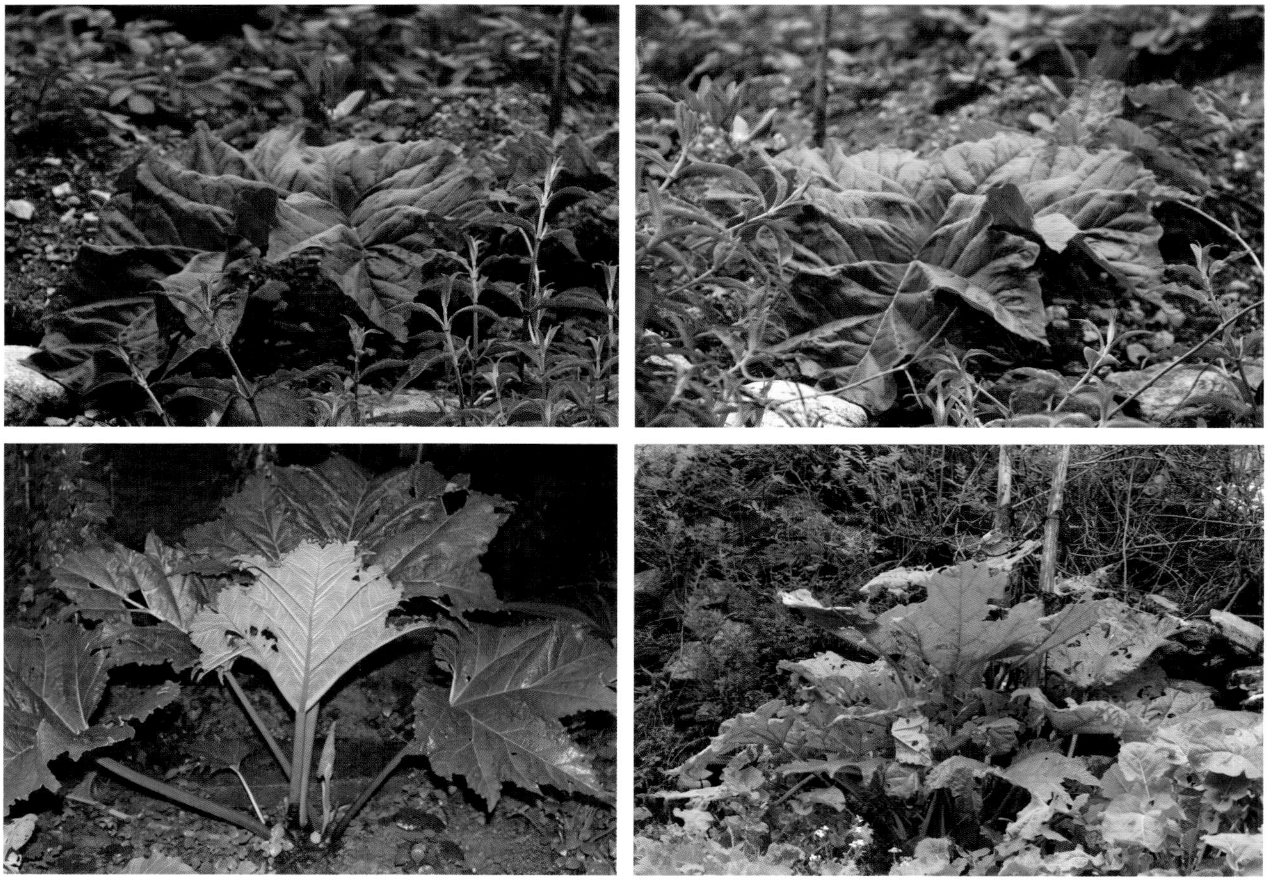

掌叶大黄

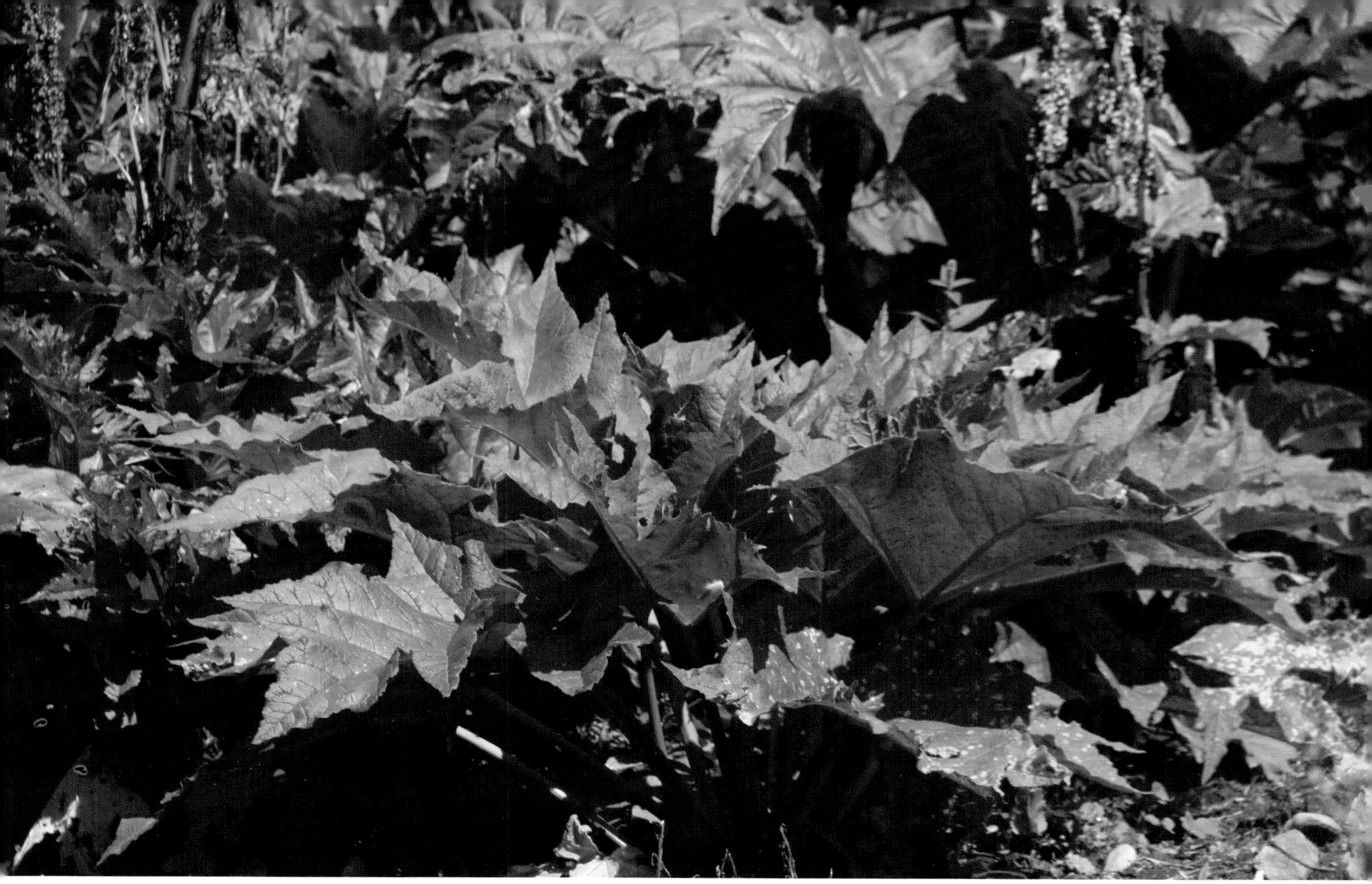

掌叶大黄

唐古特大黄： 多年生高大草本，高 2 m 左右，与掌叶大黄相似。茎无毛或有毛。根生叶略呈圆形或宽心形，直径 40 ~ 70 cm，3 ~ 7 掌状深裂，裂片狭长，常再作羽状浅裂，先端锐尖，基部心形；茎生叶较小，柄亦较短。圆锥花序大型，幼时多呈浓紫色，亦有绿白色者，分枝紧密，小枝挺直向上；花小，具较长花梗；花被 6，2 轮；雄蕊一般 9 枚；子房三角形，花柱 3。瘦果三角形，有翅，顶端圆或微凹，基部心形。花期 6 ~ 7 月，果期 7 ~ 9 月。

药用大黄： 多年生高大草本，高 1.5 m 左右。茎直立，疏被短柔毛，节处较密。根生叶有长柄，叶片圆形至卵圆形，直径 40 ~ 70 cm，掌状浅裂，或仅有缺刻及粗锯齿，先端锐尖，基部心形，主脉通常 5 条，基出，上面无毛，下面被毛，多分布于叶脉及叶缘；茎生叶较小，柄亦短；叶鞘筒状，疏被短毛，分裂至基部。圆锥花序，大型，分枝开展，花小，径 3 ~ 4 mm，4 ~ 10 朵成簇；花被 6，淡绿色或黄白色，2 轮，内轮者长圆形，长约 2 mm，先端圆，边缘不甚整齐，外轮者稍短小；雄蕊 9，不外露；子房三角形，花柱 3。瘦果三角形，有翅，长 8 ~ 10 mm，宽 6 ~ 9 mm，顶端下凹，红色。花、果期 6 ~ 7 月。

生境分布

生长于山地林缘半阴湿的地方。主要分布于四川、甘肃、青海、西藏等地。

采收加工

秋末茎叶枯萎或次春发芽前采挖，除去细根，刮去外皮，切瓣或段，绳穿成串干燥或直接干燥。

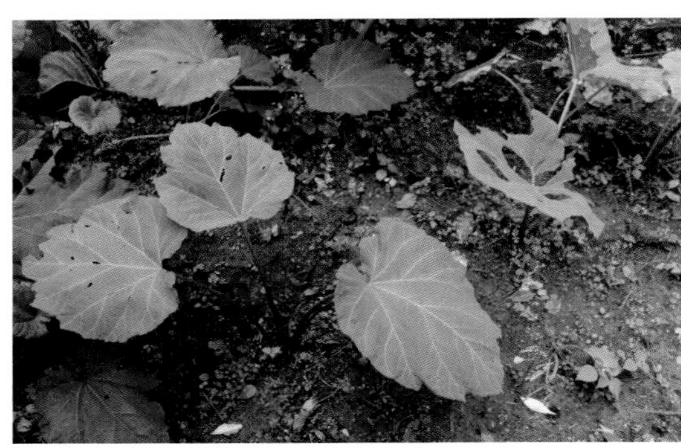

掌叶大黄

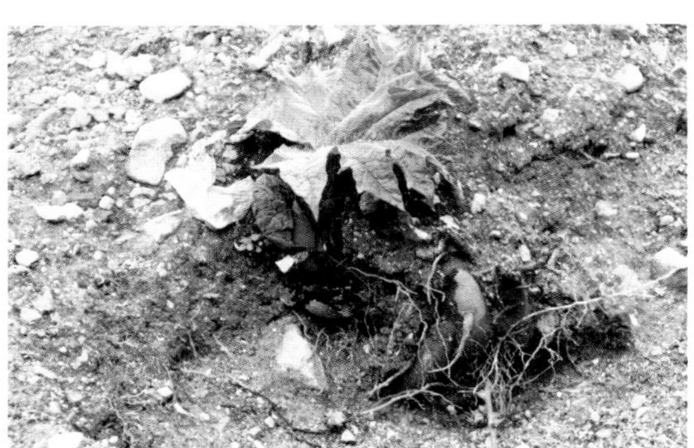

掌叶大黄

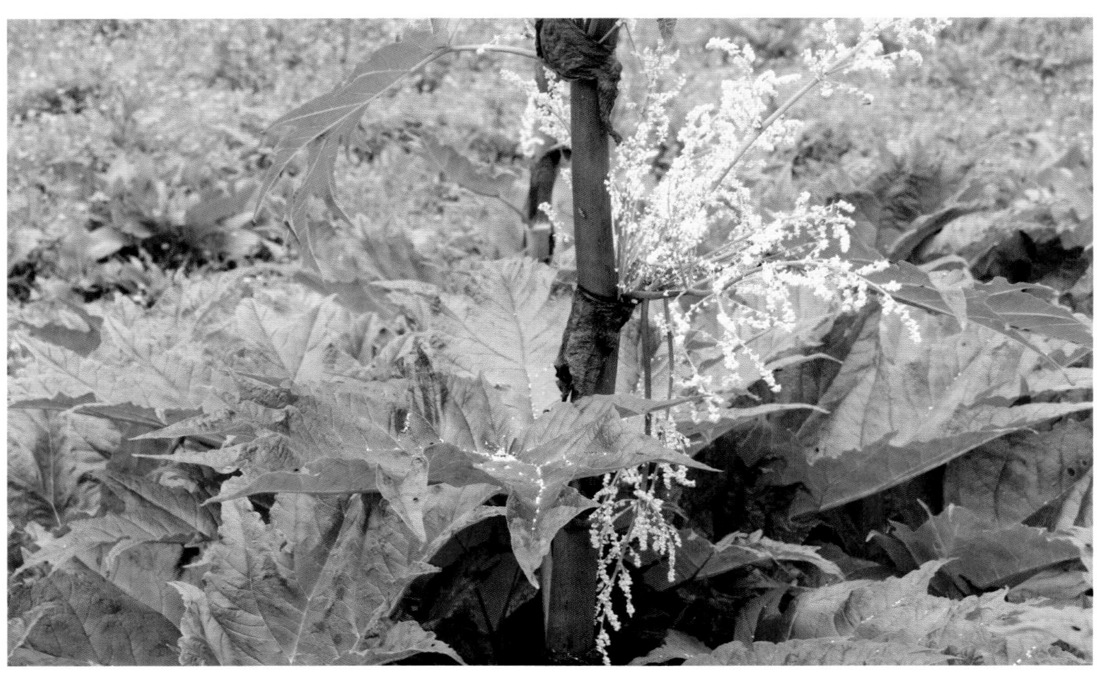

掌叶大黄

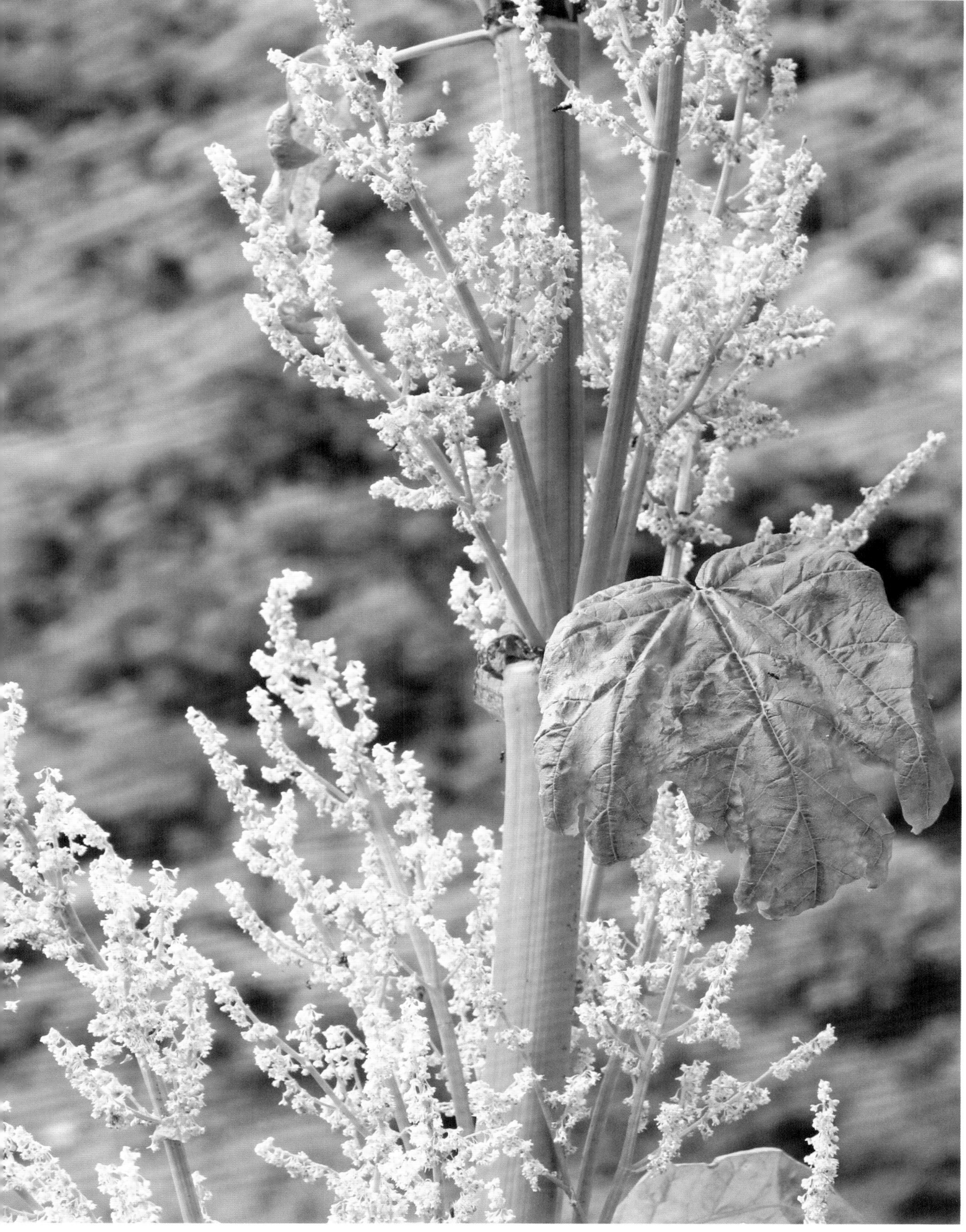

掌叶大黄

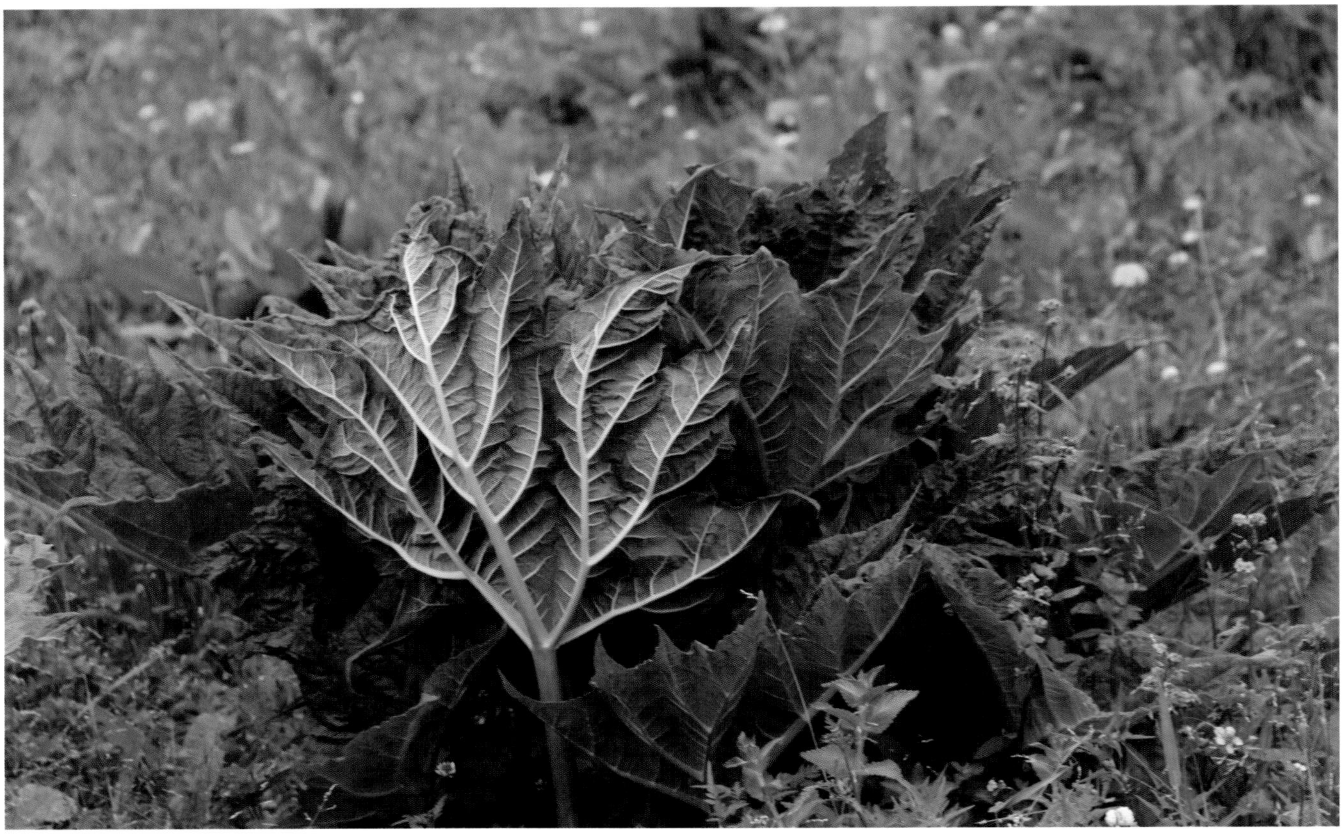

掌叶大黄

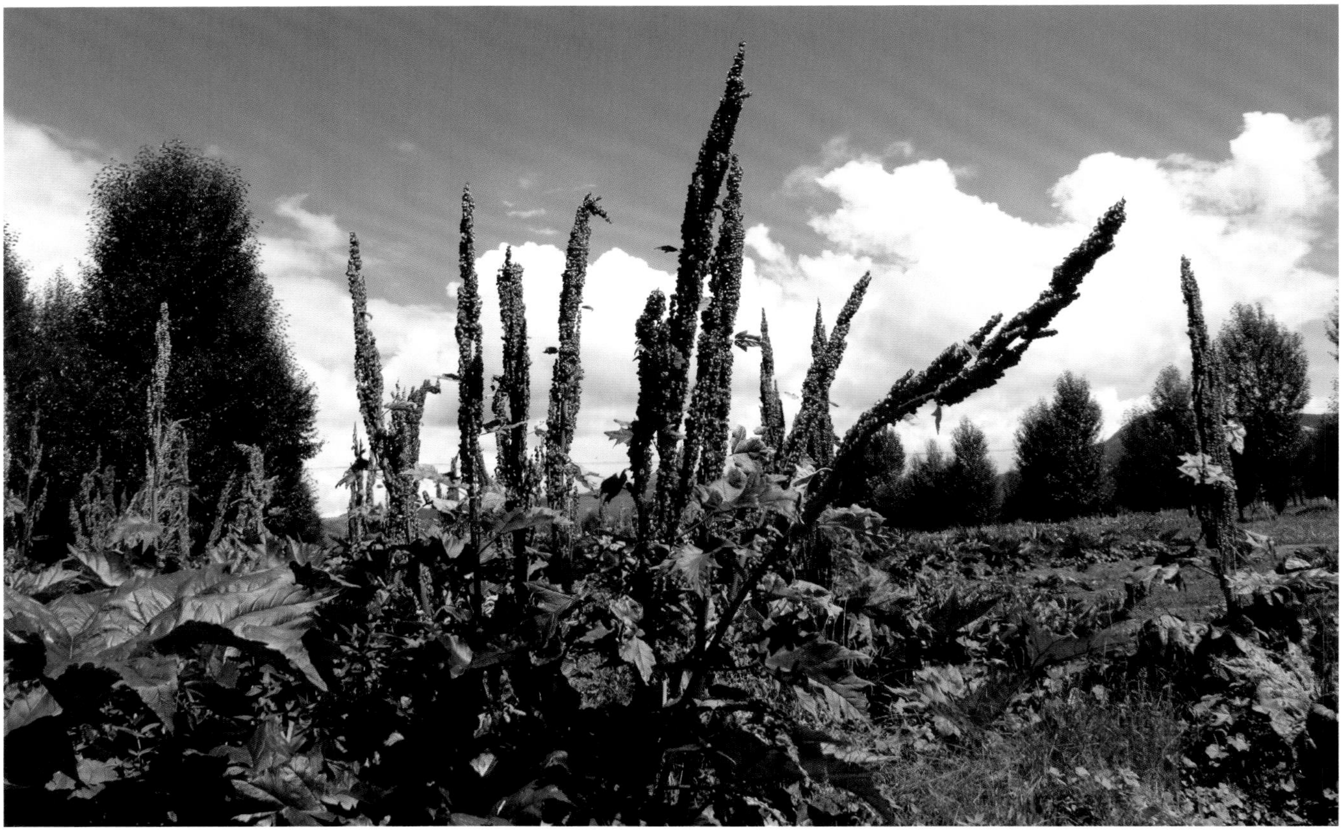

掌叶大黄

药材性状

本品呈类圆柱形、圆锥形、卵圆形或不规则块状，长 3 ~ 17 cm，直径 3 ~ 10 cm。除尽外皮者表面黄棕色至红棕色，有的可见类白色网状纹理及星点（异型维管束）散在，残留的外皮棕褐色，多具绳孔及粗皱纹。质坚实，有的中心稍松软，断面淡红棕色或黄棕色，呈颗粒性；根茎髓部宽广，有星点环列或散在；根部发达，具放射状纹理，形成层环明显，无星点。气清香，味苦而微涩，嚼之黏牙，有沙粒感。

化学成分

根茎含蒽醌衍生物的总量为 1.01% ~ 5.19%。游离蒽醌衍生的有大黄酸、大黄素、大黄酚、芦荟大黄素、大黄素甲醚。结合性蒽醌衍生物有双蒽酮苷、番泻苷 A、番泻苷 B、番泻苷 C、番泻苷 D。另一类结合性蒽醌为单糖苷、大黄酸 -8- 葡萄糖苷、大黄素甲醚葡萄糖苷、芦荟大黄奉葡萄糖苷、大黄素葡萄糖苷、大黄酚葡萄糖苷，尚含鞣质 5%，内有没食子酰葡萄糖、d- 儿茶素、没食子酸及大黄四聚素。此外，尚含均二苯代乙烯苷及萘苷。

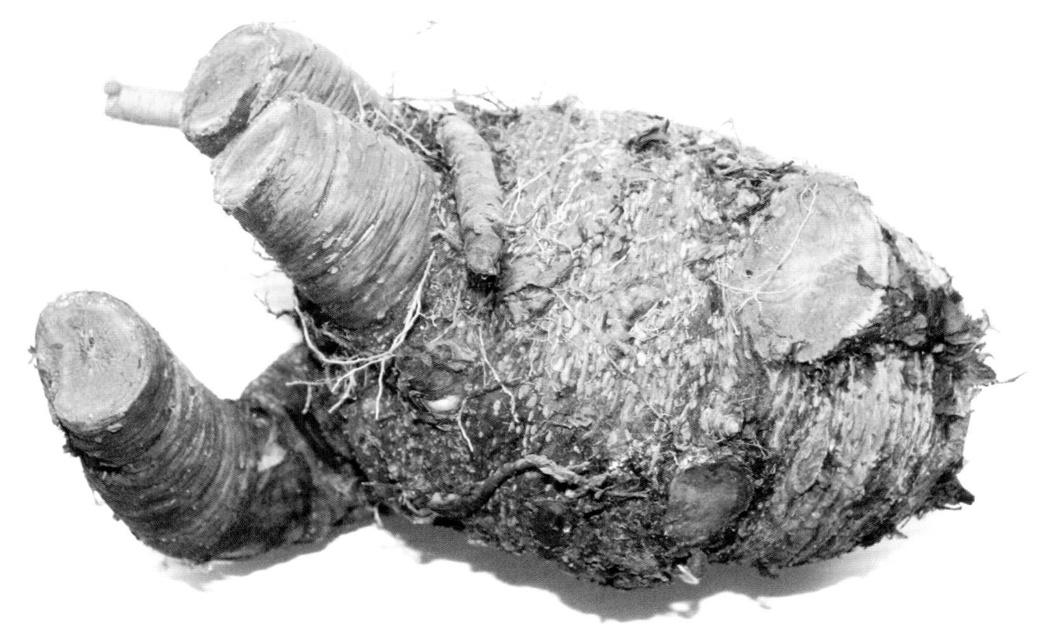

掌叶大黄药材

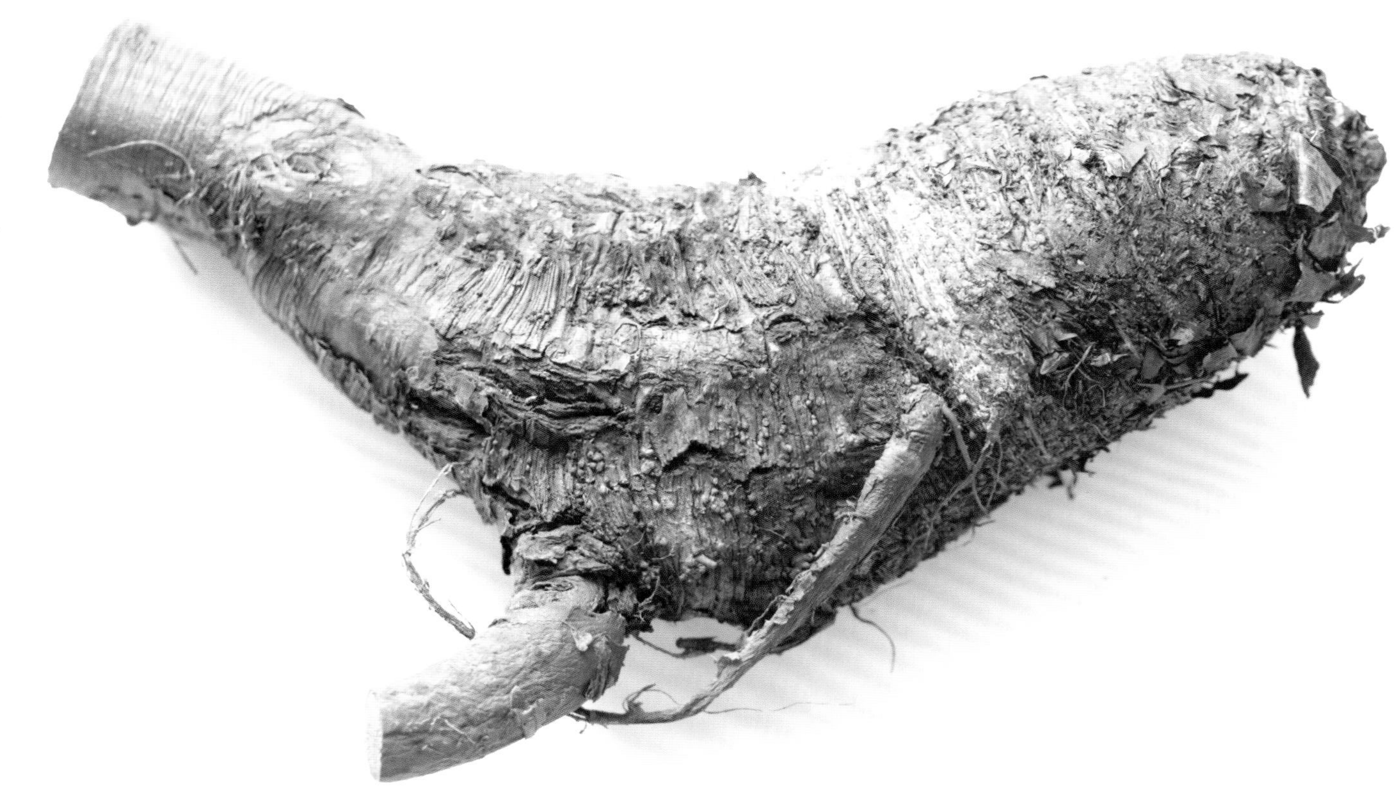

掌叶大黄药材

药理作用

1. 泻下作用 大黄口服后，6 ~ 8 小时产生泻下作用，排出软泥状便。致泻的主要成分为结合型蒽苷，其中以番泻苷 A 作用最强。大黄泻下作用可能包括如下环节：大黄口服后，结合型蒽苷大部分未经小肠吸收而抵达大肠，在大肠被细菌酶（主要为 β 葡萄糖苷酶）水解生成苷元，苷元刺激肠黏膜及肠壁肌层内的神经丛，促进肠蠕动而发挥致泻作用；蒽酮具有胆碱样作用，可兴奋平滑肌上 M 胆碱受体，加快肠蠕动；大黄抑制肠平滑肌上 Na^+-K^+-ATP 酶，抑制 Na^+ 从肠腔转移至细胞内，使肠腔内渗透压升高，肠腔容积增大，机械性刺激肠壁，使肠蠕动加快；部分原型蒽苷自小肠吸收后，经过肝脏转化，还原成苷元，由血液或胆汁运至大肠而发挥泻下作用。大黄致泻作用部位主要在大肠，因此一般不影响小肠对营养物质的吸收，但也有实验显示，大黄对小肠的电活动有明显兴奋作用。煎煮与炮制方法可影响大黄泻下作用，经炮制和久煎后，大黄蒽苷易被水解成苷元，苷元在小肠内易被破坏而作用减弱。研究证明生大黄煎煮 10 分钟，蒽苷溶出率最高，泻下作用最强；生大黄比酒大黄及醋大黄作用强。大黄所含鞣质有收敛止泻作用，停药后可引起继发性便秘。

2. 保肝、利胆作用 大黄对 CCl_4 等所致实验性肝损伤有明显保护作用，明显降低 ALT 值，减轻肝细胞肿胀、变性和坏死等病理改变。大黄通过促进肝细胞 RNA 合成及肝细胞再生；刺激人体产生干扰素，抑制病毒的繁殖；促进肝脏血液循环，改善微循环等途径，产生保肝作用。大黄能疏通肝内毛细胆管，促进胆汁分泌，因而改善胆小管内胆汁淤积，增加胆红素排泄。大黄还能促进胆囊收缩，松弛胆囊胆胰壶腹括约肌，使胆汁排出量增加。临床研究亦表明，大黄能降低黄疸指数。

3. 胃黏膜保护、抗急性胰腺炎 大黄具有胃黏膜保护作用，能促进胃黏膜前列腺素 E（PGE）生成，增强胃肠黏膜屏障功能。大黄鞣质对实验性胃溃疡大鼠可减少胃液分泌量，降低胃液游离酸度。大黄素、芦荟大黄素、大黄酚、大黄酸等对幽门螺杆菌均有抑制作用。大黄能促进急性胰腺炎模型动物胰腺病理损伤的恢复，透射电镜观察到用药后腺细胞胞体充盈，腺泡细胞间隙紧密，纤维化明显减轻，胞核内质网、线粒体均接近正常，胞质内未见自噬体，同时 RNA、DNA、单胺氧化酶（MAO）、琥珀酸脱氢酶（SDH）的反应均恢复正常。大黄的有效成分对多种胰酶有抑制作用，如大黄素对胰蛋白酶、芦荟大黄素对胰弹性蛋白酶、大黄酸对胰激肽酶、大黄酚和大黄素甲醚对胰蛋白酶与胰激肽释放酶等有较强的抑制作用。此种作用可减弱胰酶对胰腺细胞的自我消化作用。大黄在临床上治疗急性胰腺炎，疗效迅速可靠，能防止糜蛋白酶或乙醇诱发的急性水肿型或出血坏死型胰腺炎的发生发展。

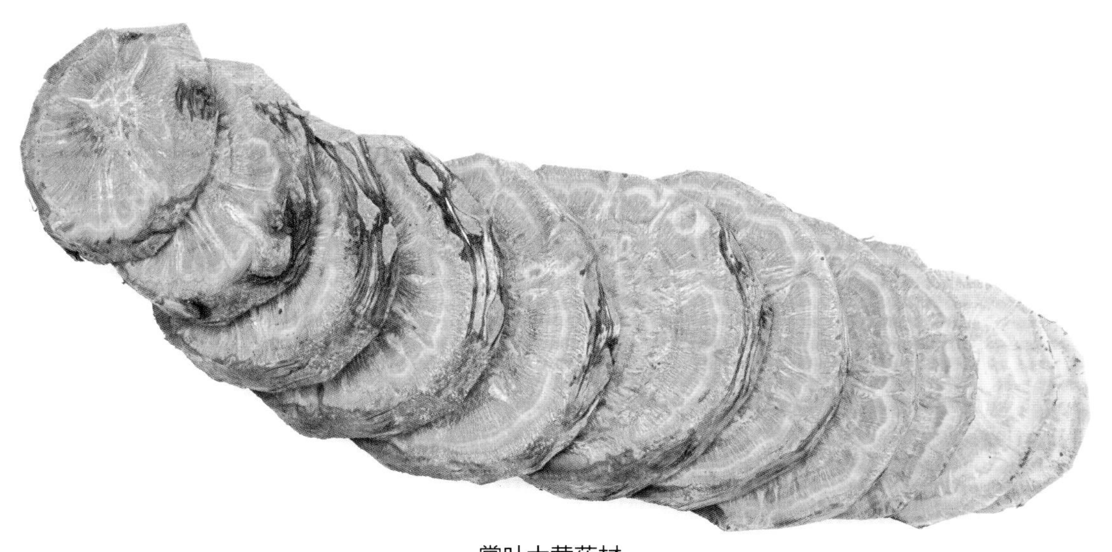

掌叶大黄药材

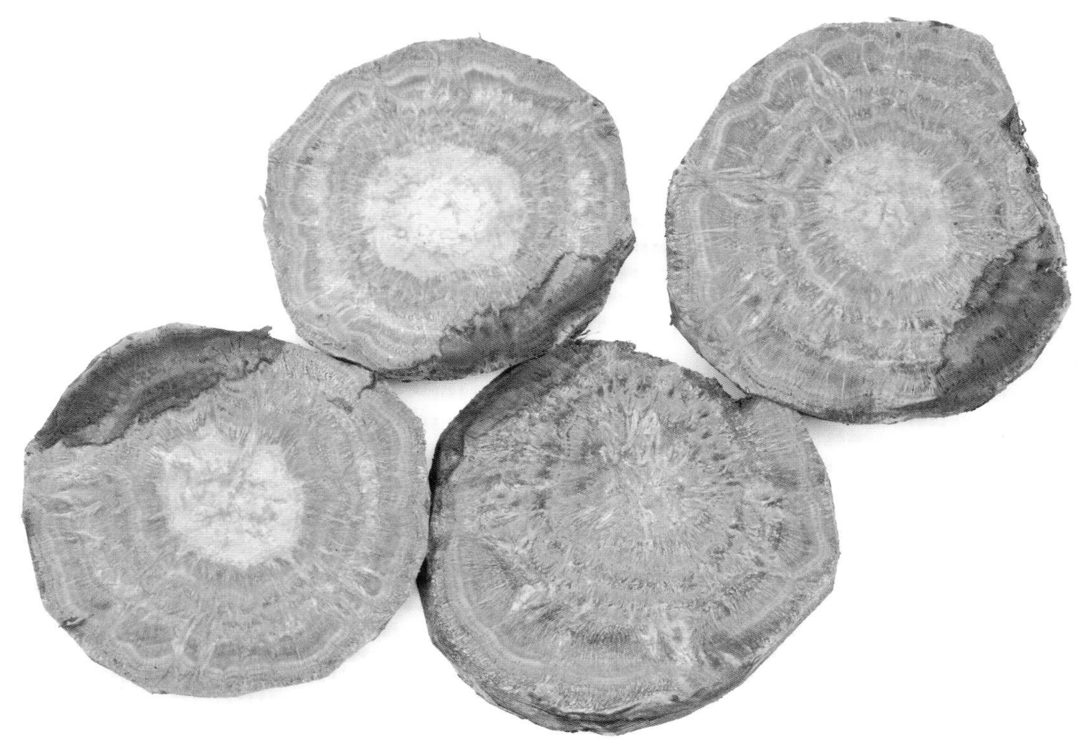

掌叶大黄药材

4. 利尿、改善肾功能 大黄素、大黄酸、芦荟大黄素灌胃给药有明显的利尿作用，尿中 Na^+、K^+ 排出增加，给药后 2 ~ 4 小时利尿作用达高峰。大黄利尿作用与对肾髓质 Na^+-K^+-ATP 酶的抑制作用有关，使 Na^+ 重吸收减少，排出增加。大黄对氮质血症和慢性肾衰竭患者有治疗作用，能明显降低血中非蛋白氮，延缓慢性肾衰竭的发展。大黄可使喂饲腺嘌呤所致慢性肾衰竭模型动物血中尿素氮（BUN）和肌酐（Cre）的含量明显下降。

5. 止血作用 大黄能缩短出血时间，作用确切，见效快。所含 d- 儿茶素、没食子酸为其有效成分。止血作用环节为：促进血小板的黏附和聚集功能，有利于血栓形成；使血小板数和纤维蛋白原含量增加，凝血时间缩短；降低抗凝血酶Ⅲ（AT-Ⅲ）活性；收缩损伤局部血管，降低毛细血管通透性。

6. 改善血液流变性 大黄"主下瘀血，破癥瘕积聚……"，能改善血液流变性，使血液黏度及红细胞面积均降低。大黄抑制细胞膜 Na^+-K^+-ATP 酶活性，提高血浆渗透压，使组织内的水分向血管内转移，使血液稀释，从而降低血液黏度、改善微循环障碍。

7. 降血脂作用 大黄可使高脂模型动物TC、TG、LDL、VLDL及过氧化脂质明显降低，有效成分为蒽醌类、儿茶素等化合物。

8. 抗病原体作用 体外实验表明，大黄对多种致病菌均有抑制作用。对葡萄球菌、链球菌、淋病奈瑟菌最敏感，其次为白喉棒状杆菌、炭疽杆菌、伤寒沙门菌和痢疾志贺菌。抑菌的有效成分主要为大黄酸、大黄素、芦荟大黄素。大黄体外对流行性感冒病毒、单纯疱疹病毒、乙型肝炎病毒、柯萨奇病毒均有抑制作用，对阿米巴原虫、阴道毛滴虫、致病性真菌也有一定的抑制作用。

9. 抗感染作用 大黄对多种实验性炎症模型表现出明显的抗感染作用，对切除双侧肾上腺大鼠仍有抗感染作用，说明大黄抗感染作用可能与垂体－肾上腺系统无关。目前认为大黄抗感染作用机制主要与抑制花生四烯酸代谢有关，大黄可抑制环氧化酶，使前列腺素E合成减少，并抑制白三烯B4的合成。

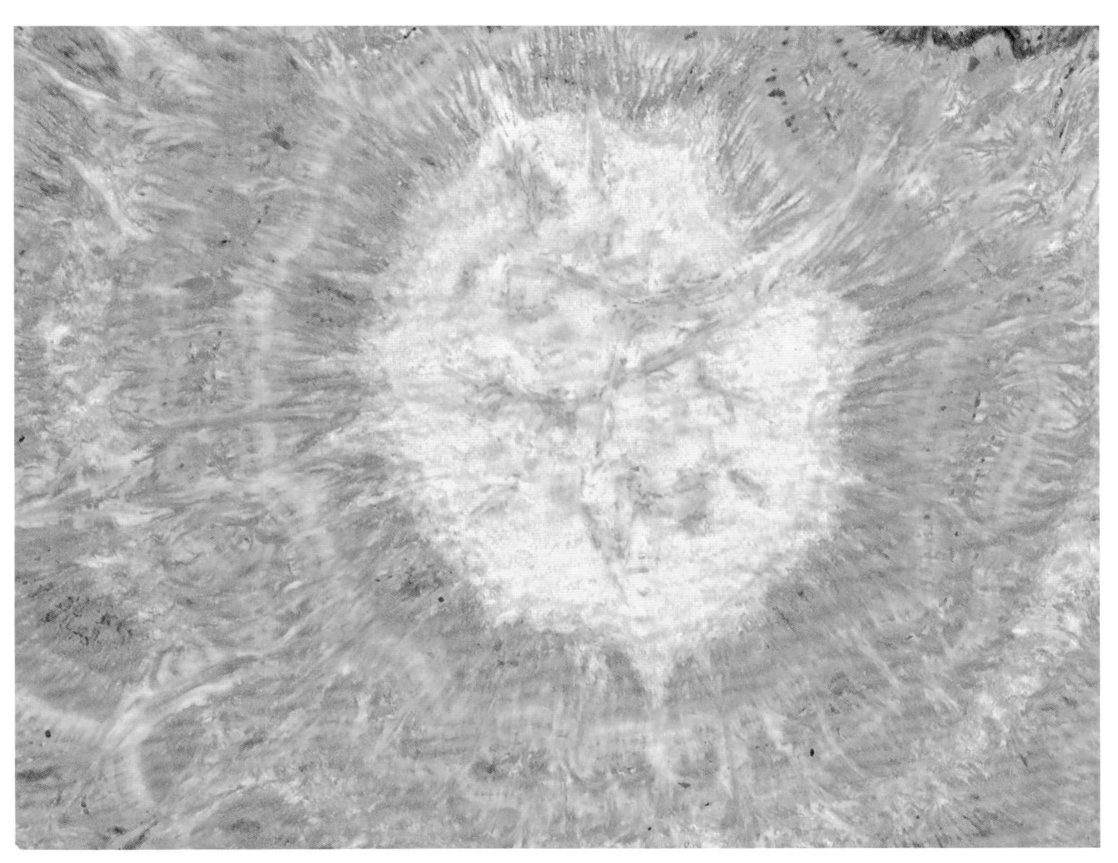

掌叶大黄药材

性味归经

苦，寒。归脾、胃、大肠、肝、心包经。

功效主治

泻下攻积，清热泻火，凉血解毒，逐瘀通经，利湿退黄。用于实热积滞便秘，湿热痢疾，肠痈腹痛，黄疸尿赤，淋证，水肿，血热吐衄，目赤咽肿，痈肿疔疮，瘀血经闭，产后瘀阻，跌打损伤；外治烧烫伤。酒大黄善清上焦血分热毒，用于目赤咽肿，齿龈肿痛。熟大黄泻下力缓，泻火解毒，用于火毒疮疡。大黄炭凉血化瘀止血，用于血热有瘀出血症。

临床应用

1. 便秘 生大黄适量。煎煮 15 分钟，睡前服用，次晨可排出软便，外用大黄粉 10 g，酒调敷脐。治疗小儿便秘 30 例。结果：均有良好效果。

2. 急性胰腺炎 单味大黄汤冲剂或大黄液，治疗急性胰腺炎 17 年。结果：患者 314 例，水肿型 289 例，有效率 100%；出血坏死型 25 例，有效 19 例。

3. 急性胆囊炎 大黄适量。水煎口服，治疗急性胆囊炎 40 例。结果：有良好效果。

4. 肠梗阻 单味生大黄粉冲剂治疗各型肠梗阻。结果：有效率 97.7%。

5. 各种细菌性痢疾肠炎 单味大黄治疗急性细菌性痢疾，普通急性肠炎，急性出血性坏死性肠炎，取得明显疗效。生大黄煎剂治疗急性肠梗阻、急性胰腺炎、急性胆囊炎、胆石症、急性出血性坏死小肠炎、急性阑尾炎、胆道蛔虫病等。结果：疗效显著。

6. 粘连性肠梗阻 大黄、木香各 9 g，炒莱菔子 12 g。加水 300 mL，先煎炒莱菔子 15 分钟，再放入木香、大黄煎 10 分钟。取药液 150 mL，分 2 次服，每日 1 剂，重者每日 2 剂。结果：患者 124 例，痊愈 98 例，有效 9 例，总有效率为 86.3%。一般服 3 ~ 5 剂即愈。

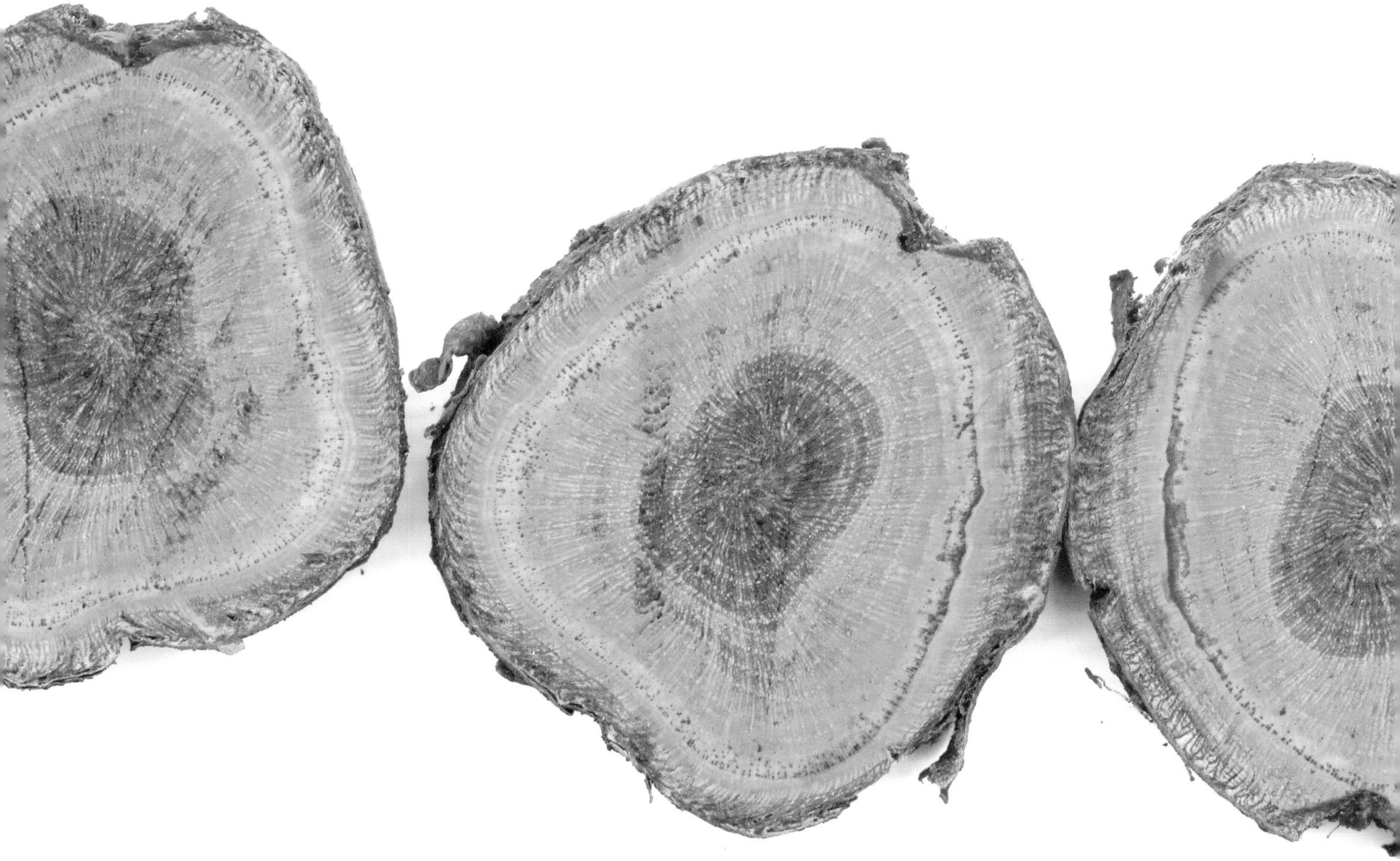

掌叶大黄药材

7. 慢性肾衰竭 大黄 30 ~ 60 g，煅牡蛎 30 g，蒲公英 20 g。水煎保留灌肠，每日 1 ~ 2 次。结果：患者 20 例，16 例厌食、呕吐等症状经 3 ~ 7 日消失。

8. 消化道急症 单味大黄粉（片或糖浆）适量。每日 3 g，分 3 次，治疗急性上消化道出血 890 例。结果：止血有效率为 97%，平均止血时间 2 日，平均用药 18 g。单味生大黄煎剂治疗急性胰腺炎 100 例，急性胆囊炎 10 例，每日 5 ~ 10 次，每次 30 ~ 60 g。呕吐或腹痛严重，加用大黄煎汤灌肠。单味大黄治疗 3 种消化道急症 1000 例。结果：全部病例均有效。

9. 痔疮 大黄 20 g，泽兰、鱼腥草各 15 g，赤芍 10 g。水煎局部熏洗，每日 1 ~ 2 次，体质健康便秘者给予上药少量内服。熏洗后外用新加双柏膏（大黄、侧柏叶、泽兰、黄柏、薄荷、通气藤）治疗痔疮 54 例，共 5 ~ 20 日。结果：治愈 30 例，好转 23 例。

10. 急性肝炎 对黄疸指数在 50 U 以下，发热在 38.5 ℃以下的急性黄疸型肝炎患者采用精制大黄片治疗，取得显著效果。在治疗中，按不同病情服用不同剂量，使每日有 2 ~ 3 次大便为度。每日 3 ~ 4 次，每次 3 ~ 4 片。

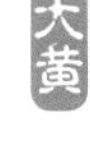

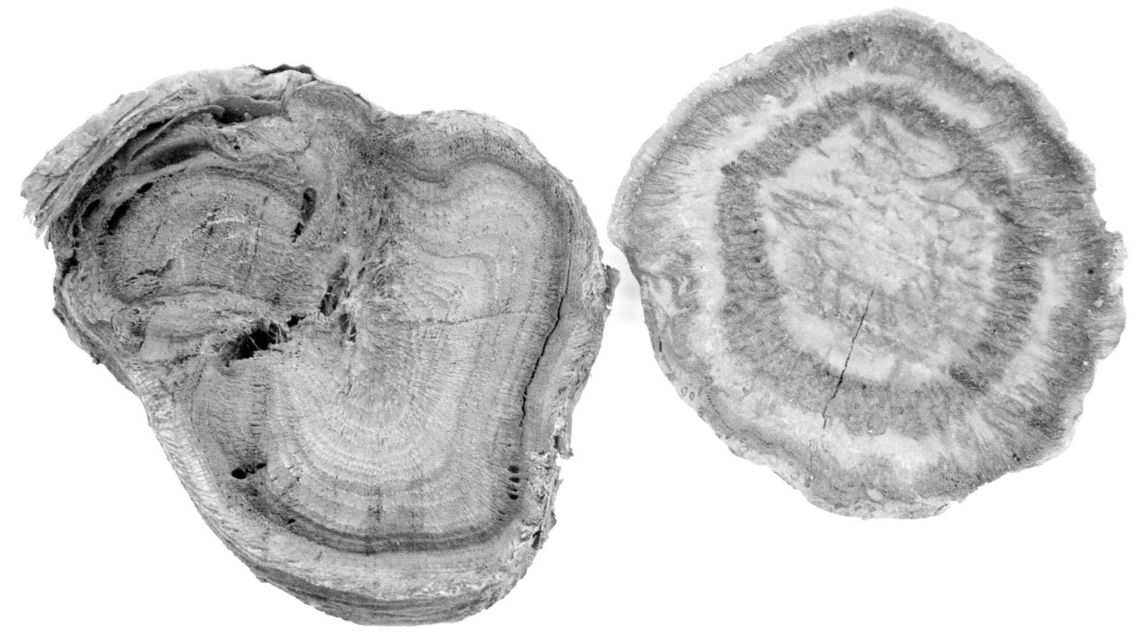

掌叶大黄药材

11. 亚急性重症型肝炎 用大黄复方汤剂治疗，按辨证分型用药。热重型：茵陈、金钱草、车前草各 30 g，生大黄（后下）、生枳实、生栀子、炒竹茹各 9 g，黄柏 12 g，蒲公英 15 g；湿重型：茵陈 30 g，枳实、大黄各 9 g，桂枝 4.5 g，甘露消毒丹（包煎）、带皮茯苓各 15 g，泽泻、黄柏、黄芩各 12 g；毒邪入营型：石菖蒲、广犀角各 15 g，生大黄（后下）、牡丹皮、生栀子各 9 g，郁金、生地黄、带蕊连翘各 12 g，大青叶、白茅根各 30 g；另加紫雪散 3 g 分 2 次服。实验研究观察到，10% 大黄煎液有辅助诱导干扰素的作用。

12. 小儿化脓性扁桃体炎 生大黄 6 ~ 9 g。用开水 150 ~ 250 mL 浸泡饮用，服药时可加冰糖调味。结果：48 小时内扁桃体脓灶减轻者 21 例，消失者 6 例；72 小时内减轻者 5 例，消失者 21 例；72 ~ 96 小时内减轻者 2 例，消失者 5 例；总有效率为 100%。

13. 胆道出血 经静滴维生素 K_1 和对羧基苄胺等止血药物治疗 2 ~ 11 日，无效后改用本法。轻者用制大黄 20 ~ 30 g，每日 1 ~ 2 剂，水煎 5 分钟后服用；重者用制大黄首剂 20 ~ 30 g，以后每剂 10 ~ 15 g，每日 2 剂或 6 小时 1 剂，服法同上，共治疗 18 例。均配合西药治疗，经治 1 ~ 5 日服药 2 ~ 13 剂后，胆道出血均停止。

14. 带状疱疹 生大黄、黄柏各 2 份，五倍子、芒硝各 1 份。共为细末，过 120 目筛，加凡士林配成 30% 的软膏。用时按皮损大小将药膏平摊于纱布或麻纸上厚约 0.2 cm，贴敷患处，隔日换药 1 次，用药 2 ～ 4 次。结果：150 例全部治愈。

15. 脂溢性皮炎 生大黄 100 g，冰片 20 g。用食醋 250 mL 密封于瓶中浸泡 7 日，待变成深棕色后应用。先以 35% 乙醇消毒患处，然后搽本品，每日 3 ～ 4 次。结果：45 例中治愈 20 例，显效 15 例，有效和无效各 5 例。

用法用量

3 ～ 15 g；用于泻下不宜久煎。外用：适量，研末敷于患处。

使用注意

孕妇及月经期、哺乳期妇女慎用。

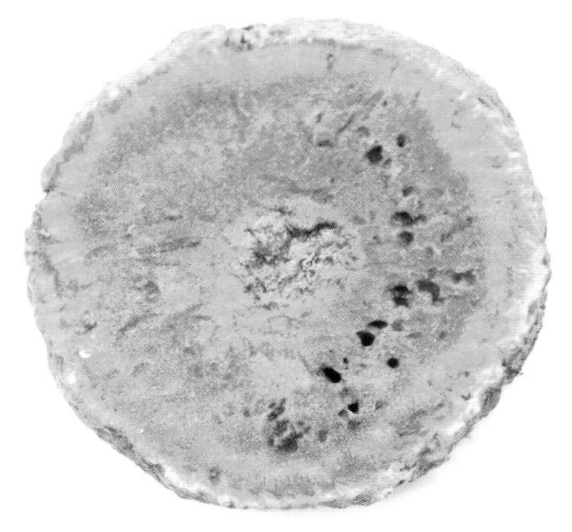
掌叶大黄饮片（生虫）

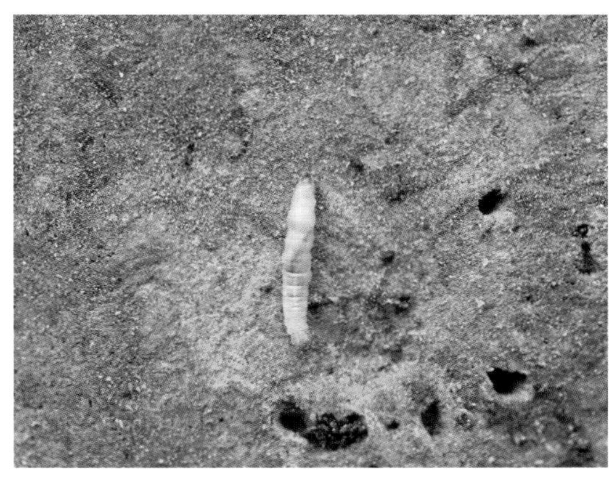
掌叶大黄饮片（生虫）

当归

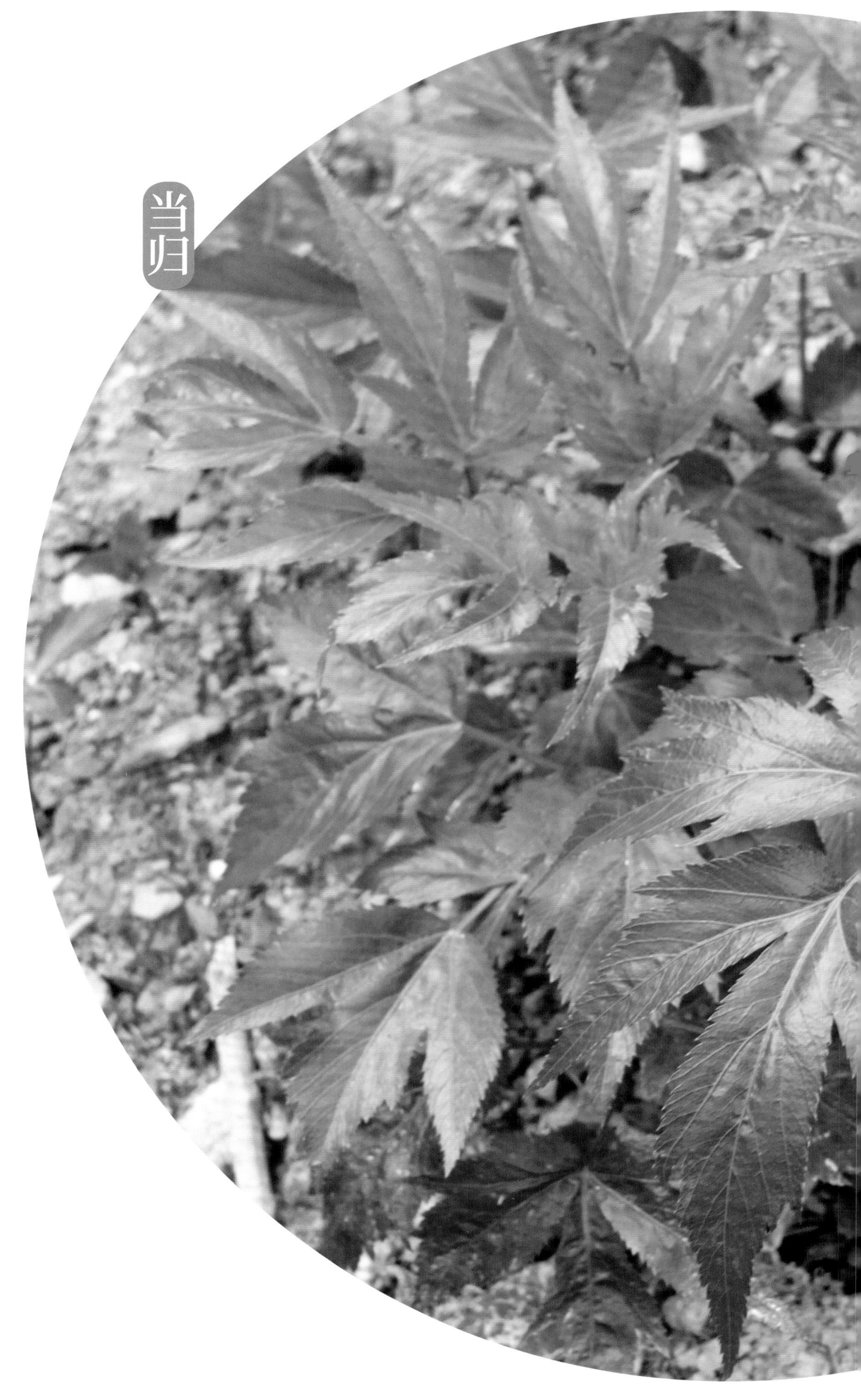

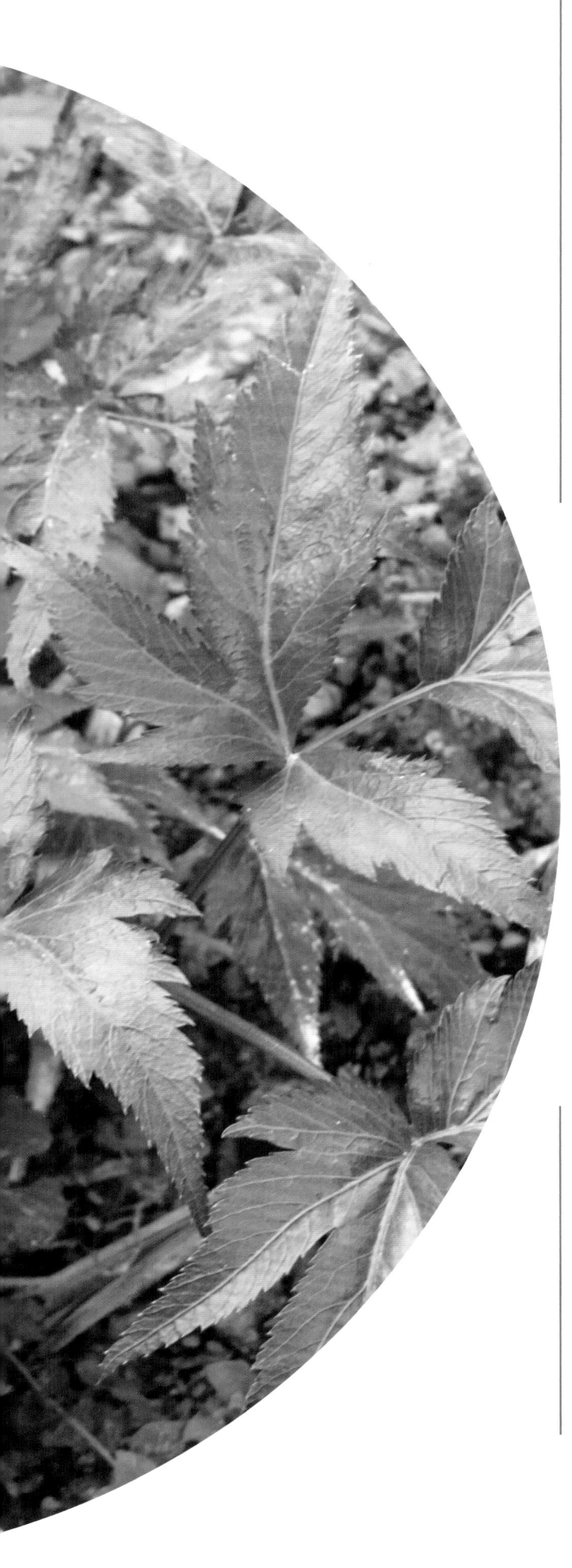

当归
DANGGUI

基　原

本品为伞形科植物当归 *Angelica sinensis* (Oliv.) Diels 的干燥根。

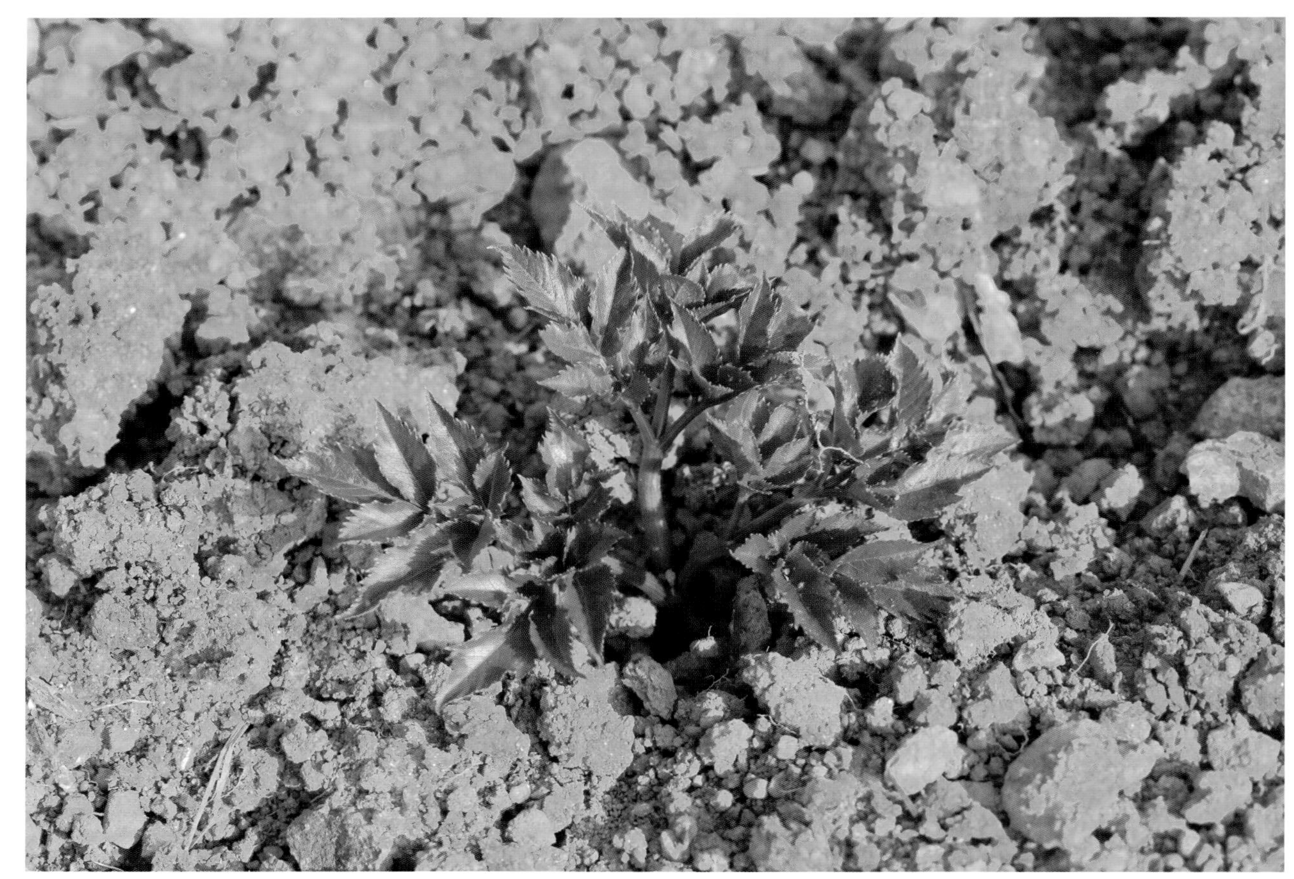

当归幼苗

形态特征

多年生草本，高 0.4 ～ 1 m。根圆柱状，分枝，有多数肉质须根，黄棕色，有深郁香气。茎直立，绿色或带紫色，有纵深沟纹，光滑无毛。叶三出式，二至三回羽状分裂；叶柄长 3 ～ 11 cm，基部膨大成管状的薄膜质鞘；基生叶及茎上部叶轮廓为卵形，长 8 ～ 18 cm，宽 15 ～ 20 cm，小叶片 3 对，下部的 1 对小叶柄长 0.5 ～ 1.5 cm，近顶端的 1 对无柄，末回裂片卵形或卵状披针形，长 1 ～ 2 cm，宽 5 ～ 15 mm，2 ～ 3 浅裂，边缘有缺刻锯齿，齿端有尖头，叶下面及边缘被稀疏的乳头状白色细毛；茎上部叶简化成囊状鞘和羽状分裂的叶片。复伞形花序顶生，花序梗长 4 ～ 7 cm，密被细柔毛；伞辐 9 ～ 30；总苞片 2，线形，或无；小伞形花序有花 13 ～ 36；小总苞片 2 ～ 4，线形，萼齿 5，齿形；花瓣长卵形，先端狭尖，内折；花柱短，花柱基圆锥形。果实椭圆形至卵形，长 4 ～ 6 mm，宽 3 ～ 4 mm，背棱线形，隆起，侧棱成宽而薄的翅，与果体等宽或略宽，翅边缘淡紫色，棱槽内油管 1，合生面油管 2。花期 6 ～ 7 月，果期 7 ～ 9 月。

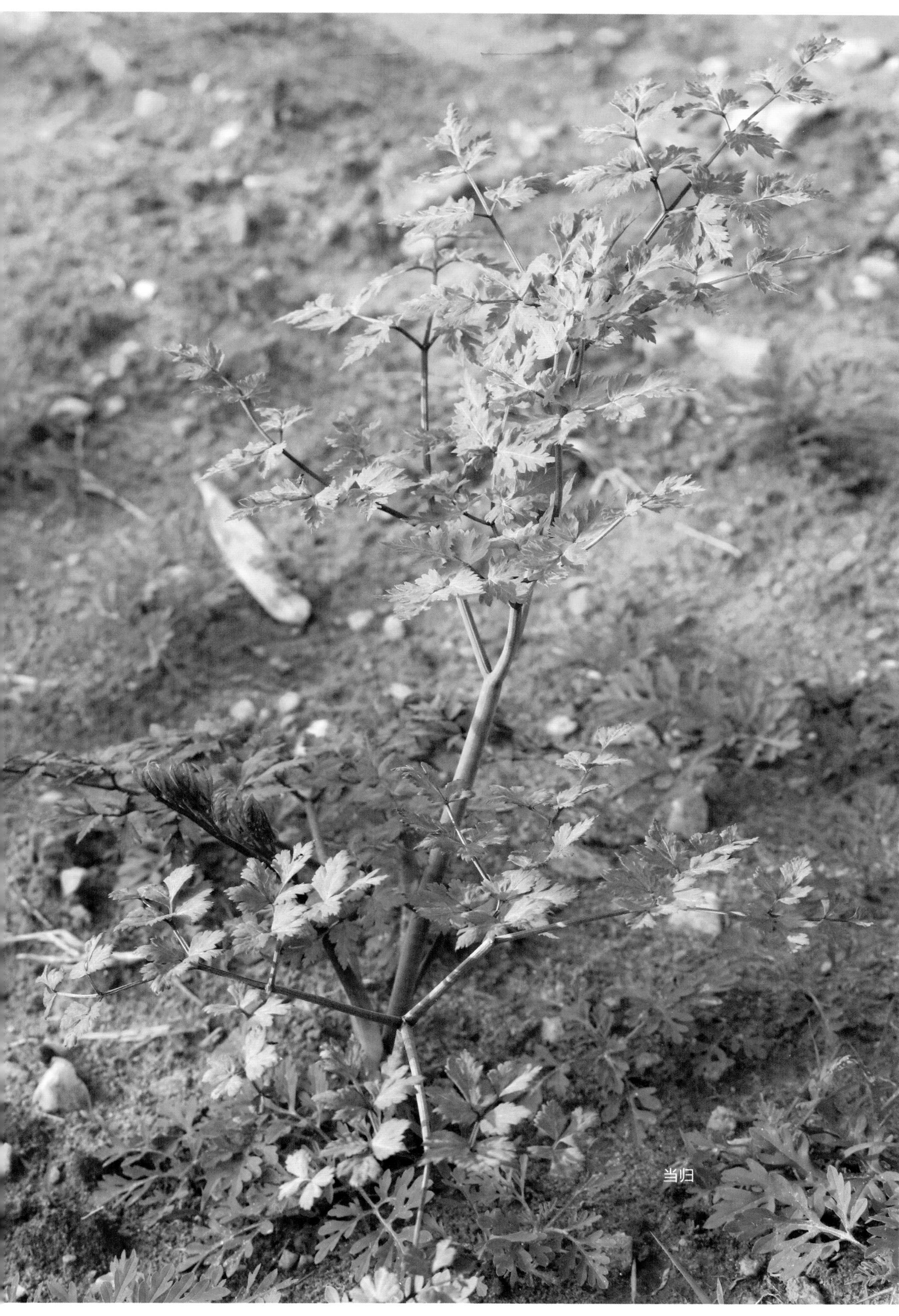

当归

当归

DANGGUI

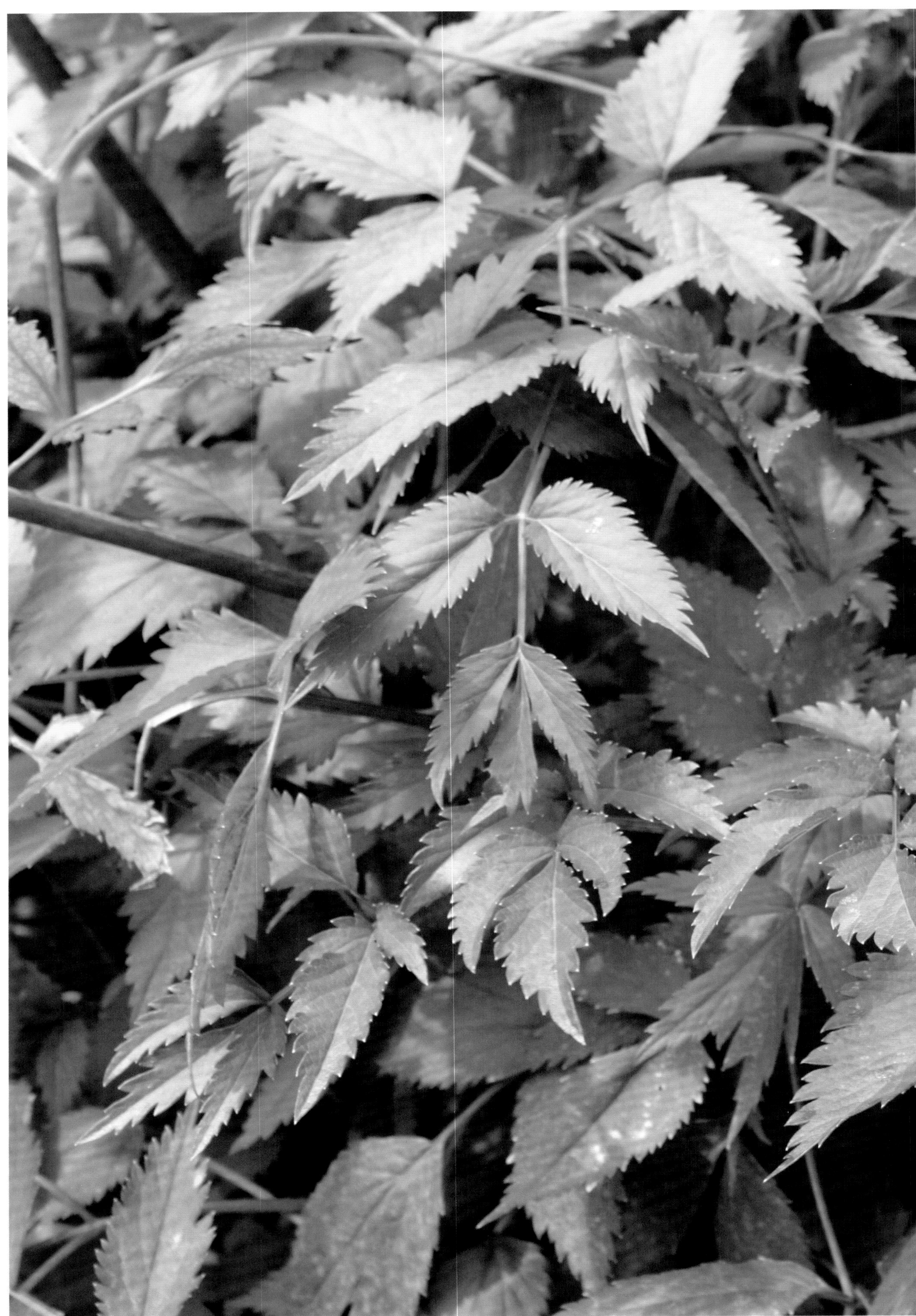

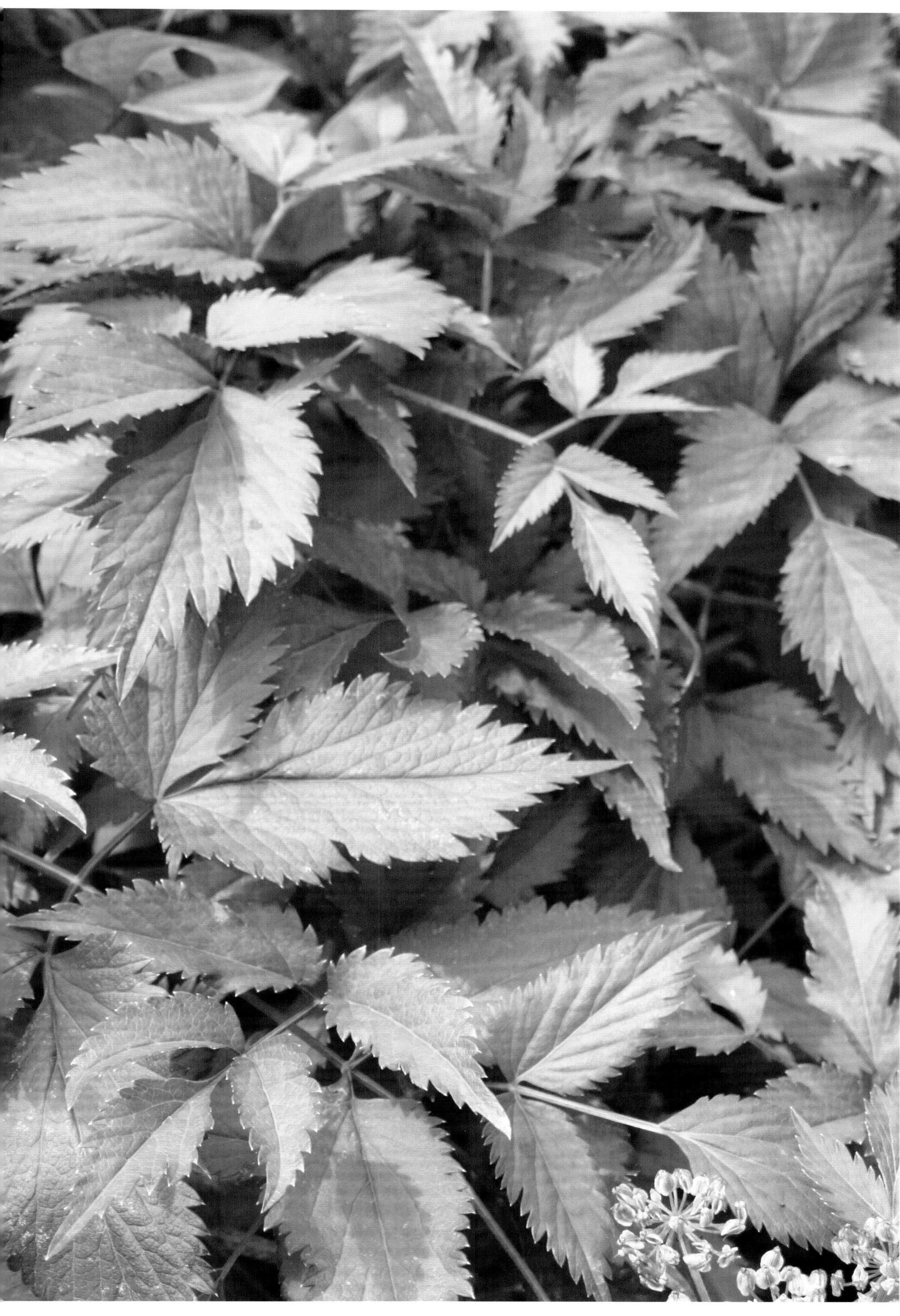

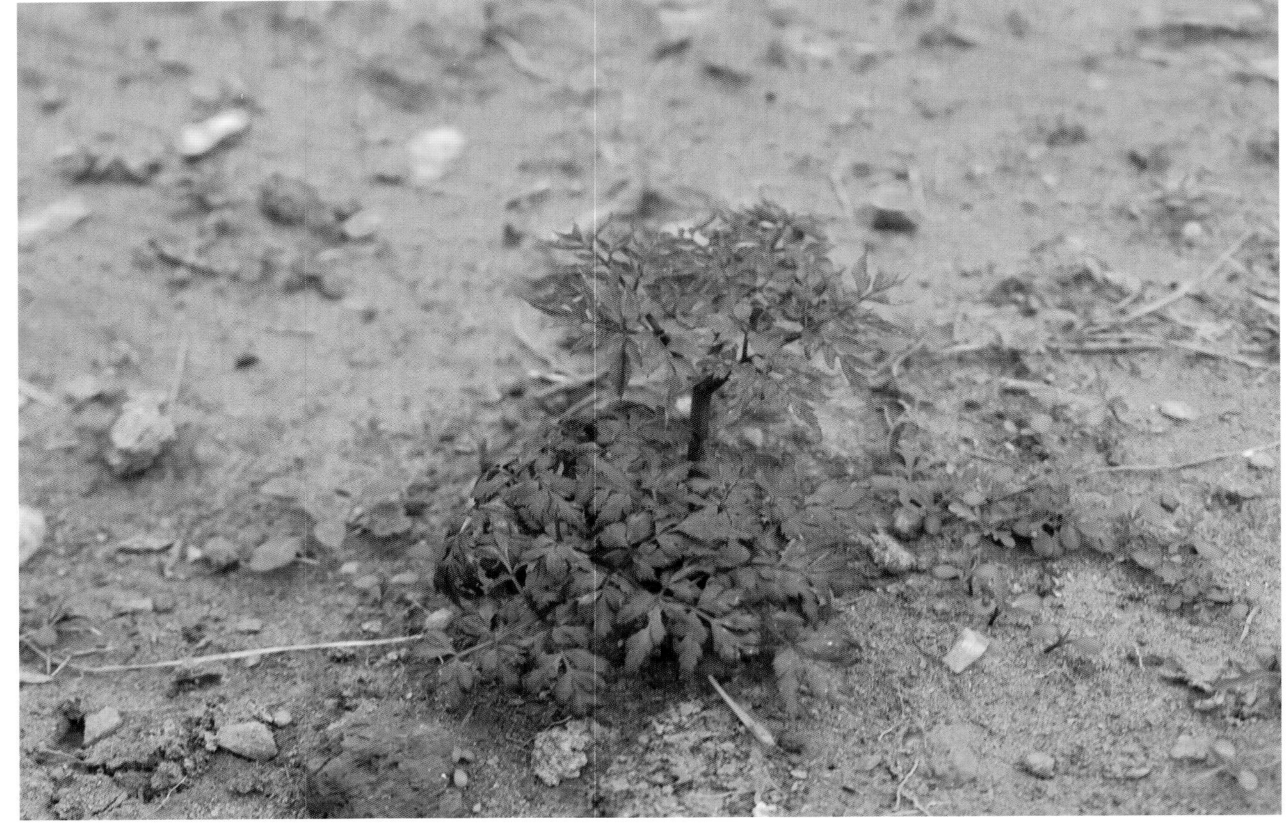

当归

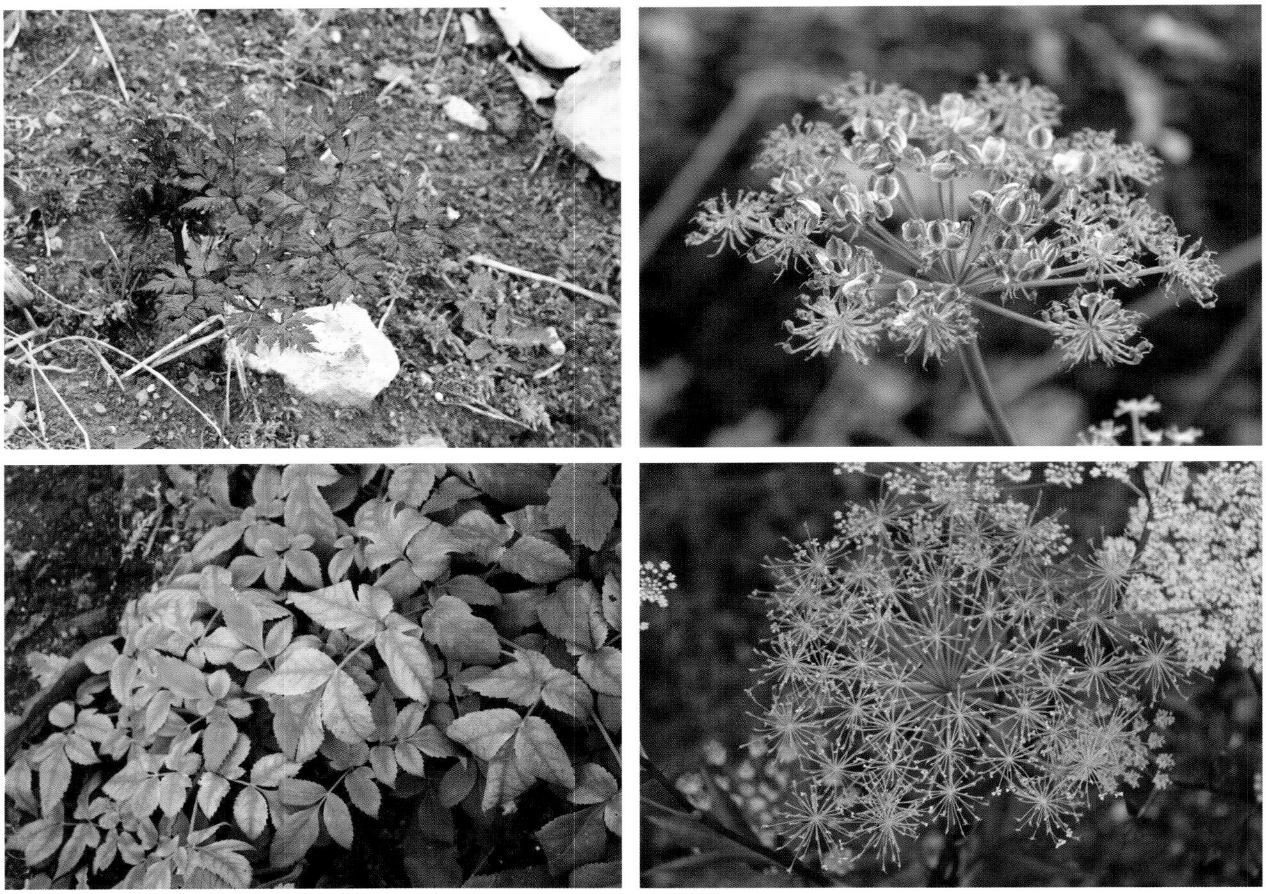

当归

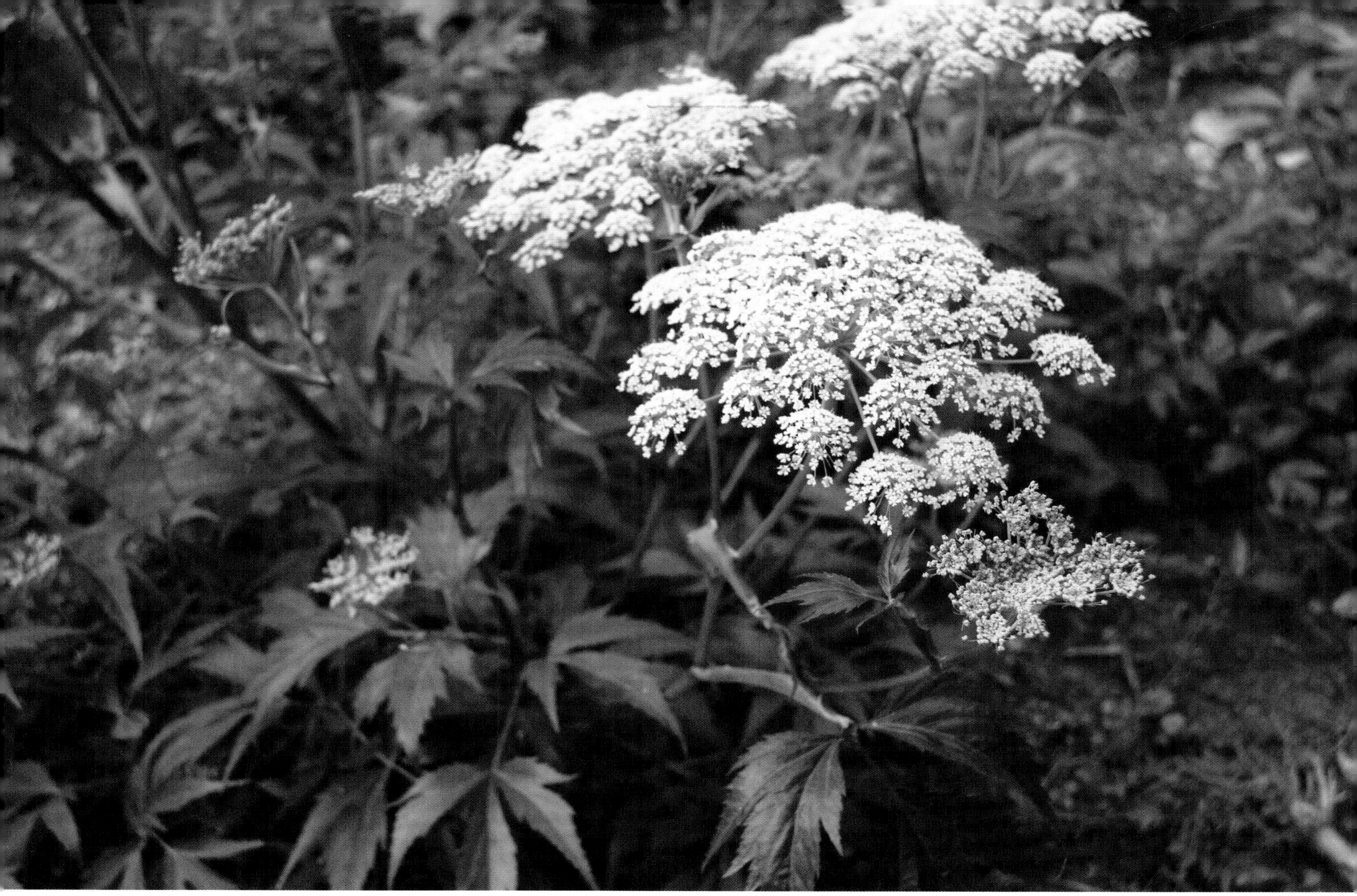

当归

生境分布

生长于高寒多雨的山区，多栽培。分布于甘肃省岷县（古秦州），产量大、质优。四川、云南、湖北、陕西、贵州等地有栽培。

采收加工

秋末采挖，除去须根及泥沙，待水分稍蒸发后捆成小把，用烟火慢慢熏干。

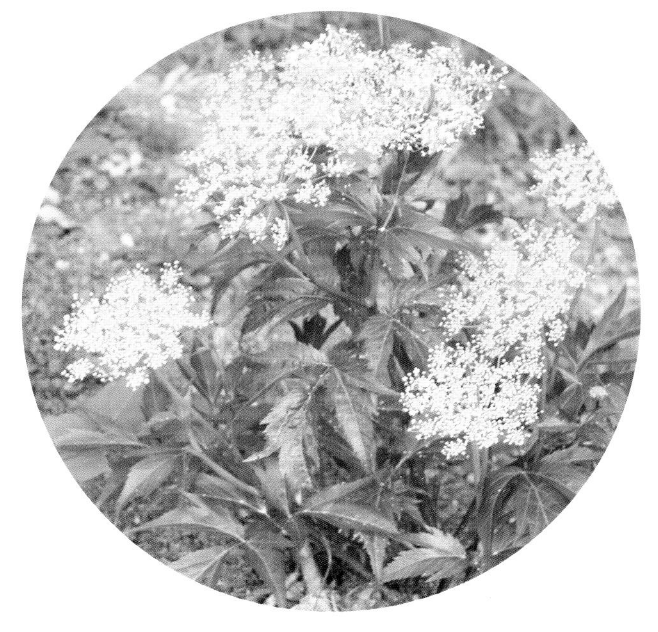

当归

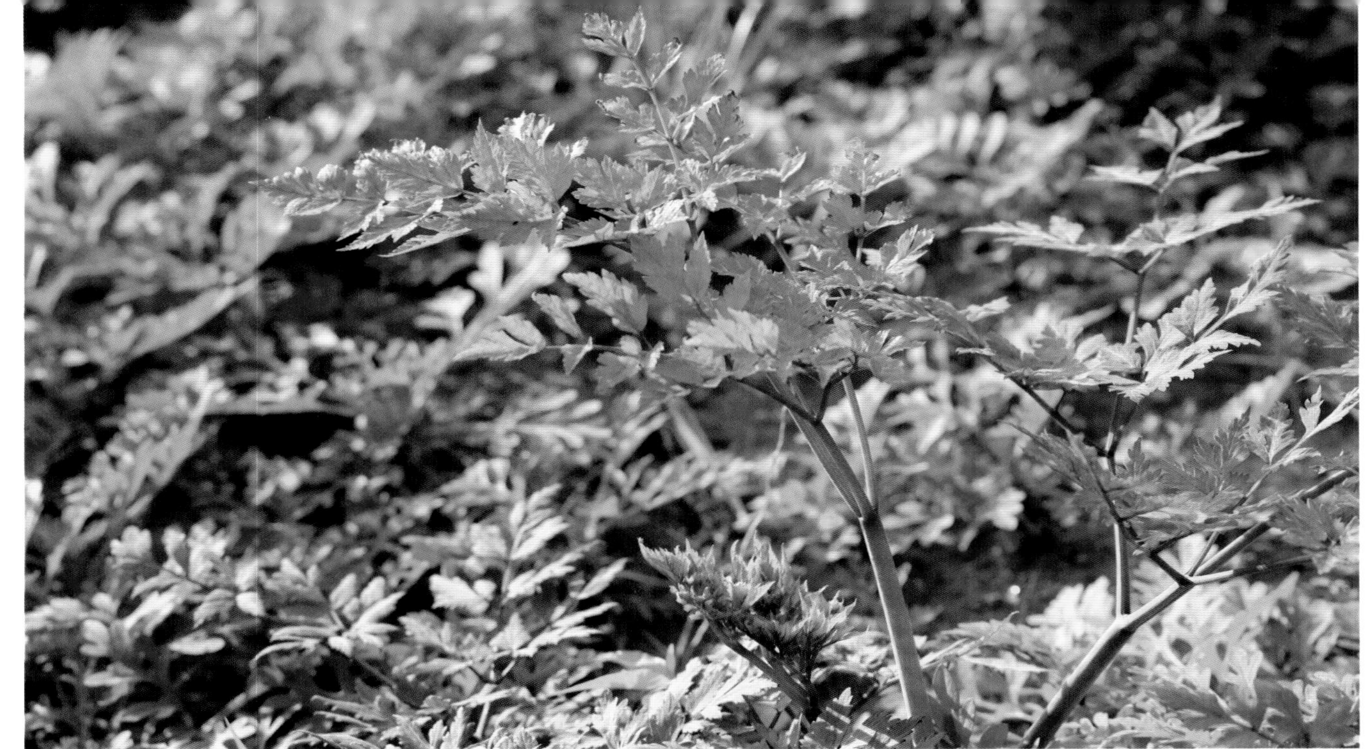

当归

药材性状

本品略呈圆柱形，下部有支根 3 ~ 5 条或更多，长 15 ~ 25 cm。表面黄棕色至棕褐色，具纵皱纹及横长皮孔。根头（归头）直径 1.5 ~ 4 cm，具环纹，上端圆钝，有紫色或黄绿色的茎及叶鞘的残基；主根（归身）表面凹凸不平；支根（归尾）直径 0.3 ~ 1 cm，上粗下细，多扭曲，有少数须根痕。质柔韧，断面黄白色或淡黄棕色，皮部厚，有裂隙及多数棕色点状分泌腔，木质部色较淡，形成层环黄棕色。有浓郁的香气，味甘、辛，微苦。柴性大，干枯无油或断面呈绿褐色者不可供药用。

化学成分

当归中含 β－蒎烯（β-pinene）、α－蒎烯、莰烯（camphene）、对聚伞花素（p-cymene）、月桂烯（myrcene）、正丁基四氢化酞内酯（n-butyl-tetrahydrophthalide）、藁本内酯（ligustilide）等中性油成分；含对－甲基苯甲醇（p-methylbenzoalcohol）、5-甲氧基-2,3-二甲苯酚（5-methoxyl-2,3-dicresol）、对甲苯酚（p-cresol）、香草醛（vanillin）等酚性油成分；含邻苯二甲酸酐（phthalicanhydride）、壬二酸（azelaicacid）、肉豆蔻酸（myristicacid）、樟脑酸（camphoficacid）等酸性油成分。当归根中含阿魏酸（ferulicacid）、丁二酸（succinicacid）等有机酸；含蔗糖（sucrose）、果糖（fructose）

等糖类；含维生素 B_{12} 等维生素；含天冬氨酸、蛋氨酸等氨基酸；含钙、锌、磷、硒等多种常量及微量元素。

药理作用

1. 对子宫的作用 多种动物已孕、未孕的离体子宫、在体子宫及慢性子宫瘘管实验证明，当归对子宫具有“双向性”作用。当归的高沸点（180 ℃ ~ 210 ℃）挥发油 1∶50 浓度即对子宫呈抑制作用，作用迅速而持久，使子宫节律性收缩减少，子宫肌弛缓，1∶25 浓度可完全停止收缩，但洗去药液后子宫收缩恢复，对子宫无明显损害。当归挥发油能对抗肾上腺素、垂体后叶素或组胺对子宫的兴奋作用，在用硫酸阿托品后抑制作用仍出现，故其对子宫肌的抑制可能为直接作用。当归水或醇溶性非挥发性物质对离体子宫有兴奋作用，使子宫收缩加强，大量或多次给药时，甚至可出现强直性收缩，醇溶性物质作用比水溶性物质作用强。对在体子宫，当归挥发油及非挥发性成分静滴时均出现兴奋作用。家兔子宫瘘管试验证明，当归对子宫的作用与子宫的功能状态有关，当子宫内未加压时，当归轻度抑制子宫收缩，子宫肌肉弛缓，血流通畅，局部营养改善；子宫内加压时，则使子宫收缩由无节律变为有节律，且节律变慢，此时子宫肌肉有充分休息时间，收缩力增加。

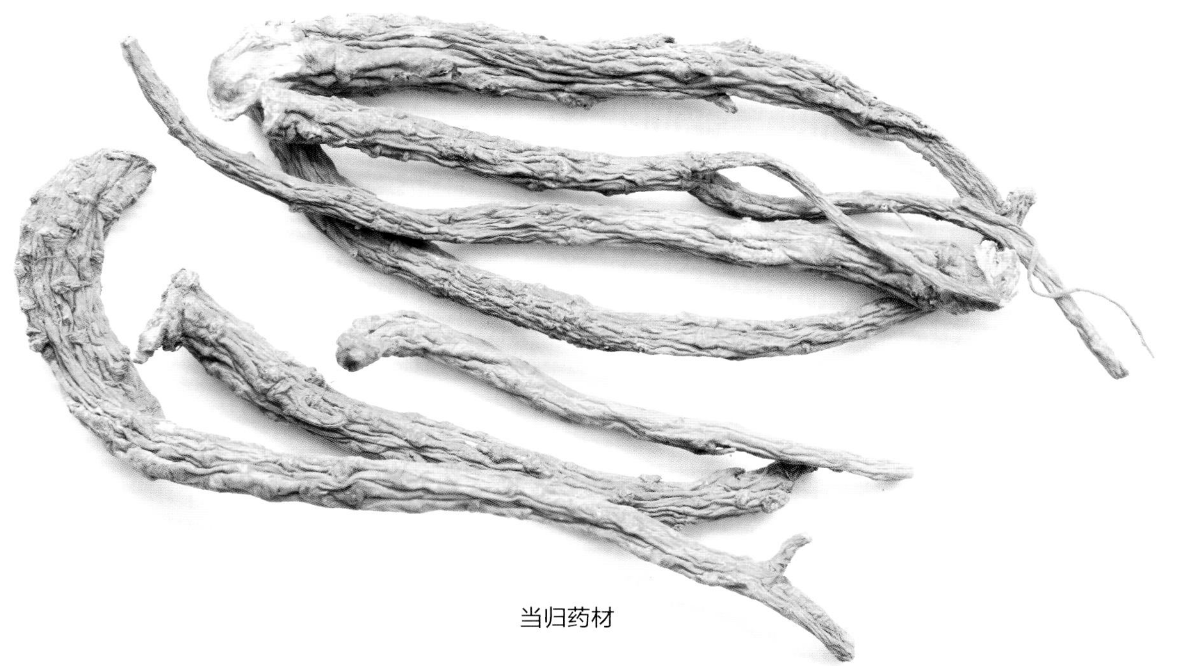

当归药材

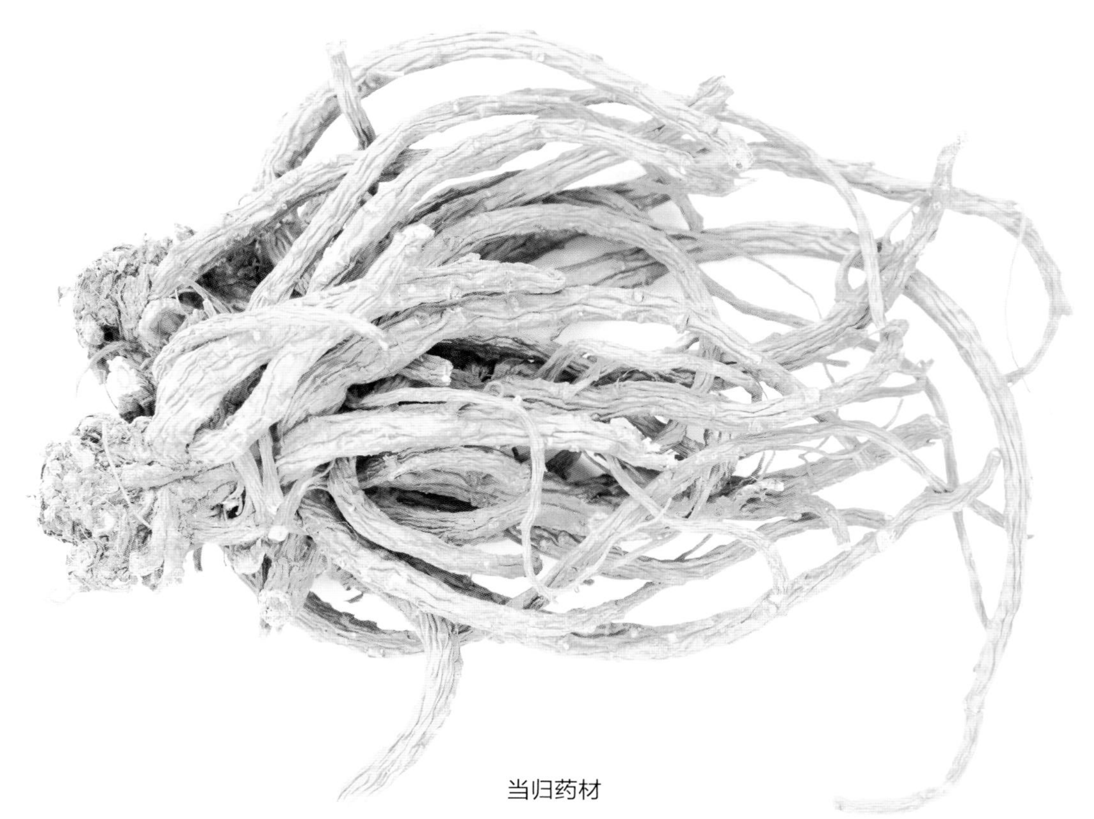

当归药材

2．促进造血 当归能升高外周血红细胞、白细胞、血红蛋白等含量，对化学药物、放射线照射引起的骨髓造血功能抑制，作用更为明显。当归多糖是当归促进造血功能的主要有效成分之一。以钴 -60 γ 射线照射小鼠形成贫血模型，当归多糖不能抑制骨髓造血细胞对放射线的敏感性，但能促进造血功能的恢复速度，使小鼠骨髓造血干细胞在 2 周后恢复到照射前水平。当归多糖连续皮下注射，对化学药物苯肼及钴 -60 γ 射线照射引起的贫血小鼠的造血功能也有促进作用，使粒系、单系祖细胞和晚期红系祖细胞的产率升高。

3．抗血栓形成 当归水煎剂口服能延长大鼠血浆凝血酶时间及凝血活酶时间。急性脑血栓患者经当归治疗后，血液流变学特性明显改善，血液黏度降低，血浆纤维蛋白原含量降低，凝血酶原时间延长，红细胞及血小板电泳时间缩短。体外实验显示，当归水煎液及其有效成分阿魏酸钠均能抑制由 ADP、胶原诱导的血小板聚集作用。静滴阿魏酸钠，对 ADP、胶原及凝血酶诱导的血小板聚集也有抑制作用。阿魏酸抑制血小板聚集作用机制，可能与其抑制血小板释放反应，升高血小板内 eAMP/cGMP 比值，以及抑制血小板膜磷酯酰醇磷酸化过程等环节有关。利用 3H-5-HT 标记血小板，以凝血酶诱导血小板释放反应，发现当归水煎剂及阿魏酸钠均可抑制 3H-5-HT 的释放率。当归注射液还能调整 PGI2/TXA2 比值，使之趋于平衡而抑制血小板聚集。静滴当归水溶液或阿魏酸钠，能明显抑制大鼠体外颈总动脉颈外静脉旁路血栓的形成，使血栓质量明显减轻。当归抗血栓作用可能与增加纤维蛋白溶解酶活性、抗凝血、抑制血小板聚集等作用有关。

4. 降血脂作用 当归注射液加入高脂饲料，给兔喂养10周，血中甘油三酯水平显著降低，同时主动脉斑块面积和血清丙二醛含量也显著减少，但总胆固醇、高密度脂蛋白胆固醇和低密度脂蛋白胆固醇无明显变化。以阿魏酸添加到高脂饲料中喂饲大鼠，可显著抑制血清胆固醇水平的升高，对甘油三酯和磷脂则无影响。阿魏酸能抑制肝脏合成胆固醇的限速酶甲羟戊酸-5-焦磷酸脱羟酶，使肝脏内胆固醇合成减少，进而使血浆胆固醇含量下降，此为阿魏酸降胆固醇作用机制之一。

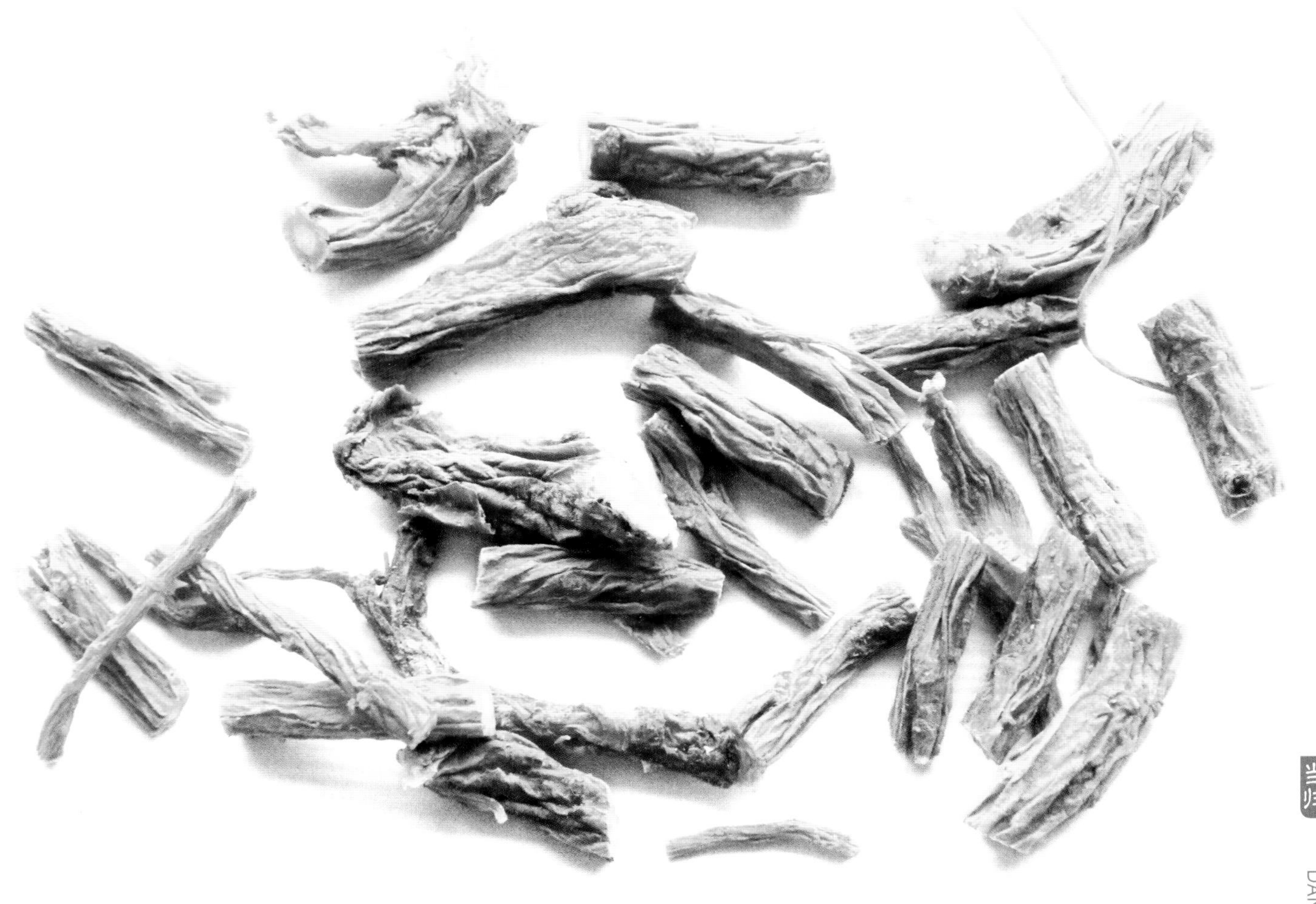

当归尾饮片

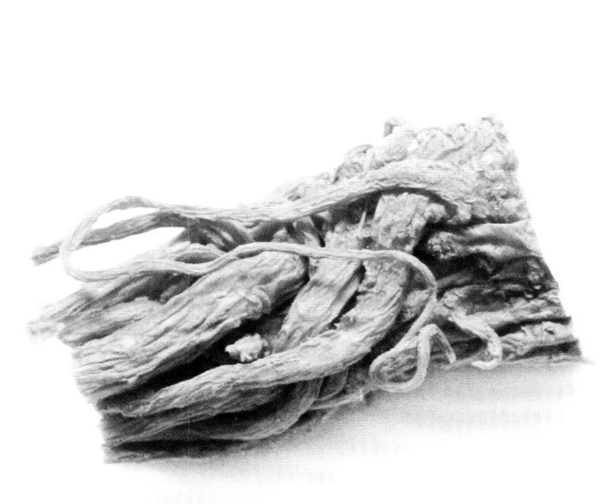

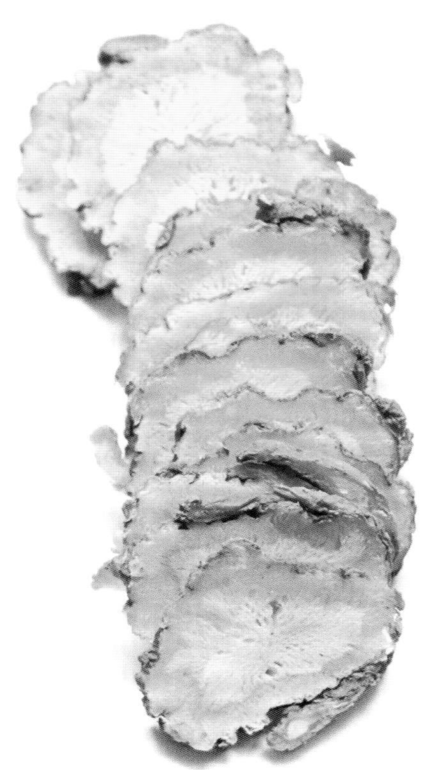

全归尾饮片

5. 抗心肌缺血、抗心律失常作用 当归水提物和阿魏酸能缓解垂体后叶素引起的心肌缺血，增加小鼠心肌对 86Rb 的摄取能力。静滴当归注射液，可使结扎冠状动脉左前降支，引起心肌梗死及心律失常犬心肌梗死面积缩小，缺血性心电图得到改善。当归对心肌的保护作用比阿魏酸钠好。静滴当归注射液，对肾上腺素、乙酰胆碱引起的心律失常有一定对抗作用。腹腔注射当归注射液对大鼠心肌缺血再灌注时的心律失常有明显保护作用。在离体豚鼠心室肌条实验中，当归醇提液及阿魏酸钠可使哇巴因及羊角拗苷所致心律不齐转为正常。但在整体实验中，仅当归醇提液可对抗哇巴因引起的心室纤颤，而阿魏酸钠作用很弱。

6. 扩张血管、降压作用 当归对冠状血管、脑血管、肺血管及外周血管均有扩张作用。当归水提醇沉液静滴，可使麻醉犬的血压下降的同时外周血流量增加。对清醒高血压犬静滴当归注射液，可使血压先升后降，25 分钟后恢复正常。给清醒肾型高血压犬静滴当归挥发油，可引起血压明显下降，但对心率无明显影响。麻醉犬股动脉注射当归注射液，可使股动脉血流量明显增加，大剂量能缓解去甲肾上腺素引起的血管痉挛和血流量减少。当归扩张外周血管作用，不受 β 受体阻滞药普萘洛尔和 α 受体激动药甲氧胺的影响，提示当归的扩血管作用与 α 肾上腺素受体及 β 肾上腺素受体无关。

7. 对免疫的影响 当归多糖是有效的细胞免疫促进剂，当归常用于“血虚”表现的慢性疾病，可能与增强机体非特异性免疫功能有关。也有研究认为当归有免疫抑制及抗炎作用，当归及一些复方，能抑制抗体的产生，抑制组胺与血清引起的血管及皮肤黏膜的反应。用于变态反应性疾病或其他有关疾病。

8. 中枢抑制作用 当归挥发油对大脑有镇静作用。

9. 止喘作用 当归可改善肺通气功能，提高机体防御能力。藁本内酯有明显的止喘作用，能对抗组胺与乙酰胆碱所致豚鼠的哮喘，对抗组胺引起的豚鼠气管收缩，对乙酰胆碱、组胺及氯化钡所致气管平滑肌痉挛收缩有明显的解痉作用。所含的正丁烯内酯及其同系物有平喘作用。其作用为其母核苯酞所具有，苯酞松弛气管平滑肌的作用并非通过兴奋气管平滑肌上的 β 肾上腺素能受体或促进肾上腺素能神经释放介质所引起，其与 M- 胆碱受体和组胺受体关系不大。苯酞可迅速而显著地对抗氧化钡的作用，表明它可能通过直接作用使支气管平滑肌松弛。

10. 抑菌作用 当归煎剂对痢疾志贺菌、伤寒沙门菌、霍乱弧菌、乙型溶血性链球菌、肺炎链球菌、变形杆菌、白喉棒状杆菌等均有抑制作用。

11. 其他作用 当归有抗维生素 E 缺乏的作用。能恢复肾功能、消除蛋白尿。还有解蛇毒的作用。

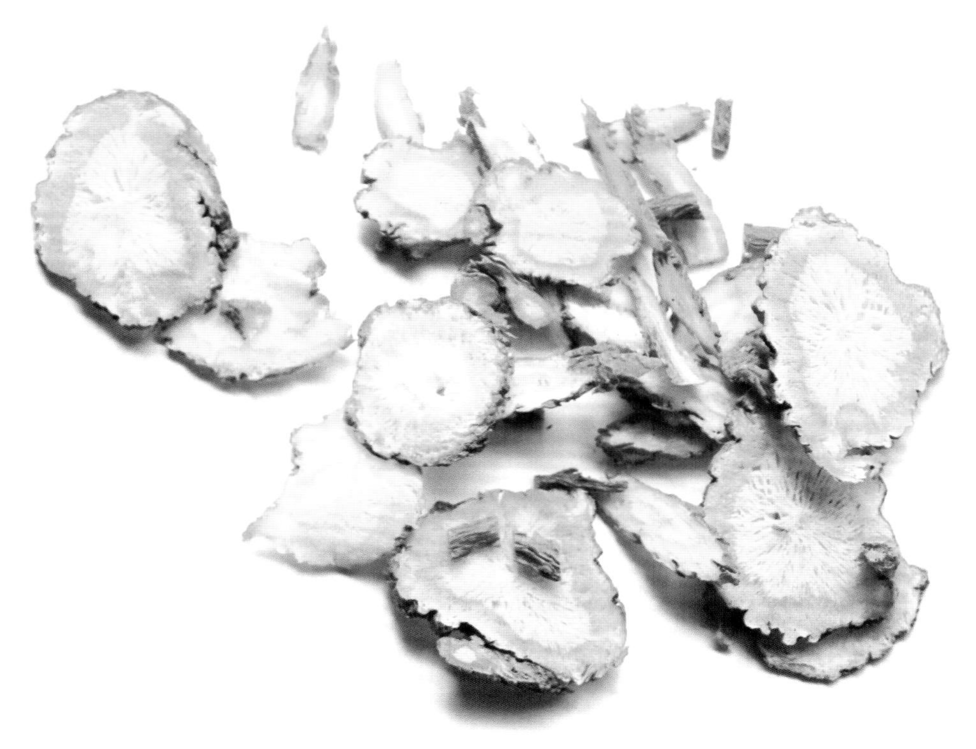

全当归饮片

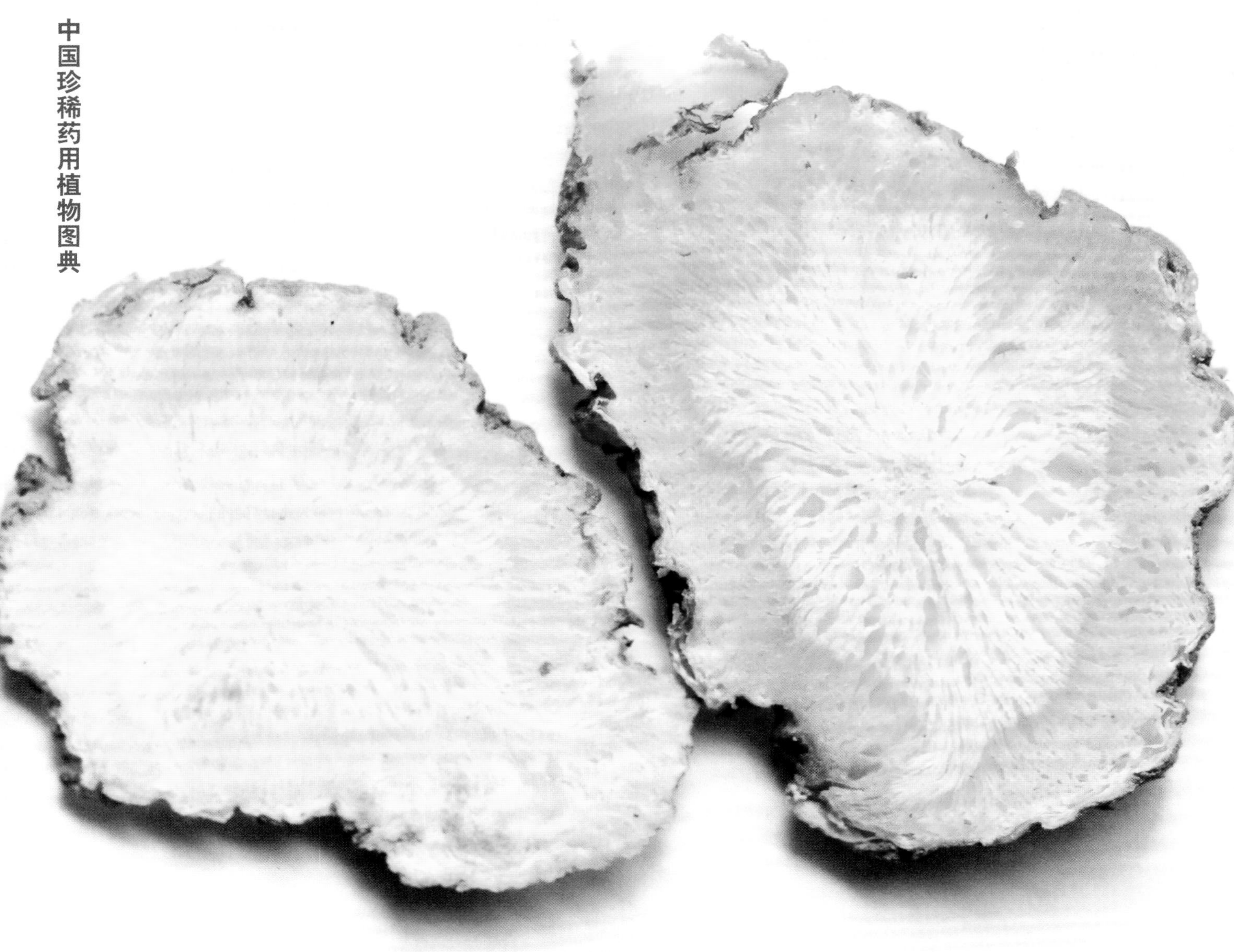

当归头饮片

性味归经

甘、辛，温。归肝、心、脾经。

功效主治

补血活血，调经止痛，润肠通便。用于血虚萎黄，眩晕心悸，月经不调，经闭痛经，虚寒腹痛，风湿痹痛，跌仆损伤，痈疽疮疡，肠燥便秘。酒当归活血通经，用于经闭痛经，风湿痹痛，跌仆损伤。

临床应用

1. 贫血（恶性贫血如头昏、目眩、心悸、疲倦、脉细者） 常与熟地黄、白芍、川芎等各适量配伍，如四物汤。血虚气弱，则常与党参、黄芪各适量配伍。

2. 白细胞减少症 可服本品煎剂。也可用当归生姜羊肉汤。

3. 妇科疾病（月经量少、经期延后、闭经、痛经者） 常以本品配伍熟地黄、赤芍、川芎各适量，作为补血活血、调经止痛的基础方，如四物汤。本品可用于子宫发育不良、功能失调性子宫出血、胎动不安。治疗胎位异常，可用当归6 g，白芍、茯苓、泽泻、白术各9 g，川芎15 g。水煎服，每日1剂，有显著地纠正胎位之作用。治疗子宫脱垂，可用当归注射液于局部敏感点注射（第4骶椎外缘，两臀大肌起始点，腹股沟韧带中点外侧缘、耻骨结节、交感神经节、第5腰椎与第1骶椎棘突间）。本品还可用于慢性盆腔炎，产后瘀滞腹痛，崩漏。治疗不孕症、闭经，可与有关药物配伍，如当归四逆汤。

4. 缺血性心、脑血管疾病（如动脉硬化性脑血栓形成及短暂性脑缺血、急性闭塞性脑脉管炎） 用25%当归注射液静滴，每日80 ~ 160 mL，10 ~ 30日为1个疗程，控制血压，改善头痛、眩晕、偏瘫、失语等症状和体征。治疗冠心病、脑动脉硬化、脑血栓形成、浅部血栓性静脉炎、缩窄性大动脉炎，用复方当归注射液（当归、川芎、红花）均有良效。与川芎、红花各适量配伍，水煎服，亦有活血化瘀、止痛之良效。

5. 血栓闭塞性脉管炎 以5%当归液5 ~ 20 mL，于敏感点或神经节（干）注入；或10%当归液80 ~ 150 mL，或25%当归液80 ~ 100 mL，重症者加大剂量，静滴或静滴；或以10%当归液10 ~ 20 mL，或25%当归液5 ~ 10 mL，动脉推注。均每日1次，每周6次，4周为1个疗程。结果：患者52例，总有效率为88.5%。对患肢有止痛，促进血液循环，提高皮肤温度，阻止坏死发生、发展，促进创面愈合等作用。

6. 脑动脉硬化 复方当归注射液40 mL（每100 mL含当归、川芎各10 g，红花8 g）加入60 mL生理盐水中静滴，每分钟40 ~ 60滴，每日1次；或肌注4 mL（每10 mL含当归、川芎各2.5 g，红花5 g），每日1次，均25次为1个疗程。

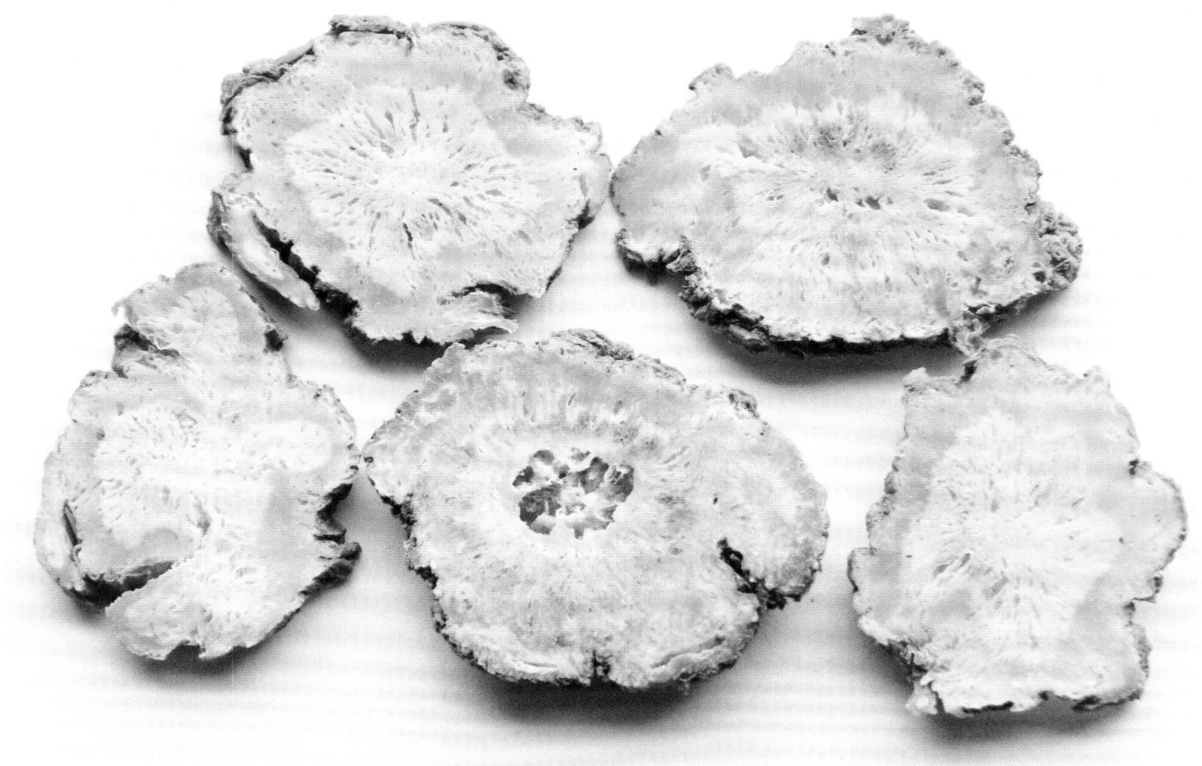

当归身饮片

7. 高血压 30%复方当归（当归、红花、川芎等量）注射液 2 mL，加入 10%葡萄糖液 2 mL，或 75%复方当归注射液 1 mL，加 10%葡萄糖注射液 3 mL，于两侧曲池及足三里穴交替注射，每穴 2 mL，10 次为 1 个疗程，一般用 4 个疗程。用药后可使血压有不同程度的下降，收缩压可下降 16 ~ 56 mmHg，舒张压可下降 2 ~ 30 mmHg，并能改善头晕、耳鸣、眼花、失眠等症状。

8. 浅表静脉炎 用 3%碘酊、75%乙醇常规消毒皮肤，抽取当归注射液做静脉穿刺注射，注射范围越过病变血管 2.0 cm，每周注射长度 1.5 ~ 2.0 cm。每次最大用量为 20 mL，每周注射 2 次即可。直至病变血管变软，索状感消失。

9. 心律失常（如冠心病、窦性早搏、心房颤动及病态窦房结综合征等） 以 25% ~ 50%当归糖浆 20 mL 口服，每日 3 次。治疗窦性心动过缓，可与党参、茯苓、黄芪、龙眼、远志、酸枣仁等各适量配伍，如归脾汤（丸）。

10. 头痛（如血管性头痛、神经性头痛） 以 20%当归注射液注射于背部俞穴，有一定疗效。另取 20%当归液 4 mL，用长 5 号针头注射双侧风池穴，每穴注射 2 mL，进针深度为 1 寸，针感向头顶部放射，呈酸痛感或胀痛感，针感可持续 2 小时，隔日注射 1 次，注射 10 次为 1 个疗程，疗程间休息 1 周。

11. 腰腿痛 用当归治疗腰腿痛患者 180 例，其中退行性变 61 例，慢性损伤 52 例，急性损伤 48 例，劳累 12 例，其他 7 例。治法：用 5 号细卡针在压痛点最明显处进针，每点注射 10% 当归注射液 5 ~ 10 mL，每次 2 ~ 6 点，6 次为 1 个疗程。治疗 1 ~ 2 个疗程，随访 1 年。结果：治愈率 70%，显效率 17.8%，好转率 10%，无效率 2.2%。

12. 坐骨神经痛 以大肠俞、环跳、委中、阳陵泉为主穴，配以足太阳膀胱经或足少阳胆经穴为辅，每次注入当归注射液 4 mL，10 次为 1 个疗程。

13. 失眠症 用当归注射液在“安眠”穴注射，左右各 2 mL，每日或隔日 1 次，10 次为 1 个疗程。有安眠、镇静作用。

14. 上消化道出血（食管静脉破裂出血除外） 当归适量。烘干研粉，口服，每日 3 次，每次 4.5 g。

用法用量

内服，煎汤，6 ~ 12 g；或入丸、散；或浸酒；或熬膏。

使用注意

本品味甘，滑肠、湿盛中满、大便溏泻者不宜用。

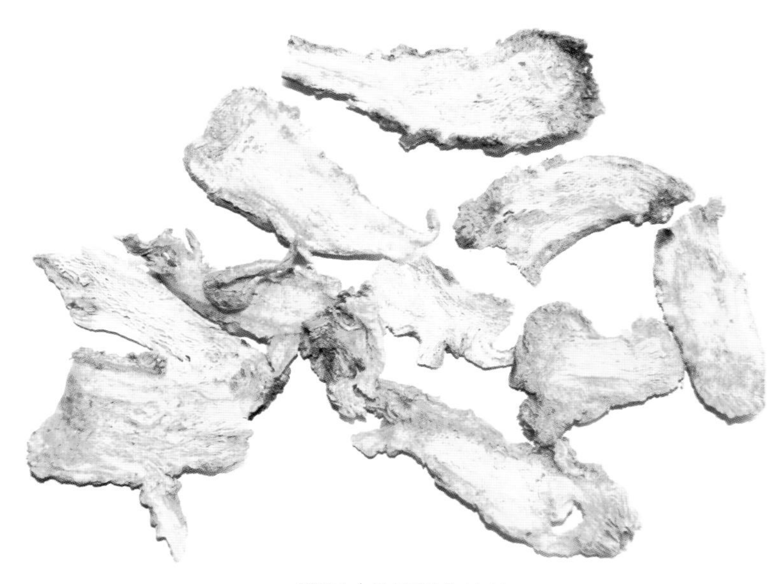

当归（劣质品）饮片

党参

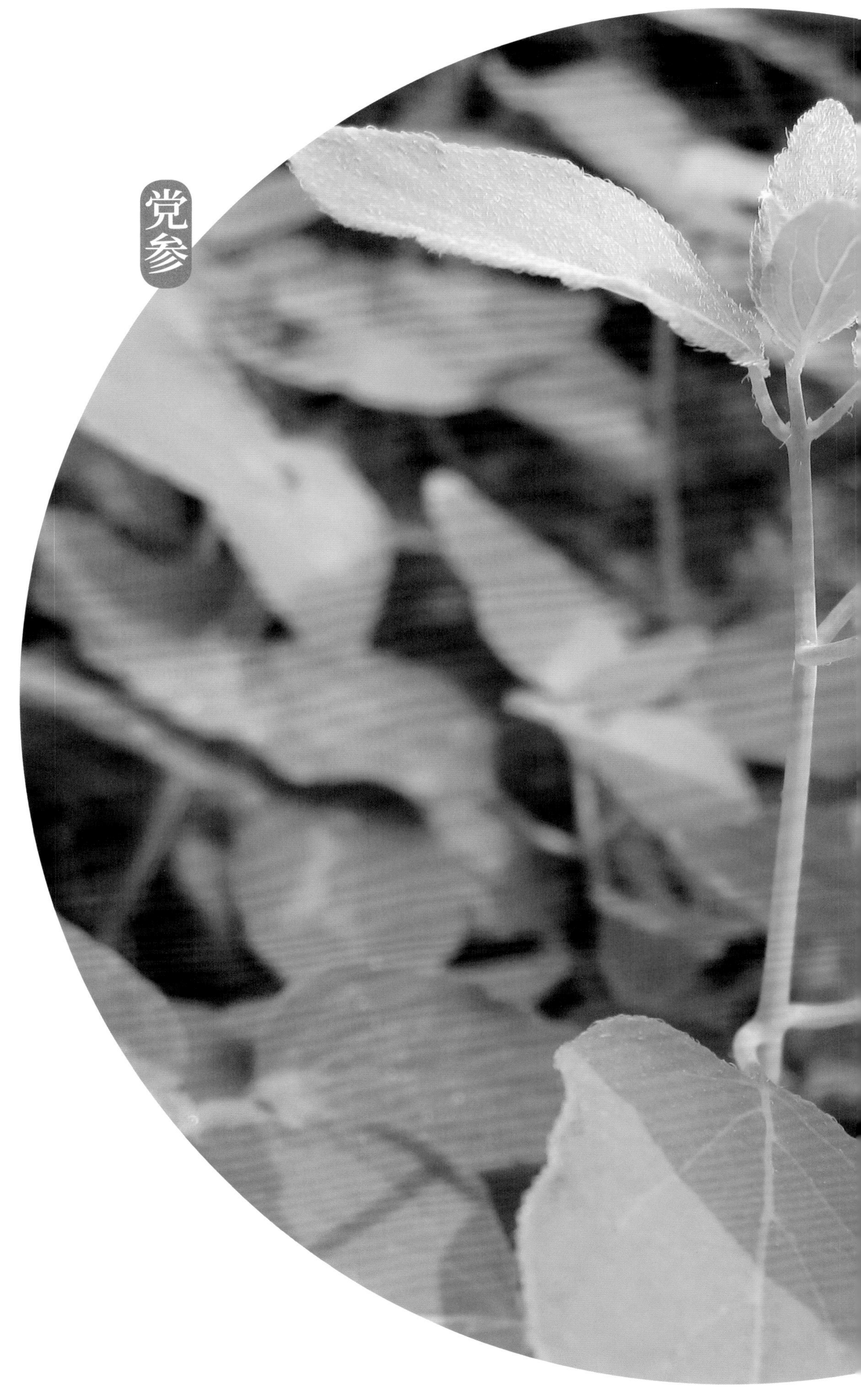

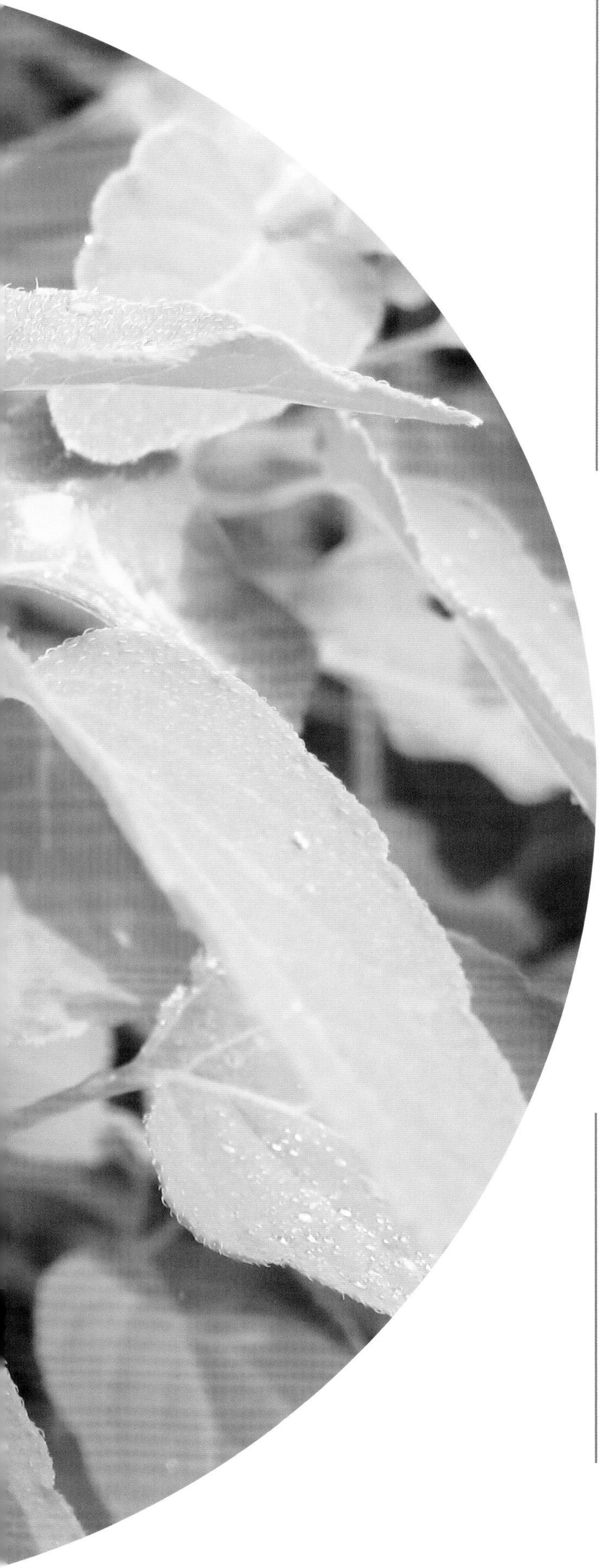

党参

DANGSHEN

基 原

本品为桔梗科植物党参 *Codonopsis pilosula* (Franch.) Nannf.、素花党参 *Codonopsis pilosula* Nannf. var. *modesta* (Nannf.) L. T. Shen 或川党参 *Codonopsis tangshen* Oliv. 的干燥根。

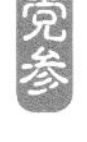

形态特征

党参： 多年生草。根长圆柱形，直径 1 ~ 1.7 cm，顶端有一膨大的根头，具多数瘤状的茎痕，外皮乳黄色至淡灰棕色，有纵横皱纹。茎缠绕，长而多分枝，下部疏被粗糙硬毛；上部光滑或近光滑。叶对生、互生或假轮生；叶柄长 0.5 ~ 2.5 cm；叶片卵形或广卵形，长 1 ~ 7 cm，宽 0.8 ~ 5.5 cm，先端钝或尖，基部截形或浅心形，全缘或微波状，上面绿色，被粗伏毛，下面粉绿色，被疏柔毛。花单生，花梗细；花萼绿色，裂片 5，长圆状披针形，长 1 ~ 2 cm，先端钝，光滑或稍被茸毛；花冠阔钟形，直径 2 ~ 2.5 cm，淡黄绿，有淡紫堇色斑点，先端 5 裂，裂片三角形至广三角形，直立；雄蕊 5，花丝中部以下扩大；子房下位，3 室，花柱短，柱头 3，极阔，呈漏斗状。蒴果圆锥形，有宿存萼。种子小，卵形，褐色有光泽。花期 8 ~ 9 月，果期 9 ~ 10 月。

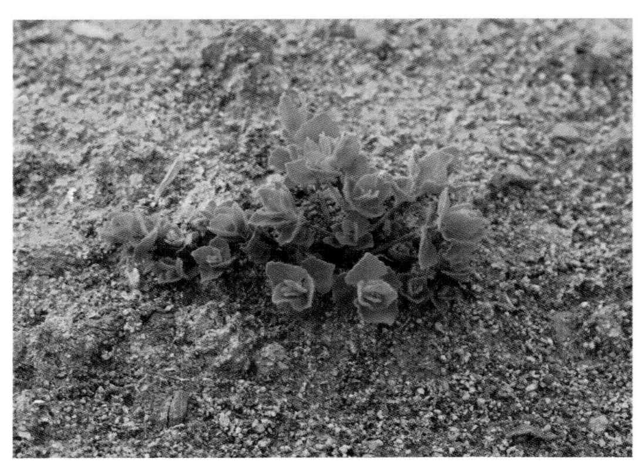

党参幼苗

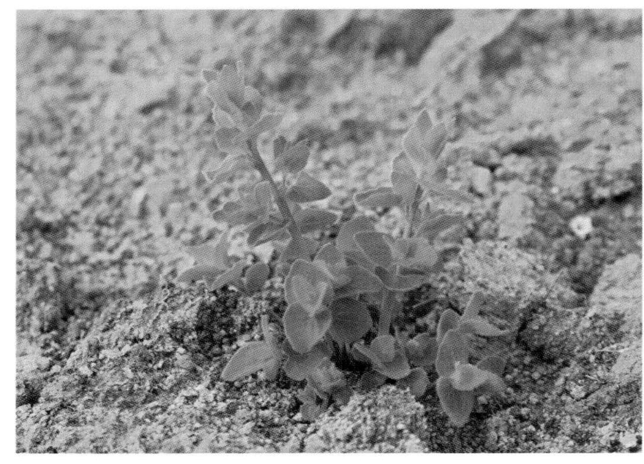

党参幼苗

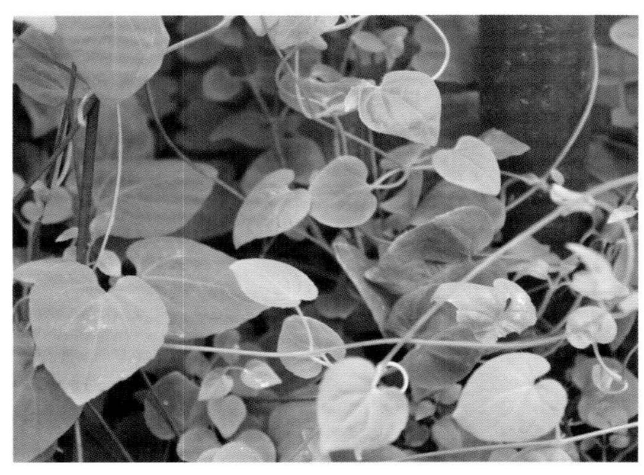

党参

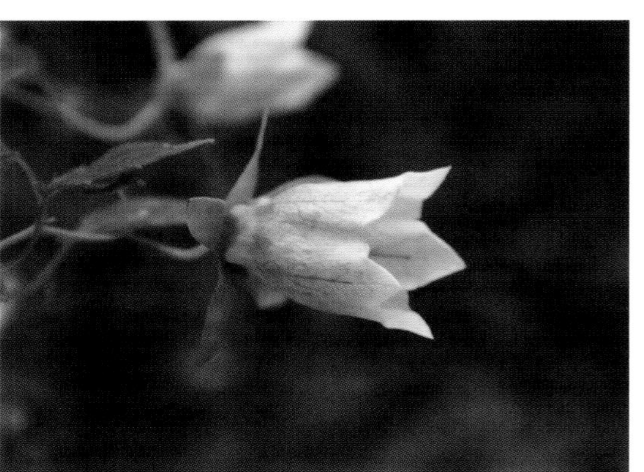

党参花

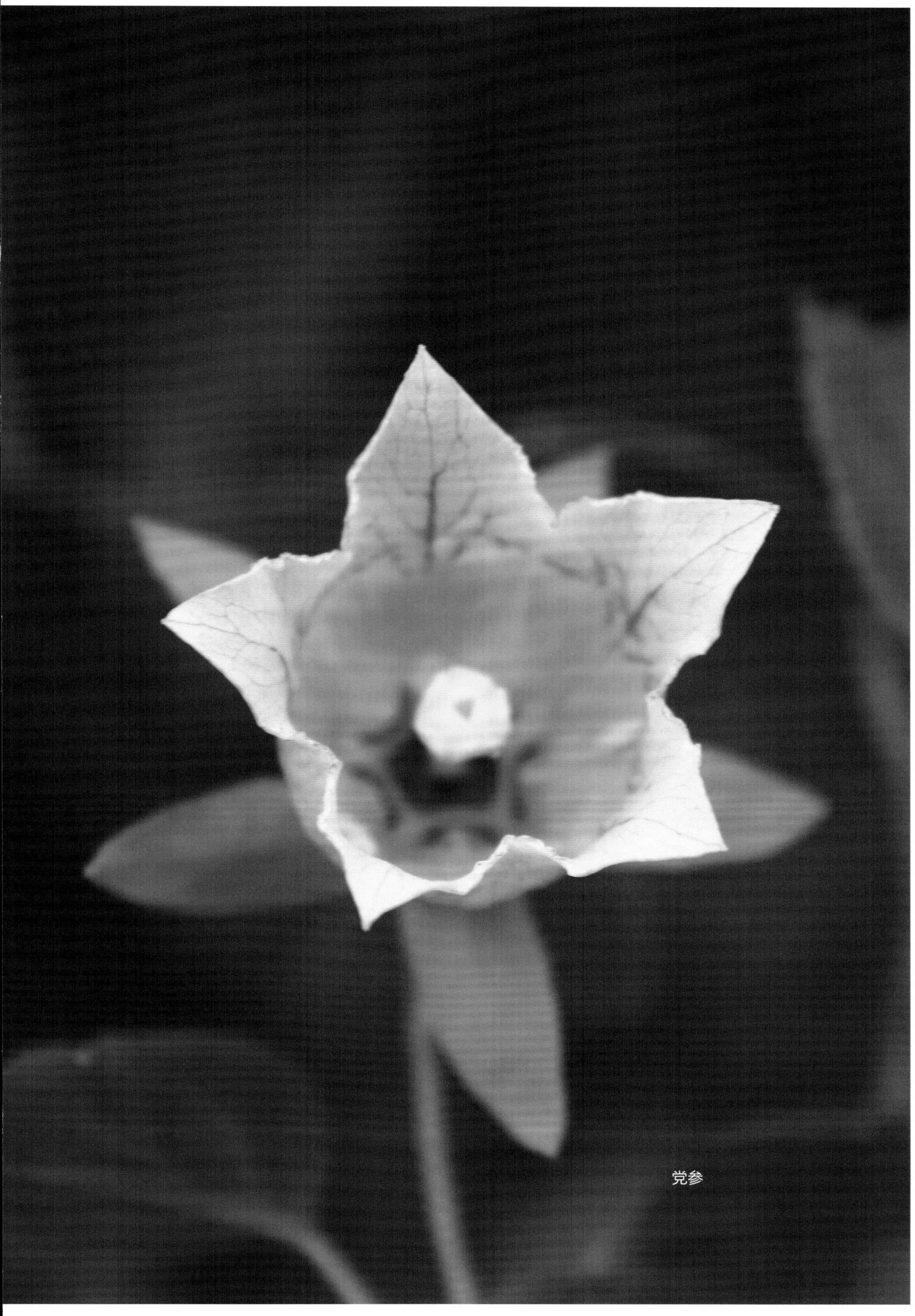

党参

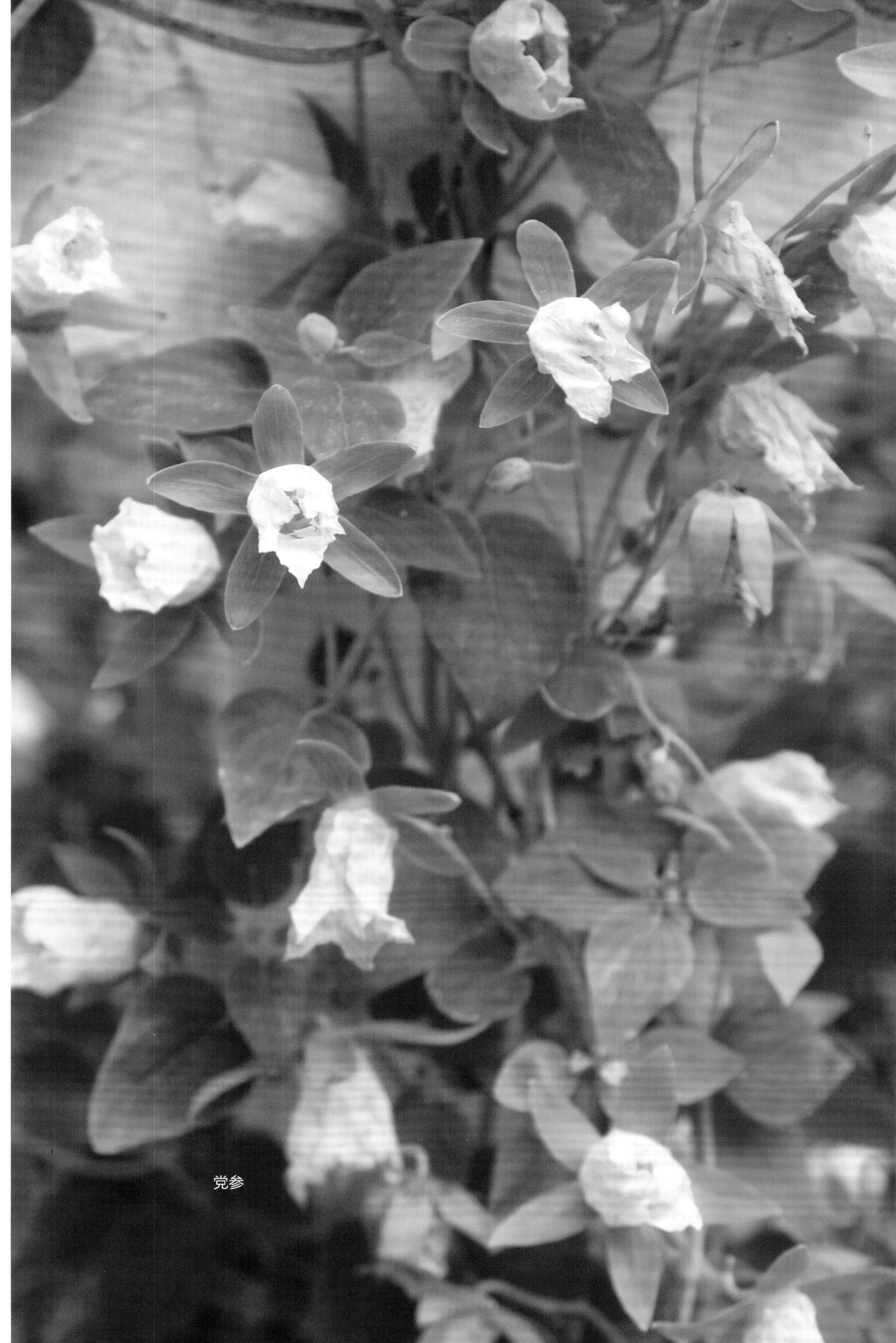

党参

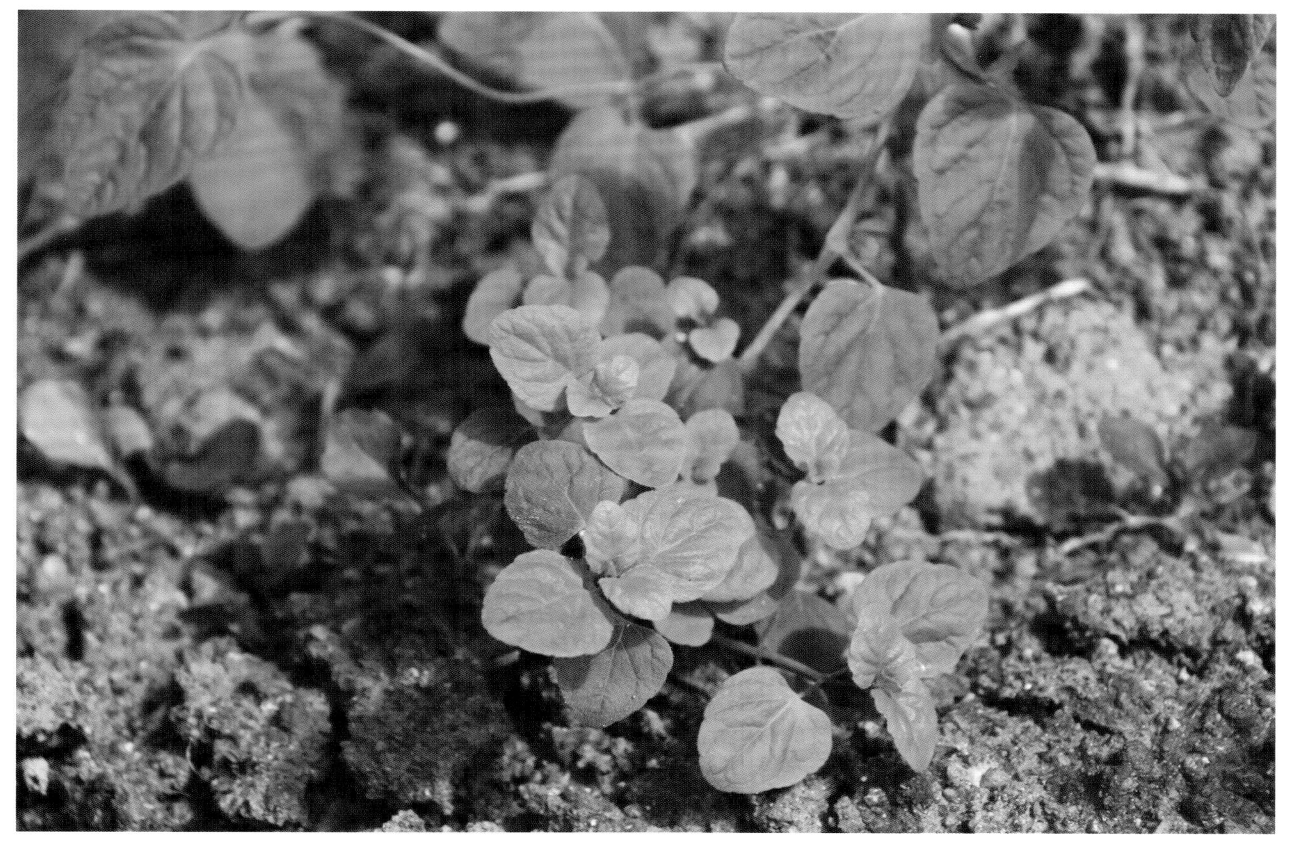

党参

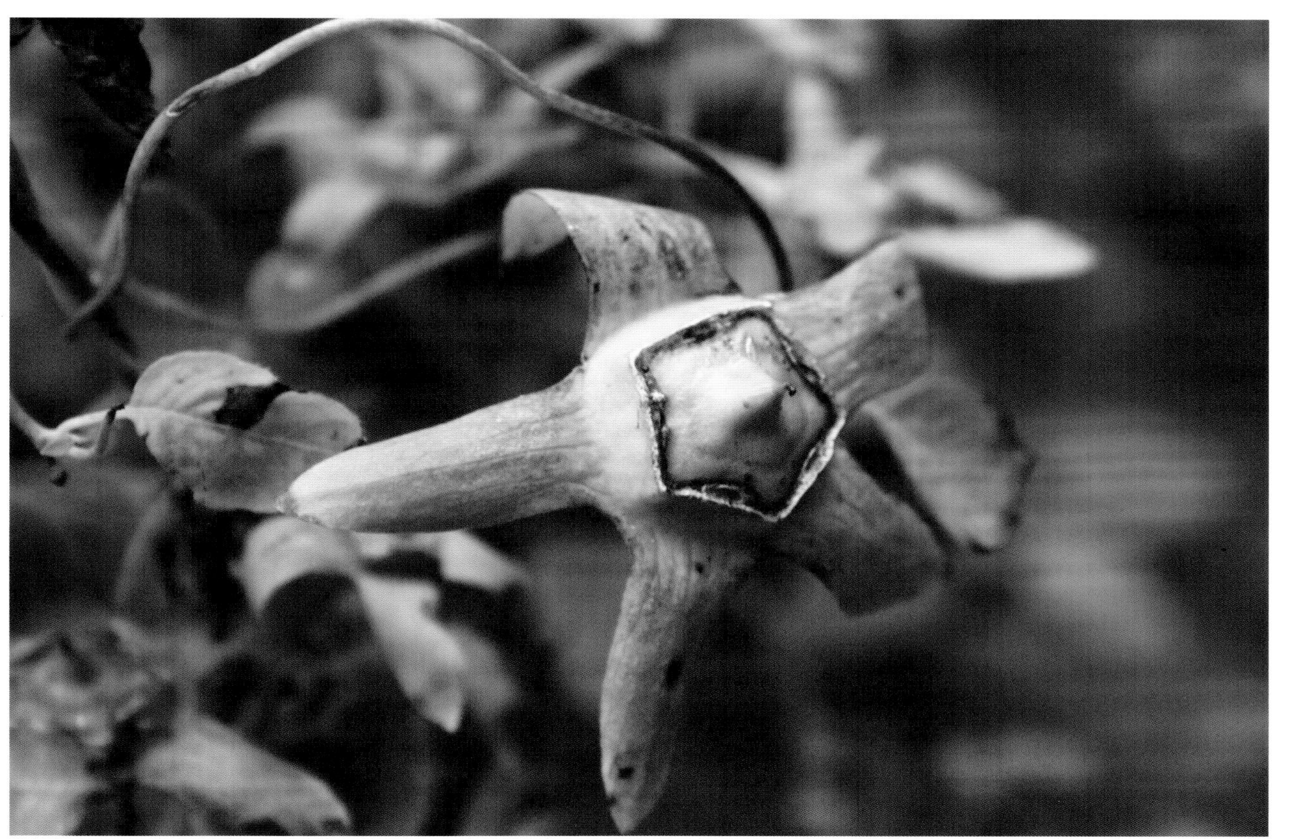

党参

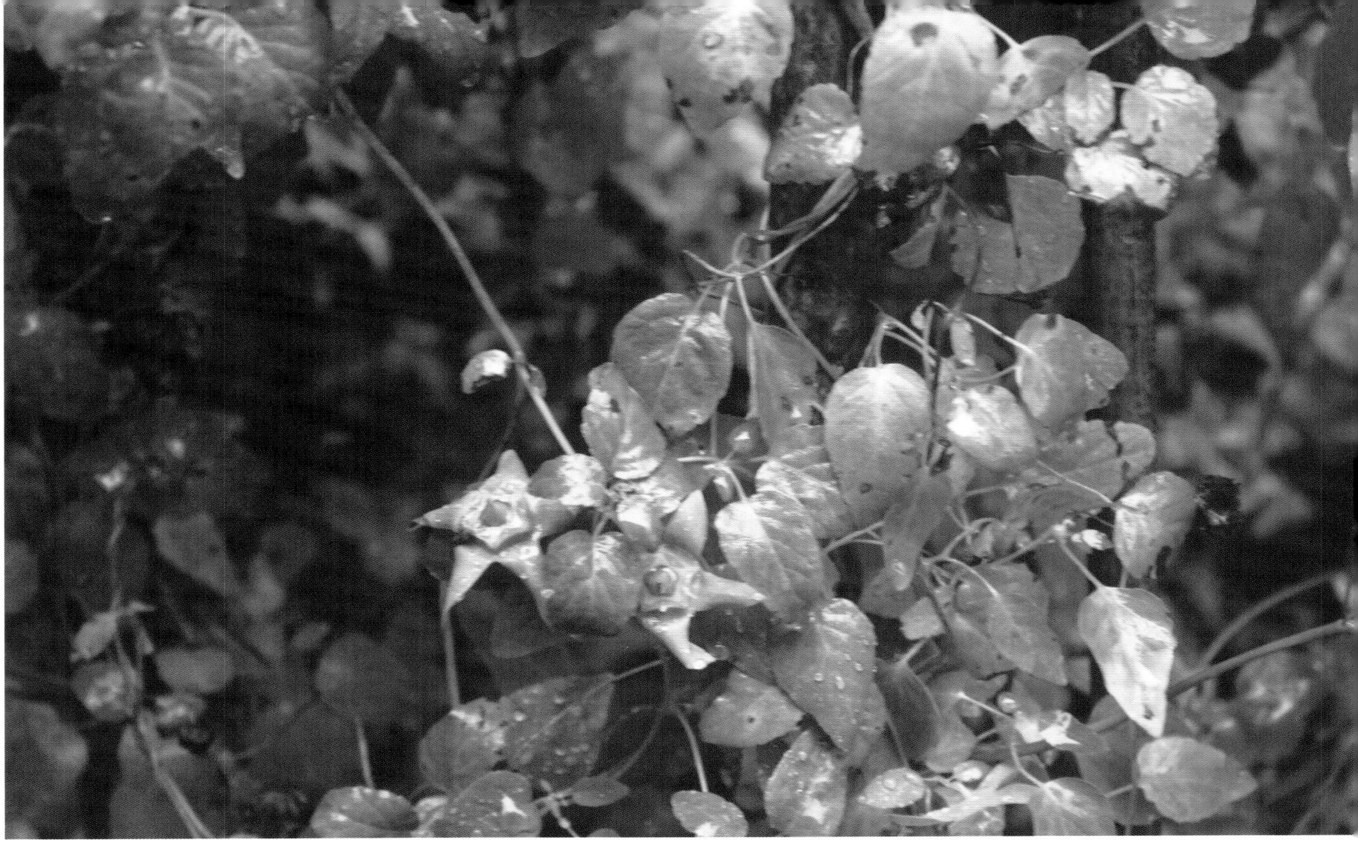

党参

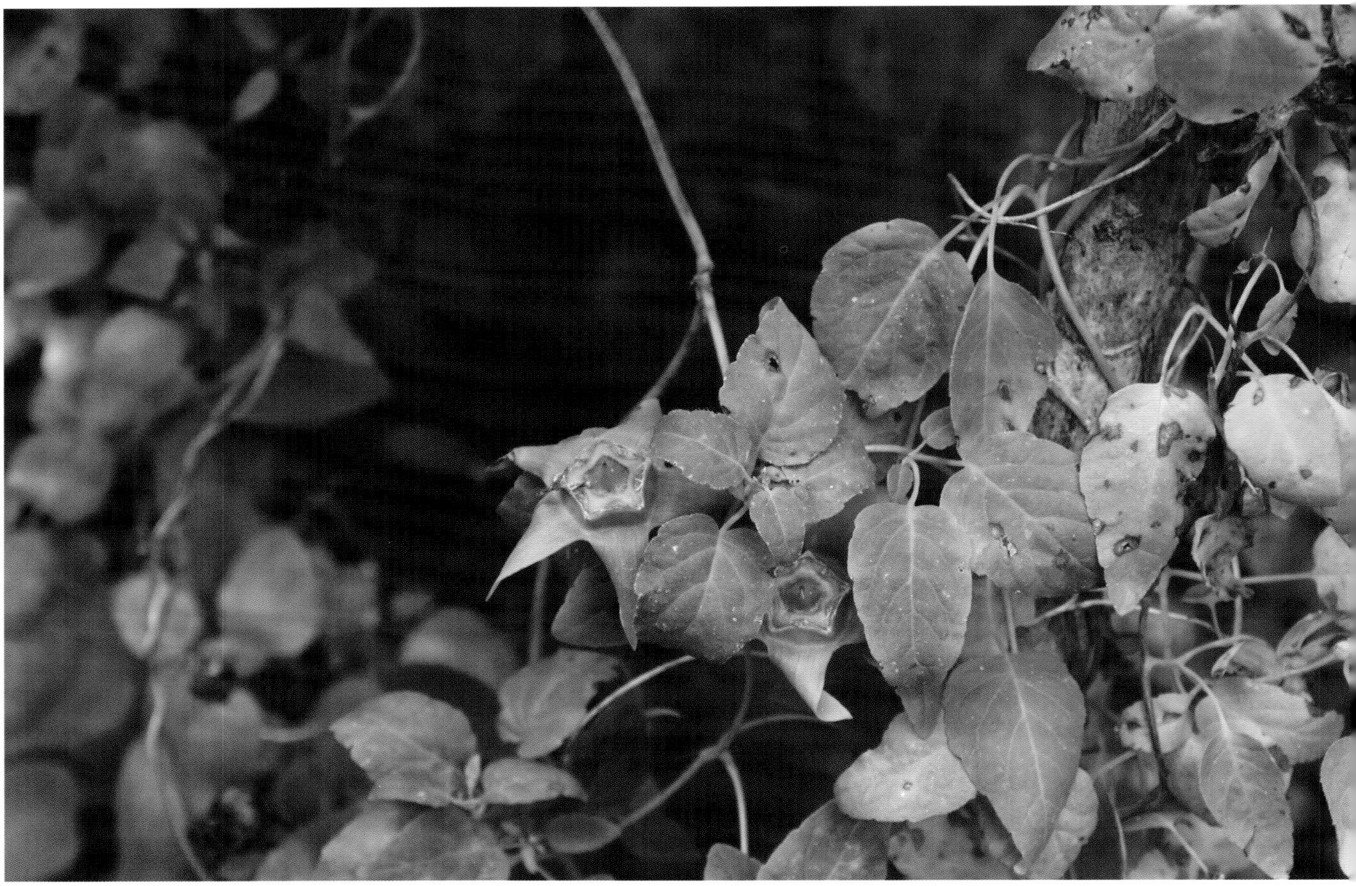

党参

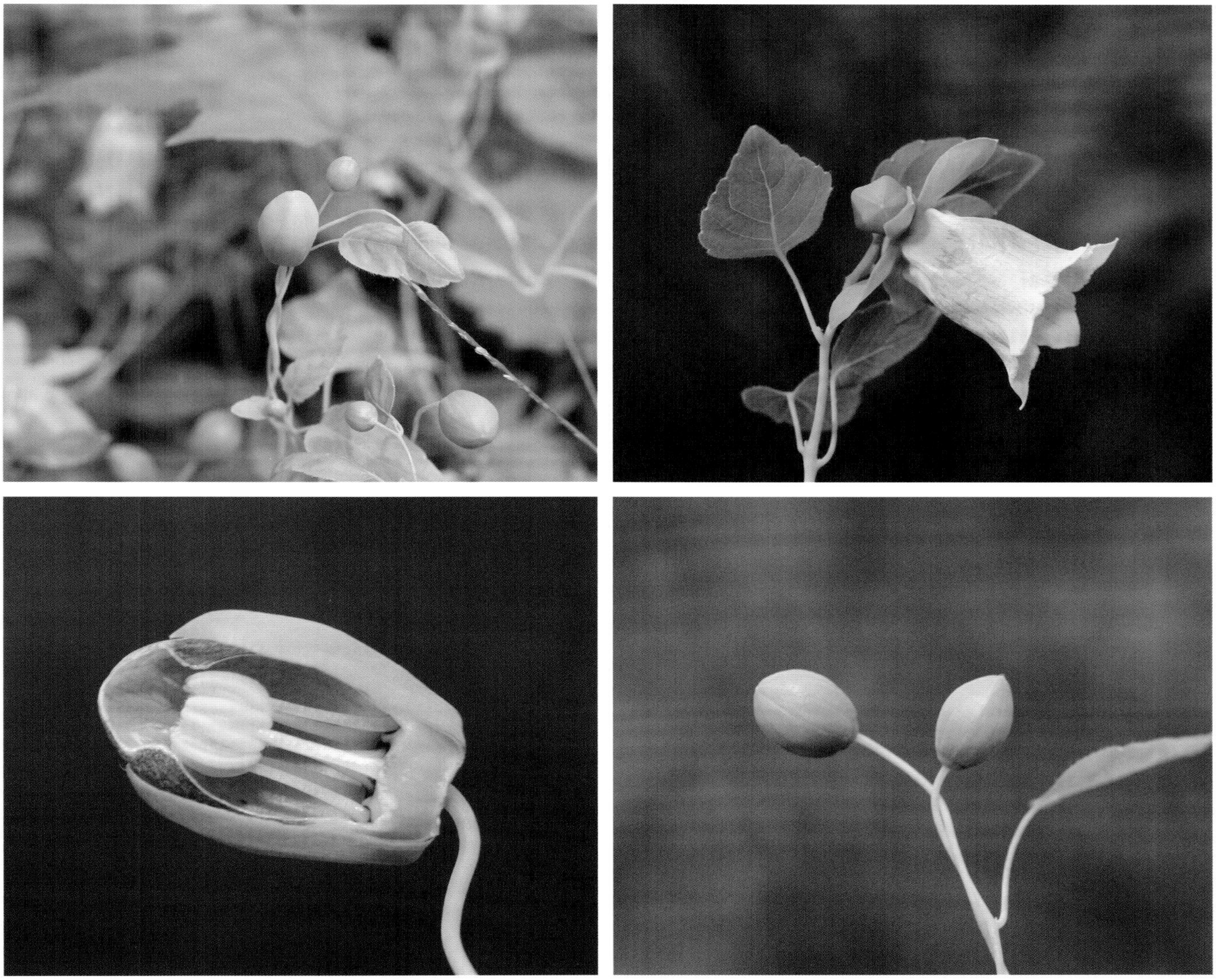

川党参

素药党参： 本变种与党参的主要区别生于：全体近于光滑无毛；花萼裂片较小，长约 10 mm。

川党参： 本种与前两种的区别在于：茎下部的叶基部楔形或较圆钝，仅偶尔呈心脏形；花萼仅紧贴生于子房最下部。花、果期 7 ~ 10 月。

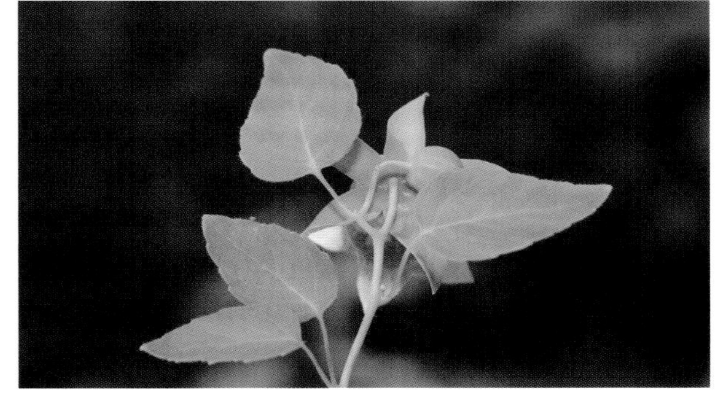

川党参

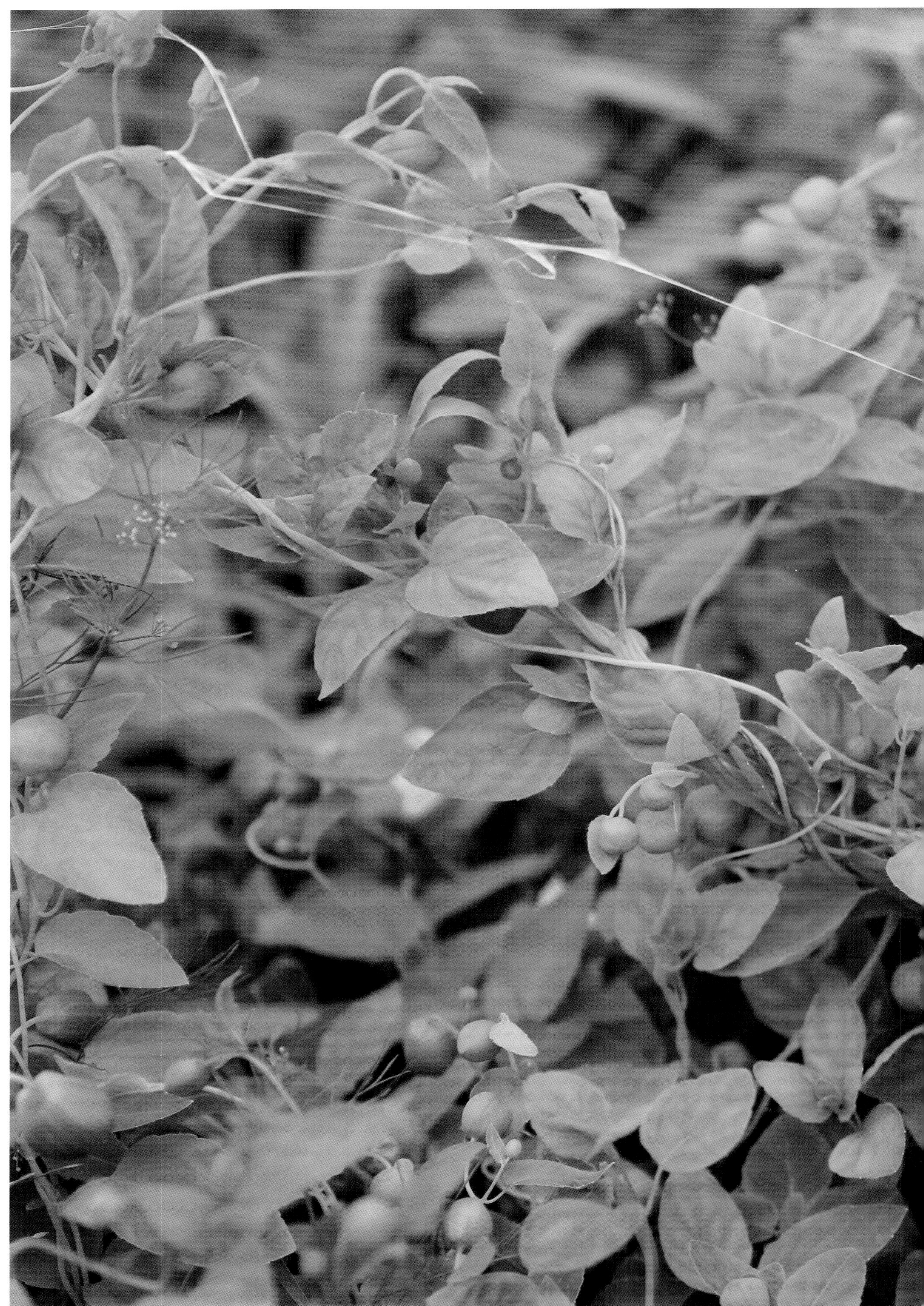

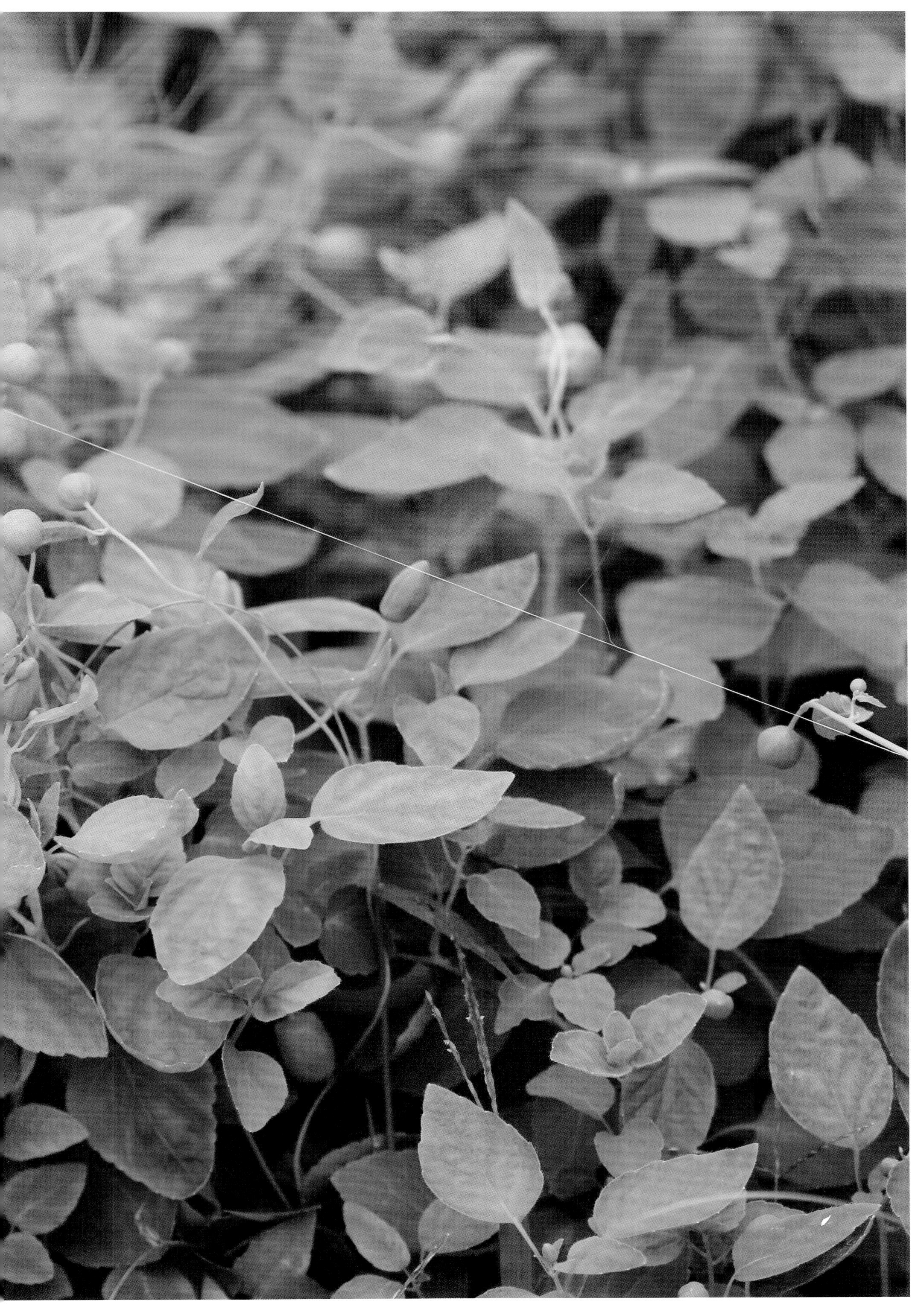

党参

DANGSHEN

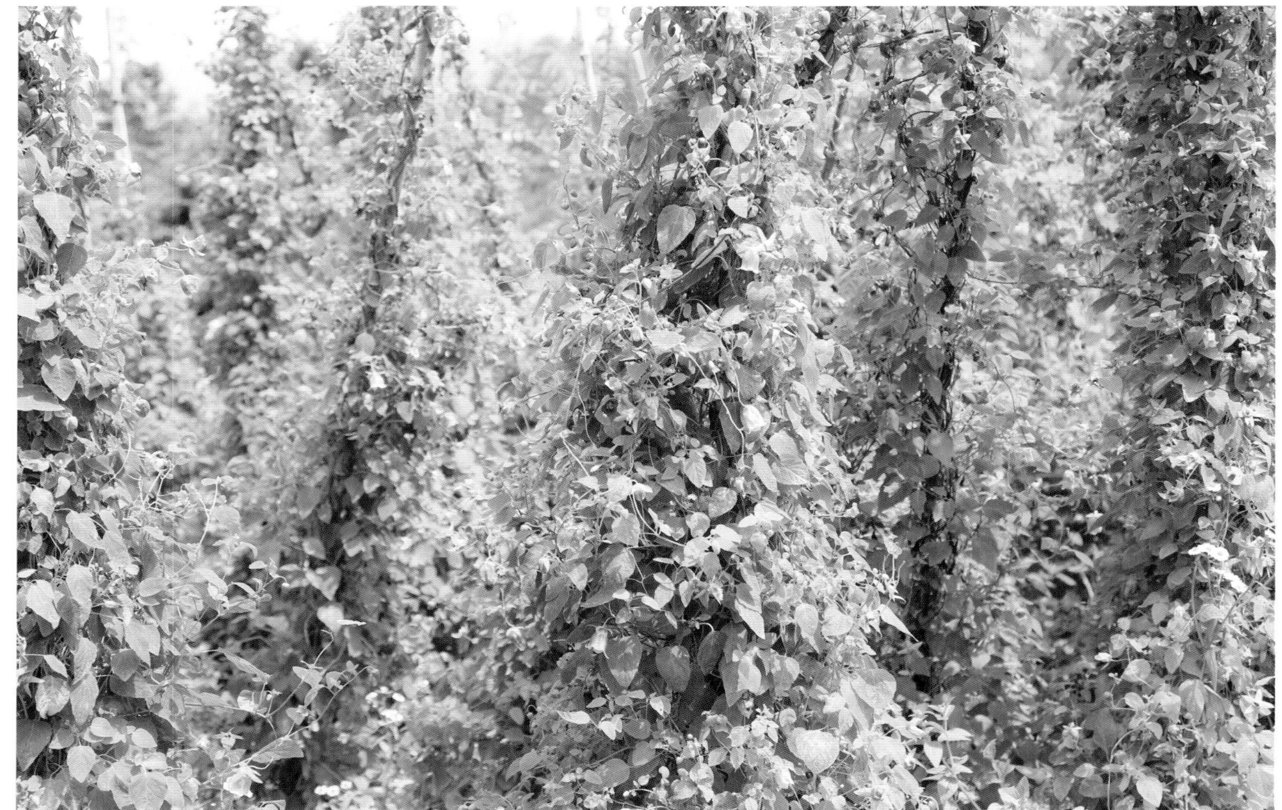

川党参

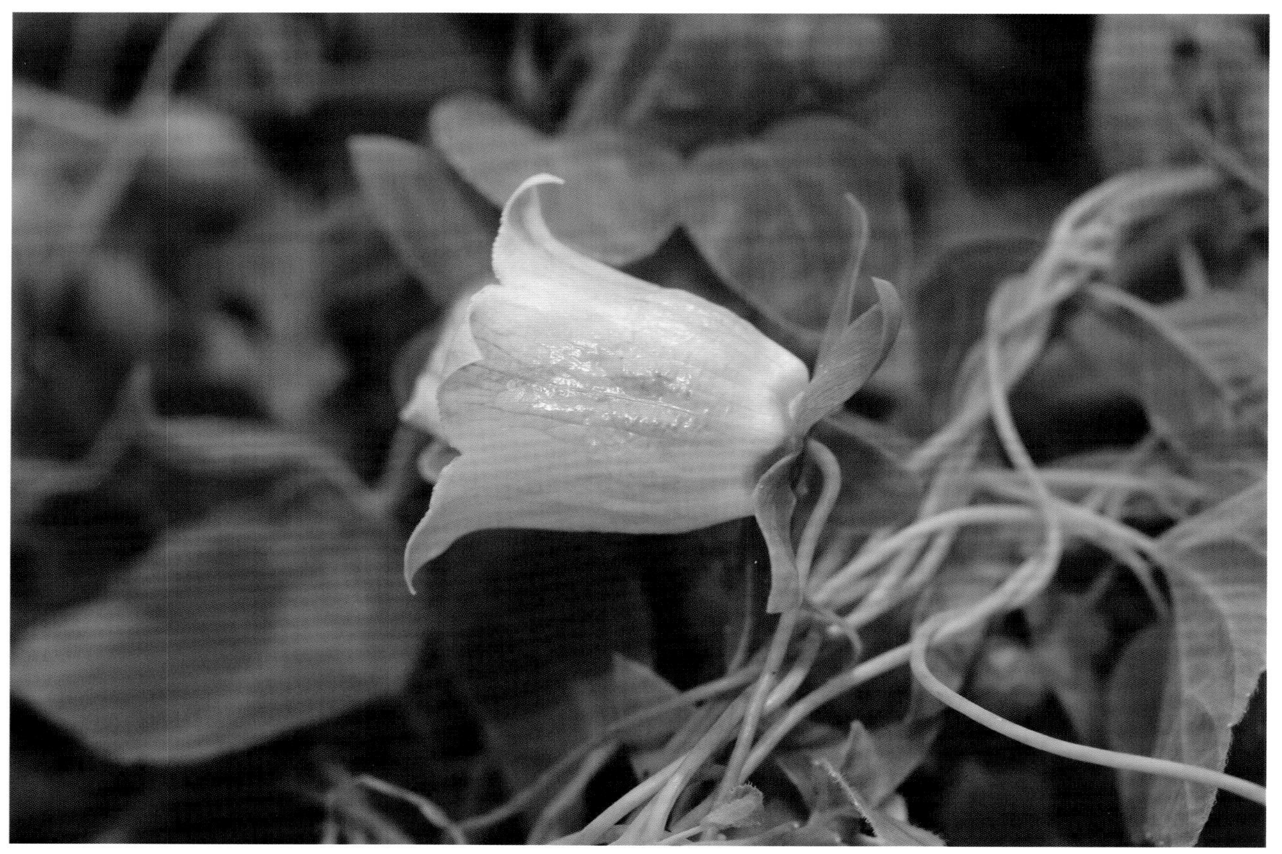

川党参花序

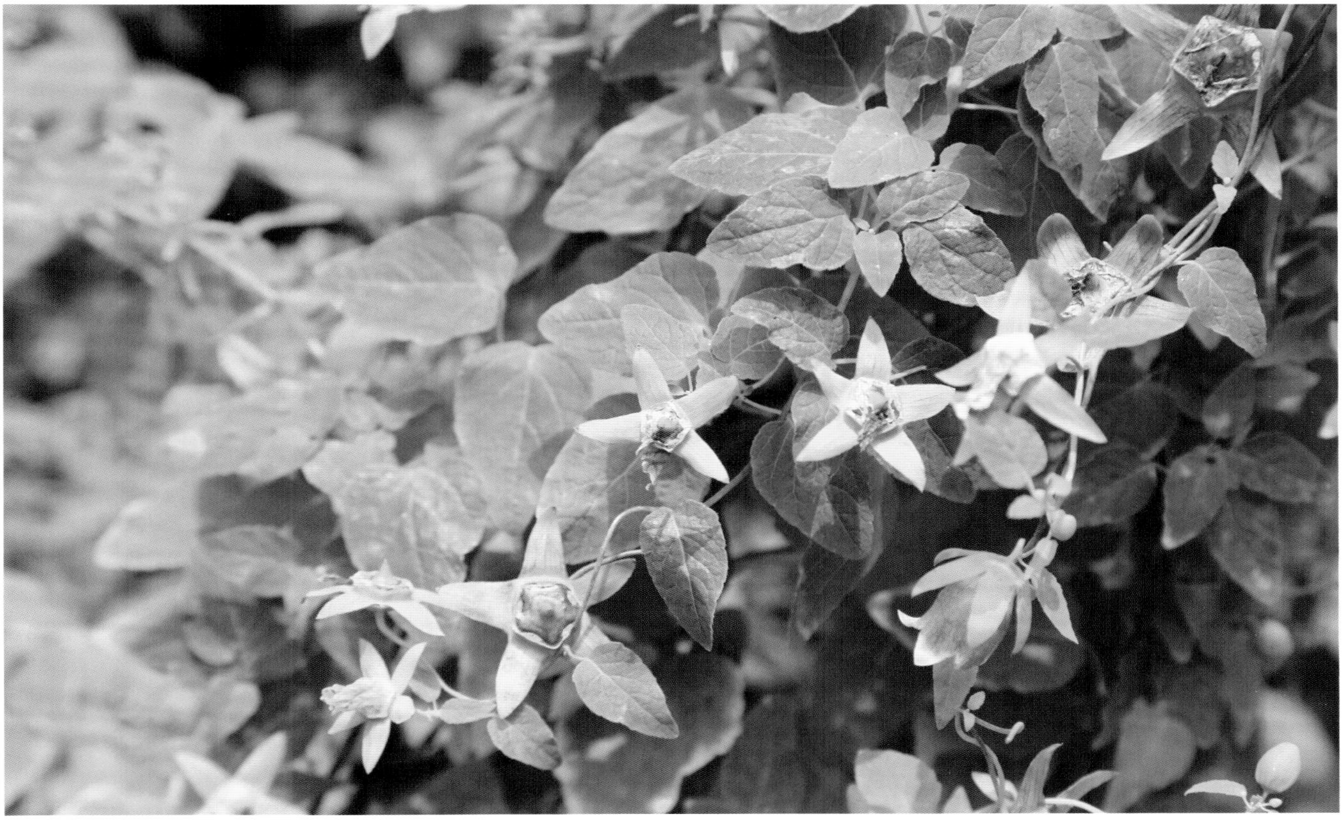

川党参

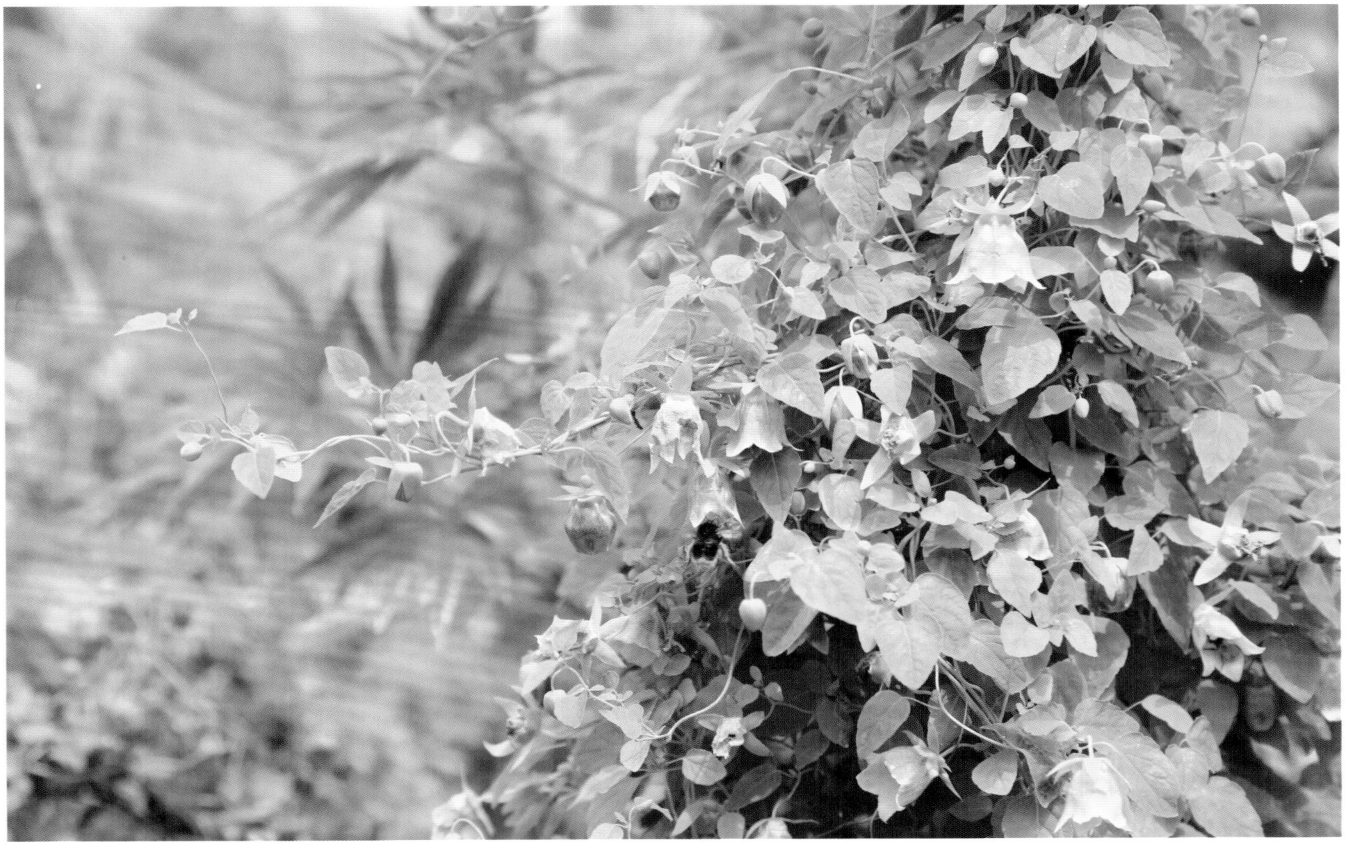

川党参

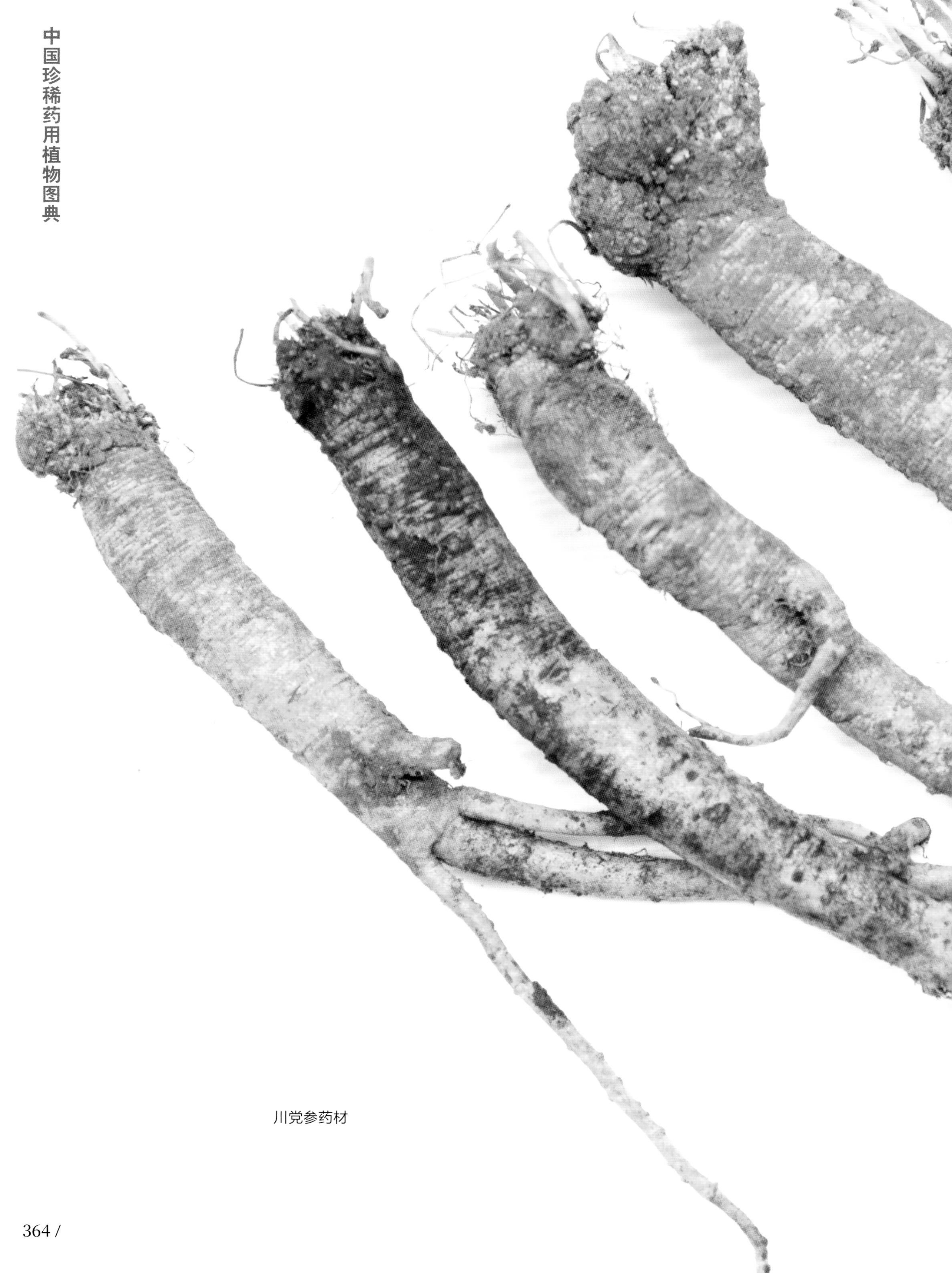

川党参药材

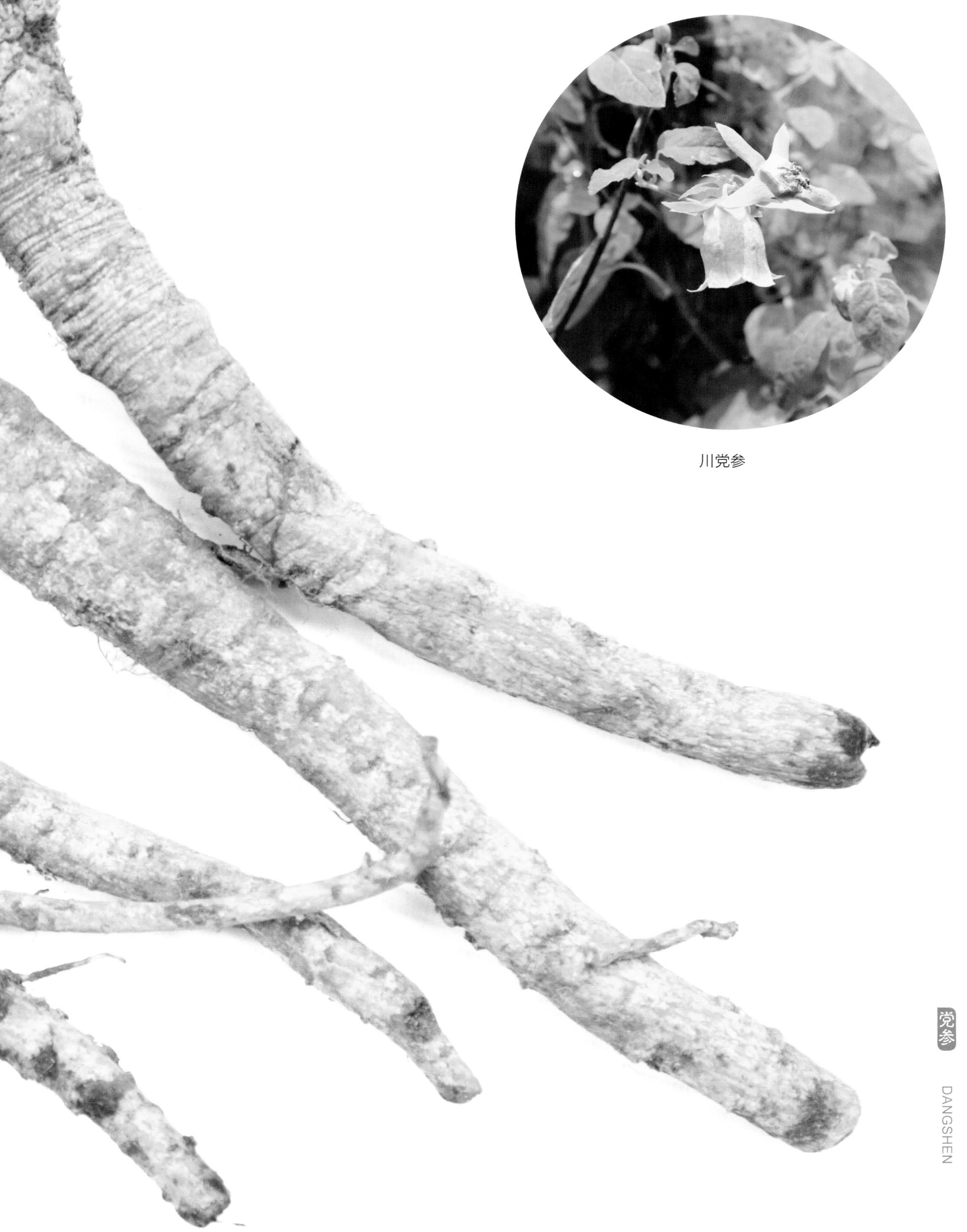

川党参

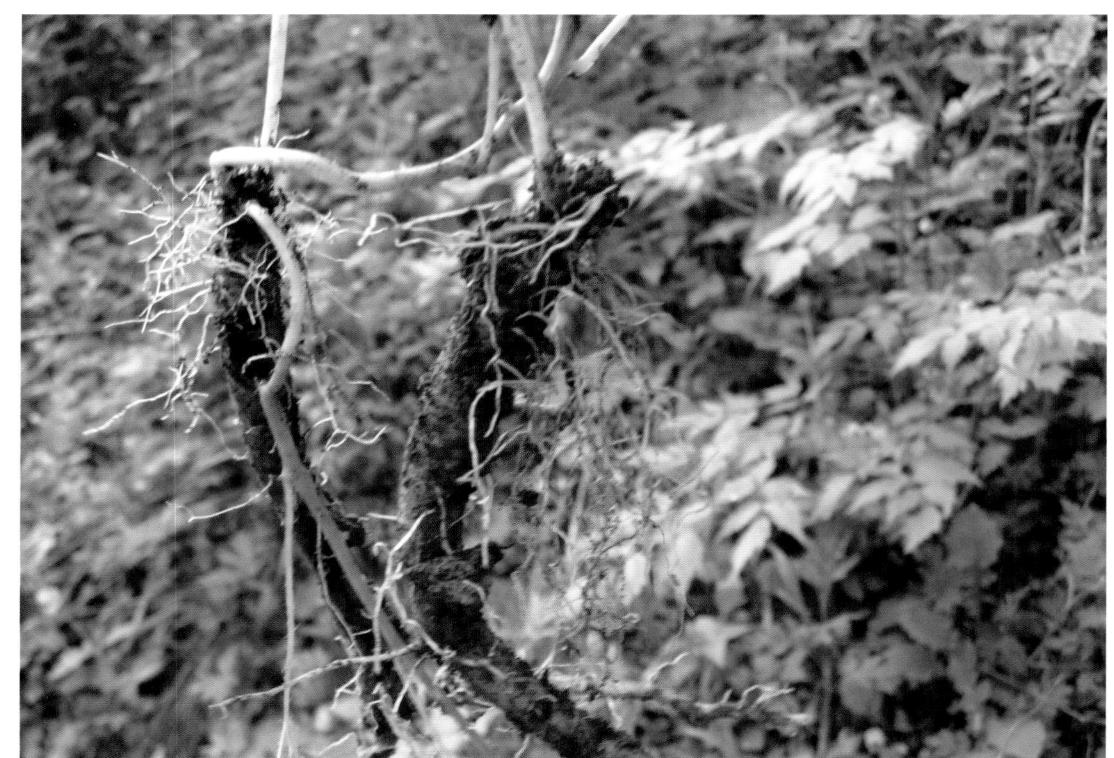

党参根

生境分布

生长于山地林边及灌木丛中。分布于山西、陕西、甘肃及东北等地。以山西产潞党参、东北产东党参、甘肃产的西党参品质俱佳。

采收加工

秋季采挖，洗净，晒干。

药材性状

党参： 呈长圆柱形，稍弯曲，长 10 ~ 35 cm，直径 0.4 ~ 2 cm。表面黄棕色至灰棕色，根头部有多数疣状突起的茎痕及芽，每个茎痕的顶端呈凹下的圆点状；根头下有致密的环状横纹，向下渐稀疏，有的达全长的一半，栽培品环状横纹少或无；全体有纵皱纹及散在的横长皮孔，支根断落处常有黑褐色胶状物。质稍硬或略带韧性，断面稍平坦，有裂隙或放射状纹理，皮部淡黄白色至淡棕色，木部淡黄色。有特殊香气，味微甘。

素花党参（西党参）：长 10 ~ 35 cm，直径 0.5 ~ 2.5 cm。表面黄白色至灰黄色，根头下致密的环状横纹常达全长的一半以上，断面裂隙较多，皮部灰白色至淡棕色，木部淡黄色。

川党参：长 10 ~ 45 cm，直径 0.5 ~ 2 cm。表面灰黄色至黄棕色，有明显不规则的纵沟。质较软而结实，断面裂隙较少，皮部黄白色，木部淡黄色。

化学成分

党参中含 α－菠菜甾醇（α-spinasterol）、Δ7－豆甾烯醇（Δ7-stigmastenol）、豆甾醇（stig masterol）等甾醇类；含菊糖（inulin）果糖（fructose），4 种含时糖的杂多糖 Lp-1、Lp-2、Lp-3、Lp-4，丁香苷，β－D－吡喃葡萄糖己醇苷（n-hexyl-β-D-glucopyranoside）等糖和苷类；含胆碱（choline）、党参酸（codopiloic acid,3-curboxy-3,4,5,6-tertndlydroxazine）等生物碱及含氮成分；含己酸（caproic acid）、庚酸（enanthic acid）、蒎烯（pinene）等挥发性成分；并含有铁、锌、铜、锰等 14 种无机元素；含天冬氨酸、苏氨酸、丝氨酸、谷氨酸等 17 种氨基酸。

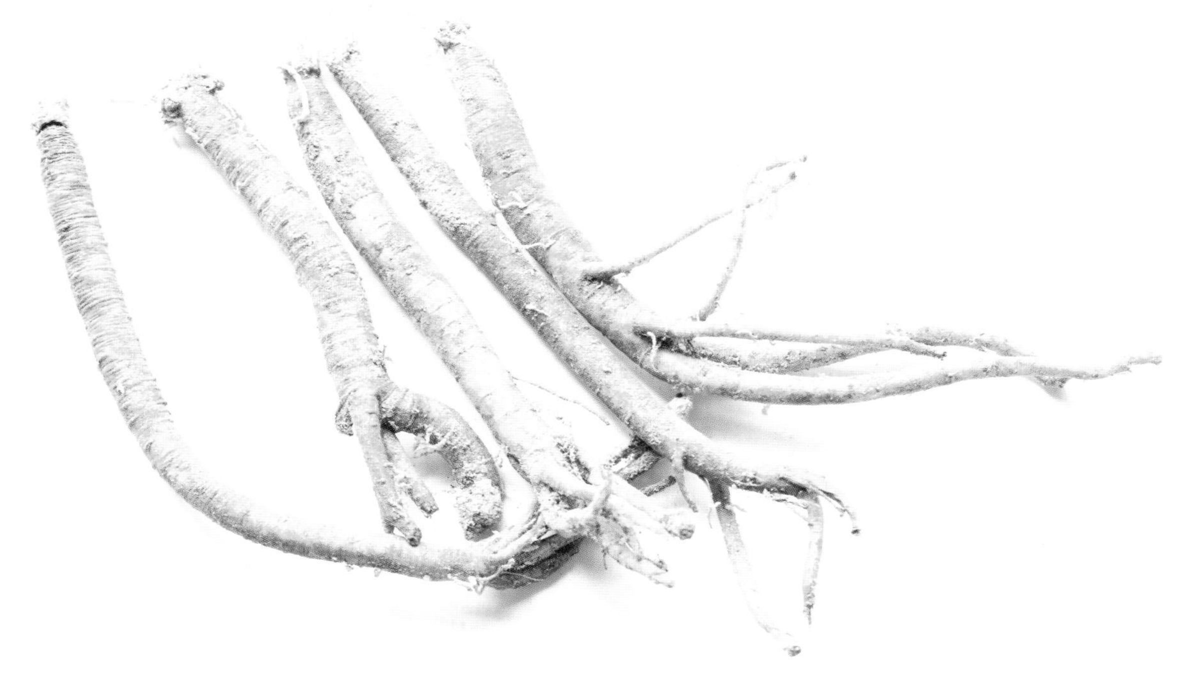

党参药材

药理作用

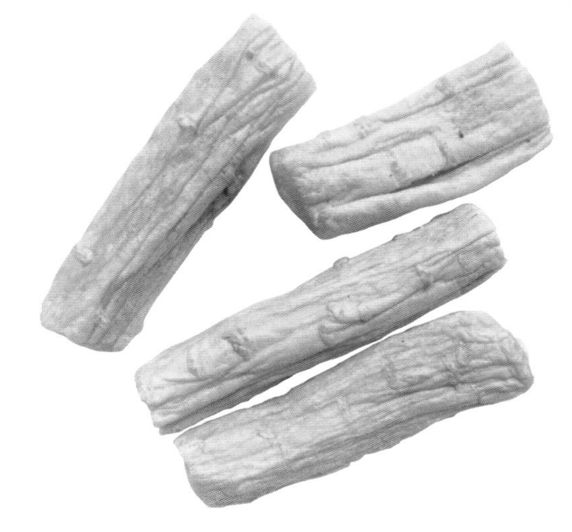

党参饮片（中条长段）

1. 调整胃肠运动功能 党参为补中益气之要药，能纠正病理状态的胃肠运动功能紊乱。用慢性埋植胃电极的方法，观察到党参水煎醇沉液对应激状态下大鼠胃基本电节律紊乱有调节作用，能部分对抗应激引起的胃运动增加和胃排空加快。党参制剂静滴对正常大鼠用新斯的明增强了的胃蠕动均有抑制作用，表现为蠕动波幅度降低、频率减慢。党参水煎液能改善小鼠Ⅲ度烫伤后肠动力功能障碍，显著提高小肠推进率。党参液对离体豚鼠回肠有抑制和兴奋两种作用，可使回肠张力升高或先降后升、频率变慢，并能维持较长时间，对乙酰胆碱及5-HT引起回肠收缩有明显拮抗作用。

2. 抗溃疡作用 党参水煎醇沉液对应激型、幽门结扎型、吲哚美辛或阿司匹林所致实验性胃溃疡均有预防和治疗作用。

3. 增强机体免疫功能 党参提取物可增强小鼠腹腔巨噬细胞吞噬肌红细胞的能力。小鼠腹腔注射、肌注、静滴党参制剂均可使小鼠腹腔巨噬细胞数明显增加，细胞体积增大，伪足增多，胞体内核酸、糖类、ATP酶、琥珀酸脱氢酶等多种酶活性增强，从而增强其吞噬作用。党参水煎液低浓度可促进体外培养淋巴细胞的有丝分裂，并促进Con A活化的小鼠脾脏淋巴细胞DNA合成。党参对正常小鼠的体液免疫功能影响不明显，但对环磷酰胺引起的免疫抑制小鼠则能明显促进其淋巴细胞的转化，增强抗体产生细胞的功能，提高抗体滴度。党参多糖是主要有效成分。

4. 增强造血功能 家兔皮下注射党参水浸膏与醇浸膏或饲喂党参粉，可使红细胞数升高，白细胞数下降，口服较皮下注射效力显著。家兔皮下注射党参水煎液，亦可使红细胞数和血红蛋白含量显著增高。切除动物脾脏后效力明显降低，表明党参有影响脾脏促进红细胞生成的作用。对小鼠灌胃党参制剂，亦使红细胞数和血红蛋白含量明显上升，对网织红细胞数和淋巴细胞数无明显影响。

5. 抗应激作用 党参可提高机体对有害刺激的抵抗能力。党参多糖可延长小鼠游泳时间、增强耐高温能力、增强去肾上腺小鼠耐缺氧能力。党参水煎液有抗低温作用。党参灌胃给药对 γ 射线照射小鼠有保护作用，能提高其存活率。党参的抗应激作用机制主要与兴奋垂体－肾上腺皮质轴的功能有关。

6. 强心、抗休克作用 党参有增强心肌收缩力、增加心输出量、抗休克的作用。用党参的提取物给麻醉猫静滴能明显增加心输出量而不影响心率。对晚期失血性休克家兔静脉输入党参注射液，可使动脉压回升、动物生存时间延长。党参液对气虚血瘀型冠心病病人具有增强左心室功能的作用。冠心病病人口服党参液 1 周即可明显增加左心室收缩功能，增加心输出量，对心率无影响。党参可明显增高小鼠心肌糖原、琥珀酸脱氢酶和乳酸脱氢酶的含量，并具有抗常压缺氧、组织细胞缺氧、微循环缺氧的作用。

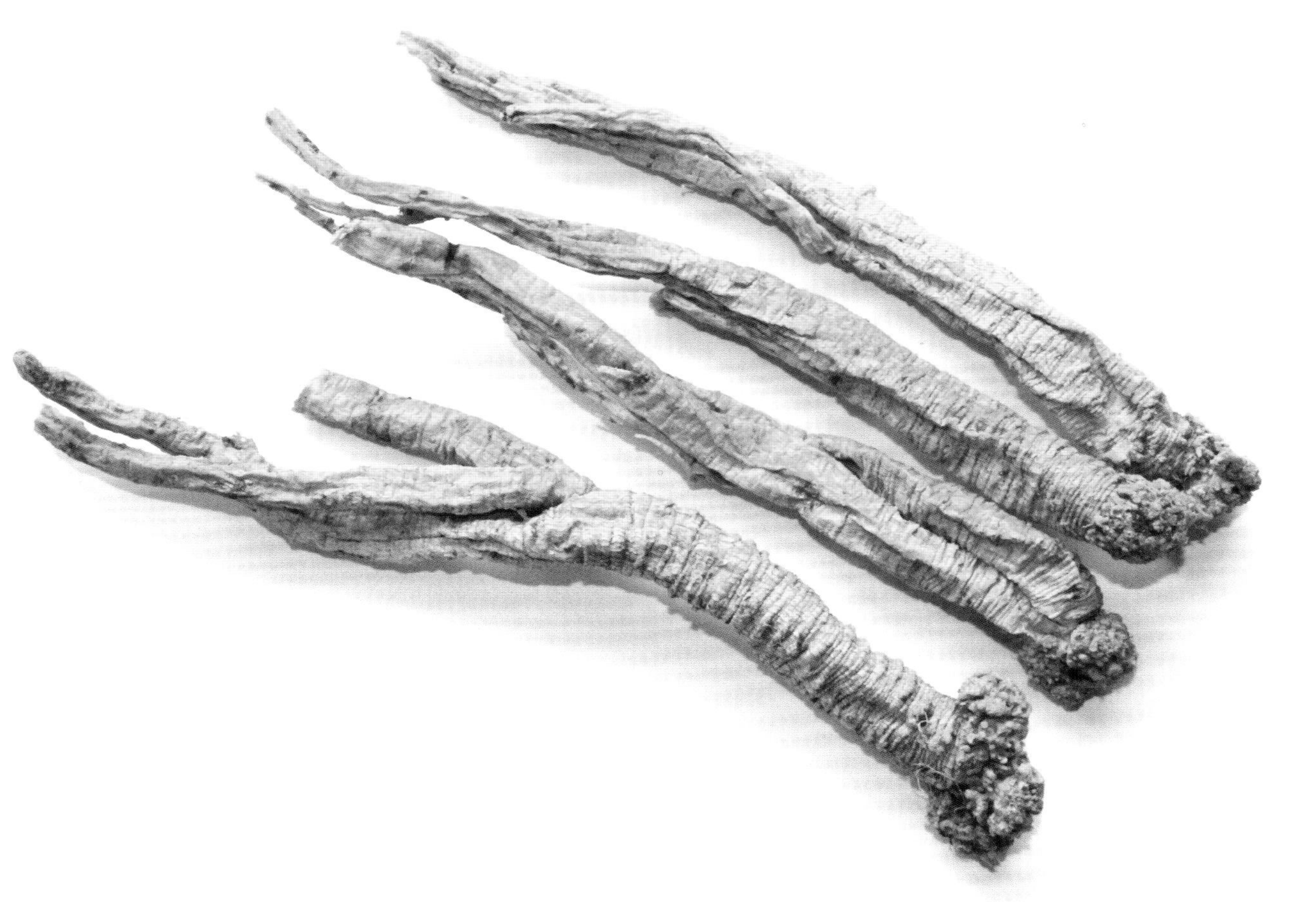

党参药材

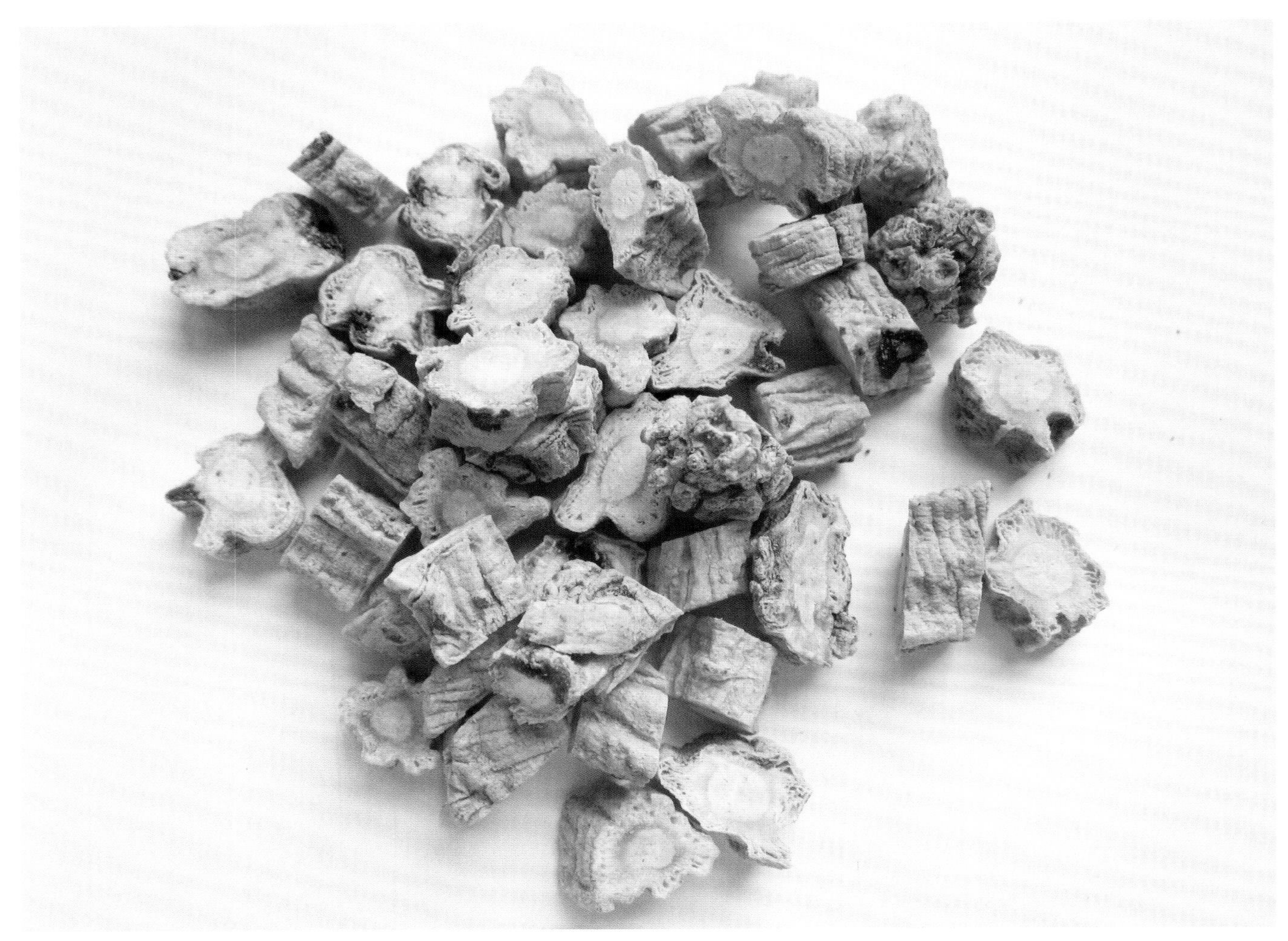

党参饮片

7. 调节血压的作用 党参浸膏、醇提物、水提物均能使麻醉犬与家兔血压显著下降。对麻醉犬与家兔静滴党参注射液可引起短暂的血压降低，但重复给药不产生快速耐受性。党参的降压作用主要由于扩张外周血管所致。党参也可使晚期失血性休克家兔的动脉血压回升，故对血压有双向调节作用。

8. 抗心肌缺血 党参注射液静滴可对抗垂体后叶素引起的大鼠急性心肌缺血。党参水提醇沉物灌胃给药或党参注射液腹腔注射，对异丙肾上腺素引起的心肌缺血也有保护作用。结扎犬心脏冠状动脉左前降支造成急性心肌缺血，党参水煎醇沉液能显著降低心肌缺血犬左心室舒张终末压升高的绝对值。提示党参能较好地改善心肌的舒张功能，增加心肌的顺应性，使冠状动脉灌注阻力减少，有利于左心室心肌的血流供应，从而改善心肌缺血。

9. 改善血液流变学 党参液可抑制 ADP 诱导的家兔血小板聚集。家兔静滴

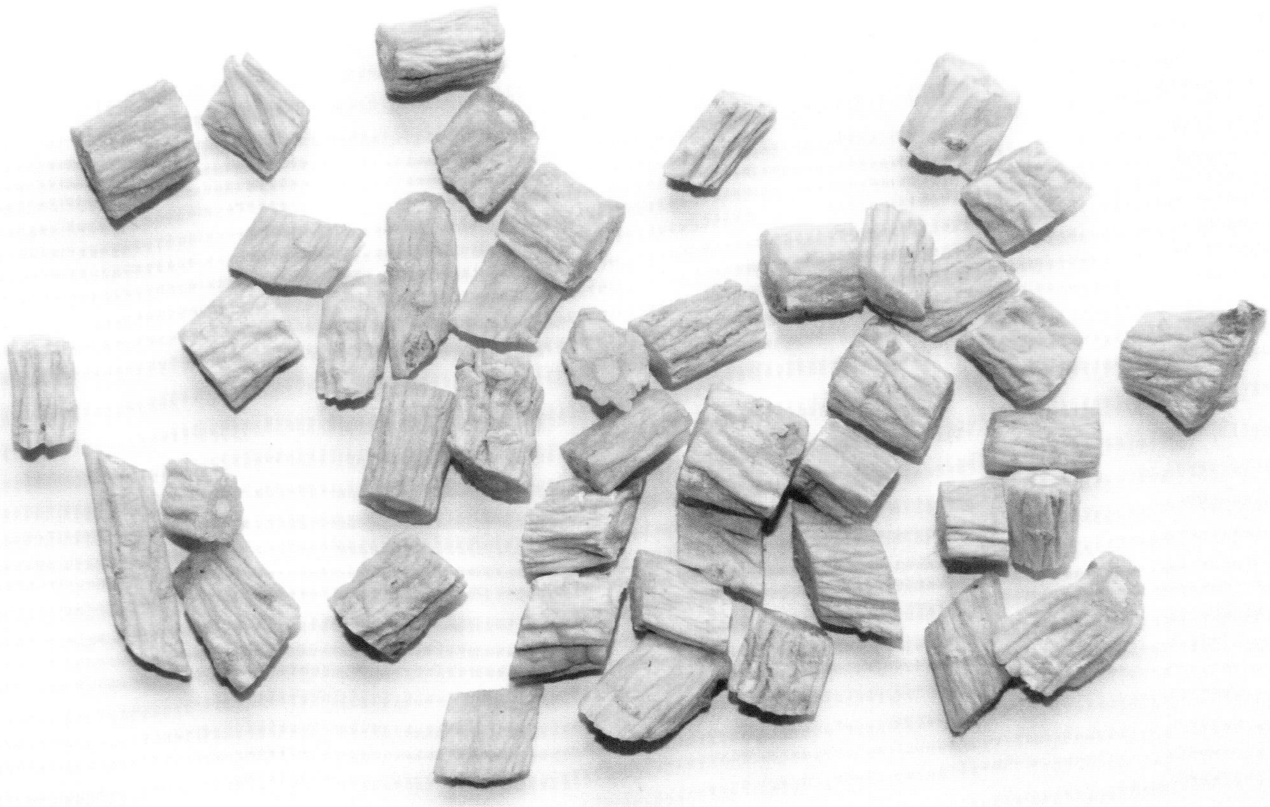

党参饮片

党参注射液，可明显降低全血比黏度和血浆比黏度、抑制体内外血栓形成。并可降低高脂血症家兔血清的低密度脂蛋白、甘油三酯和胆固醇的含量。党参水提醇沉液可降低大鼠全血黏度；醚提液能提高大鼠纤维蛋白溶解酶活性，显著降低血小板聚集率和血浆血栓素 B2（TXB2）水平。总皂苷可显著降低 TXB2 含量而不影响前列环素（PGI2）的合成，而生物碱作用与其总皂苷作用相反，不利于党参益气活血作用的发挥。

10. 益智作用 党参能增强和改善小鼠的学习记忆能力。党参乙醇提取物的正丁醇萃取物能拮抗东莨菪碱引起的小鼠记忆获得障碍，改善亚硝酸钠引起的小鼠记忆巩固障碍及 40% 乙醇引起的小鼠记忆再现缺损。该萃取物不影响乙酰胆碱的合成，可能与加强乙酰胆碱与 M 受体的结合有关。党参总碱则能对抗东莨菪碱引起小鼠脑内乙酰胆碱含量及胆碱乙酰化酶活性的下降。用双盲法观察不同年龄的正常受试者在服用党参水煎液后，都能提高学习记忆能力，且可使正常受试者脑左右两侧半球的学习记忆能力同时提高。

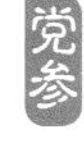

性味归经

甘，平。归脾、肺经。

功效主治

健脾益肺，养血生津。用于脾肺气虚，食少倦怠，咳嗽虚喘，气血不足，面色萎黄，心悸气短，津伤口渴，内热消渴。

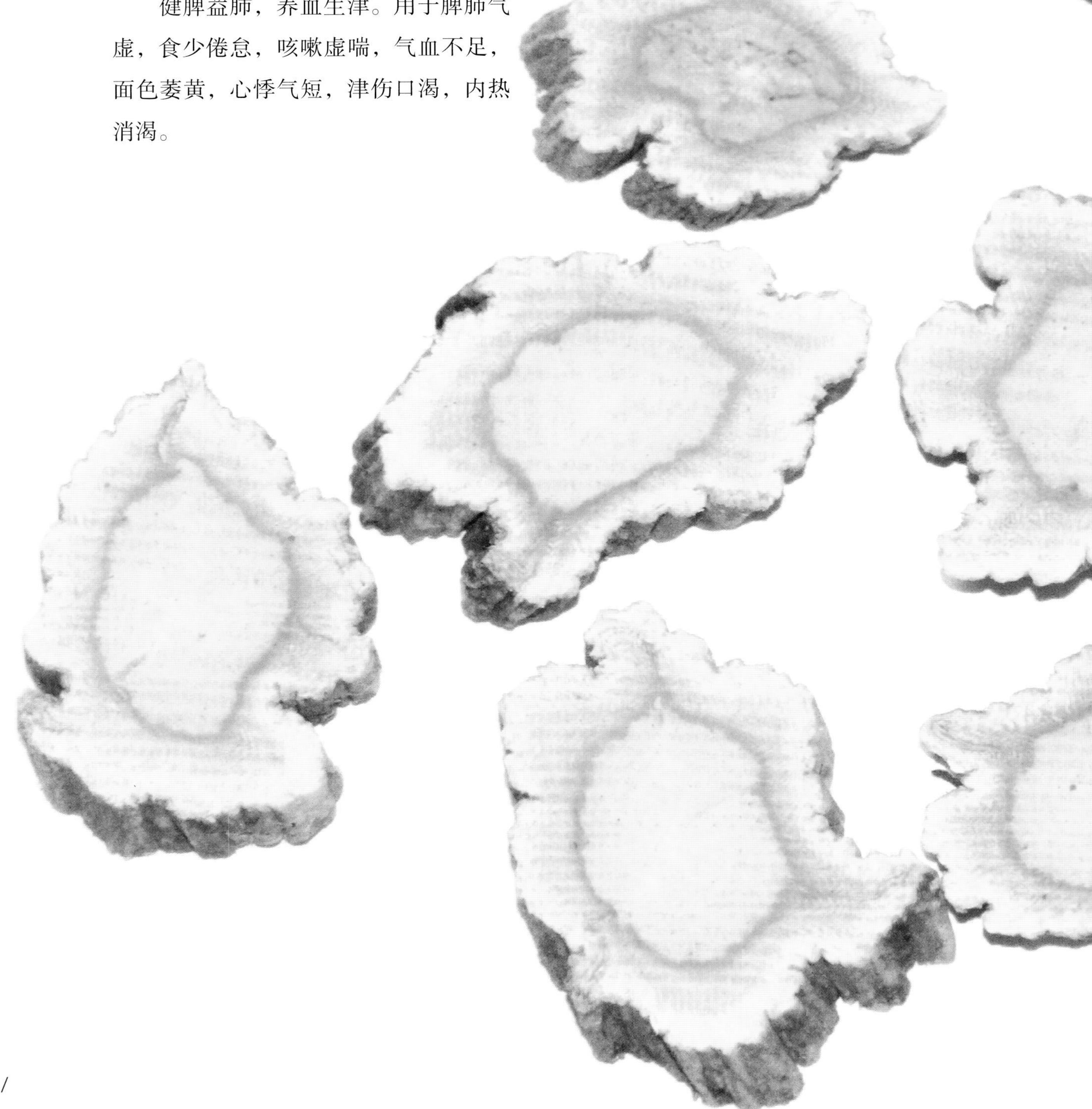

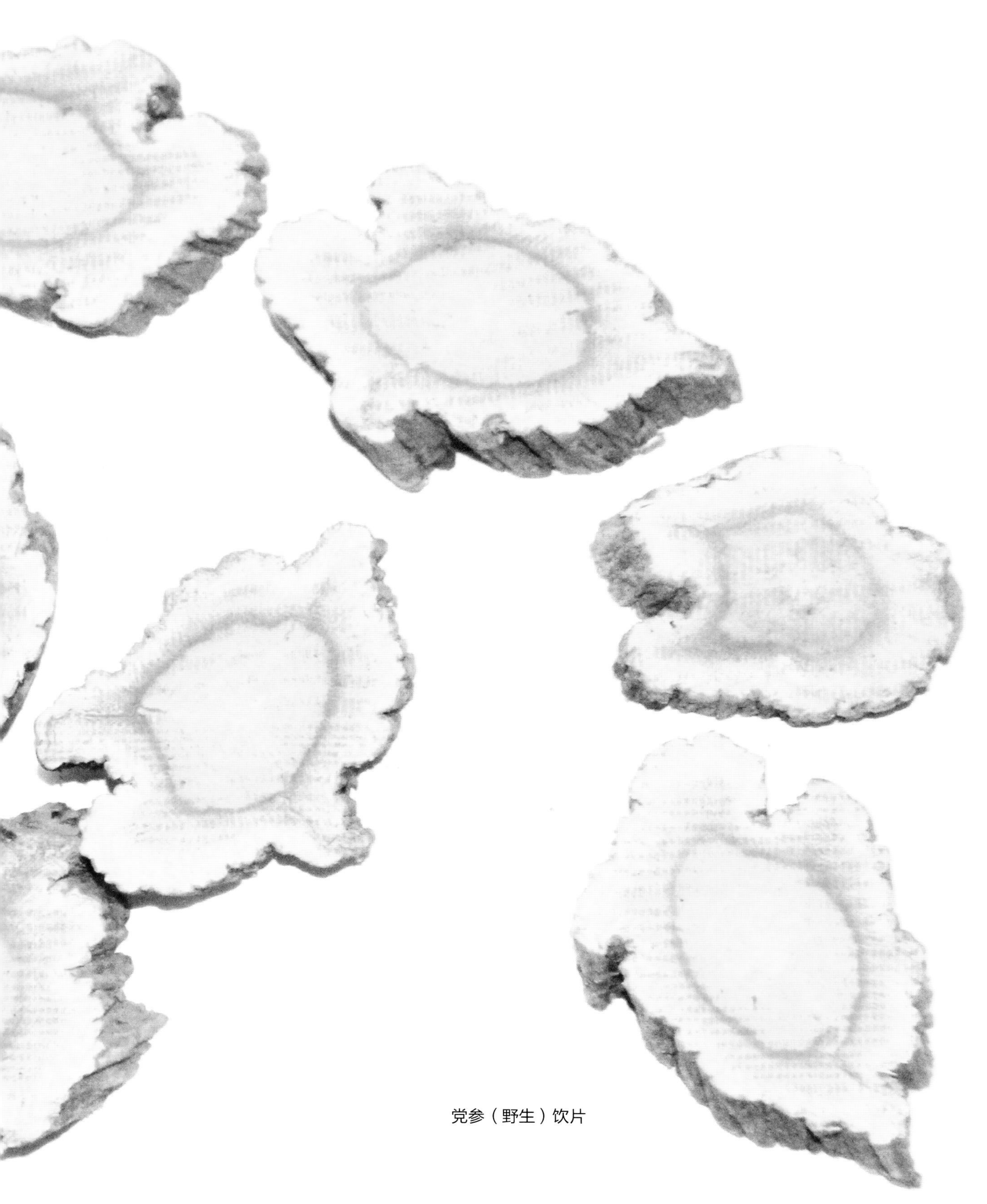

党参（野生）饮片

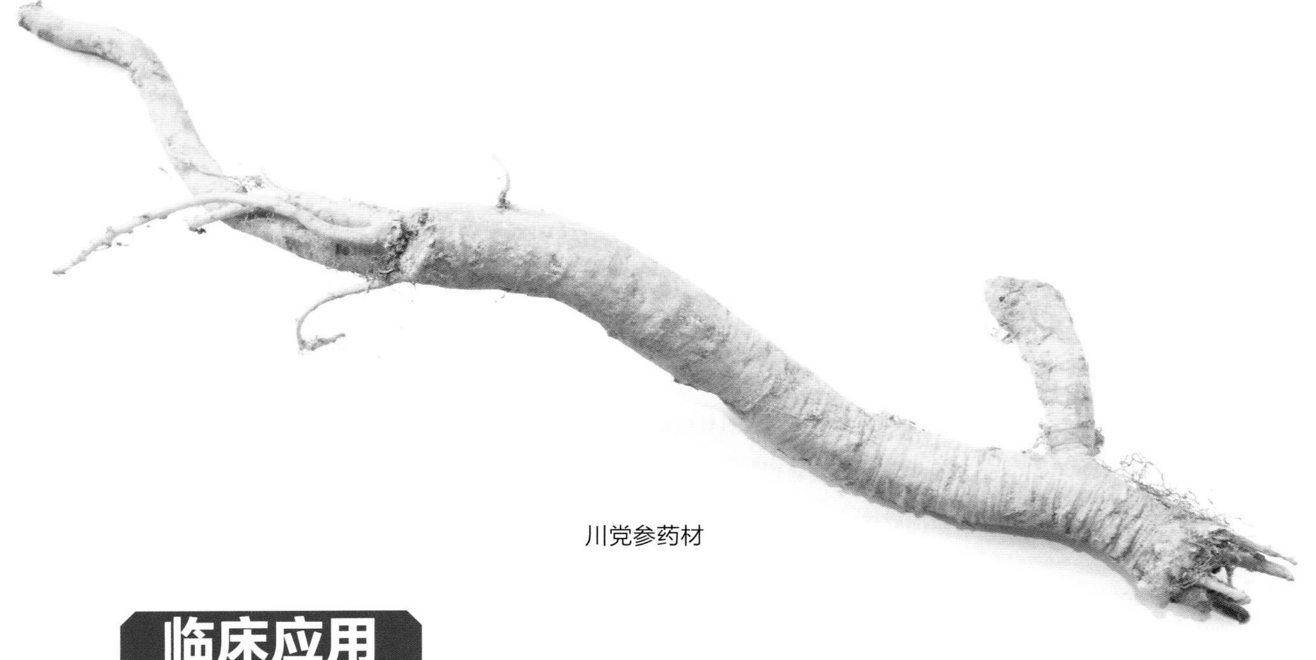

川党参药材

临床应用

1. 小儿肾病综合征 中药治疗采用辨证论治，以温补肾阳，通阳利尿，治本扶正为主。脾虚湿泛型，采用四君子汤和五苓散加减，党参、黄芪、生麦芽、白茅根、赤小豆各15 g，茯苓、薏苡仁、白术各10 g，猪苓、泽泻、陈皮各6 g，桂枝9 g。水煎服，每日1剂，分2次服。脾肾阳虚型，党参、黄芪、白茅根、生麦芽各15 g，白术、茯苓、熟地黄、菟丝子、淫羊藿各10 g，附子、椒目、猪苓、泽泻各6 g，陈葫芦20 g。随证加减，水煎服，每日1剂，分2次服。配以氮芥、激素等联合治疗，治愈率较高，一般用3 ~ 5次后即可消肿，8 ~ 9次后尿蛋白逐渐减少。

2. 慢性乙型病毒性肝炎 党参、炒白术、枸杞子、当归、黄芩各15 g，黄精、炙黄芪各20 g，甘草10 g，茯苓、玄参、金银花、薏苡仁、丹参、车前子（包）、焦三仙各30 g，茵陈40 g，鸡内金12 g。随证加减，每日1剂。结果：患者81例，平均治疗半年余，痊愈21例，好转34例，总有效率为67.8%。

3. 支气管扩张 党参、麦冬、生地黄、百部、陈皮、诃子、海蛤壳各10 g，半夏、茜草、丹参各60 g，桃仁、五味子各30 g，枸杞子80 g，煅花蕊石120 g。加水煎2小时取汁后，继续加水煎1.5小时取汁，将两次药液混合浓缩至2500 mL，加入川贝母粉50 g，三七粉25 g，青黛30 g，阿胶150 g，竹沥60 mL，再煎

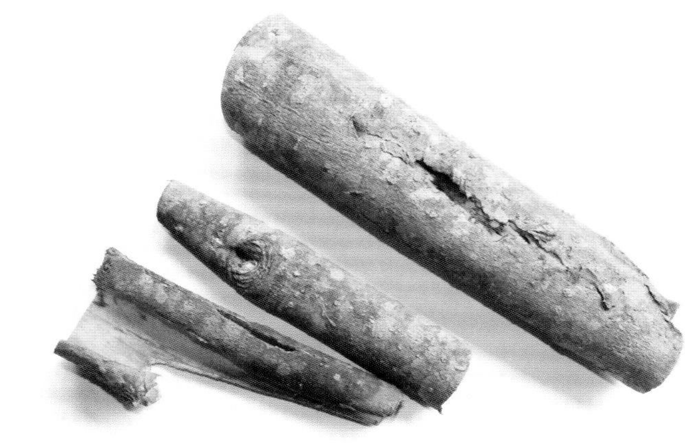

川党参药材

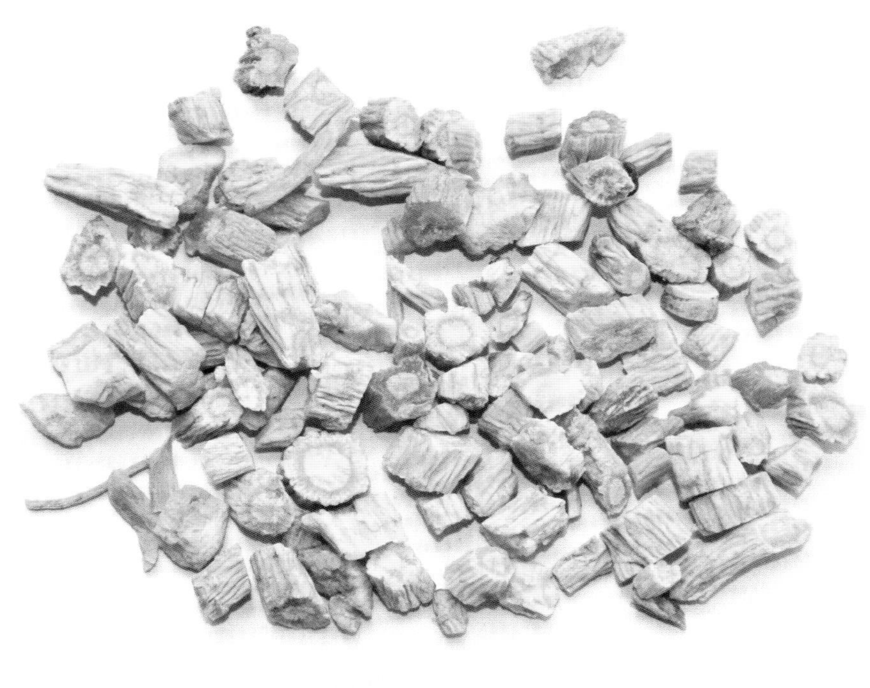

党参（伪品）饮片

0.5 小时，加冰糖、蜂蜜各 500 g，收膏约 3000 mL，每日 15 ~ 20 mL，分 3 次服。结果：10 例患者服本品 2 ~ 3 次后，临床症状均消失。

4. 先兆、习惯性流产 党参、熟地黄各 15 g，当归、白芍、白术、黄芩、牡丹皮各 10 g，淫羊藿、续断各 12 g，甘草 6 g。水煎服，每日 1 剂。

5. 失眠症 党参、当归、茯苓各 10 g，丹参、玄参、麦冬各 75 g，柏子仁 25 g，五味子 62.5 g，生地黄、远志、桔梗、首乌藤各 50 g，珍珠母、朱砂各 12.5 g。共为细末，每 10 g 药粉加蜂蜜 110 g，制成 9 g 蜜丸，口服，每日 3 次，每次 1 丸。

用法用量

内服，煎汤，9 ~ 30 g；或入丸、散；或熬膏；生津、养血宜生用；补脾益肺宜炙用。

使用注意

不宜与藜芦同用。

混伪品鉴别

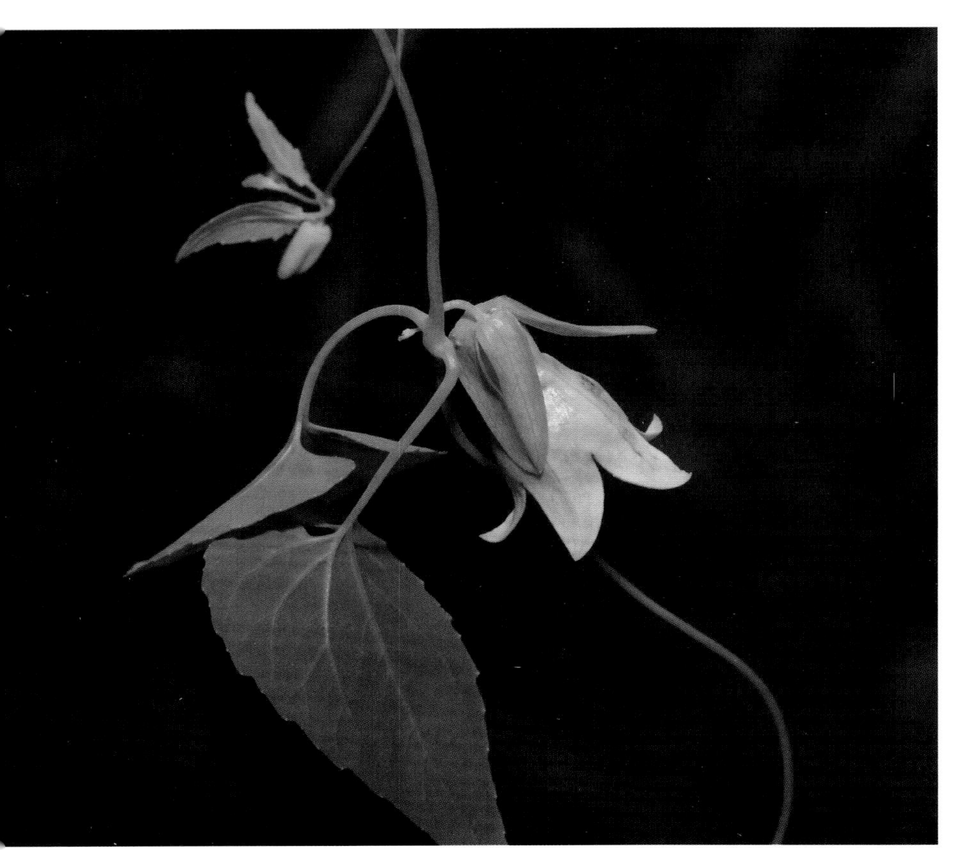

金钱豹

土党参

本品为桔梗科植物金钱豹 *Campanumoea javanica* Blume 的干燥根。根呈圆柱形，少分枝，扭曲不直。长 10 ~ 25 cm，直径 0.5 ~ 1.5 cm。顶部有密集的点状茎痕。表面灰黄色，全体具纵皱纹。质硬而脆，易折断。断面较平坦，可见明显的形成层环。木质部呈黄色，木化程度较强。气微，味淡而微甜。

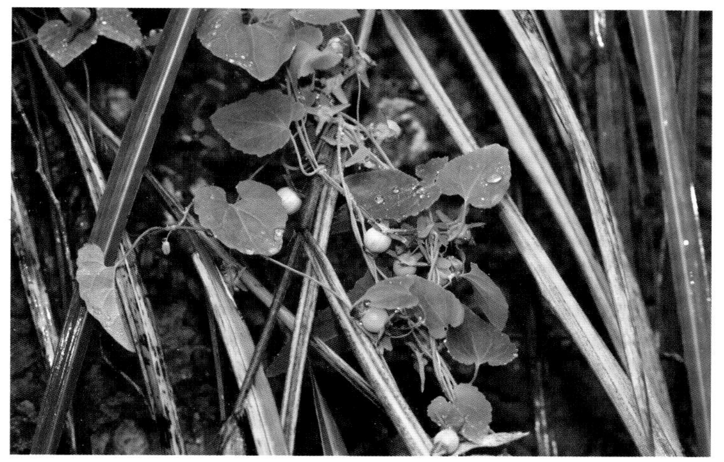
金钱豹

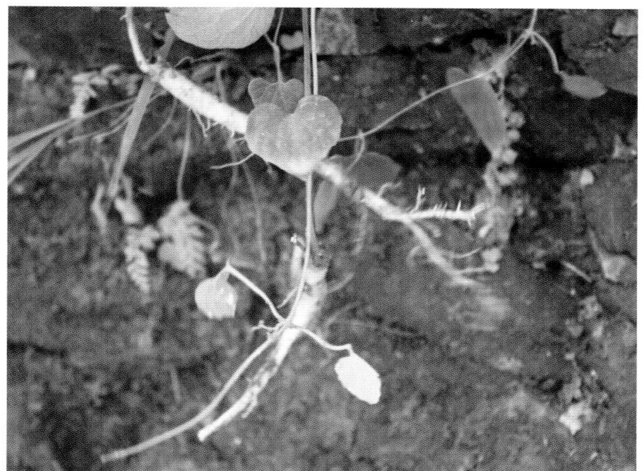
金钱豹药材

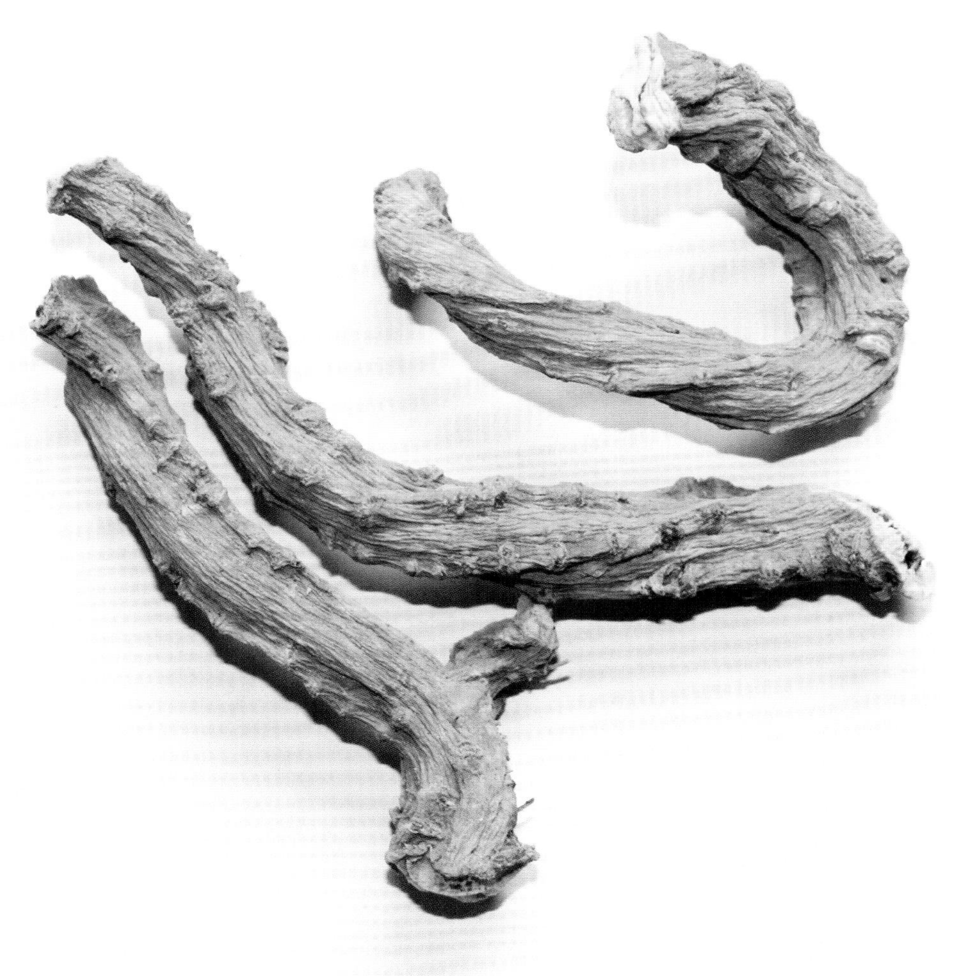
土党参药材

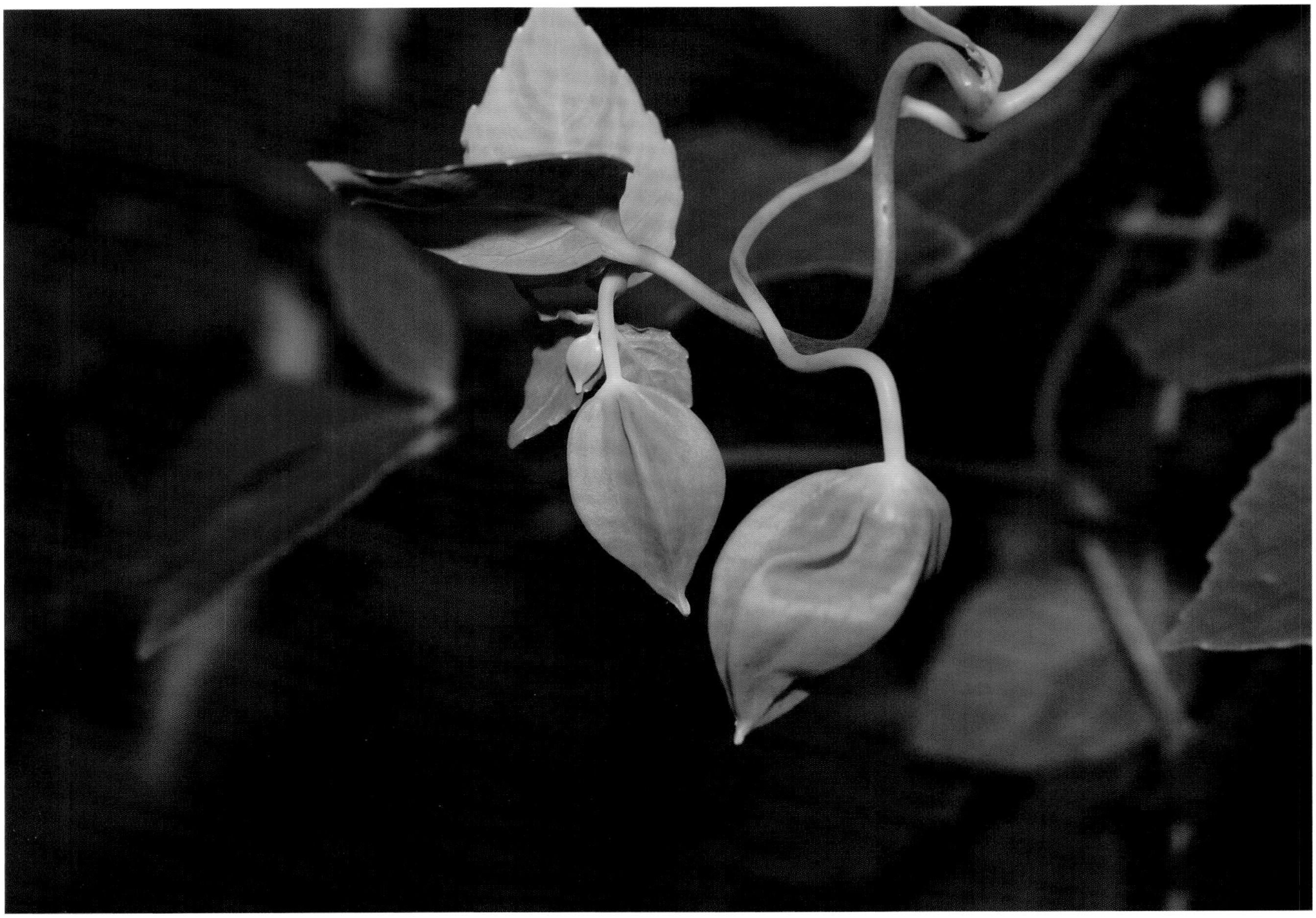

羊乳参

江西党参

本品为桔梗科植物羊乳参 *Codonopsis lanceolata* Benth. et Hook. 的干燥根。形状略呈纺锤形，表面淡黄褐色，粗糙，有密的横皱纹，约占全长的一半以上，并有瘤状突起。质泡松，断面白色，是蜂窝状裂隙。无臭，味微苦。

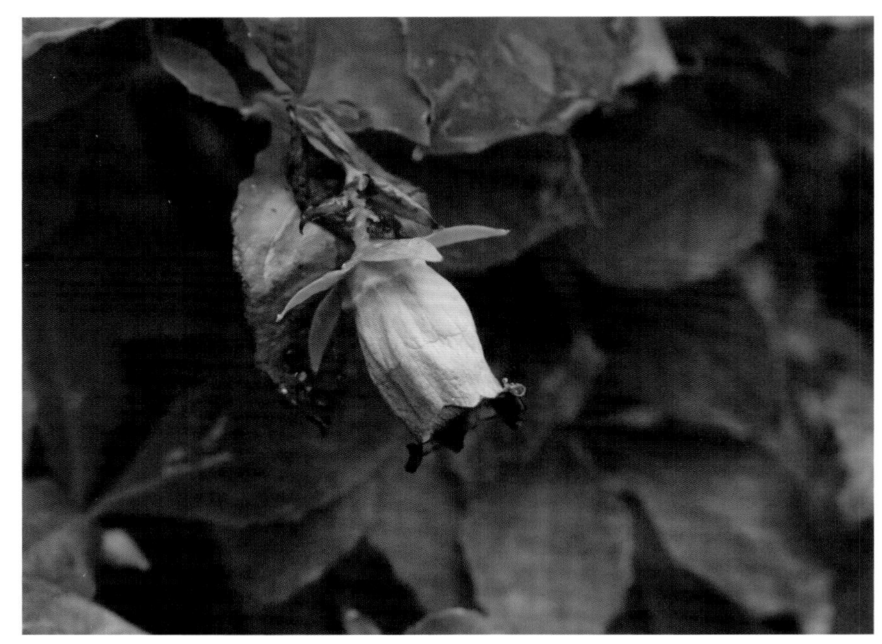

羊乳参

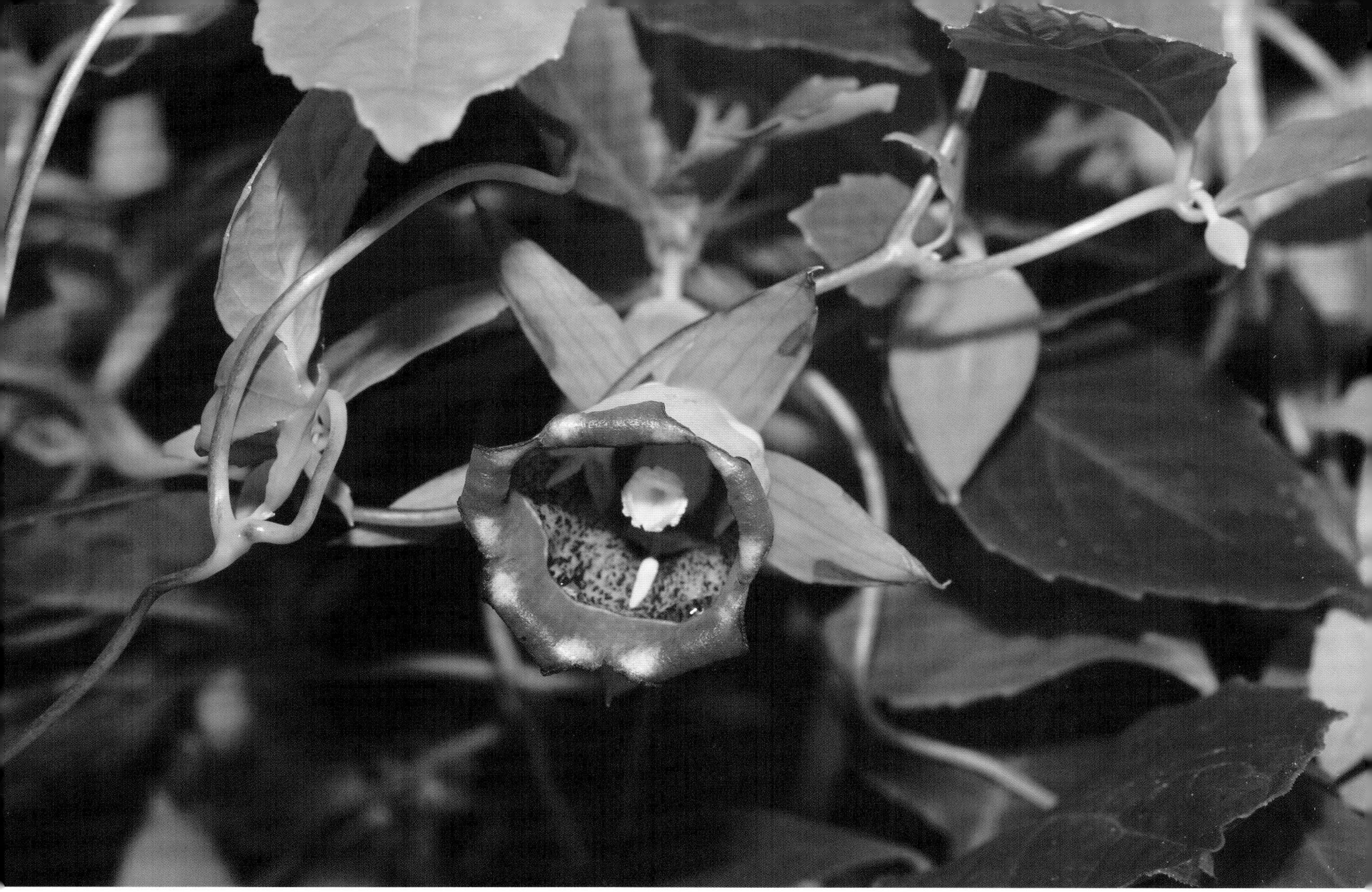

羊乳参

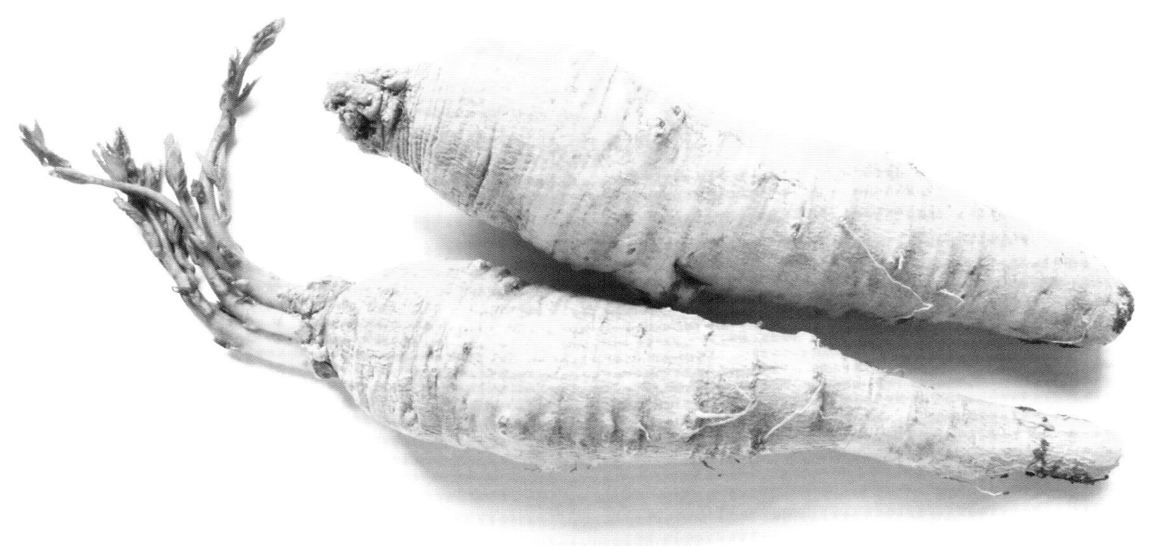

羊乳参药材

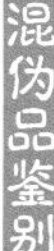

地枫皮

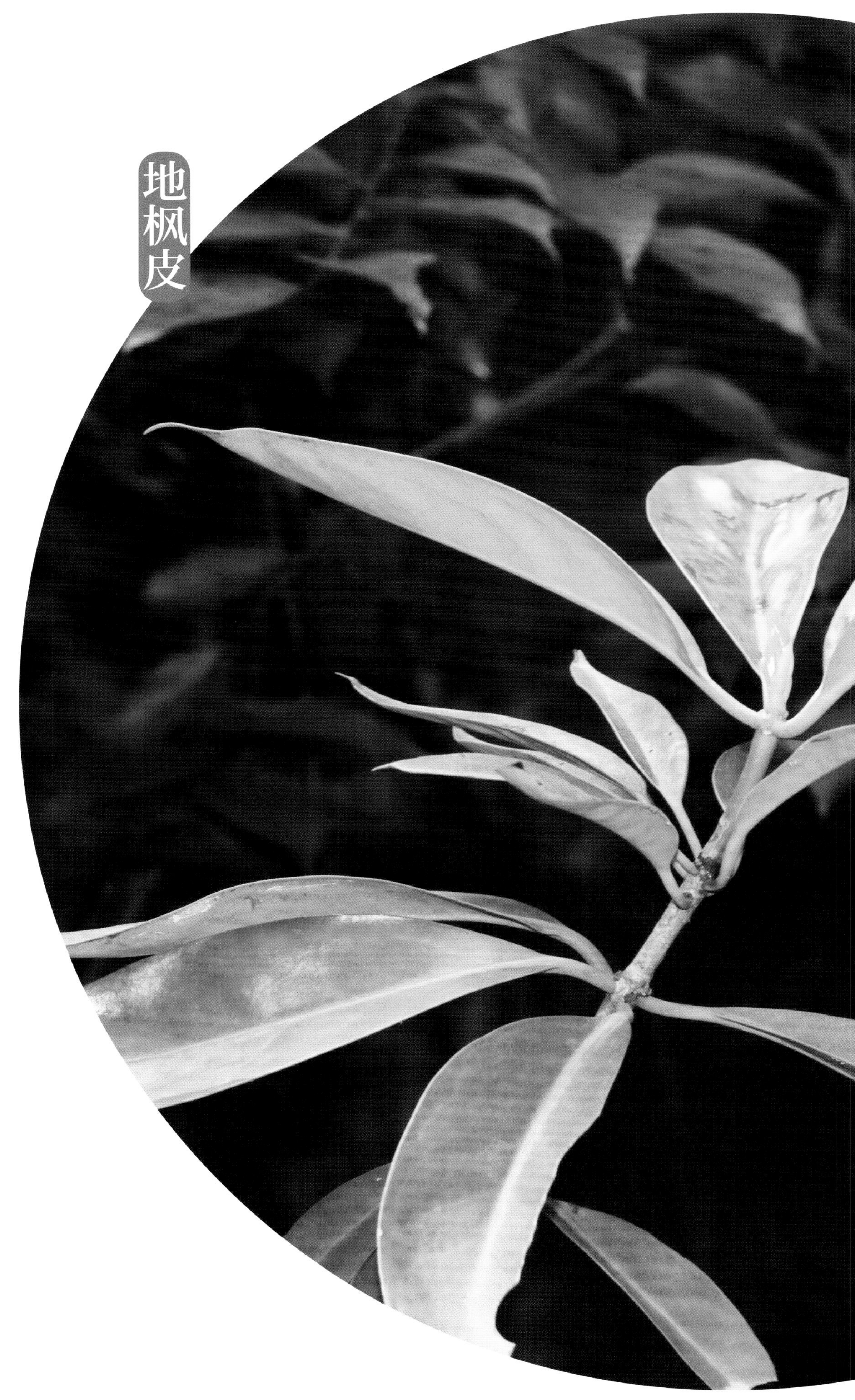

地枫皮

DIFENGPI

基　原

本品为木兰科植物地枫皮 *Illicium difengpi* K. I. B et K. I. M. 的干燥树皮。

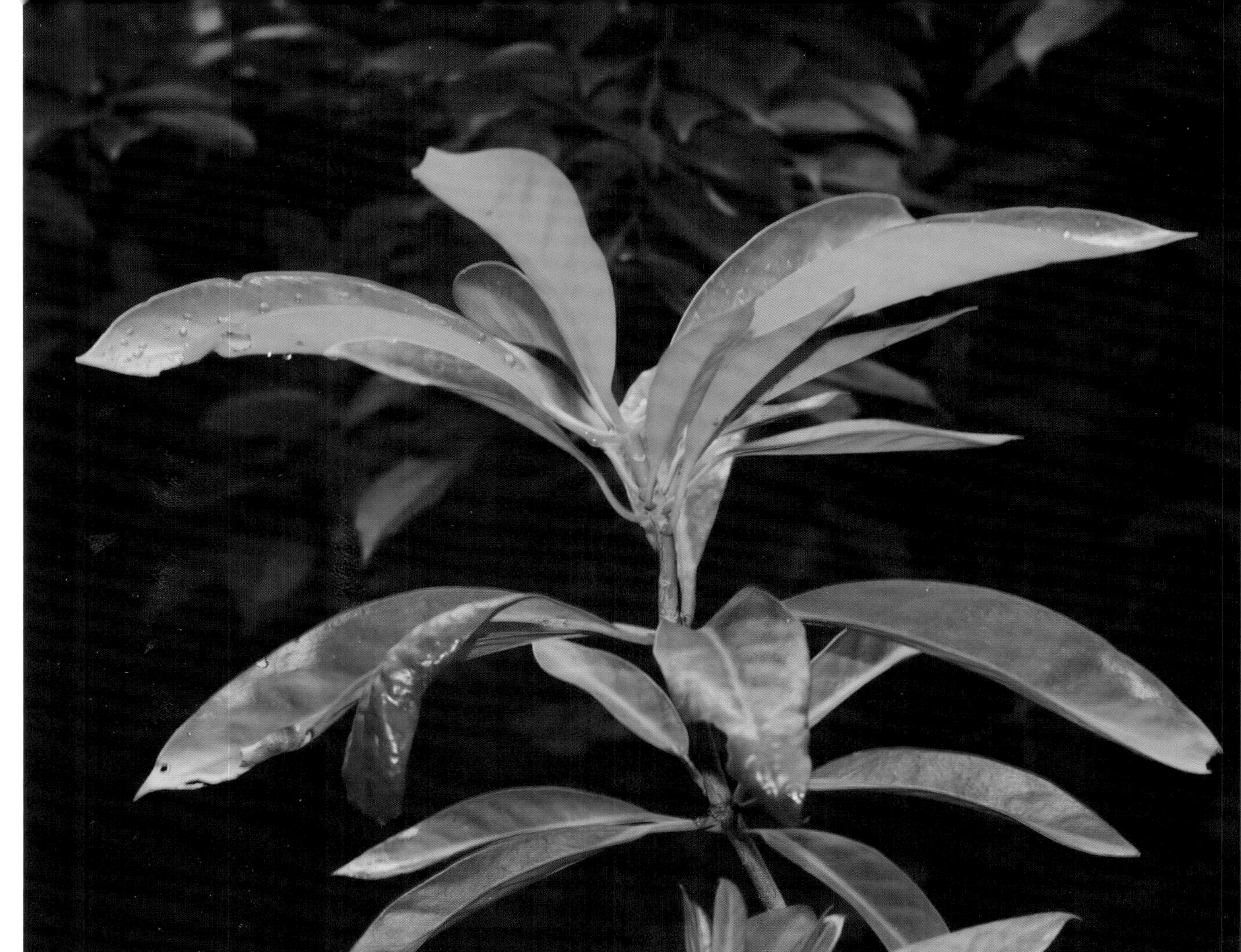

地枫皮（追地枫）

形态特征

常绿灌木，高 1 ~ 3 cm。树皮灰褐色，有纵皱纹，质松脆易折断，断面颗粒性，芳香，嫩枝褐色。叶常 3 ~ 5 片集生于枝顶，叶柄较粗，长 1.3 ~ 2.5 cm；叶片革质或厚革质，有光泽，倒披针形，长椭圆形或卵状椭圆形，长 10 ~ 14 cm，宽 3 ~ 6 cm，先端短渐尖，基部楔形或宽楔形，全缘，边缘稍向背面反转。花红色，腋生或近顶生，花梗长 0.6 ~ 1.5 cm，花被片 15 ~ 17 枚，少数达 20 枚，最大一片宽椭圆形或近圆形，长约 1.3 cm，宽 1 cm，肉质；雄蕊 21，稀 18、20 或 22，长 3.5 ~ 4 mm；心皮常为 13，离生，轮状排列。蓇葖果 9 ~ 11，先端有弯曲的尖头，长 3 ~ 5 mm，果梗长 1 ~ 4 cm。花期 4 ~ 6 月，果期 7 ~ 9 月。

生境分布

生长于海拔 200 ~ 500 m 石灰岩山地的山顶或石山疏林下。分布于广西西南部地区。

采收加工

春、秋两季采收。先找 10 年以上老株，在树的一侧锯树皮的上下两端，用刀直划，将树皮剥下，其余树皮保留不剥，将树皮置通风处阴干。

药材性状

本品呈筒状或半卷筒状，少数双卷筒状，长 5 ~ 15 cm，直径 1 ~ 4 cm，厚 0.2 ~ 0.3 mm。外表面灰棕色至深棕色，有不规则细纵皱纹，偶有灰白色地衣斑，皮孔不明显。栓皮易脱落露出红棕色皮部；内表面红棕色，有明显的细纵皱纹。质松脆，易折断，断面颗粒性。气香，味微涩。水浸泡后无黏液渗出。以质松脆、香气浓烈、油性大者为佳。

化学成分

含挥发油 0.30% ~ 0.71%，内有：α－蒎烯（α-pinene）和 β－蒎烯（β-pinene），樟烯（camphene）,1,8- 桉叶素（1,8-cineole），芳樟醇（linalool），黄樟醚（safrole），樟脑（camphor），乙酸龙脑酯（bornylacetate），月桂烯（myrcene）等 28 种成分。

药理作用

镇痛实验结果表明，地枫皮能明显抑制小鼠核醋酸所致的扭体反应，并能提高小鼠对光辐射热的痛阈百分率。

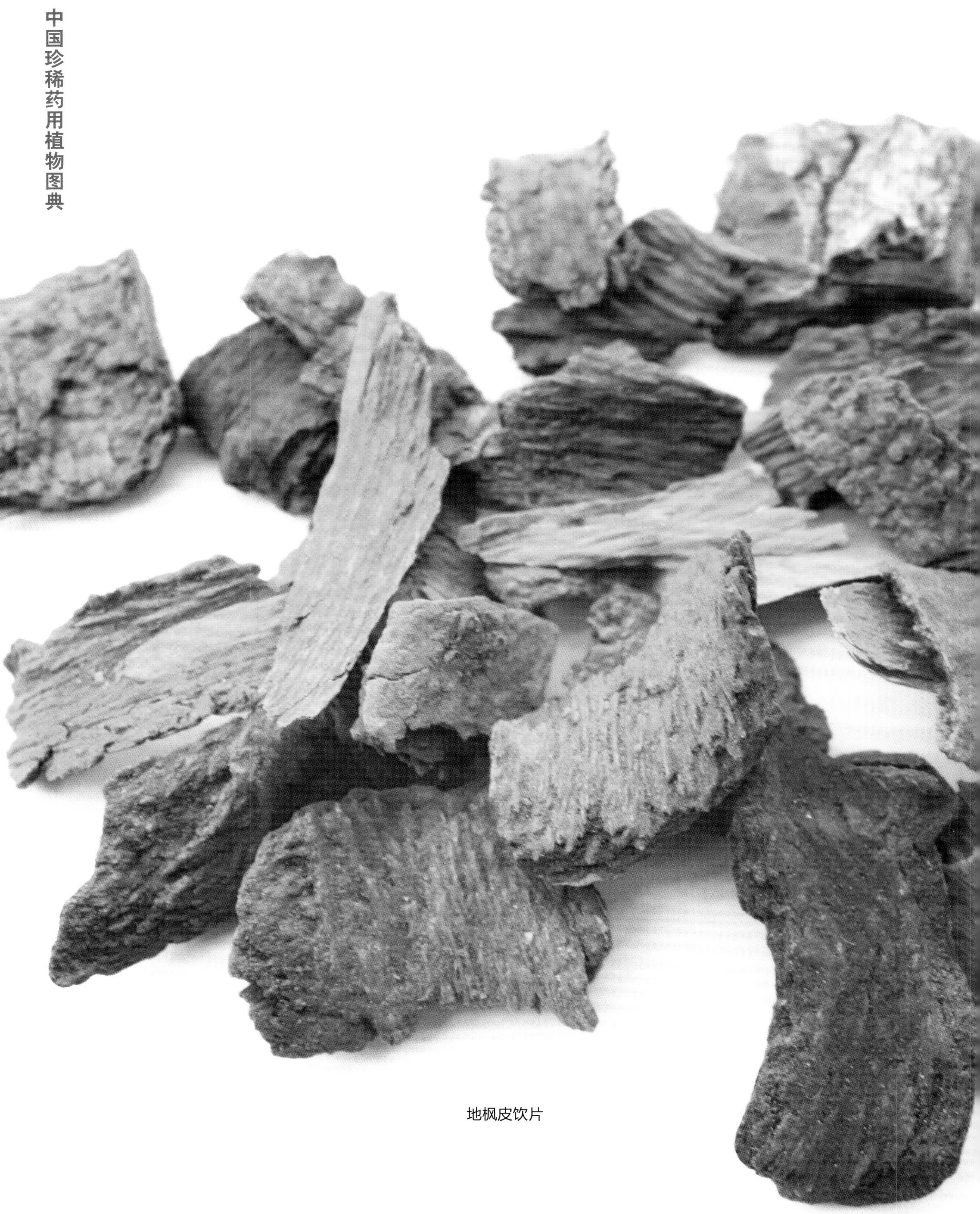

地枫皮饮片

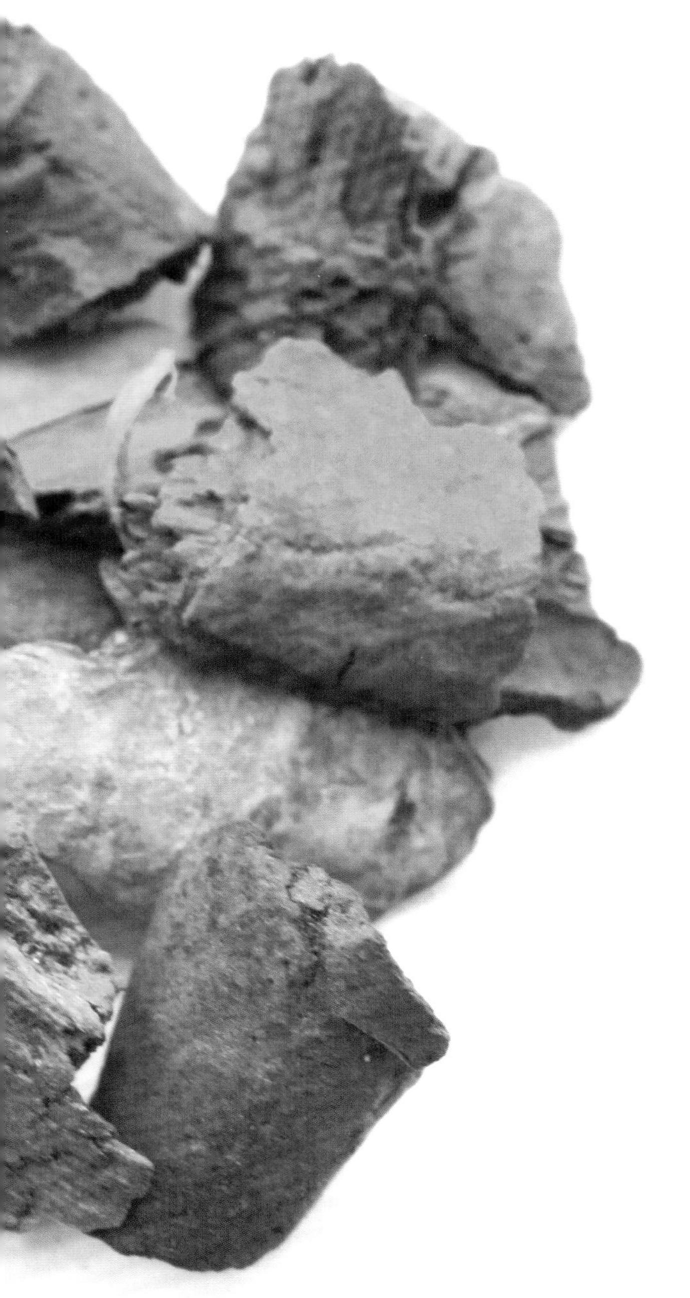

性味归经

辛，涩，性温，有小毒。归脾、胃经。

功效主治

祛风除湿，行气止痛。用于风湿关节痛，腰肌劳损，蜈蚣咬伤。

用法用量

内服：煎汤，6～9 g。外用：适量，研粉酒调敷。

临床应用

1. 气滞腹痛　地枫皮 10 g。切碎，水煎，去渣取汁，温服，每日 1 剂，1 个月为 1 个疗程。

2. 风湿癣痛　地枫皮适量。水煎，去渣取汁，用药汁清洗患处，不拘时候。

使用注意

孕妇慎用。

冬虫夏草

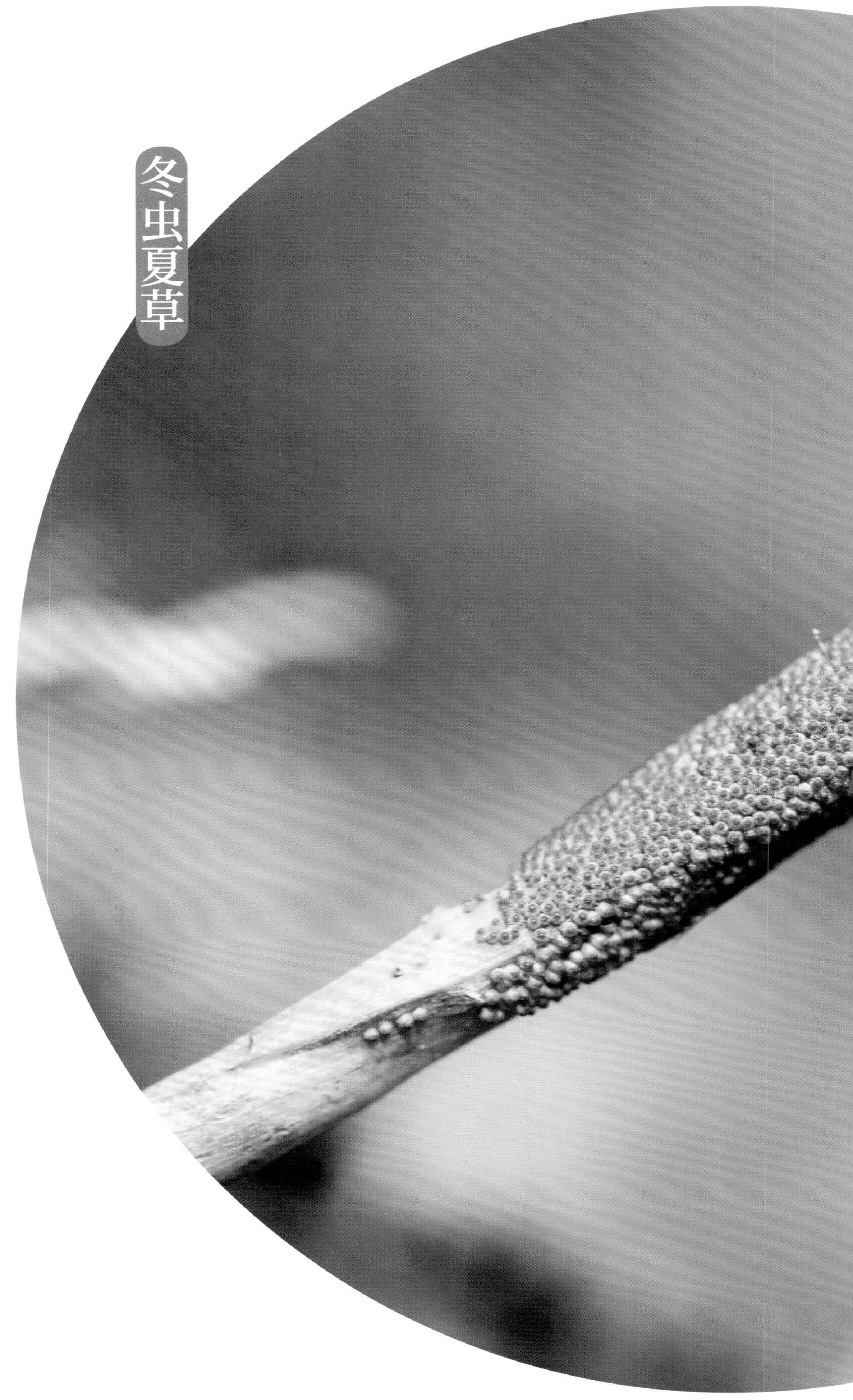

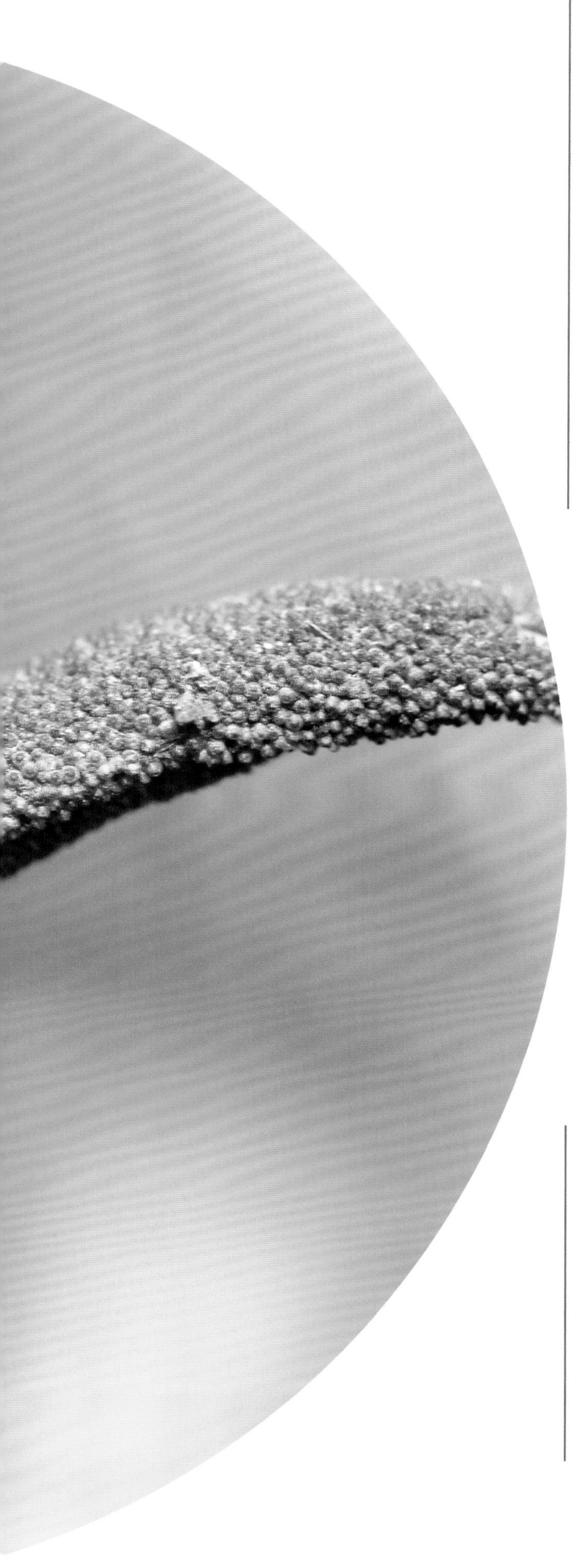

冬虫夏草

DONGCHONGXIACAO

基　原

本品为麦角菌科真菌冬虫夏草菌 *Cordyceps sinensis* (BerK.) Sacc. 寄生在蝙蝠蛾科昆虫幼虫上的子座及幼虫尸体的干燥复合体。

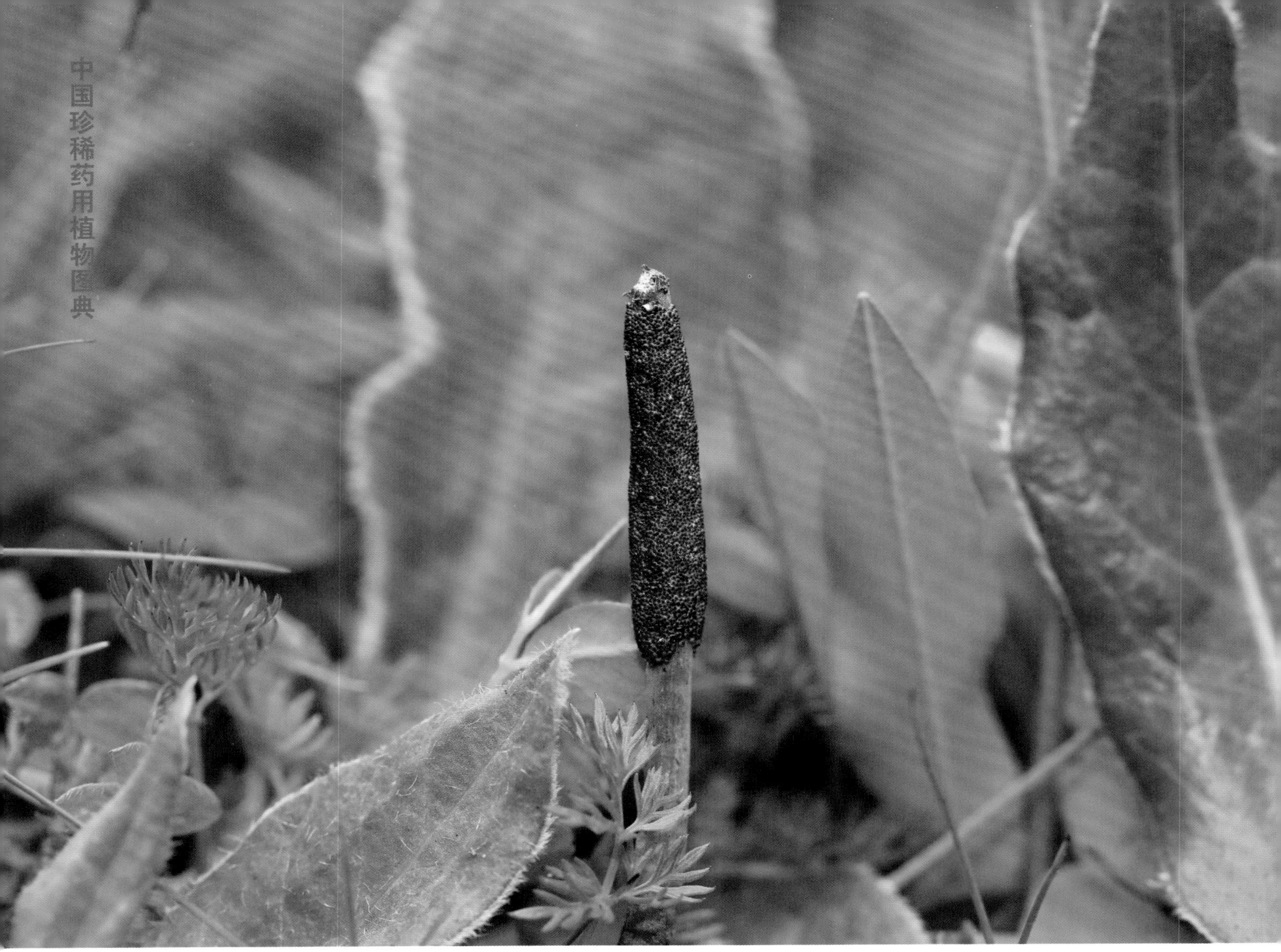

冬虫夏草

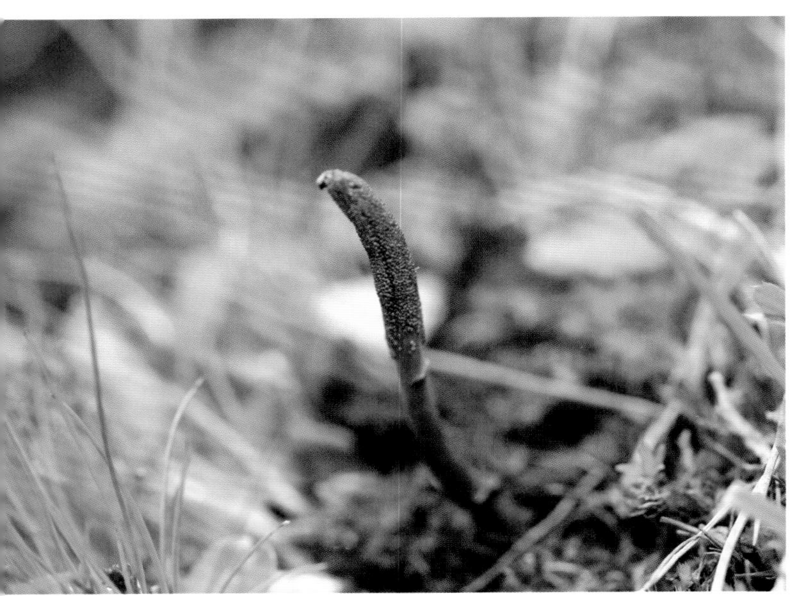

冬虫夏草

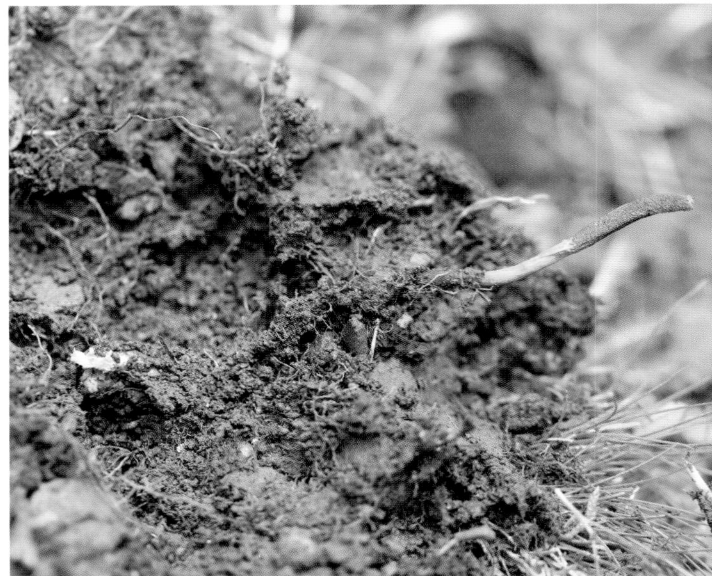

冬虫夏草

形态特征

冬虫夏草菌子囊菌的子座出自寄主幼虫的头部，单生，细长如棒球棍状，长 4 ~ 11 cm。上部为子座头部，稍膨大，呈圆柱形，褐色，密生多数子囊壳。子囊壳大部分陷入子座中，先端突出于子座之外，卵形或椭圆形；每一子囊壳内有多数细长的子囊，每一子囊内有 8 个具有隔膜的子囊孢子，一般只有 2 个成活，线形。寄主为鳞翅目、鞘翅目等昆虫的幼虫，冬季菌丝侵入蛰居于土中的幼虫体内，使虫体充满菌丝而死亡。夏季长出子座。

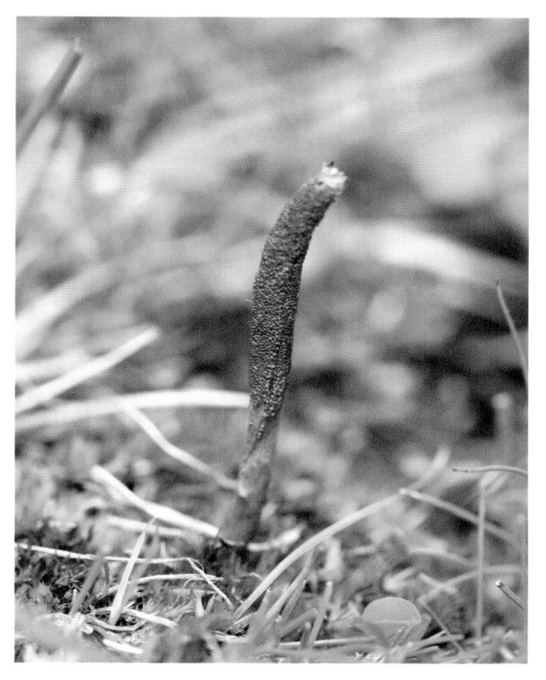

冬虫夏草

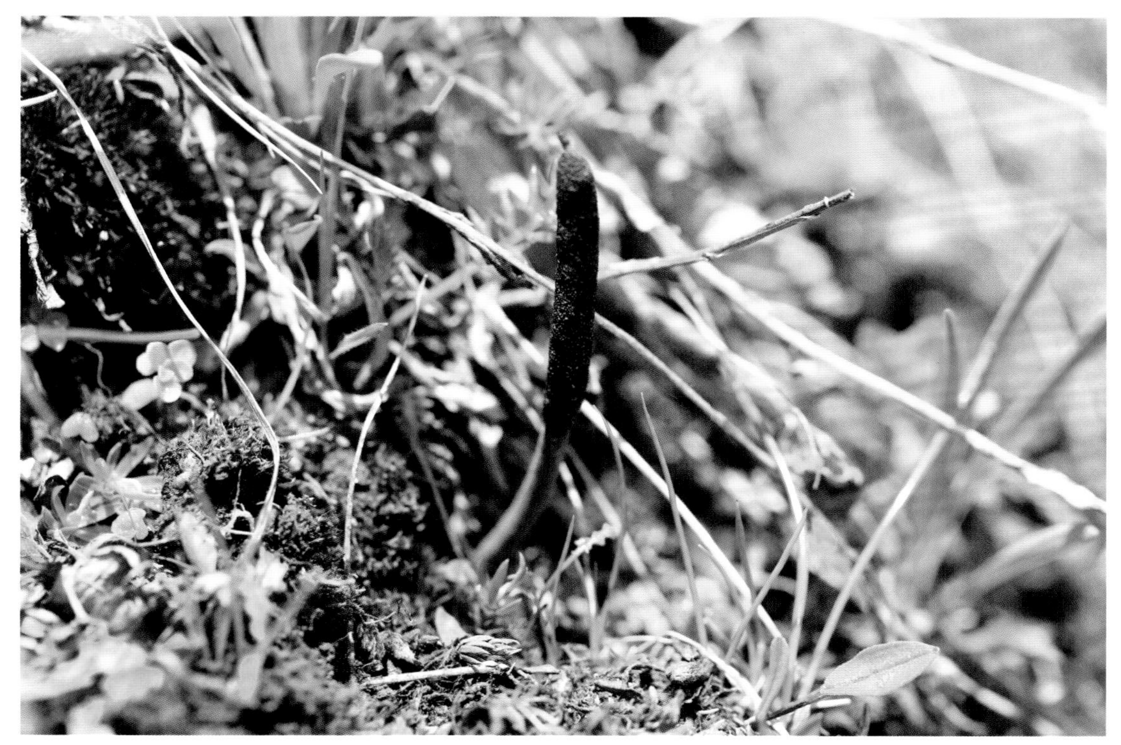

冬虫夏草

生境分布

生长于海拔 3000 ~ 4500 m 的高山草甸区。分布于四川、青海、西藏、云南、甘肃、贵州等地。

采收加工

初子座出土，孢子未发散时挖取，晒至六七成干，除去似纤维状的附着物及杂质，晒干或低温干燥。

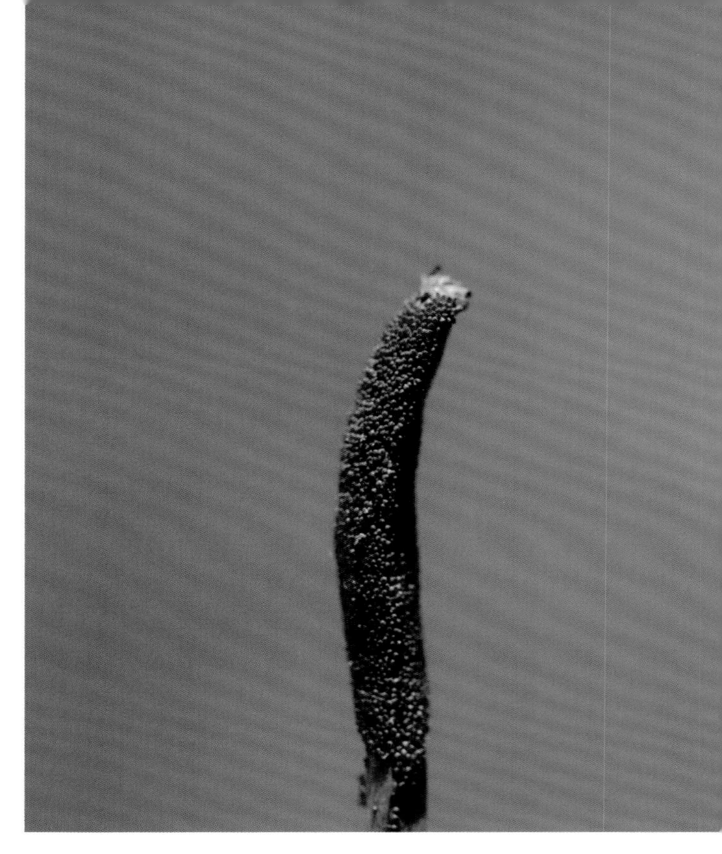

冬虫夏草

药材性状

本品由虫体与虫头部长出的真菌子座相连而成。虫体似蚕，长 3 ~ 5 cm，直径 0.3 ~ 0.8 cm；表面深黄色至黄棕色，有环纹 20 ~ 30 个，近头部的环纹较细；头部红棕色，足 8 对，中部 4 对较明显；质脆，易折断，断面略平坦，淡黄白色。子座细长圆柱形，长 4 ~ 7 cm，直径约 0.3 cm；表面深棕色至棕褐色，有细纵皱纹，上部稍膨大；质柔韧，断面类白色。气微腥，味微苦。以完整、虫体丰满肥大，外色黄亮，内色白，子座短者为佳。

化学成分

氨基酸类冬虫夏草和香棒虫草含粗蛋白分别为 27.52%和 44.26%。蛋白质氨基酸种类达 17 种并含 0.004% ~ 0.37%的游离氨基酸，如赖氨酸、牛磺酸、天冬氨酸、苏氨酸等 19 种，其中多为人体必需氨基酸。糖和醇类含水分 10.84%、粗纤维 18.53%、糖类 28.90%、D- 甘露醇（D-mannitol）7% ~ 29%，提纯品中含有半乳糖和 D- 甘露醇。分离出两种多糖，一种相对分子质量为 23000，组成为 D- 甘露醇和 D- 半乳糖，

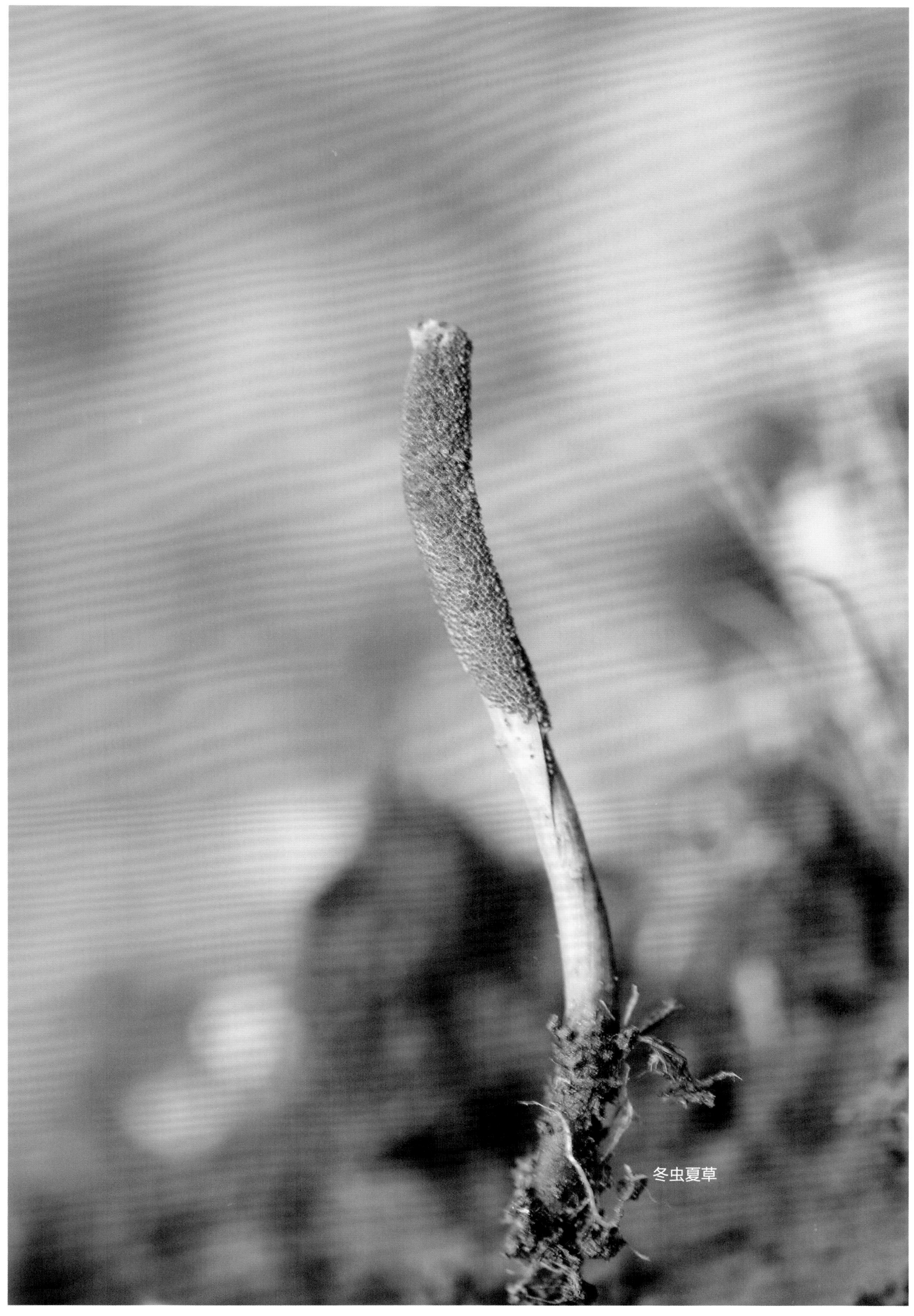

冬虫夏草

分子比为3:5；另一种相对分子质量为43000，单糖组成为甘露醇、半乳糖、葡萄糖，比例为10.3:3.6:1。除甘露醇外，还含两种糖醇类物质及虫草酸（cordycepic acid）、蕈糖。核苷类从中分离出尿嘧啶（uridine）、腺嘌呤（adenine）、腺嘌呤核苷（adeninucleotide）。含15种元素，以钾、钙、铬、镍、锰、铁、铜、锌等人体必需微量元素含量较为丰富。维生素：含维生素B_{12} 0.21 μg/100 g，人工菌丝含0.27 μg/100g。且含维生素B_1和维生素C。有机酸油酸（oleic acid）、亚油酸（linoleic acid）、亚麻酸（linolenic acid）、棕榈酸（palmitic acid）、硬脂酸（stearic acid）。其他还含胆甾醇办脂酸酯（cholesterol palmitate）、麦角甾醇过氧化物（ergosterol superoxide）、麦角甾醇（ergosterol）及生物碱、二十烷（eicosane）、β-谷孟醇（β-sitosterol）。

药理作用

1. 性激素样作用 冬虫夏草具有雄激素和雌激素样作用。雄性大鼠灌服冬虫夏草或人工培养的蚕蛹虫草后血浆睾酮含量增加，体重、包皮腺、精囊、前列腺的重量增加。对去势幼年雄性大鼠，也能增加精囊、前列腺的质量。冬虫夏草还有促进精子生成作用，家兔饲喂冬虫夏草可使睾丸质量、睾丸质量指数及精子数均显著增加。雌性大鼠灌服冬虫夏草可增加受孕百分比和产子数。表明冬虫夏草能调节母体内雌激素水平，改善子宫内膜的功能。此外，冬虫夏草能增强肾上腺皮质功能。

2. 调节机体免疫功能，增强非特异性免疫功能 冬虫夏草、虫草菌浸液可明显增加小鼠脾脏质量，并拮抗泼尼松龙或环磷酰胺引起的小鼠脾脏质量减轻。体外实验表明，冬虫夏草和中国拟青霉水提物均剂量依赖性地增强小鼠腹腔巨噬细胞活性，并促进LPS诱导腹腔巨噬细胞产生IL-1和IL-6，但却抑制α-干扰素的产生。冬虫夏草对体液免疫有增强和抑制的双向作用，与所含不同成分有关。冬虫夏草和

冬虫夏草（人工培植）药材

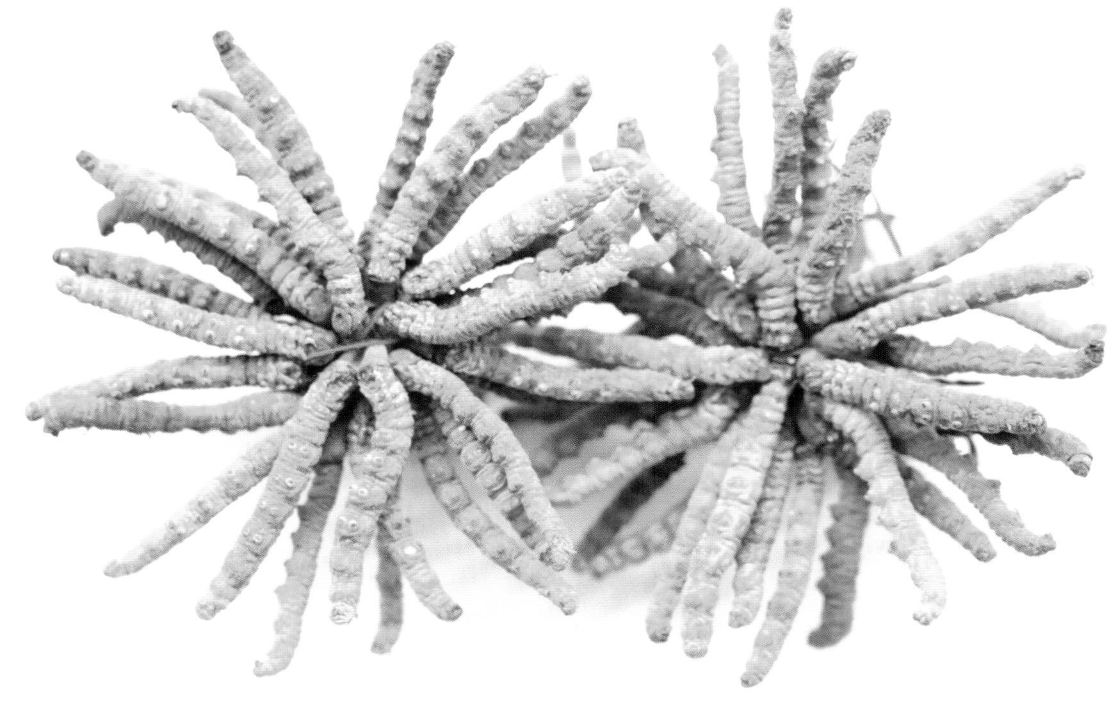

冬虫夏草药材

中国拟青霉的水煎液对小鼠灌胃给药，均显著提高小鼠的抗体形成细胞数和血清溶血素 IgM 水平，并拮抗环磷酰胺的抑制作用。而虫草多糖在高浓度时，几乎完全抑制 PHA 诱导的健康人外周血淋巴细胞产生 IL-2 和 γ-TNF 的作用，但对 IL-2R 的表达仍有促进作用，表明虫草多糖对体外培养的淋巴细胞具有双向调节作用。冬虫夏草对细胞免疫有增强和抑制的双向作用。注射硫唑嘌呤引起小鼠胸腺和脾脏细胞的 SPA 花环百分率降低，小鼠灌服冬虫夏草水提物可使其恢复至正常水平，表明冬虫夏草对 T 细胞受抑制的动物有保护或提升 T 细胞的作用。虫草多糖和中国拟青霉多糖均可剂量依赖性地促进 Con A 或 LPS 诱导的小鼠脾脏淋巴细胞转化，对 Con A 诱生 IL-2 也有促进作用。家兔服用冬虫夏草或虫草菌后可使 PHA 刺激的淋巴细胞转化率升高。小鼠腹腔注射冬虫夏草的醇提取物可使小鼠脾脏 NK 细胞活性增强，并可拮抗环磷酰胺对 NK 细胞活性的抑制。但是，Balb/c 纯系小鼠灌胃冬虫夏草水煎液，能抑制小鼠脾脏细胞对 Con A 或 LPS 诱导的小鼠脾脏淋巴细胞增殖效应，抑制小鼠产生 IL-1 和 IL-2。

3. 平喘作用 冬虫夏草可治肾虚不足、肾不纳气的喘息咳嗽。冬虫夏草和虫草菌丝的水提液可明显扩张支气管，并增强肾上腺素的扩张支气管作用。较大剂量腹腔注射时，能增加小鼠气管酚红分泌量，较小剂量对乙酰胆碱引起的豚鼠哮喘有保护作用，并与氨茶碱有协同作用。

4．保护肾脏功能 冬虫夏草对肾小球肾炎、肾衰竭、药物和缺血造成的肾损伤均有防治作用。

5．增强造血功能 冬虫夏草结晶制剂能明显提高骨髓 CFU-E 和 BFU-E 产率，能对抗三尖杉酯碱对造血功能的损害。冬虫夏草结晶在体内可促进造血干细胞（CFU-S）增殖，使更多的 CFU-S 由 G0 期进入 S 期。培养的冬虫夏草菌丝对小鼠受 X 线照射的骨髓有防护作用。

6．延缓衰老作用 冬虫夏草历来是滋补强壮的佳品。《本草纲目拾遗》载其“治诸虚有损，宜老人”。冬虫夏草具有抗氧自由基的作用，可抑制邻苯三酚自氧化产生超氧化阴离子体系，显著降低心肌及肝脏匀浆脂质过氧化物的含量。小鼠灌胃氦青霉可提高肝组织 SOD 含量。脑组织内 B 型单胺氧化酶活性随年龄变化而增高，可引起脑内儿茶酚胺含量紊乱，造成生理活动的失调，导致衰老的发生。冬虫夏草菌丝体对大鼠、小鼠脑内 B 型单胺氧化酶活性呈显著抑制作用。

7．对消化系统的影响 冬虫夏草可抑制肝内储脂细胞的增殖和转化，减轻狄氏间隙胶原纤维沉积，有效防止四氯化碳诱导的大鼠肝纤维化。虫草菌丝可减少肝内胶原总量及Ⅰ型、Ⅲ型胶原在肝内沉积。虫草多糖能显著提高慢性丙型病毒性肝炎患者外周血 CD4-T 细胞亚群的数量，升高 CD4/CD8 比值和 NK 细胞活性，从而使患者细胞免疫功能得到改善。推测虫划多糖通过此机制，减轻肝细胞损伤，抑制肝脏纤维增生，延缓肝硬化的发展。对雄性去势脾虚证模型大鼠灌胃人工培养的虫草菌丝水煎液，对胃电活动有一定的调节作用。

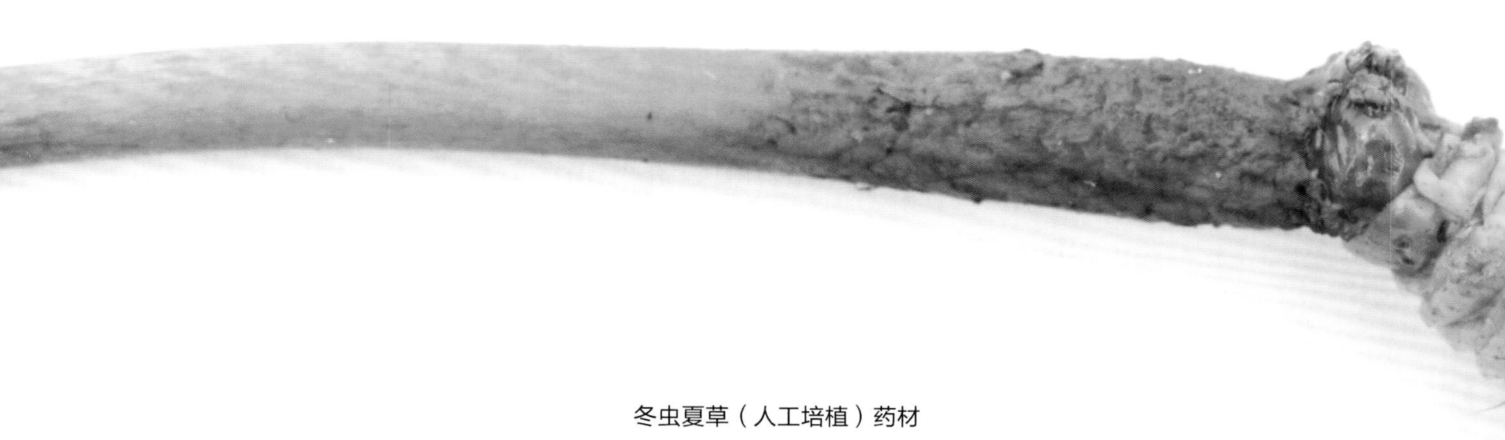

冬虫夏草（人工培植）药材

8. 对器官移植排斥反应的抑制作用 冬虫夏草和虫草菌丝具有抗移植排斥反应作用。同种异体皮肤移植小鼠灌服虫草菌粉，使皮片存活时间延长，其抑制皮片排异的效果近似于环孢素 A。虫草菌丝口服液可明显延长异位心脏移植大鼠的存活时间。临床上虫草菌丝已被用于角膜移植和肾脏移植。虫草菌和肾上腺皮质激素联合应用与单独使用激素相比，可提高角膜植片的透明率，降低排斥反应率。用人工培养虫草 Q80 替代硫唑嘌呤，与环孢素 A 和强的松联合用于脏器移植，一年移植存活率为 85.7%，与常规三联用药抗排斥反应的效果相似。

9. 对红斑狼疮的抑制作用 系统性红斑狼疮是多器官参与的自身免疫性疾病，其特征是产生大量的自身抗体，引起Ⅱ型和Ⅲ型变态反应，导致多器官组织损伤。冬虫夏草提取液能延长狼疮小鼠（NZB/NZWF1）的存活时间，并抑制抗体的产生。狼疮肾小球肾炎是系统性红斑狼疮患者的主要临床症状，是患者死亡的主要因素。冬虫夏草化合物 HI-A，可抑制狼疮小鼠自身免疫性疾病的进程，对并发的淋巴细胞肿大和肾小球肾炎有显著改善作用。

10. 降血糖作用 人工虫草碱提取物对正常小鼠，对四氧嘧啶或链脲菌素诱发的糖尿病小鼠，均有显著的降血糖作用。人工培养的冬虫夏草对环孢素 A 引起的血糖升高也具有显著的降血糖作用，并对环孢素 A 引起的胰岛素分泌下降有一定的抑制作用。虫草多糖也有降血糖作用。

11. 抗肿瘤作用 冬虫夏草对小鼠淋巴瘤有显著抑制作用，对小鼠 Lewis 肺癌的原发灶和自发性肺转移均有显著的抑制作用。

性味归经

甘，平。归肺、肾经。

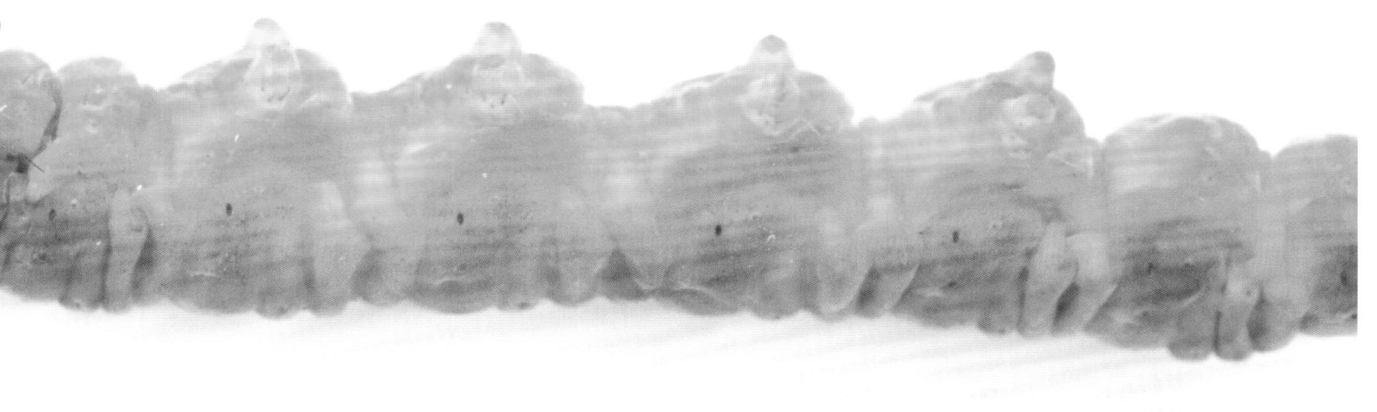

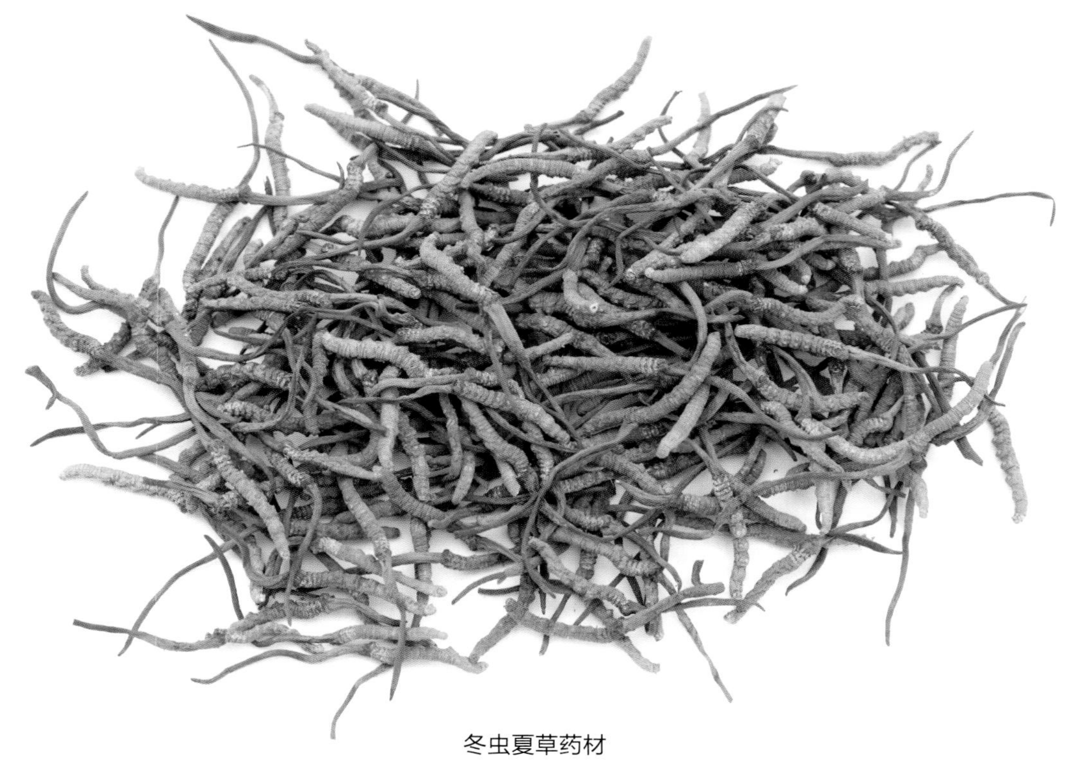

冬虫夏草药材

功效主治

补肾益肺，止血化痰。用于肾虚精亏，阳痿遗精，腰膝酸痛，久咳虚喘，劳嗽咯血。

临床应用

1. 虚喘 冬虫夏草25～50g。克配老雄鸭蒸服。

2. 贫血、阳痿、遗精 冬虫夏草25～50g。炖肉或炖鸡服。

3. 肾衰竭 冬虫夏草6g。每日分3次吞服，治疗慢性肾衰竭患者30例，有较好的疗效。

4. 慢性乙型病毒性肝炎 冬虫夏草（心肝宝）胶囊。每日3次，每次6～8粒，疗程1～3个月。结果：治疗慢性迁延性肝炎100例，有效率33%；治疗慢性乙型病毒性肝炎25例，有效率52%。

5. 心律失常 冬虫夏草（心肝宝）胶囊。每日3次，每次6粒，4周为1个疗程。结果：52例，总有效率为79%，其中对室性早搏有效率为85%，对房性早搏有效率为78%。

6. 慢性肾衰竭 用人工培植的人工虫草菌治疗18例，口服，每日3次，每次 3 g。其中 2 例同时服用漫肾泄浊之中药。30 日为 1 个疗程。大便秘结者加服青宁丸适量。结果：肾功能好转率为 44.4% ~ 50%；贫血改善率为 33.3% ~ 38.9%；细胞免疫功能提高者占 50% ~ 80%，尤其是淋巴细胞转化主治疗后较治疗前有显著提高。大多数病人服用人工虫草菌后精神大振，头晕乏力等自觉症状明显减轻。人工虫草菌治疗慢性肾衰竭的效能与天然的冬虫夏草相似。

7. 预防支气管哮喘发作 冬虫夏草 10 g，黄芪 12 g，大枣 10 枚，猪肺 1 个。放于清水中炖烂，饮其汤，食其肺，每于哮喘发作先兆时用。

用法用量

内服，煎服，3 ~ 9 g；或入丸、散；或与鸡、鸭炖服。

使用注意

有表邪者慎用。

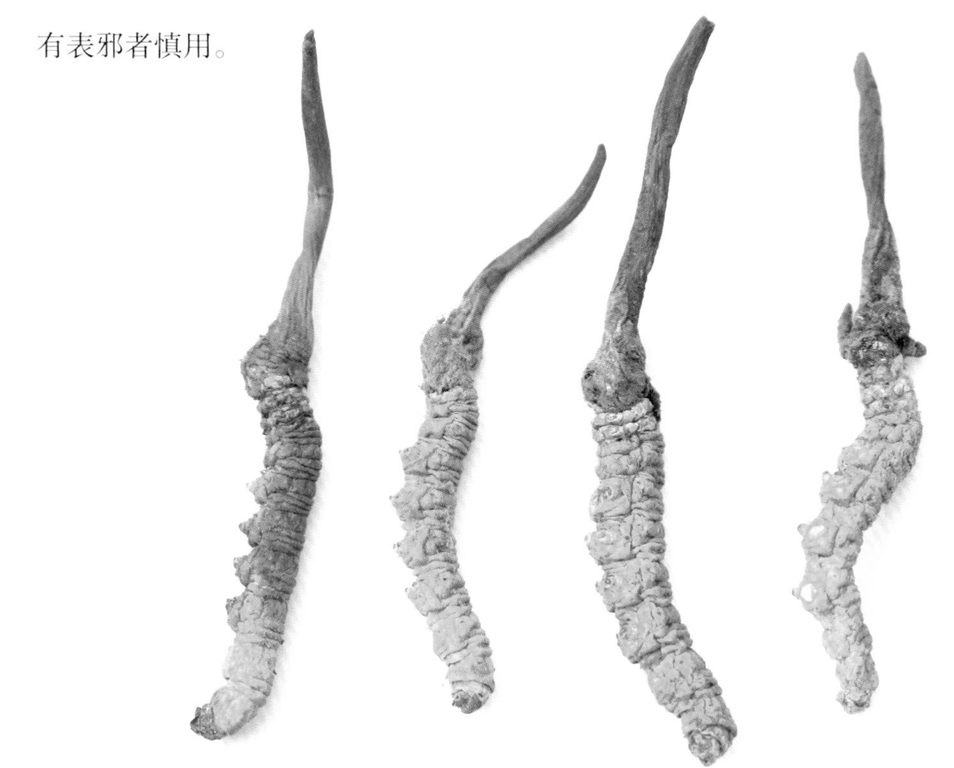

冬虫夏草饮片

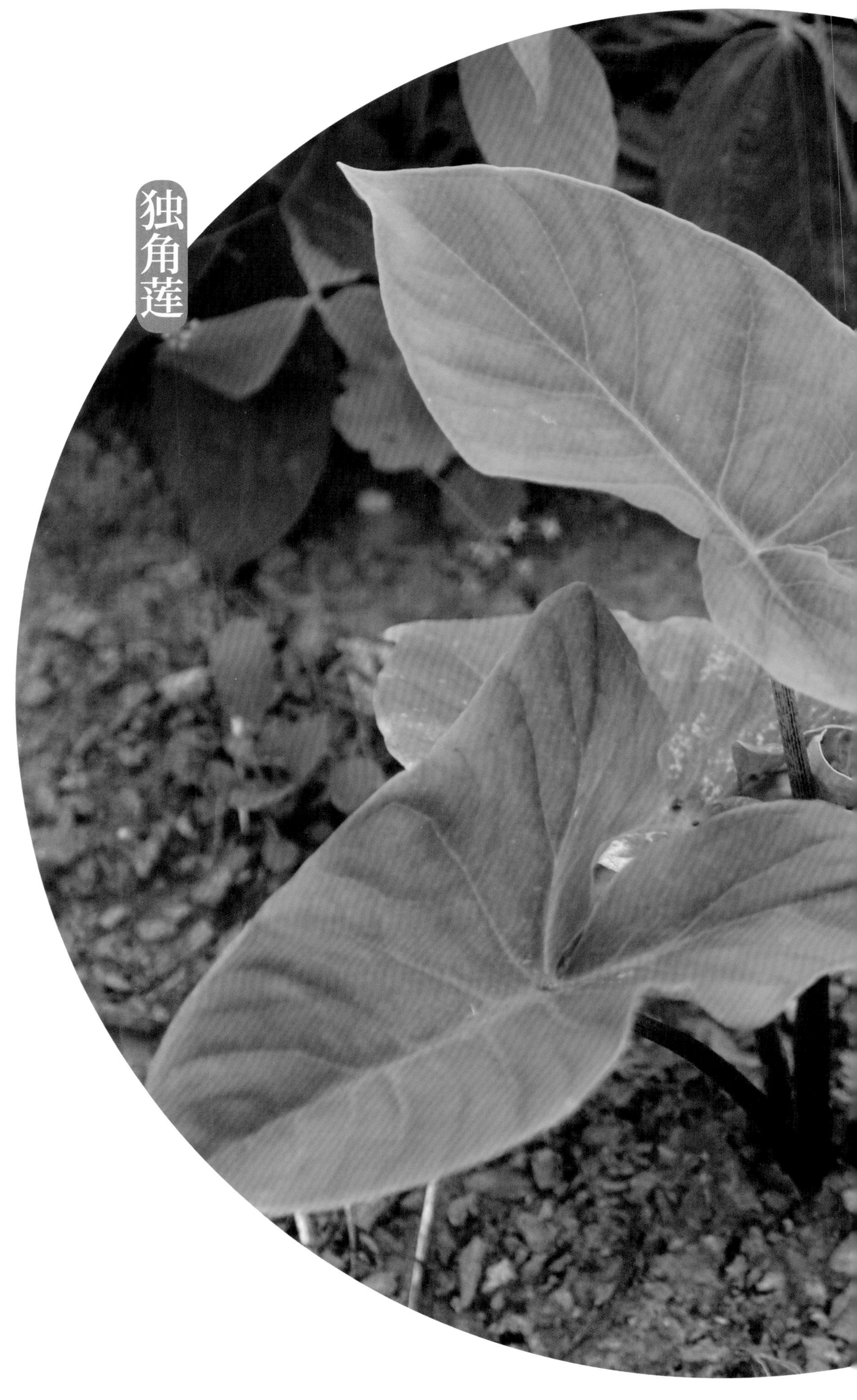
独角莲

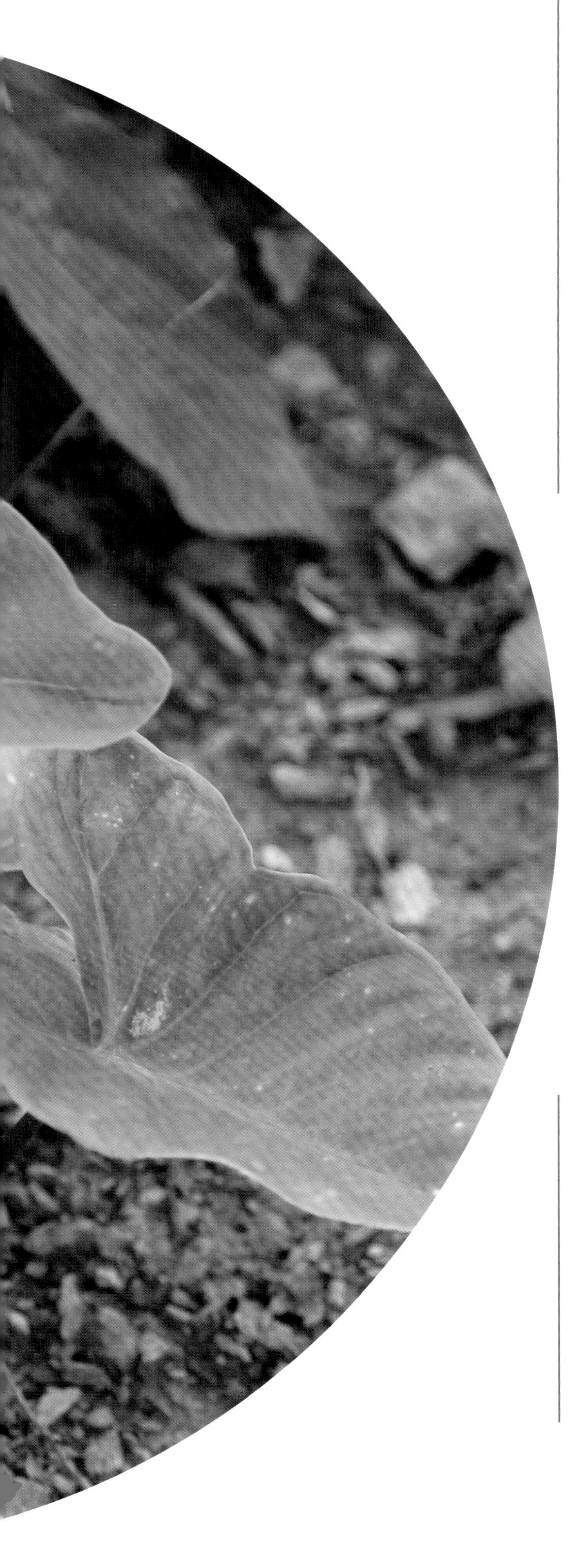

白附子

BAIFUZI

基　原

本品为天南星科植物独角莲 *Typhonium giganteum* Engl. 的干燥块茎。

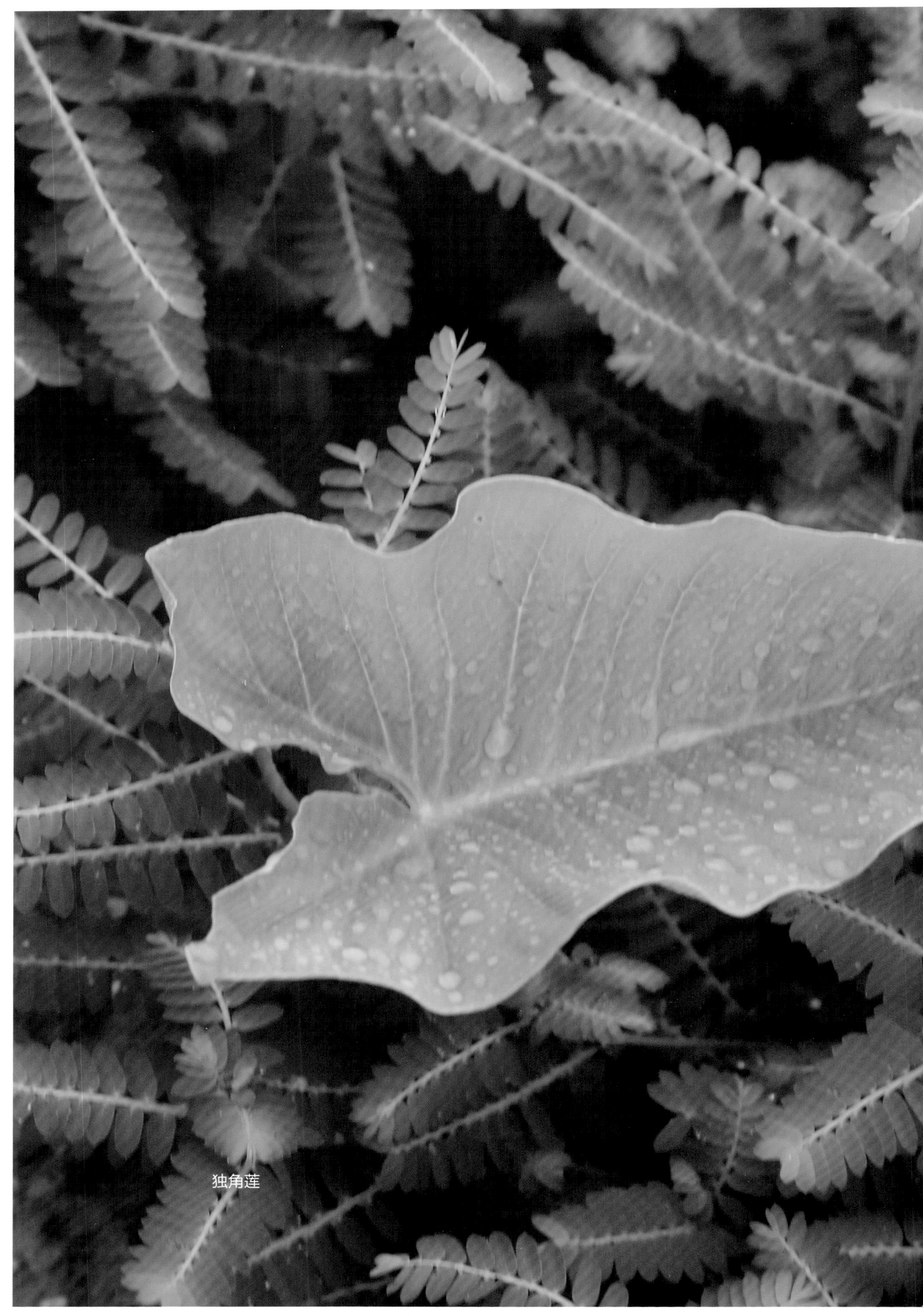

独角莲

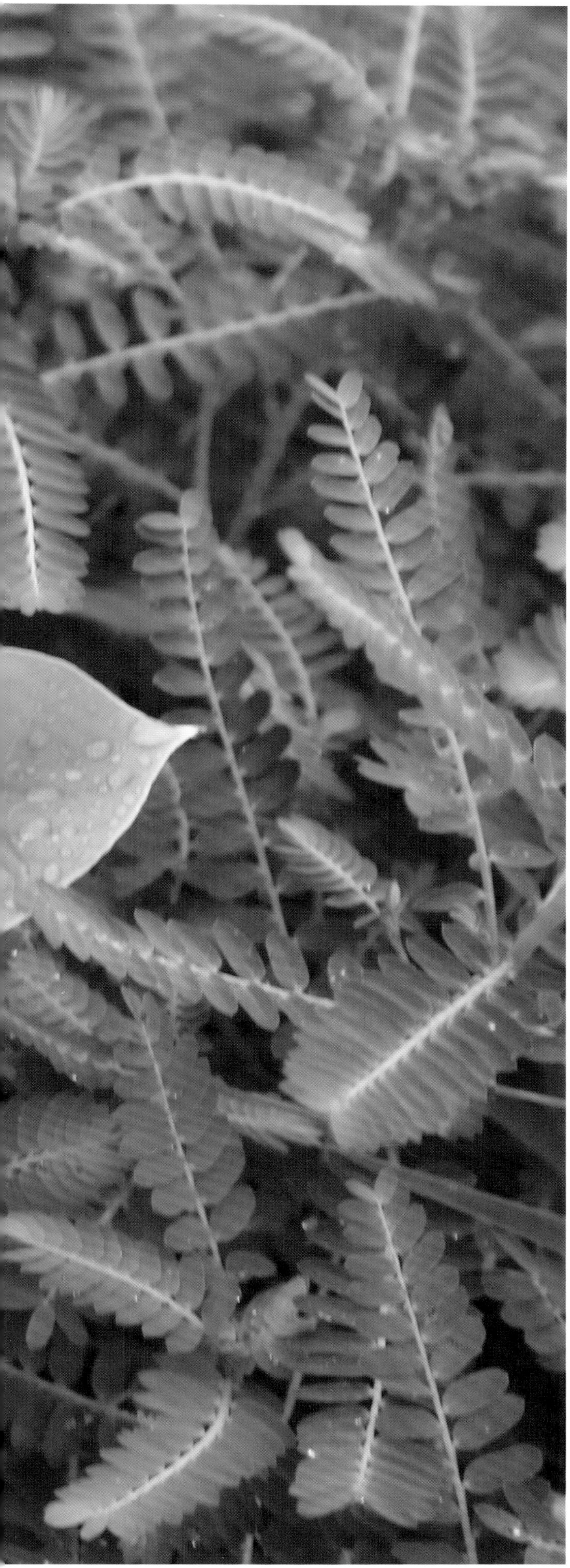

形态特征

多年生草本。块茎卵圆形或卵状椭圆形，直径 2 ~ 4 cm，外被黑褐色小鳞片，块茎上端有须根 20 ~ 40 条。叶根生，1 ~ 4 片，戟状箭形，大小不等，长 9 ~ 45 cm，宽 7 ~ 35 cm，先端渐尖，基部箭形，全缘或略呈波状，叶脉平行，侧脉伸至边缘时连成网状；叶柄圆柱形，肉质，长 15 ~ 45 cm。花梗长 8 ~ 16 cm，肉质，绿色，常带紫色细纵条斑点；肉穗花序，顶端延长成紫色棒状附属物，不超出佛焰苞；佛焰苞长 12 ~ 15 cm，紫色；花单性，雌雄同株，雄花序在上部，雌花序在下部，中间有无花地带，相隔 5 ~ 8 mm，上有肉质条状突起；无花被；雄花有雄蕊 1 ~ 3 枚，花药无柄，药隔略突出；雌花子房 1 室，柱头无柄。浆果长约 1 cm。花期 6 ~ 8 月，果期 7 ~ 9 月。

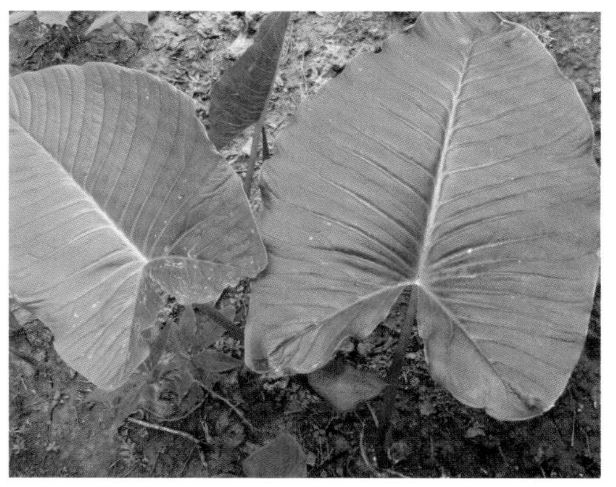

独角莲

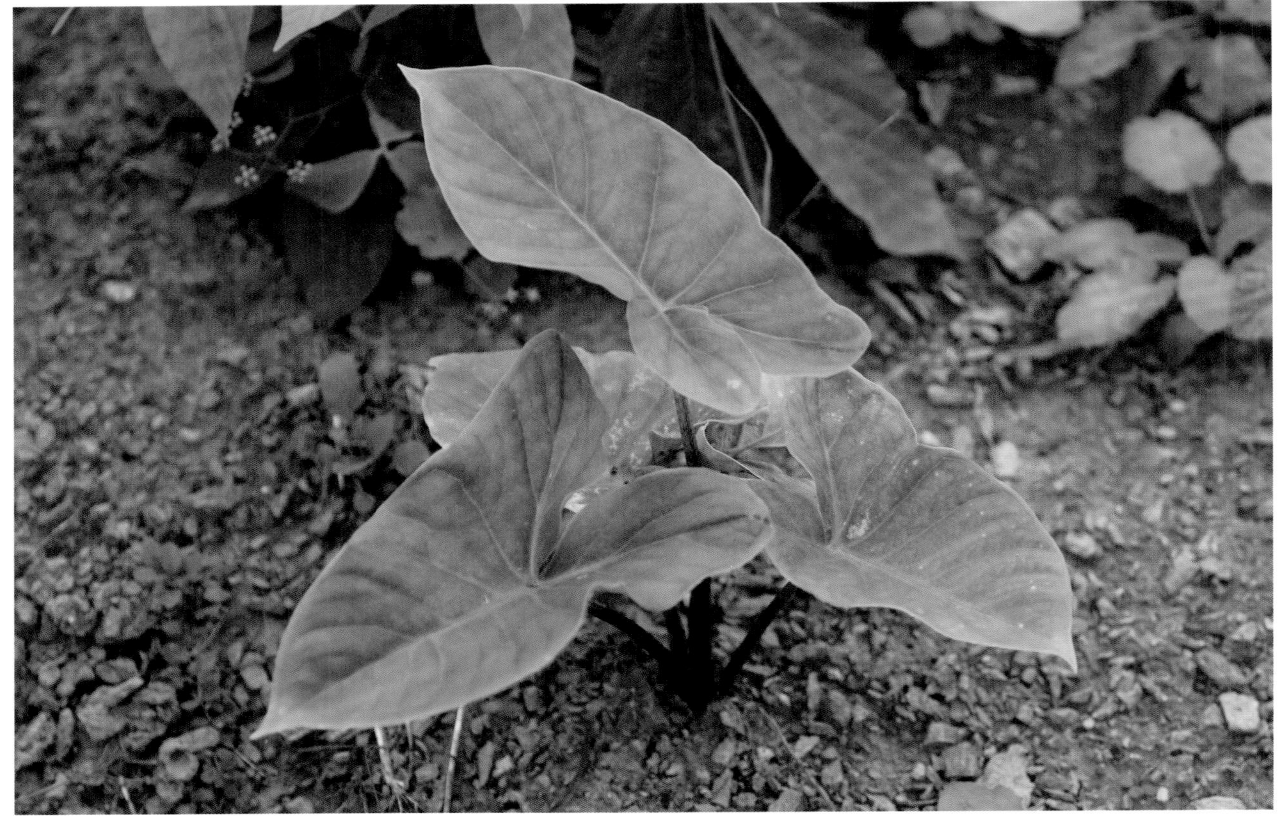

独角莲

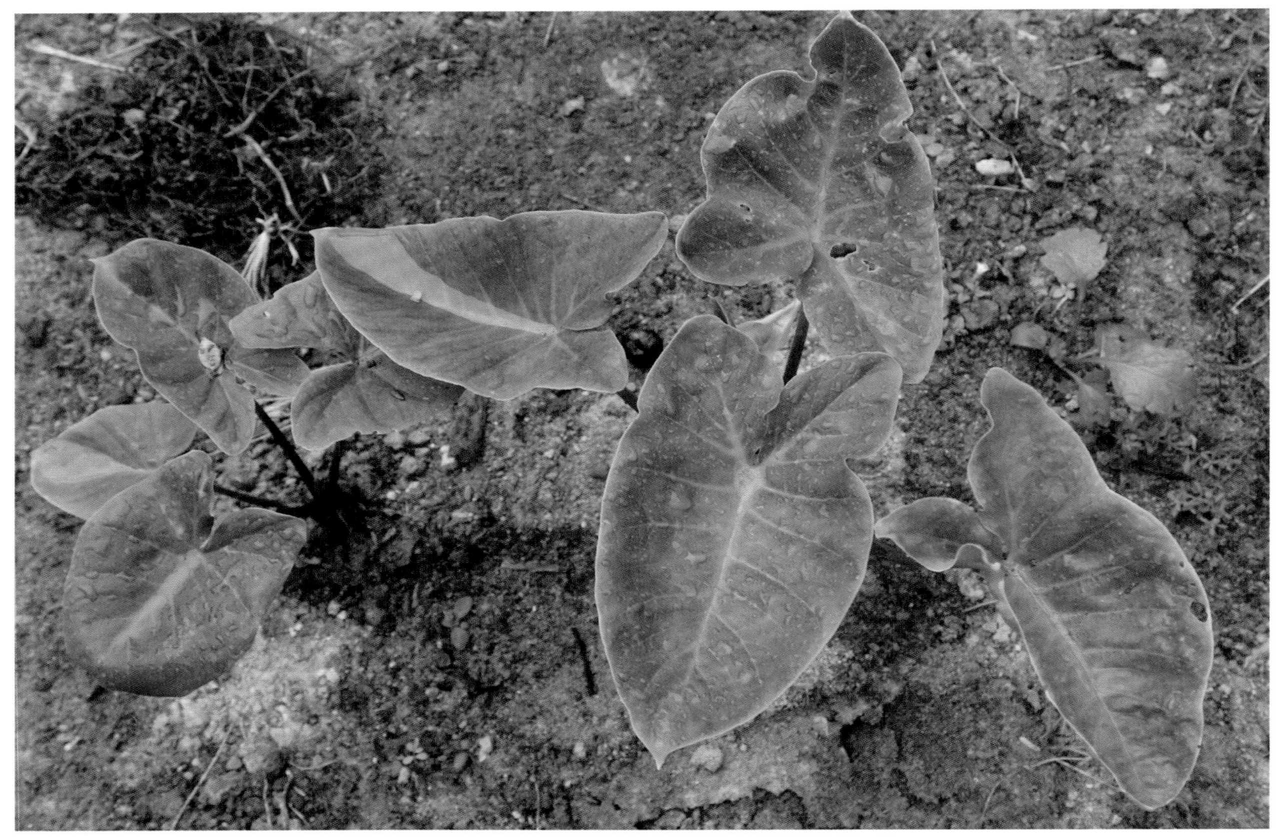

独角莲

生境分布

生长于山野阴湿处。分布于河南、甘肃、湖北等地。河南产者称禹白附，品质最优。

采收加工

秋季采挖，除去须根及外皮，晒干。

药材性状

本品呈椭圆形或卵圆形，长 2 ~ 5 cm，直径 1 ~ 3 cm。表面白色至黄白色，略粗糙，有环纹及须根痕，顶端有茎痕或芽痕。质坚硬，断面白色，粉性。无臭、味淡、麻辣刺舌。

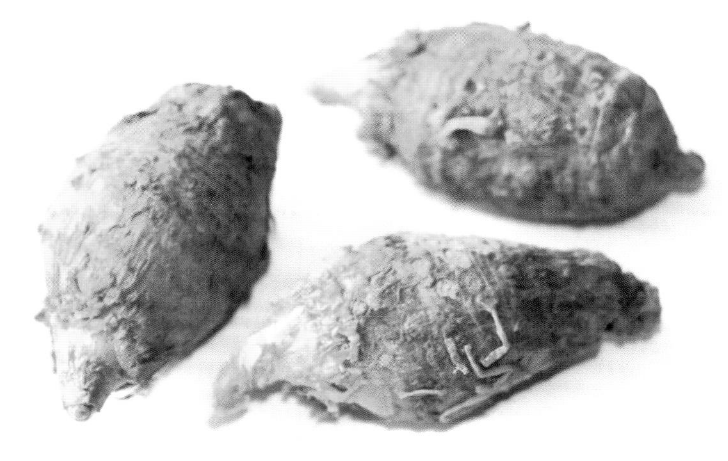

白附子药材

化学成分

含黏液质、草酸钙、蔗糖、皂苷、β－谷甾醇、β－谷甾醇-D-葡萄糖苷、肌醇、生物碱。独角莲块茎中含有胆碱、尿嘧啶、琥珀酸、酪氨酸、缬氨酸、棕榈酸、亚油酸、油酸、三亚油酸甘油酯、二棕榈酸甘油酯。

药理作用

1. 抗感染作用 对白附子生、制品进行了抗感染作用的比较，研究表明：白附子对大鼠蛋清性、酵母性及甲醛性关节肿，有不同程度的抑制作用。对棉球肉芽肿增生也有明显抑制作用。该抗感染作用同免疫器官胸腺、脾脏关系不大。制品与生品抗感染作用相近。实验证明白附子对结核分枝杆菌有抑制作用。动物试验对结核病有良好疗效。

2. 镇静、抗惊厥作用 对白附子生、制品进行了镇静、抗惊厥及镇痛作用的比较。研究表明白附子生、制品均有明显的镇静作用，能明显或不同程度地推迟因戊四唑及士的宁所致小鼠惊厥出现和死亡时间，减少小鼠扭体反应次数。生、制品作用相近。

3. 抗破伤风毒素作用 禹白附对破伤风毒素所致小鼠死亡有明显的保护作用，对照组动物观察 96 小时存活率为 22.5%，而给予禹白附温浸组为 80%；给予禹白附水提或醇提物组存活率分别为 80%、82%，而对照组存活率仅为 32.5%。

4. 其他作用 新鲜块茎的醇提出液微有溶血作用，其溶血指数为 1∶77。体外筛选法表明，禹白附有抗肿瘤活性。

性味归经

辛，温；有毒。归胃、肝经。

功效主治

祛风痰，定惊搐，解毒散结，止痛。用于中风痰壅，口眼㖞斜，语言謇涩，惊风癫痫，破伤风，痰厥头痛，偏正头痛，瘰疬痰核，痈疽肿毒，毒蛇咬伤。

临床应用

1. 中风痰壅（脑血管意外后口眼㖞斜、半身不遂者） 白附子、僵蚕、全蝎各 10 g。如牵正散。

2. 痰厥头痛（有风痰或寒痰、湿痰表现者及偏头痛和感冒所致的头痛） 白附子、白芷、天麻、胆南星、何首乌、当归、生姜等各 15 g。水煎服，每日 1 次。

3. 汗斑 白附子末适量，雄黄少许。用姜汁和调，擦患部，每日数次，擦后晒太阳，促进色素恢复。

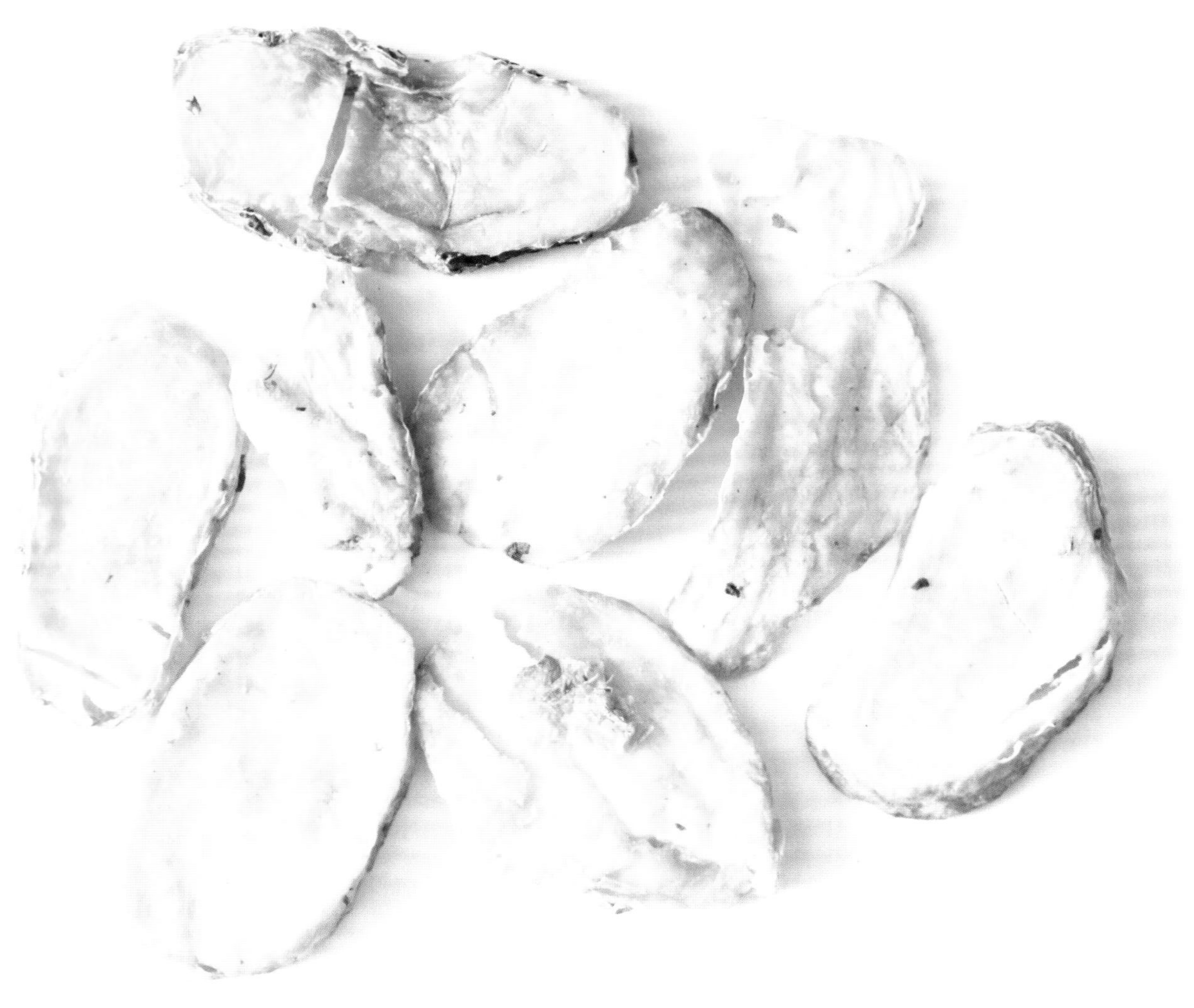

白附子饮片

用法用量

3 ~ 6 g，一般炮制后用。外用：生品适量，捣烂，熬膏或研末以酒调敷患处。

使用注意

孕妇慎用；生品内服宜慎。

杜仲

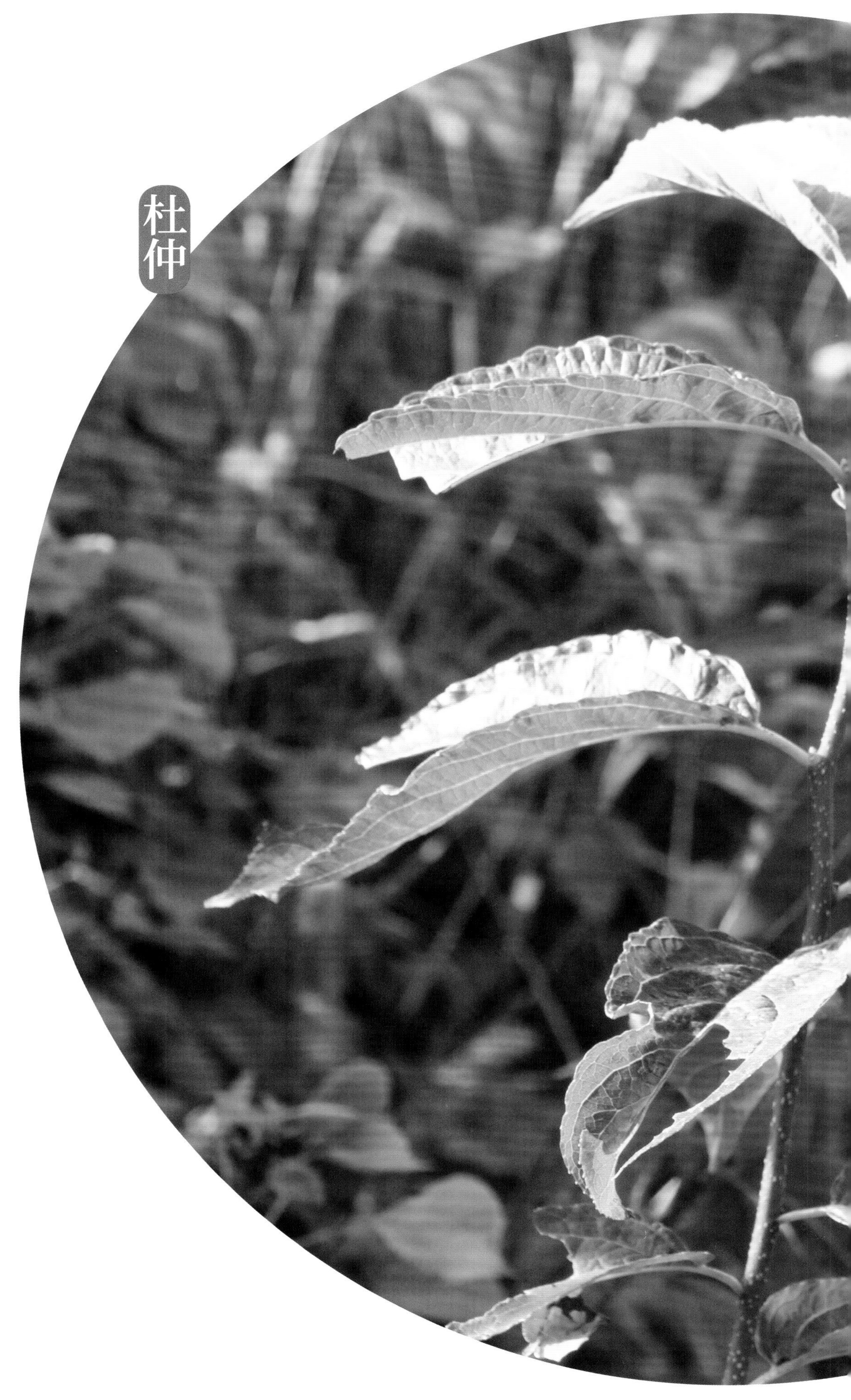

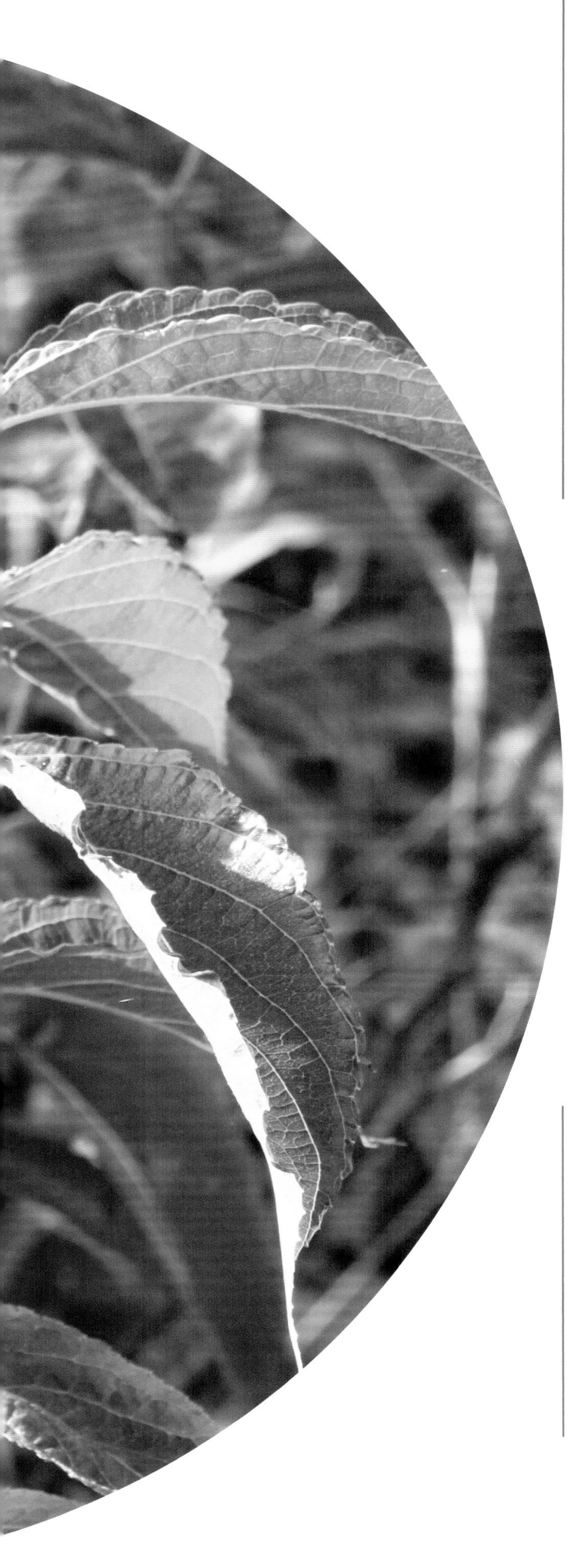

杜仲

DUZHONG

基　原

本品为杜仲科植物杜仲 *Eucommia ulmoides* Oliv. 的干燥树皮。

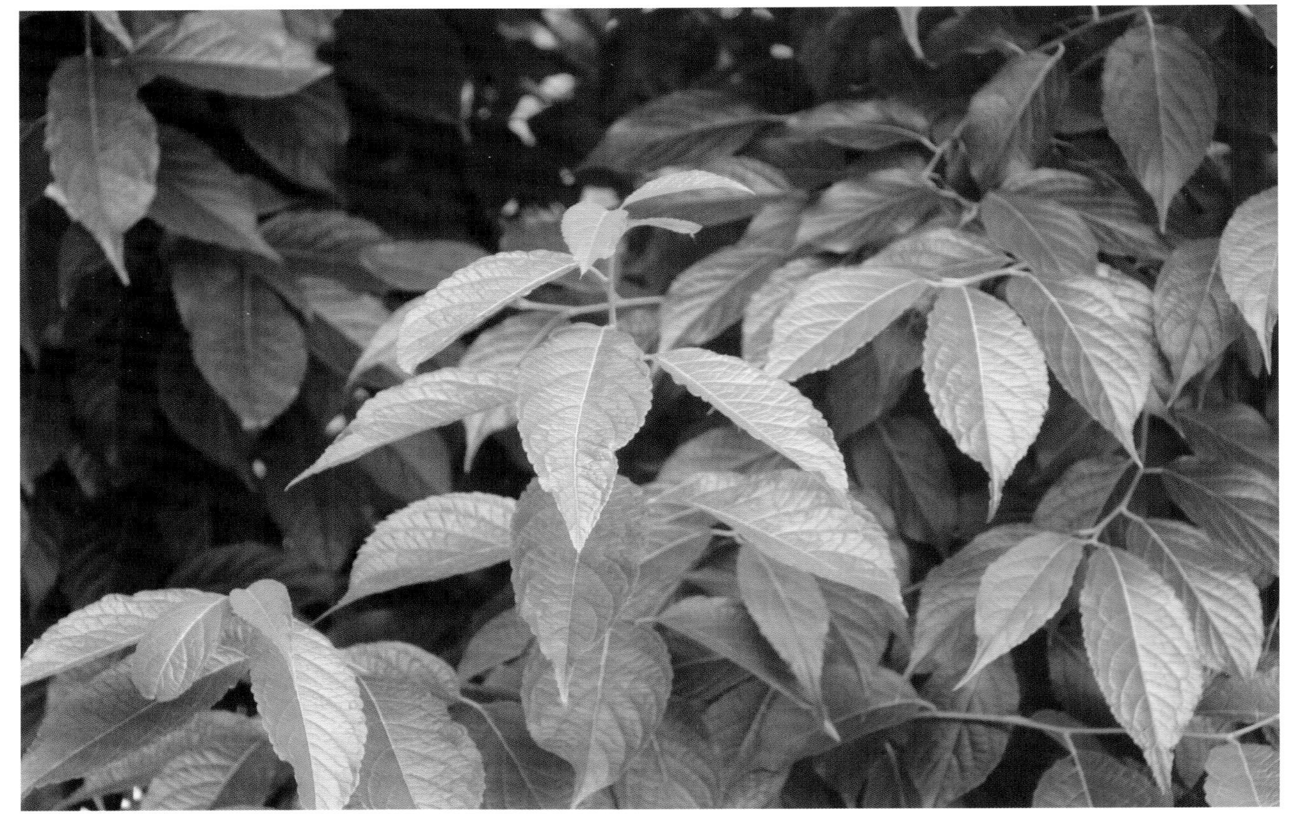

杜仲

形态特征

落叶乔木，高达 20 m；树皮和叶折断后均有银白色细丝。叶椭圆形或椭圆状卵形，先端长渐尖，基部圆形或宽楔形，边缘有锯齿。花单性，雌雄异株，无花被，先叶或与叶同时开放，单生于小枝基部。翅果长椭圆形而扁，长约 3.5 cm，先端凹陷，种子 1 粒。花期 4 ~ 5 月，果期 9 ~ 11 月。

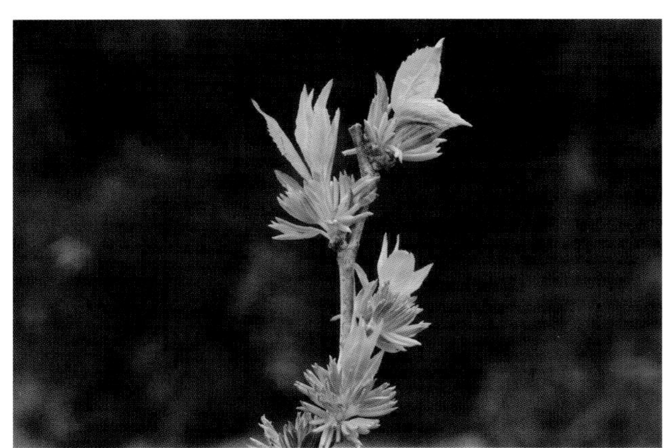

杜仲嫩芽

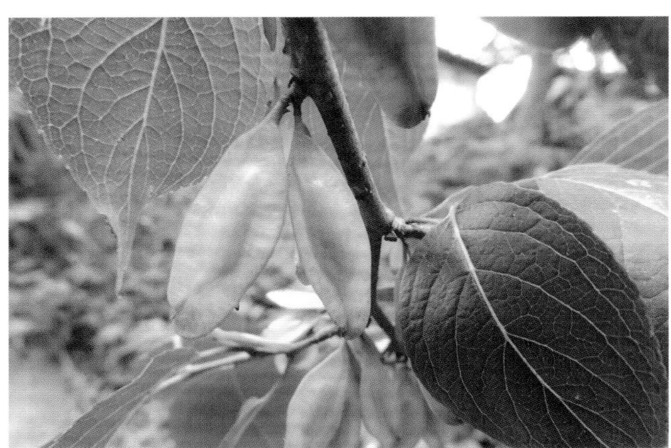

杜仲果枝

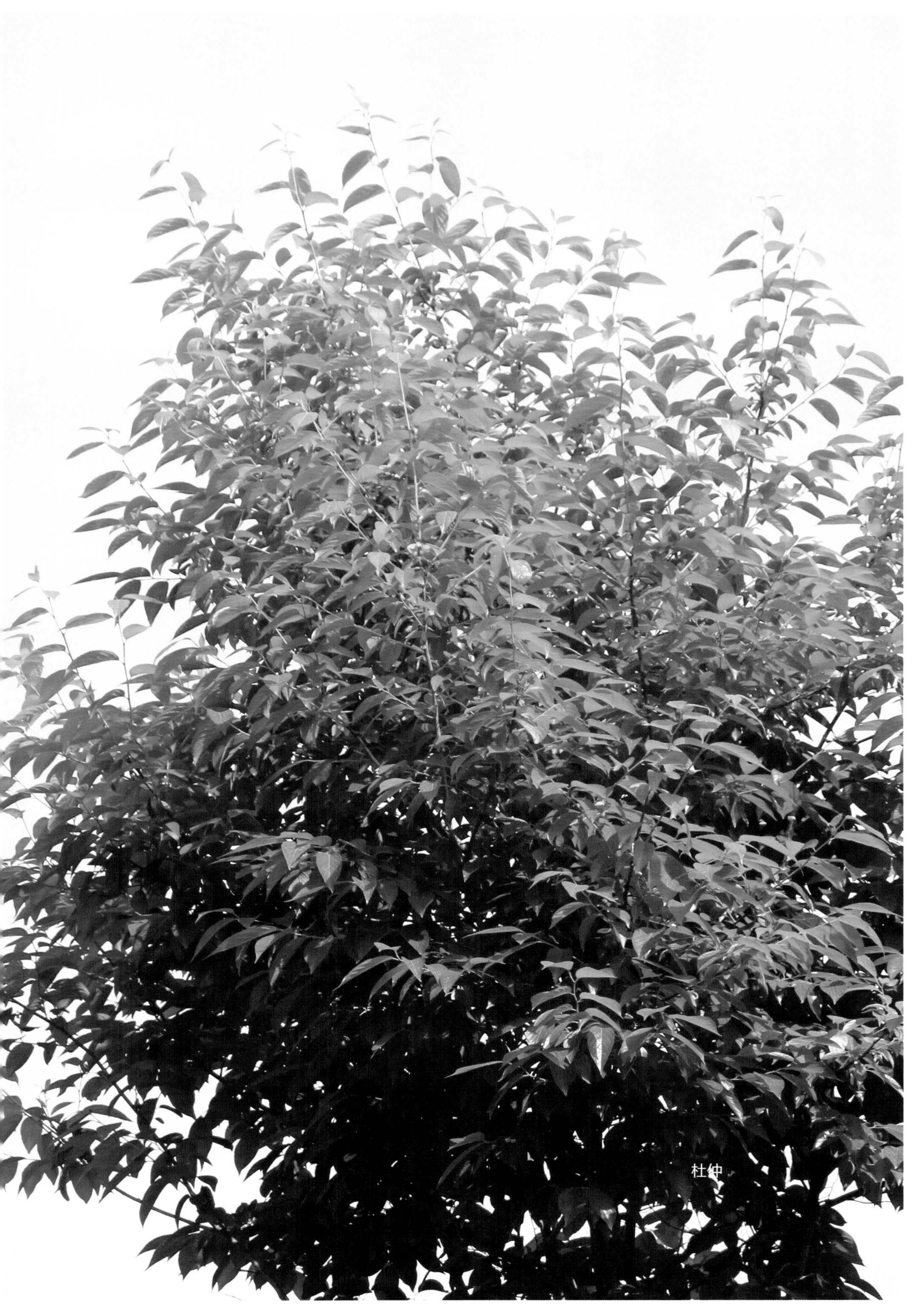
杜仲

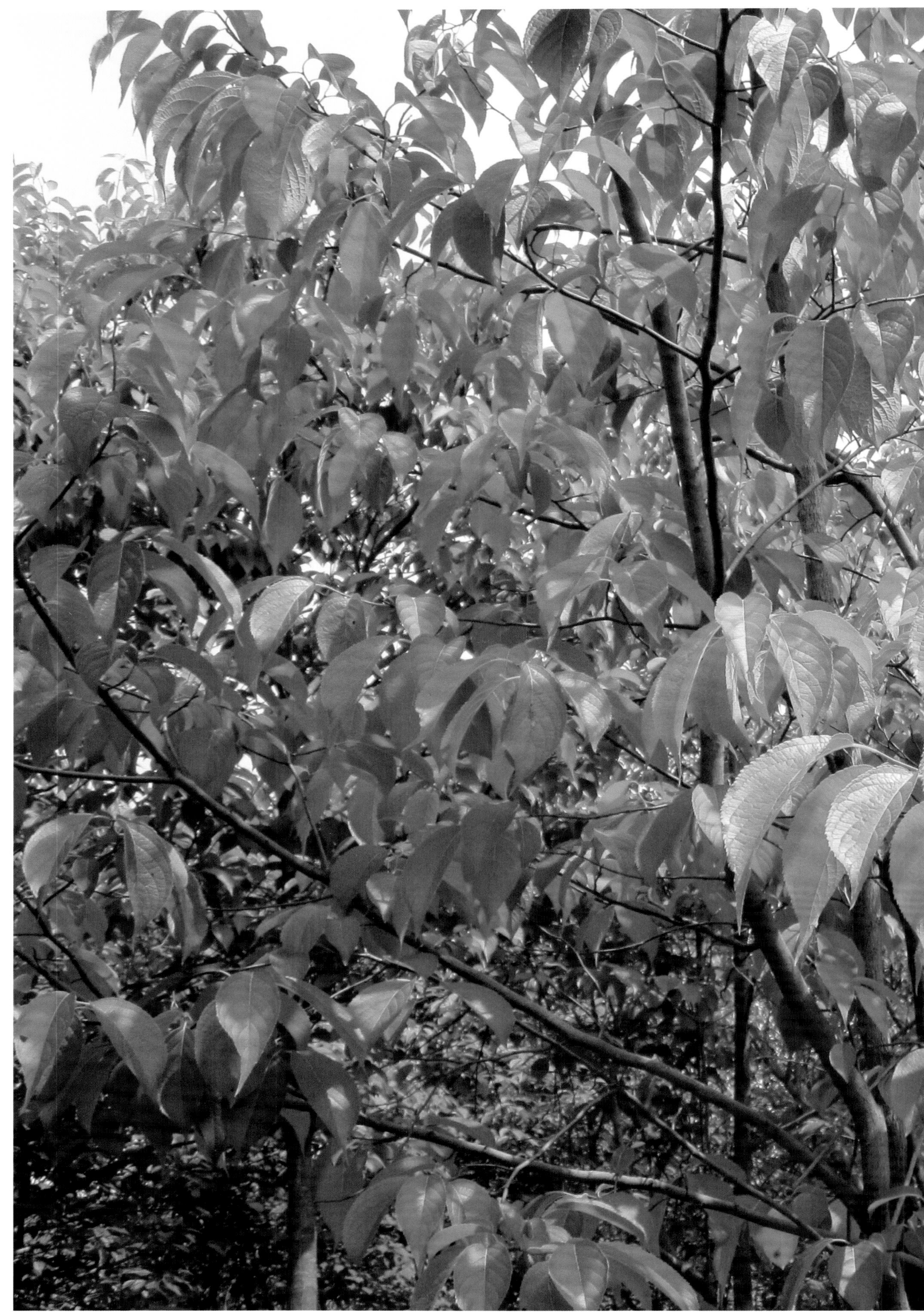

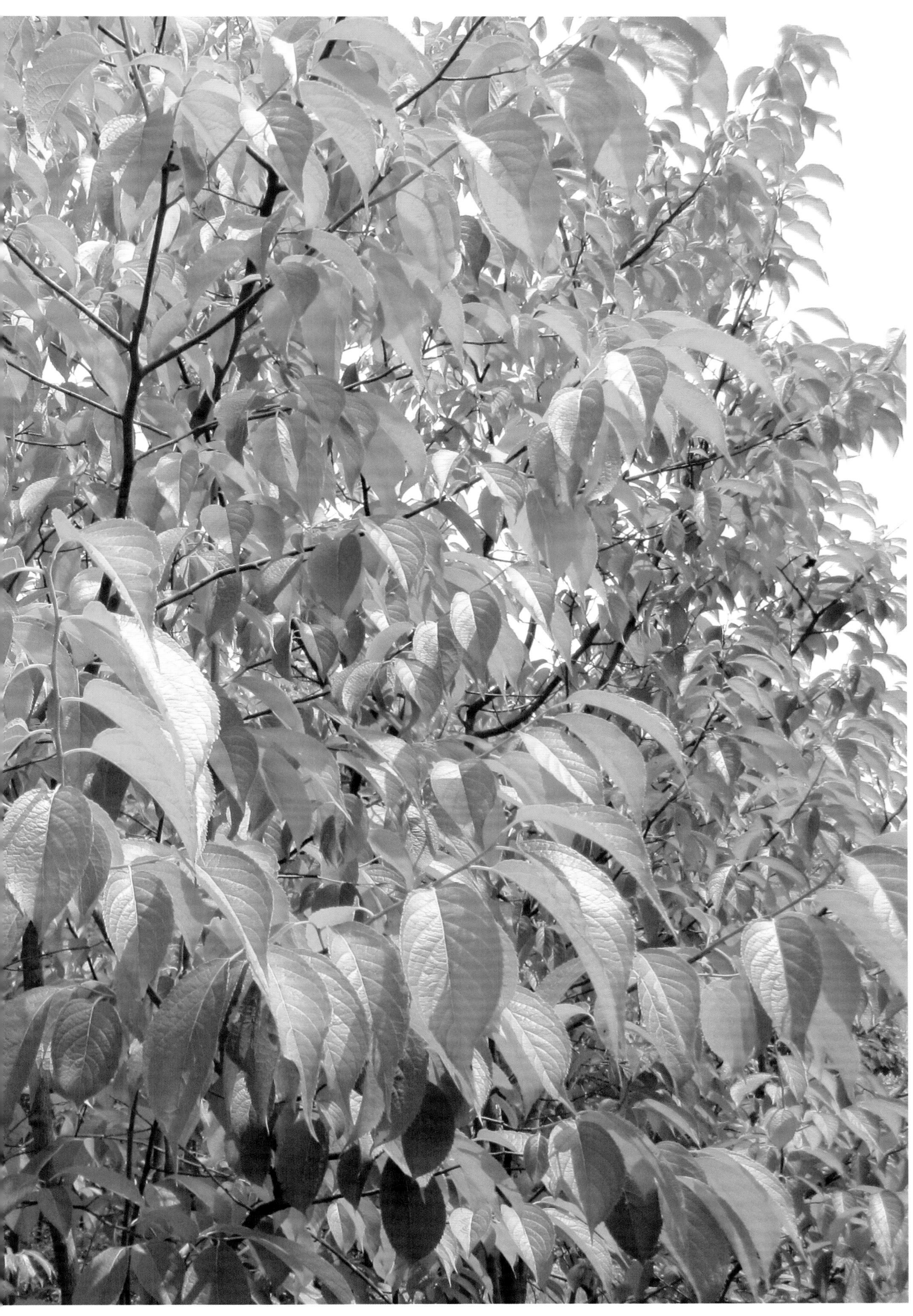

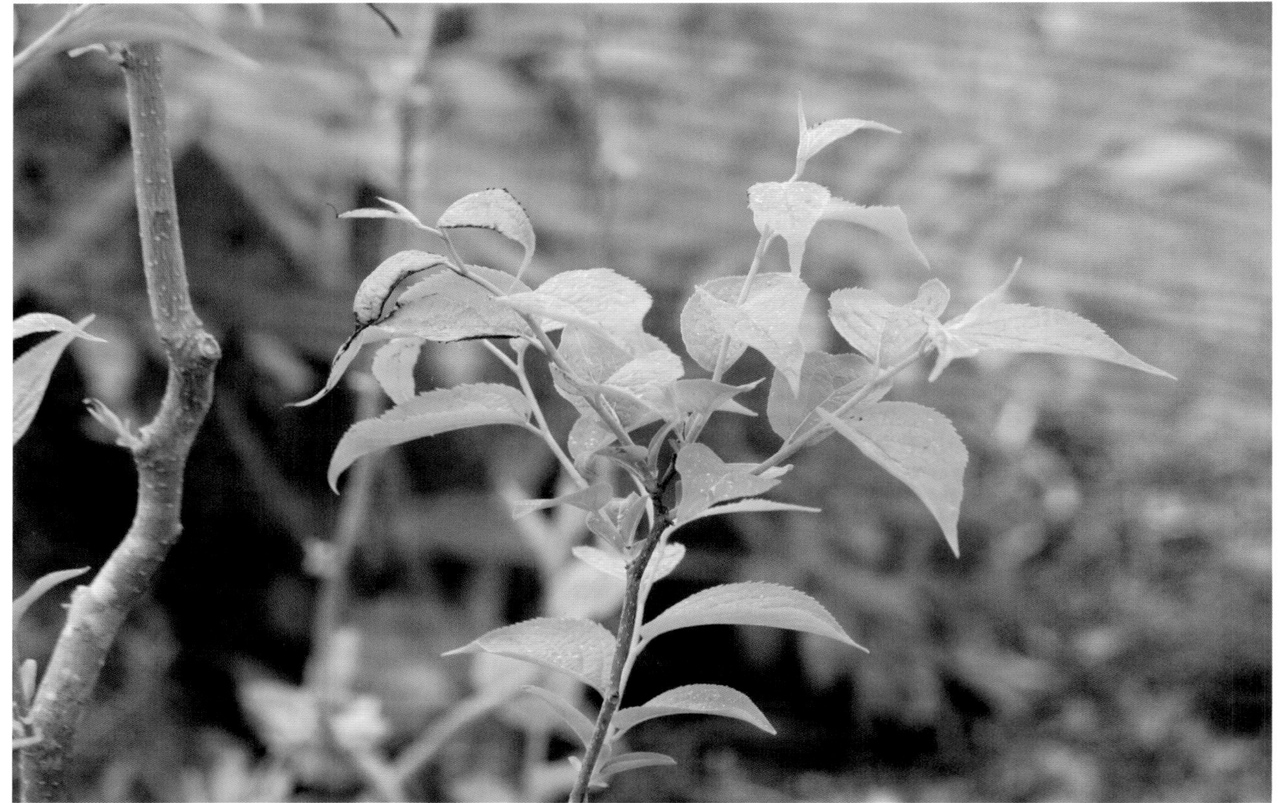

杜仲

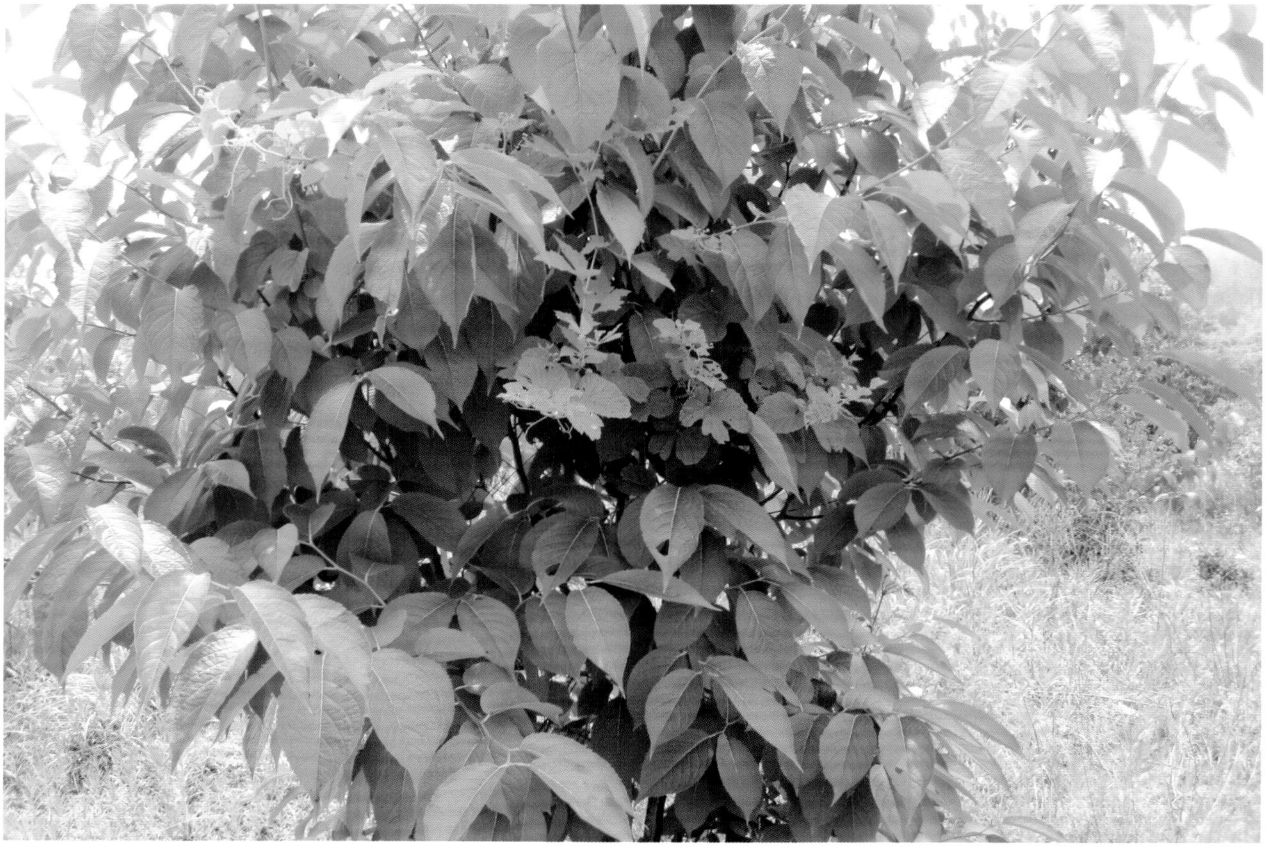

杜仲

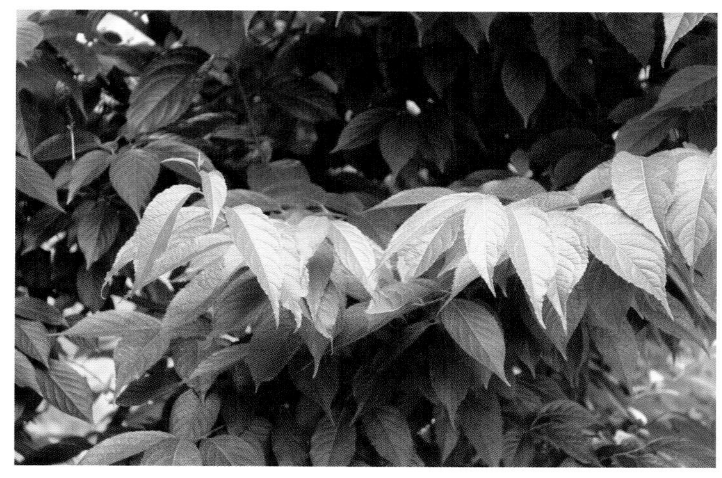

杜仲

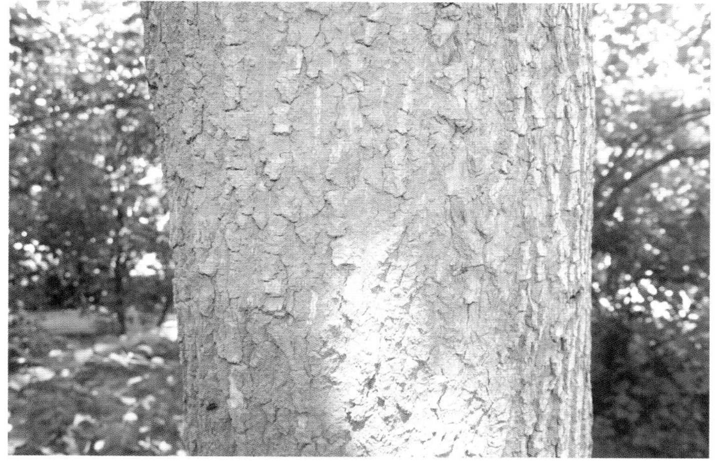

杜仲树皮

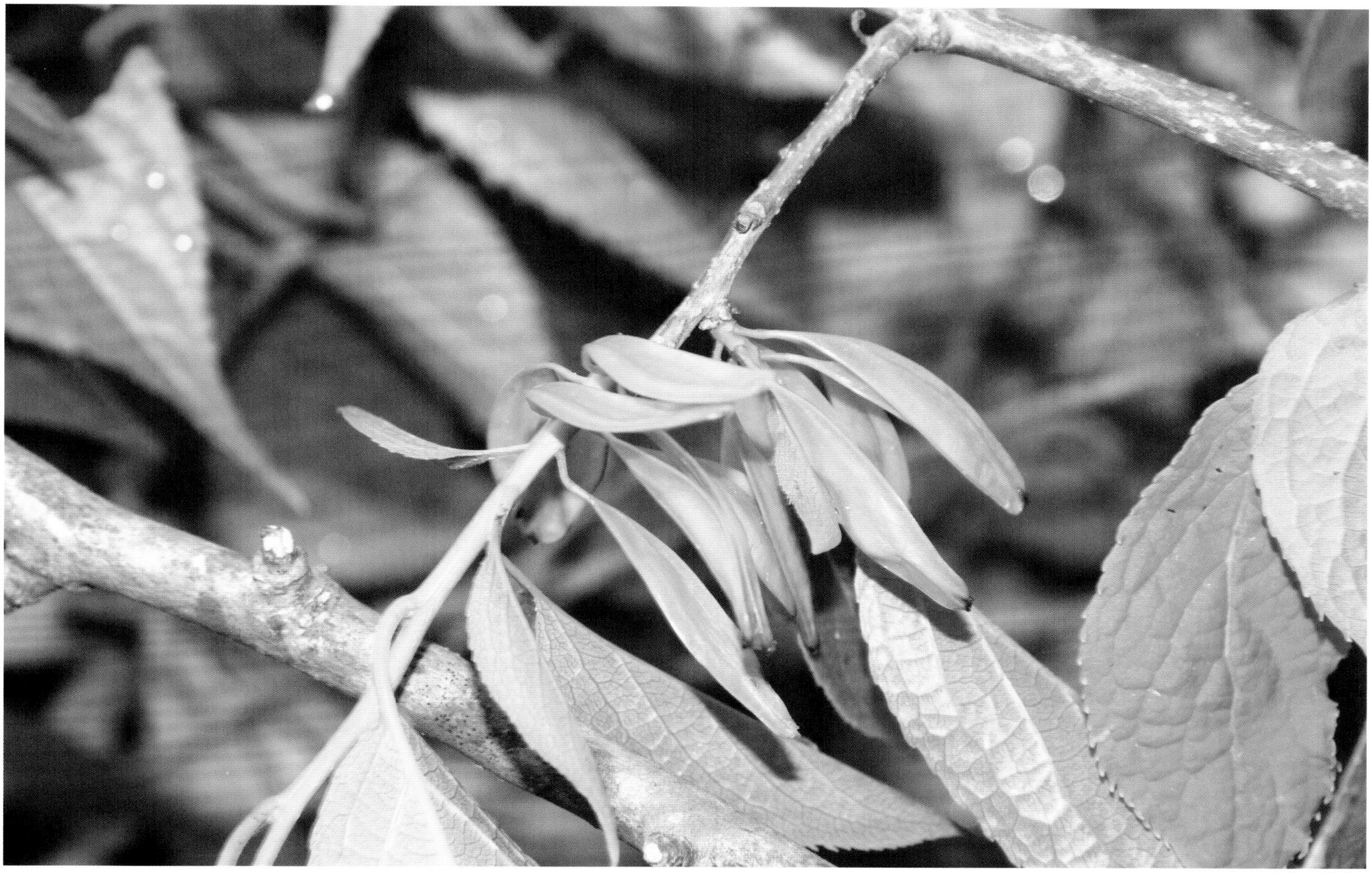

杜仲

生境分布

生长于山地林中或栽培。分布于四川大巴山区、陕西、贵州、河南伏牛山区、湖南湘西土家族苗族自治州、湖南常德、湖北恩施。此外，广西、浙江、甘肃也产。

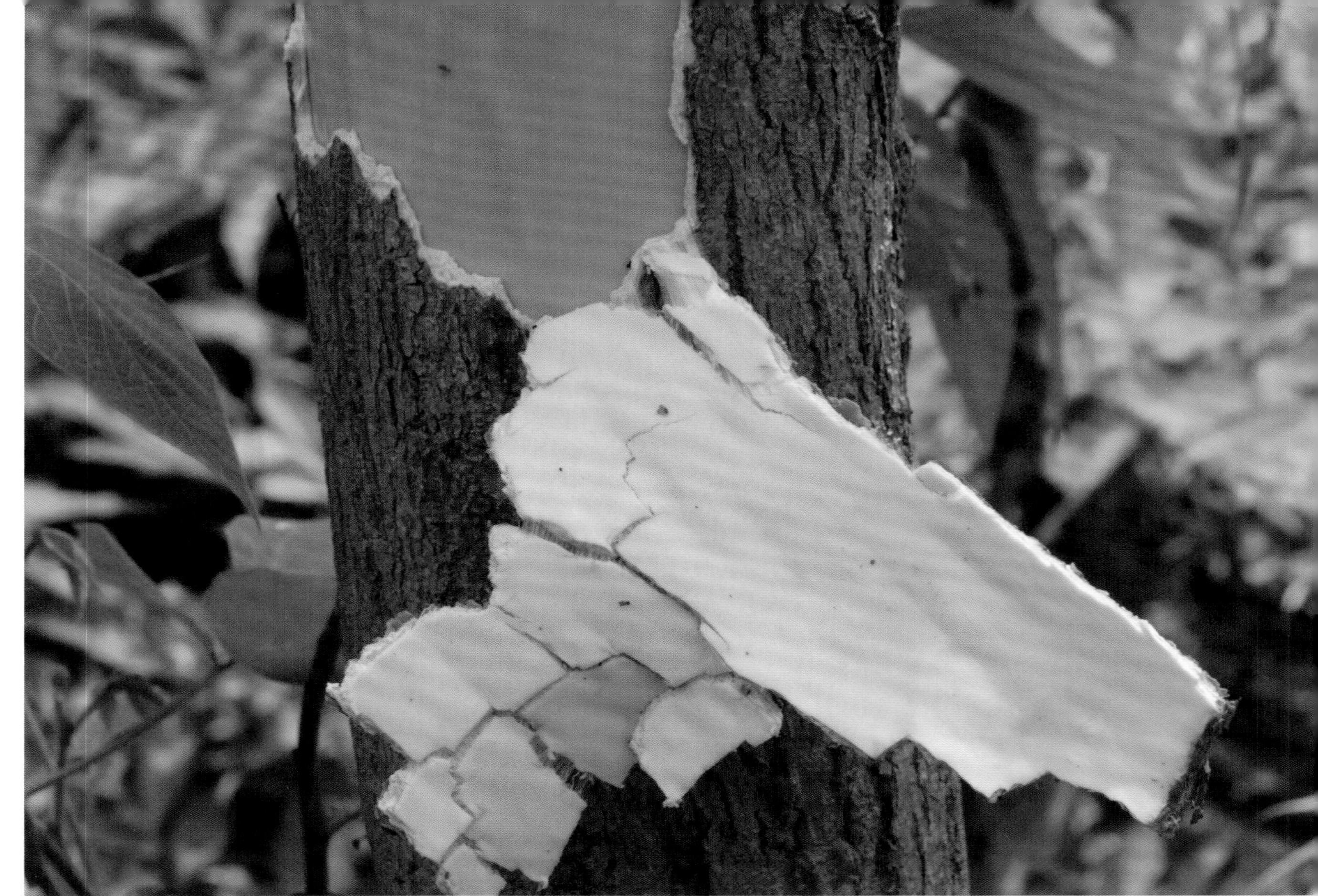

杜仲树皮

采收加工

4 ~ 6 月剥取，去掉粗皮，堆置“发汗”至内皮呈紫褐色，晒干。

药材性状

本品呈板片状或两边稍向内卷，大小不一，厚 3 ~ 7 mm。外表面淡棕色或灰棕色，有明显的皱纹或纵裂槽纹；有的树皮较薄，未去粗皮，可见明显的皮孔；内表面暗紫色，光滑，质脆，易折断，断面有细密、银白色、富弹性的橡胶丝相连。气微，味稍苦。

化学成分

本品含杜仲胶、糖苷、生物碱、果胶、脂肪、树脂、有机酸、酮糖、维生素 C 、醛糖。此外，杜仲皮和叶中含有 10 多种木脂素及木脂素苷：松脂素双糖苷、松脂素苷、丁香脂素双糖苷、（+）-medioresinol-di-O-β-D-glc、1-羟基松脂素双糖苷、杜仲素-A、丁香脂素苷、1-羟基松脂素-4'-糖苷、耳草素（醇）双糖苷、橄榄脂素双糖苷、橄榄脂素-4'-苷、橄榄脂素-4'-苷、橄榄脂素。还含10种环烯醚萜类成分：桃叶珊瑚苷（aucubin）、京尼平苷（genipofside）、京尼平苷酸（geniposidica acid）、哈帕苷乙酸酯（hatpagide acetate）、筋骨草苷（ajlugoslde）、杜仲苷（uhnoside）、雷扑妥苷（retoside）等。尚含有杜仲醇、杜仲醇苷-Ⅰ、杜仲醇苷-Ⅱ。杜仲皮和叶折断后均有银白色的杜仲胶（guttapercha）为反式异戊二烯聚合物。在茎皮、根皮及绿叶和落叶中均含绿原酸、咖啡酸、山柰酸（kaempferol）、酒石酸、半乳糖醇（sdactito）、赤苏醇型-guaiacylglycerol及杜仲丙烯醇（ulmoprenol）。杜仲皮中还含脂溶性正二十九烷、正三十烷醇、白桦脂醇、白桦脂酸、β-谷甾醇、熊果酸、香草酸。

药理作用

1. 调节细胞免疫 用2，4-二硝基氯苯所致小鼠迟发型超敏反应和非特异性酯酶染色法测定T细胞百分比，表明醇沉杜仲水煎液能抑制2，4-二硝基氯苯所致的迟发型超敏反应，并能使大剂量氢化可的松所致的T细胞百分比降低，可使S180小鼠外周血中T细胞百分比增高，腹腔巨噬细胞吞噬功能增强，对细胞免疫显示双相调节作用。

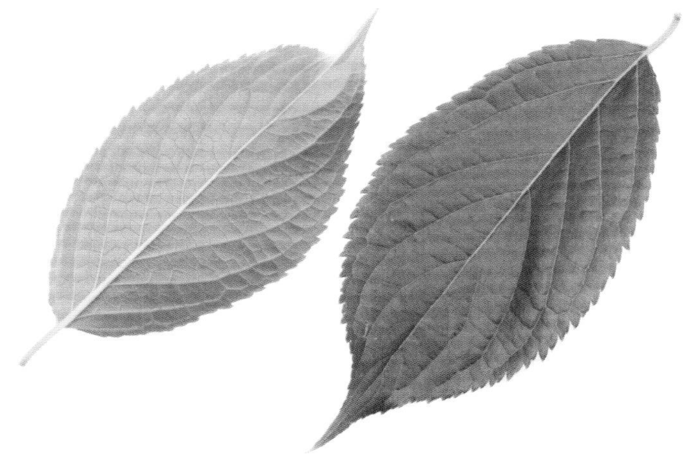

杜仲叶药材

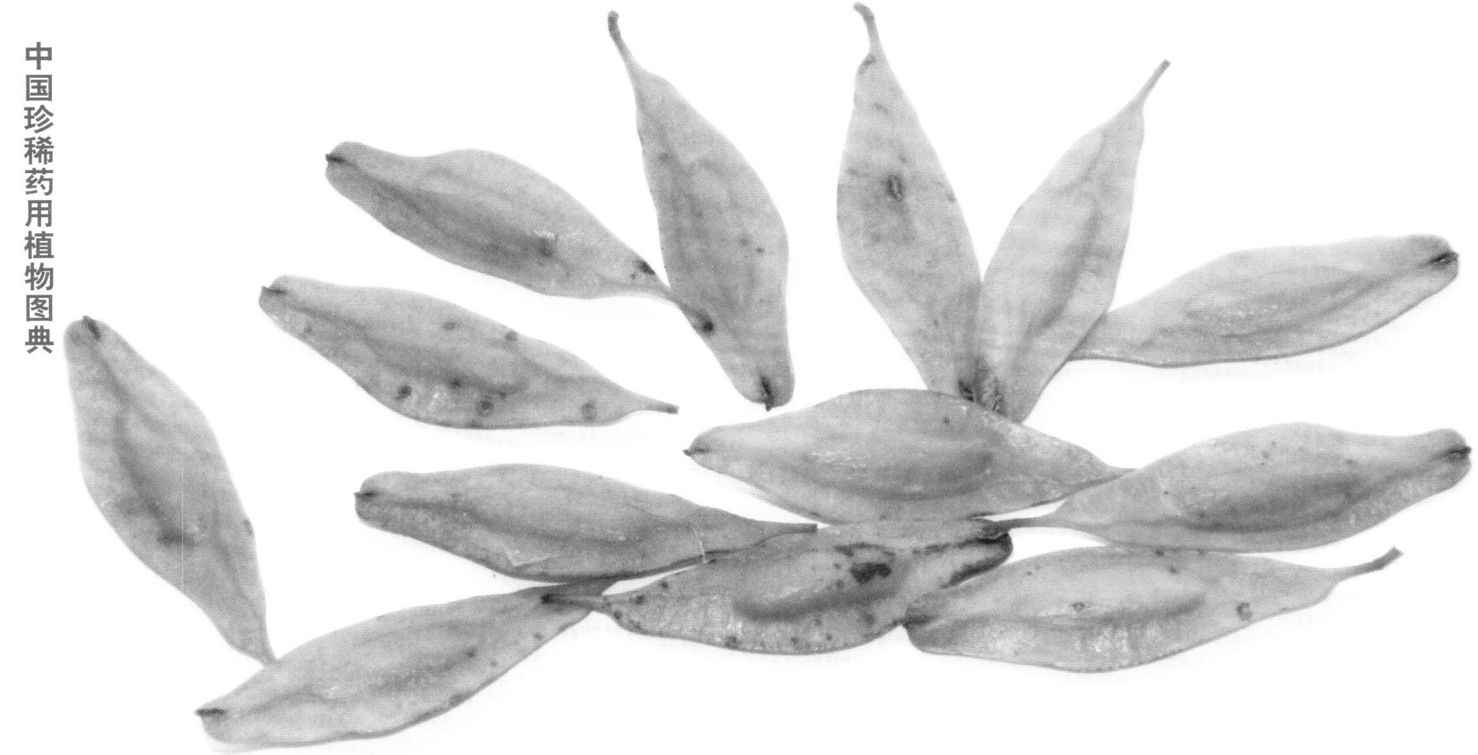

杜仲子药材

2. 降血压 犬静滴杜仲煎剂 0.4 g/kg，血压迅速下降，持续 5 分钟后逐渐回升。给麻醉猫静滴 20％杜仲煎剂每只 0.4 ～ 0.7 mL，可使血压下降，当剂量增大到 0.08 ～ 0.2 g/kg 时，降压维持时间增加到 90 分钟，降压作用亦更加明显，麻醉兔静滴杜仲煎剂后，血压亦明显下降。

3. 对心脏和血管的作用 杜仲乙醇提取物对大鼠及家兔的离体心脏有兴奋作用。对正常离体或保留神经的离体兔耳血管有扩张作用，但同样浓度却使实验性动脉粥样硬化的兔耳血管收缩。鉴于此，杜仲制剂对高血压兼冠心病病人应当慎用。杜仲对正常家兔的肾及冠状血管，低浓度时扩张，高浓度时收缩；对动脉粥样硬化家兔的冠状血管，低浓度时即呈现收缩作用。浓缩后的杜仲酊剂可使胆固醇所致的动脉粥样硬化动物肾血管扩张，而对健康动物则引起肾血管收缩。又有人指出炒杜仲能扩张肾动脉，增加肾的血流量，所以初步认为杜仲对血管的作用可因药物浓度和病理状态的不同而异。

4. 镇静作用 给小鼠腹腔注射杜仲煎剂 10 ～ 20 g/kg 或灌服 60 g/kg，可使小鼠自发活动明显减少。小鼠腹腔注射 10 g/kg，能延长戊巴比妥钠睡眠时间。小鼠灌胃给杜仲皮煎剂 15 g/kg 或杜仲叶煎剂 20 g/kg 可使小鼠活动次数显著减少。

5. 镇痛作用 小鼠皮下注射杜仲煎剂 10 g/kg 能对抗醋酸所致扭体反应。用热板法证明：小鼠腹腔注射杜仲水煎醇提物 12 g/kg，有明显镇痛作用。

6. 抗感染作用 给大鼠灌服杜仲煎剂 6 g/kg 或杜仲醇提取物 10 g/kg，对蛋清性足肿有抑制作用。于 8 日内给大鼠每日按 6 g/kg 灌服杜仲，对蛋清性足肿亦有抑制作用。在体外，杜仲煎剂对炭疽杆菌、金黄色葡萄球菌、福氏志贺菌、大肠埃希菌、铜绿假单胞菌、肺炎链球菌、乙型溶血性链球菌等均有不同程度的抑制作用。

7. 利尿作用 杜仲的各种制剂对麻醉犬、正常大鼠和小鼠均有利尿作用，而不发生快速耐受性（在血压已发生快速耐受时，利尿作用仍存在）。

8. 降血脂作用 大鼠灌服杜仲醇浸液（生药）40 g/kg 后，血清总胆固醇明显低于对照组。可能与减少胆固醇的吸收有关。

9. 抑制子宫收缩 本品对大鼠、兔有松弛子宫的作用，并能对抗垂体的收缩子宫作用。

10. 增强免疫作用 给小鼠每日灌服 1:1 杜仲液 10 mL/kg，连续给药 10 日能抑制 DNCB 所致小鼠迟发型超敏反应。小鼠每日灌服 10 mL/kg，连续 8 日，能对抗氢化可的松免疫抑制作用。于 8 日内给 S180 小鼠每日灌服 20 mL/kg 能增强其细胞免疫功能。

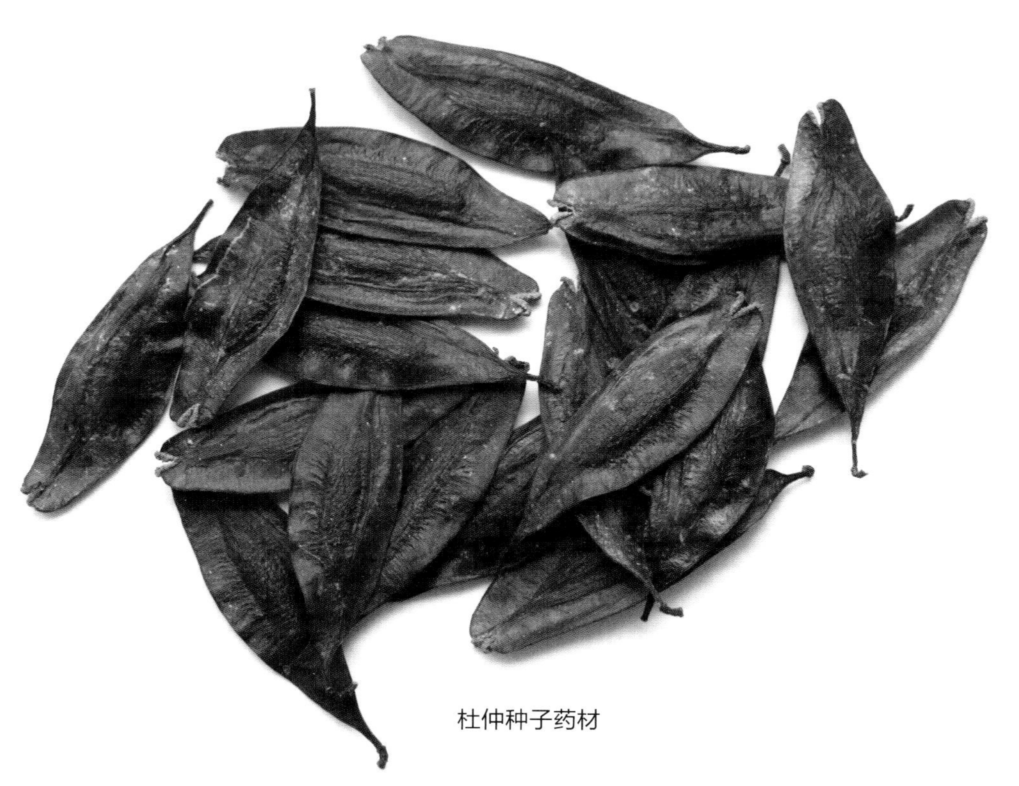

杜仲种子药材

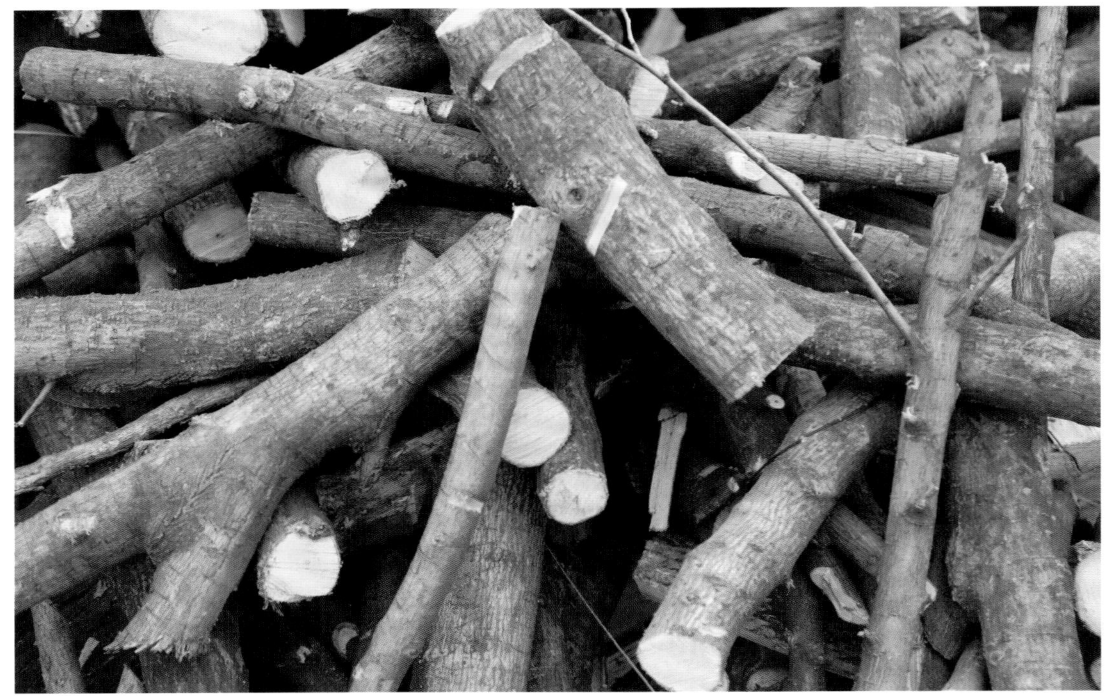

杜仲药材

11. 调节环核苷酸代谢平衡 大鼠灌胃杜仲水煎剂醇沉物（含生药 1 g/mL）10 mL/kg，每日 1 次，连续 5 次可引起血浆 cAMP 和 cGMP 含量升高。

12. 促进蛋白质合成 给小鼠皮下注射杜仲皮的水溶性提取物 200 mg/kg，连续给药 6 日能明显促进 ^{3}H-Leu 对小鼠血清、肝脏及骨髓蛋白质的掺入，亦能明显促进 ^{3}H-TdR 对小鼠骨髓、肝脏 DNA 的掺入，表明杜仲具有促进蛋白质和 DNA 合成的作用。

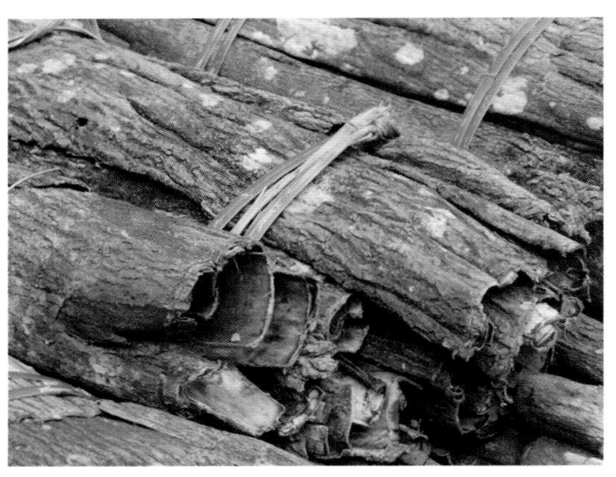

杜仲药材

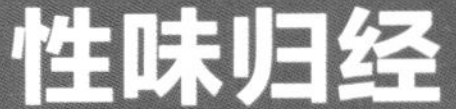

性味归经

甘，温。归肝、肾经。

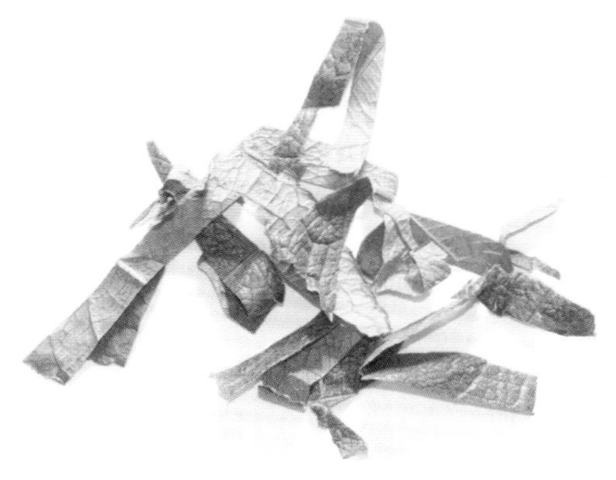

杜仲饮片

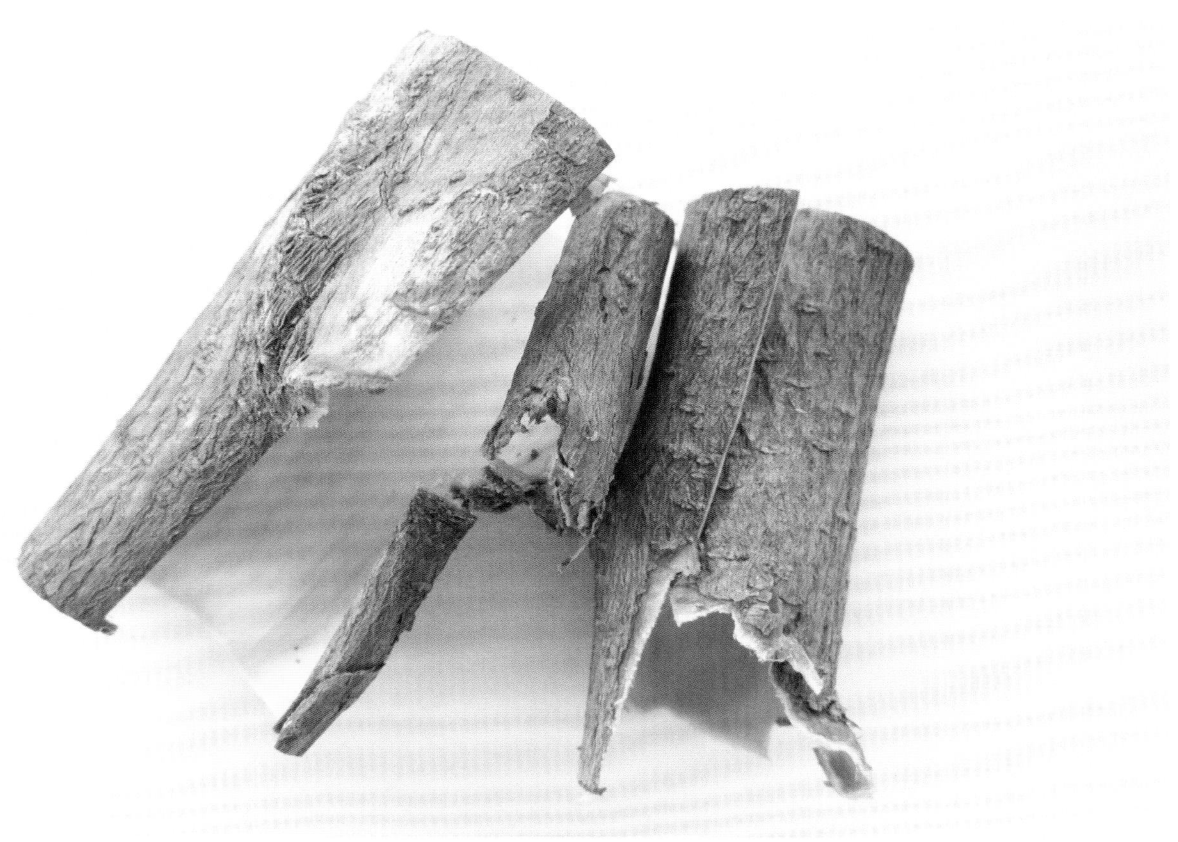

杜仲药材

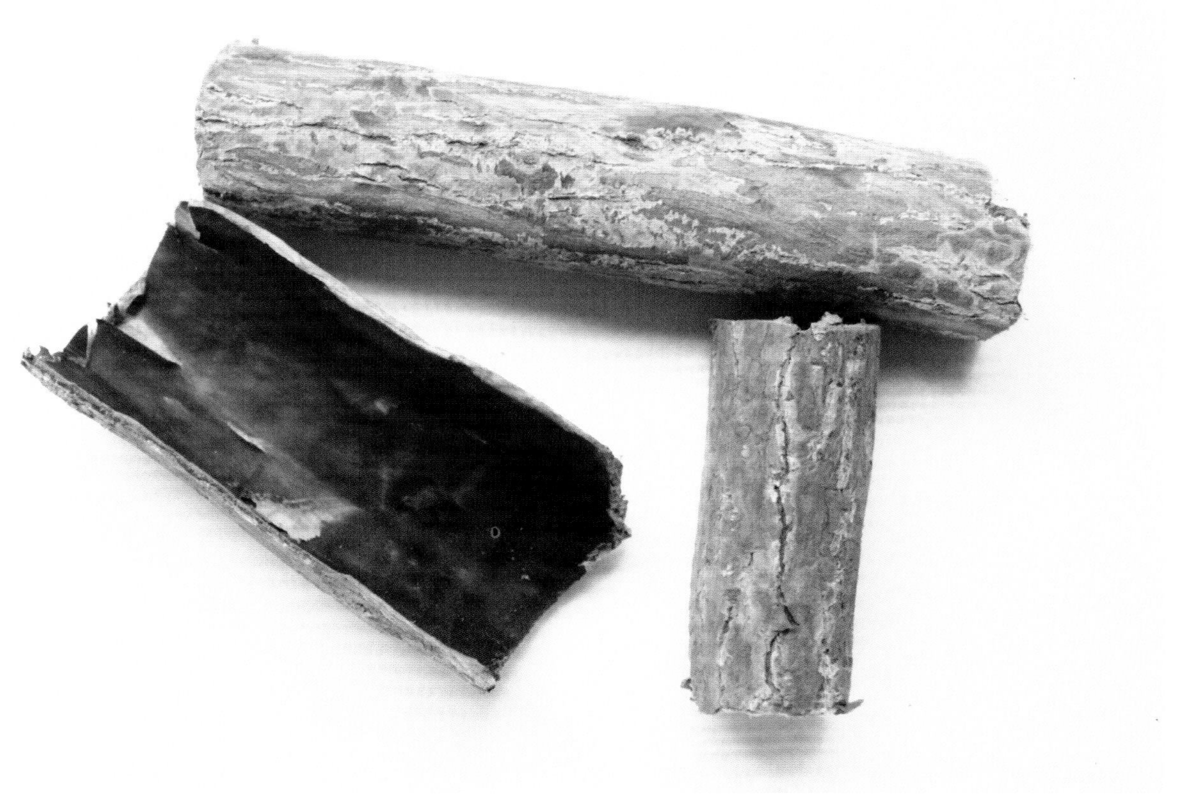

杜仲（去栓皮）药材

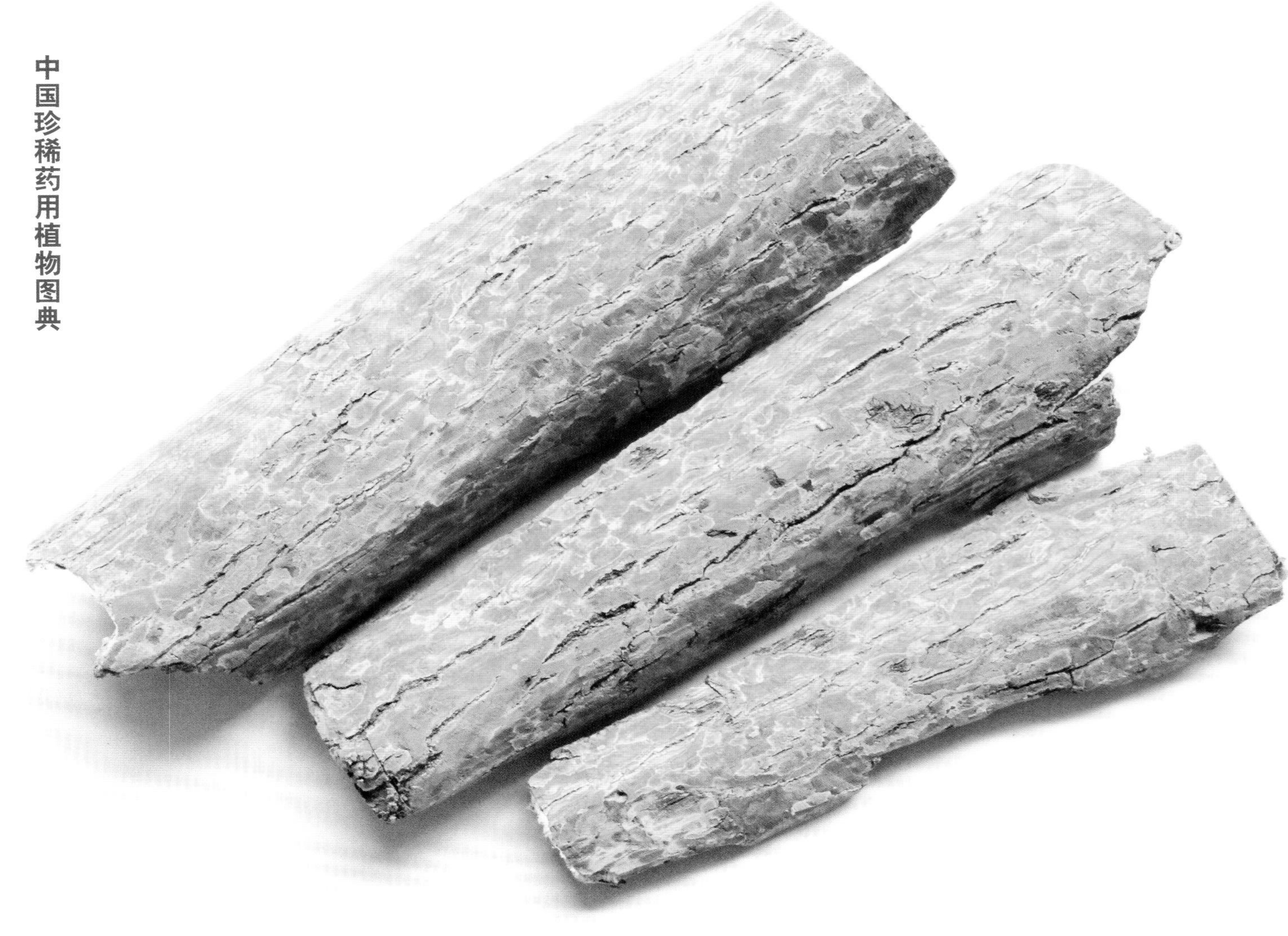

杜仲药材

功效主治

补肝肾，强筋骨，安胎。用于肝肾不足，腰膝酸痛，筋骨无力，头晕目眩，妊娠漏血，胎动不安。

临床应用

1. 原发性高血压 用10%杜仲酊剂。每日3次，每次30 mL，饭后服。或以杜仲配益母草各47 g，黄芩、钩藤、夏枯草各28 g。制成片剂，口服，每日3次，每次5片，如杜仲降压片。对于肝肾两虚，头昏耳鸣、腰酸、夜间多尿者，可与淫羊藿、制何首乌、桑寄生等各适量配伍；或用杜仲9 g，配伍枸杞子、牛膝各12 g。水煎服，

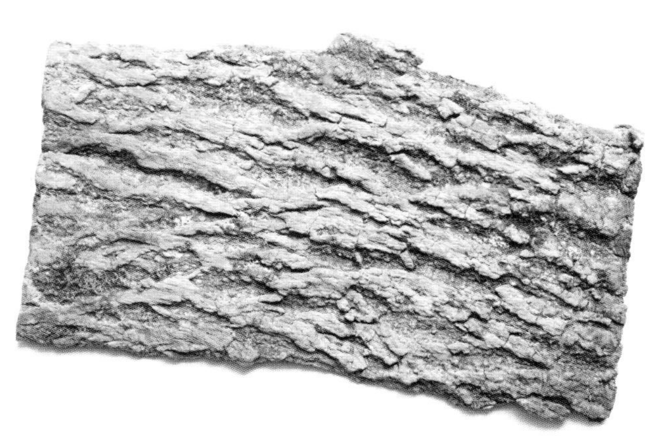

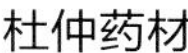
杜仲药材

杜仲饮片

有较好的降压作用；对于头晕目眩者，亦可用杜仲 12 g，桑寄生 15 g，生牡蛎 18 g，菊花、枸杞子各 9 g。水煎服，每日 1 次。

2．子宫脱垂 杜仲、枳壳、蓖麻子各 30 g。共研为细末，以醋调敷脐部，每日 1 换，15 日为 1 个疗程。

3．习惯性流产（肝肾亏损、胎动不安、腰痛欲坠者） 可配伍续断适量；亦可加用山茱萸、桑寄生等各适量。治疗胎动不安，也可用本品配补骨脂各 30 g。共研为细末，水调涂敷脐部，每日 1 换，5 日为 1 个疗程，同时卧床休息。

4．坐骨神经痛 杜仲 30 g，猪腰 1 对。加水煮沸后再煮 30 分钟，然后去杜仲，吃猪腰并喝汤，每日 1 剂，一般用 7 ~ 10 剂，观察 6 例，有良效。

5．风湿性关节炎 杜仲叶注射液（0.3 g/mL）。肌注，每日 1 ~ 2 次，每次 2 ~ 4 mL，治疗 121 例各种类型的关节炎和腰疼患者，使用时间平均 3 ~ 4 个月，最短 1 个月。结果：有效 87.4％，其中显效 42.1％。

用法用量

内服，煎汤，6 ~ 10 g；或入丸、散；或浸酒。

使用注意

阴虚火旺者慎用。

混伪品鉴别

丝棉木

本品为卫茅科植物丝棉木 *Euonymus bungeanus* Maxim. 的茎皮。茎皮外表面灰色或灰褐色，内表面淡黄白色。折断面白色胶丝疏而较脆，几无弹性，拉长至 2 mm 即断。气微，味微甘。

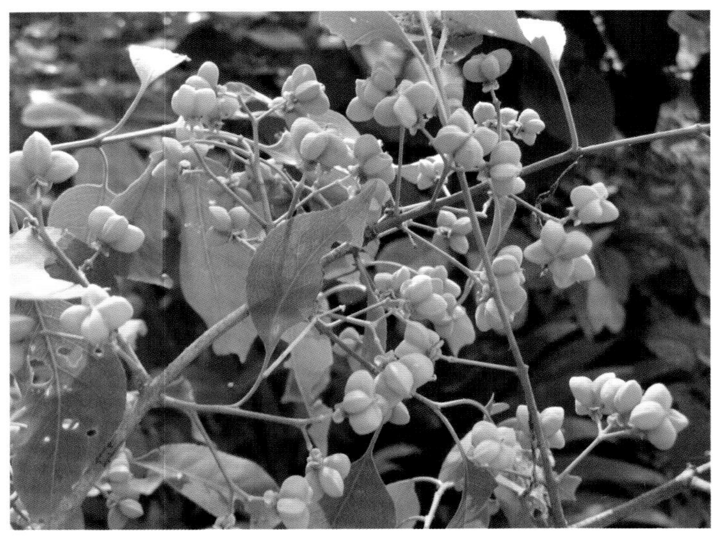

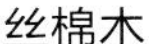

丝棉木

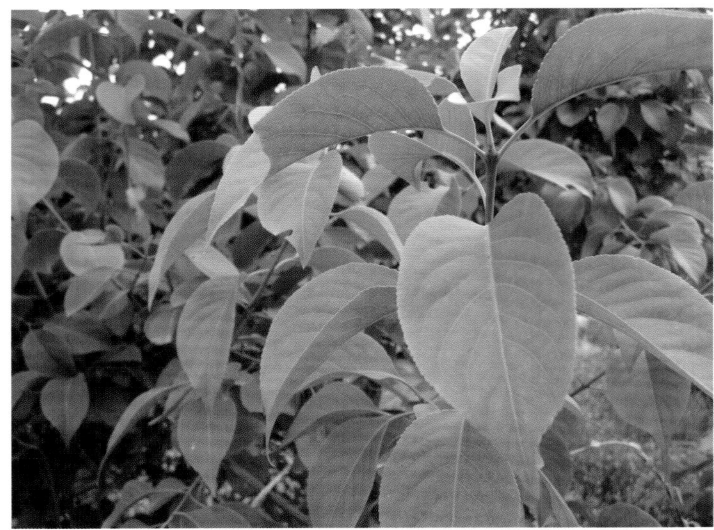

丝棉木

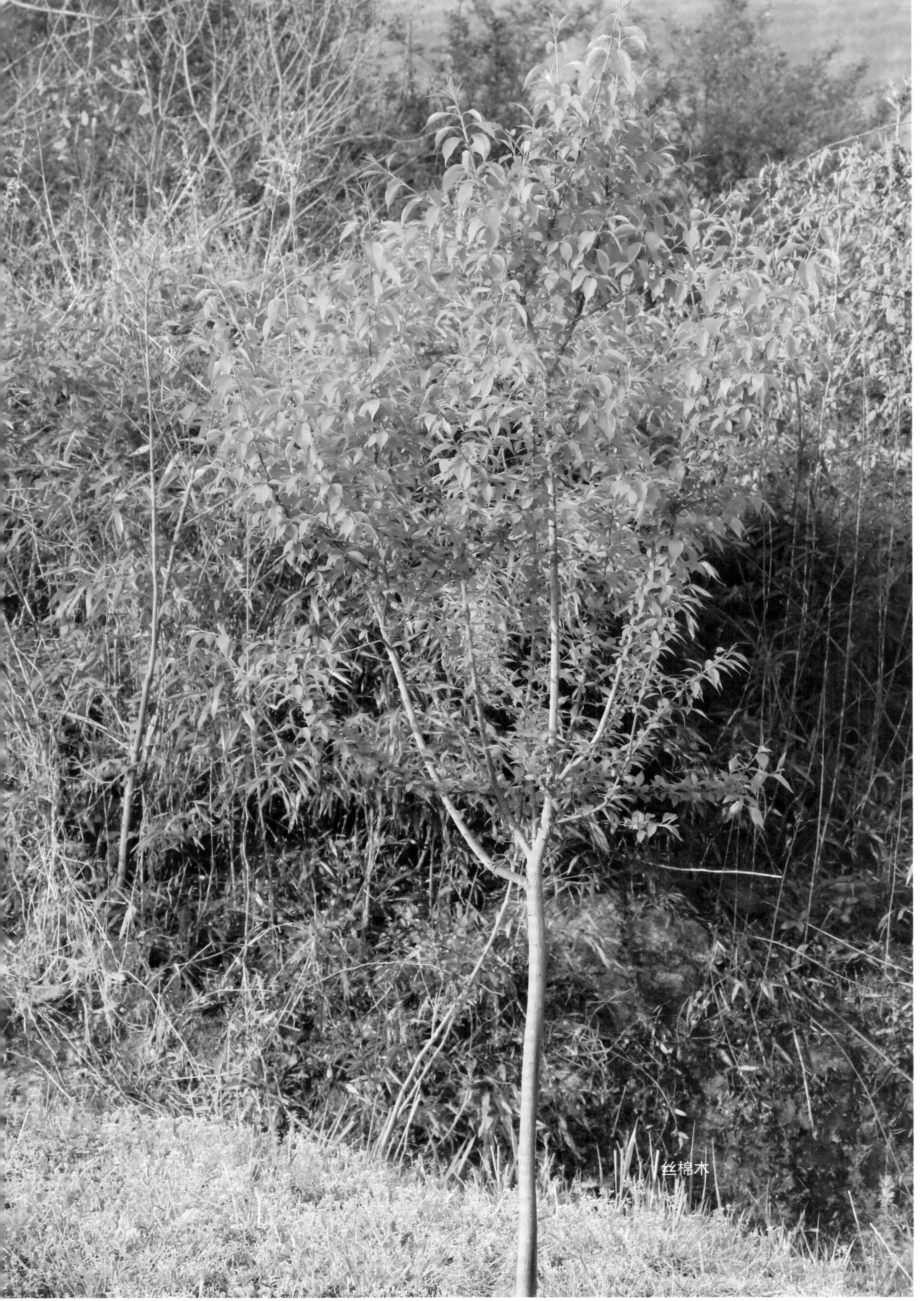
丝棉木

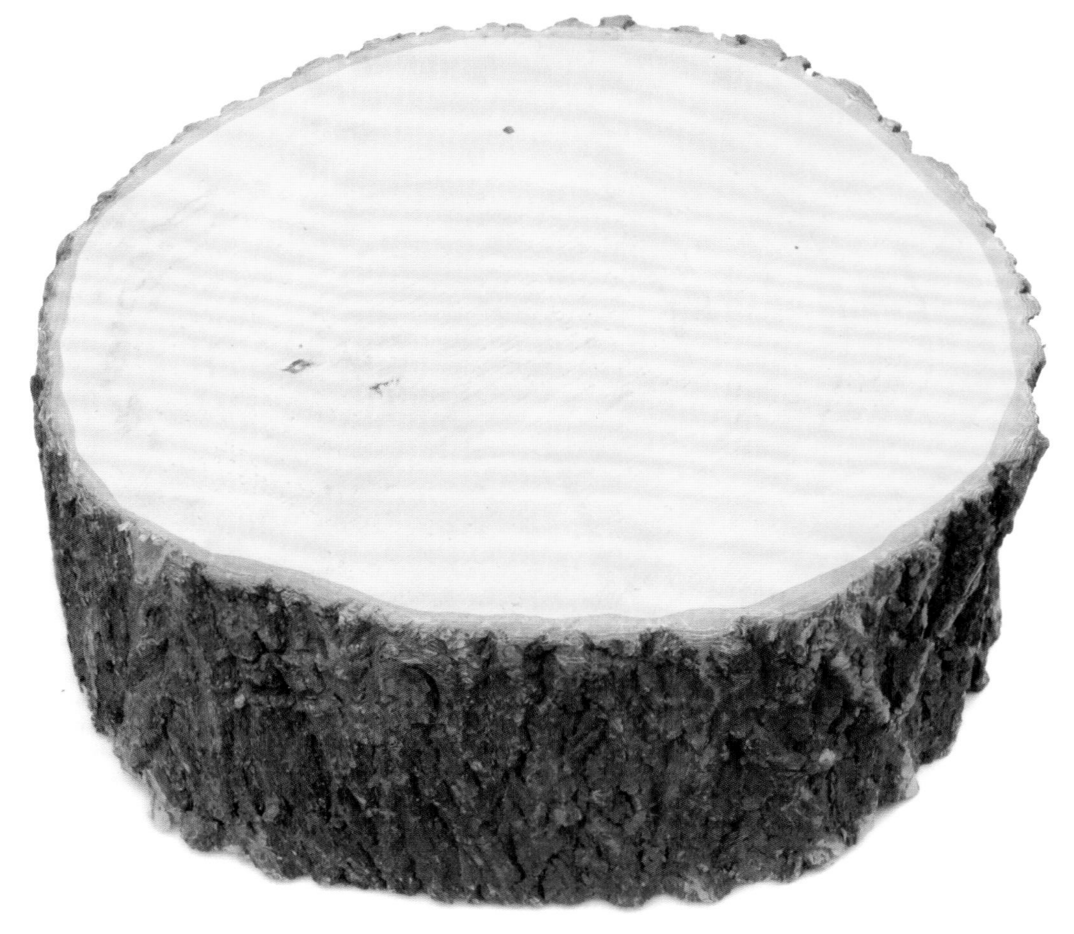

丝棉木

正木皮

本品为卫矛科植物大叶黄杨 *Euonymus japonzcus* Thunb. 的茎皮及枝。茎皮外表面灰褐色，较粗糙，有点状突起的皮孔及纵向浅裂纹。内表面淡棕色，较光滑。断面略呈纤维性，有较密的银白色丝状物，拉至 3 mm 即断。气微，味淡而涩。

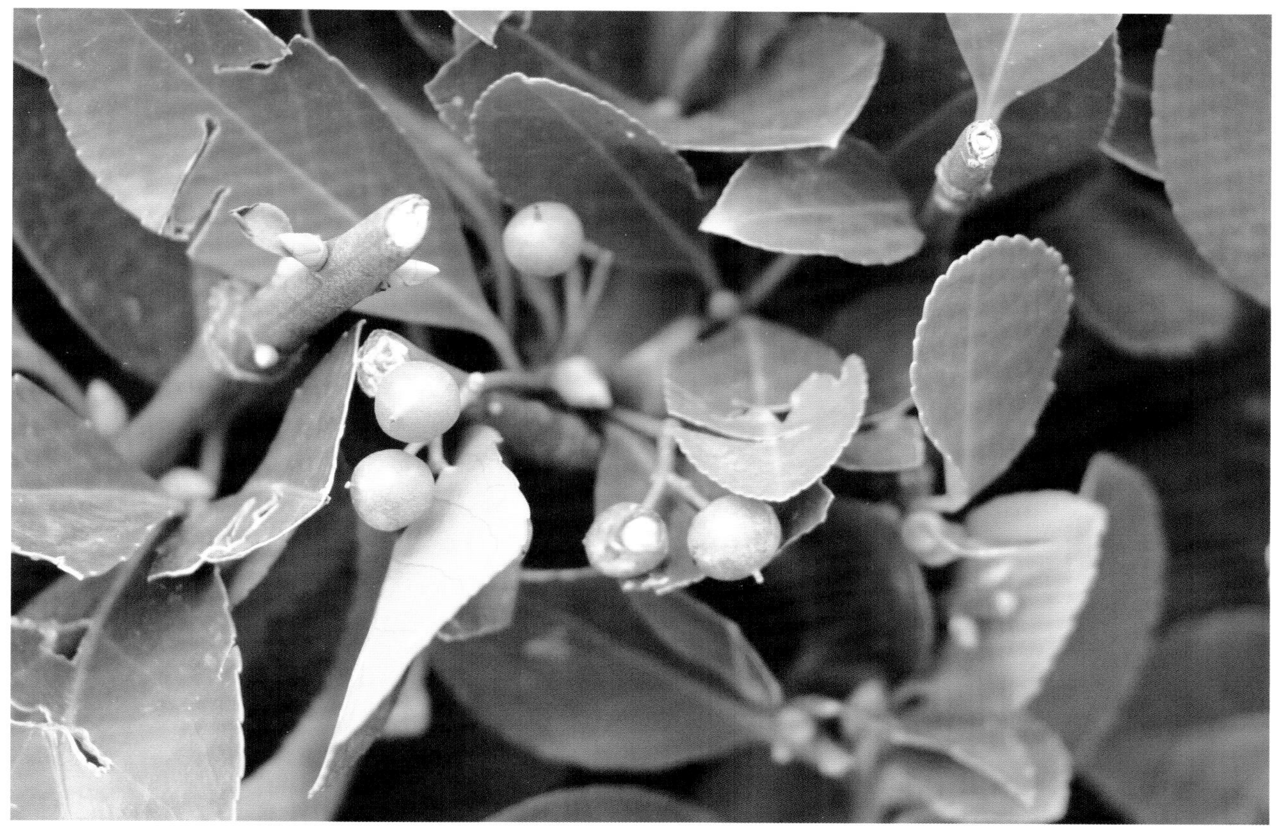

大叶黄杨

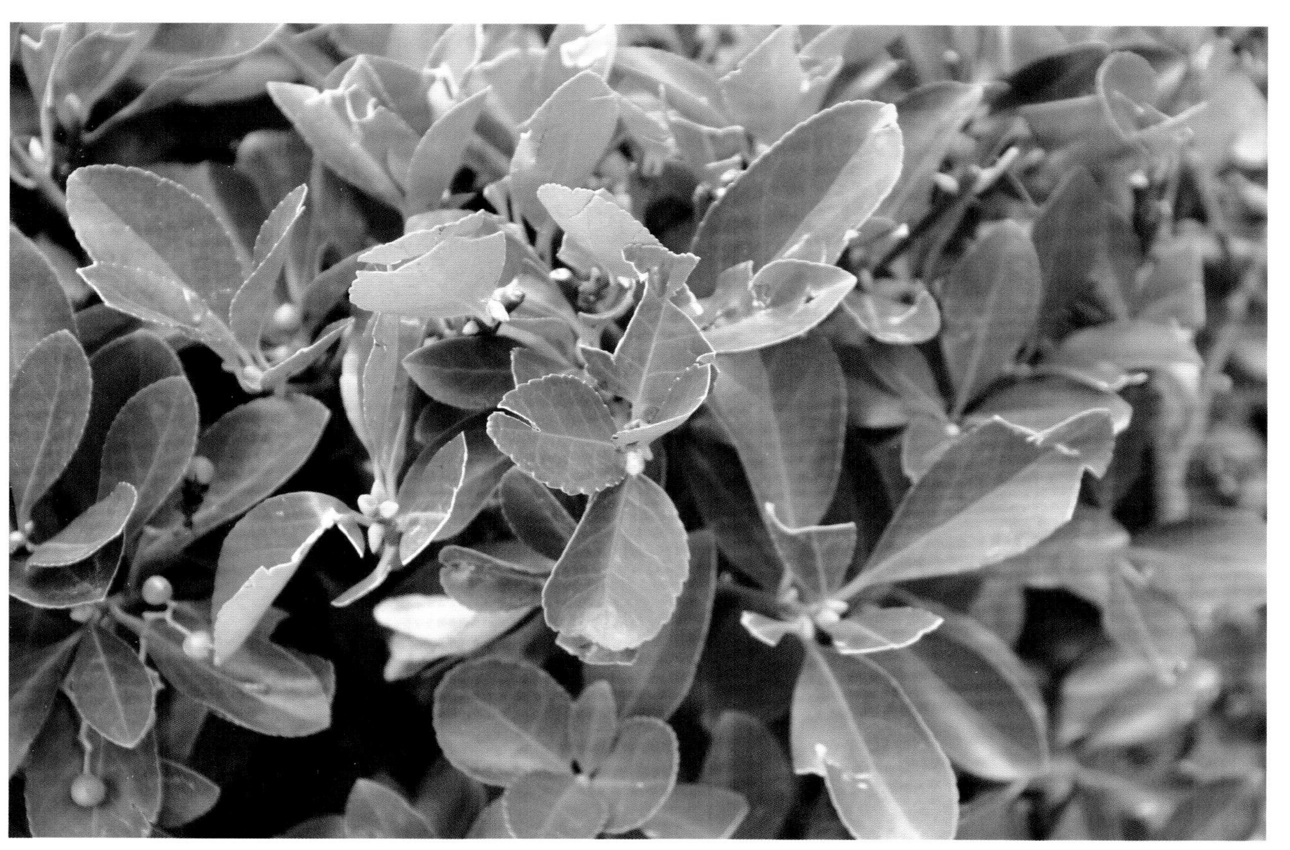

大叶黄杨

番红花

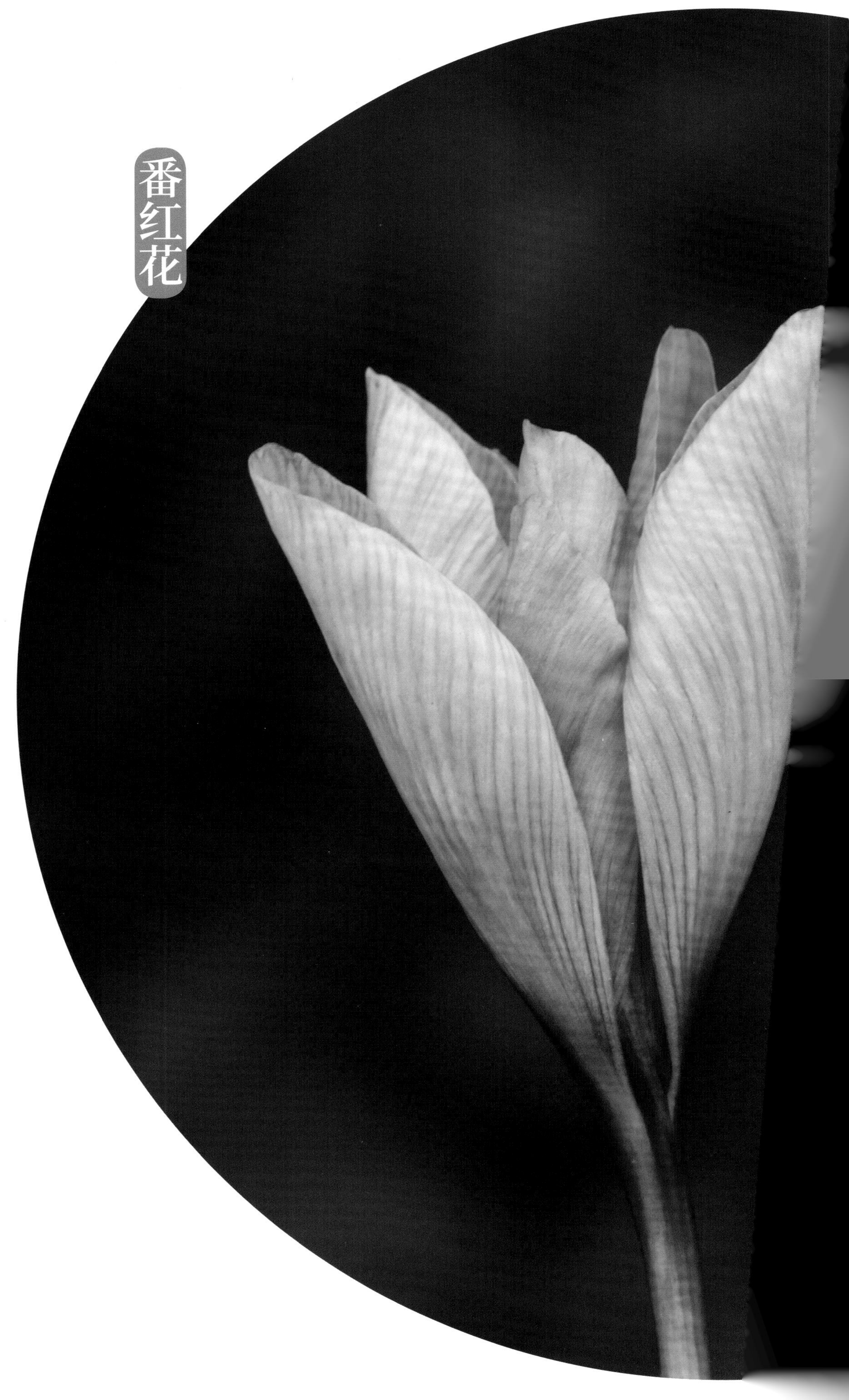

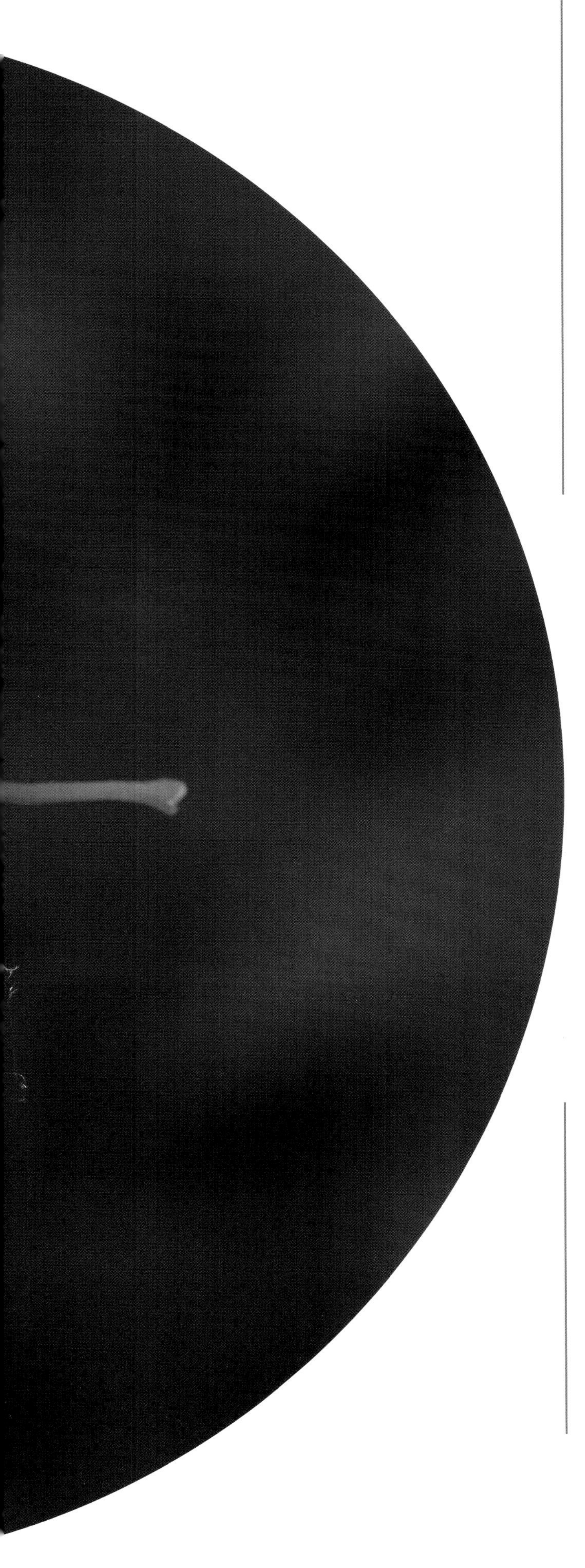

番红花

FANHONGHUA

基 原

本品为鸢尾科植物番红花 *Crocus sativus* L. 的干燥柱头。

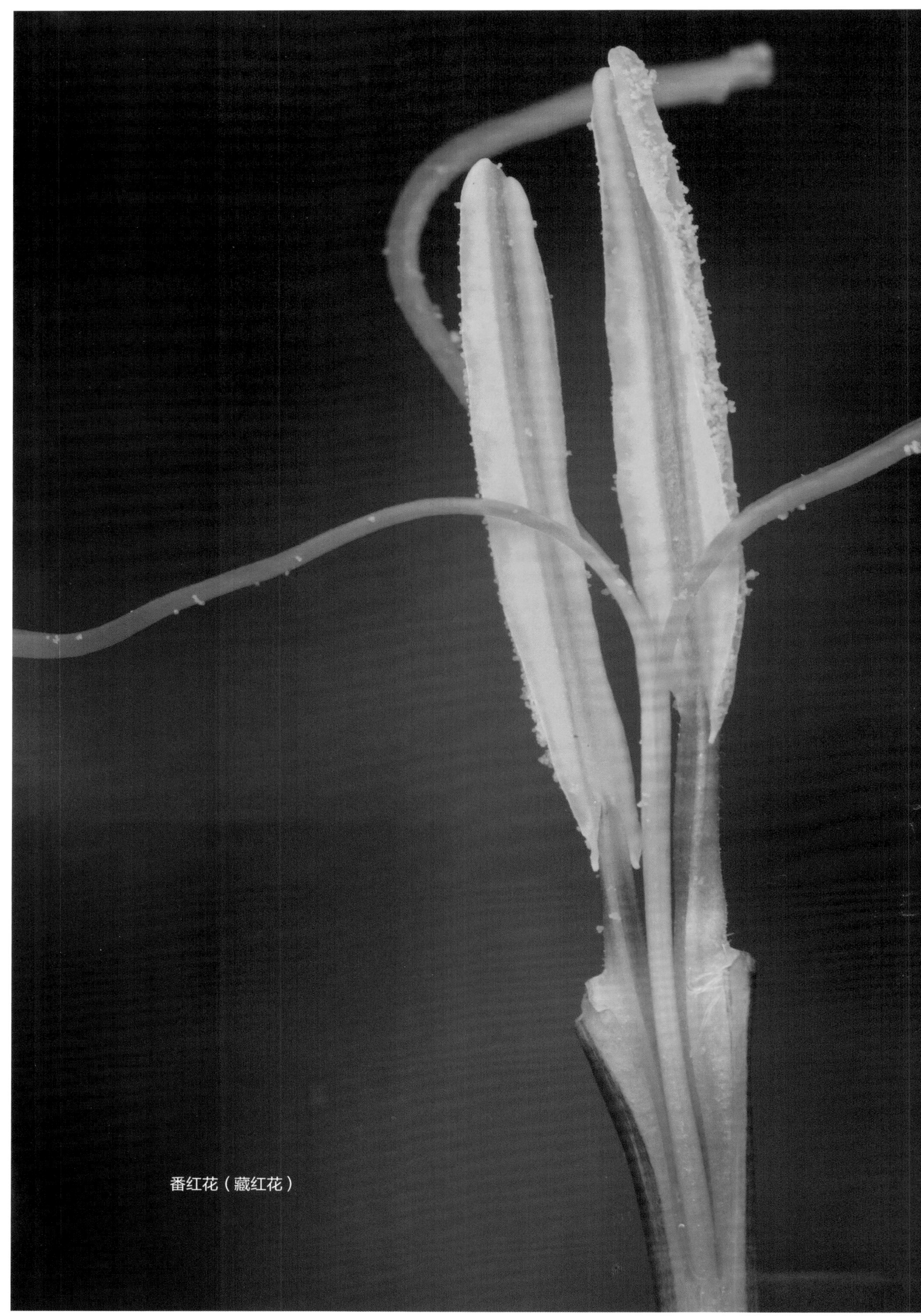

番红花（藏红花）

形态特征

多年生草本；鳞茎扁球形，大小不一，直径 5 ~ 10 cm，外被褐色膜质鳞叶。自鳞茎生出 2 ~ 14 株丛，每丛有叶 2 ~ 13 片，基部为 3 ~ 5 片广阔鳞片乌黑叶，线形，长 15 ~ 35 cm，宽 2 ~ 4 mm，边缘反卷，具细毛。花顶生；花被片 6，倒卵圆形，淡紫色，花筒细管状；雄蕊 3，花药基部箭形；子房下位，3 室，花柱细长，黄色，柱头 3，膨大呈漏斗状，伸出花被筒外而下垂，深红色。蒴果长圆形，具 3 钝棱。种子多数，球形。花期 10 ~ 11 月。

生境分布

主要分布在欧洲、地中海及中亚等地。北京、上海、浙江、江苏等地有引种栽培。

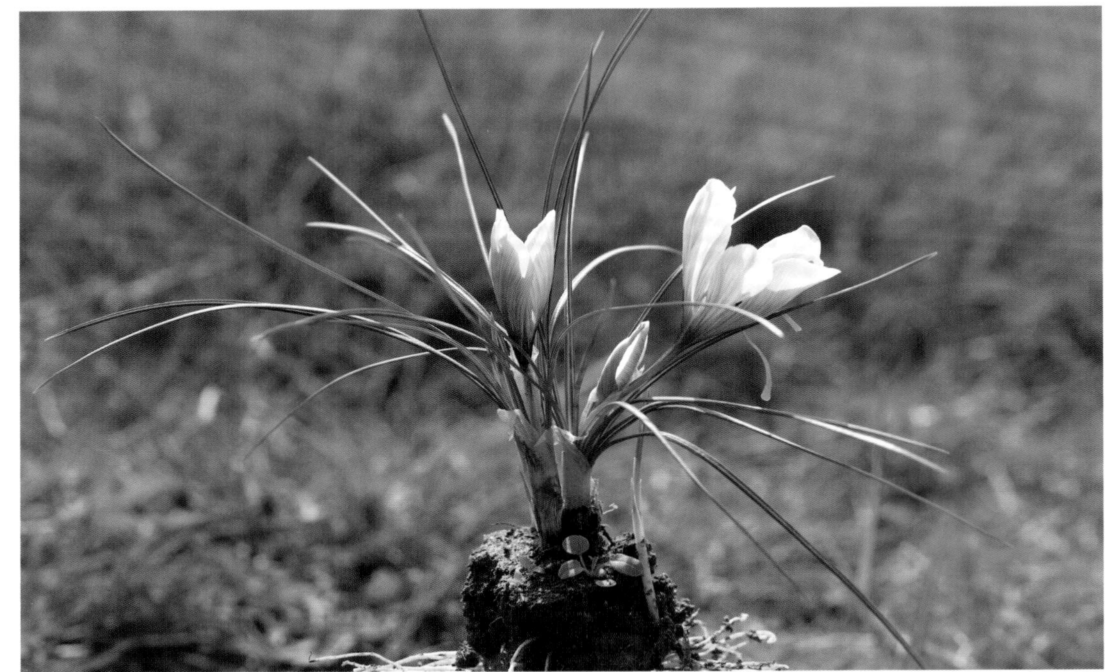

番红花

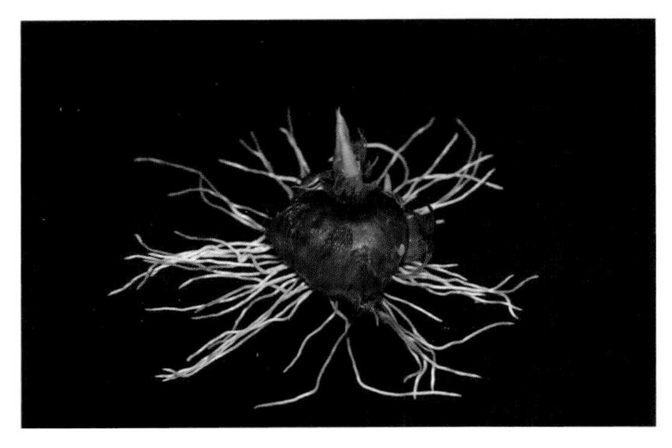

番红花

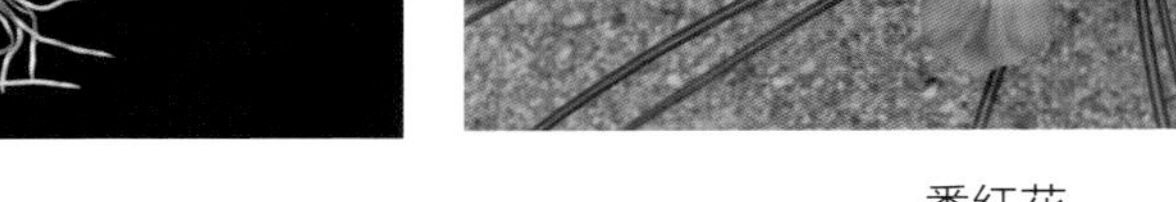

番红花

采收加工

10 ~ 11 月下旬，日出时采花，再摘取柱头，随即晒干，或在 55 ℃ ~ 60 ℃下烘干。

药材性状

本品呈线形，3 分枝，长约 3 cm，暗红色。上部较宽而略扁平，顶端边缘显不整齐的齿状，内侧有一短裂隙，下端有时残留一小段黄色花柱。体轻，质松软，无油润光泽，干燥后质脆易断。气特异，微有刺激性，味微苦。

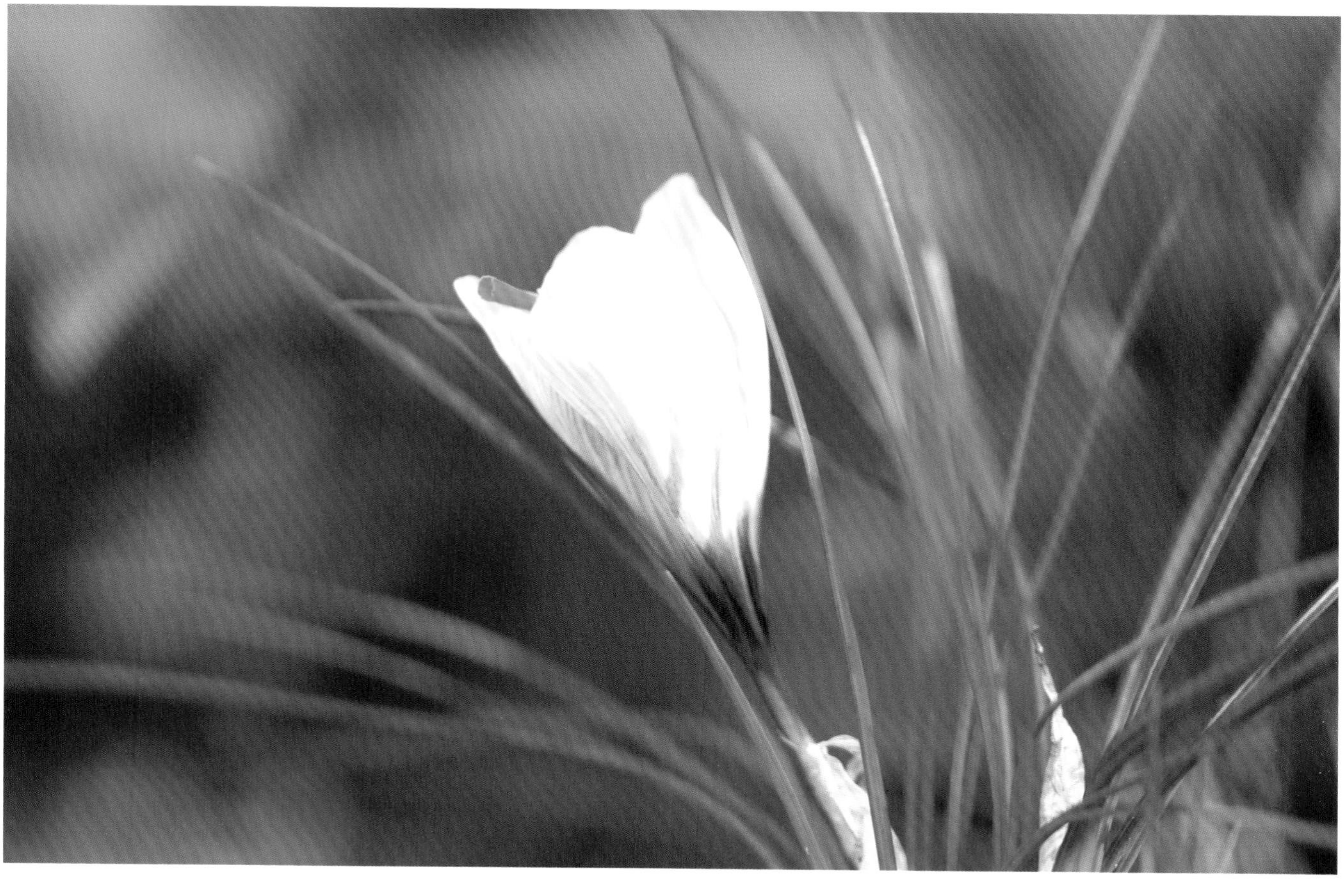

番红花

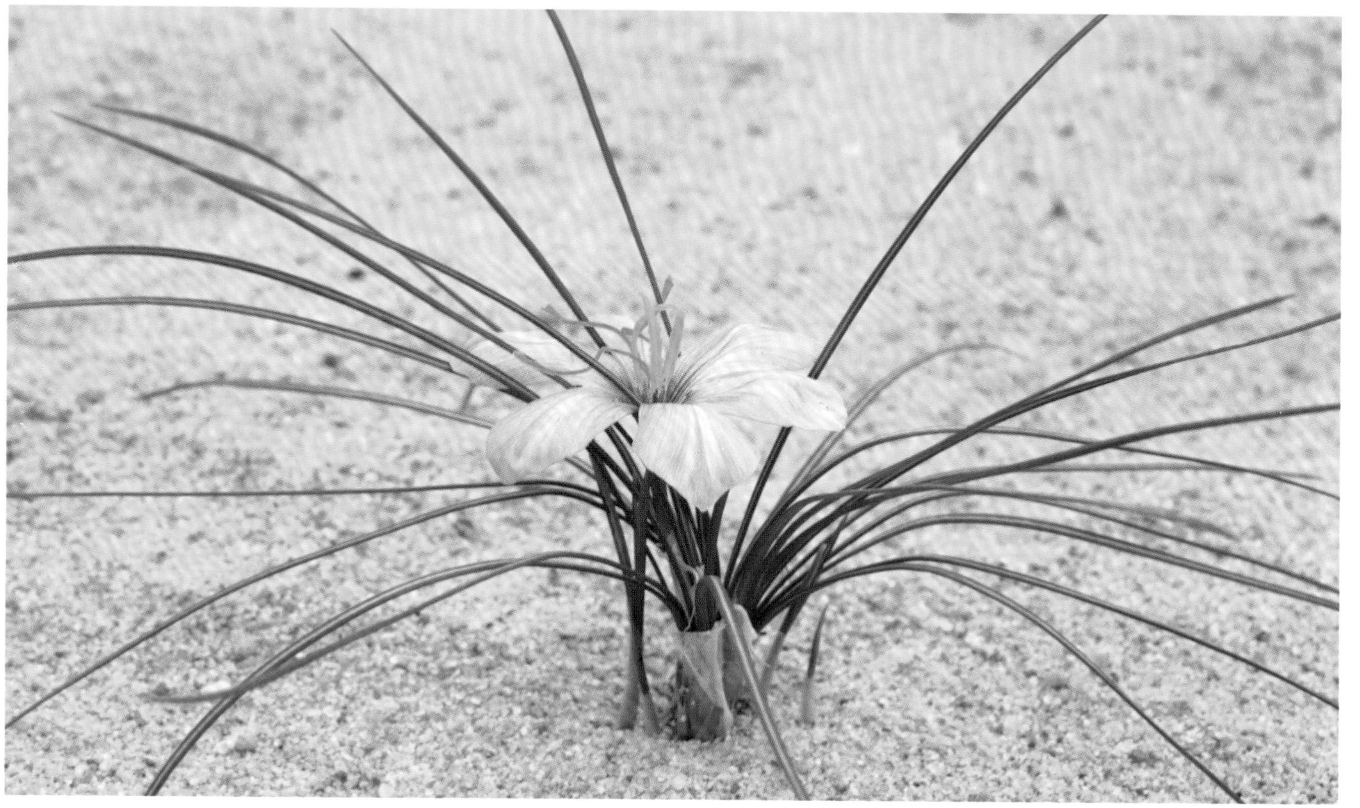

番红花

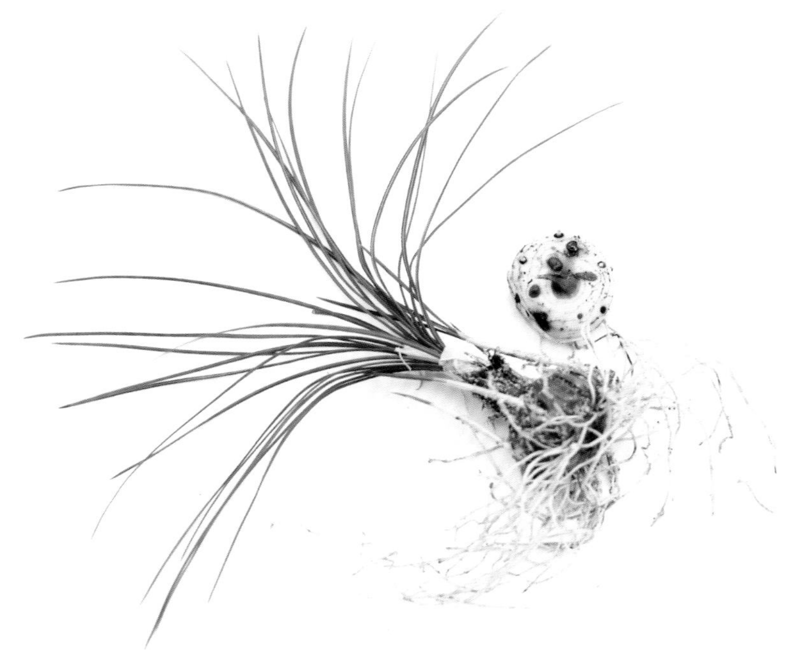

番红花药材

化学成分

本品主要含胡萝卜素和苦味素，系其药理活性物质。还含挥发油成分。胡萝卜色素为西红花的主要色素，含量约 2%，主要系西红花苷元与各种糖所组成的各种糖苷。苦味素主要为西红花苦素。另含番红花苷 1 ～ 4、反式和顺式番红花二甲酯、α－番红花酸、α－菠固醇、番红花苦苷等成分。

药理作用

1. 对子宫的作用 煎剂对小鼠、豚鼠、兔、犬及猫的离体子宫及在位子宫均有兴奋作用，小剂量可使子宫发生紧张性或节律性收缩，大剂量能增高子宫紧张性与兴奋性，自动收缩率增强，甚至达到痉挛程度，已孕子宫更为敏感；在家兔子宫瘘实验中，亦现兴奋作用，1 次用药后，药效可持续 4 小时之久。其各种提取液的作用强度顺序为：煎剂 > 乙醇提取液 > 挥发成分 > 乙醚提取液。小剂量对子宫亦可出现抑制，或先抑制后兴奋等作用，尤其是乙醇提取液应用于未孕家兔子宫时，多见抑制现象。兴奋子宫的作用，可被乙磺酸麦角毒碱（肾上腺素能阻滞药）所部分阻断，而阿托品则不能；故认为对子宫的作用，一部分为对子宫肌细胞的直接作用，一部分则与肾上腺素能受体有关。

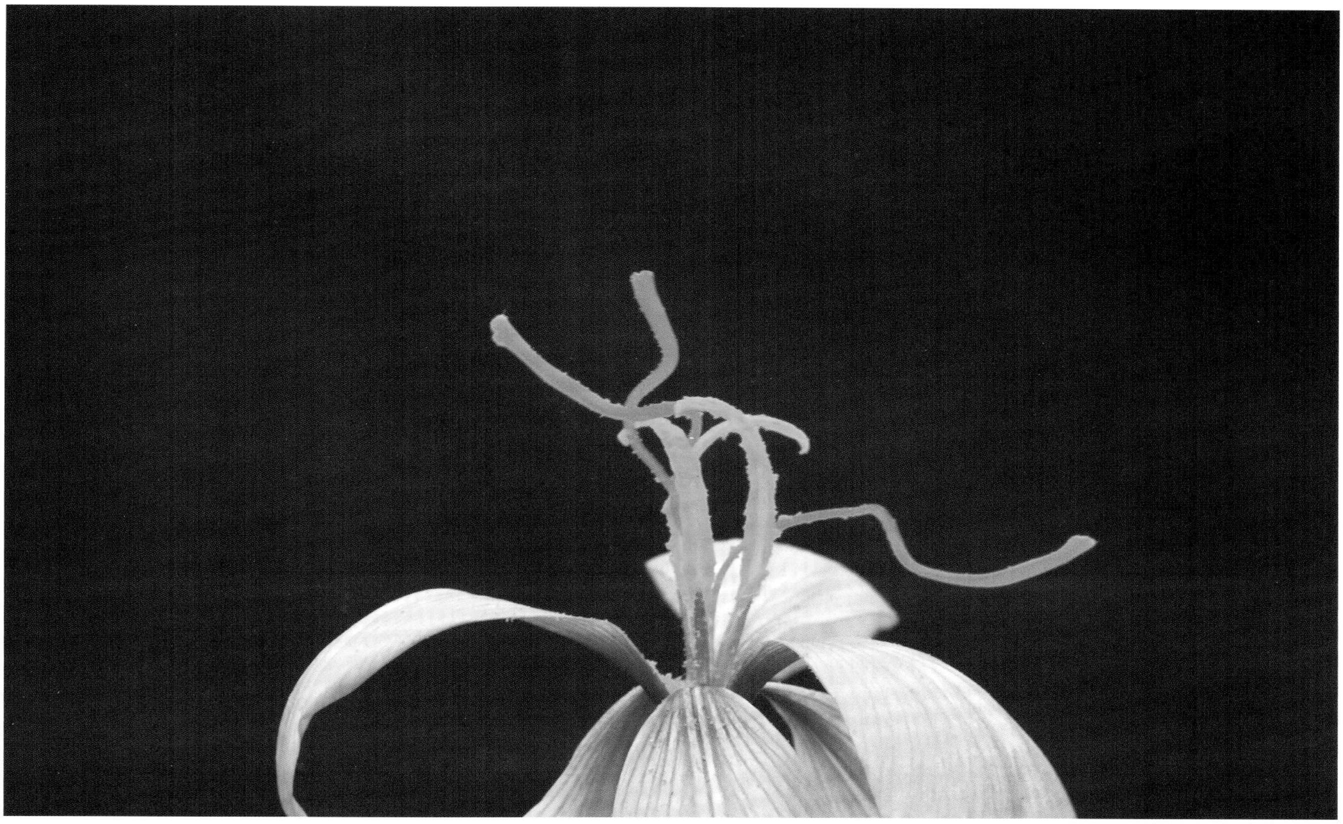

番红花

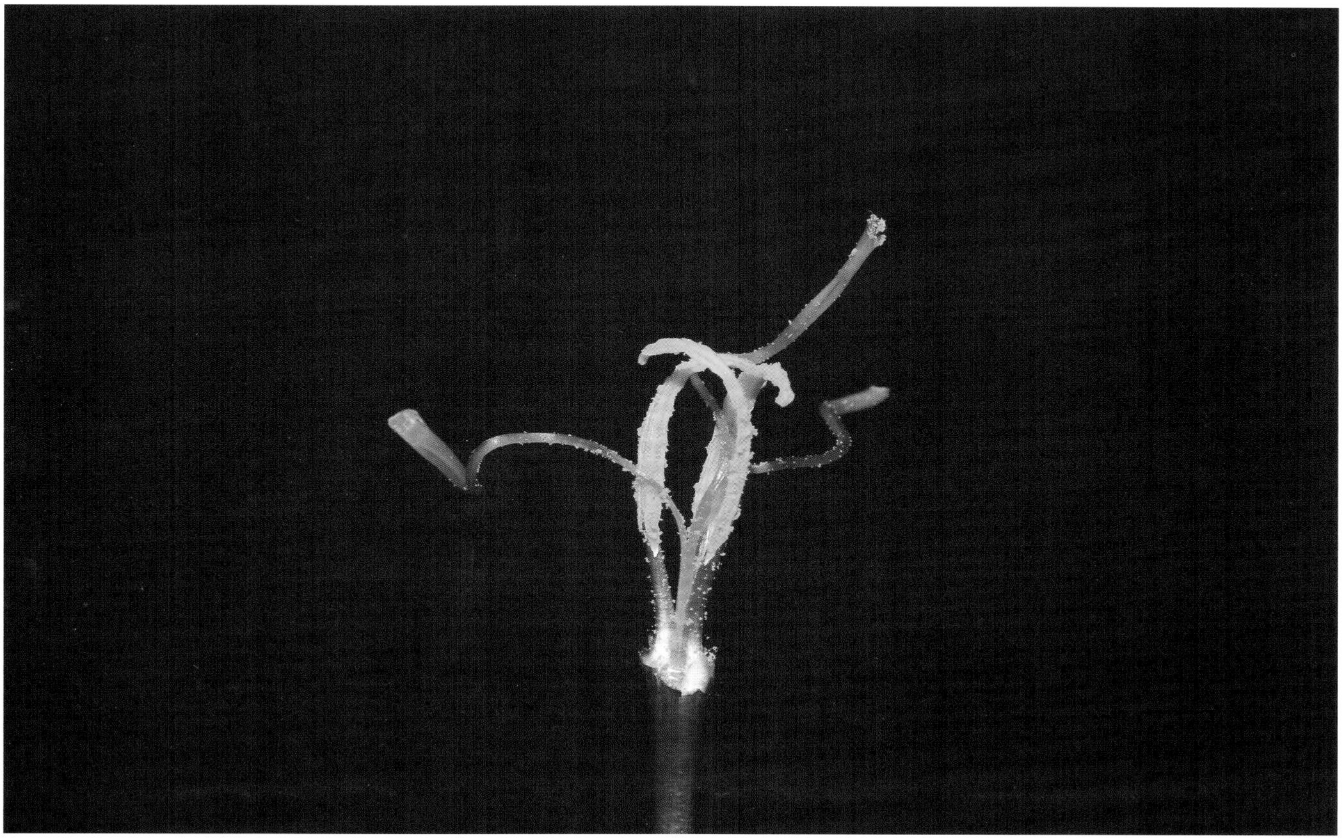

番红花

2. 对循环系统的影响 煎剂可使麻醉狗、猫血压降低，并能维持较长时间；对呼吸还有兴奋作用。降压时肾容积缩小，显示肾血管收缩；对蟾蜍血管亦呈收缩作用。在离体蟾蜍心脏上有较显著的抑制作用。有报道手术过程中发现水浸剂在离体蟾蜍、大鼠心脏、急性猫在位心脏标本上，均能导致心脏的迅速完全停跳于舒张期，历时达 10 分钟，且极易恢复；如与乙酰胆碱同用，则停跳更迅速而完全。复跳时无纤颤发生，复跳后心脏活动均形加强。但经化学分析，抑制心脏的成分与钾盐有关，这点应该注意，因番红花中既含多量钾盐，而钾盐不仅可抑制心脏，引起降压，对平滑肌如小肠、子宫、支气管、血管等的紧张度及收缩亦均具兴奋作用，因此今后番红花之药理研究应首先除去钾盐。

3. 其他作用 番红花能延长小鼠的动情周期，以含番红花 0.23% ~ 2% 的食物饲喂正常小鼠 3 周，阴道涂片检查全角化的持续时间从正常的 1 ~ 2 日延长至 3 ~ 4 日；停药后作用迅速消失。煎剂注射于青蛙淋巴囊内，皮肤腺体有大量分泌。小鼠急性毒性试验中测得灌胃时的半数致死量为 20.7 g /kg。

性味归经

甘，平。归心、肝经。

功效主治

活血化瘀，凉血解毒，解郁安神。用于经闭癥瘕，产后瘀阻，温毒发斑，忧郁痞闷，惊悸发狂。

临床应用

1. 高脂血症 用番红花的提取物西红花苷治疗高脂血症 31 例，并与多种调脂药相比，西红花苷调脂效果更好，且没有消化道反应及肝功能损害等副作用。

2. 肾小球肾炎 番红花 3 g，人参 5 g。每日 1 剂，水煎服。治疗 62 例，与

30 例对照组作比较，发现尿蛋白减少，阴转不变或增多，A 组分别为 41.9%、40%、18%，B 组分别为 13.3%、0.86%，差异显著。

3. 各种痞结 番红花 1 朵。冲服。忌食油荤、盐，宜食淡粥。

4. 伤寒发狂、惊怖恍惚 番红花 1 g。水 1 碗，浸 1 晚，服用。

5. 吐血（不论虚实、何经所吐之血） 番红花 1 朵，无灰酒 1 小碗。将花入酒内，隔汤顿出汁服用。

用法用量

1 ~ 3 g，煎服或沸水泡服。

使用注意

孕妇慎用。

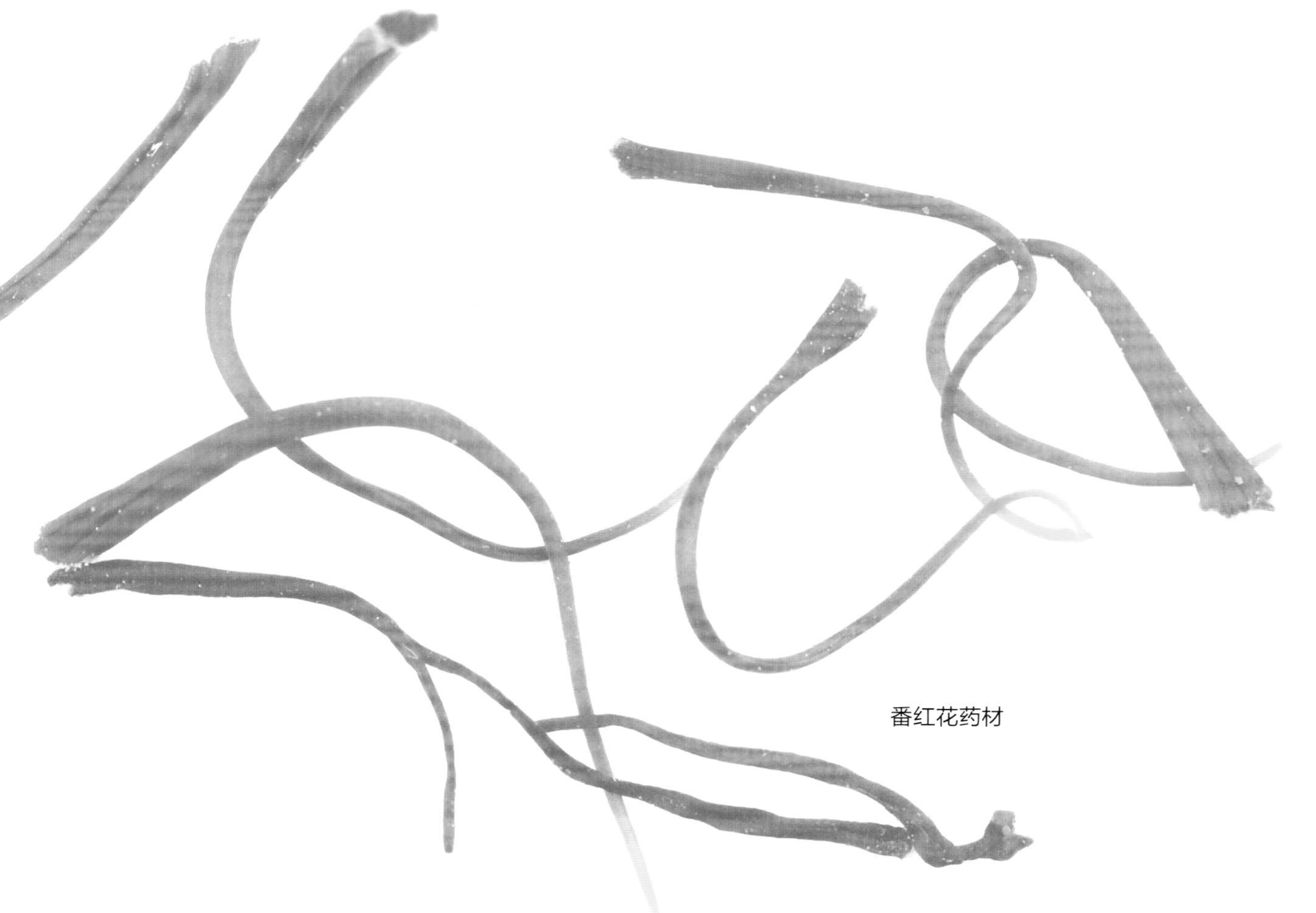

番红花药材

防风

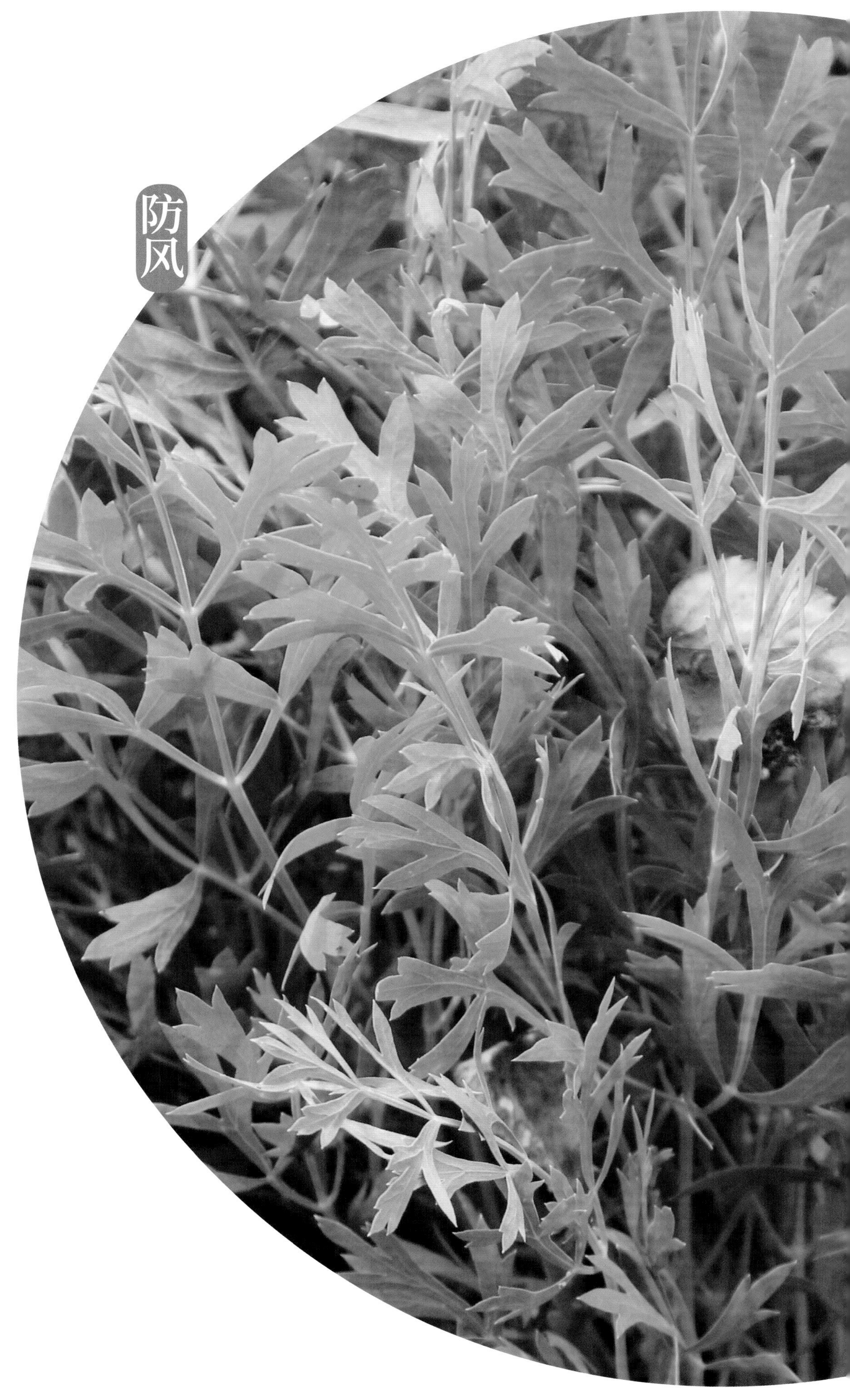

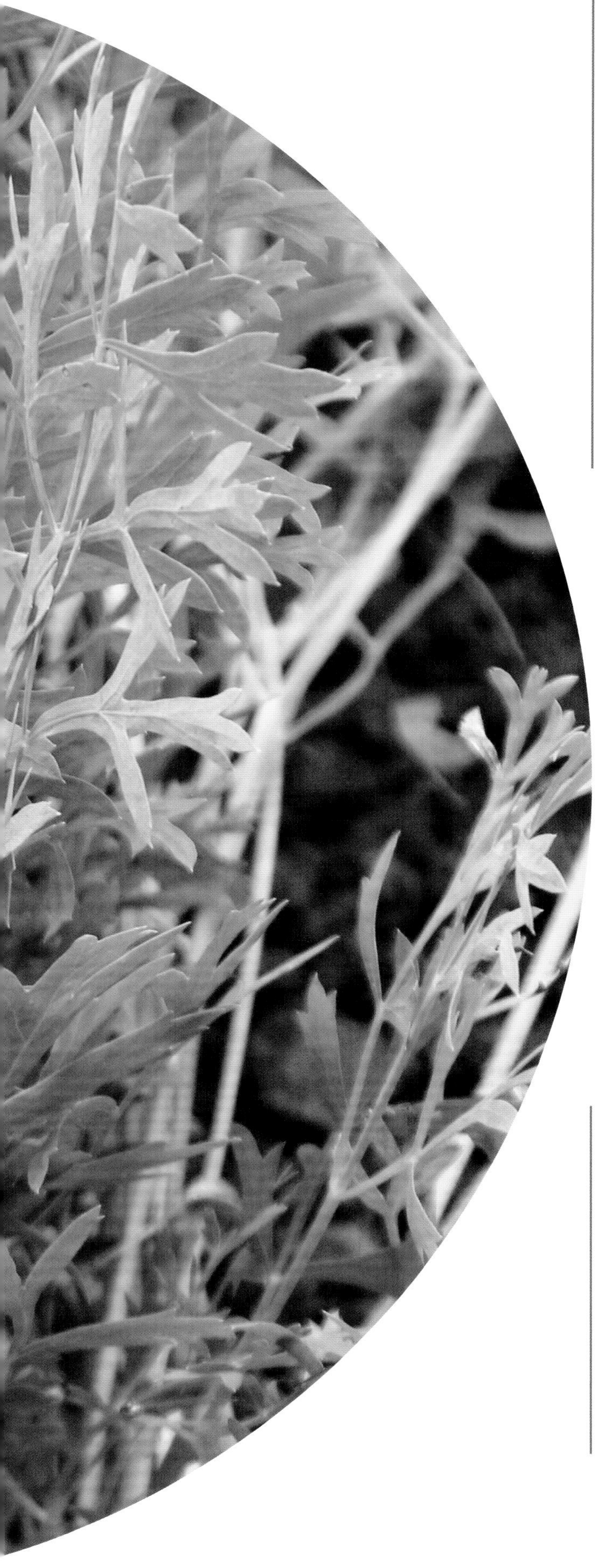

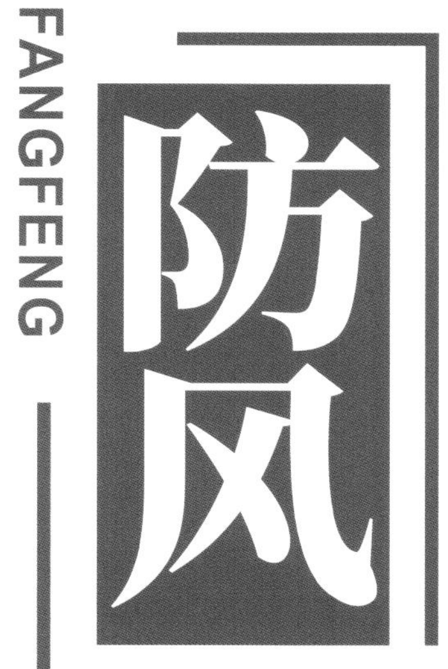

防风

FANGFENG

基　原

本品为伞形科植物防风 *Saposhnikovia divaricata* (Turcz.) Schischk 的干燥根。

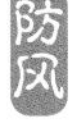

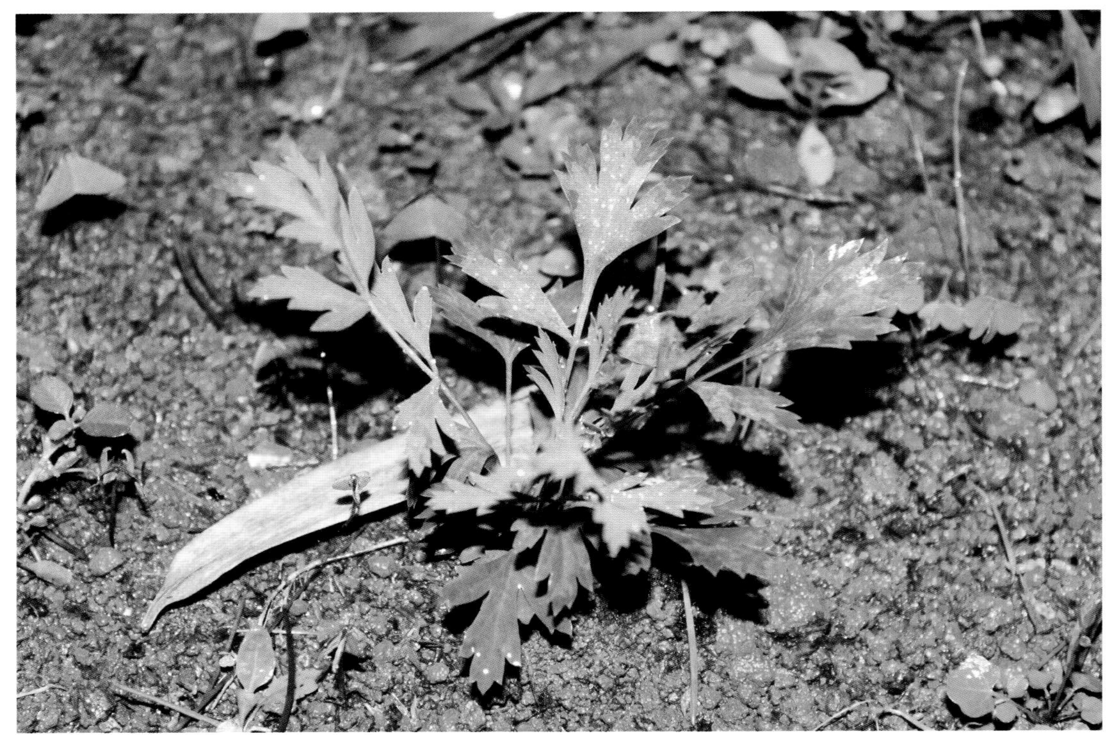

防风

形态特征

多年生草本，高 30 ~ 80 cm。根粗壮，长圆柱形，有分枝，淡黄色，根斜上升，与主茎近等长，有细棱。基生叶丛生，有扁长的叶柄，基部有宽叶鞘，稍抱茎；叶片卵形或长圆形，长 14 ~ 35 cm，宽 6 ~ 8（~ 18）cm，二至三回羽状分裂，第一回裂片卵形或长圆形，有柄，长 5 ~ 8 cm，第二回裂片下部具短柄，末回裂片狭楔形，长 2.5 ~ 5 cm，宽 1 ~ 2.5 cm；顶生叶有宽叶鞘。复伞形花序多数，生于茎和分枝顶端，顶生花序梗长 2 ~ 5 cm，伞辐 5 ~ 7，长 3 ~ 5 cm，无毛，无总苞片；小总苞片 4 ~ 6，线形或披针形，长约 3 mm；萼齿三角状卵形；花瓣倒卵形，白色，长约 1.5 mm，无毛，先端微凹，具内折小舌片。双悬果狭圆形或椭圆形，长 4 ~ 5 mm，宽 2 ~ 3 mm，幼时有疣状突起，成熟时渐平滑；每棱槽内有油管 1，合生面有油管 2。花期 8 ~ 9 月，果期 9 ~ 10 月。

生境分布

生长于丘陵地带山坡草丛中或田边、路旁，高山中、下部。分布于黑龙江、吉林、辽宁、内蒙古、河北、山西、河南等地。

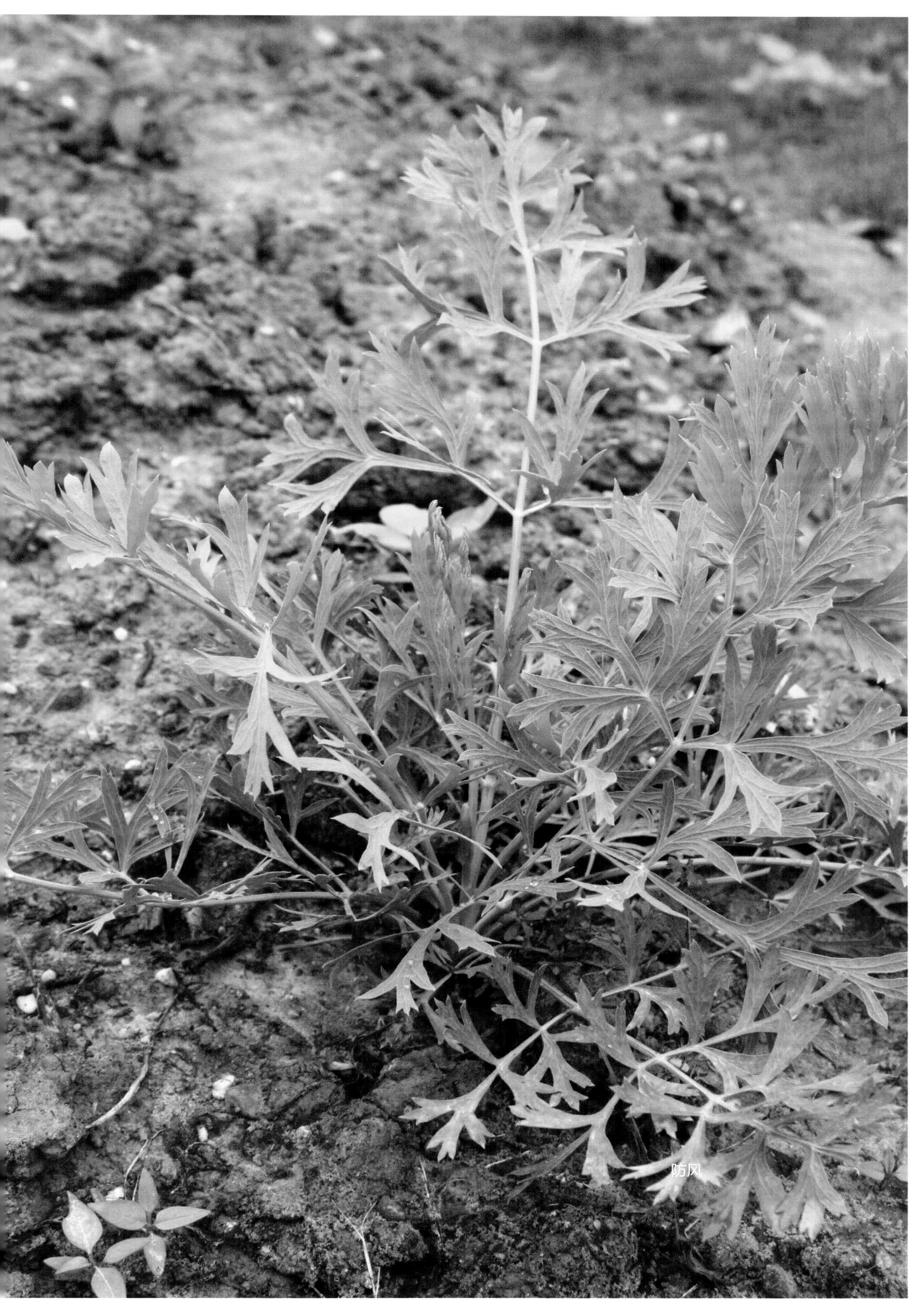
防风

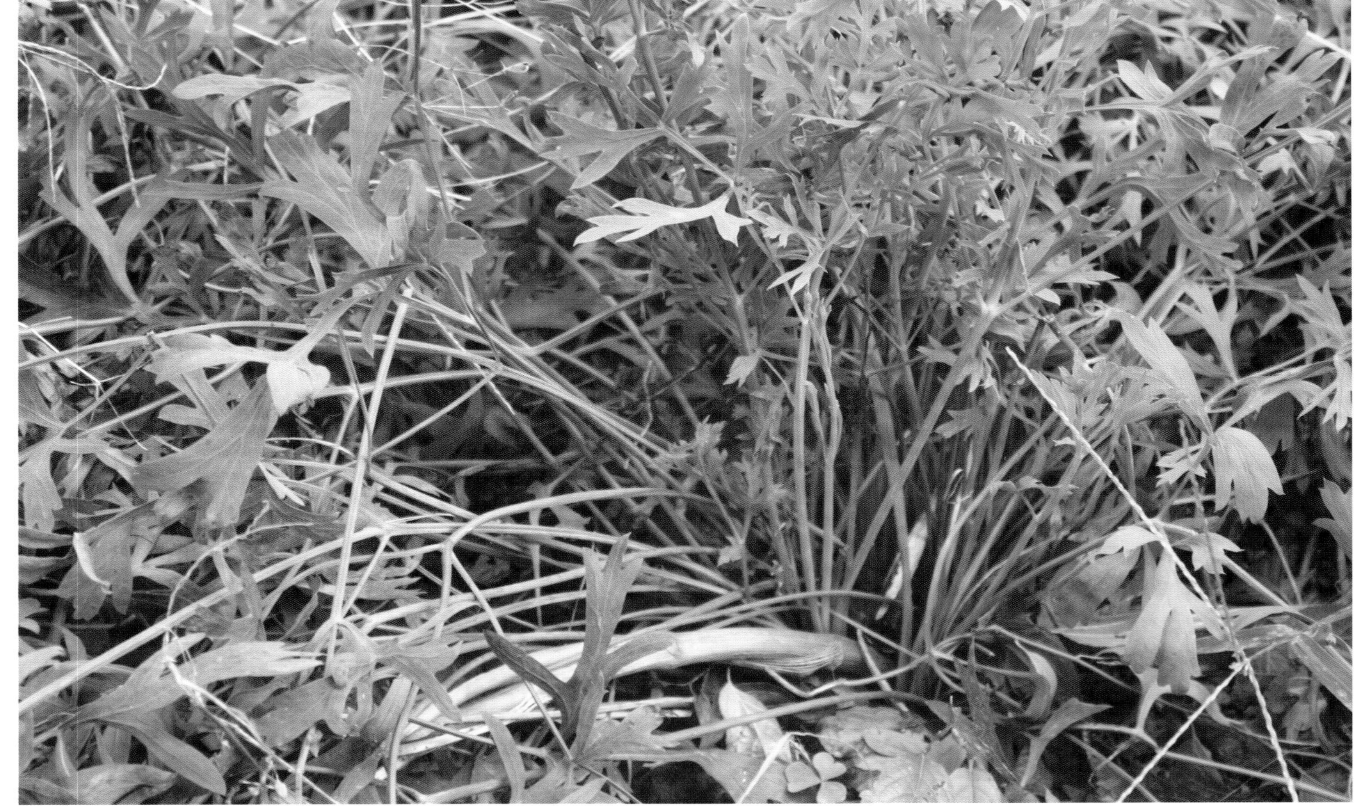

防风

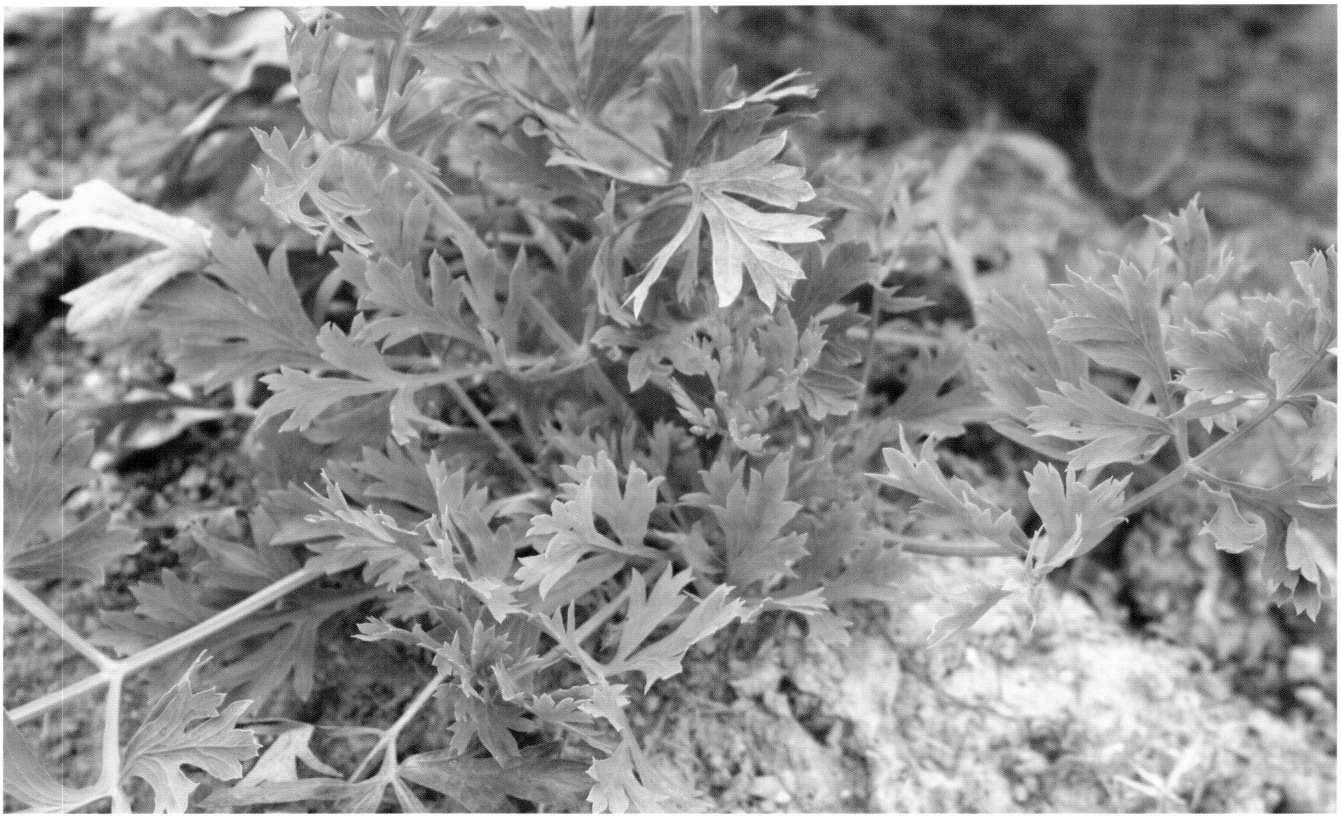

防风

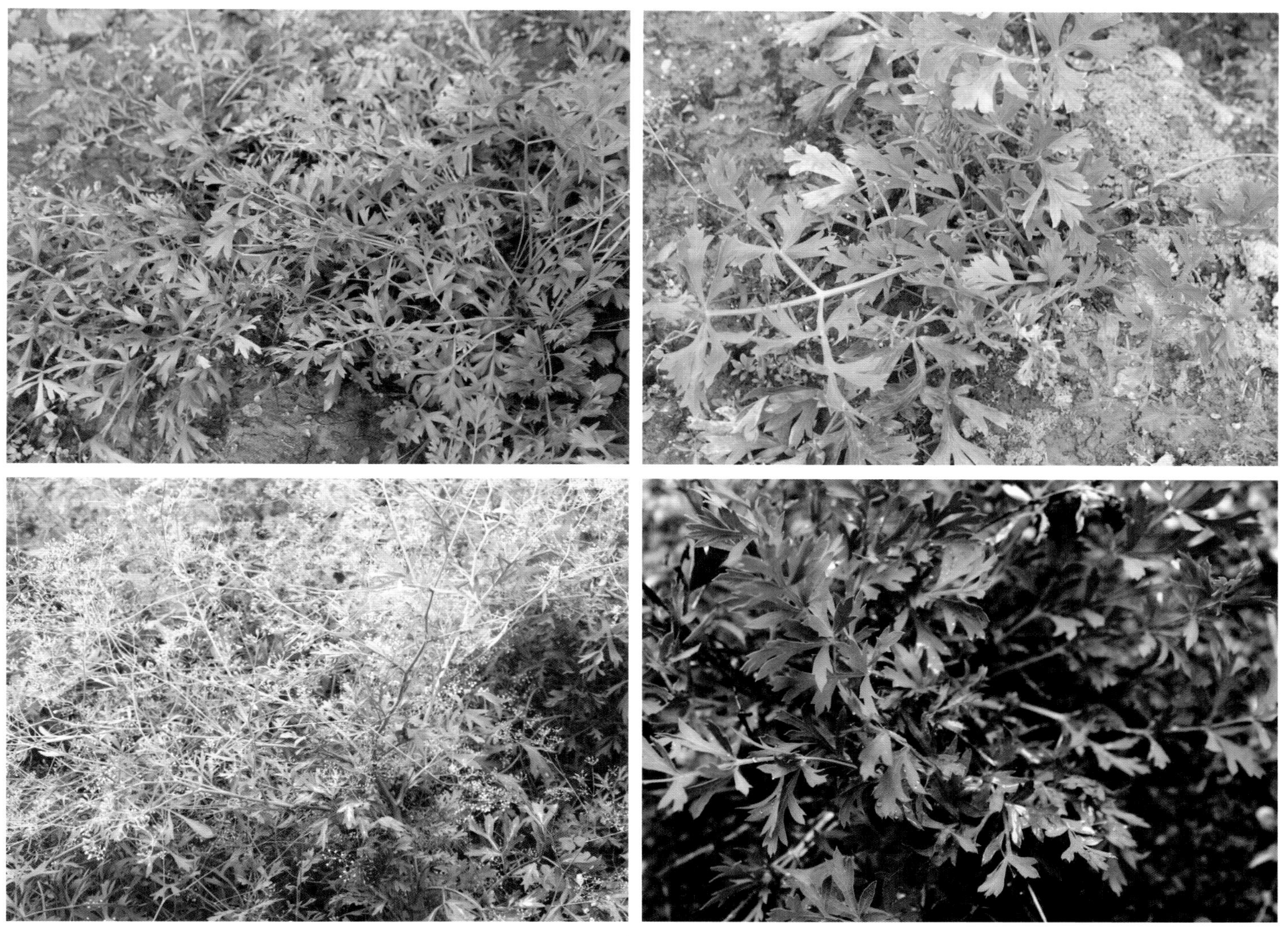

防风

采收加工

春、秋两季采挖未抽花茎植株的根，除去须根和泥沙，晒干。

药材性状

本品呈长圆锥或长圆柱形，下部渐细，有的略弯曲，长 15 ~ 30 cm，直径 0.5 ~ 2 cm。表面灰黄或灰棕色，头部有密布的细环，节上有棕色粗毛，根外皮皱缩粗糙，有多数不整齐的纵皱纹和细横纹、多数横长皮孔和点状突起的细根痕。质松软，易折断，断面不平坦，皮部浅棕色，有裂隙，木部浅黄色。气微香，味微甘。以根粗壮，皮细而紧，无毛头，断面有棕色环，中心色淡黄者为佳。

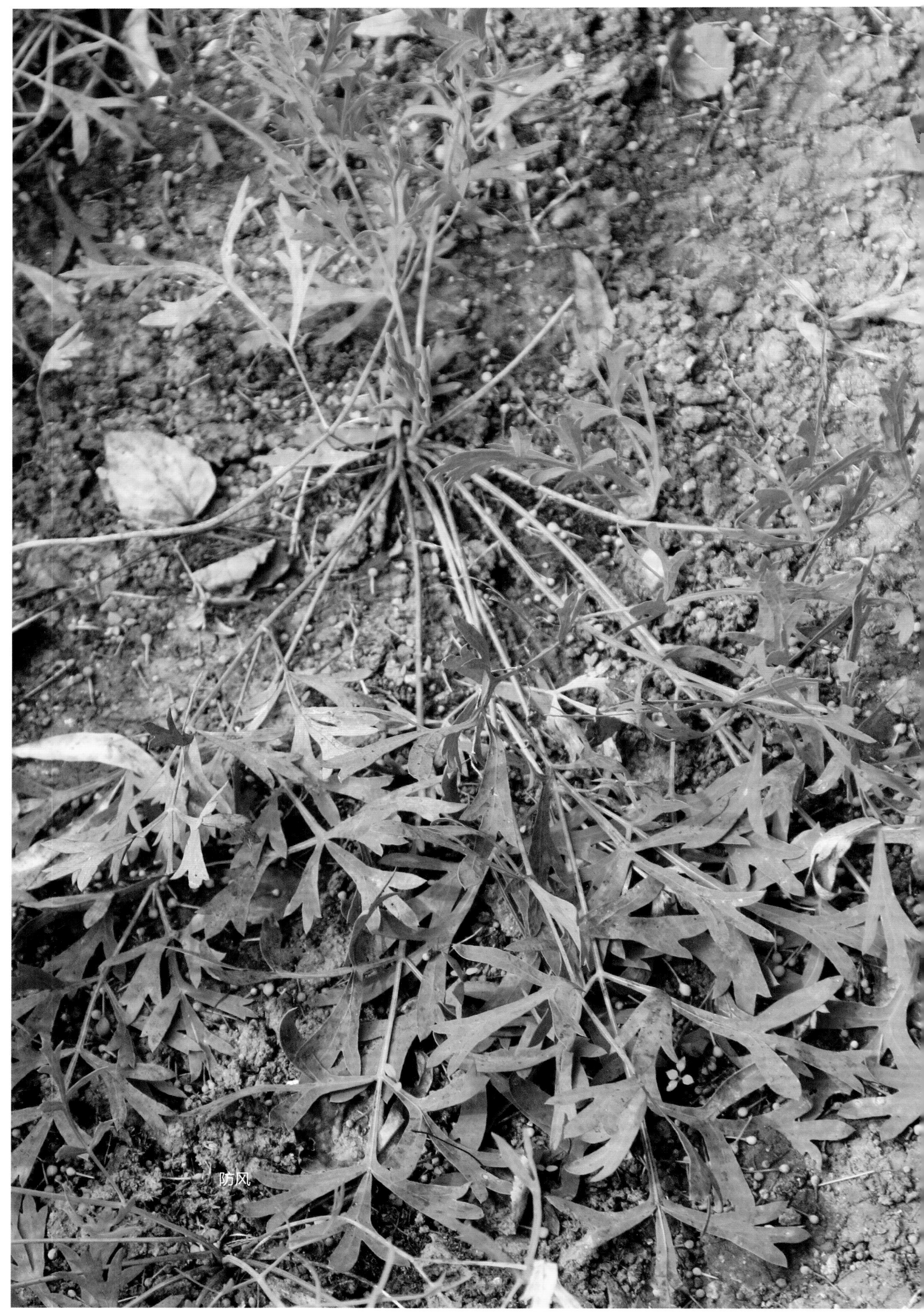
防风

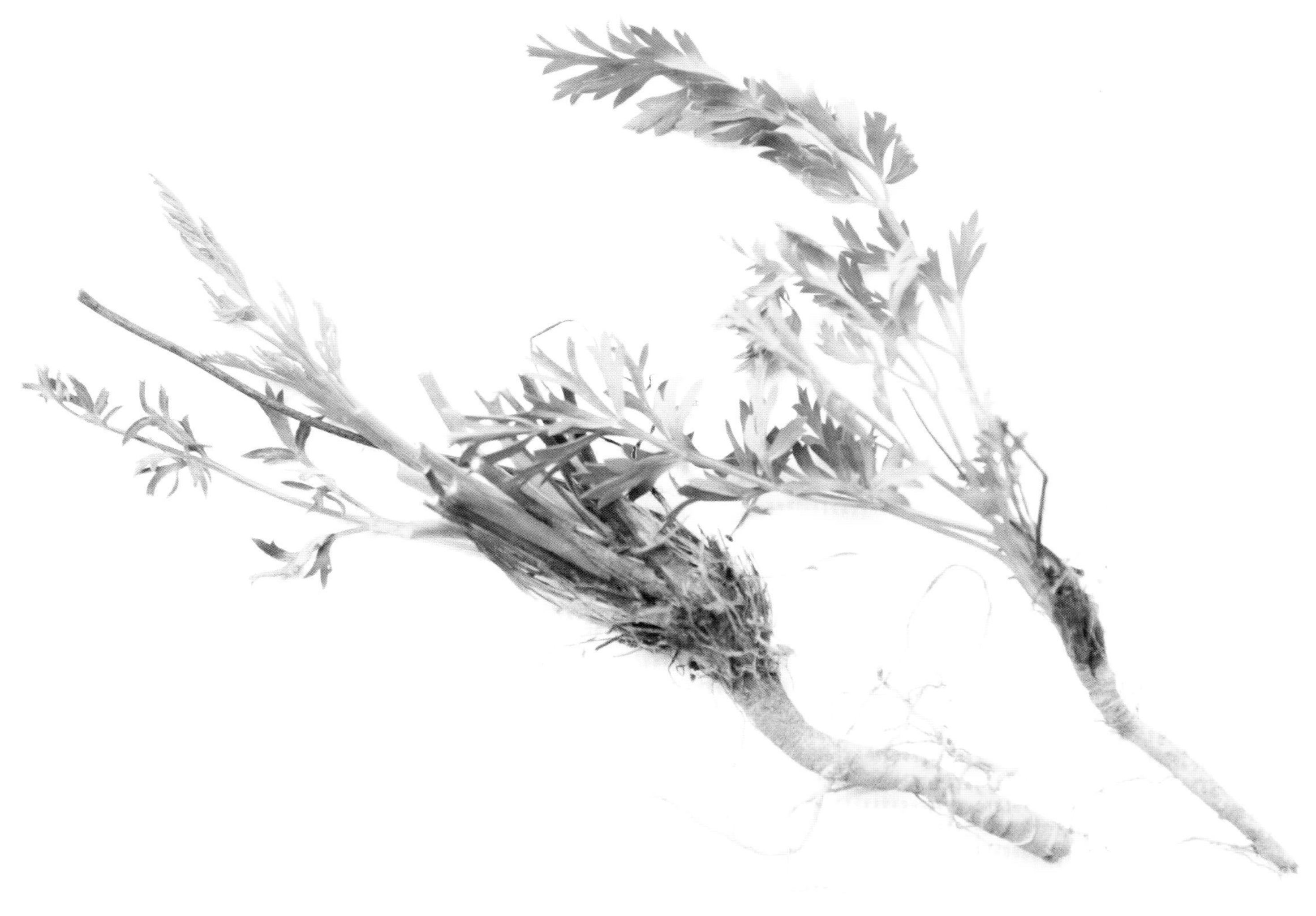

防风鲜药材

化学成分

本品挥发油含量为0.1%，其中主要成分是2-甲基-3-丁烯-2-醇（2-menthyl-3-buten-2-ol）、戊醛（pentanal）、α-蒎烯（α-pinene）、己醛（hexanal）、辛醛（octanal）。β-没药烯（β-bisabolene）、萘（naphthalene）等；色原酮类成分有二氢呋喃色原酮［如升麻素（cimlfugin）］，伯-O-葡萄糖基升麻素（prim-O-glucosylcimlfugin）等，二氢吡喃色原酮[如亥茅酚（hamaudol）,3,-O-当归酰亥茅酚（3,-O-angeloylhamaudol）等]；香豆素类成分有补骨脂素（psoraien）、香柑内酯（bergapten）、欧芹属乙素（imperatorin）等；聚炔类成分有falcarindiol、人参醇（panaxynol，falcarinol）等；多糖类成分有saposhnikovan A，saposhnikovan C，saposhnikovan B。此外，还有β-谷甾醇（β-sitosterol）、胡萝卜苷（daucosterol）、甘露醇（mannitol）等。

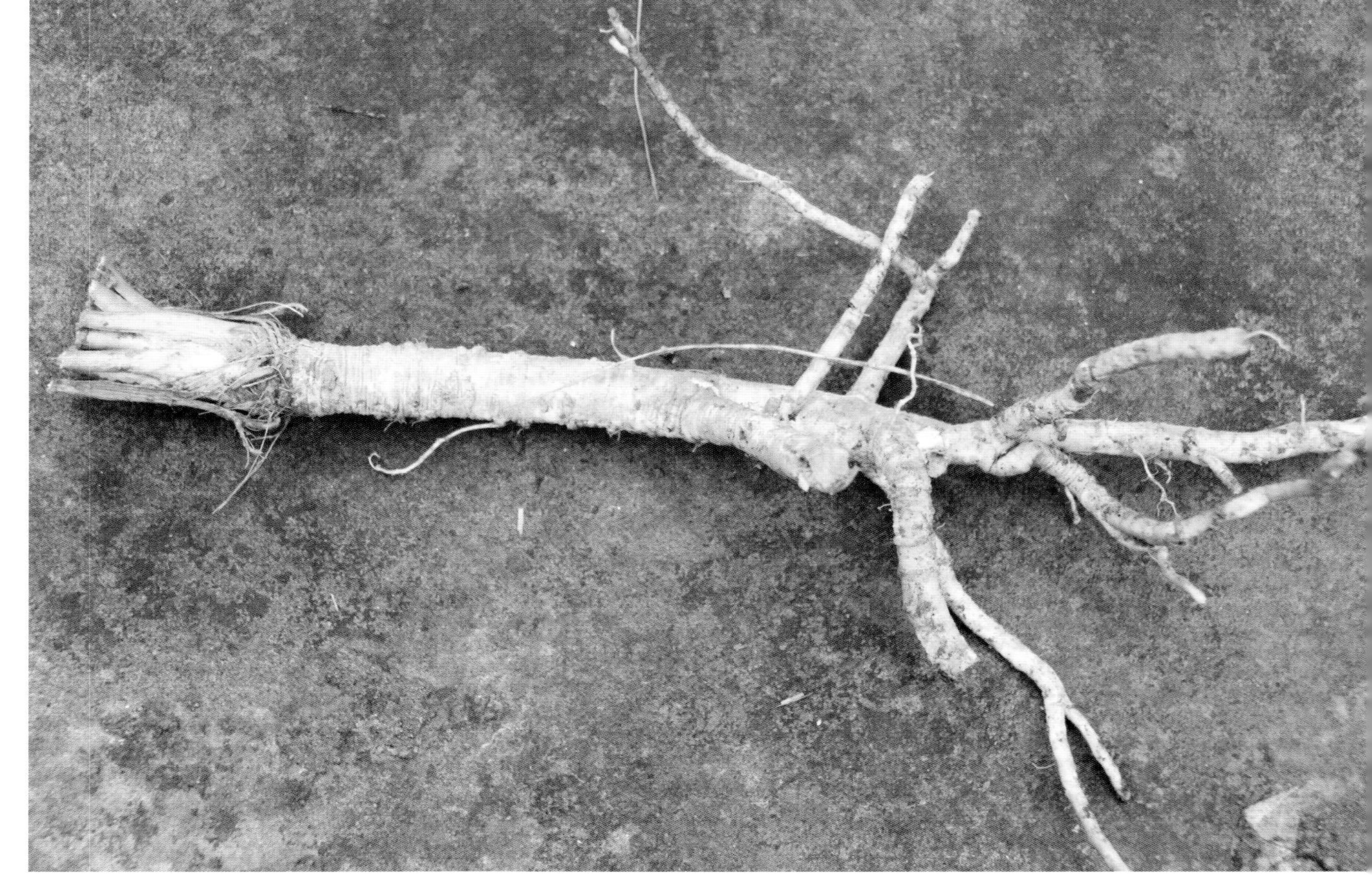
防风根

药理作用

1. 抗感染、抗病毒作用 本品新鲜汁对铜绿假单胞菌、金黄色葡萄球菌、痢疾志贺菌、枯草杆菌等有一定的抑制作用，煎剂对乙型溶血性链球菌亦有一定抗感染作用。小鼠口服防风水煎剂 40 g/kg 可明显对抗由巴豆油引起的小鼠耳壳肿胀。

2. 镇痛作用 小鼠口服防风水煎剂 40 g/kg 可明显抑制醋酸所致扭体反应，并提高热板法小鼠痛阈。

3. 镇静作用 小鼠口服防风水煎剂 40 g/kg 可明显增强戊巴比妥钠阈下剂量的作用，并可使小鼠自发活动明显减少。

4. 抗过敏作用 对二硝基氯苯（DNCB）所致迟发型超敏反应程度明显低于对照组。对致敏豚鼠离体气管，回肠平滑肌过敏性收缩得到缓解，其收缩幅度明显降低。

5. 免疫作用 小鼠灌胃防风水煎剂 20 g/kg 连续 4 次，对小鼠腹腔巨噬细胞吞噬百分率及吞噬指数显著增高。

性味归经

辛、甘，微温。归膀胱、肝、脾经。

功效主治

祛风解表，胜湿止痛，止痉。用于感冒头痛，风湿痹痛，风疹瘙痒，破伤风。

临床应用

1. 感冒（发热恶寒、头痛身痛证属风寒者） 常与荆芥、羌活等药各适量同用；对于发热咽痛、目赤、头痛，证属风热者，常与荆芥、薄荷、连翘等药各适量同用。

2. 风湿性关节炎、类风湿关节炎、肌炎、肩关节周围炎（营卫两虚、风湿痹着、身体疼痛、项背拘急、肩肘痹痛、举动不便、手足麻木者） 常与羌活、姜黄、当归、黄芪、赤芍、防风、生姜、炙甘草各适量配伍。如蠲蜀痹汤。

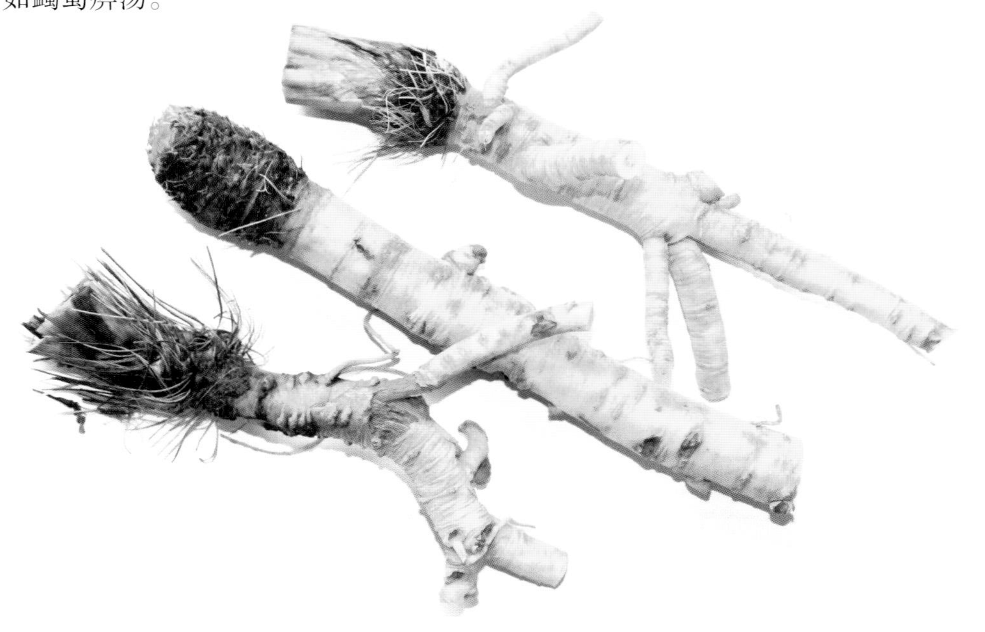

防风根药材

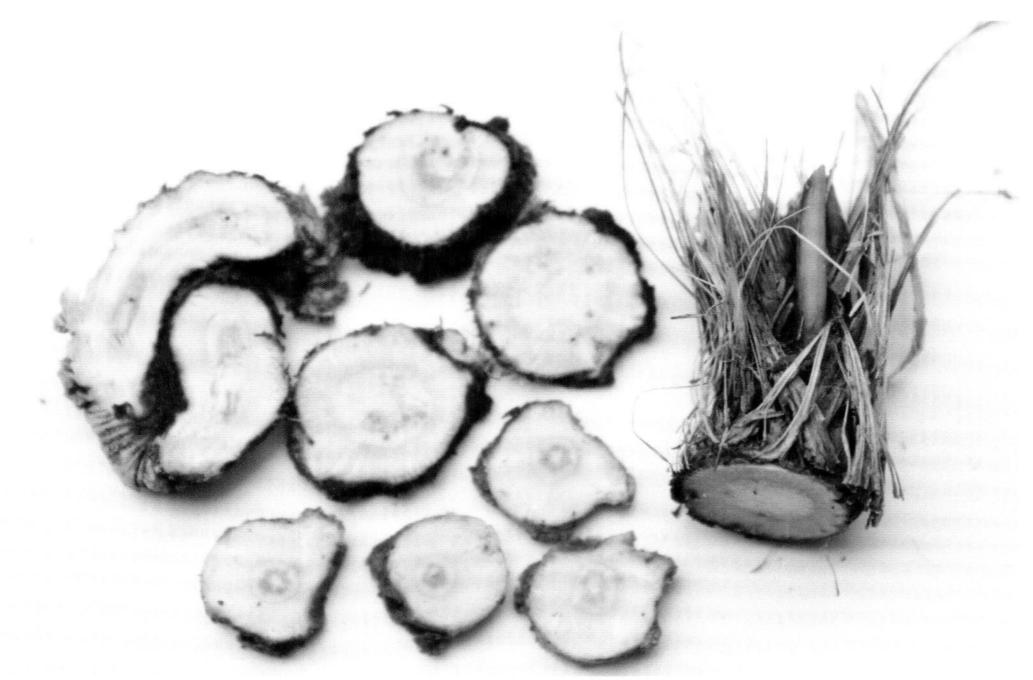

防风药材

3. 破伤风（牙关紧闭、抽搐痉挛、脉弦紧者） 防风、生天南星、白芷、白附子、天麻、羌活各等份。共为细末，每服 6 g，热酒 5 mL 调敷，或外敷伤处，亦可水煎服，如玉真散。

4. 偏头痛 防风、川芎各适量。水煎服，每日 1 剂。

5. 酒渣鼻（玫瑰痤疮） 防风、白芷、山楂、枳壳、川芎、黄芩、连翘、桔梗各 9 g，荆芥、黄连、甘草各 6 g。水煎分 2 次服，每 3 日 1 剂，一般服 3 剂，外涂大枫水银膏。大风子、水银、杏仁各 9 g，轻粉、冰片、樟脑各 6 g，核桃仁 3 个。共研为细末，加香油（或菜油）适量调膏，用白布包裹涂擦患处，每日 1 次，一般需涂半个月左右。

6. 皮肤病（皮肤瘙痒者） 常与其他清热解毒、祛风胜湿等药配伍。治疗扁平疣，用 10％川芎与防风注射液各 3 mL 混合，注射于双侧血海、风池穴，每穴 1.5 mL，每日或隔日 1 次。

7. 砷中毒 防风 12 g，绿豆、红糖各 9 g，甘草 3 g。水煎，2 次分服，每日 1 剂，14 日为 1 个疗程。一般用 2 个疗程后，其尿砷可降至正常范围。

8. 中风、面神经麻痹 防风、川芎、白芍、大黄、薄荷、麻黄、生石膏、桔梗、滑石、甘草、胆星、羚羊角粉、钩藤各适量。治疗卒中 1 例好转。防风 10 g。研碎，沸水 300 mL 浸泡，送服蜈蚣散（制蜈蚣 2 条，朱砂 1.5 g），配合针刺疗法。治疗面神经炎 38 例，36 例痊愈，2 例无效。防风 30g。煎水送服全蜈蚣 2 条（研末）。治疗面瘫 25 例，痊愈 16 例，显效 6 例，好转 3 例，无效 1 例。

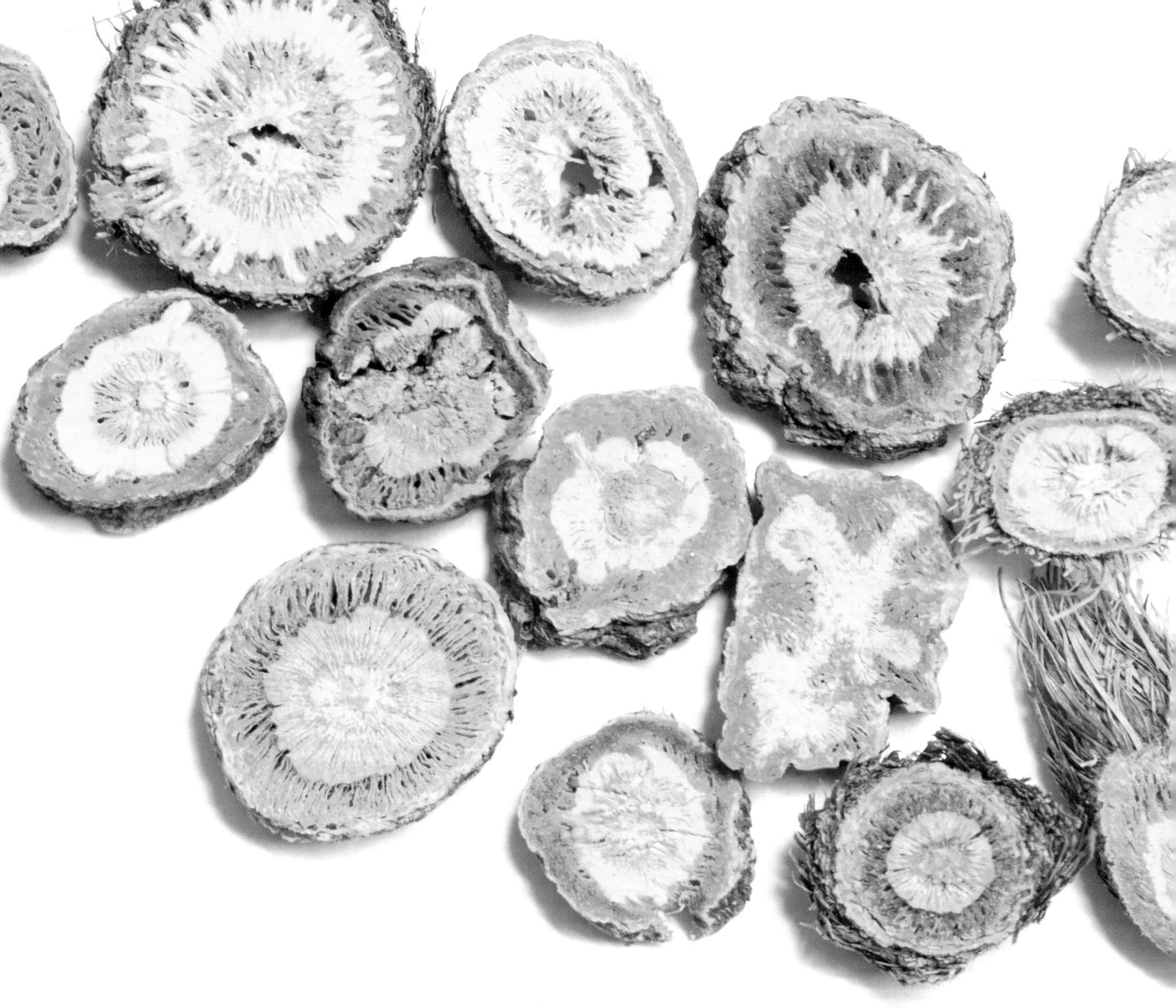

防风饮片

用法用量

内服，煎汤，5 ~ 10 g；或入丸、散。外用：适量，煎水熏洗。

使用注意

血虚发痉及阴虚火旺者禁服。

榧

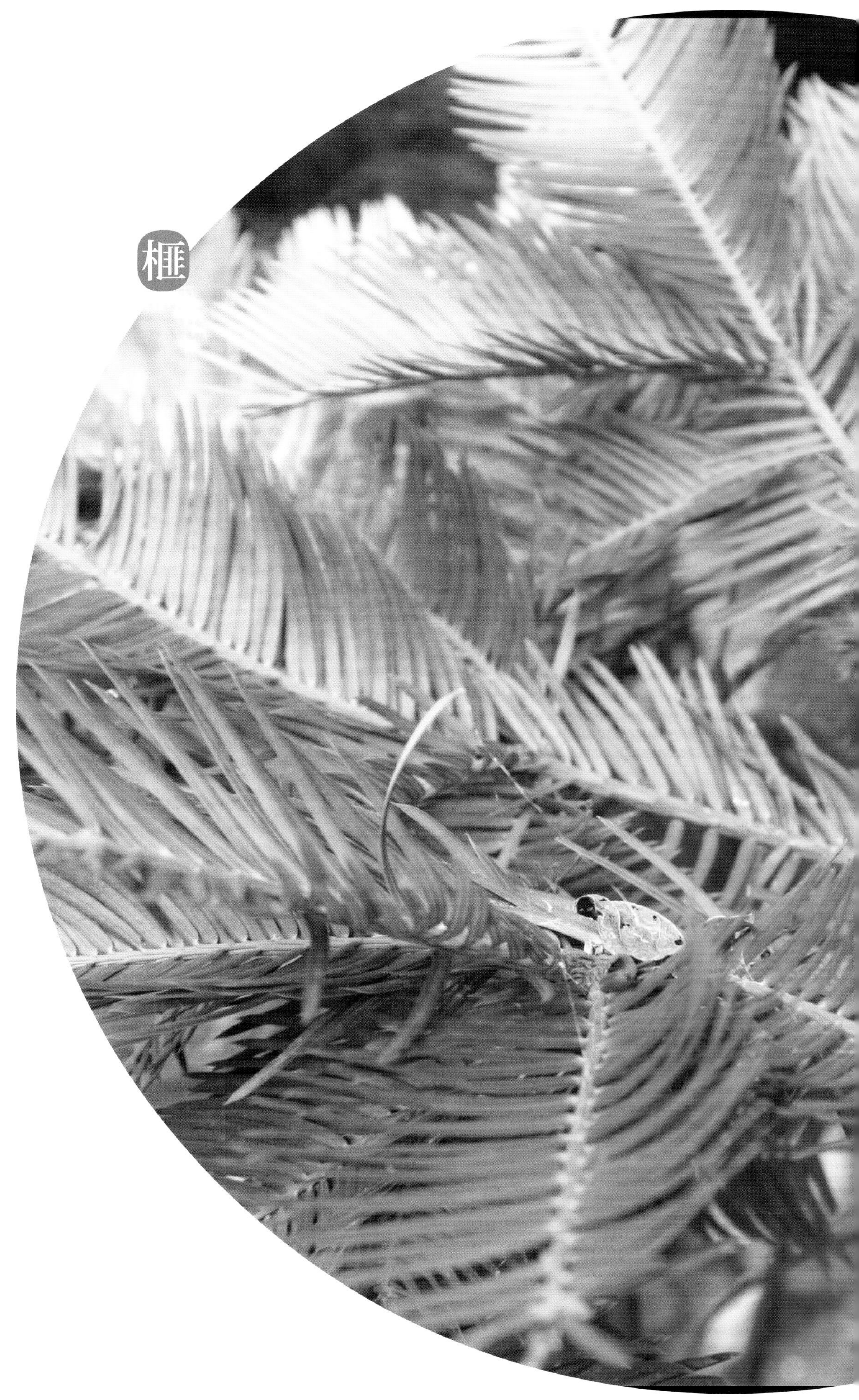

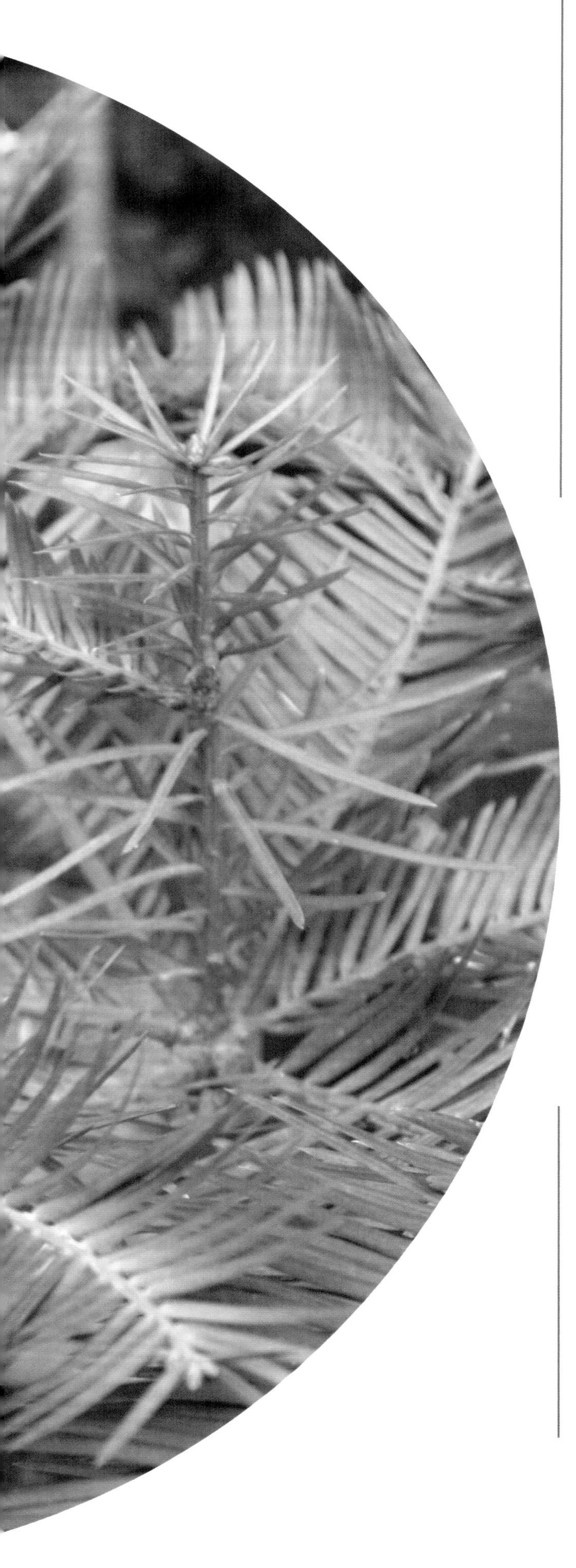

榧子

FEIZI

基 原

本品为红豆杉科植物榧 *Torreya grandis* Fort. 的干燥成熟种子。

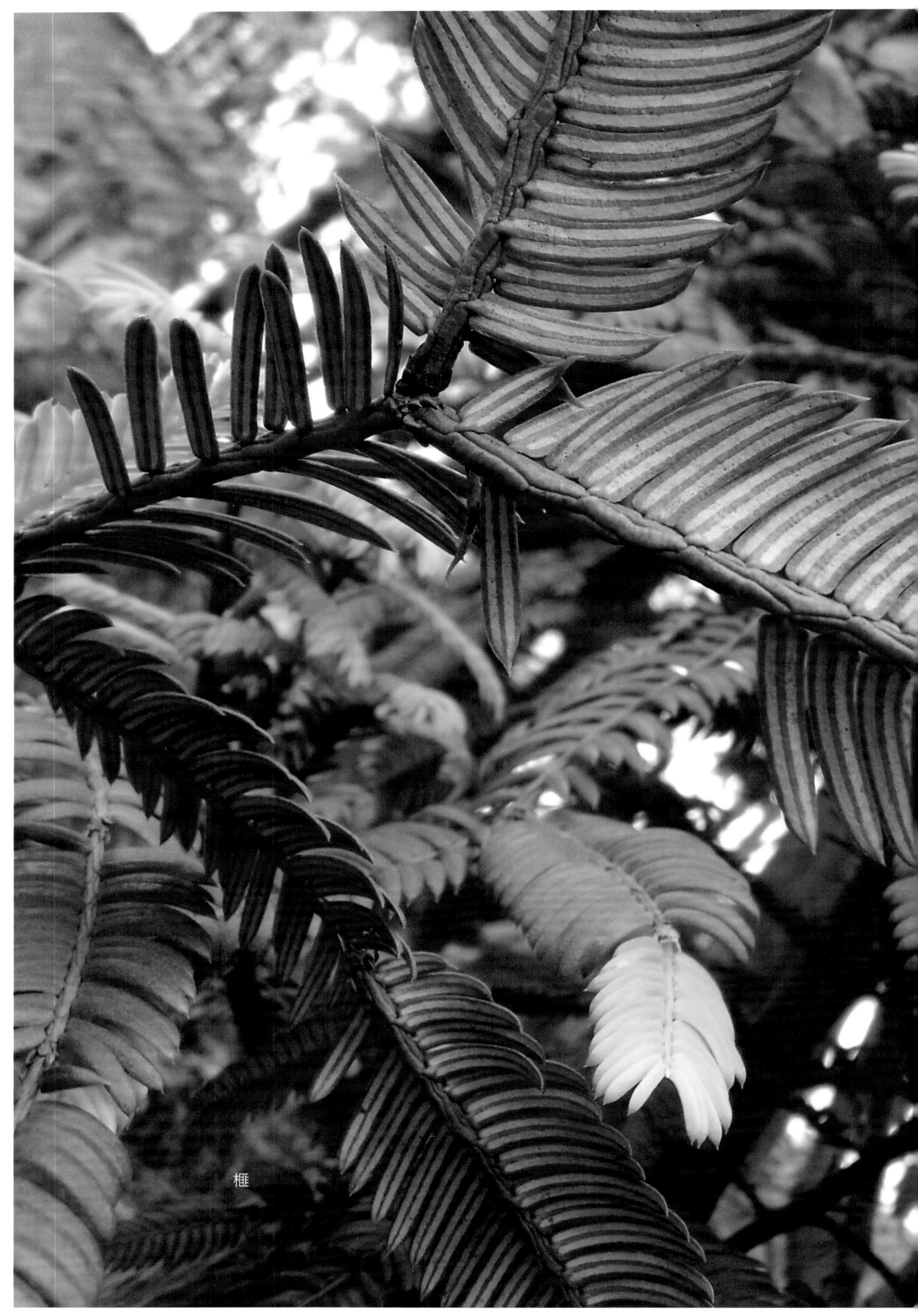

榧

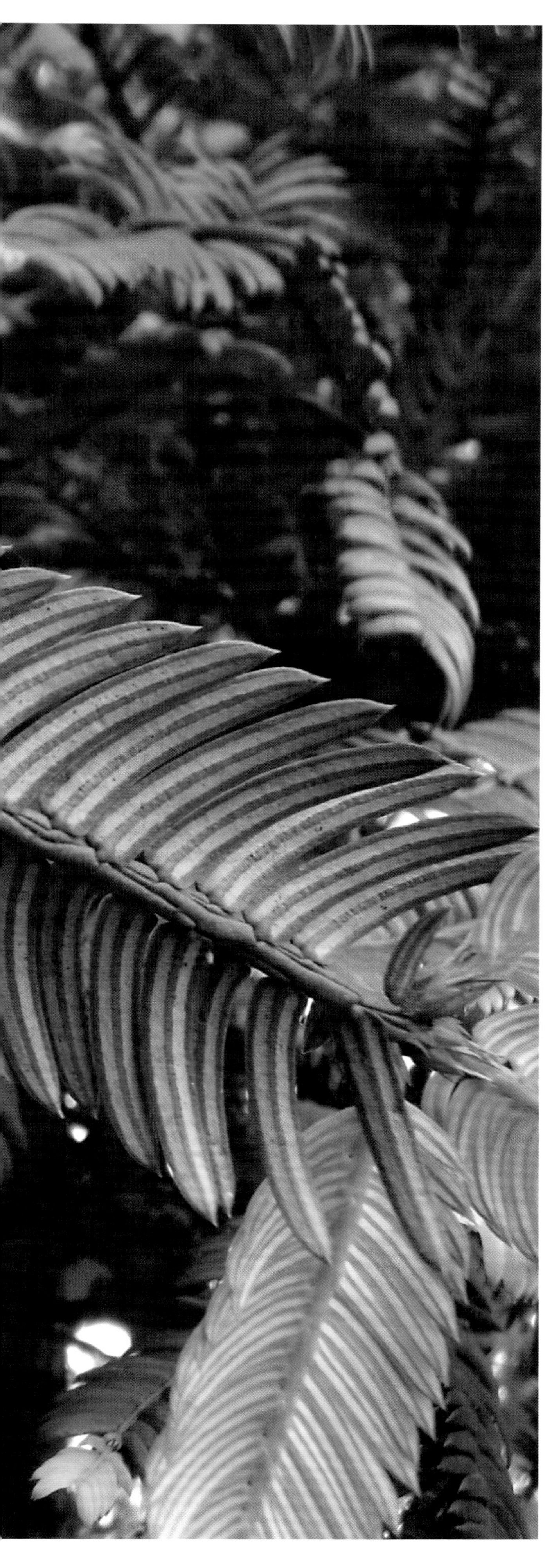

形态特征

常绿乔木，高约 25 m；树皮灰褐色，枝开张，小枝无毛。叶呈假 2 列排列，线状披针形，愈向上部愈狭，先端突刺尖，基部几成圆形，全缘，质坚硬，上面暗黄绿色，有光泽，下面淡绿色，中肋明显，在其两侧各有一条凹下的黄白色气孔带。花单性，通常雌雄异株；雄花序椭圆形至矩圆形，具总花梗。种子核果状、矩状椭圆形或倒卵状长圆形，长 2 ~ 3 cm，先端有小短尖，红褐色，有不规则的纵沟，胚乳内缩或微内缩。花期 4 月，种子成熟期为翌年 10 月。

生境分布

生长于山坡，野生或栽培。分布于安徽、福建、江苏、浙江、湖南、湖北等地。

采收加工

秋季种子成熟时采收，除去肉质假种皮，洗净，晒干。

药材性状

本品呈卵圆形或长卵圆形，长 2 ~ 3.5 cm，直径 1.3 ~ 2 cm。表面灰黄色或淡黄棕色，有纵皱纹，一端钝圆，可见椭圆形的种脐，另端稍尖。种皮质硬，厚约为 1 mm。种仁表面皱缩，外胚乳灰褐色，膜质；内胚乳黄白色，肥大，富油性。气微，味微甜而涩。

化学成分

种子含脂肪油，油中主要成分为亚油酸（linoleic acid）、硬脂酸（Stearic acid）、油酸（oleic acid），并含麦朊（gliadin）、甾醇、草酸、葡萄糖、多糖、挥发油、鞣质。种仁脂肪油中尚有棕榈酸（palmltic acid）、山番酸（behenic acid）、亚麻酸（linolenic acid）、月桂酸（lauric acid）、肉豆蔻酸（myristic acid），假种皮含挥发油、分析鉴定了 26 种成分：α－松油烯（α-terpinene）、三环萜（tricyclene）、α－侧柏烯（α-thujene）、β－水芹烯（β-phellan-drane）、β－月桂烯（β-myrcene）等。从树枝中分得两个具有抗肿瘤作用的成分："托亚埃"1 号（Torreyaflavone 1）、"托亚埃"2 号（Torreyafiavone 2）。

药理作用

1. 兴奋子宫作用 日本产榧子所含生物碱可使子宫收缩，民间用于坠胎。

2. 驱虫作用 对钩虫有抑制、杀灭作用，能驱除猫的绦虫，对猪蛔虫、蚯蚓无作用。但本品浸膏体外对猪蛔虫、蚯蚓、蚂蝗有毒性作用；5% 煎剂 2 小时可杀死吸血虫尾蚴；榧实油有驱钩虫作用。

性味归经

甘，平。归肺、脾、胃、大肠经。

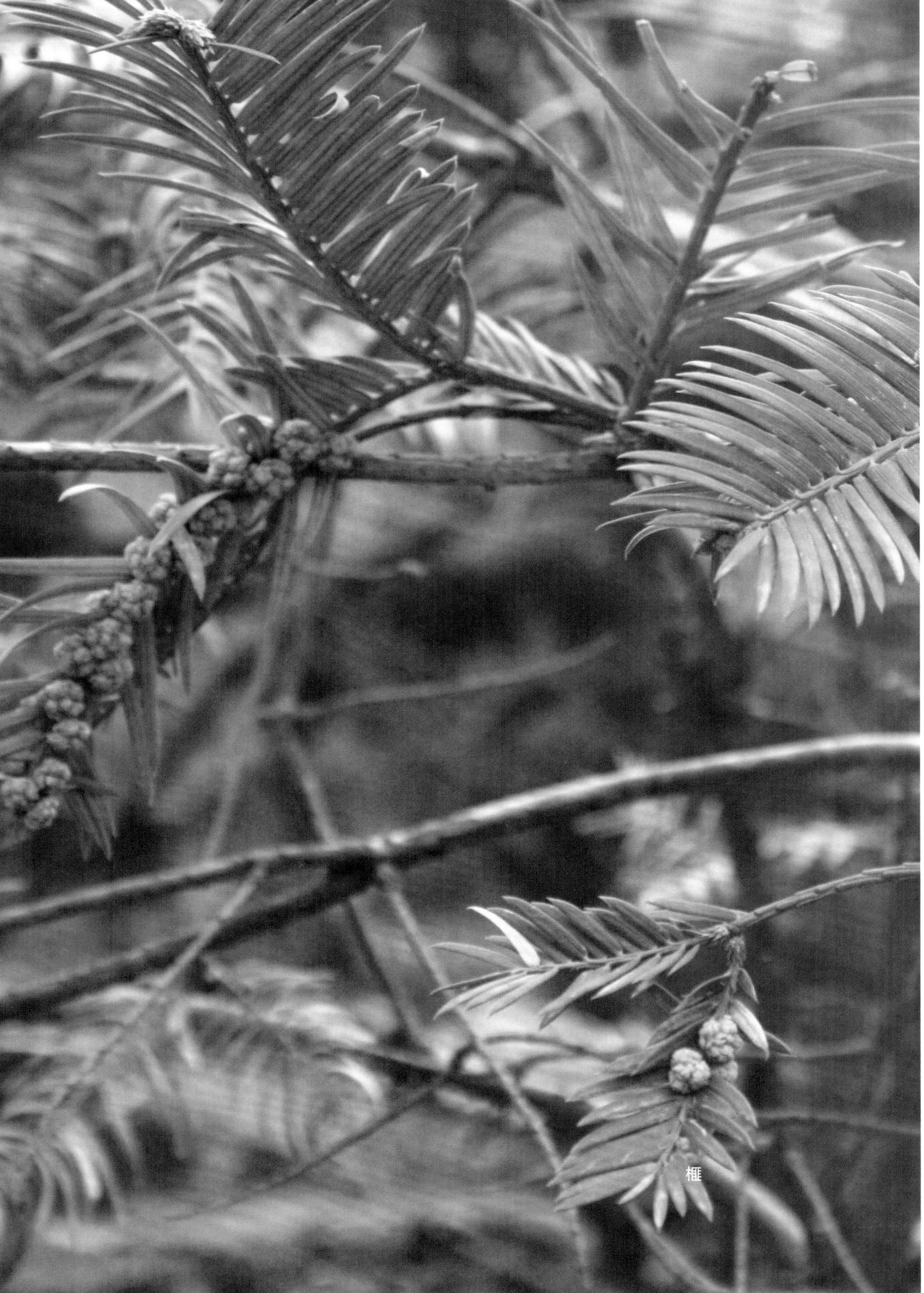
榧

功效主治

杀虫消积，润肺止咳，润燥通便。用于钩虫病，蛔虫病，绦虫病，虫积腹痛，小儿疳积，肺燥咳嗽，大便秘结。

临床应用

1. 蛲虫病 榧子 20 枚，槟榔、芜荑各 30 g。煎浓液，用大蒜 10 头捣烂过滤取汁，与浓液混合做保留灌肠。成人每次 100 ~ 150 mL，小孩每次 50 ~ 100 mL，用此法治疗蛲虫病 50 例，获满意效果。

2. 钩虫病 榧子 90 ~ 150 g。每日吃炒，直到确证大便中虫卵消失为止。曾观察治疗 5 例（其中 3 例兼有鞭虫）经 1 个月左右的治疗，均获痊愈。

3. 丝虫病 榧子 150 g，血余炭（头发灰）30 g。研成细粉混合调成蜜丸 150 丸，口服，每日 3 次，每次 2 丸，4 日为 1 个疗程。临床观察 20 例，第 1 疗程后微丝蚴转阴 4 例，第 2 疗程后转阴 9 例，其余大部分患者也有不同程度的好转。

4. 蛔虫性肠梗阻 用化虫除梗汤（榧子、鹤虱、芜荑、使君子、槟榔、乌梅、花椒、细辛、大黄、苦楝皮各适量）治疗本病 21 例，均痊愈。

5. 姜片虫病 榧子、槟榔各 45 g，大黄、木香各 6 g。先将前两味共杵碎先煎，再入后两味水煎。每日空腹分 2 次服，服时加入适量白糖以调味。

用法用量

内服，煎汤，9 ~ 15 g，连壳生用，打碎入煎；或入丸、散。驱虫宜用较大剂量。

使用注意

入煎剂宜生用，大便溏薄者不宜用。

榧子饮片

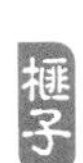

甘草

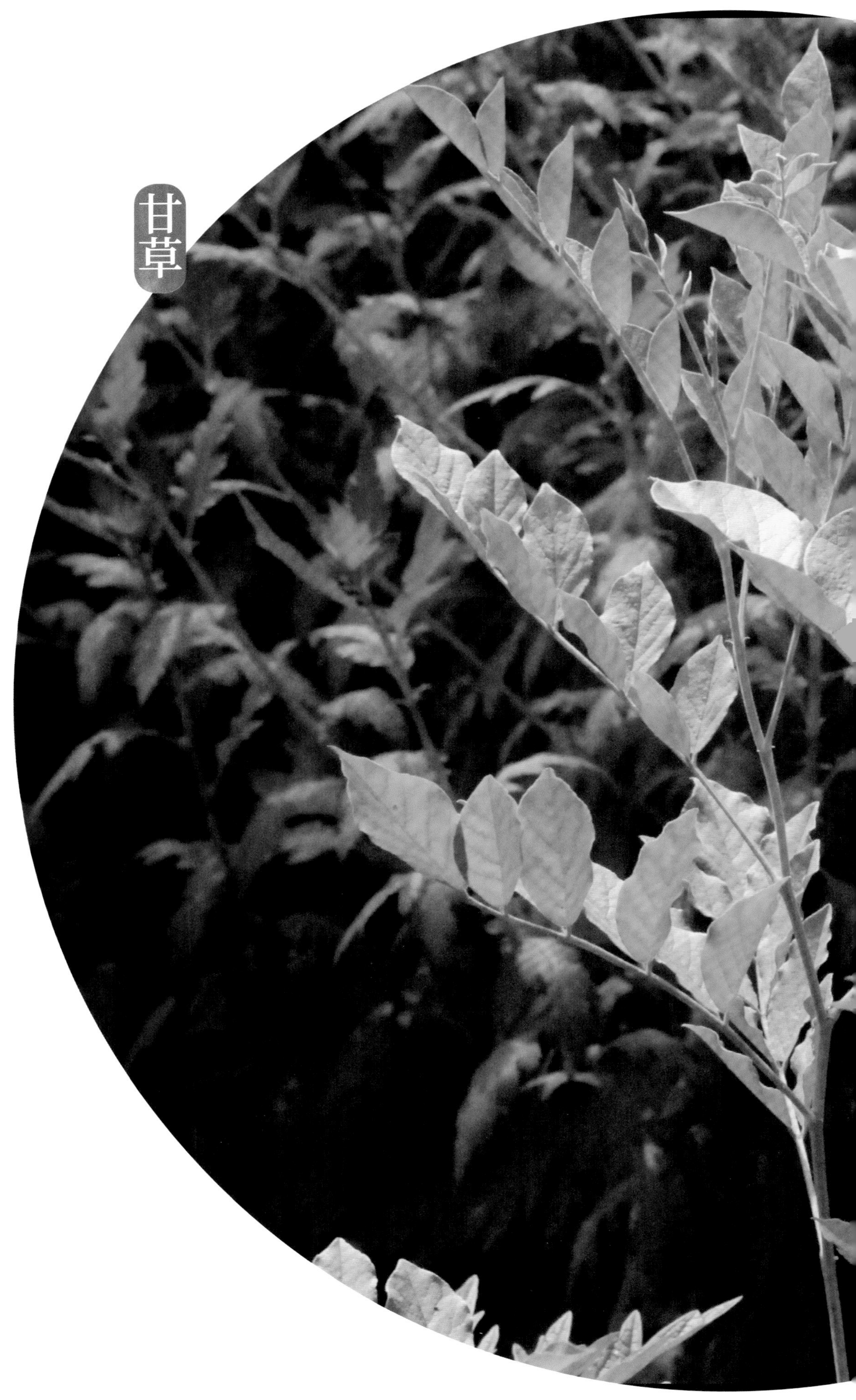

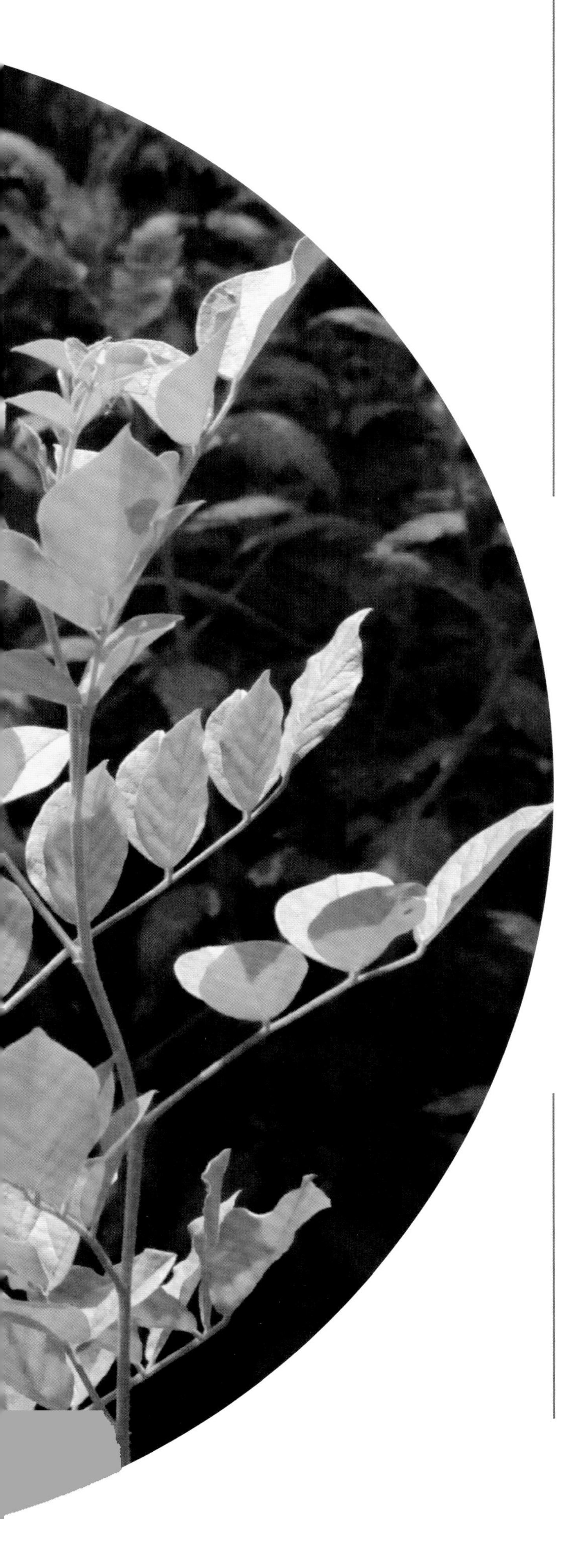

甘草

GANCAO

基　原

本品为豆科植物甘草 *Glycyrrhiza uralensis* Fisch. 的干燥根和根茎。

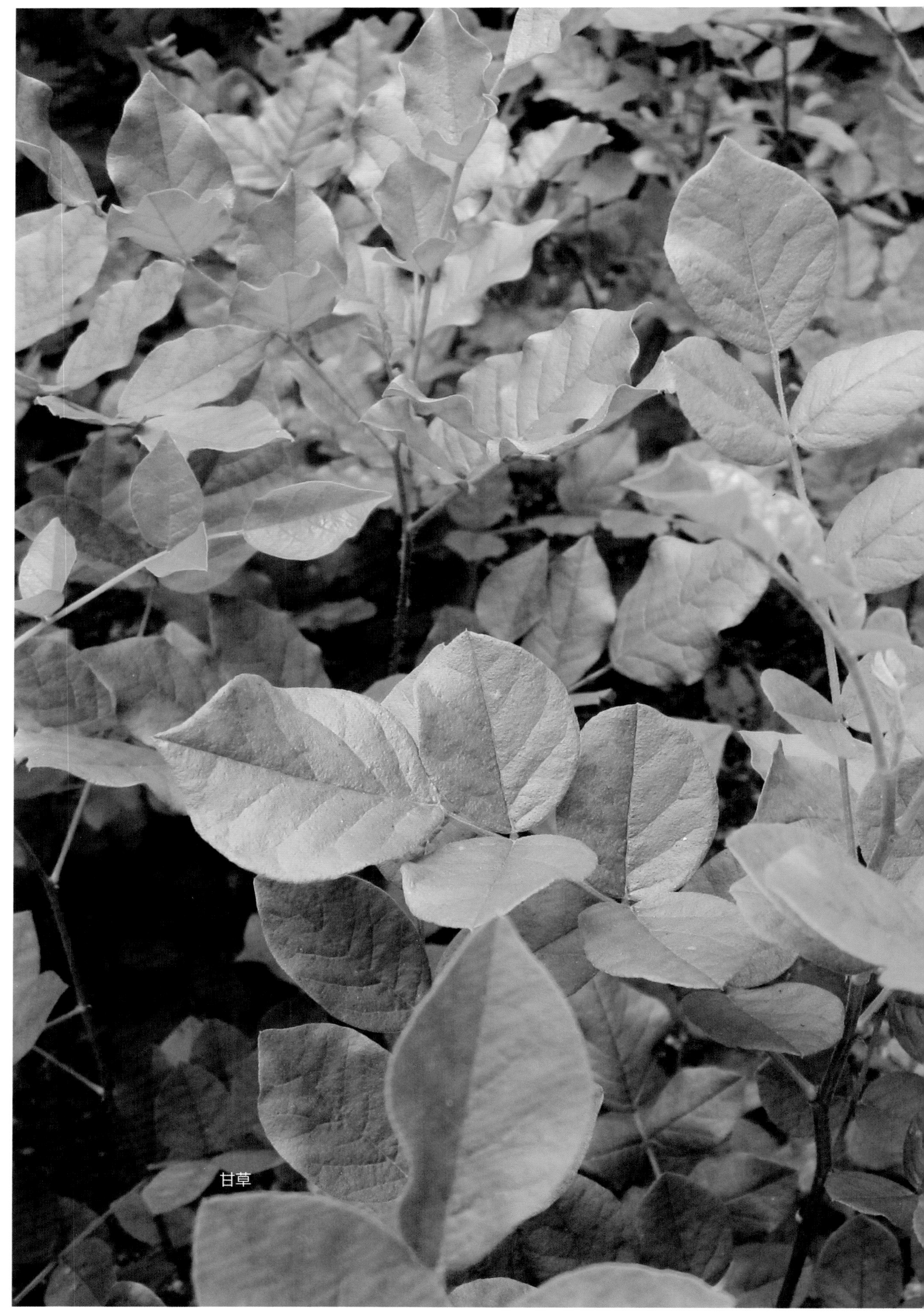
甘草

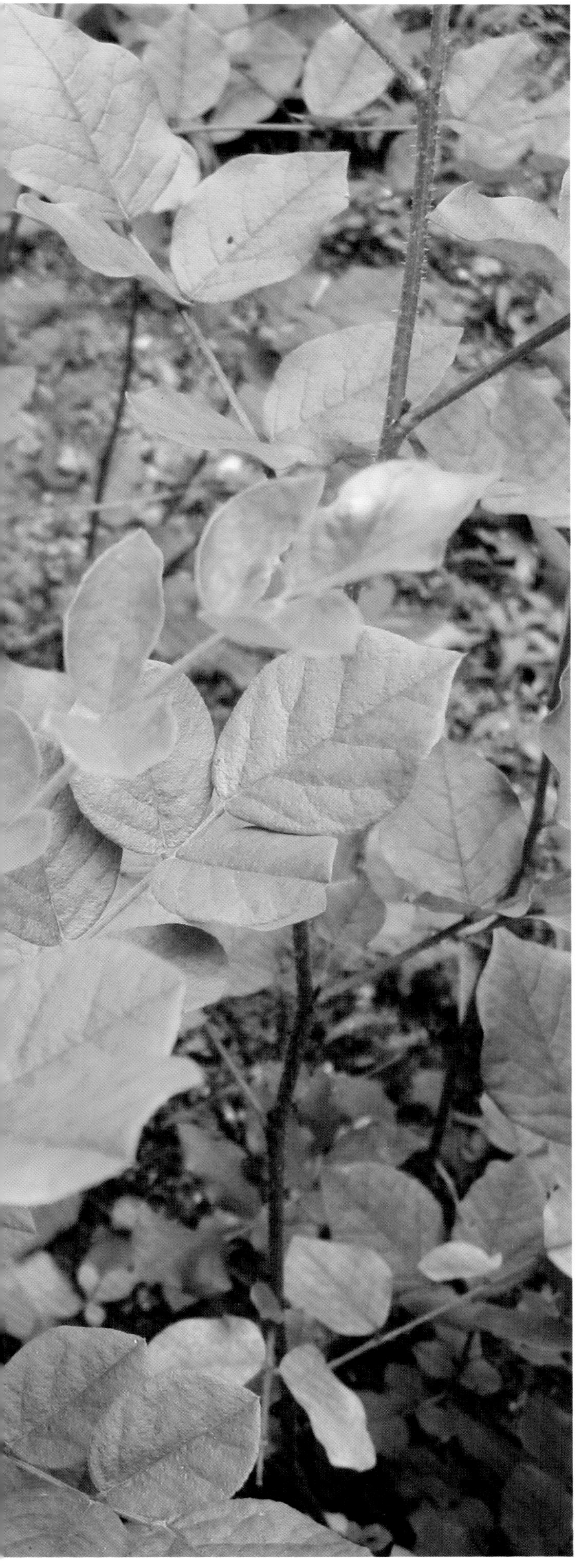

形态特征

多年生草本，高 30 ~ 100 cm。根及根茎粗壮，皮红棕色。茎直立，带木质，有白色短毛和刺毛状腺体。奇数羽状复叶长 8 ~ 20 cm；小叶 7 ~ 17，卵形或宽卵形，长 2 ~ 5 cm，宽 1 ~ 3 cm，先端急尖或钝，基部圆，两面均被短毛和腺体；托叶阔披针形，被白色纤毛。总状花序腋生，花密集；花萼钟状，萼齿 5，披针形，外面有短毛和刺毛状腺体；花冠蓝紫色，长 1.4 ~ 2.5 cm，无毛，旗瓣大，卵圆形，有爪，龙骨瓣直，较翼瓣短，均有长爪；雄蕊二体。荚果条形，呈镰刀状或环状弯曲，外面密被刺毛。种子 4 ~ 8，肾形。花期 7 ~ 8 月，果期 8 ~ 9 月。

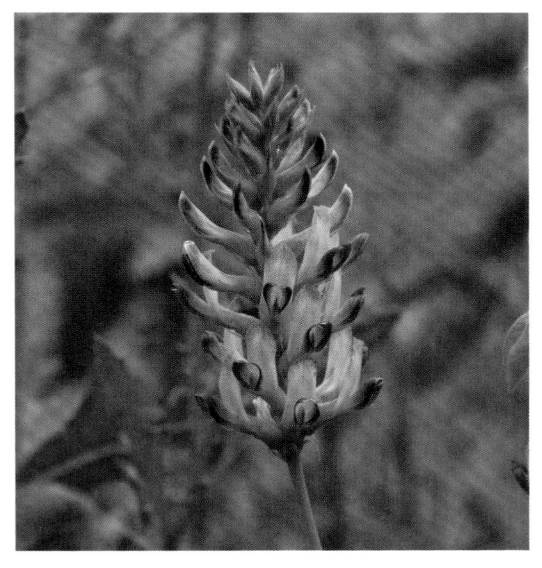

甘草花序

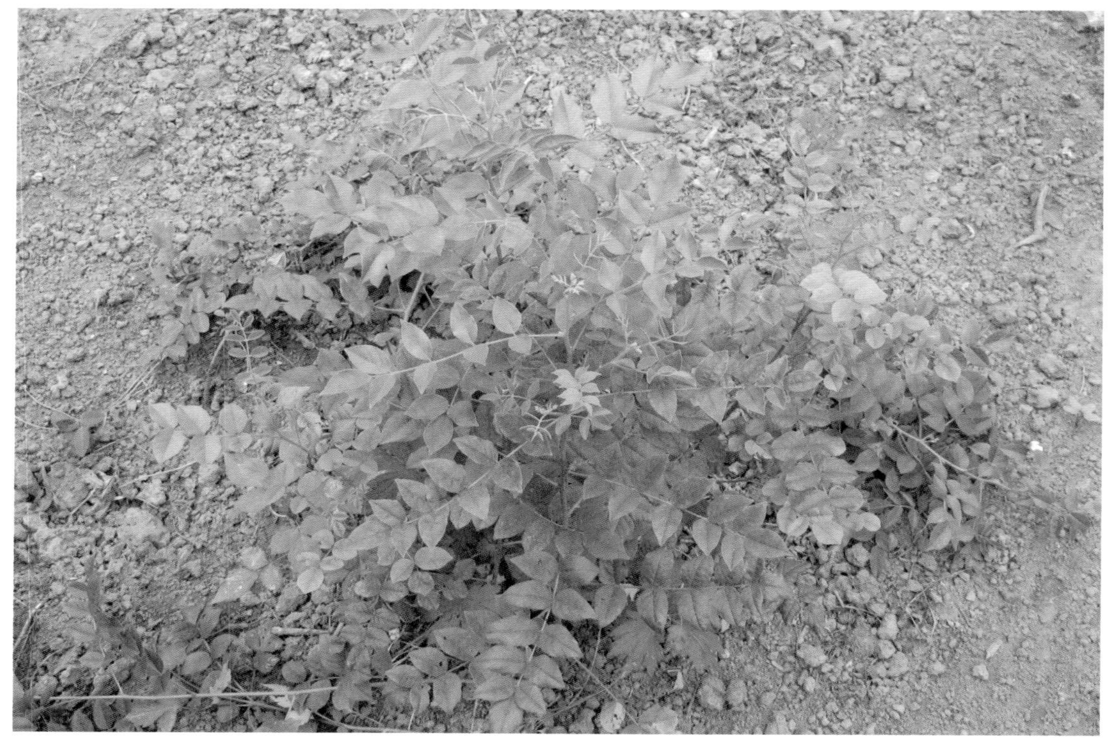

甘草

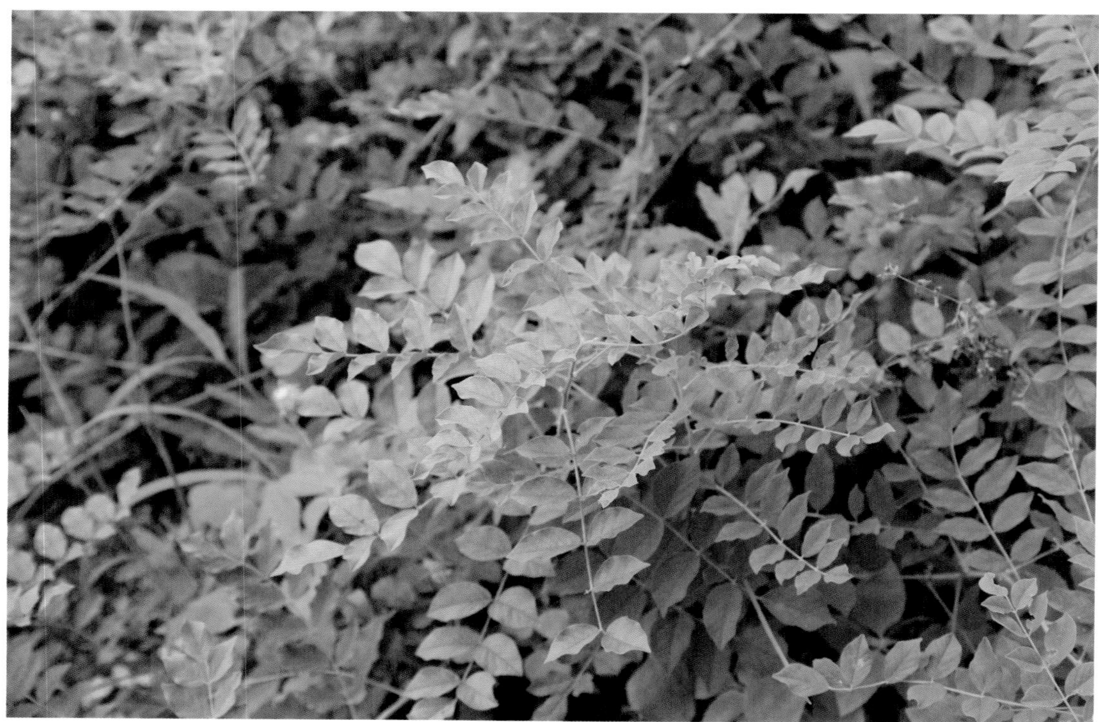

甘草

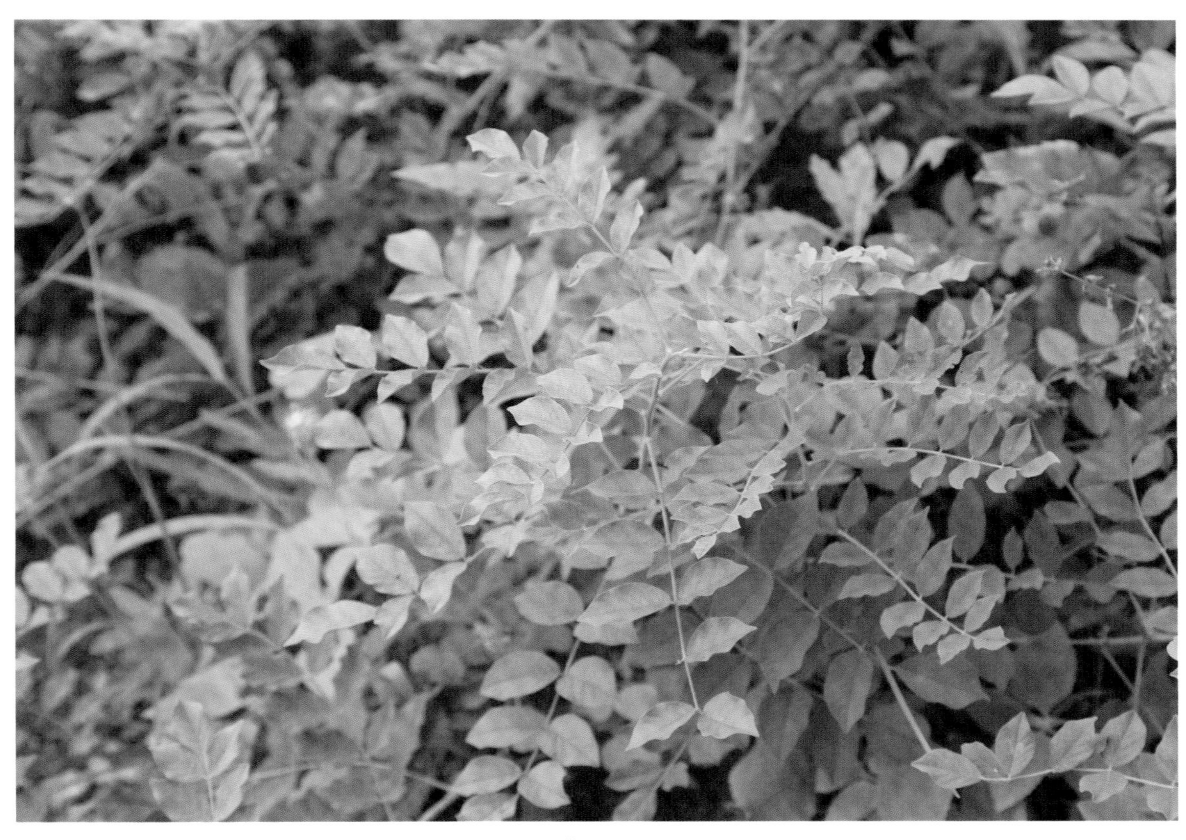

甘草

生境分布

生长于干旱、半干旱的荒漠草原、沙漠边缘和黄土丘陵地带。分布于内蒙古、山西、甘肃、新疆等地。以内蒙古鄂尔多斯所产品质最优。

采收加工

春、秋两季采挖，除去须根，晒干。

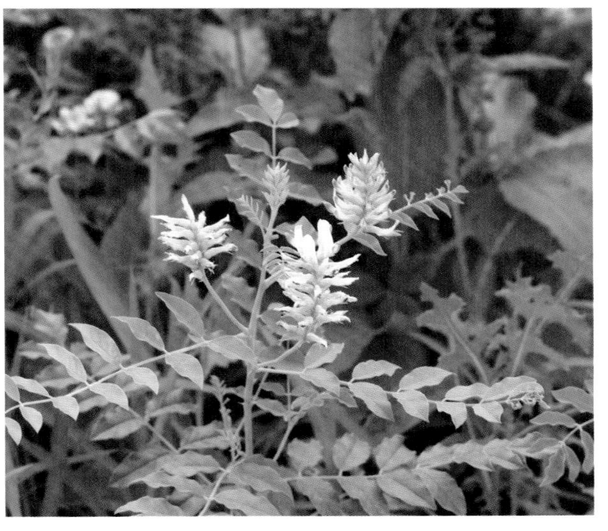

甘草

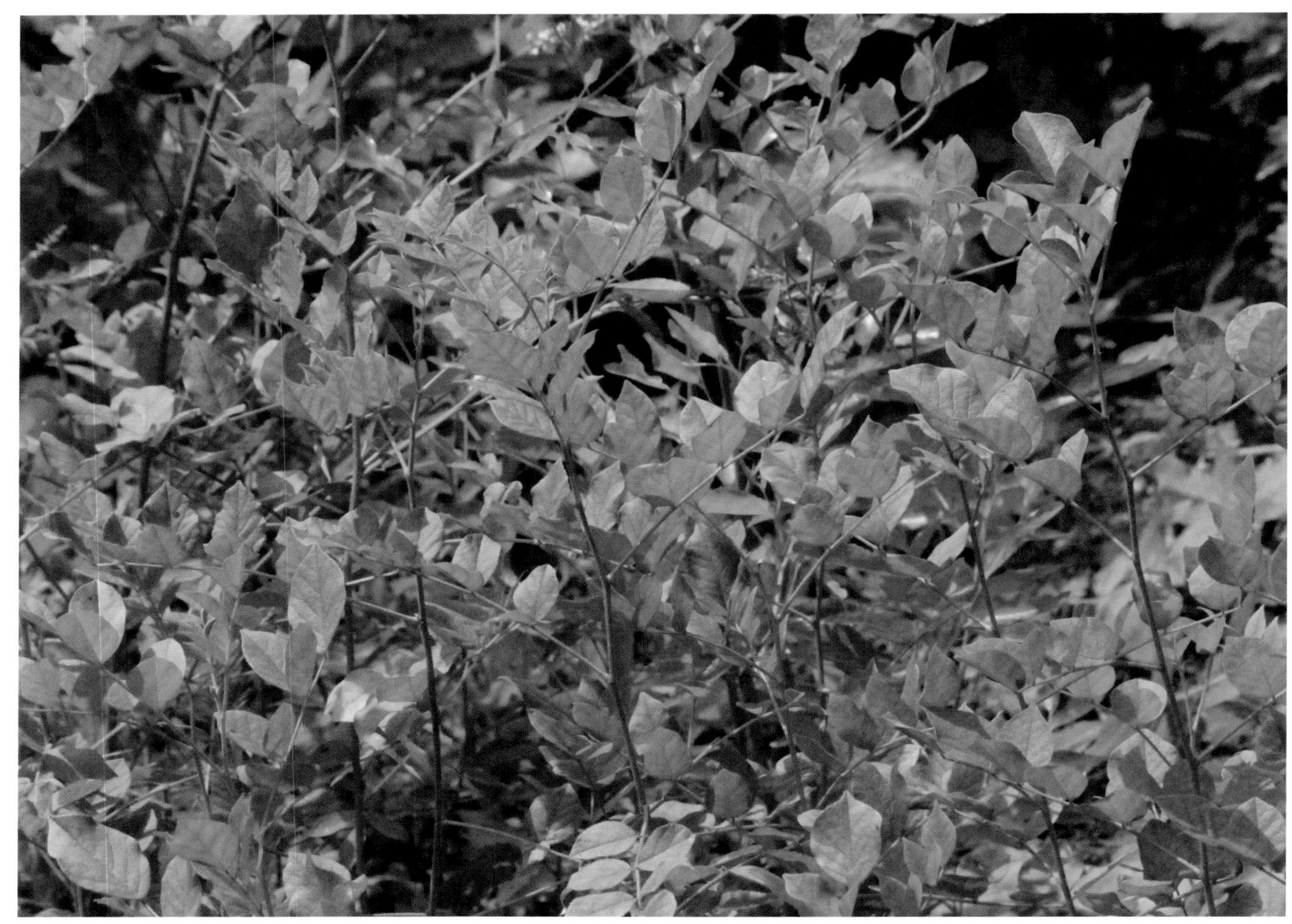

甘草

药材性状

本品根呈圆柱形，长 25 ~ 100 cm，直径 0.6 ~ 3.5 cm。外皮松紧不一。表面红棕色或灰棕色，具显著的纵皱纹、沟纹、皮孔及稀疏的细根痕。质坚实，断面略显纤维性，黄白色，粉性，形成层环明显，射线放射状，有的有裂隙。根茎呈圆柱形，表面有芽痕，断面中部有髓。气微，味甜而特殊。

化学成分

甘草含三萜皂苷甘草酸（glycyrrhizic acid），其钾、钙盐为甘草甜素（glycyrrhizin），是甘草中的甜味成分，水解后产生 2 分子葡萄糖醛酸（glucuronic acid）和 1 分子 18β－甘草次酸（18β-glvcyrrhetic acid）。含甘草皂苷（ucoricesaponines）A3、B2、C2、D3、P3、C2、H2、J2 和 K2。从甘草中分离出的黄酮类化合物较多，且是抗溃疡、

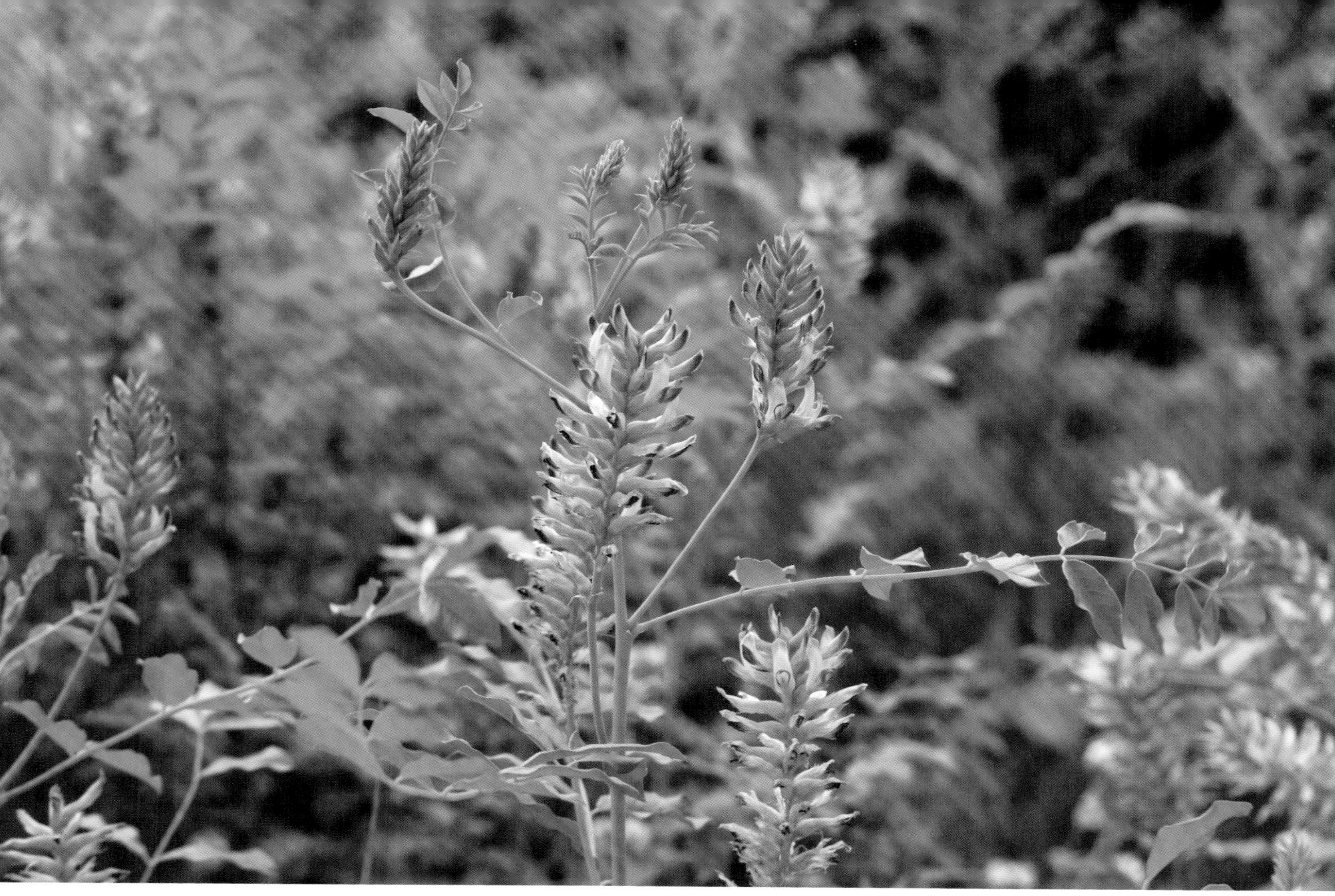

甘草

镇痉的有效成分，有新西兰牡荆苷Ⅱ（vicenin-2）、甘草黄酮（licof larone）、异甘草黄酮醇（isolicoflavonol）、甘草素（liquiritigenin）等。从中分离出四氢喹啉化合物：5,6,7,8-四氢-2,4-二甲喹啉（5,6,7,8-tetmhydro-2,4-dimethylquinoline）等生物碱。近来新分离出异黄酮化合物（Ⅱ）、甘草异黄烷酮（glycyrrhisoflavanone）和甘草异黄酮（glycyrrhisoflavone），还分离出具抗氧化、抗微生物的甘草香豆酮（ucocoumarone）和5种抑制人类免疫缺陷病毒细胞通透的甘草香豆素衍生物。

药理作用

1. 肾上腺皮质激素样作用 甘草浸膏、甘草甜素、甘草次酸对多种动物均具有去氧皮质酮样作用，能促进钠、水潴留，排钾增加，显示盐皮质激素样作用；甘草浸膏、甘草甜素能使大鼠胸腺萎缩、肾上腺质量增加、血中嗜酸性粒细胞和淋巴细胞减少、尿中游离型17-羟皮质酮增加，显示糖皮质激素样作用。

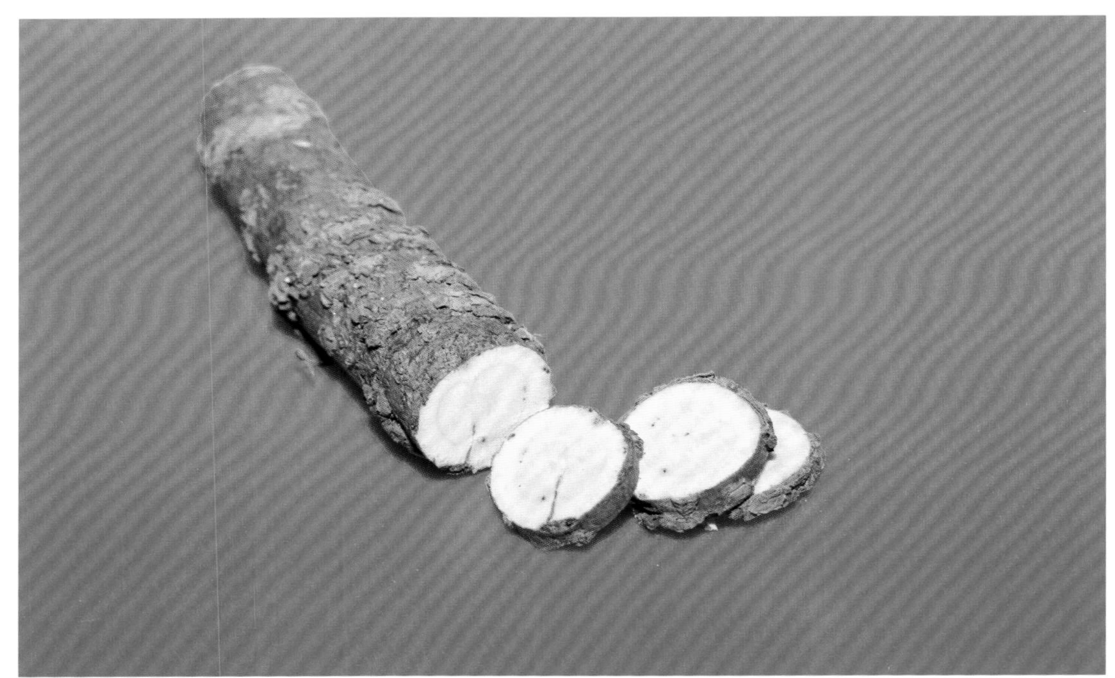

甘草（种植）药材

2. 调节机体免疫功能 甘草具有增强和抑制机体免疫功能的不同成分。甘草葡聚糖能增强机体免疫功能，对小鼠脾脏淋巴细胞有激活增殖作用，表现出致分裂原特性，与 Con A 合用有协同作用。甘草酸类主要表现为增强巨噬细胞吞噬功能和增强细胞免疫功能的作用，但对体液免疫功能有抑制作用。20 例高脂血症患者应用甘草甜素后，血浆免疫球蛋白 IgG、IgA 及补体 C3 含量均显著降低。甘草酸单铵和 LX 也有免疫抑制作用。甘草酸单铵对 3H-TdR 掺入大鼠淋巴细胞 DNA 有抑制作用。LX 腹腔注射能明显抑制免疫小鼠 IgG 的生成。

3. 抗感染、抗病毒、抗变态反应 甘草黄酮类化合物对金黄色葡萄球菌、枯草杆菌、酵母菌、真菌、链球菌等有抑制作用。甘草甜素对人类免疫性缺陷病毒（HIV）、肝炎病毒、水疱性口腔病毒、腺病毒Ⅲ型、单纯疱疹病毒Ⅰ型、牛痘病毒等均有明显的抑制作用。甘草具有皮质激素样抗炎作用，对小鼠化学性耳郭肿胀、腹腔毛细血管通透性增高、大鼠棉球肉芽肿、甲醛性大鼠足肿胀、角叉菜胶性大鼠关节炎等都有抑制作用。抗炎有效成分是甘草酸单铵盐、甘草次酸和 FM100。FM100 与芍药苷合并应用对大鼠足肿胀有协同抑制作用。甘草酸单铵盐对豚鼠腹腔注射给药，可明显抑制豚鼠支气管哮喘的发生，表现为引喘时间明显延长。甘草甜素能显著抑制鸡蛋清引起的豚鼠皮肤反应，并减轻过敏性休克症状。甘草水煎液能抑制大鼠被动皮肤过敏反应，降低小鼠血清 IgE 抗体水平。异甘草素等成分能抑制透明质酸酶的活性，并对由免疫刺激所诱导的肥大细胞组胺释放有抑制作用。

4. 镇咳、祛痰作用 甘草浸膏片口内含化后能覆盖在发炎的咽部黏膜上，缓和炎症对它的刺激，达到镇咳作用。甘草还能通过促进咽喉和支气管黏膜的分泌，使痰易于咳出，呈现祛痰镇咳作用。甘草次酸、甘草黄酮、甘草流浸膏灌胃给药，对氨水和二氧化硫引起的小鼠咳嗽均有镇咳作用，并均有祛痰作用。甘草次酸胆碱盐皮下注射，对豚鼠吸入氨水和电刺激猫喉上神经引起的咳嗽，均有明显的镇咳作用。

5. 抗溃疡作用 甘草粉、甘草浸膏、甘草次酸、甘草素、甘草苷、异甘草苷和 FM100 对动物多种实验性溃疡模型均有抑制作用，能促进溃疡愈合。生胃酮（即甘草次酸的琥珀酸半酯二钠盐）能加速胃溃疡面愈合、改善胃黏膜抵抗力。FM100 灌服给药，能完全抑制结扎幽门引起的大鼠胃溃疡形成，对乙酰胆碱和组胺引起的胃酸分泌有抑制作用。

6. 解痉作用 FM100 对离体豚鼠肠管有明显抑制作用。FM100 和异甘草素等黄酮化合物对乙酰胆碱、氯化钡、组胺引起的肠管痉挛性收缩有显著解痉作用。家兔灌胃甘草液后胃平滑肌运动逐渐减弱，30 分钟后胃运动几乎完全停止。甘草的解痉作用的有效成分主要是黄酮类化合物，其中以甘草素的作用为最强。FM100 与芍药苷的解痉作用有协同作用。

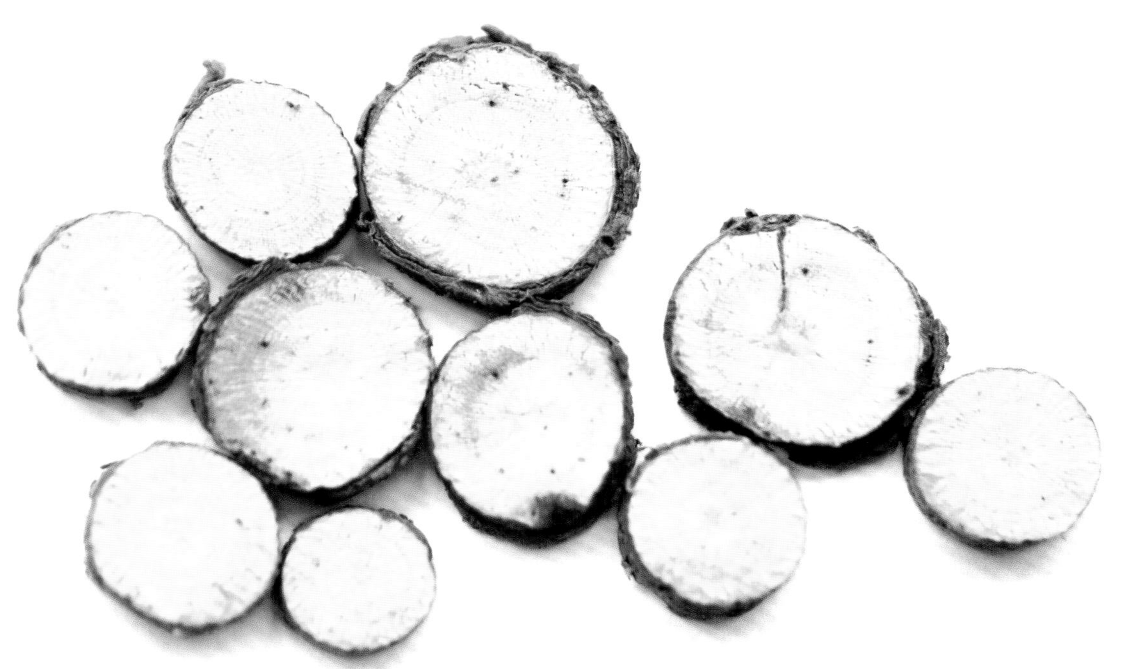

甘草（种植）药材

7. 保肝作用 甘草制剂和甘草甜素对动物多种实验性肝损伤具有明显的保护作用。甘草黄酮组分灌胃给药，能显著降低 CCl_4 所致急性肝损伤小鼠血清 ALF 和乳酸脱氢酶活性升高及肝内丙二醛含量增加，也可抑制乙醇引起的小鼠肝脏丙二醛含量的增加和还原性谷胱甘肽的耗竭。甘草甜素或甘草次酸肌注，对 CCl_4 引起的实验性肝硬化有抑制作用，可使肝胶原蛋白和血清 γ-球蛋白含量降低，并使血清 ALT 水平降低，即可抑制肝纤维组织增生和减轻间质炎症反应，病理组织学检查发现也可使肝坏死和气球样变性明显减轻。甘草酸二铵具有较强的抗炎、保护肝细胞膜和改善肝功能的作用。甘草酸对 HBV 有直接抑制作用，在体外对乙型肝炎表面抗原（HBsAg）向细胞外分泌有抑制作用。

8. 解毒作用 甘草对误食毒物（毒蕈），药物中毒（敌敌畏、喜树碱、顺铂、咖啡因、巴比妥）均有一定的解毒作用，能缓解中毒症状，降低中毒动物的死亡率。甘草解毒作用的有效成分主要为甘草甜素。

9. 抗心律失常作用 炙甘草提取液腹腔注射对氯仿诱发的小鼠心室纤颤、肾上腺素诱发的家兔心律失常、乌头碱诱发的大鼠心律失常、氯化钡和毒毛花苷 K 诱发的豚鼠心律失常均有抑制作用，并能减慢心率、延长麻醉大鼠心电图的 PR 和 QT 间期。甘草总黄酮可延长乌头碱诱发的小鼠心律失常的潜伏期，减少氯仿诱发的小鼠心室纤颤发生率，增加哇巴因诱发的豚鼠室性早搏、室性心动过速、心室纤颤和心搏停止所用的剂量。

10. 降血脂、抗动脉粥样硬化作用 甘草次酸对家兔或大鼠实验性动脉粥样硬化模型有显著的降低血清胆固醇、β-脂蛋白及甘油三酯的作用。甘草酸灌胃给药对大鼠、小鼠、家鸽实验性血脂增高也均有明显抑制作用。小剂量甘草甜素（2 mg/d）可使实验性动脉粥样硬化家兔的血清胆固醇含量降低，动脉粥样硬化程度减轻，大剂量（20 mg/d）能抑制大动脉及冠状动脉粥样硬化的发展，更大剂量（40 mg/d）时反而无效。

11. 抑制血小板聚集作用 甘草中的异甘草素具有抗血小板聚集作用，在体外的作用强度相当于阿司匹林。甘草叶中富含黄酮的组分对胶原蛋白或 ADP 诱导的血小板聚集具有较强的抑制作用，对后者的抑制作用比阿司匹林强 17.7 倍。

12. 抗肿瘤作用 甘草酸对黄曲霉素和二乙基亚硝胺诱发的大鼠肝癌前病变的发生有明显的抑制作用。从胀果甘草中提取的黄酮类混合物可有效地预防己豆油对

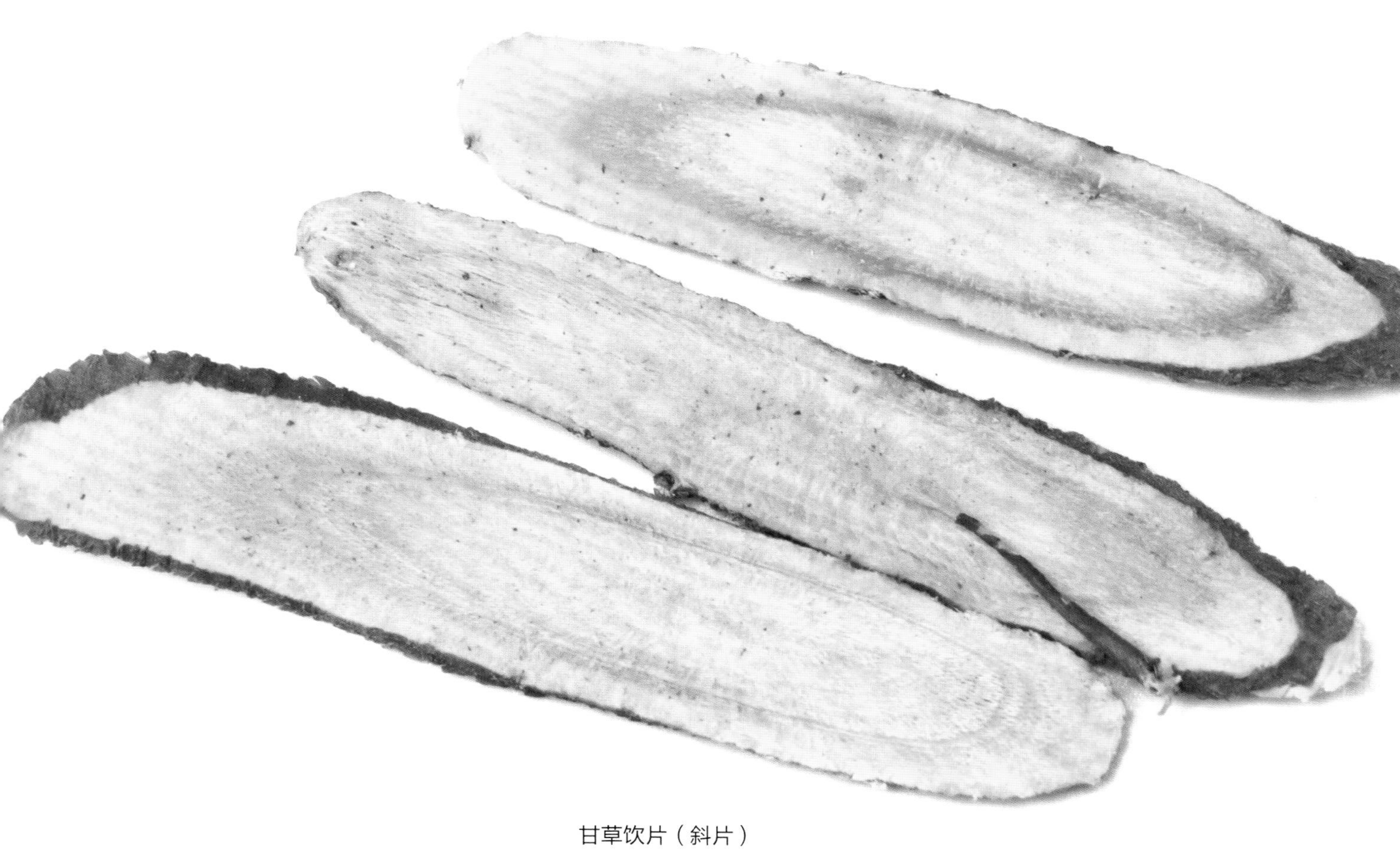

甘草饮片（斜片）

小鼠皮肤的促癌作用。

13. 解热镇痛抗惊厥作用 甘草次酸及甘草甜素分别对发热的大鼠、小鼠及家兔具有解热作用。小鼠扭体试验证明 FM100 有明显的镇痛作用，但用压迫小鼠尾部测定痛阈的方法表明其镇痛作用较弱，口服更弱。FM100 对戊四唑引起的惊厥有较弱的抗惊厥作用。FM100 有镇痛、解痉、抗惊厥及抑制胃液分泌的作用，而芍药苷具有镇静、解痉和抗炎作用，两者合用有明显的协同作用，从而说明了芍药甘草汤组成的合理性。

14. 抗利尿作用 甘草甜素对大鼠具有抗利尿作用，伴随着钠排出量减少，钾排出量也轻度减少。对切除肾上腺的大鼠，甘草甜素仍能使钠和钾的排出减少，说明此作用是通过肾上腺皮质激素来实现的。甘草次酸及其盐类也有明显的抗利尿作用。有人认为，甘草能增强肾小管对钠和氯的重吸收而呈现抗利尿作用，其作用方式与去氧皮质酮不同，可能是其对肾小管的直接作用。

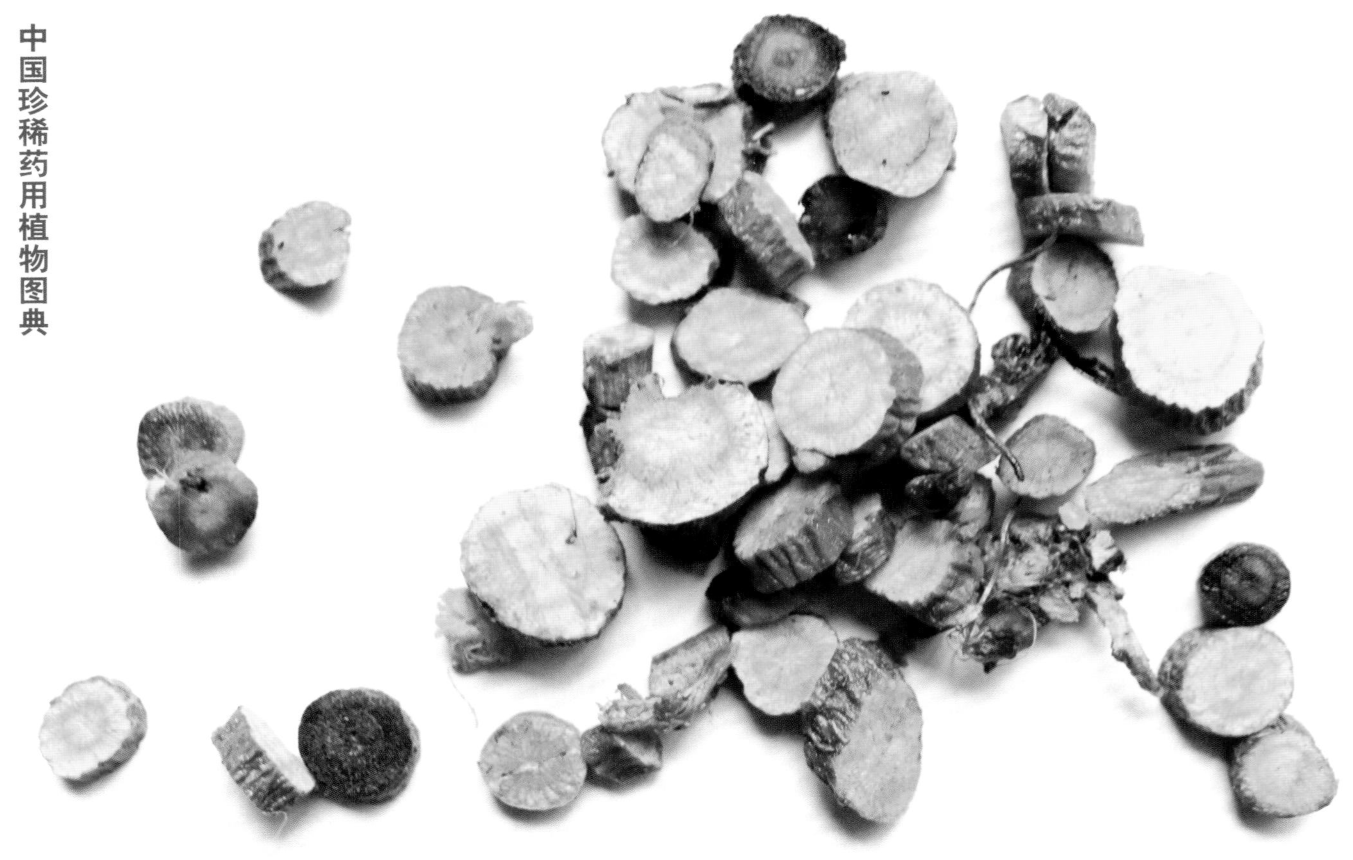

甘草饮片（蜜炙）

性味归经

甘，平。归心、肺、脾、胃经。

功效主治

补脾益气，清热解毒，祛痰止咳，缓急止痛，调和诸药。用于脾胃虚弱，倦怠乏力，心悸气短，咳嗽痰多，脘腹、四肢挛急疼痛，痈肿疮毒，缓解药物毒性、烈性。

临床应用

1. 产后腺垂体功能减退症 生甘草 15 ~ 30 g，人参 6 g，畏寒甚者加附子 10 g（先煎）。文火煎 3 次，每日 1 剂，2 ~ 6 个月为 1 个疗程。若出现血压偏高，水肿等不良反应，甘草即减为半量，或再加茯苓、杜仲、五味子各 10 g，并据病情给予少量输血等。对分娩大失血合并休克者，于分娩后立即给生甘草 10 ~ 15 g，人参 3 ~ 6 g，大枣 10 枚。水煎，每日 1 剂，分 3 次服，对预防脑腺垂体功能减退症效果显著。

2．肾上腺皮质功能减退症 口服甘草流浸膏 3 ~ 5 mL（少数 8 ~ 10 mL）。每日 3 次，多数用 25 ~ 40 日，单用甘草流浸膏者 33 例，合用皮质激素 16 例，均取得相当疗效。轻症用甘草制剂即见效，重症病例亦可减少皮质酮的用量。

3．胃和十二指肠溃疡 每次口服甘草流浸膏 15 mL。每日 4 次，连服 6 周。结果：治疗消化道溃疡 100 例，其中 90% 病例效果良好，58 例经复查，8 例壁龛消失，28 例好转。

4．血小板减少性紫癜 单味甘草汤治疗血小板减少性紫癜 22 例。本组患者病程 10 日 ~ 5.5 年，均予口服本方煎剂，其中 14 例每日用量 12 g，8 例每日用 20 g，水煎，早、晚分服。疗程 10 ~ 52 日，多为 15 ~ 20 日。停药复发者再予本方。结果：显效 8 例，良效 8 例，进步 2 例，无效 4 例。有效者于服药 3 ~ 4 日出血停止，5 ~ 14 日皮肤原有瘀斑瘀点消散吸收。血小板平均上升至（10.6 ± 1.4）$\times 10^{10}$/L，与治疗前比较有显著性差异（$P < 0.001$）。治疗中未见明显副作用，其中 4 例体重略有增加，未见浮肿；4 例血压轻度升高，停药后即恢复原状。

5．急性危重病合并胃肠道症状 据观察 15 例包括急性肾衰竭、急性胰腺炎、急性胃炎、流行性乙型脑炎、梅尼埃病及暴发性肺炎等病人，因胃肠实热，胃气上逆发生恶心、呕吐 1 ~ 20 日。均予冲服甘草粉、大黄粉各 1.5 ~ 4.5 g，每日 2 ~ 3 次。结果：多数病人服药 2 ~ 5 次后呕吐止，少数病人加服调味承气汤。

6．肝硬化腹水 用二甘粉外敷曲池穴清除肝硬化腹水。方法：甘草、甘遂各 15 g。共为细末，分为 8 等份。每次用鲜姜 9g 去皮捣烂为糊，与 1 份二甘粉调和：分置于 2 块 5 cm × 5 cm 的胶布上并敷于患者双侧曲池穴。于 24 小时内取下敷药。可连续服 3 次，然后间隔 3 ~ 5 日再敷。局部常有色素减退，一般无水疱、溃疡等发生。例 1 共敷 5 次，例 2 共敷 10 次，均获较好疗效。

7. 急性胃肠炎 甘草泻心汤治疗急性胃肠炎 60 例。甘草、半夏各 60 g，干姜、黄芩各 45 g，大枣 30 g（去核），黄连 15 g。加水 2000 mL，煎至 1000 mL，去渣并浓缩至 500 mL，每日 1 剂，分 3 次服。呕吐严重者先服鲜姜汁 30 ~ 50 mL 再服本药液。结果：全部治愈，一般用药 1 ~ 5 剂。适用于舌质红、苔腻，脉滑为主的病人。

8．糖尿病 甘芍降糖片治疗糖尿病取得较好疗效。本品为甘草、白芍的全浸膏片，每片含干浸膏 0.165 g，相当于生药 4 g，每 12 片相当于生甘草 8 g，生白芍 40 g。每日 4 ~ 8 片，分 2 次服，

9. 紫癜性肾炎 用甘麦大枣汤加减治疗 18 例，发热、咽痛加金银花、黄芩；血压增高加夏枯草、川牛膝各适量；浮肿加白茅根、车前草各适量；血尿加三七、大蓟、小蓟各适量；皮疹加党参、蒲黄炭、生地炭各适量。每日用泼尼松 1 ~ 2 mg/kg，1 ~ 3 个月后渐减量至停用；重症用地塞米松静滴。酌情应用维生素 C、氨肽素、芦丁等。

10. 肝炎 用甘草甜素片治疗乙型病毒性肝炎 330 例，有效率为 77%，乙型肝炎 e 抗原的转阴率为 44.8%。

11. 心律不齐 炙甘草、红花、苦参按 1∶1∶1.6 比例制成浸膏片，每片 0.5 g，每日 1.5 g，分 3 次服，4 周为 1 个疗程。结果：显效 15 例，有效 17 例，无效 13 例。或者生甘草、炙甘草、泽泻各 30 g。水煎，每日 1 剂，早、晚 2 次分服，有不定时烦躁、自汗、失眠、自觉寒热无常者，先服桂枝加龙骨牡蛎汤，再服本方。治疗室性早搏 23 例，均获良效。少则 3 剂，多则不超 12 剂，症状消失，心电图复常。

12. 早搏 以炙甘草汤加减（炙甘草、茯苓、阿胶各 15 g，红参、生姜各 6 g，麦冬、生地黄各 12 g，桂枝、薤白各 9 g，火麻仁 20 g，丹参、炒酸枣仁各 30 g，苦参 15 ~ 30 g，大枣 10 枚）治疗各型早搏 87 例。水煎，每日 1 剂，分 2 次服，并可随症加减。结果：显效 71 例，有效 14 例，无效 2 例，总有效率为 91.2%。

13. 非特异性溃疡性结肠炎 以生甘草煎剂（每日 30 g，分 2 次服，20 日为 1 个疗程），同时以硫糖铝粉加 5% 淀粉糊或适量阿拉伯胶，制成 20% 乳胶剂，于睡前排便后保留灌肠（每日 1 次，每次 40 mL）治疗，取得较好的近期疗效。

14. 婴幼儿便秘 生甘草 2 ~ 3 g。加 10 ~ 15 mL 沸水泡服，每日 1 次，一般服 7 ~ 15 日即可，治 5 例均获良效。

15. 过敏性紫癜 甘草 20 g，大枣 150 g。水煎，每日 1 剂，吃枣饮汤，7 日为 1 个疗程。治疗过敏性紫癜 20 例。结果：服 1 个疗程治愈 16 例，服 2 个疗程后治愈 4 例，但有 1 例 3 个月后又复发，19 例随访半年未见复发。

16. 血栓性静脉炎 甘草流浸膏每日 15 mL 或甘草 50 g（可酌情减量）。水煎，均分 3 次饭前服。经治 3 例，除 1 例显著好转后因故出院外，余均痊愈。

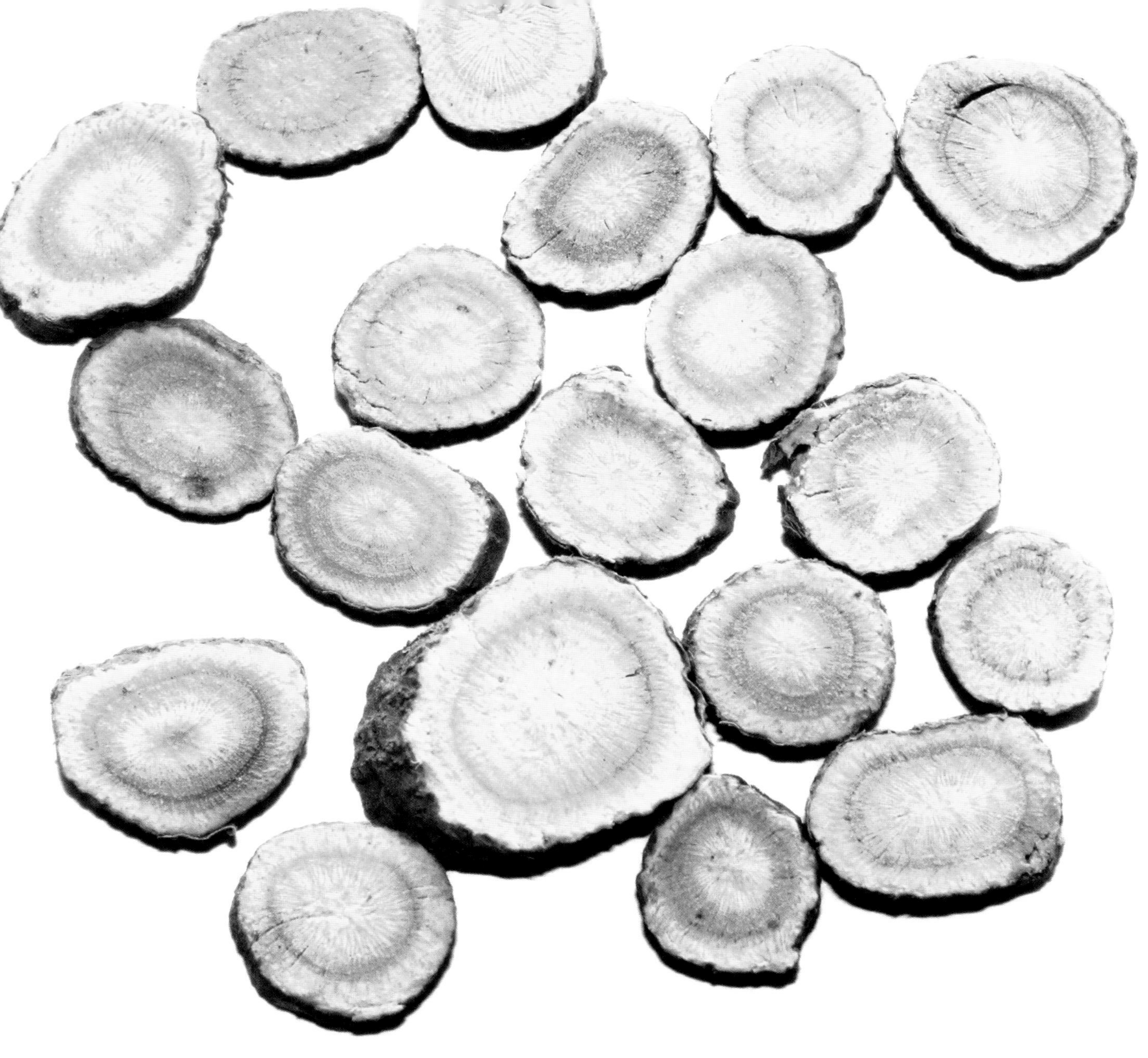

甘草饮片

用法用量

内服，煎汤，2 ~ 10 g；调和诸药用量宜小。外用：煎水洗、渍；或研末敷。

使用注意

不宜与海藻、京大戟、红大戟、甘遂、芫花同用。

杠板归

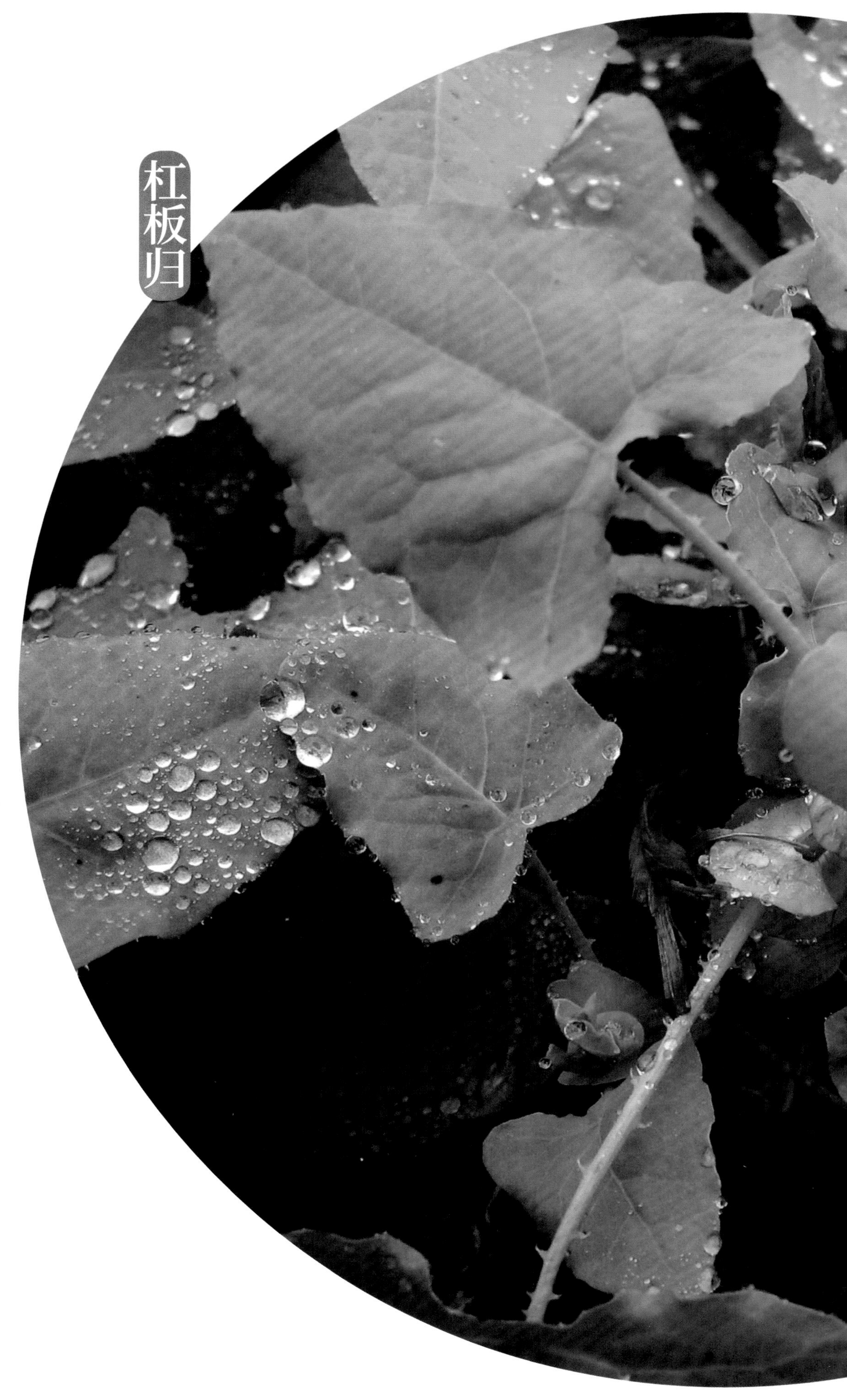

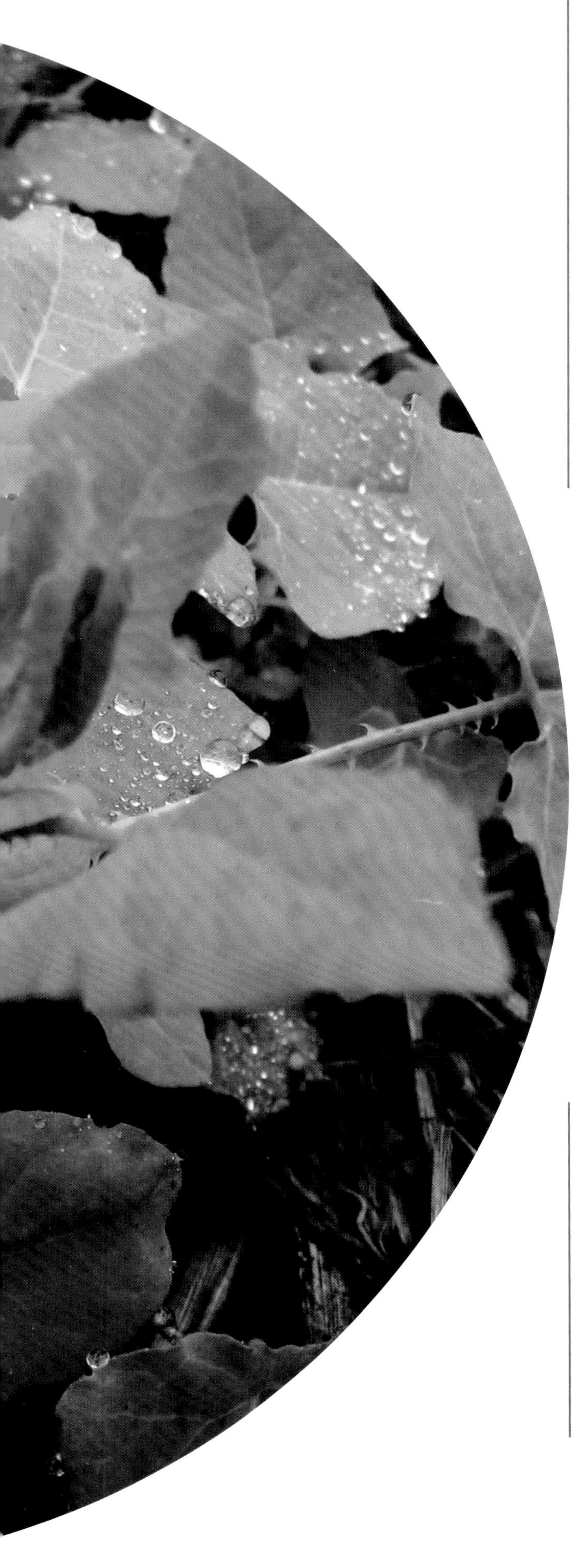

杠板归

GANGBANGUI

基　原

本品为蓼科植物杠板归 *Polygonum perfoliatum* L. 的干燥地上部分。

形态特征

多年生蔓生草本。茎有棱，红褐色，有倒生钩刺。叶互生，盾状着生，叶片近三角形，长 4 ~ 6 cm，宽 5 ~ 8 cm，先端尖，基部近心形或截形，下面沿脉疏生钩刺。托叶鞘近圆形，抱茎，叶柄长，疏生倒钩刺。花序短穗状，苞片圆形，花被 5 深裂，淡红色或白色，结果时增大，肉质，变为深蓝色，雄蕊 8，花柱 3 裂。瘦果球形，包于蓝色多汁的花被内。花期 6 ~ 8 月，果期 9 ~ 10 月。

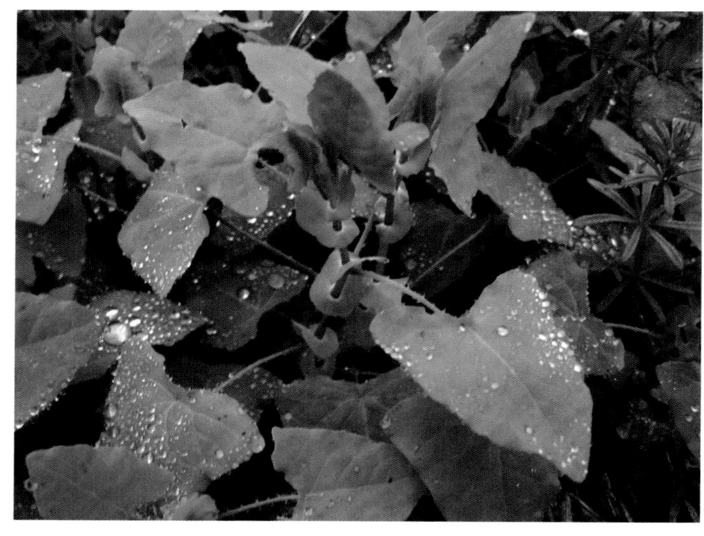

杠板归

生境分布

生长于山谷、灌木丛中或水沟旁。分布于江苏、浙江、福建、江西、广东、广西、四川、湖南、贵州等地。

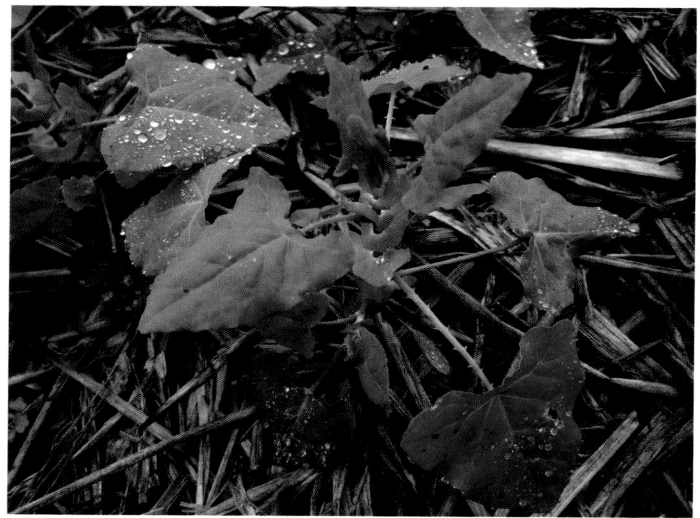

杠板归

采收加工

夏季花开时采割，晒干。

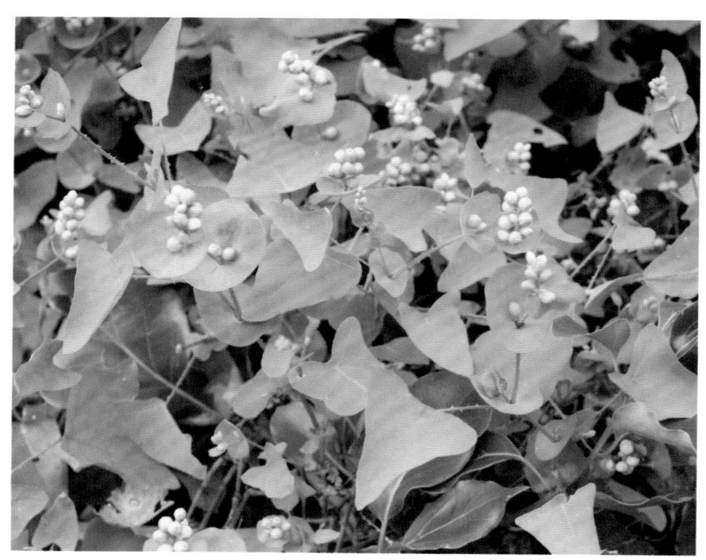

杠板归

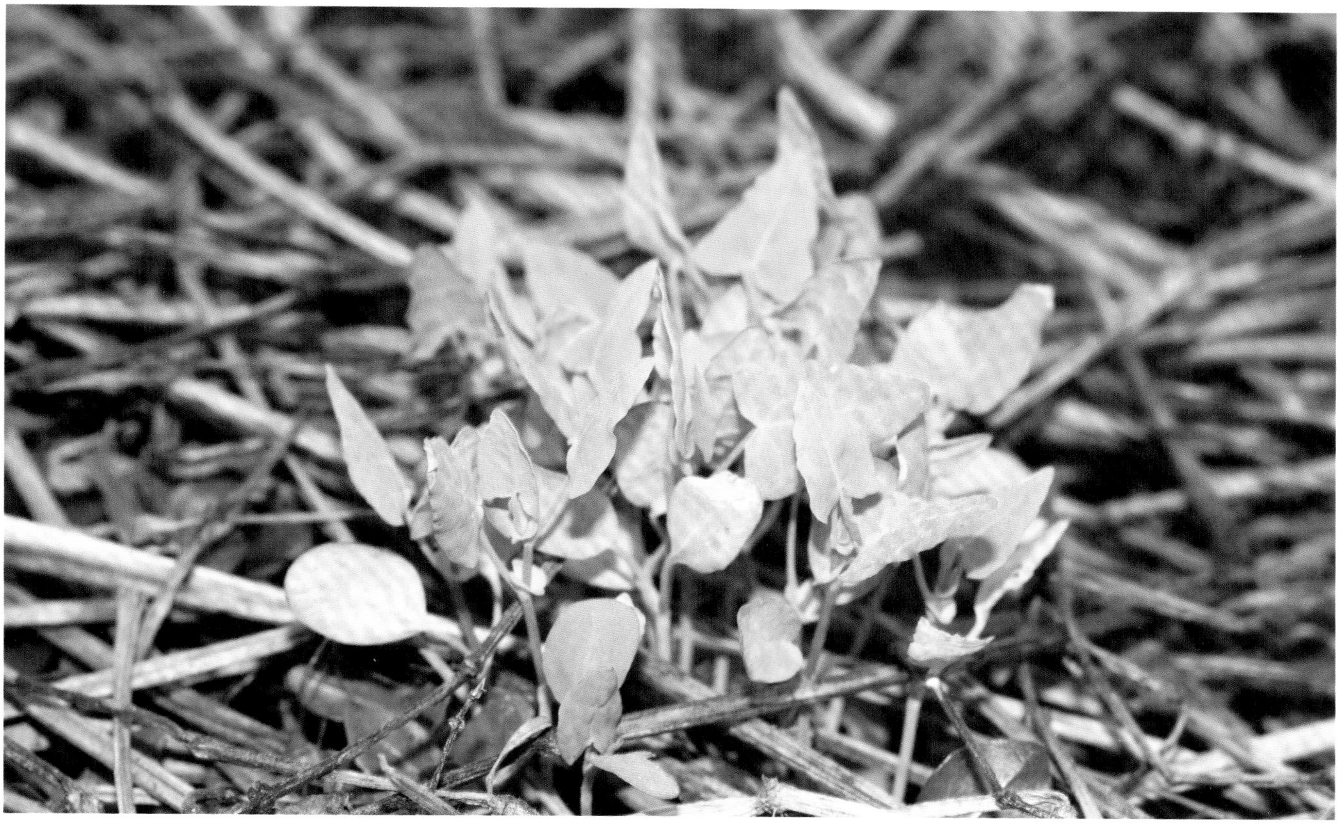

杠板归

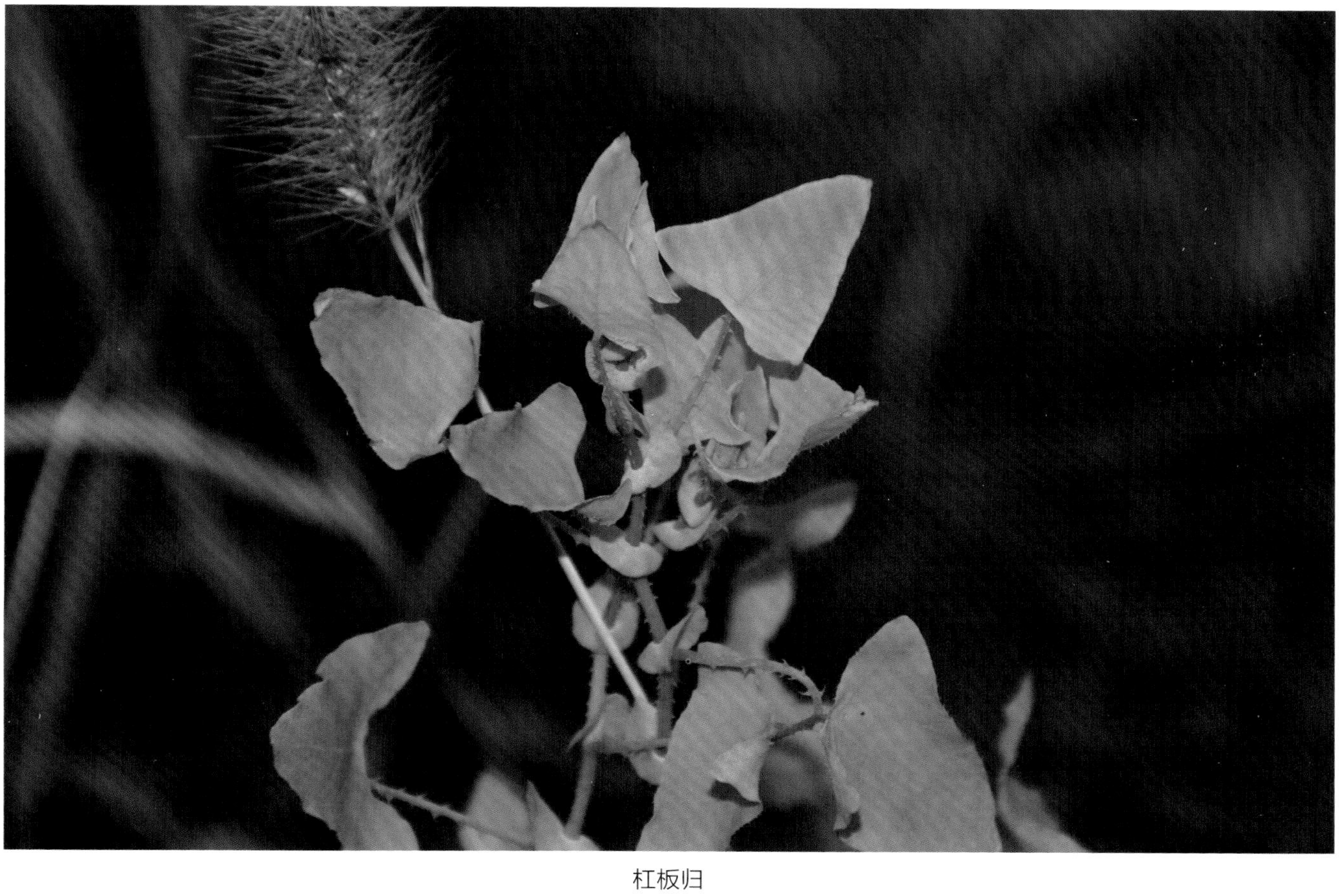

杠板归

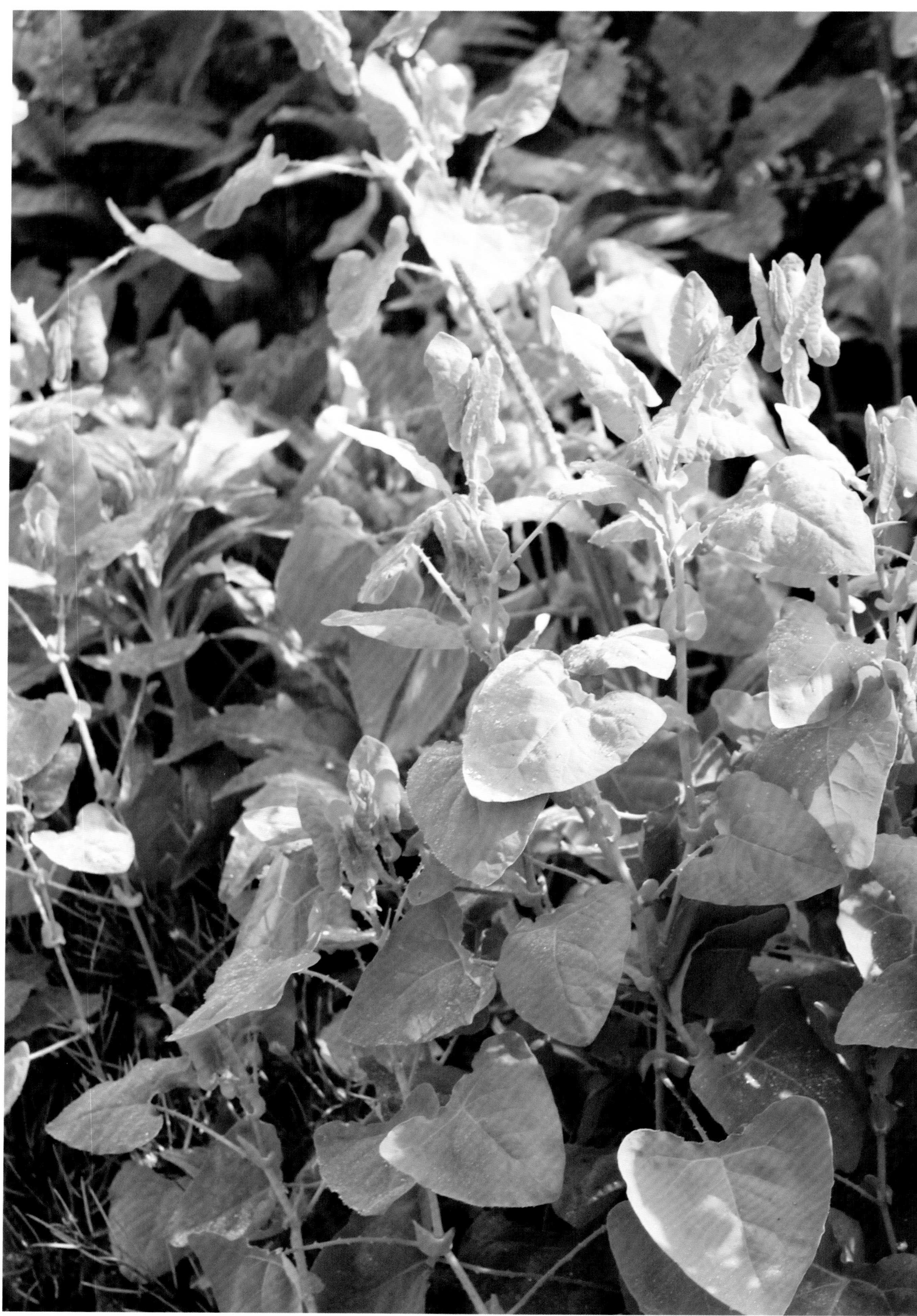

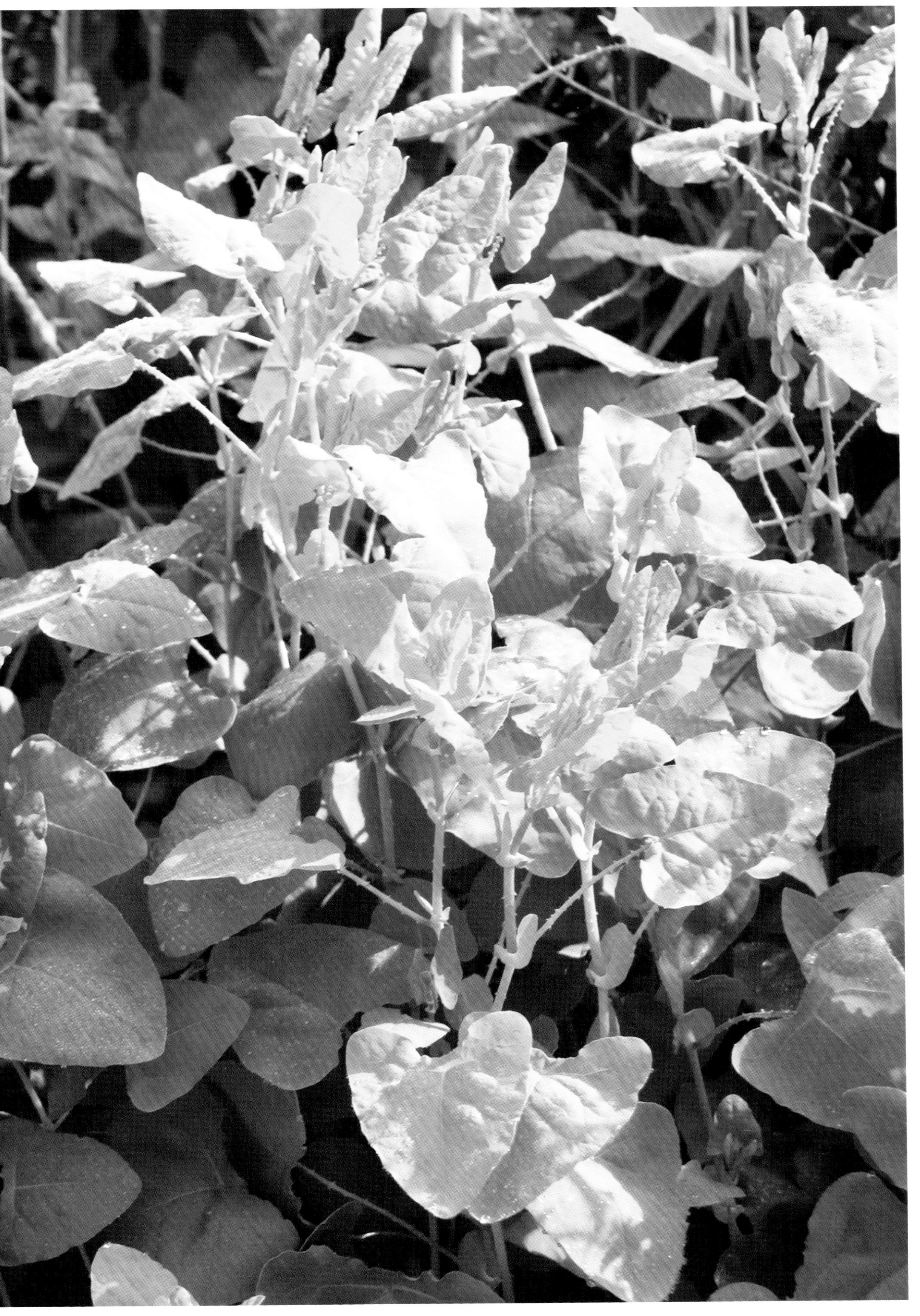

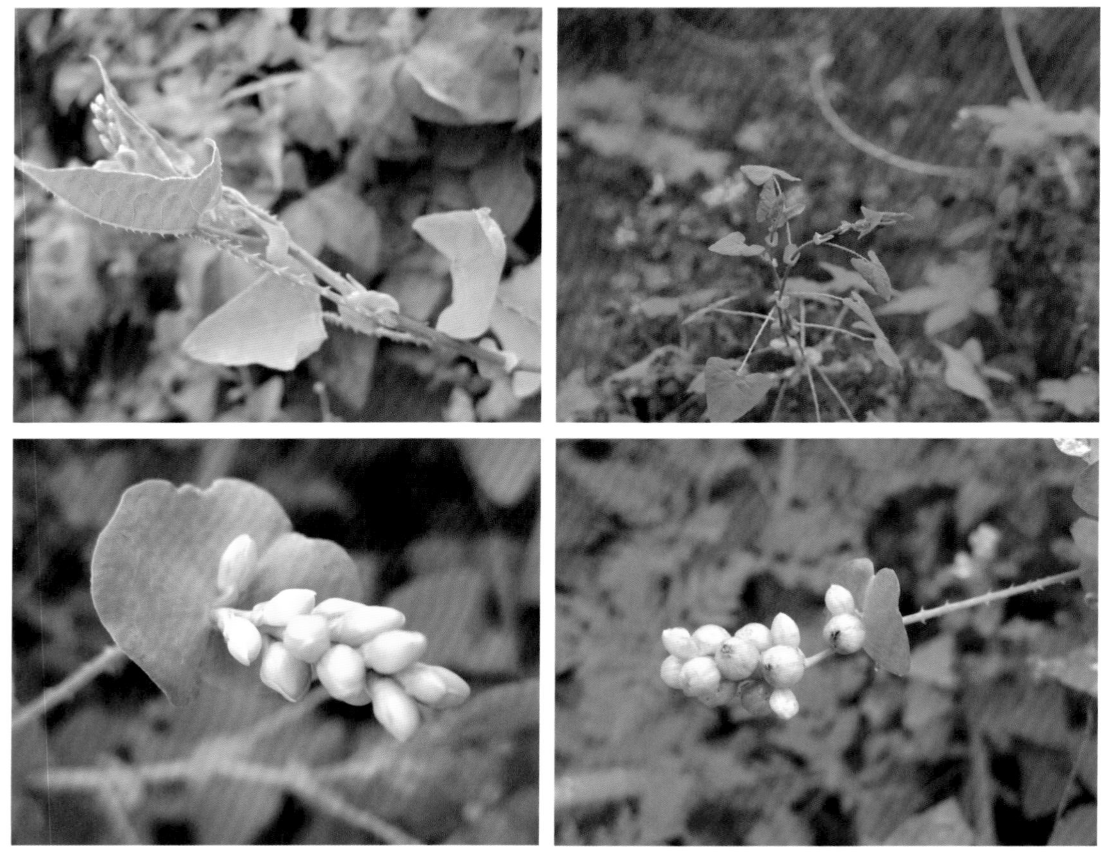

杠板归

药材性状

本品为不规则的茎、叶、花、果混合中段。茎细长，略呈方形，有4棱，棱上有倒生钩刺，紫红色或紫棕色，节略膨大。叶多皱缩破碎，完整者近等边三角形，灰绿色至红棕色，叶背主脉及叶柄上疏生小钩刺。穗状花序顶生或腋生。有时可见球形瘦果。气微，味微酸。以叶多、色绿、干燥、无霉者为佳。

化学成分

本品含靛苷（indican）、水蓼素（persicarin）、p-香豆酸（p-coumaric acid）、阿魏酸、香草酸、原儿茶酸（protocatechuic acid）、咖啡酸（caffeic acid）。

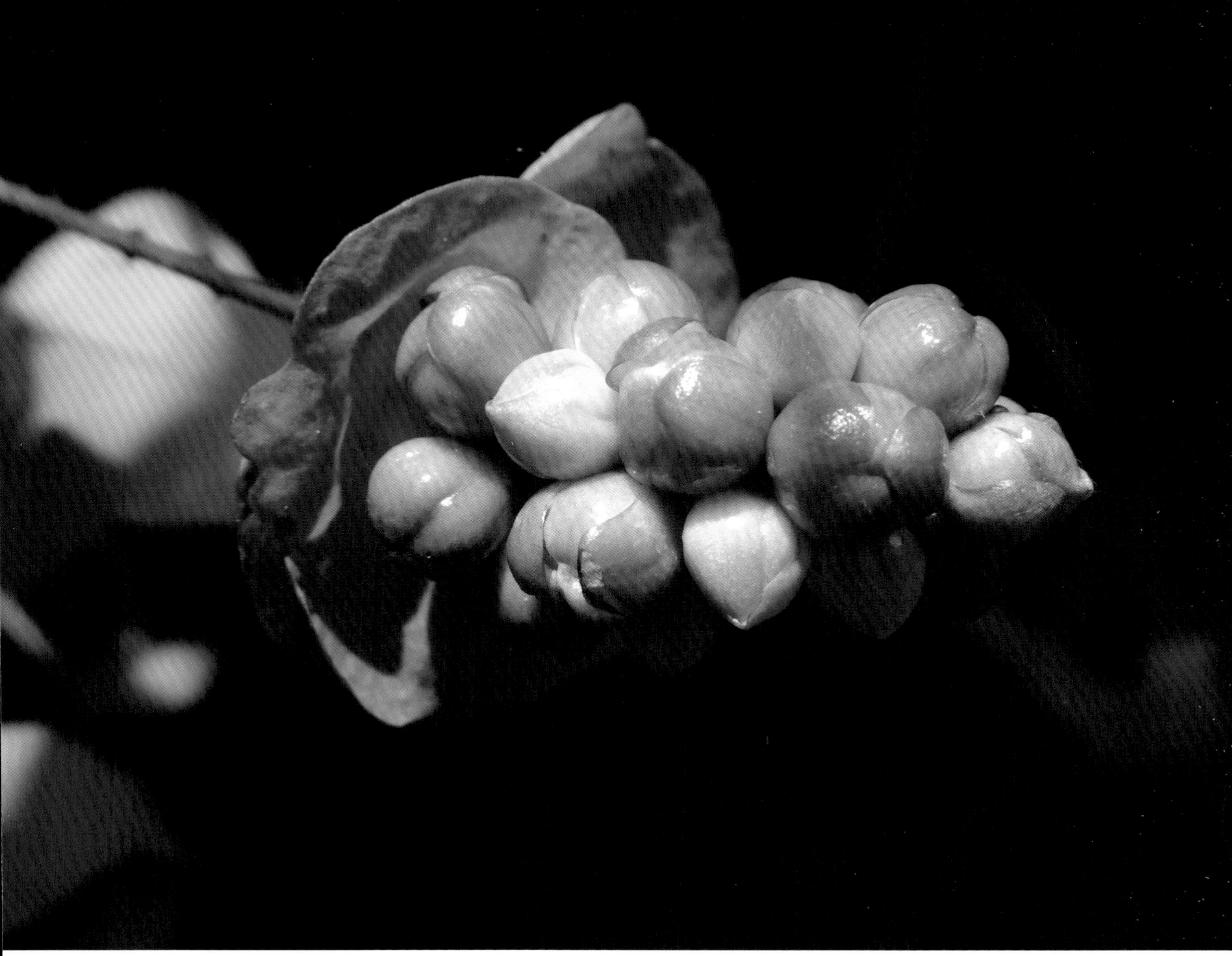

杠板归果枝

性味归经

苦，微寒，味酸。归胃、大肠、膀胱、肺、肝经。

功效主治

清热解毒，利尿消肿。用于上呼吸道感染，气管炎，百日咳，急性扁桃体炎，肠炎，痢疾，肾炎性水肿。外用：治疗带状疱疹，湿疹，痈疖肿毒，蛇咬伤。

杠板归药材

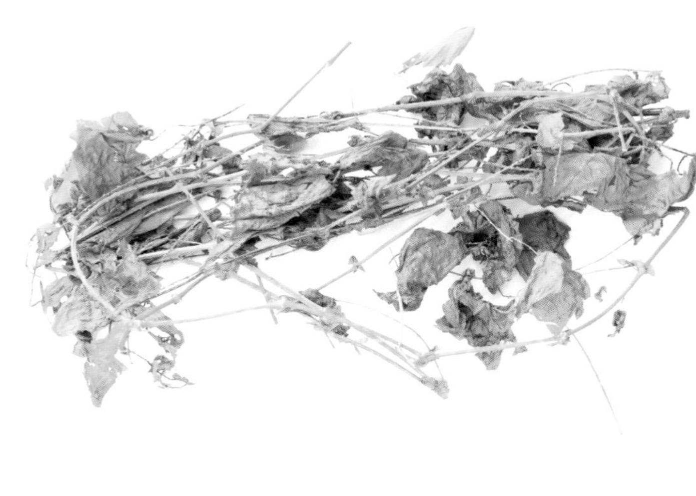

杠板归药材

临床应用

1. 咳嗽 杠板归 30 g，一枝黄花 10 g。水煎服。

2. 蛇串丹（带状疱疹） 鲜杠板归适量。捣烂为糊，搽于患处。

3. 蛇咬伤 鲜杠板归适量。捣烂，敷于咬伤处。

4. 疔肿、毒蛇咬伤 鲜品适量。捣烂外敷。

用法用量

9 ~ 15 g，煎服。外用：适量。

使用注意

体质虚弱者慎服。

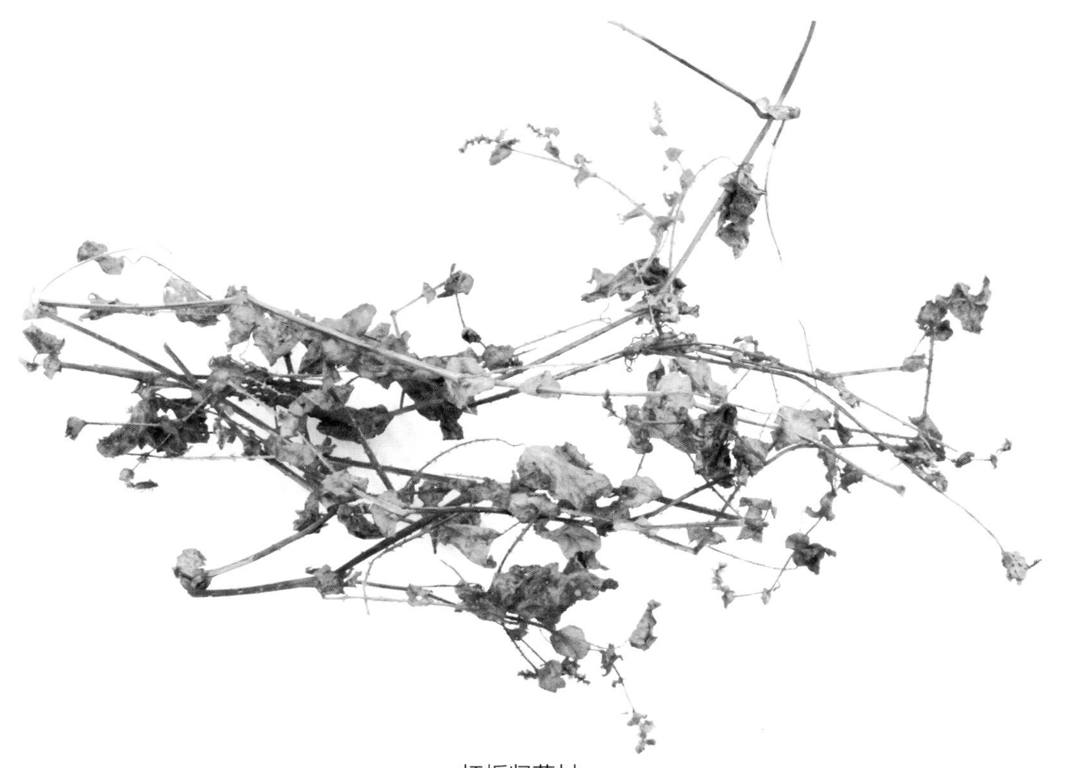
杠板归药材

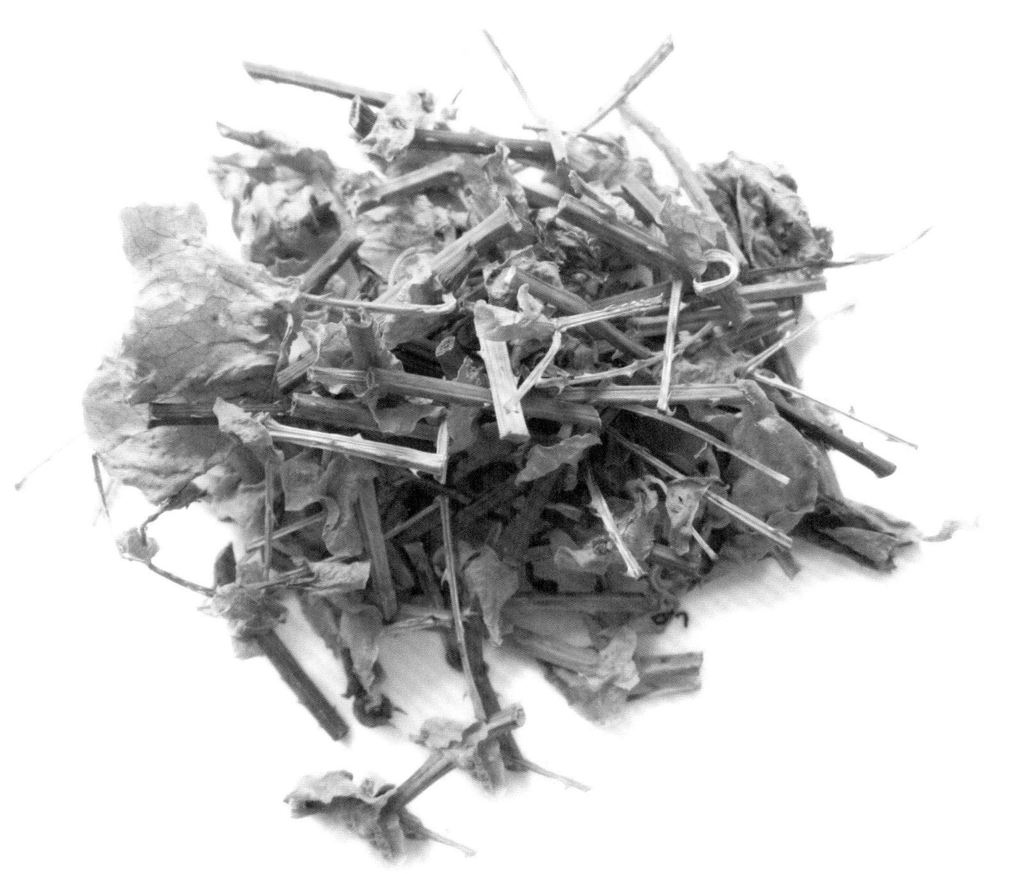
杠板归饮片

金毛狗脊

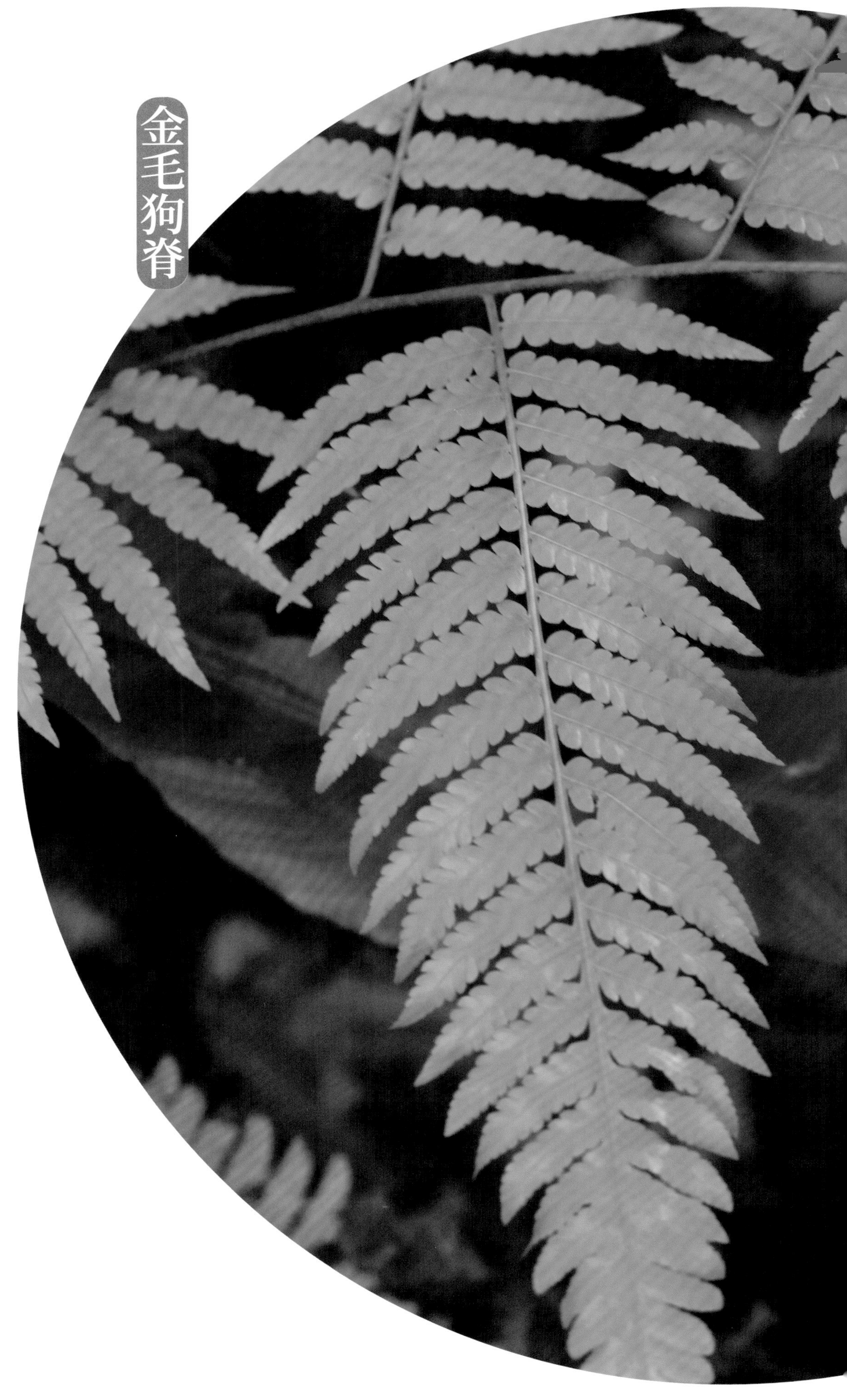

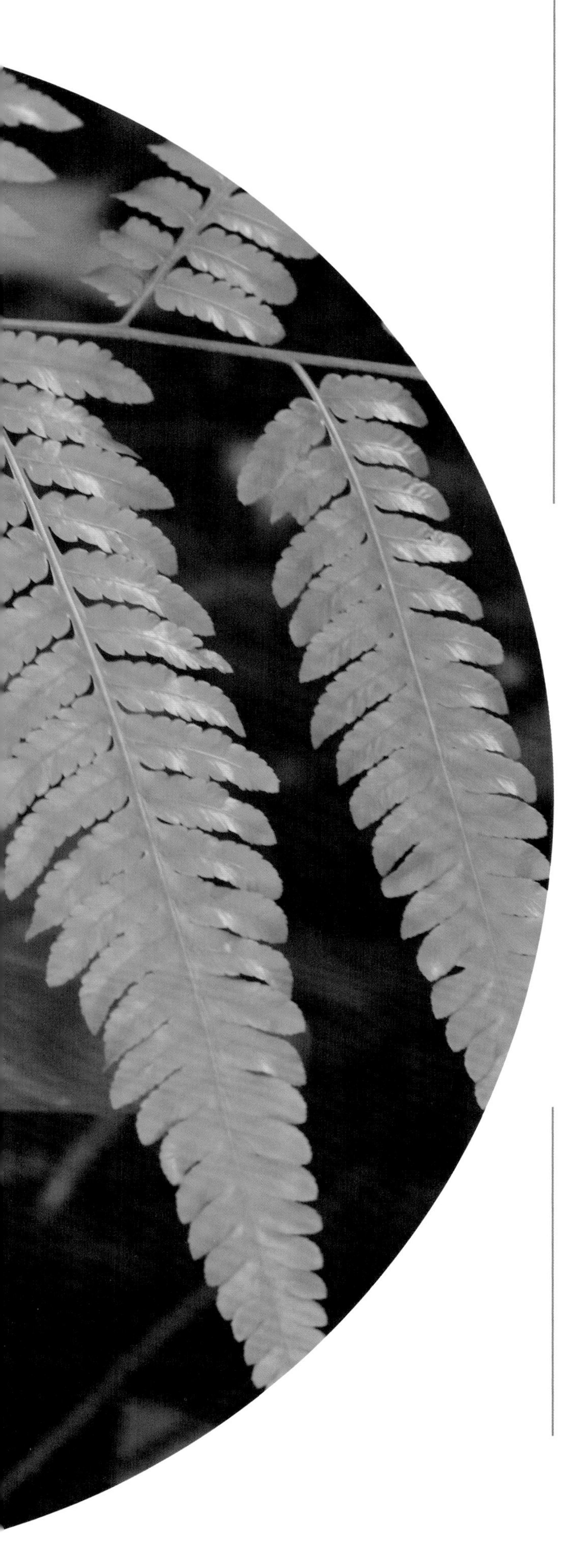

狗脊

GOUJI

基原

本品为蚌壳蕨科植物金毛狗脊 *Cibotium barometz*（L.）J. Sm. 的干燥根茎。

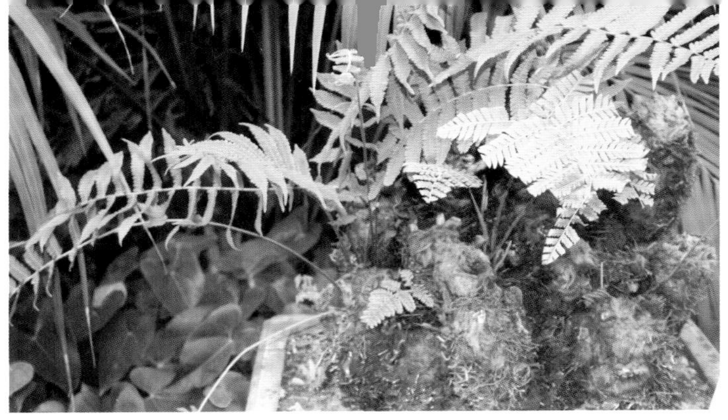

金毛狗脊

形态特征

多年生草本，高 2.5 ~ 3 m；根茎粗大，密被金黄色长茸毛，顶端有叶丛生。叶宽卵状三角形，3 回羽裂；末回裂片镰状披针形，边缘有浅锯齿，侧脉单一或在不育裂片上为 2 叉。孢子囊群生长于小脉顶端，每裂片上 1 ~ 5 对；囊群盖 2 瓣，成熟时张开如蚌壳。根茎呈不规则的块状，长 10 ~ 30 cm（少数可达 50 cm），直径 2 ~ 10 cm。

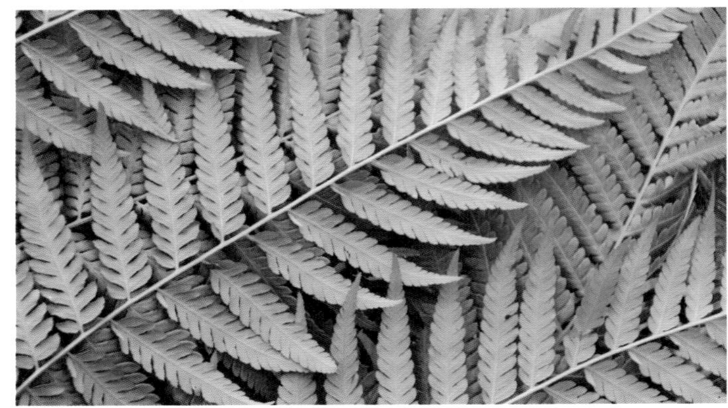

金毛狗脊

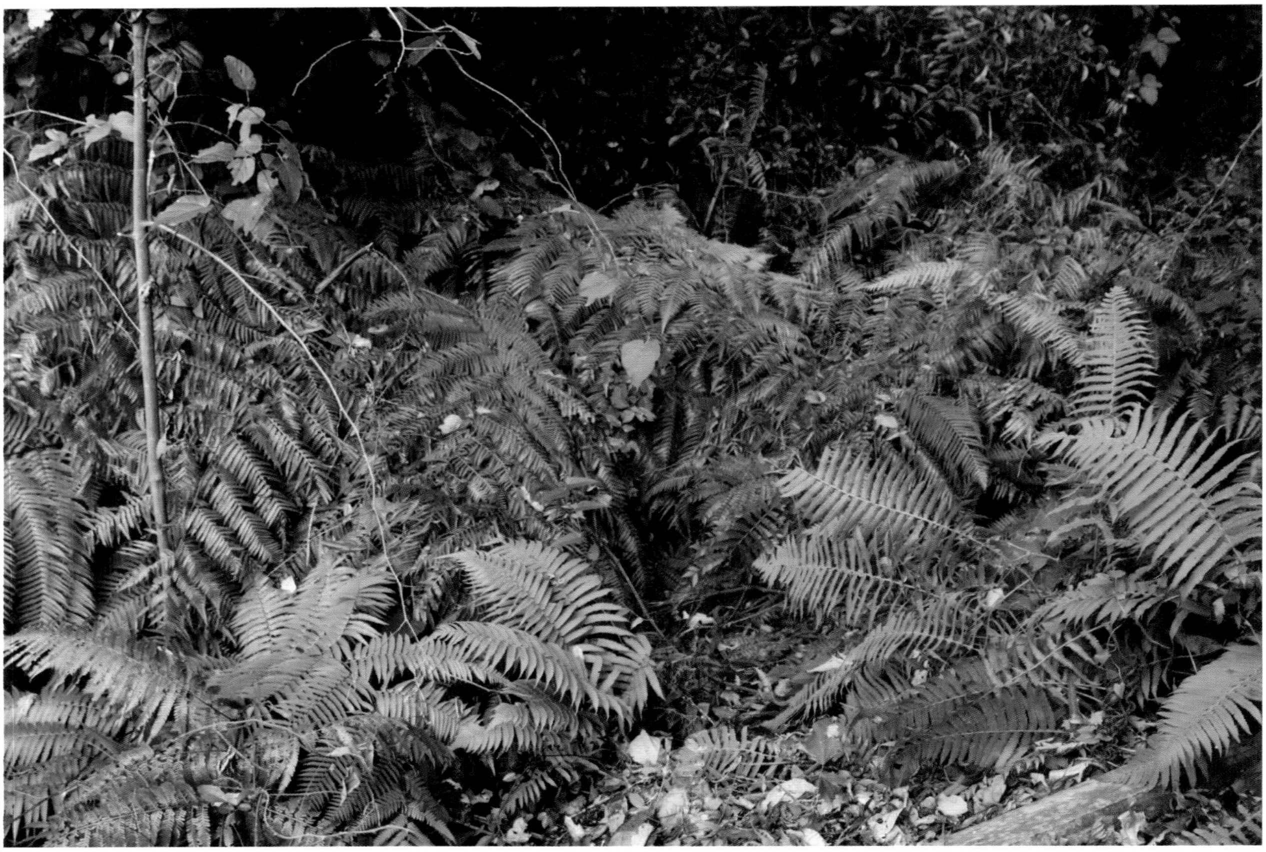

金毛狗脊

生境分布

生长于山脚沟边及林下阴处酸性土中。分布于四川、福建、云南、浙江等地。

采收加工

秋、冬两季采挖，除去泥沙，干燥；或去硬根、叶柄及金黄色茸毛，切厚片，干燥，为“生狗脊片”；蒸后晒至六七成干，切厚片，干燥，为“熟狗脊片”。

药材性状

本品呈不规则的长块状，长 10 ~ 30 cm，直径 2 ~ 10 cm。表面深棕色，残留金黄色茸毛；上面有数个红棕色的木质叶柄，下面残存黑色细根。质坚硬，不易折断。无臭，味淡，微涩。生狗脊片呈不规则长条形或圆形，长 5 ~ 20 cm，直径 2 ~ 10 cm，厚 1.5 ~ 5 mm；切面浅棕色，较平滑，近边缘 1 ~ 4 mm 处有 1 条棕黄色隆起的木质部环纹或条纹，边缘不整齐，偶有金黄色茸毛残留；质脆，易折断，有粉性。熟狗脊片呈黑棕色，质坚硬。

化学成分

本品含萜类成分 Onitin R、Onitin-2'-O-β-D-glucoside、Onitin-2'-O-β-D-alloside。含挥发油 8.33 μg/g，已鉴定出 1，3- 苯间二氧杂环戊烯、4- 甲氧基 -6-2-（2- 丙烯基）、十一碳酸、十四烷醇、十四碳酸、十五碳酸、十八碳烯酸、十六碳酸、异十六碳酸、十七碳烯酸、异十八碳二烯酸、十八碳二烯酸、十八碳酸，其中以十六酸和十八碳二烯含量最高。含香草醛（vanllin）、丁香醛（syringic aldehyde）、对羟基苯甲醛（P-Hydroxybenzal dehyde）、香荚兰己酮、β－谷甾醇、硬脂酸、β－谷甾醇 -3-O-（6'- 正酰氧基）-β-D- 葡萄糖苷、胡萝卜苷、原儿茶酸、咖啡酸。含 11 种微量元素，其中 Mg、Ca、K、Al 的含量较高。

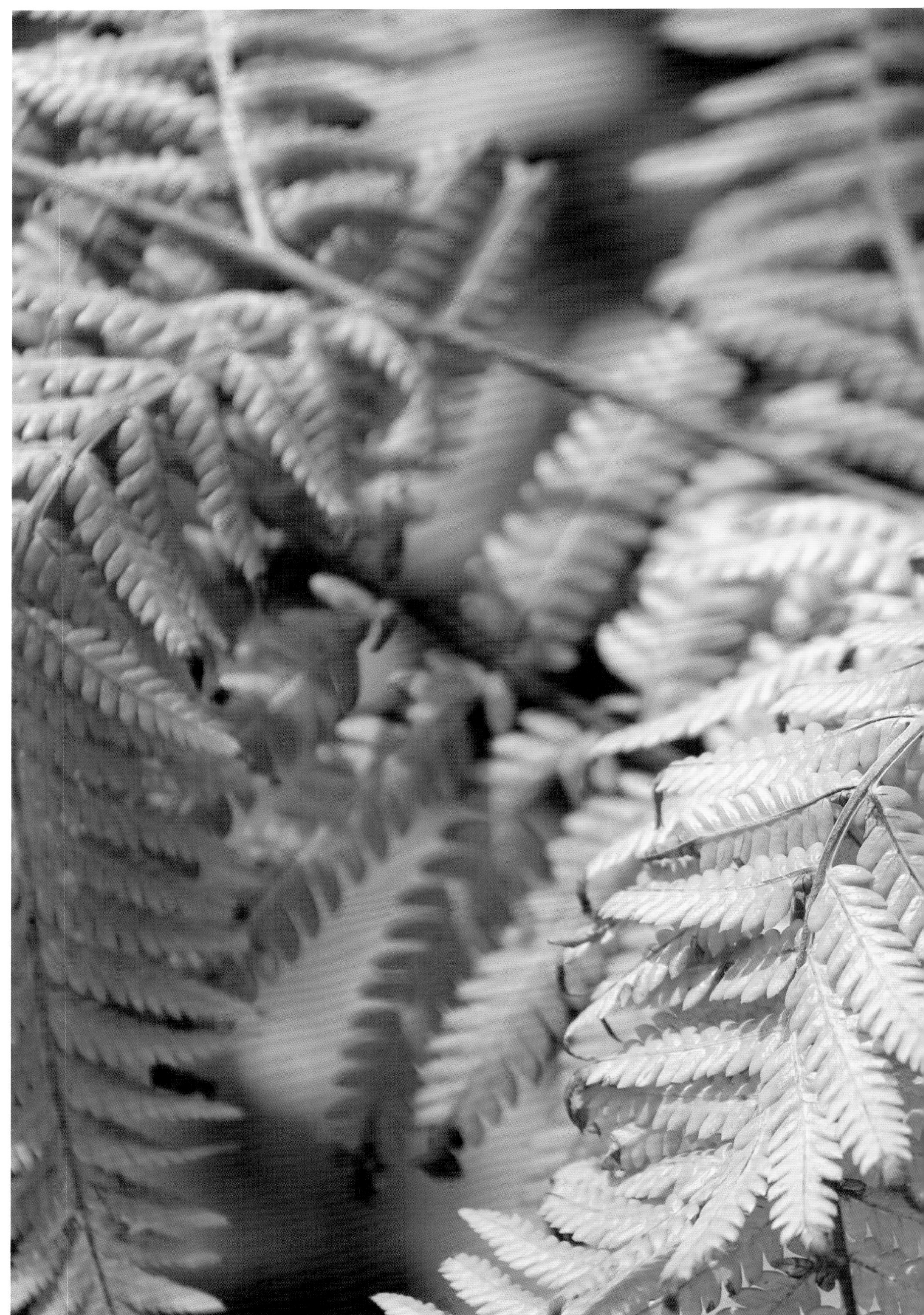

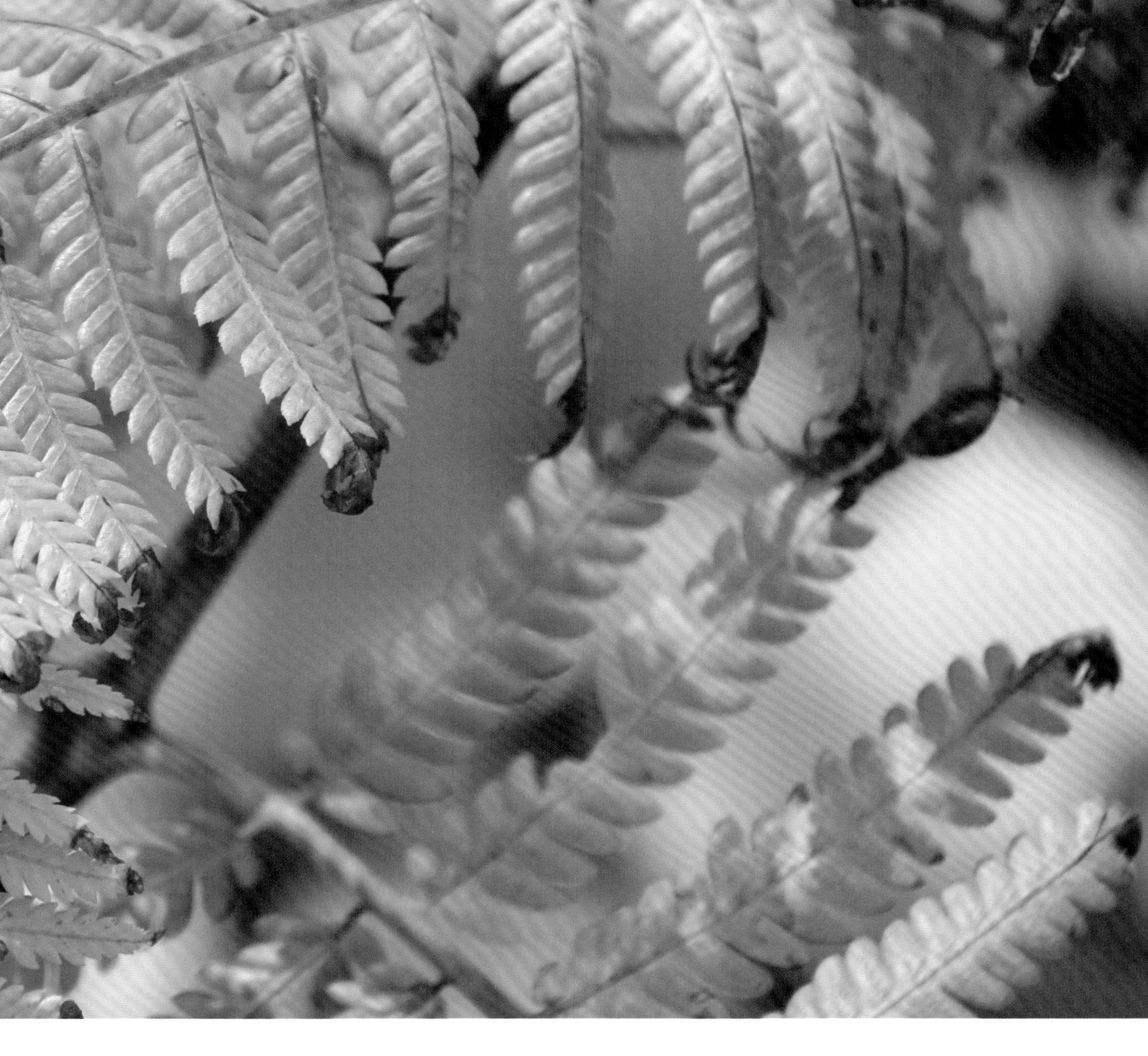

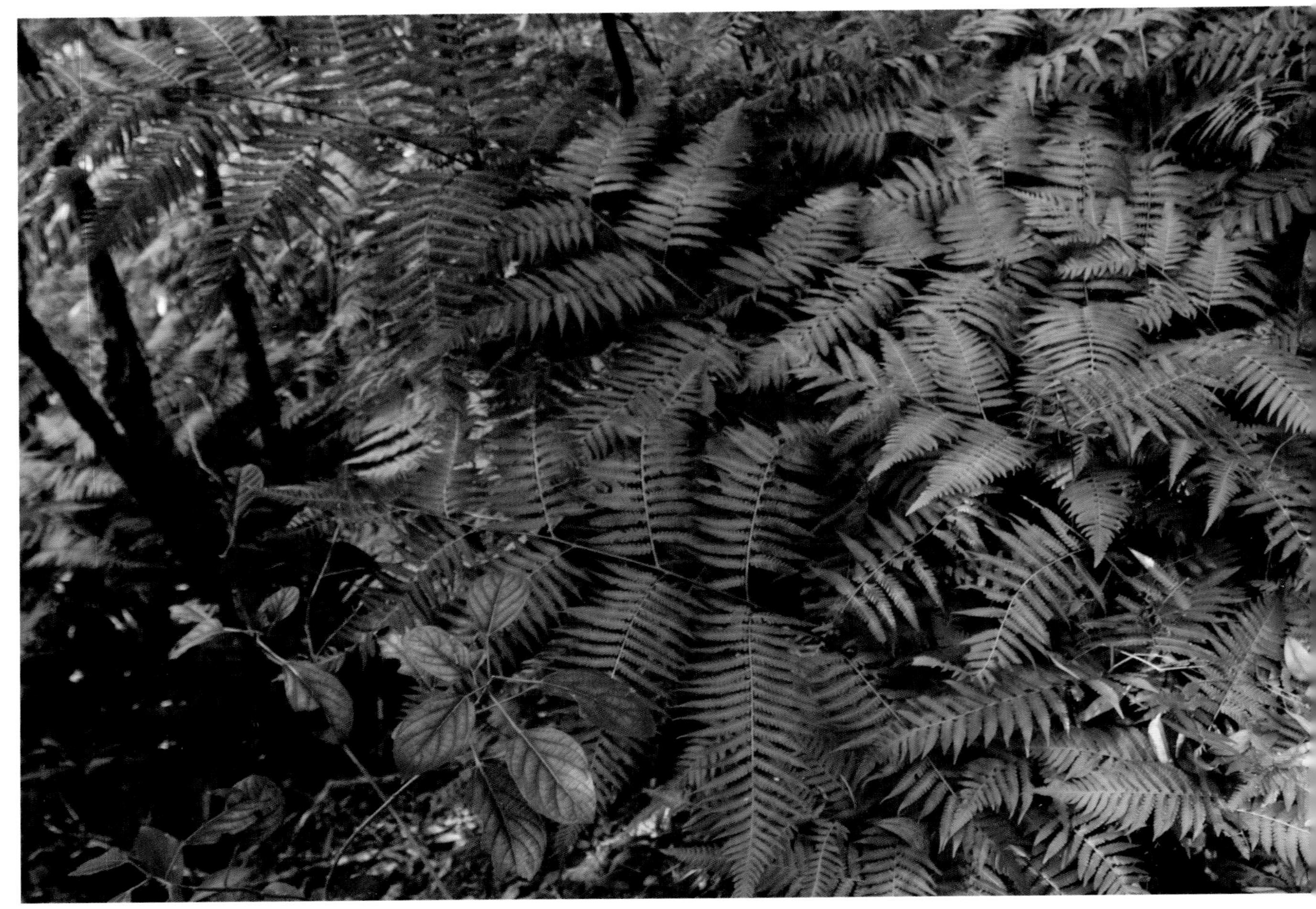

金毛狗脊

药理作用

1. 对心肌的影响 给小鼠单次腹腔注射 20 ~ 30 g/kg 狗脊注射液，对心肌力摄取有明显影响；但每日 1 次，连续 14 日，可使心肌对 B6Rb 摄取增加 54%，说明本品有增加心肌营养血流量的作用，而且连续给药时产生蓄积作用。

2. 止血作用 狗脊的金色茸毛——金狗毛制成的粉剂，对狗及兔的瘢痕组织、肝、脾的损伤性出血有止血作用，方法简便可靠，优于热盐水纱布及吸收性明胶海绵止血法。金狗毛粉剪断越细，其中空吸血力和粗糙摩擦系数越大，破坏血细胞及促血液凝结力越强。纯净金狗毛异物反应很小。

性味归经

苦、甘，温。归肝、肾经。

功效主治

祛风湿，补肝肾，强腰膝。用于风湿痹痛，腰膝酸软，下肢无力。

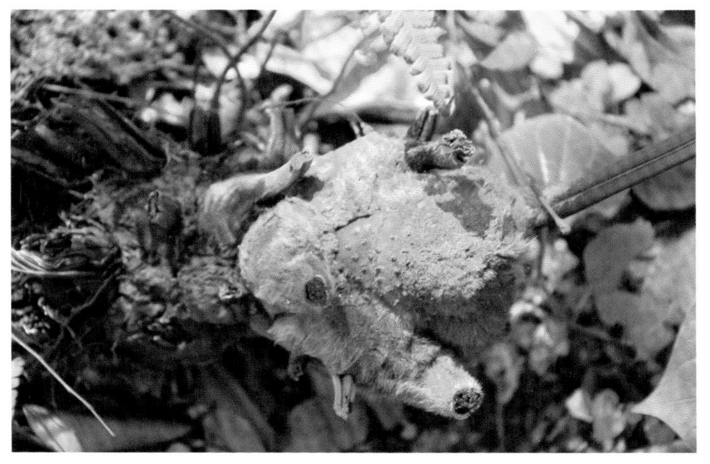

金毛狗脊

临床应用

1. 拔牙止血 局部用金狗毛枯矾散（金毛狗脊茸毛 30 g，枯矾 50 g 等），观察 213 例，效果较好。

2. 溃疡 金毛狗脊茸毛适量。外敷治疗因烫伤、创伤或手术创口不愈所致体部溃疡以及下肢慢性溃疡 50 例，总有效率为 96%。

3. 腰腿痛 用豨莶狗益淫羊藿汤加味治疗慢性腰腿痛，效果显著。

4. 坐骨神经痛 狗脊、牛膝、全蝎各 40 g，鹿角胶 60 g，制马钱子 3 g。为 10 日量，水煎服。治疗 54 例，总有效率为 98.3%。

用法用量

内服，煎汤，6 ~ 12 g；或浸酒。外用：鲜品捣烂敷。

使用注意

肾虚有热，小便不利或短涩赤黄，口苦舌干者均忌服。

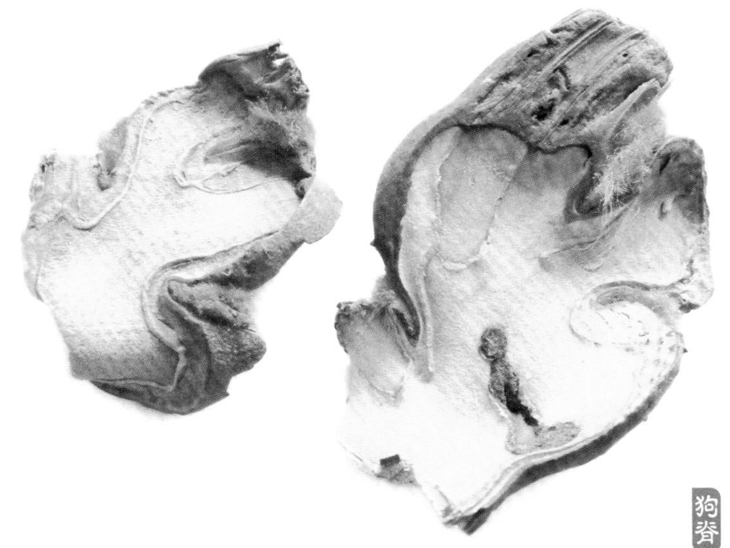

金毛狗脊

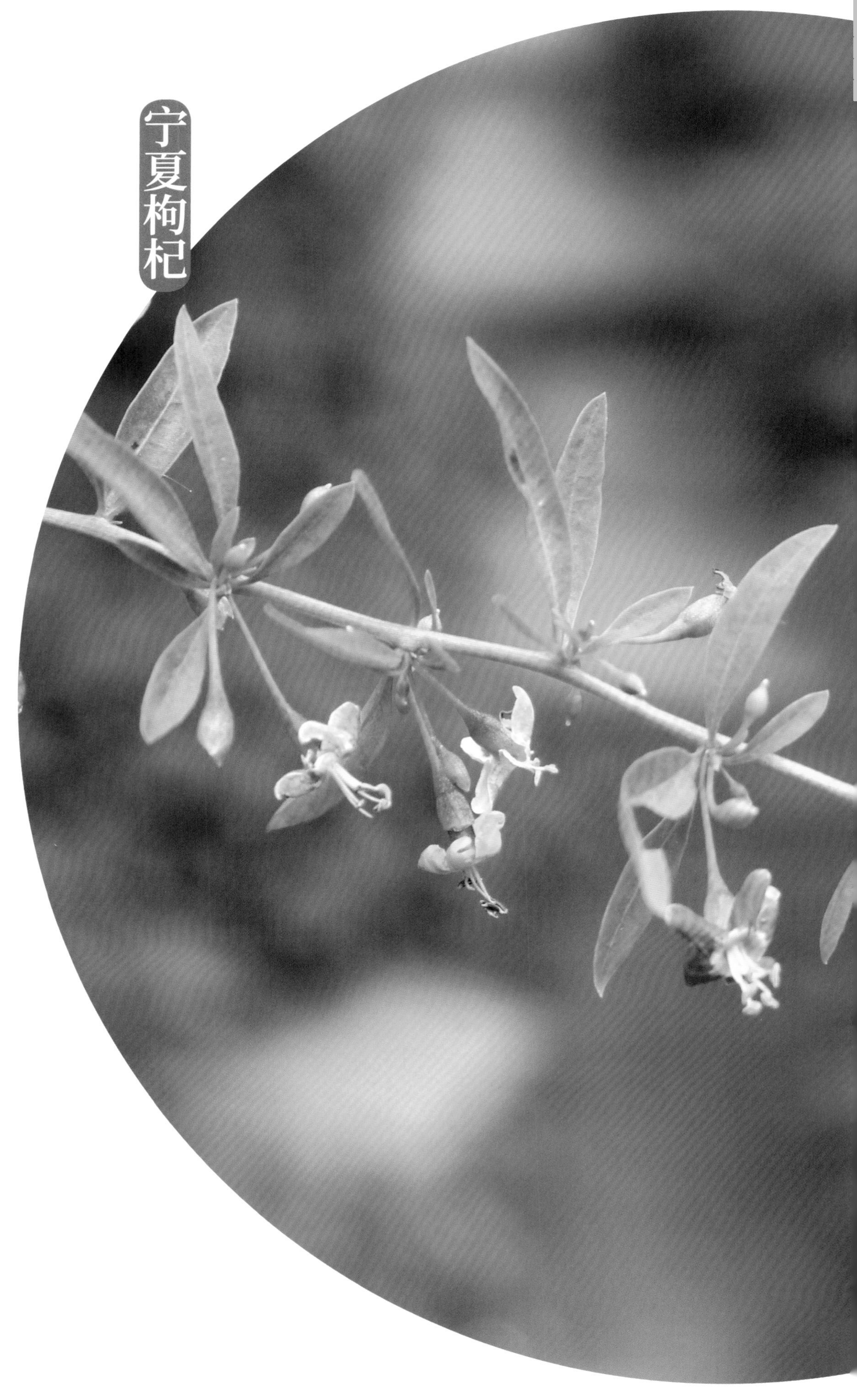
宁夏枸杞

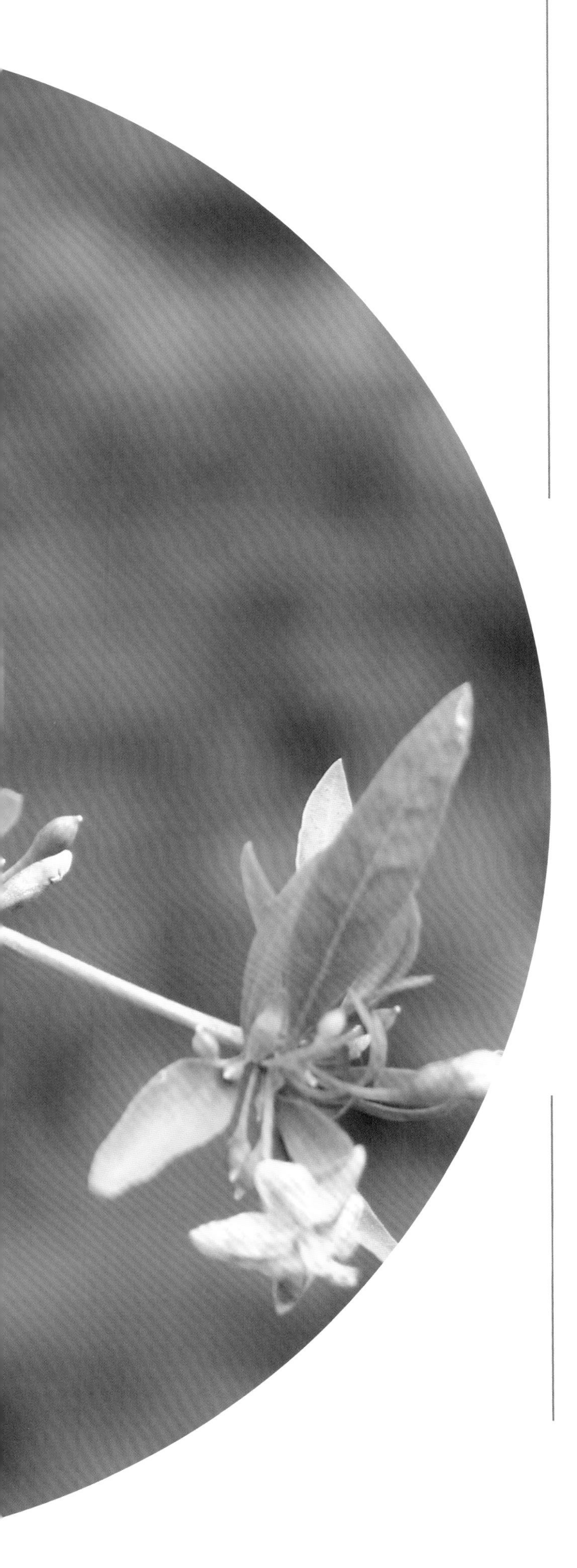

枸杞子

GOUQIZI

基 原

本品为茄科植物宁夏枸杞 *Lycium barbarum* L. 的干燥成熟果实。

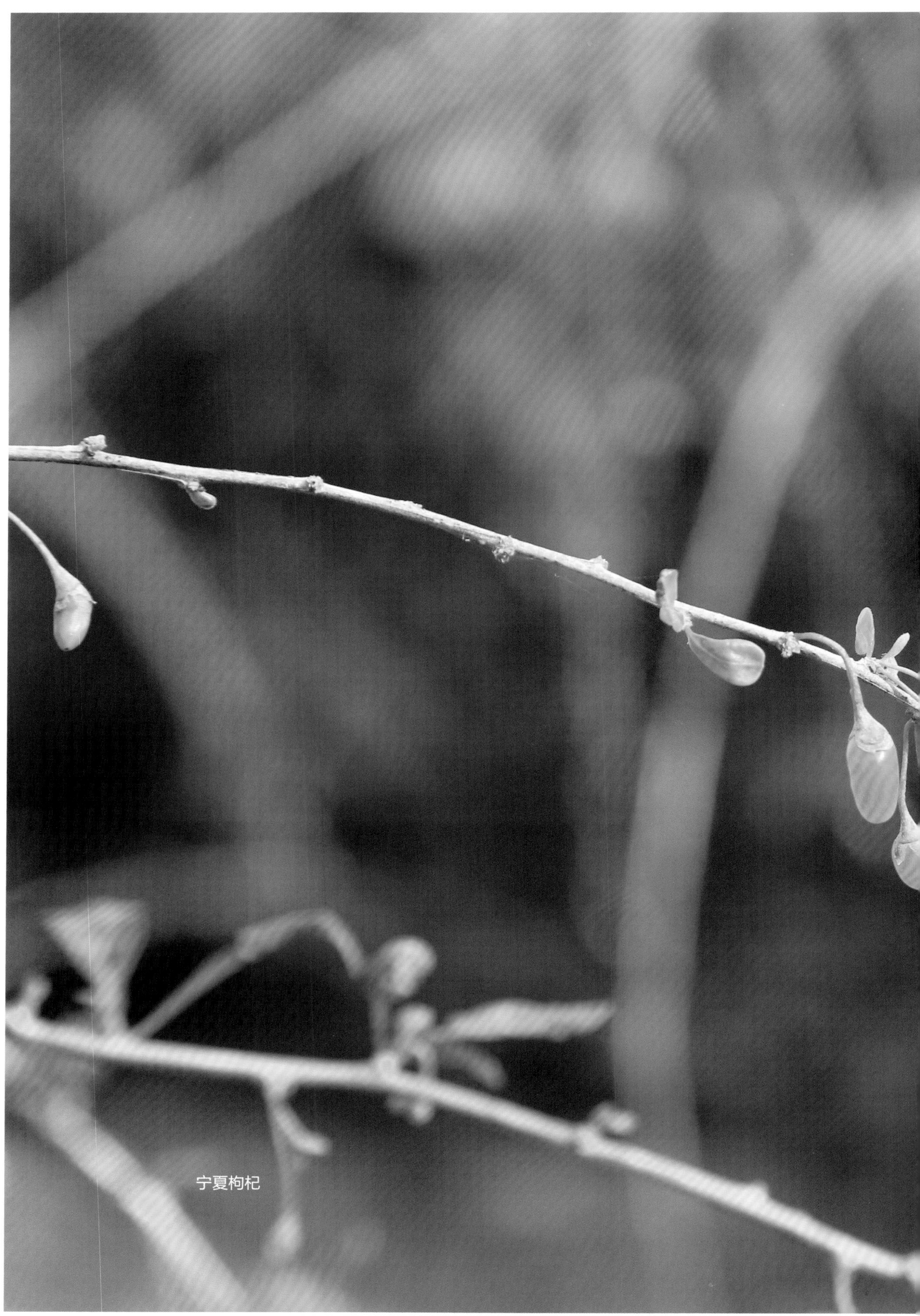
宁夏枸杞

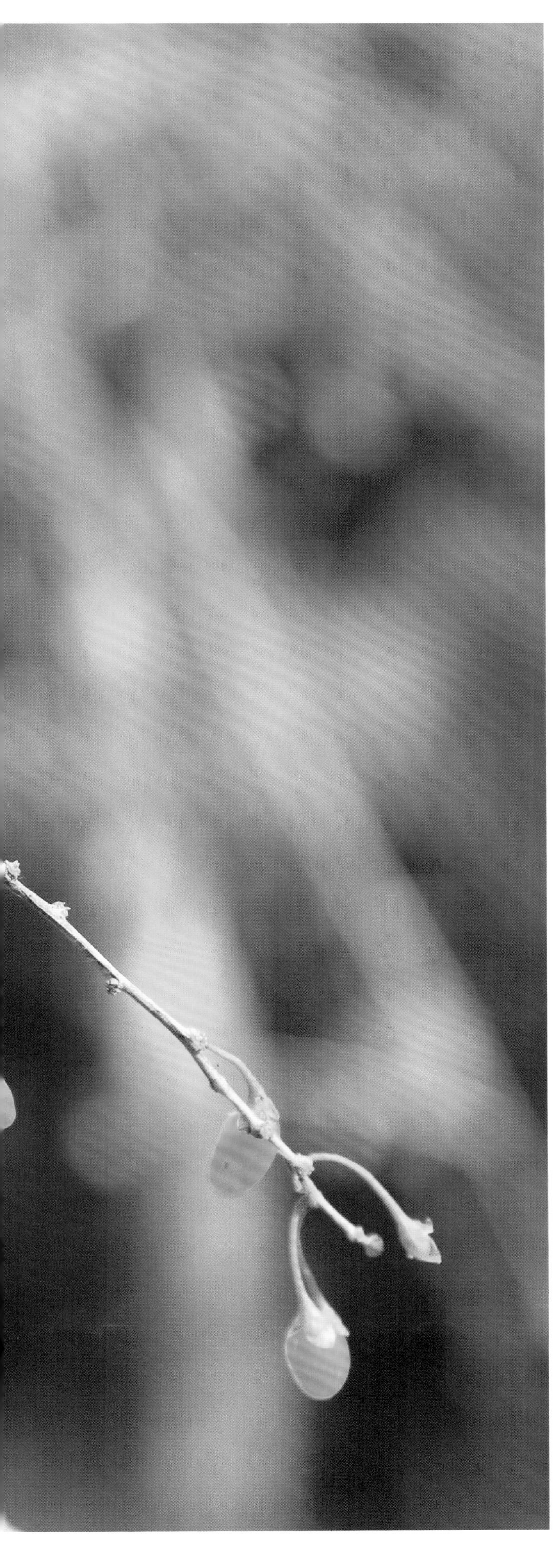

形态特征

落叶灌木，植株较矮小，高 1 m 左右。蔓生，茎干较细，外皮灰色，具短棘，生于叶腋，长 0.5 ～ 2 cm。叶片稍小，卵形、卵状鞭形、长椭圆形或卵状披针形，长 2 ～ 6 cm，宽 0.5 ～ 2.5 cm，先端尖或钝，基部狭楔形，全缘，两面均无毛。花紫色，边缘具密缘毛；花萼钟状，3 ～ 5 裂；花冠管和裂片等长，管之下部急缩，然后向上扩大呈漏斗状，管部和裂片均较宽；雄蕊 5，着生于花冠内，稍短于花冠，花丝通常伸出。浆果卵形或长圆形，长 10 ～ 15 mm，直径 4 ～ 8 mm，种子黄色。花期 6 ～ 9 月，果期 7 ～ 10 月。

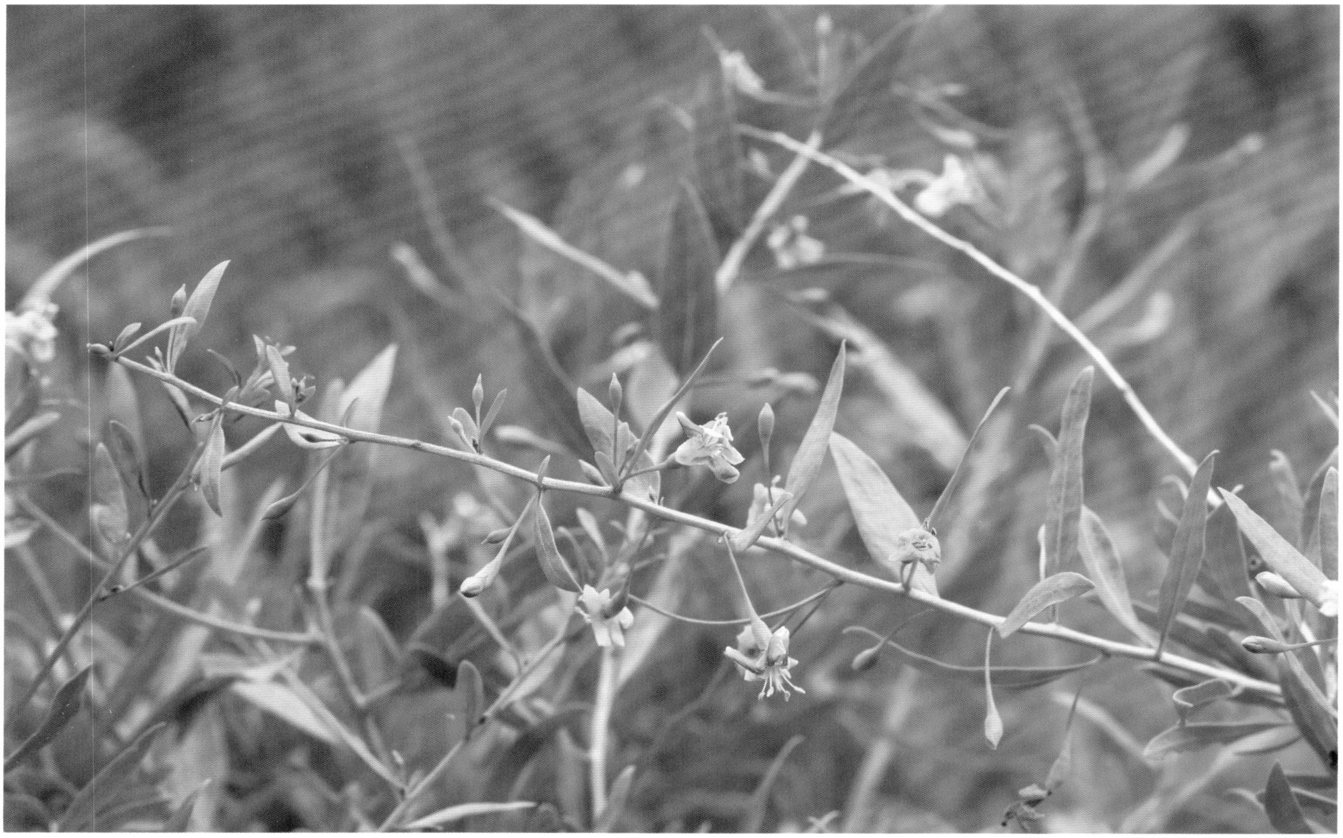

宁夏枸杞

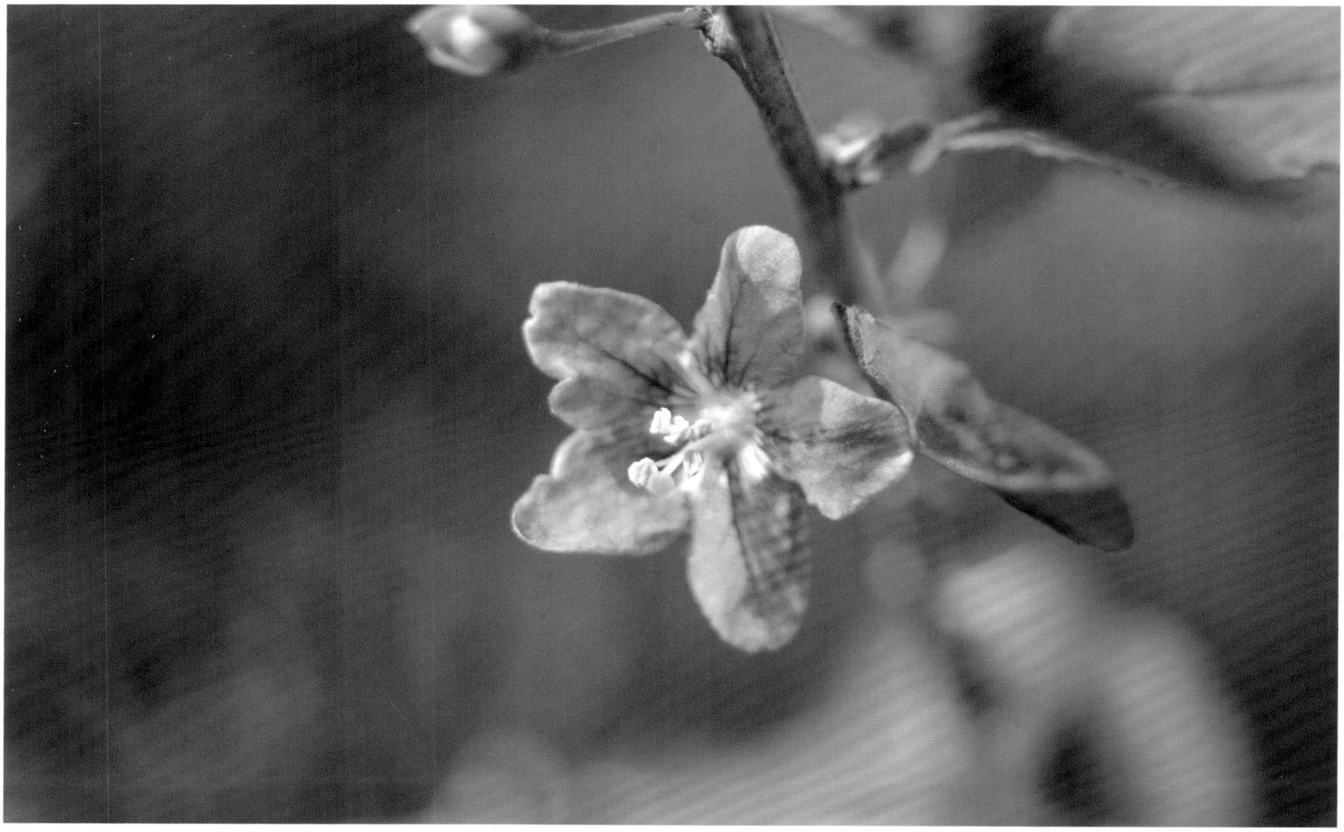

宁夏枸杞

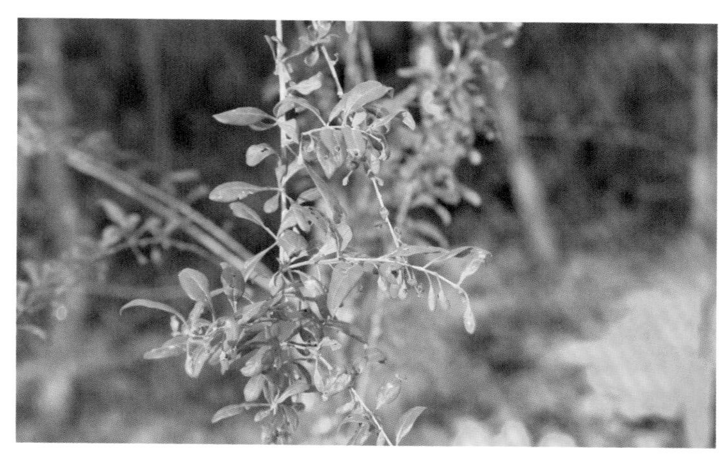
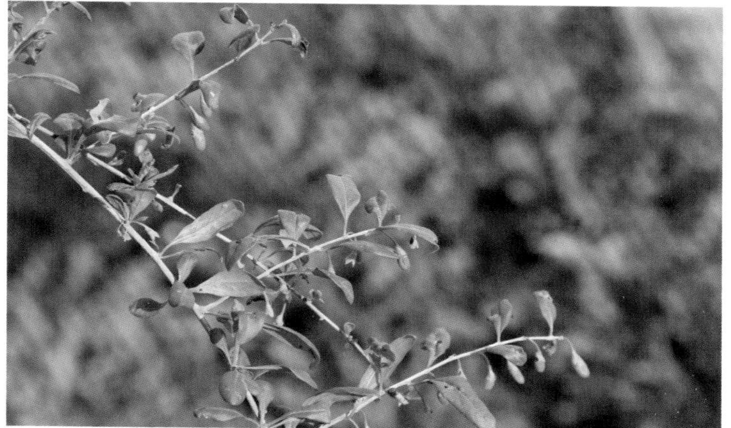

宁夏枸杞

生境分布

生长于山坡、田野向阳干燥处。分布于宁夏、内蒙古、甘肃、新疆等地。以宁夏产者质地最优，有“中宁枸杞甲天下”之美誉。

采收加工

夏、秋两季果实呈红色时采收，热风烘干，或晾至皮皱后晒干，除去果梗。

药材性状

本品呈类纺锤形，略扁，长 6 ~ 18 mm，直径 3 ~ 8 mm。表面鲜红色或暗红色，顶端有小凸起状的花柱痕，基部有白色的果梗痕，果皮柔韧，皱缩，果肉肉质柔润而有黏性；种子多数，扁肾形，无臭，味甜，微酸。

化学成分

本品含甜菜碱（betaine）、胡萝卜素（carotene）、硫胺素（thiamine）、维生素 B_2（vitamin B_2）、烟酸（nicotinic acid）、维生素 C（ascorbic acid）、β－谷甾醇（β-sitosterol）、亚油酸（linoleic acid）、玉蜀黍黄素（zeaxanthin）、酸浆果红素（physalien）、隐黄质（cryptoxanthin）、阿托品（atropine）、天仙子胺（hyoscyamine）、莨菪亭（scopoletin）、微量元素和氨基酸。

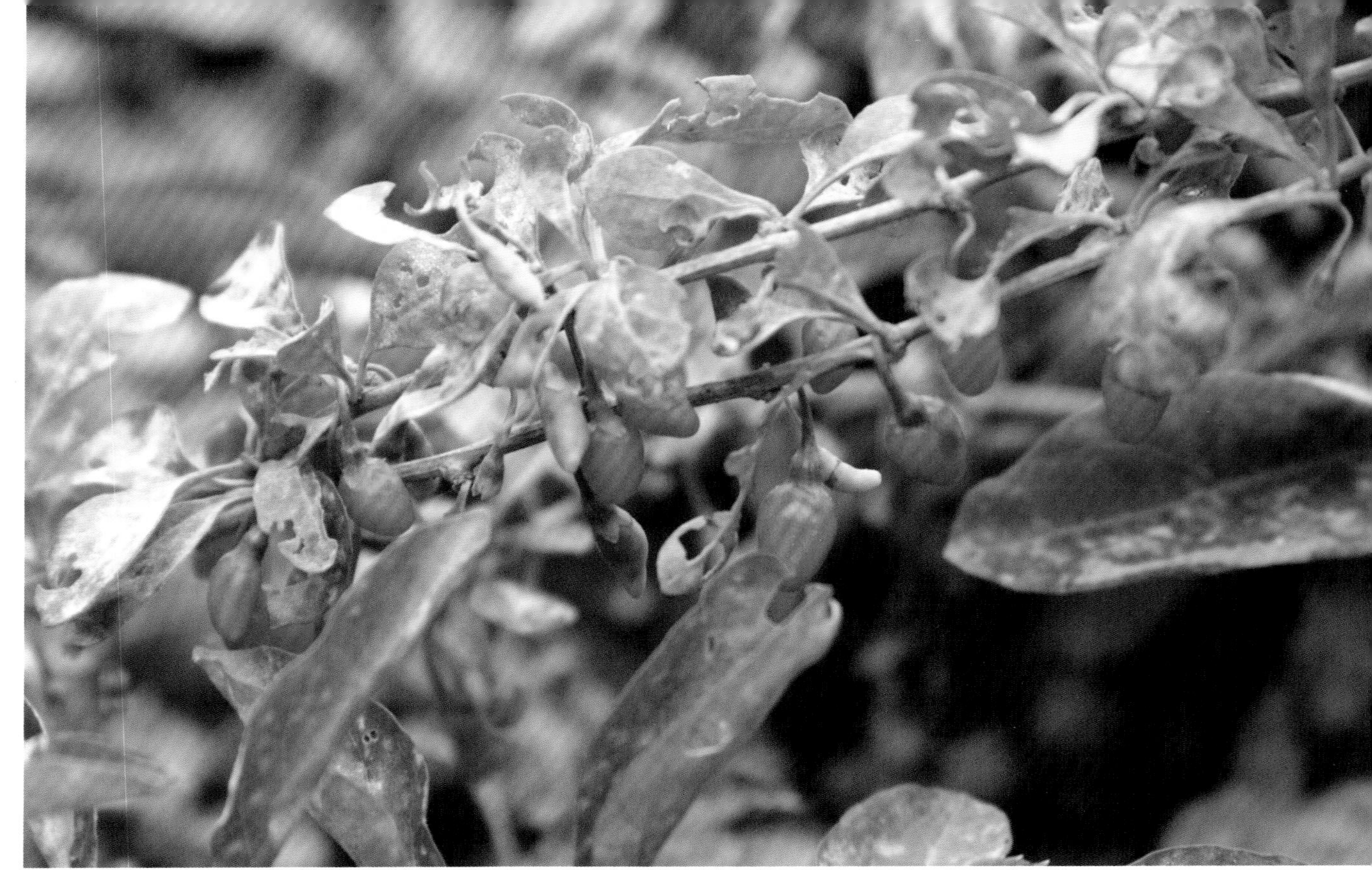

宁夏枸杞

药理作用

1. 增强免疫功能 枸杞子能增强非特异性免疫功能。枸杞子水提物及醇提物能提高巨噬细胞吞噬功能。枸杞多糖对环磷酰胺及钴 -60 照射引起的白细胞数量减少有对抗作用，使外周血白细胞数量增加。枸杞多糖连续用药还能拮抗环磷酰胺对巨噬细胞 C3b 和 Fc 受体的抑制作用。枸杞子也能增强细胞免疫，腹腔注射枸杞多糖可明显增加小鼠外周血 T 淋巴细胞百分数。枸杞子可使 Con A 激发的 T 淋巴细胞增殖反应明显增强，并可拮抗环磷酰胺对小鼠脾脏 T 细胞、NK 细胞的抑制作用。研究发现，枸杞子对细胞因子 IL-2 有促进作用，能明显提高 Con A 刺激的人外周血淋巴细胞 IL-2 受体的表达。枸杞子可增强体液免疫功能，能增强小鼠 B 细胞活性，促进 B 细胞分化增殖。枸杞子可使小鼠血清 IgG、IgM 及补体 C4 含量增加。枸杞多糖能拮抗环磷酰胺抑制抗体形成作用。

2. 延缓衰老作用 枸杞子乙醇提取物对 D- 半乳糖所致衰老小鼠学习记忆能力的下降有明显提高作用，并可减少心、肝、脑组织脂褐质含量，提高超氧化物歧化酶（SOD）活性，表明枸杞子延缓衰老作用与促进体内自由基的消除有关。老年人免疫功能下降，与青年人比较，外周血淋巴细胞转化功能下降，IL-2 水平降低，服用枸杞子提取液合剂可明显改善上述免疫功能，同时可见精神好转、食欲增加、睡眠改善以及性功能有所恢复等。枸杞子具有明显增强人 DNA 修复能力作用。枸杞子延缓衰老作用与其抗氧化、提高机体免疫功能及提高 DNA 修复能力等作用有关。另外，研究发现，老年小鼠和 D- 半乳糖致衰老小鼠骨髓原癌基因 c-myc 基因表达水平明显高于青年小鼠，表明随着年龄的增长，原癌基因 c-myc 表达逐渐升高，高表达的 c-myc 诱导了细胞凋亡，促使机体衰老。给予枸杞多糖后老年小鼠骨髓 c-myc 基因表达水平明显下降，在 D- 半乳糖致衰老小鼠模型中甚至不表达，说明枸杞多糖可能通过抑制癌原基因 c-myc 的表达从而抑制细胞凋亡，最终达到延缓衰老的目的。

3. 保肝作用 枸杞子水浸液对 CCl^4 损伤小鼠肝脏有保护作用，能抑制脂肪在肝细胞内沉积，促进肝细胞新生。此作用可能是有效成分甜菜碱所引起，甜菜碱在体内及肝内起到甲基供应体的作用。枸杞多糖亦有保肝作用，可使小鼠 CCl_4 损伤的肝组织形态学明显改善，使肝小叶损伤面积缩小，肝细胞中脂滴减少，细胞核增大，RNA 增多，糖原增加，粗面内质网恢复平行排列，线粒体形态结构恢复，并使血清 ALT 水平降低。

4. 降血糖作用 宁夏枸杞子提取物可降低大鼠血糖、提高糖耐量。枸杞多糖对四氧嘧啶引起的动物糖尿病有明显的预防作用，能减少糖尿病小鼠饮水量，缓解症状。枸杞子具有保护糖尿病大鼠视网膜组织氧化损伤作用，可使糖尿病大鼠视网膜组织中维生素 C 含量、SOD 及脂质过氧化物（LPO）的含量均接近正常。

5. 抗肿瘤作用 枸杞多糖能延长荷瘤小鼠的生存时间，显著抑制实体型肿瘤生长。枸杞多糖能显著地抑制人宫颈瘤 Hela 细胞和人胃腺癌 MGC-803 细胞的生长和繁殖，抑制癌细胞克隆的形成。枸杞多糖与环磷酰胺合用可提高后者的抑瘤率，有明显协同作用，并可拮抗环磷酰胺引起白细胞减少的毒副作用。枸杞子及枸杞多糖能提高机体免疫功能，提高抗氧化能力，临床常作为肿瘤治疗的辅助用药。

6. 降血压作用 枸杞多糖能降低二肾一夹法复制的肾性高血压大鼠收缩期、舒张期血压。

性味归经

甘，平。归肝、肾经。

功效主治

滋补肝肾，益精明目。用于虚劳精亏，腰膝酸痛，眩晕耳鸣，阳痿遗精，内热消渴，血虚萎黄，目昏不明。

临床应用

1. 动脉硬化（腰膝酸软、头昏耳鸣等症属肝肾虚损、精血不足者） 枸杞子、熟地黄、天冬各适量。如《古今录验方》枸杞丸。

2. 早期衰老症（肝肾不足所致的须发早白、牙齿松动、腰膝酸软诸症） 枸杞子、何首乌、菟丝子、牛膝等各适量。如七宝美髯丹。

3. 眼底疾病（视神经炎、中心性浆液性脉络膜视网膜病变、眼目昏花、视力减退等症属肝肾不足、精血不能上济于目者） 单用枸杞子有一定疗效；复方中常与熟地黄、菊花、山茱萸、山药、牡丹皮、泽泻、茯苓各适量合用，如杞菊地黄丸。

4. 慢性肝胆疾病（慢性迁延性肝炎转氨酶长期升高者） 可单用或重用本品 30 ~ 60 g。治疗肝硬化、慢性肝炎、中毒性或代谢性肝病，以及胆道疾病所致的肝功能障碍，也可用枸橼酸甜菜碱，有一定疗效。

5. 慢性萎缩性胃炎、胃溃疡 枸杞子适量。烘干打碎，每日 20 g，分 2 次于空腹时嚼服，2 个月为 1 个疗程。

6. 糖尿病 单用枸杞子作用较弱，可与黄芪、生地黄、麦冬、山药等各适量配伍。

7. 老年保健 60 岁以上老人每日口服枸杞子或枸杞子提取物 10 ~ 30 日，可不同程度地提高 SOD 活性，降低 LPO 含量，提高机体免疫功能，使淋巴母细胞转化率明显增加，胆固醇含量显著降低，睡眠及食欲均有明显改善。

8. 肿瘤 中西医结合治疗 20 例原发性肝癌，枸杞多糖可减少化学治疗对造血系统的抑制及胃肠道反应，并能改善免疫功能低下状态。

9. 老年高脂血症 枸杞子液治疗肾阴虚、肾阳虚、肝阳亢、气血虚症型的高脂血症有一定效果，其中肾阴虚和肝阳亢效果尤为明显。

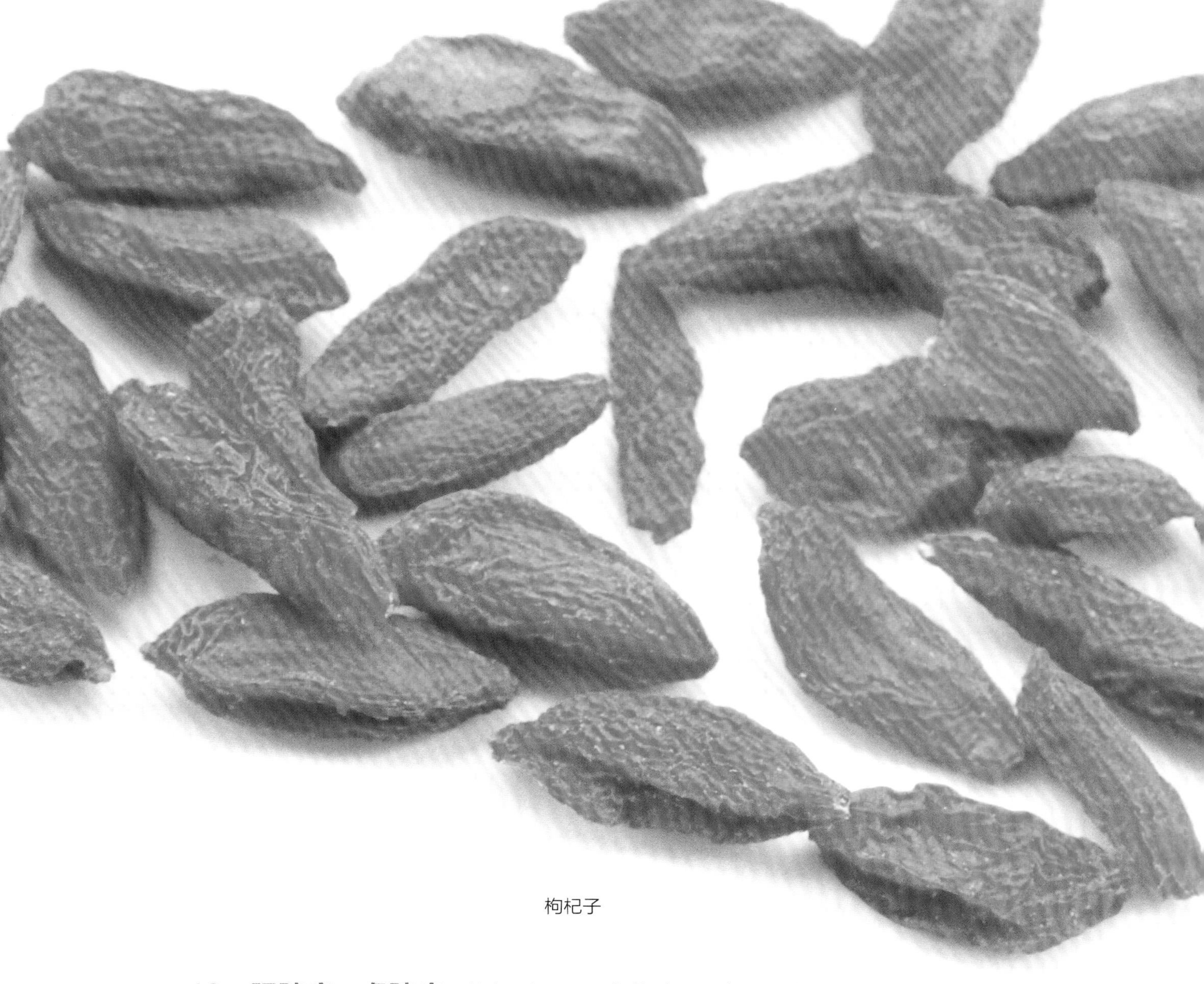

枸杞子

10. 肥胖病、虚胖症 枸杞子 30 g。当茶冲服，每日 1 剂。

11. 精子稀少、活力低下、性功能低下 枸杞子 30 g。水煎或泡服，每日 1 剂。也可配伍淫羊藿、紫河车等各适量。

用法用量

内服，煎汤，6 ~ 12 g；或入丸、散、膏、酒剂。

使用注意

外有表邪、内有实热、脾胃湿盛肠滑者忌用。

瓜子金

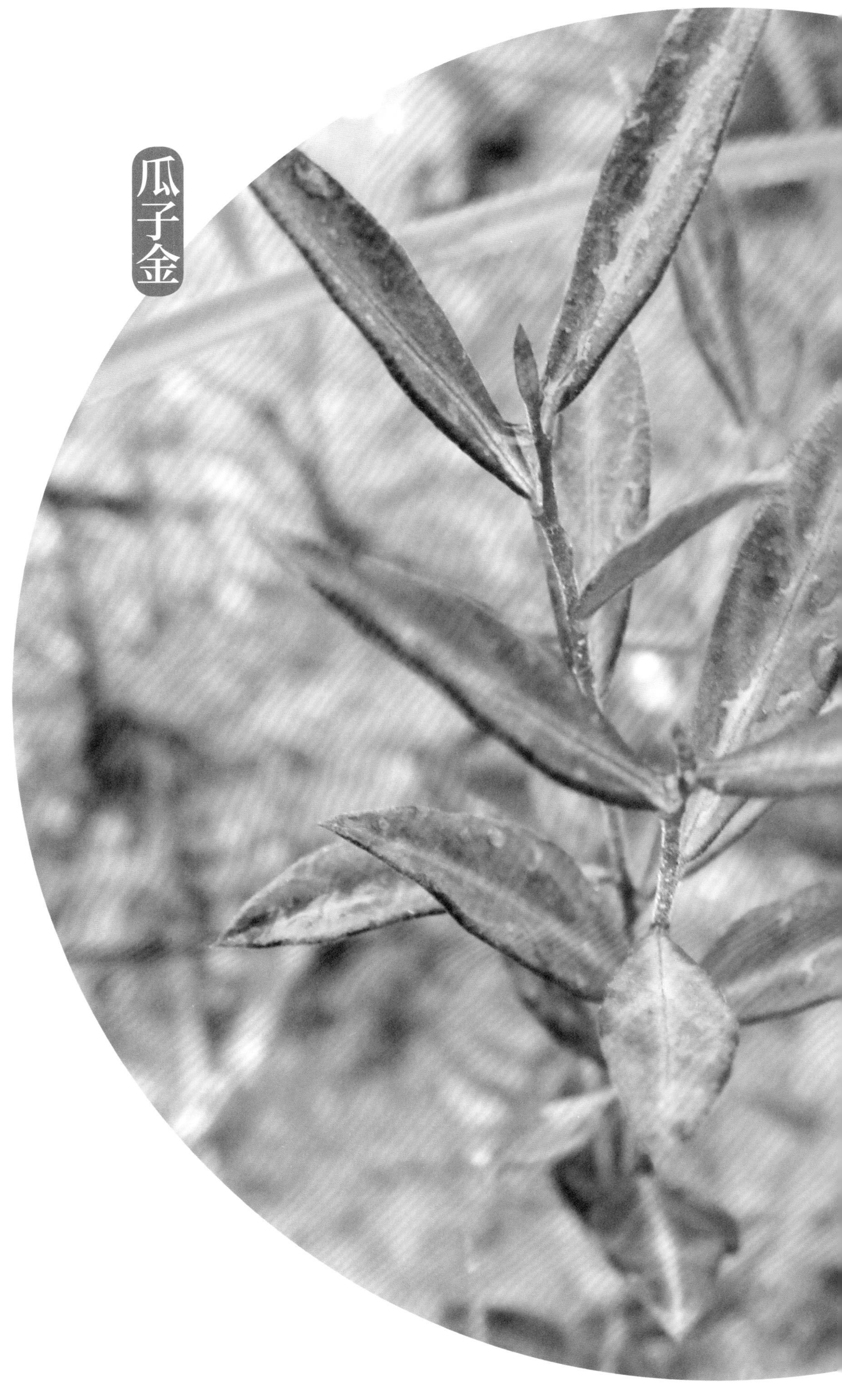

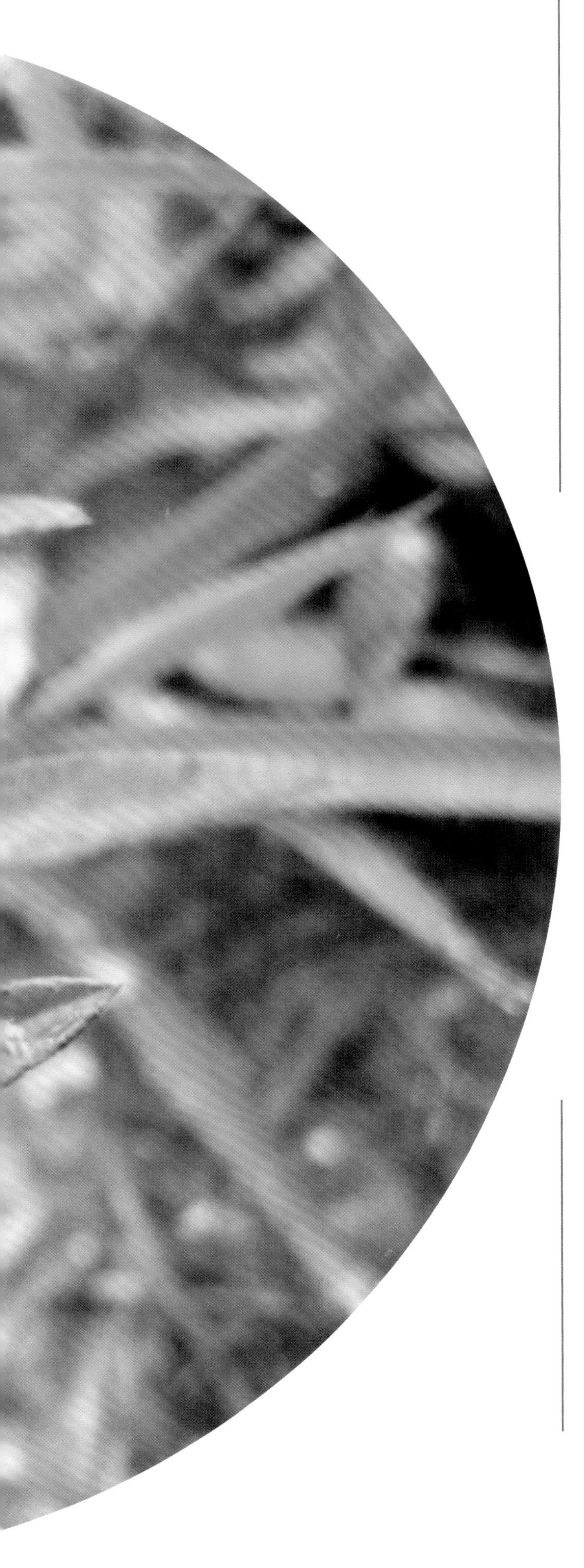

瓜子金

GUAZIJIN

基　原

本品为远志科植物瓜子金 *Polygala japonica* Houtt. 的根和全草。

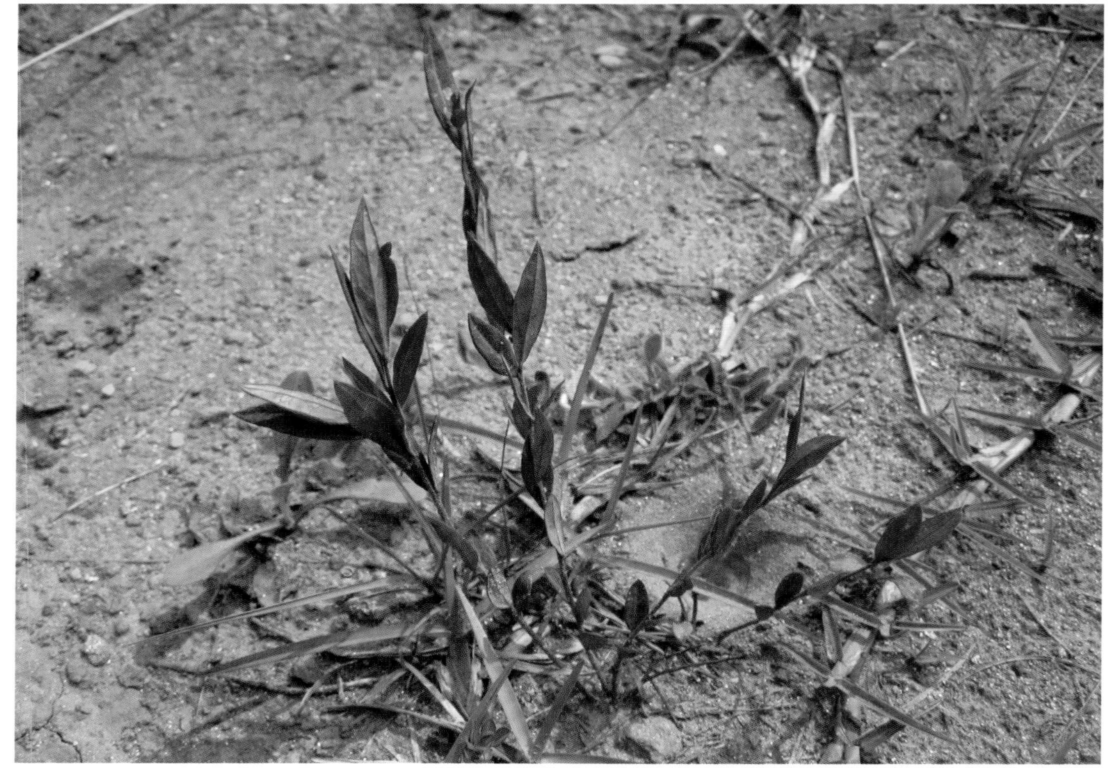

瓜子金

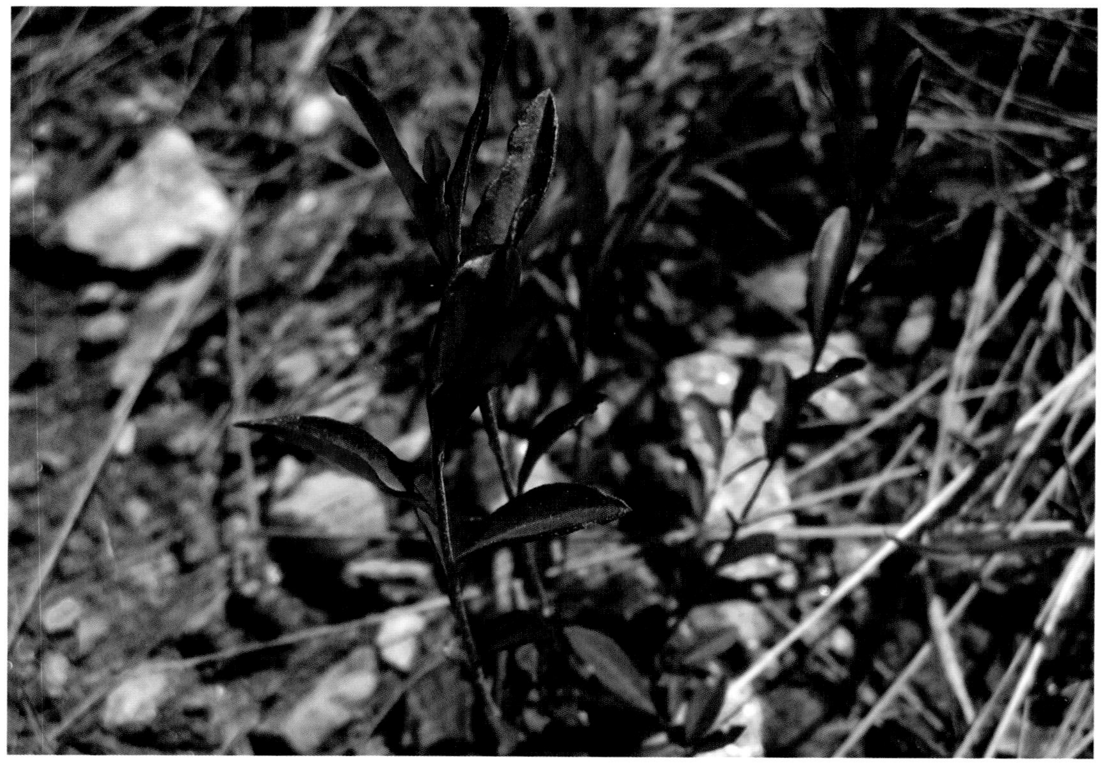

瓜子金

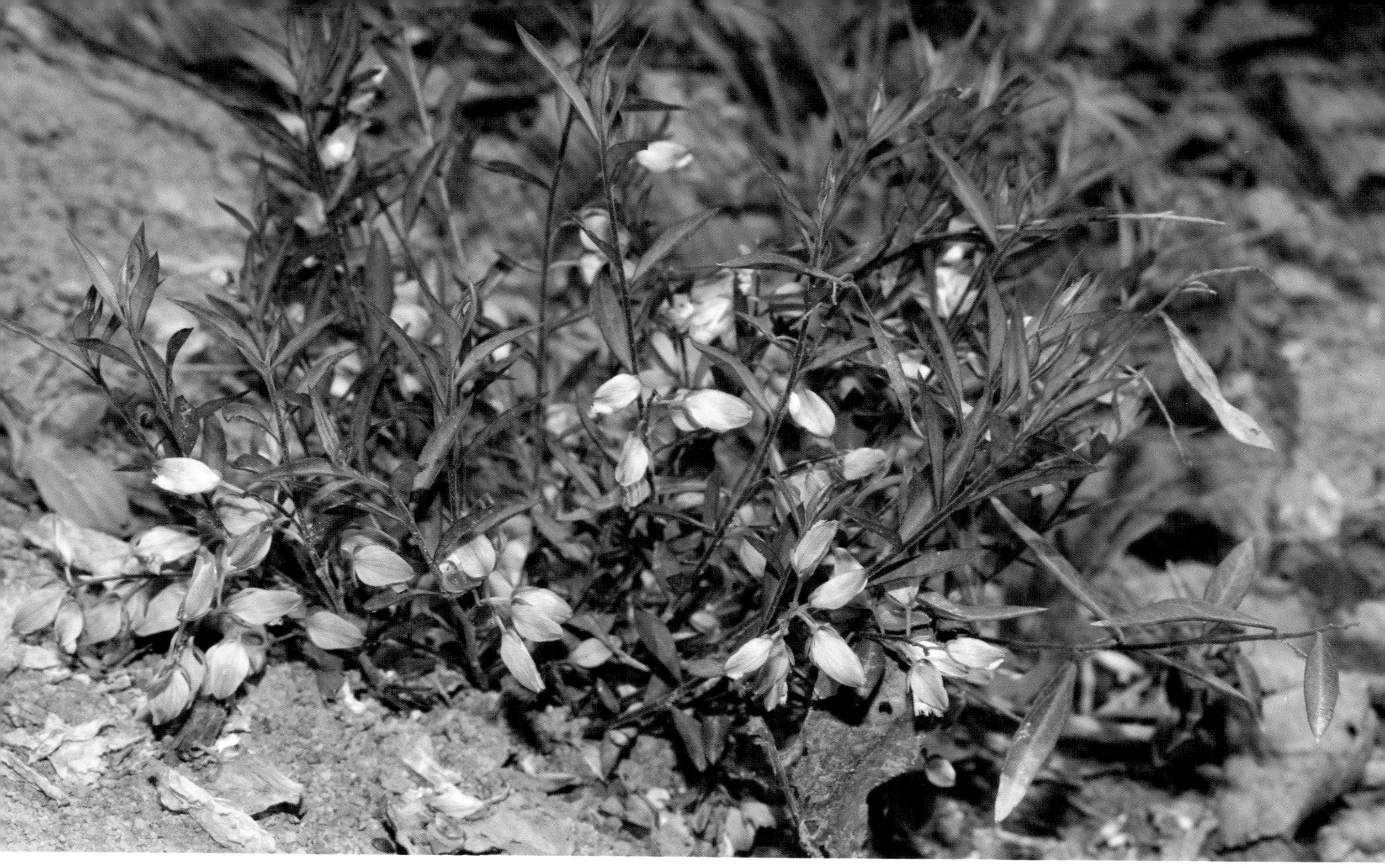

瓜子金

形态特征

多年生草本，高 15 ~ 20 cm。茎直立或斜生，绿褐色或绿色。枝圆柱形，具纵棱，被卷曲短柔毛。单叶互生，叶柄长约 1 mm，黄褐色，被短柔毛。叶纸质至近革质，卵形至卵状披针形，长 1 ~ 2.3 cm，宽 5 ~ 9 mm，绿色，先端钝，基部圆形至阔楔形，全缘，反卷，两面近无毛或被短柔毛；主脉在上表面凹陷，并被卷曲短柔毛，侧脉 3 ~ 5 对。花两性，总状花序与叶对生，叶腋外生。花少，长约 7 mm，具早落披针形小苞片；萼片 5，宿存，外面 3 枚少，披针形，长 4 mm，外面被短柔毛，里面 2 枚大，花瓣状，卵形至长圆形，长约 6.5 mm，基部具爪。花瓣 3，白色至紫色，基部合生，侧生花瓣长圆形，长约 6 mm，基部内侧被短柔毛，龙骨瓣舟状，顶端背部具条裂鸡冠状附属物；雄蕊 8，长达 6 mm，花丝几乎全部合生成鞘，1/2 以下与花瓣贴生，鞘之两侧具缘毛，花药卵形，顶孔开裂。子房倒卵形，直径约 2 mm，具翅，花柱肥厚，弯曲，长约 5 mm，柱头 2，间隔位于花柱先端。蒴果圆形，绿色，直径约 6 mm，具阔翅，无毛。种子卵形，长约 3 mm，直径约 1.5 mm，黑色，密被白色短柔毛。花期 4 ~ 5 月，果期 5 ~ 7 月。

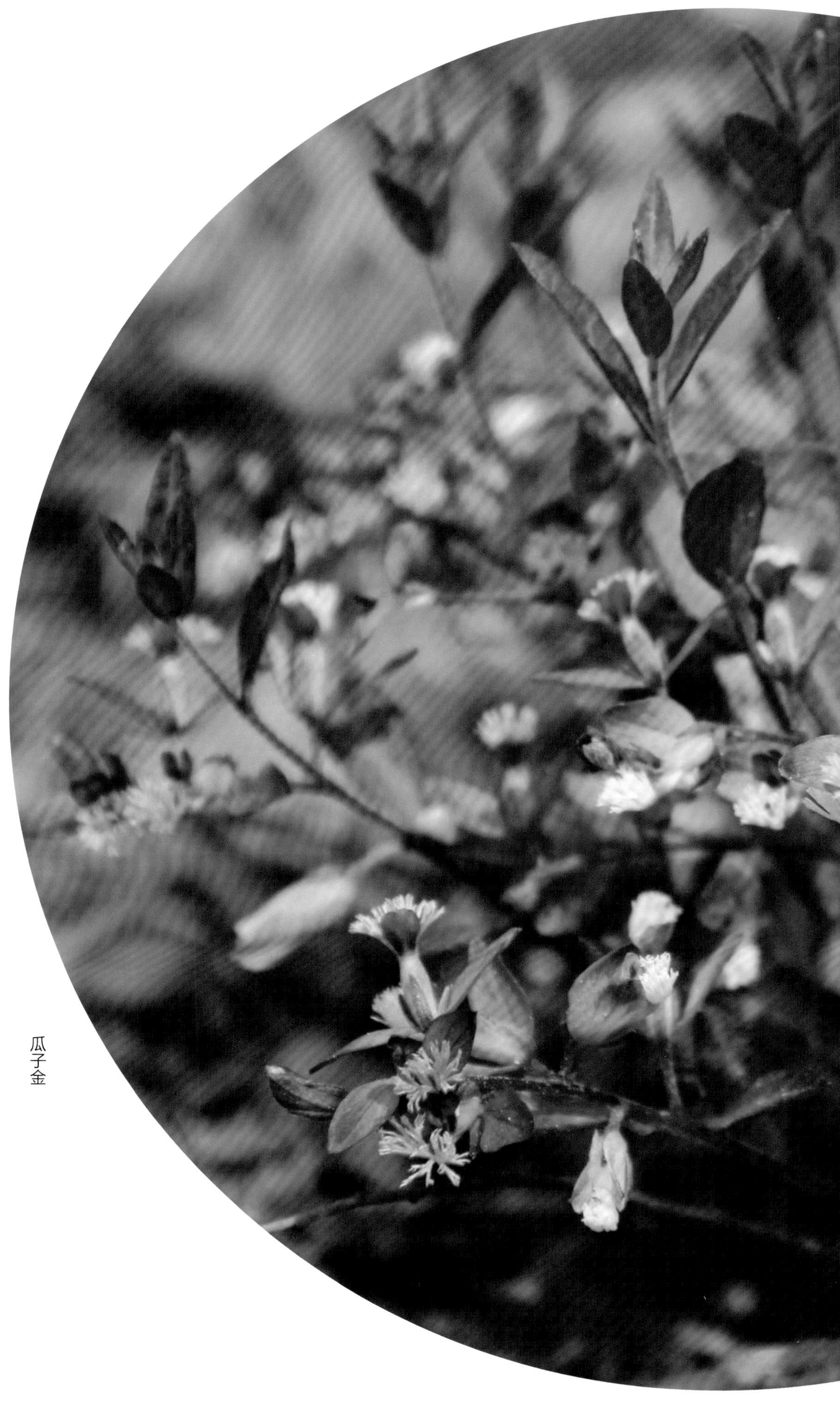

瓜子金

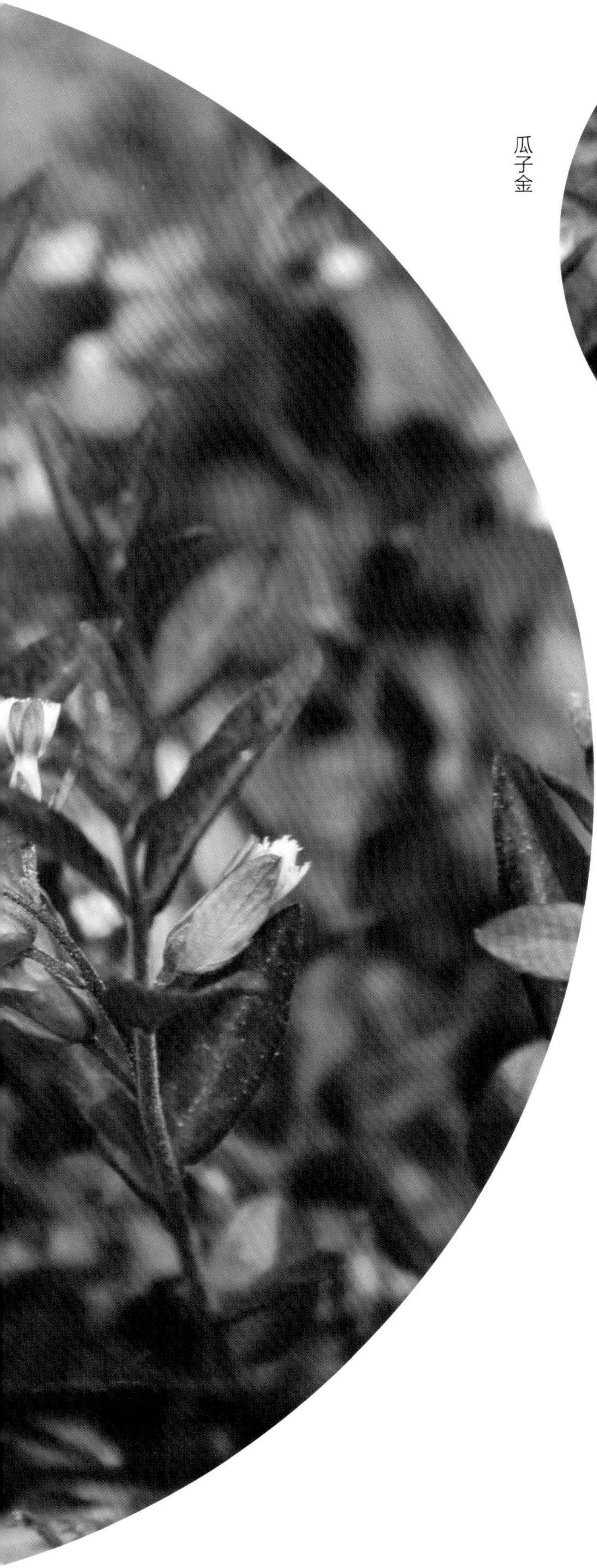

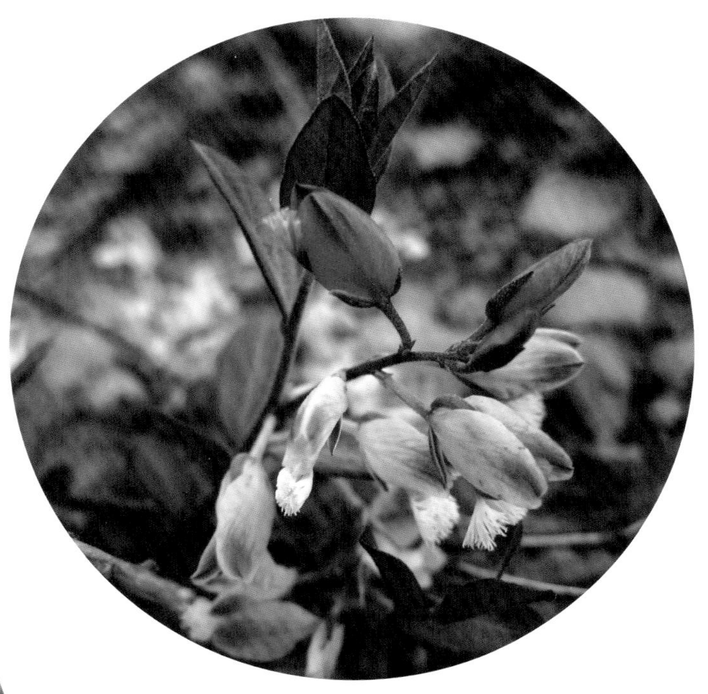

生境分布

生长于海拔 800 ~ 2100 m 的山坡或田梗上。分布于东北、华北、西北、华东、中南、西南和中国台湾等地。

采收加工

秋季采集全草，洗净，晒干。

药材性状

本品根圆柱形，稍弯曲，直径可达 4 mm，表面黄褐色，有纵皱纹，质硬，断面黄白色。茎少分枝，长 10 ~ 30 cm，灰绿色或灰棕色，被细柔毛。叶皱缩，展平后呈卵形或卵状披针形，长 1 ~ 3 cm，宽 0.5 ~ 1 cm，侧脉明显，先端短尖，基部圆形或楔形，全缘，灰绿色。气微，味微辛苦。以叶多、有根为佳。

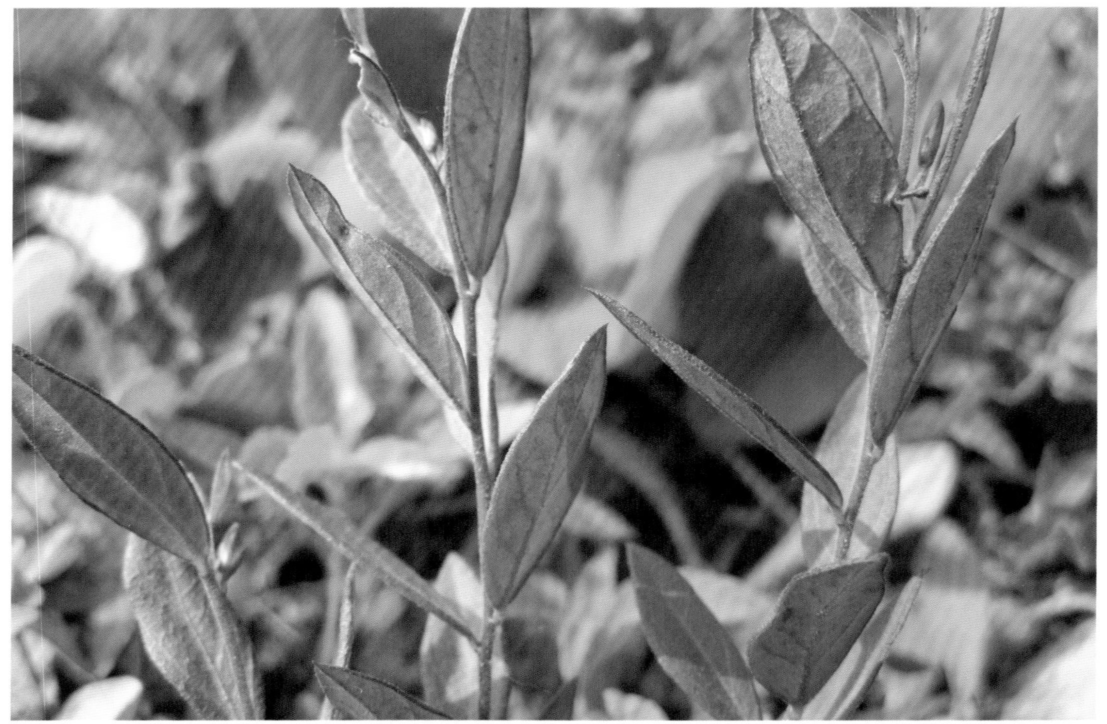

瓜子金

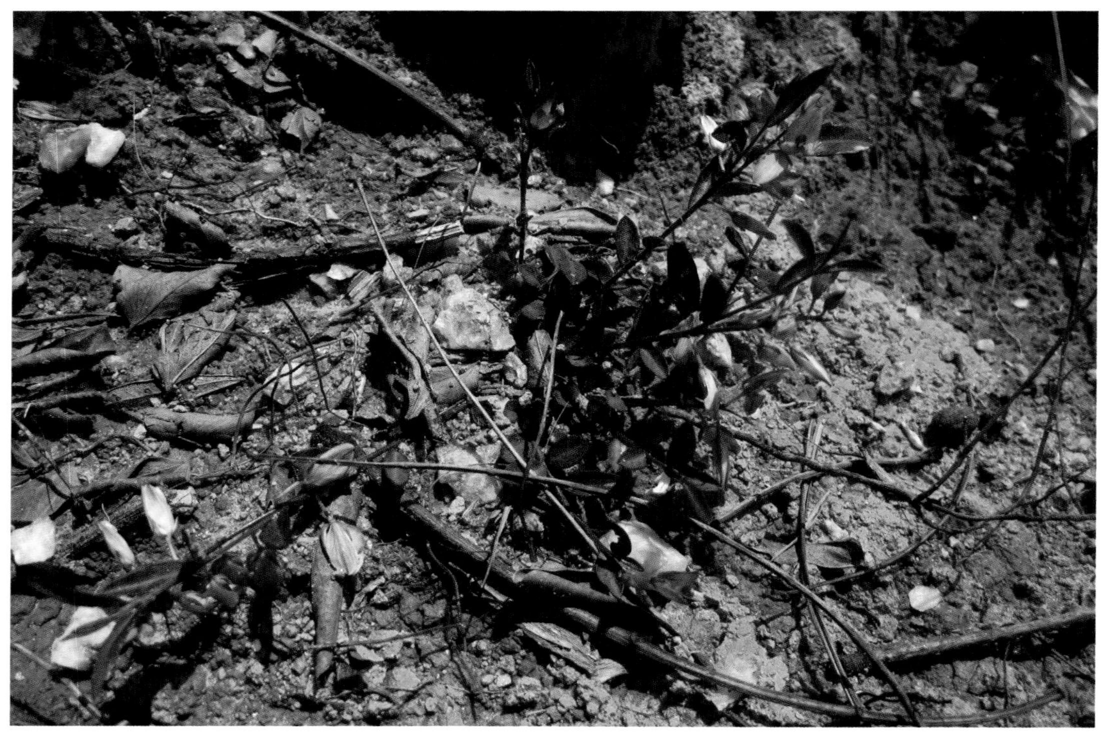

瓜子金

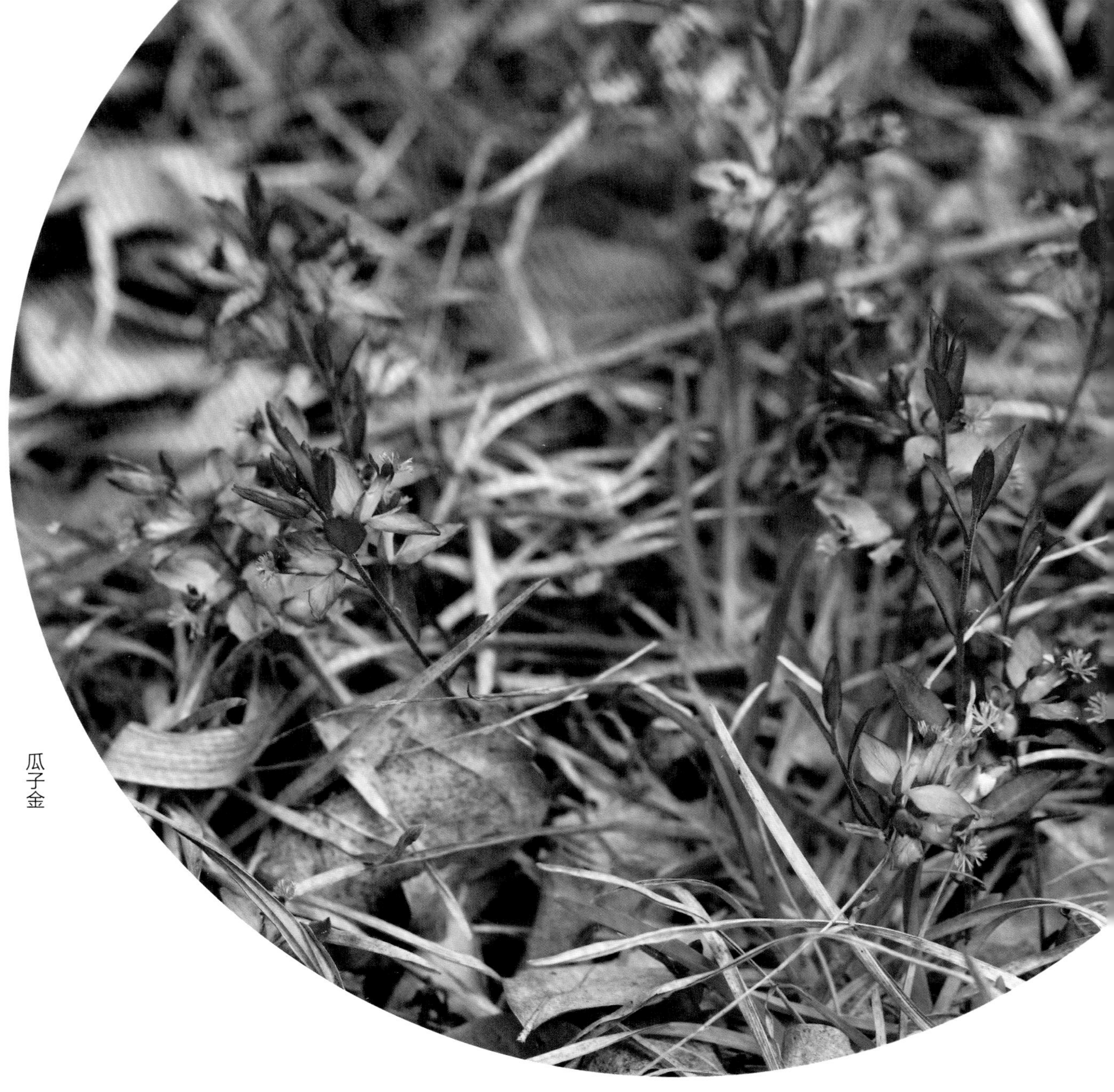

瓜子金

化学成分

根含三萜皂苷、树脂、脂肪油、远志醇（polygalitol）及四乙酸酯（tetracetyl polygalitol）。地上部分含瓜子金皂苷甲、瓜子金皂苷乙、瓜子金皂苷丙、瓜子金皂苷丁。叶含山柰酚-3-O-6'-O-（3-羟基-3-甲基-戊二酰基）葡萄糖苷 [kaempferol-3-O-6'-O-（3-hydroxy-3-methylglutaryl）gluco-sode]，紫云英苷（astragalin），山柰酚 3-（6'-乙酰基）葡萄糖苷 [kaempferol 3-（6'-acetyl）glucoside]，山柰酚 3,7-二葡萄糖苷（kaempferol 3,7-diglucoside）。

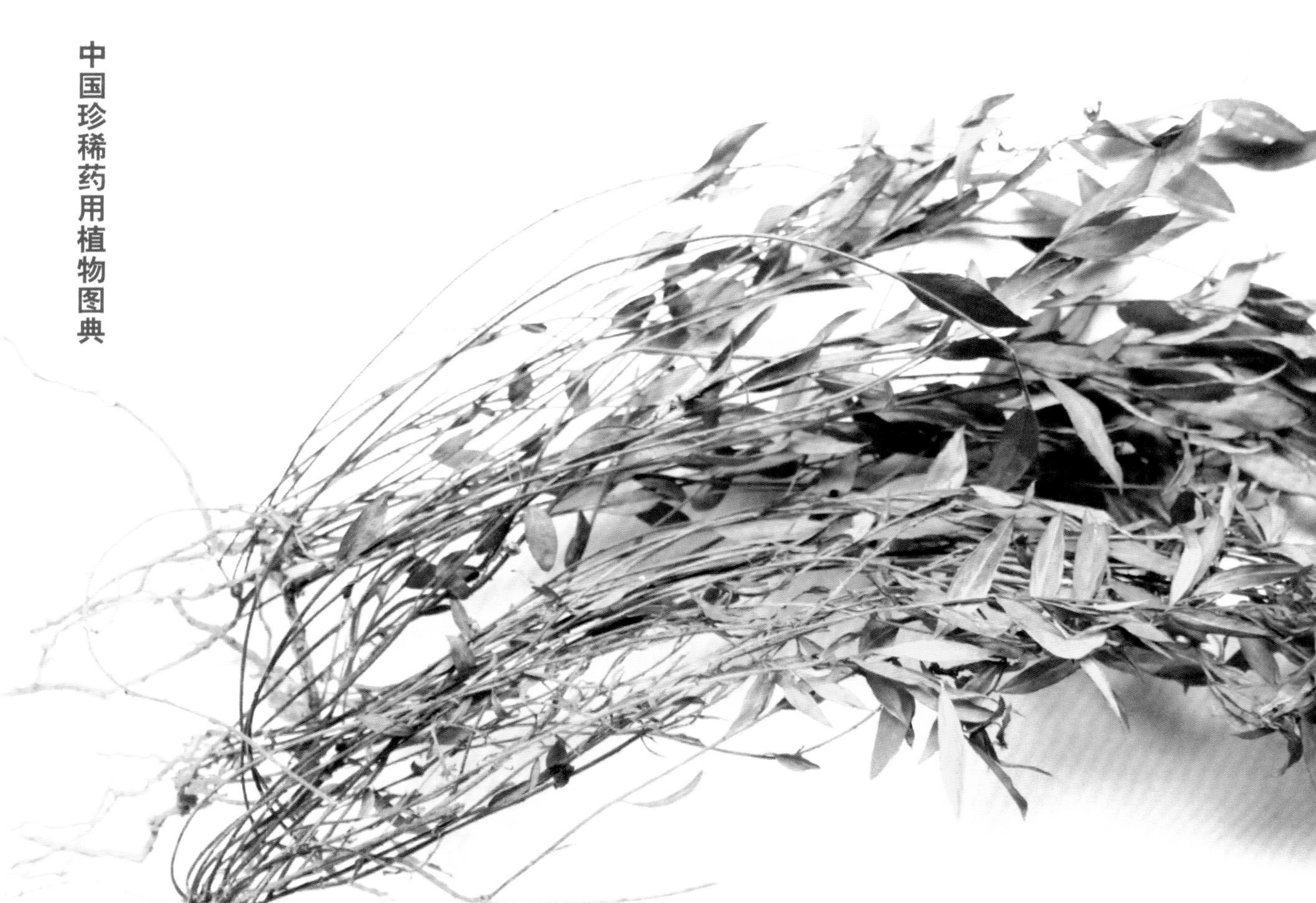

瓜子金药材

药理作用

已开花植株的根及地上部分的5%浸液均有溶血作用。根的溶血作用与远志根（全远志）的溶血作用相当。

性味归经

味苦，微辛，性平。归肺、胃、心经。

功效主治

祛痰止咳，散瘀止血，宁心安神，解毒消肿。用于咳嗽痰多，跌打损伤，风湿痹痛，吐血，便血，心悸，失眠，咽喉肿痛，痈肿疮疡，毒蛇咬伤。

临床应用

1. 骨髓炎、骨关节结核、多发性脓肿 瓜子金干草 250 g，加酒 2000 mL，蒸制成药酒。每日 2 次，每次 25 ~ 50 mL；亦可服药片，每次 5 片，或流浸膏每日 3 次（儿童及经期妇女酌减），每次 20 mL。骨髓炎 21 例，治愈 11 例，显效 1 例，好转 7 例，有效率为 94.47%；骨关节结核 16 例，治愈 4 例，显效 3 例，好转 6 例，有效率为 81.25%；多发性脓肿 7 例，全部治愈。药物本身无明显副作用，药酒及流浸膏服后偶有恶心、呕吐、上腹部不适、头昏、心悸，一般可行对症处理，严重者停药；粗制片剂有时刺激咽喉，局部觉痛。实践证明，配合抗结核药及手术治疗（包括取出死骨、清创引流等），疗效较著；药酒的效果似优于其他制剂；治疗骨髓炎时如配合五枝膏（榆、桃、桑、槐、柳树枝）效果更好。

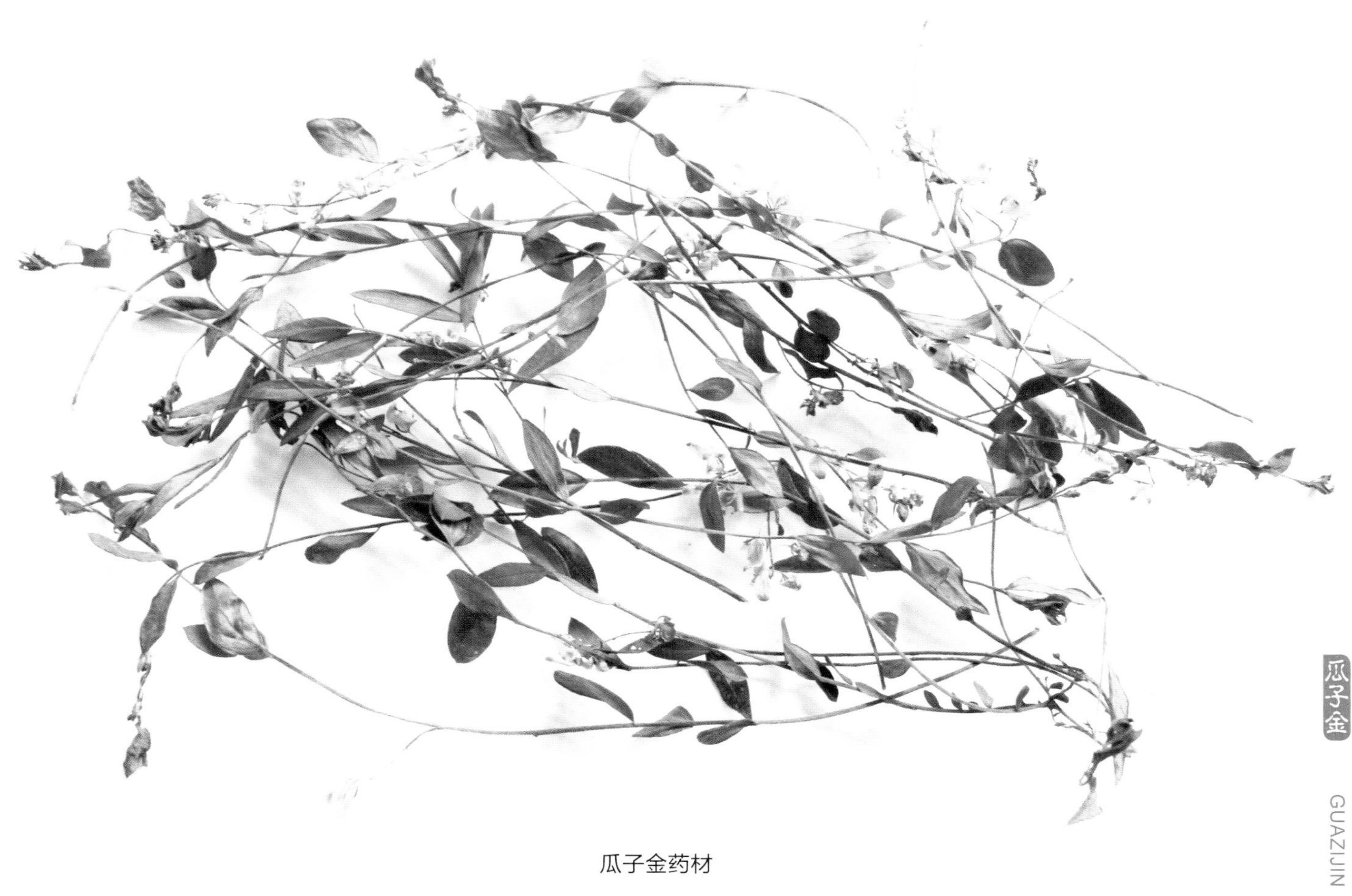

瓜子金药材

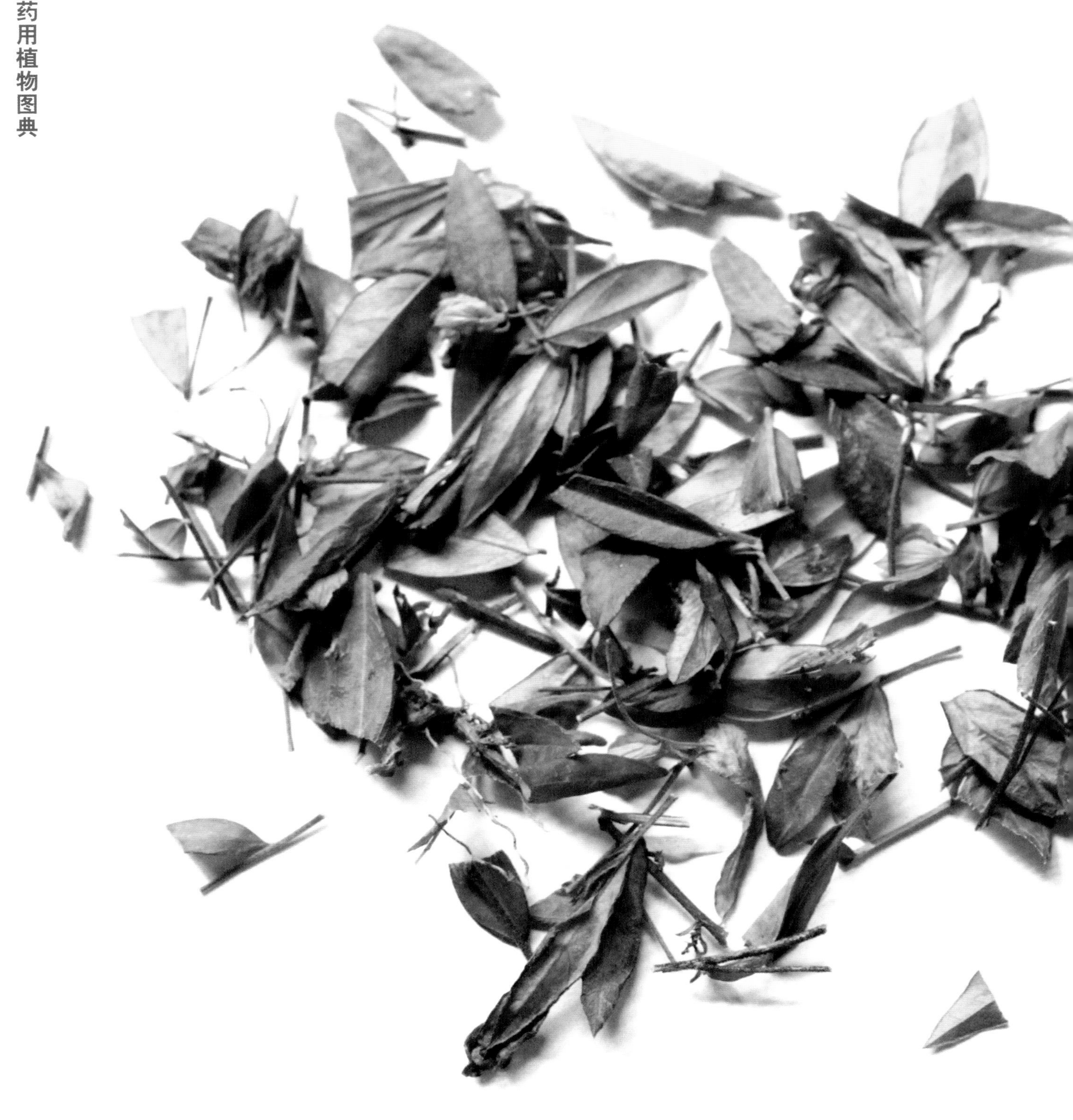

瓜子金饮片

2. 毒蛇咬伤 鲜瓜子金 50 g。捣烂，外敷于咬伤处，每日换药 1 次。治疗蝮蛇咬伤 4 例，用药后 3 ~ 4 日消肿，7 日症状消失。

3. 小儿疳积 瓜子金 50 g，猪肝 100 g。蒸热去药渣，食肝及汁，连服 3 剂。

4. 失眠症 瓜子金全草干品 50 g 或鲜品 100 g。用沙锅武火煎煮 2 次，药液过滤合并，文火浓缩再过滤，加单糖浆适量使成 60 mL，临睡前顿服。治疗各种精神病引起的失眠症 160 例次。结果：有效（服药后睡眠时间达 4 小时以上）者 146 例次，其中睡眠时间达 6 小时以上者 114 例次（78.08％）。多数在服药 30 分钟后入睡。未见不良副作用。

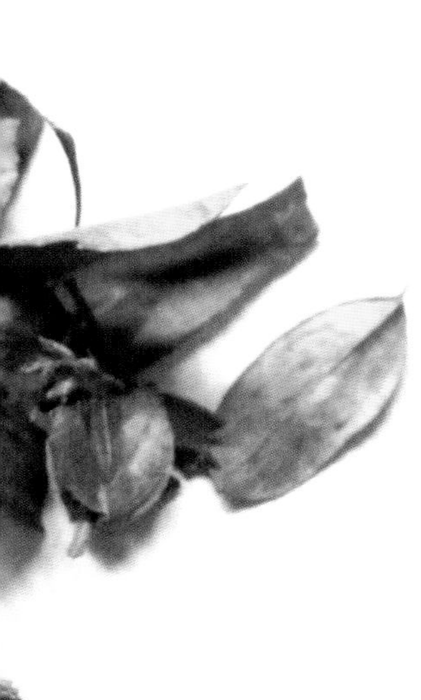

5. 痰咳 瓜子金根 100 g。酌加水煎，顿服。

6. 百日咳 瓜子金 25 g。煎水兑蜂糖吃，每日 1 剂。

7. 小儿感冒 瓜子金 50 g，蓝布正 25 g，射干 0.25 g。水煎服，每日 1 剂。

8. 头痛 瓜子金、水皂角各 25 g，青鱼胆 20 g，蓝布正 15 g。水煎服，每日 1 剂。

9. 吐血 瓜子金 25 g。水煎服，每日 1 剂。

10. 妇女月经不调、或前或后 瓜子金全草 7 株，白糖 100 g。捣烂绞汁，经后 3 日服。

11. 急性扁桃体炎 瓜子金、白花蛇舌草各 25 g，车前 10 g。水煎服，每日 1 剂。

12. 跌打损伤、疔疮痈疽 瓜子金适量。晒干研粉，每日 3 次，每次 10 g，用黄酒送服。另取药粉适量，用黄酒调匀，敷患处。

13. 关节炎 瓜子金根 100 ~ 150 g。酌加水煎服，每日 1 ~ 2 次。

用法用量

内服：煎汤，6 ~ 15 g，鲜品 30 ~ 60 g；或研末；或浸酒。外用：适量，捣敷或研末调敷。

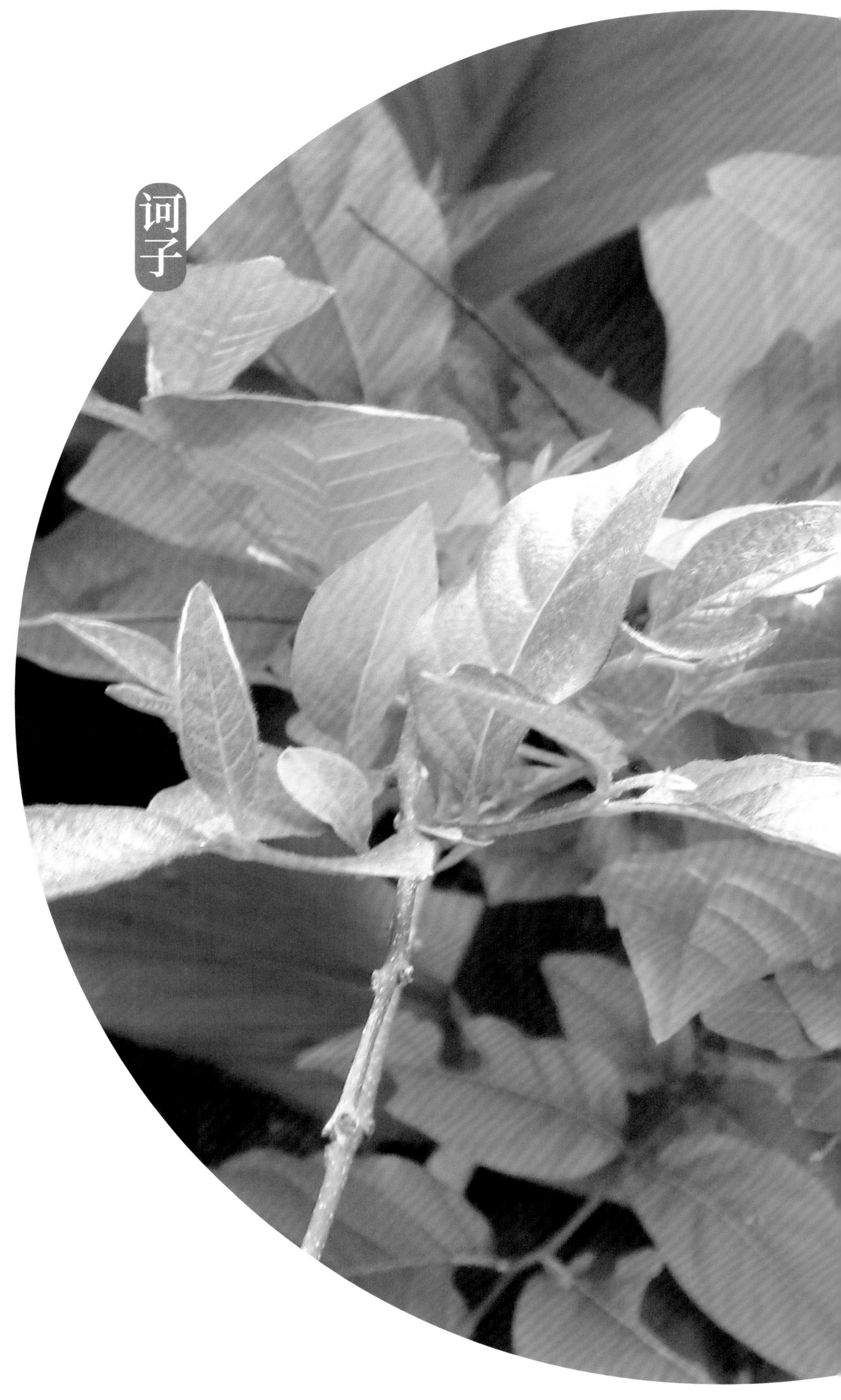

诃子

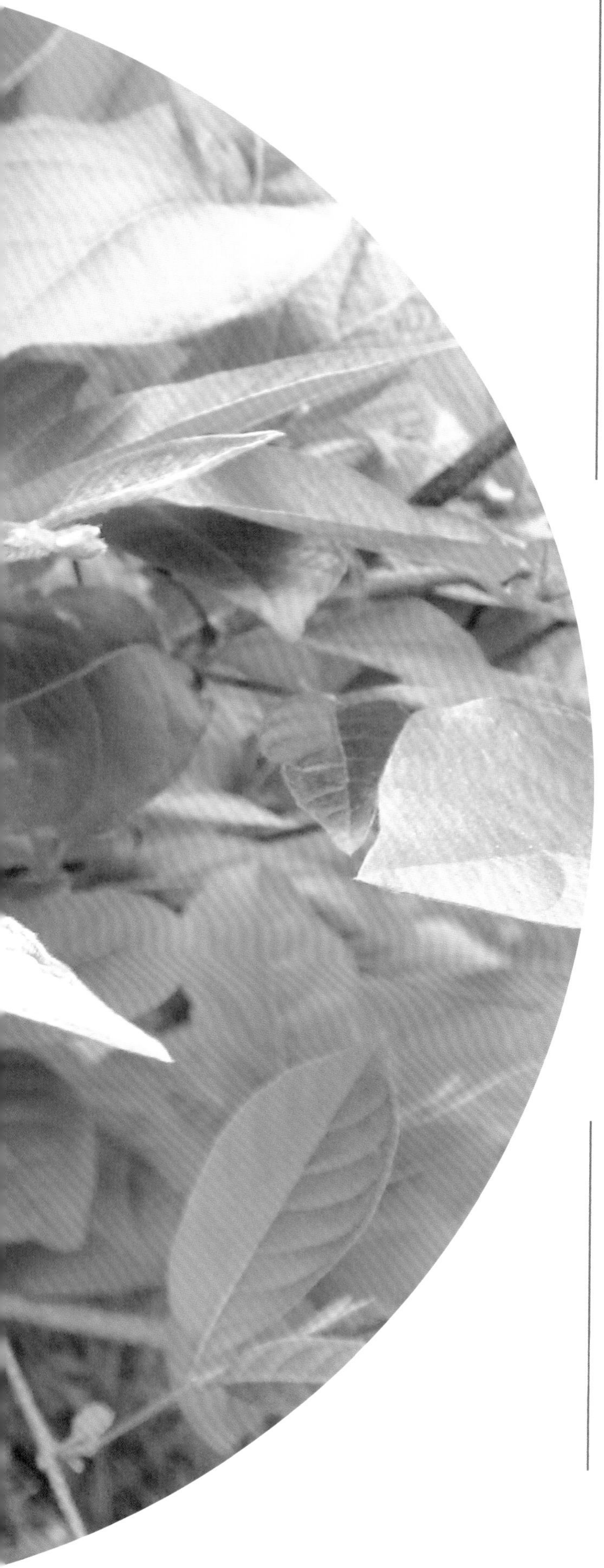

诃子

HEZI

基原

本品为使君子科植物诃子 *Terminalia chebula* Retz. 或绒毛诃子 *Terminalia chebula* Retz. var. *tomentella* Kurt. 的干燥成熟果实。

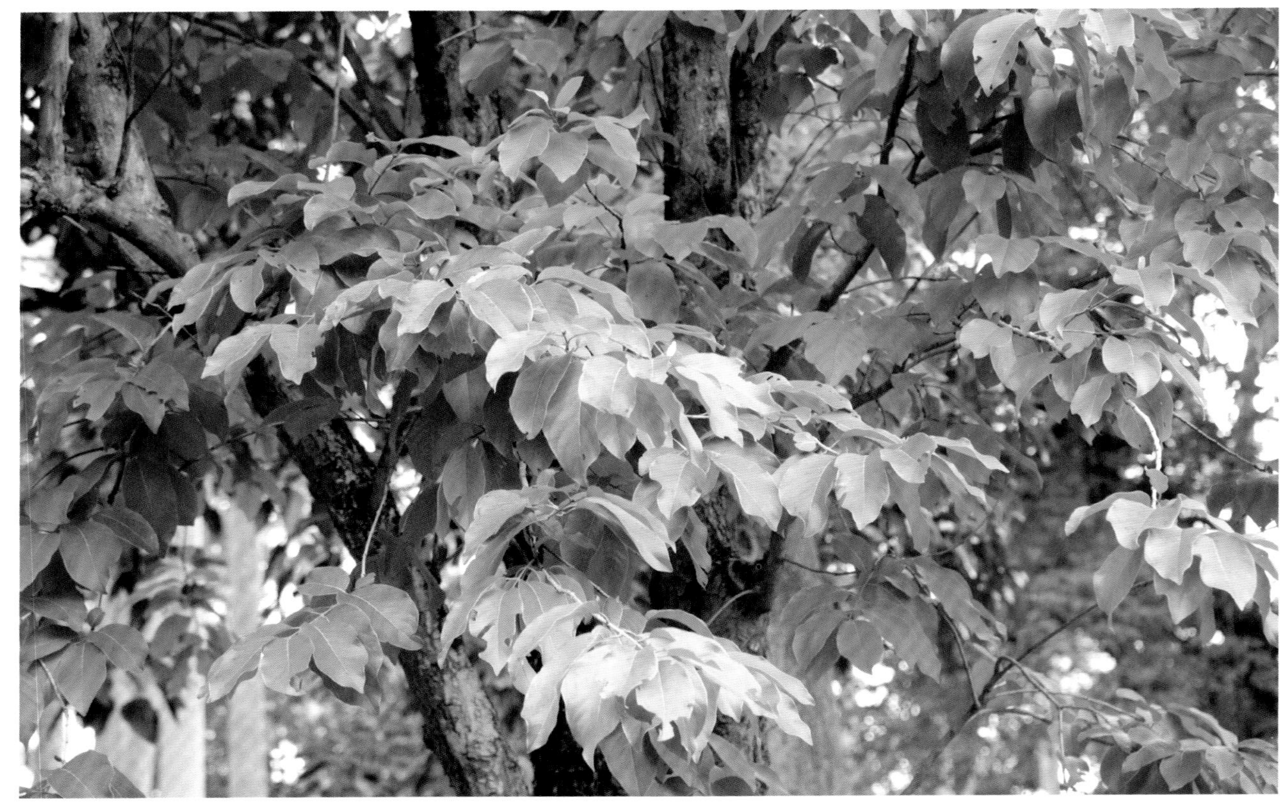

诃子

形态特征

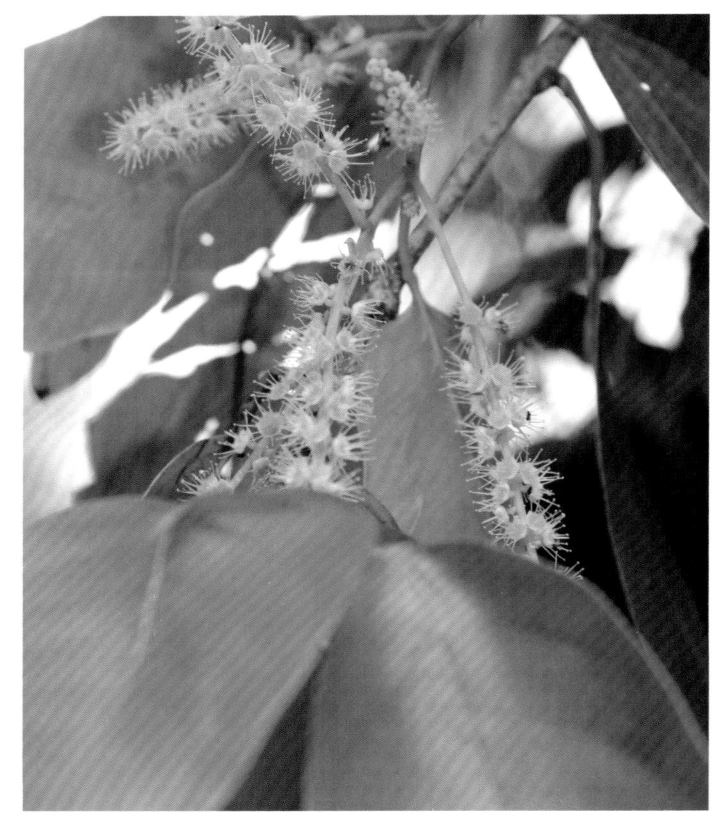

诃子花序

大乔木，高 20 ~ 30 m。叶互生或近对生，卵形或椭圆形，长 7 ~ 25 cm，宽 3 ~ 15 cm，先端短尖，基部钝或圆，全缘，两面均秃净，幼时叶背薄被微毛；叶柄粗壮，长 1.5 ~ 2 cm，有时于顶端有 2 个腺体。穗状花序生于枝顶或叶腋，花两性，黄色；萼杯状，长约 3 mm，先端 5 裂，裂片三角形，先端尖锐，内面被毛，花瓣缺，雄蕊 10，着生于萼管上，花药黄色，心脏形；子房下位，1 室，胚珠 2 枚，花柱长突出。核果倒卵形或椭圆形，长 2.5 ~ 4.5 cm，幼时绿色，热时黄褐色，表面光滑，干时有 5 棱。种子 1 颗。花期 6 ~ 8 月，果期 8 ~ 10 月。

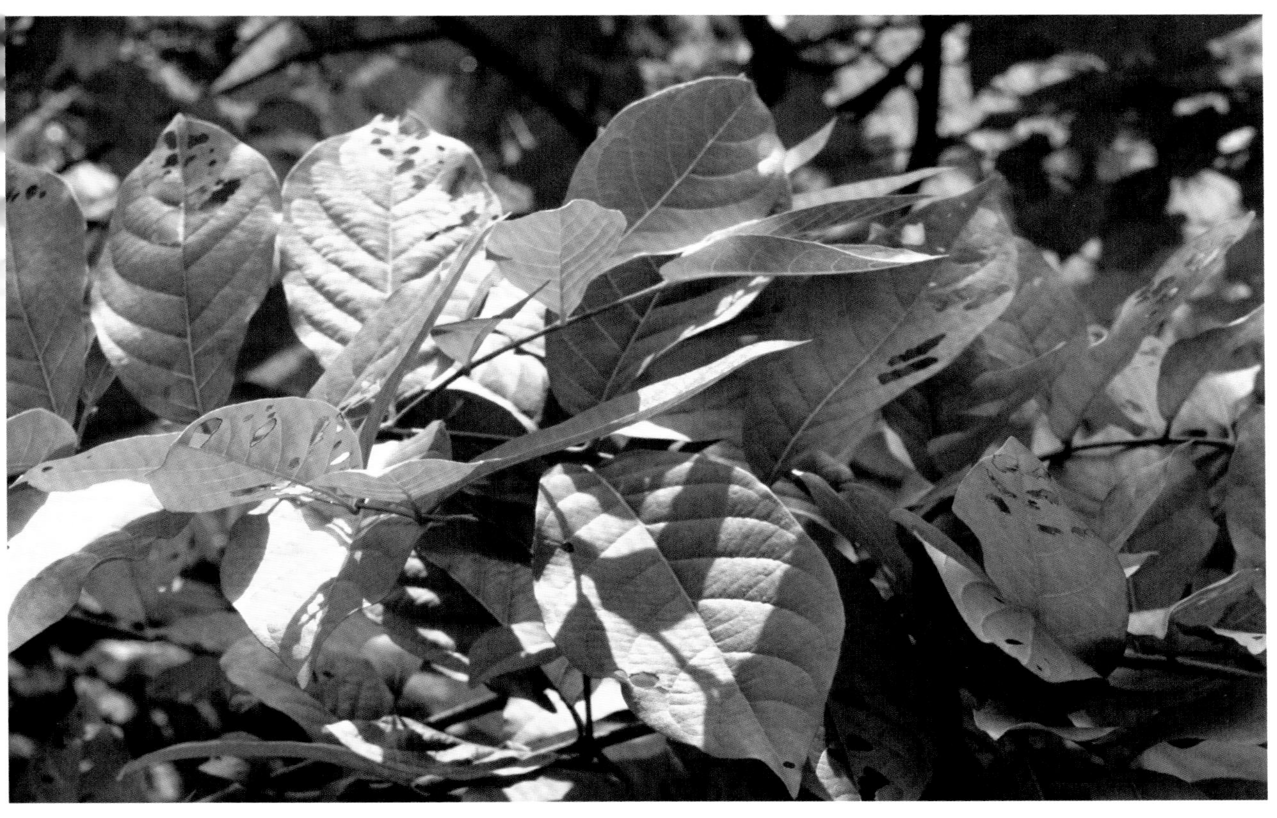

诃子

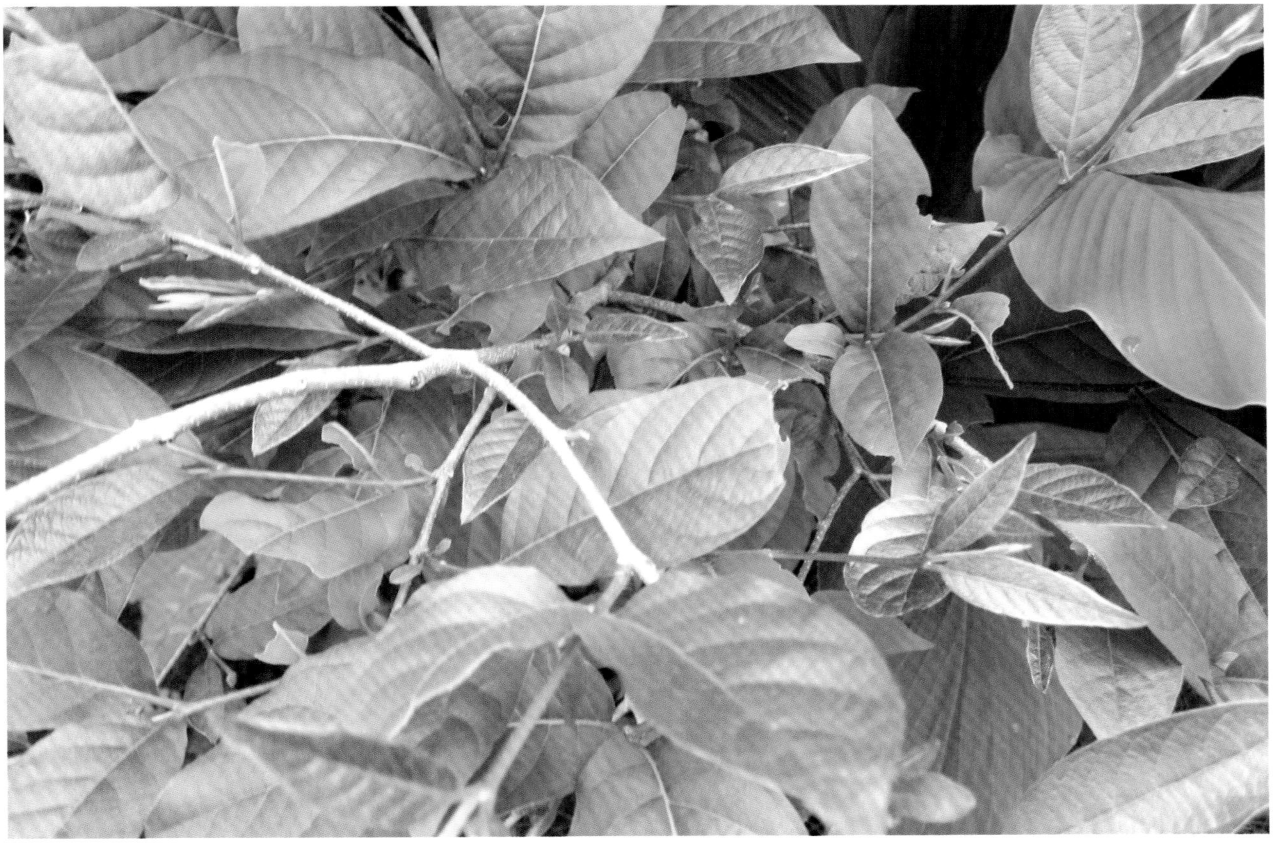

诃子

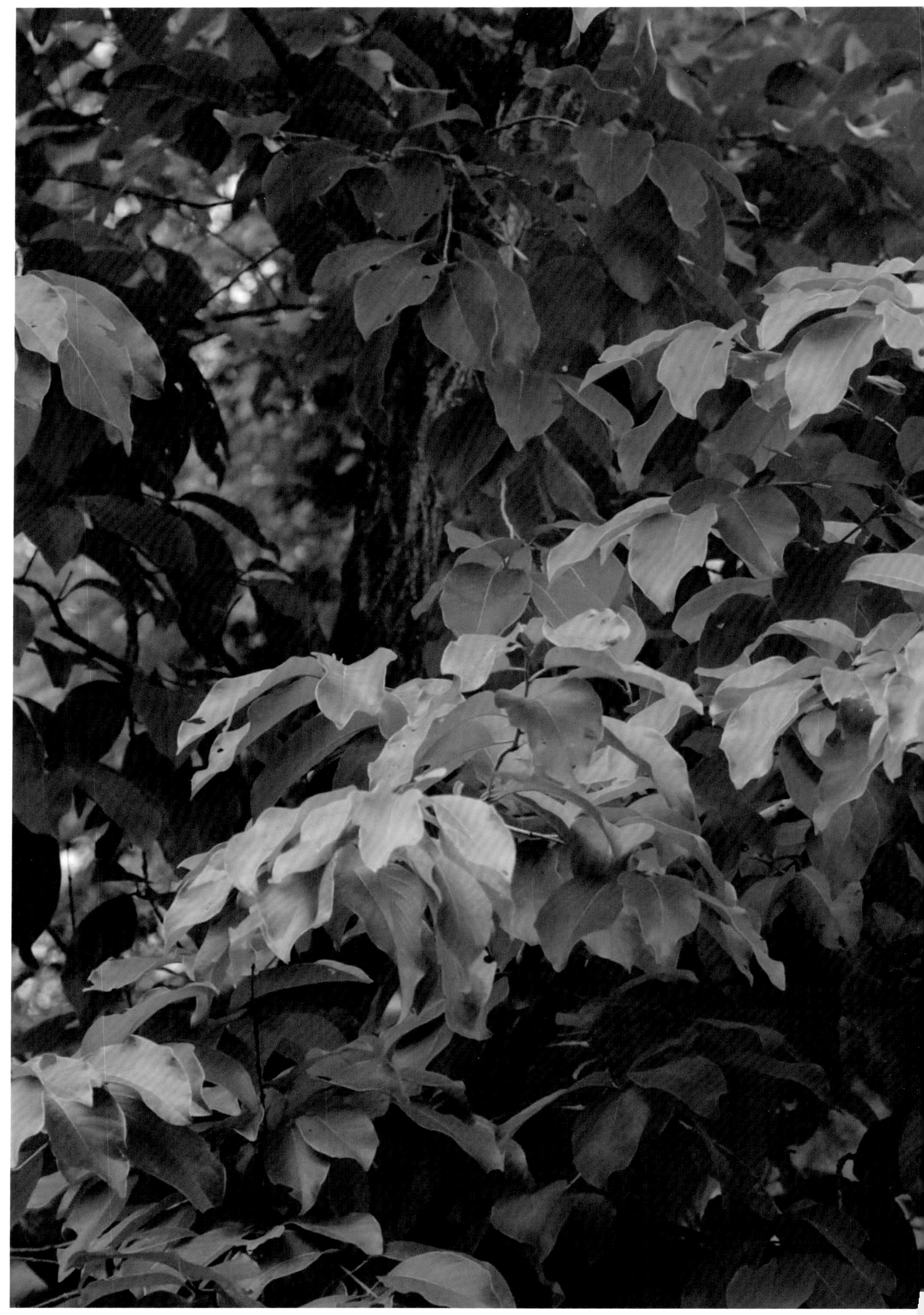

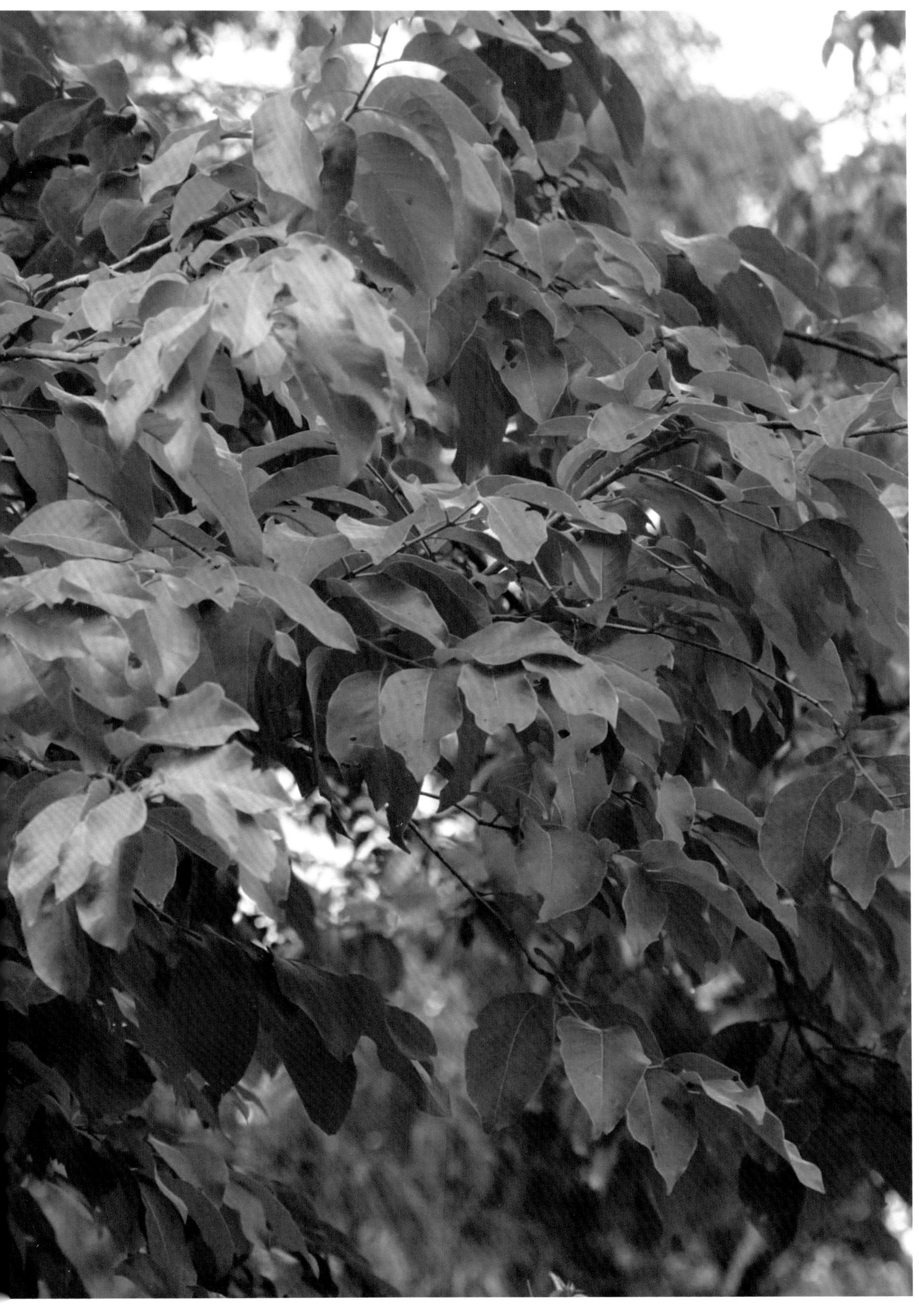

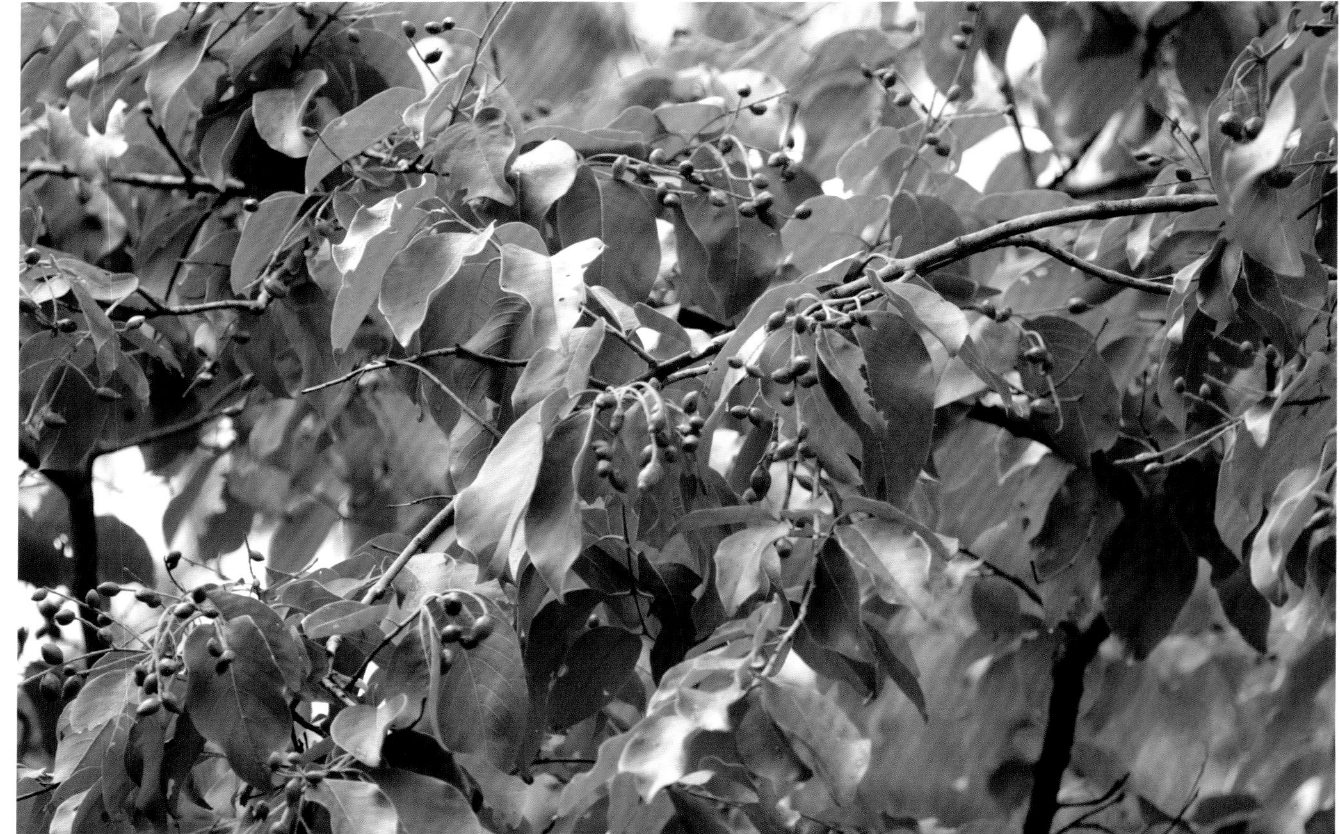

诃子

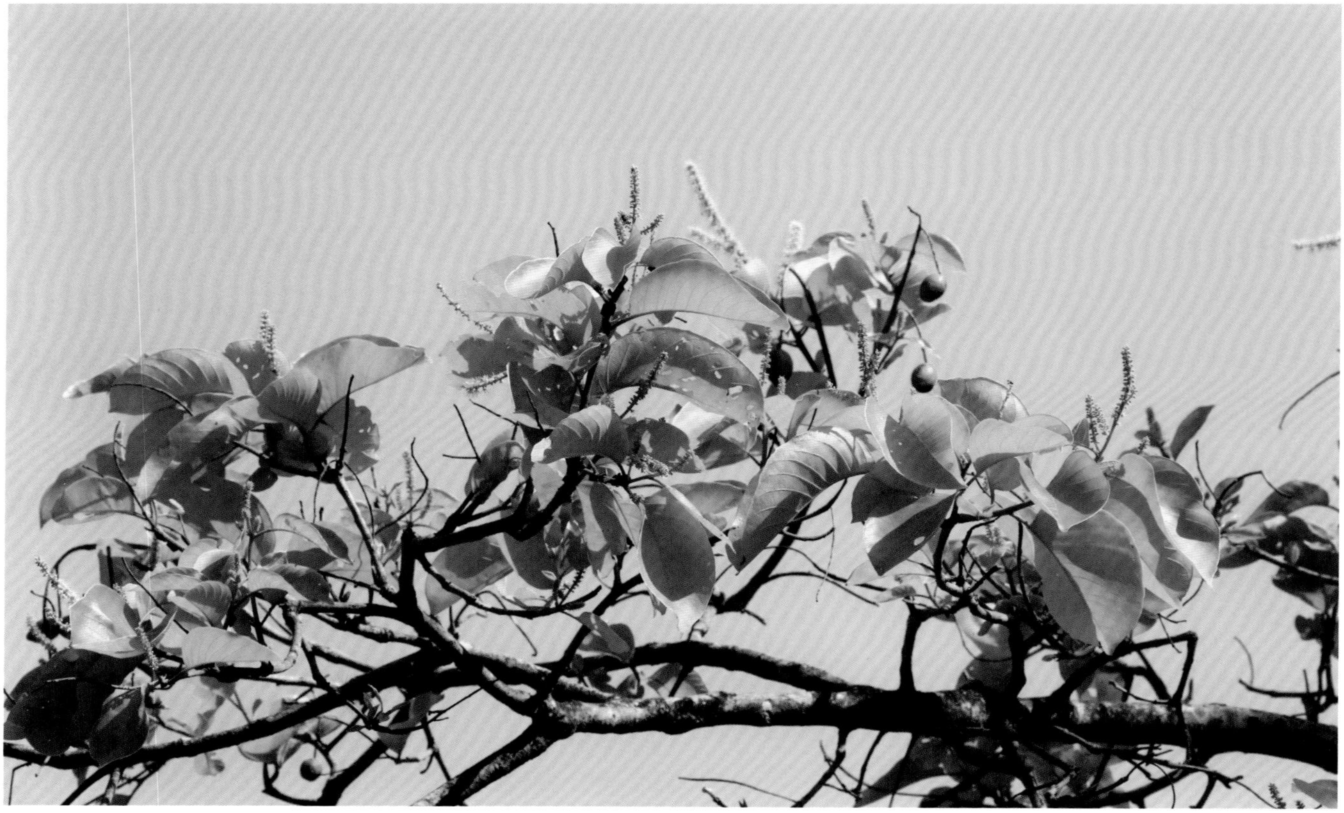

诃子

生境分布

生长于疏林中或阳坡林缘。分布于云南、广东、广西等地。

采收加工

秋、冬两季果实成熟时采收，除去杂质，晒干。

药材性状

本品呈倒卵形或椭圆形，长 2 ~ 4 cm，直径 2 ~ 3 cm。表面黄棕色或暗棕色，有纵棱 5 ~ 6 条，具不规则纵皱纹，并有多数浅而细密横向皱纹。顶端有一细小花柱痕，基部有一圆形稍凹陷的果柄残痕。质坚硬。外果皮与中果皮粘连，肉质干燥，断面灰黄色显沙性，内有黄白色坚硬的核，钝圆形。核壳厚，砸碎后，里有白色细小的种仁。气微，味酸涩。以黄棕色，有光泽，坚实，身干者为佳。

化学成分

果实含鞣质 23.60 % ~ 37.36 %，其成分为诃子酸（chebulinicacid）、诃黎勒酸（chebu-lagic acid）、1,3,6- 三没食子酰葡萄糖及 1,2,3,4,6- 五没食子酰葡萄糖、鞣云实精（corilagin）、原诃子酸（terchebin）、葡萄糖没食子鞣苷（glucogallin）、并没食子酸（ellagicacid）、没食子酸等。并含莽草酸、去氢莽草酸、奎宁酸、阿拉伯糖、果糖、葡萄糖、蔗糖、鼠李糖和氨基酸。还含有番泻苷 A 诃子素、鞣酸酶、多酚氧化酶、过氧化物酶等。树皮中含 β－谷甾醇、鞣质、并没食子酸、没食子酸和焦性儿茶酚。

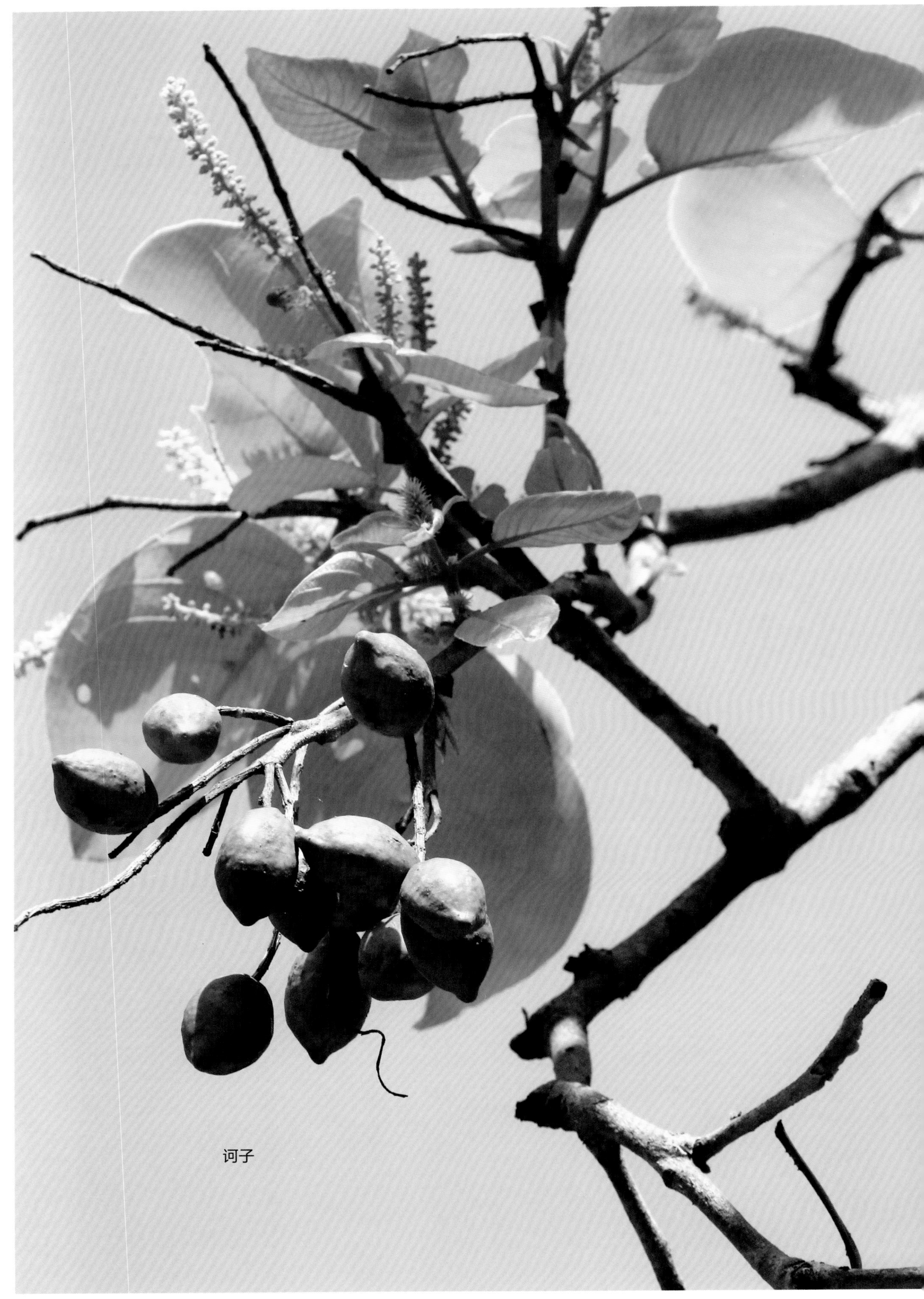

诃子

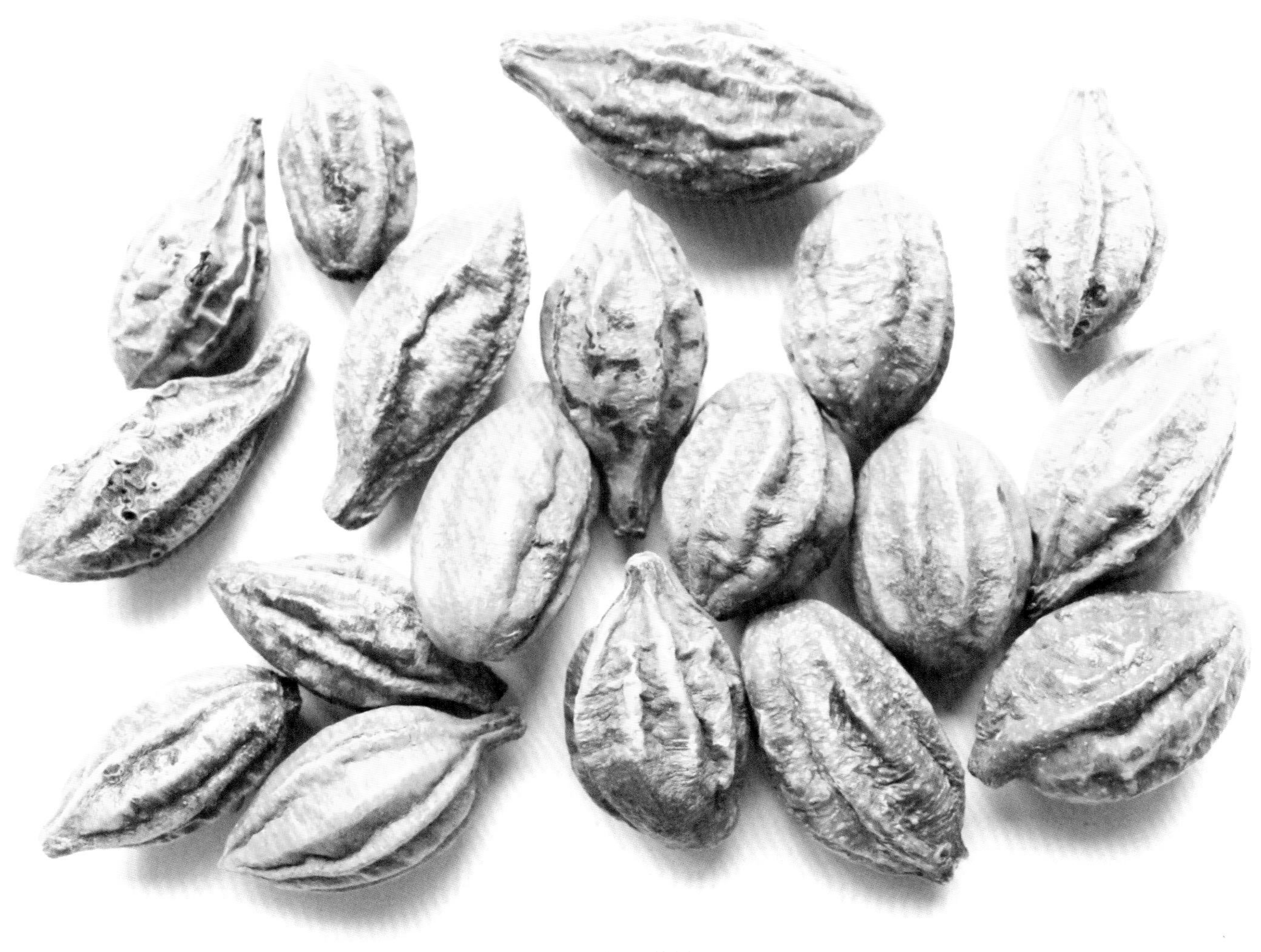

诃子药材

药理作用

1. 收敛作用 因本品富含鞣质，对细菌性痢疾或肠炎形成的黏膜溃疡有收敛保护作用。诃子的醇提取物口服或灌肠治疗痢疾均有较好的疗效，有收敛止泻作用。

2. 解痉作用 诃子素有罂粟碱样的平滑肌解痉作用。

3. 抗组胺作用 本品对豚鼠离体气管有抗组胺作用，其作用快、强而持久，5 分钟内其对抗强度超过 100%。

4. 抗感染作用 本品煎剂在体外对痢疾志贺菌、金黄色葡萄球菌、链球菌以及伤寒沙门菌、副伤寒沙门菌、白喉棒状杆菌、铜绿假单胞菌、变形杆菌以及流感嗜血杆菌均有抑制作用。

5. 抗肿瘤作用 本品有一定的抗实验性肿瘤的作用。

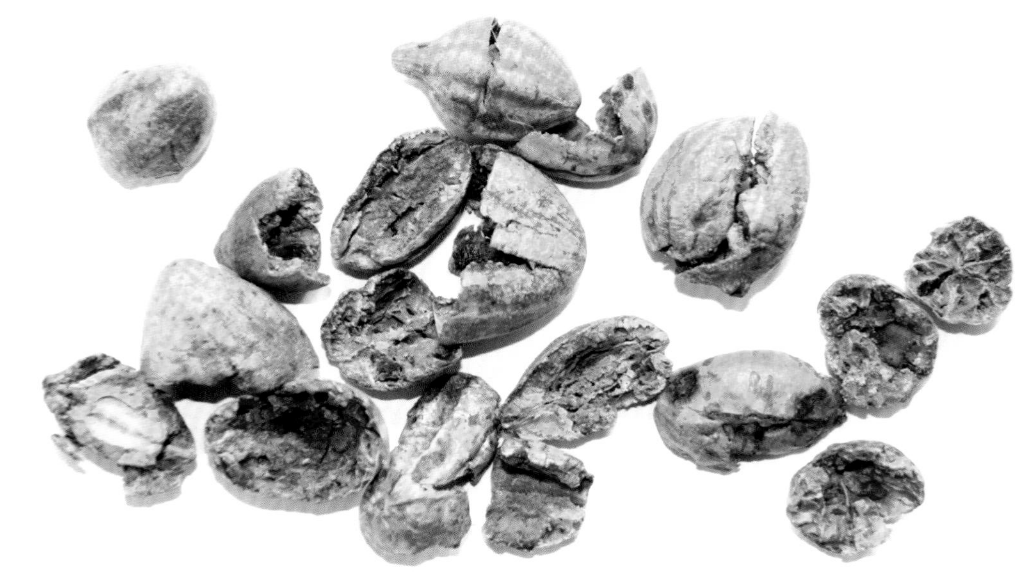

诃子肉饮片

性味归经

苦、酸、涩，平。归肺、大肠经。

功效主治

涩肠止泻，敛肺止咳，降火利咽。用于久泻久痢，便血脱肛，肺虚喘咳，久嗽不止，咽痛音哑。

临床应用

1. 大叶性肺炎 诃子、瓜蒌各 15 g，百部 9 g。为 1 日量，水煎分 2 次服。治大叶性肺炎 20 例，多数均能在 1 ~ 3 日内退热，3 ~ 6 日内白细胞降至正常，6 ~ 11 日内炎症吸收。

2. 细菌性痢疾 用 20% 诃子液作保留灌肠。每日 2 次，每次 10 ~ 40 mL，同时口服诃子肠溶胶囊，每日 3 ~ 4 次，每次 1 粒，饭前 2 小时服。症状好转后减半，再服 3 ~ 4 次。治细菌性痢疾 25 例，23 例痊愈，其中体温恢复正常、腹痛及里急后重消失平均为 2.9 日。用诃子片，每片含生药 5 g，口服，每日 3 次，每次 5 ~ 8 片，治急性细菌性痢疾 100 例，临床治愈 86 例，好转 8 例，无效 6 例，平均治愈天数为 5 日。

3. 慢性肠炎 诃子、党参、白术、白芍、当归、肉豆蔻、肉桂、炙甘草、木香、罂粟壳各适量。水煎服，每日 1 剂。

4. 急、慢性湿疹 诃子 10 g 。打烂，加水 1500 mL，文火煎至 500 mL，再加米醋 500 mL 煮沸即可，取药液浸渍或湿敷患处，每日 3 次，每次 30 分钟。每日 1 剂，重复使用时须再煮沸，连用 3 ~ 5 日。

5. 脱肛、便血、痔疮出血、崩漏、带下、遗精、盗汗、尿频等 诃子与相应的药物配伍使用。

用法用量

内服，煎汤，3 ~ 10 g；或入丸、散。敛肺清火宜生用，涩肠止泻宜煨用。

使用注意

咳嗽、泻痢初起者不宜用。

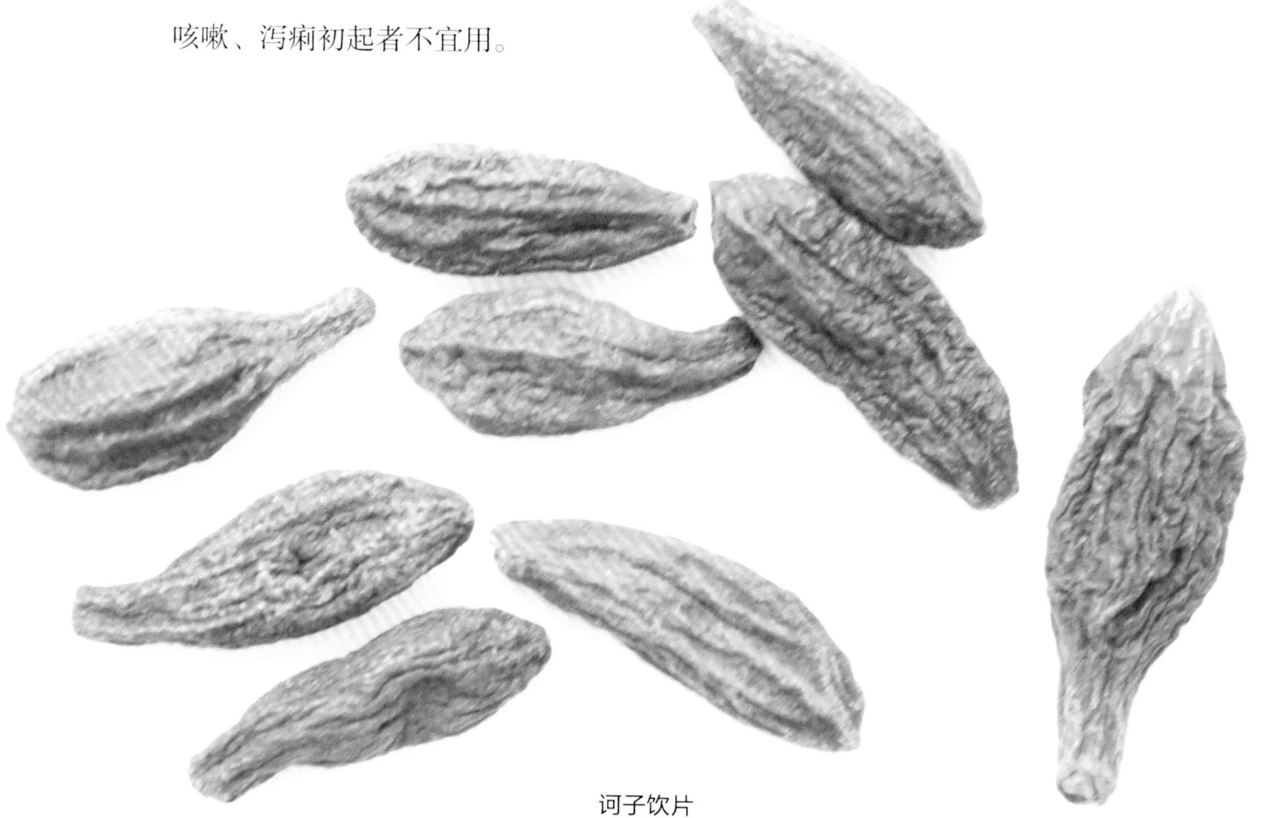

诃子饮片

图书在版编目（CIP）数据

中国珍稀药用植物图典．上、中、下 / 肖培根，陈士林主编．—长沙：湖南科学技术出版社，2020.9

ISBN 978-7-5710-0746-1

Ⅰ．①中… Ⅱ．①肖… ②陈… Ⅲ．①药用植物－中国－图集 Ⅳ．① R282.71-64

中国版本图书馆 CIP 数据核字 (2020) 第 176614 号

中国珍稀药用植物图典　上册

主　　编：肖培根　陈士林
责任编辑：李　忠　杨　颖
出版发行：湖南科学技术出版社
社　　址：长沙市湘雅路 276 号
　　　　　http://www.hnstp.com
湖南科学技术出版社天猫旗舰店网址：
　　　　　http://hnkjcbs.tmall.com
邮购联系：本社直销科 0731-84375808
印　　刷：湖南凌宇纸品有限公司
　　　　　（印装质量问题请直接与本厂联系）
厂　　址：长沙市长沙县黄花镇黄花工业园
邮　　编：410137
版　　次：2020 年 9 月第 1 版
印　　次：2020 年 9 月第 1 次印刷
开　　本：889mm × 1194mm　1/16
印　　张：33.75
字　　数：589 千字
书　　号：ISBN 978-7-5710-0746-1
定　　价：598.00 元（上、中、下册）